음식으로 못 고치는 병은, 약으로도 못 고친다

체질별 식이요법

자연치유 연구가

중의학 박사 박수용

체질별 식이요법

초판인쇄 2017년 10월 16일
초판발행 2017년 10월 16일

지은이 박수용
펴낸이 채종준
펴낸곳 한국학술정보㈜
주소 경기도 파주시 회동길 230(문발동)
전화 031) 908-3181(대표)
팩스 031) 908-3189
홈페이지 http://ebook.kstudy.com
전자우편 출판사업부 publish@kstudy.com
등록 제일산-115호(2000. 6. 19)

ISBN 978-89-268-8141-5 93510

강의 교재 형식으로

· 알기 쉽게 풀어쓴 ·

음식으로 못 고치는 병은, 약으로도 못 고친다

체질별 식이요법

자연치유 연구가

중의학 박사 박수용

한국출판정보

책을 만들면서

이 册(책)은 평범한 내용으로 보이지만, 살아가면서 가지고 있는 아픔에 대하여, 얼마든지 자연치유(自然治癒) 할 수 있음에도 불구하고, 아픔 발생에 대한 구조는 모르면서 서양의학적인 면에만 집착하는 안타까움이 있어 정리한 것이다.

원인(原因)은 알려고 하지 않고, 좋은 결과(結果)만 나오기를 바라는 것 같이 보여 아쉽기만 하다.

많은 아픔을 가지고 있는 분들과 이런저런 시간들을 보내면서 조언해 주고, 실천해서 좋은 결과를 얻은 것들을 토대로 정리한 것이라, 아픔을 가지고 있는 사람들에게는 더욱 더 소중하고 값진 보물이라 할 수 있겠다.

특히 암 환자분들은 지푸라기라도 잡고 싶은 심정이라 좋은 것이 곁에 있거나, 내게 맞는 치유방법이 있어도, "또 다른 것이 있을 거야!" 하는 심정이라 헛보기로 넘어간다. 그러다 보면 개인별 증상에 맞는 맞춤식 치유법과 시기를 놓쳐, 깊고 깊은 아쉬움을 가슴에 담는 결과를 많이 보았다.

가슴 아픈 아쉬움을 당하기 전에, 이 책을 마음으로 읽어보고, 열심히 실천한다면, 아름다운 결과와 새로운 인생의 창문을 열수 있을 것이라 본다.

또한 代替醫學(대체의학)이네 東洋醫學(동양의학)이네! 하고 책을 본지도 꽤나 오랜 시간이 흐른 지금, 각 가정(家庭)의 건강필독서(健康必讀書)로서 이런 책 한 권 쯤 있어야 하지 않겠나! 하고, 평소 마음에 아쉬움이 가득하던 차에 시작한 일이라 더욱더 값진 책이라 생각된다.

이 책이 세상에 태어나서 많은 사람들에게 읽힘으로서, 건강한 삶에 대하여 研究(연구)하고 活用(활용)되어, 건강을 유지하고 증진 할 수 있었으면 하는 바람이고, 나아가서 병을 治療(치료)하거나 治癒(치유)하는 것에도 조금이나마 도움이 되었으면 하는 마음이다.

무엇보다도 다양한 방법의 대체요법과 건강식품들이 난무하고, 옳고 그름에 대한 올바른 선택을 할 권리마저도 흔들리는 즈음에, 누구나가 손쉽게 건강을 증진시키고, 질병을 예방할 수 있는 내용들을 모아서 엮었으므로, 어떤 것을 선택해야 하는지에 대한 갈등을 조금 줄 일 수 있으리라 생각한다.

　한권의 책을 요약 정리해보면 나의 타고난 음양오행체질과 내가 먹는 먹을거리의 음양오행기운을 모르고서는 절대로 건강해질 수 없다는 결론을 얻었다. 그래서 음양오행체질분류와 오행생식요법으로 분류한 식품 분류표를 중심으로 체질별, 증상별 식이 처방을 세부적으로 해설하였다.

　이제는 음식도 1:1맞춤식으로 먹어야 하는 시대가 됐다. 남이 좋다고 하여 마구잡이식으로 먹다가는 나도 모르는 사이 다양한 질병이 발생하여 아픔을 겪으면서 살아가야 한다.

　그리고 병이 발생한 뒤에 약으로 고치려는 어리석음보다는 질병이 오기 전에 음식으로 미연에 방지하는(치미병(治未病) 병이 오기 전에 음식으로 병을 예방하자는 의미) 지혜로운 삶을 살아가는데 필독서로 자리매김하기를 바라는 마음으로 썼다.

　또한 健康(건강)하게 天壽(천수)를 다할 수 있도록, 참 人生(인생)의 智慧(지혜)가 샘솟는 마르지 않는 샘물같은 존재가 되었으면 하는 마음이다. 부디 이 책을 통하여 많은 사람들이 아픔이 오기 전에 예방하고, 또 아픔을 이겨내고, 건강한 삶을 살아가는데 널리 이롭게 활용되기를 희망(希望)해 본다.

병을 낫게 하는게 중요하지 그게 개똥이면 어떤가!

2017. 관악산 기슭에서

中醫學 博士 朴 壽 龍

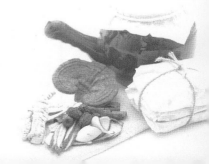

차 례

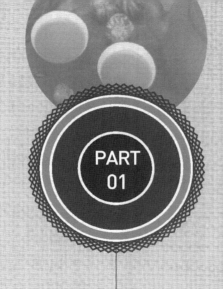

PART
01

강의 목적 및 중점

1. 강의 목적

현대사회는 다양한 질병이 양산되고 있고, 잘못된 식습관과 생활습관으로 인해 과거 60대 이상에서 발생하던 질환들이 30~40대에서 발생하고 있어 사회적 손실이 막대하다. 이러한 손실을 줄이고 건강하게 무병장수할 수 있으려면 건강에 관한 관심을 가지고 미리미리 자신의 미래 건강에 대하여 투자해야 한다. 건강은 한번 잃고 나면 아무리 좋은 의료기술과 의학의 힘을 빌어서 치료한다하더라도 100% 치료는 어렵다.

질병이 발생하기 전에 예방의 중요성을 깨달음과 동시에 올바른 식습관과 생활습관을 통하여 건강을 지키고 유지함으로써 누수 되는 사회적 비용을 줄이고 건강하고 살기 좋은 사회를 구현하는 데 일조하는 큰 의미를 더하는 데 있다.

현대의 질병은 과거의 질병과 다르다고 할 수 있다. 과거에는 거의가 세균에 의해 발생하는 급성병(急性病)들이었다. 이런 급성병들은 항생제나 페니실린 같은 약물로 쉽게 치료가 되었다. 그러나 현대에 들어서면서부터는 급성병들이 아니라 잘못된 식습관이나 생활습관이 오랫동안 누적되어 나타나는 과거에 성인병이라 부르던 병들이 지금은 인조병(人造病)이요 만성병이요, 생활습관병(生活習慣病)이라고 부르는 병들이다. 이러한 병들의 특징은 한번 발병하면 약(藥)이나 수술(手術)로 치료되는 것이 아니라 죽을 때까지 약을 먹으면서 관리를 해야 한다는 점이다. 예를 들면 암, 고혈압, 당뇨병, 고지혈증, 비만, 신경통, 관절염, 치매 같은 질환들이다.

이러한 질병들이 발생하게 된 원인을 찾아서 제거해야 치료가 되는데도 불구하고 현대의학에서는 당장 불편함을 호소하는 환자들의 요청에 따라 발열(發熱), 부종(浮腫), 통증(痛症)을 사라지게 하는 약물이나 수술만을 시행하고 있어 반드시 부작용과 재발이라는 특성을 가지고 있는 것이다. 그러다 보니 환자 스스로도 내 병은 못 고치는 병이야! 평생 약을 먹어야 되는 병이야! 하고 완치에 대한 생각을 아예 체념해버린다. 이런 상태가 되면 몸 안의 세포도 완치하려는 의지를 잃어 결국에는 약을 먹다가 수명을 다 채우지 못하고 아픔을 가슴에 않은 채

긴 여행을 떠나고 마는 것이다.

어떤 의료인은 말한다. 약을 좋아하는 사람은 약독(藥毒)에 의해 약으로 죽는다고 그래서 병을 고치려면 약을 끊어야 한다고 강조하는 참 의료인도 생겨나고 있는 것이다. 이런 시대에 건강과 질병 치료를 위한 의식의 대전환이 필요하기에 이런 대체(代替)의학이 대두되게 된 것이다.

대체의학(代替醫學)이란?

의학을 대신하여 사람의 불편한 것을 이롭게 하거나 개선시켜주는 것들을 말한다. 주로 먹는 음식을 의미하며 기타 보조로서 운동이나 다양한 요법들을 말한다. 대체의학의 범주를 다른 이들은 자연의학(自然醫學)이요 제3의학(醫學)이요 민중의술(民衆醫術)이요 하고 말들을 하지만 올바른 표현을 하면 대체의학이 맞다.

앞으로의 시대는 약으로는 고칠 수 없는 다양한 만성병이 창궐하는 시대가 다가올 것이기에 음식을 중심으로 한 대체의학 시대가 활성화되고 빠른 시간 내에 도래되어야 할 것을 희망해본다.

음식의 중요성을 강조하지만 음식을 너무 강조하다보면 잘못된 방향으로 흘러가게 된다. 이러한 음식을 강조한다 하더라도 이런 음식을 먹고 건강을 유지하는 것의 주체는 사람이기에 사람의 특질 즉 체질에 맞는 음식의 중요성을 강조해야 한다. 그러나 현대의 방송이나 각종 매스컴을 통해서 나오는 내용들을 보면 식품영양학적으로 어느 음식재료에 비타민이 얼마나 들어 있고 플라보노이드가 얼마나 들어 있다느니 하는 식품영양분석표만 내놓고 있다.

그런 식품영양 분석을 잔뜩 내놓으면 뭐하는가? 그 음식을 먹는 사람이 얼마만큼 영양을 섭취할 것인가를 아는 영양효과는 아무도 모른다. 알고 있는 것은 오직 자신과 신(神)만이 아는 것이다. 즉 영양효과는 신의 영역이다. 예를 들면 아무리 맛이 있는 음식이라 할지라도 내가 배가 부르면 먹기 싫을 것이고, 3일 굶고 나면 아무리 맛이 없는 음식이라 할지라도 밥맛이 꿀맛같이 달콤할 것이다.

즉 사람을 기준으로 해야 그 음식의 영양효과가 나타나는 것이지 영양성분을 분석하고 뭐가 얼마나 함유하고 있다느니 하는 이야기는 그렇게 호소력 있는 이야기가 아닐 것이다.

동양의학적으로 보면 양기(陽氣)와 음기(陰氣)로 나누어 양기가 많은 음식들이 함유하고 있는 성분들은 대개 비슷하고, 또한 음기가 많은 음식들이 함유하고 있는 성분들은 대개 비슷하다. 음기(陰氣)가 부족하면 음기운의 음식을 먹고, 양기(陽氣)가 부족한 사람들은 양기가 가득한 음식을 먹으면 대개는 건강해진다. 굳이 무슨 영양소가 몇 ㎎, %, g이 들어 있는데 하고 수치를 내세우며 먹는 음식을 먹고 좋아지는 경우는 보기 힘들다.

건강은 약으로 되는 것도 아니고, 수치를 내세우는 것도 아니다. 그러므로 사람이 본래 타고난 특질(特質)을 연구하여 부족한 것은 보충하고, 넘치는 것은 조절하는 학문(황제내경, 음양오행론)과 기술(체질에 맞는 식이요법)을 배우고 익혀서 건강한 인생을 살아갈 수 있게 하는 데 교육의 목적을 둔다.

양손을 가슴에 얹고 쓰는 호소하는 글

임진왜란 때 나라의 녹을 먹던 장수들이 왜적들 앞에서 파죽지세(破竹之勢)로 무너질 때, 불경을 읽던 스님들, 홍의장군 곽재우 등 선비들이 나와서 목숨을 걸고 싸워 풍전등화(風前燈火)의 나라를 살렸다. 군인이 아닌 민간인이라 해서 이들을 싸우지 못하게 했다면 지금의 우리나라가 존재했겠는가?

질병과 싸우는데 의사가 아니면 병 고치는 능력이 있어도 절대 병을 고쳐서는 안 된다고 하는 게 의료법이다. 의료법은 과연 누구를 위해 존재하는 것이고 무엇을 추구하는 것인지 알 수가 없다. 의료법이라면 국민의 안전과 건강을 추구하고 저비용 고효율의 치료를 추구해야 함에도 현실은 그렇지 아니하다. 지금의 법으로는 국민의 생명과 안전을 보장하기 어렵다. 황 판사가 쓴 "의사가 못 고치는 환자는 어떻게 하나" 책을 읽어보면 안타깝기만 하다. 내 병과 내 가족의 병은 내가 스스로 고친다는 생각으로 의식 전환이 필요하다. 내가 곽재우 장군, 서산대사와 같은 의병장이라고 생각해야 한다. 적은 물리치되 내 병사는 죽거나 다치지 않게 하는 것이 의병장의 역할이다. 내가 의병장이 돼야 한다. 의료체계를 바꾸기보다 우리의 인식을 바꾸는 것이 중요하다.

2. 강의 중점

1) 자연의 음양/오행적 성질과 기운을 이해하고, 자연의 이런 점들을 활용하기 위해 사람의 음양/오행론(체질)을 연구하고 접목하여 활용함으로써 건강 100세를 살아가게 하는데 중점을 둔다.

2) 건강한 인생을 살아가고 천수를 누리기 위해서는 음식의 중요성을 알지 못하고는 어려운 일이다. 사람의 체질을 알고 음식으로 건강을 유지하고 질병을 예방하는 지혜를 터득시키는 데 큰 중점을 둔다.

① 건강한 삶을 살아가는 방법을 중심으로 알아본다.
② 건강은 스스로 지키고 예방해야 하는 것임을 강조한다.
③ 자연의 변화와 인간의 변화를 중심으로 질병 발생의 원인과 치유법을 알아본다.
④ 동양의학과 대체의학을 중심으로 알아본다.
⑤ 오장육부 상호 간의 상관관계를 이해하고 질병 발생과의 상관관계를 알아본다.
⑥ 치료나 치유보다는 예방에 중점을 두고 진행한다.

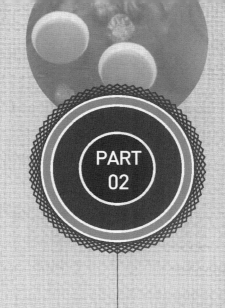

PART
02

총강의 시간 사용계획

총 시간	강 의	실 습	평 가
	H	H	
비고	교재 활용	학생 상호 간	

강의 진행

1. 강의는 토의와 실습을 병행하면서 진행한다.
2. 자연의 변화를 이해하고, 인간의 변화를 알아본다.
3. 무병장수로 가는 방법을 실생활에서 찾고 실천하게 한다.
4. 오장육부의 각 기능을 설명하고 중요성을 이해시킨다.
5. 일반적인 병 발생의 원인을 알아보고 치료, 예방/치유법을 병행 알아본다.
6. 오장육부별로 질병 발생 시 주요 증상과 치유법을 알아본다.
7. 식습관과 생활습관의 중요성을 강조하고, 각 개인별 체질에 맞는 식습관과 운동요령을 제시해 준다.
8. 질병 치유를 위한 식이요법과 운동 요법을 알아본다.
9. 필요 시 다양한 대체요법을 통해 개인 스스로가 질병 발생을 사전에 예방하고 치유할 수 있는 능력을 향상시킨다.
10. 무병장수는 올바른 식습관과 생활습관에서 시작됨을 강조한다.

1) 모든 강의는 개인별, 체질별, 질병별 식습관과 생활습관을 개선해야 건강한 삶을 살아갈 수 있음을 강조한다.
2) 사람은 나이를 먹어서 죽는 것이 아니라 체질을 무시한 음식과 건강하지 않은 음식을 먹어서 죽는 것이라는 것을 강조한다.

   예) 나이를 먹어서 죽는 것이라면 누구나 똑같은 나이에 죽어야 하지 않는가?
3) 싱겁게 먹는 것이 결코 장수 음식이 아니라는 것과, 우리 몸에서 가장 필요한 음식이 짠맛이라는 것을 이해시킨다.
4) 서구식 먹을거리가 병을 부르는 이유를 이해시킨다.

신토불이가 최고의 보약!

① 밭작물과 논 작물, 길가의 약초에 대한 음양오행적 해설로 내 고장에서 생산되는 자연의 모든 통식물들이 보약임을 이해시킨다.
② 약을 끊어야 병이 낫는다.(약의 독성과 부작용에 대한 이해)

※ 음식이 병 발생의 원인이기도 하지만, "음식으로 못 고치는 병은, 약으로도 못 고친다." 는 것을 이해시킨다.

   여기서 음식이란? 체질에 맞는 음식이 바로 보약임을 강조시킨다.

   체질에 맞는 음식(보약)을 먹는다면 무병장수의 길은 내 곁에 있음을 이해시킨다. 무병장수는 예방이 최선이다.

【책 보는 요령】

뒤로 연구하다 보면 나오는 용어를 정리한다.

1. 맥상에 대한 용어

   1) 현맥: 간/ 담낭 기능이 약할 때 나타나는 오계맥의 이름

   2) 구맥: 심/ 소장 기능이 약할 때 나타나는 오계맥의 이름

   3) 홍맥: 비/ 위장 기능이 약할 때 나타나는 오계맥의 이름

   4) 모맥: 폐/ 대장 기능이 약할 때 나타나는 오계맥의 이름

   5) 석맥: 신장/ 방광 기능이 약할 때 나타나는 오계맥의 이름

   6) 구삼맥: 심포/ 삼초(면역력) 기능이 약할 때 나타나는 오계맥의 이름

2. 생식 이름과 효능

   1) 목: 목생식의 줄임말이며 간장과 담낭의 기능을 보강하는 효과를 가진다.

   2) 화: 화생식의 줄임말이며 심장과 소장의 기능을 보강하는 효과를 가진다.

   3) 토: 토생식의 줄임말이며 비장과 위장의 기능을 보강하는 효과를 가진다.

   4) 금: 금생식의 줄임말이며 폐장과 대장의 기능을 보강하는 효과를 가진다.

   5) 수: 수생식의 줄임말이며 신장과 방광의 기능을 보강하는 효과를 가진다.

   6) 상화: 상화생식의 줄임말이며 심포장과 삼초부의 기능을 보강하는 효과를 가진다.

   7) 표준: 표준생식의 줄임말이며 모든 장부의 기능을 보강하는 효과를 가진다.

※ 생식요법 처방

예) 간 기능 저하 시 생식요법 처방

목2+화+토+상화+표준이라고 표현한 것은 간/담낭의 기능 저하로 인해 나타나는 정신적 · 육체적 증을 개선시키기 위한 생식의 배합 비율을 의미한다.

목2: 목생식을 2 (다른 생식보다 2배로 많게 하라는 의미다.)

화: 화생식을 1, 토: 토생식을 1, 상화: 상화 생식을 1

표준: 표준 생식을 1로 하여 배합하라는 의미로 이해하면 된다.

생식은 (주)오행생식에서 생산하는 체질 생식을 기준으로 하였다.

- 목 20-, 수 20+라는 표현이 나오는데 이것은 오장육부를 백분율로 나타낼 시
  각각 20%가 정상이나 20-는 기능 저하, 20+는 기능 항진을 의미한다.

3. 생식 먹는 방법
- 암과 같은 악성인 경우: 1일 3끼 모두 체질생식으로 먹으면 좋다.
- 성인 질환인 경우: 1일 2끼 치유식으로 먹으면 좋다.
- 건강유지를 위한 경우: 1일 1끼 건강식으로 먹으면 좋다.

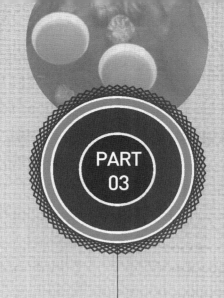

PART
03

세부 시간 사용계획

1교시
대체의학의 개요와 중요성
代替醫學

1. 代替醫學의 槪念

代替醫學이란(alternative medicine) 정통의학, 제도권 의학을 대신한다는 뜻이며 다른 명칭으로는 정통의학을 보충해준다는 의미로 보완 의학적 전통의학, 또는 주류 의학에 대비되기 때문에 비전통 의학, 제3의학이라고도 한다. 그리고 치유방법이 신체를 보면서 치료하기 때문에 전인의학이라고도 한다. 인간의 질병을 자연의 치유노력에 맞추어 조율해주고 복원시켜주는 의학이라는 의미로 보완 대체의학이라고도 불린다.

·보완 대체의학이란?

인간을 전인적인 관점에서 바라보면서 건강을 증진시키고 질병을 예방하고 후유증을 최소화하고자 하는 의학으로서 현대의료의 큰 축을 담당했던 기존의학과 더불어 또 다른 의미가 있는 의학이다.

2. 대체의학의 변천 과정

1) 기원전부터 침술(고대중국), 요가(인도), 지압(일본), 약초요법(중국), 마사지(중국, 일본, 아프리카, 이집트), 수치료법, 명상요법이 널리 이용되어 왔다.
2) 18세기: 최면요법, 동종요법이 전파되었고
3) 19세기: 자연요법, 정골 요법, 카이로프렉틱, 알렉산더 물리치료법, 향기요법, 반사요법, 자기암시법. 생체되먹이 요법, 꽃 요법, 롤핑 요법이 주류를 이룬다.

· 대체의학의 원조라 불리는 아유르베다의 정의 및 역사
  - 가장 오래된 치료과학으로 간주되며 생명을 의미하는 아유르(ayur)와 지식을 의미하는 베다(veda)의 합성어이다.
  - 인간을 전체적으로 생각하는 치료의 한 방법이자 삶의 한 방법을 의미한다.
  - 적절한 식이요법, 생활습관 및 신체, 정신, 의식의 균형을 재충전할 수 있는 방법의 선택 ⇒ 질병을 예방하고 치유하는 것이다.

전 인 적 인 예 방 / 치유법

3. 대체의학의 분류
   약 56종 정도이다.

1) 西洋醫學에 밀접한 대체의학: 정골의학, 영양 요법 외 30종 정도
2) 東洋醫學에 밀접한 대체의학: 아유르베다 의학, 명상 요법 외 12종
3) 동서의학 접목형의 대체의학: 동종요법, 식이요법 외 8종 정도

4. 대체의학의 적용 성과 / 효과
1) 침을 이용한 각종 질병치료를 얻고 있다.
2) 마늘의 성분을 활용하여 암 예방 및 치료를 하고 있다.
3) 은행잎 추출물의 정혈작용 및 우울증 치료제로 활용하고 있다.
4) 카이로 프랙틱, 생약요법
5) 아라비 녹실란을 항암 치료제로 활용하고 있다.
6) 기 타 다양한 방법을 통하여 치료나 치유 효과를 얻고 있다.

· 유럽 및 미국의 대체 의학 적용(예)를 보면 다음과 같다.
  - 정신/신체치료 : 최면, 바이오피드백, 명상, 요가, 이완요법

- 생전자기장치료 : 경피신경자극

- 대체의학 체계 : 한의학, 인도의학, 동종요법

- 손 치료 : 마사지, 카이로 프랙틱, 반사요법, 추나 요법

- 약물치료 : 상어연골제품, 봉독

- 약초치료 : 인삼, 은행잎 추출물

- 식이와 영양요법 : 비타민 대량투여, 제한된 식이요법으로 통하여 질병 치료와 치유에 적용하고 있다.

5. 代替醫學의 특징

1) 자연의 치유력을 최대한 활용하고 있다.

2) 결과보다 발생원인 및 경과/해결을 중시한다.(원인요법이라고 함)

3) 인체에 해(부작용)가 없어야 한다.

4) 질병보다 질병에 걸린 삶을 보고 치료하는 전인치료에 중점을 둔다.

5) 치유를 위한 방법만 조력하고 치유는 스스로 하도록 한다.

6) 예방이 최선의 치유법임을 강조한다.

· 대체(代替)의학이란?

의학을 대신하면서 질병을 예방하고 치유효과를 얻을 수 있는 음식과 운동을 말한다. 정리하면 올바른 식습관과 생활습관을 통하여 질병을 예방하고 치유시키는 일체의 행위를 말한다.

대체의학에 관한 또 다른 일반적인 견해를 정리해 보면 다음과 같다.

- 음양오행론적으로 분류한 대체의학을 요약하면 다음과 같다.

구분	내용
공기	맑고 좋은 건강한 공기를 많이 마시는 것으로 치유를 유도한다.
물과 음식	- 음식을 먹는 법에 따라 6가지 : 곡식/과일/야채/근과류/육류/조미료를 질병과 체질에 따라 병치처방, 체질개선처방, 장수처방을 하여 주식, 부식, 후식을 하되 소식과 생식을 통해 섭취하도록 한다. - 물은 개인별 체질에 맞는 입맛(건강 정도에 따라)에 맞는 물을 마시는 것. 　* 개인별 체질과 건강 정도에 따라 물맛이 모두 다르기 때문이다.
각종활동	선천적이든 후천적이든 간에 개인의 체질에 맞는 운동을 한다.
온도	자연의 변화에 적응하며 정상 체온을 유지하는 것.
천기	1년, 사계절, 한 달, 하루의 변화가 인체에 미치는 영향을 고려한 생활을 한다.
생명력	오장육부의 서로 돕고 견제하는 기운의 조화와 부조화를 고려한 생활을 한다.

·다른 견해로 본 대체의학이란?

음식, 호흡, 운동, 자연환경, 마음을 통하여 건강을 지키고 질병을 예방하는 것이다.

구분	내용
음식	계절+체질+병증+양기/음기가 많은 음식+소식+즐거운 식사
호흡	좋은 공기(산소가 풍부한 공기)와 기본적인 복식호흡
운동	개인의 특질(체질과 병증)에 맞는 운동
자연환경	개인의 음양에 따라 산소가 가득한 산과 바닷가에서 생활
마음	자연과 함께 웃음과 기쁨, 즐거움이 가득한 마음 〉미운마음

상기 내용을 정리해 보면 잘 먹고, 잘 자고, 잘 움직이는 생활을 하면 건강하다는 결론이 나온다. 그렇게 하려면 자연을 모르고서는 할 수가 없고, 건강을 이야기 할 수가 없다는 결론도 같이 나온다.

그런데 이러한 것들 중에서 자연을 활용하는 것은, 지금까지 자연스럽게 이용하여 왔으니, 좀 더 깊이 있게 자연을 이해하면 되는 것이고, 우리가 인위적으로 할 수 있는 것임에도 무심하게 한 것 중에 하나인 식사에 대하여 이야기 하고자 한다.

대체의학이란? 전문 의료인이 하지 않는 것들 모두가 대체의학이라 할 수 있다. 주로 **음식과 운동**을 말한다.

예를 들면 식사이외도 바람을 이용한 풍욕, 해수욕, 목욕, 일광욕, 등산, 수영, 그림, 노래, 웃음치유 등 모두를 대체의학이라 할 수 있다.

쉽게 말하면 대체의학자들이란? 세상을 살아가면서 건강을 생각하고, 행하는 모든 사람들이란 말과 같다. 평범하게 살아가는 사람들도 어찌 보면 모두가 대체의학자들이다.

왜냐하면 나름대로 아픔을 예방하기 위해서, 몸에 맞는 것들을 행하고, 음식을 찾아먹으면서 건강을 유지하고 있기 때문이다.

다른 많은 것들이 우리 몸을 병들게 하지만 그중에서 호흡하는 것 다음으로 인간이 살아가는데 중요한 것인, 우리가 하루 세끼 식사를 하는 것에서 병(病)이 시작되었다고 하니, 식사는 의원뿐만 아니라 사람이라면 누구나 할 수 있는 것들이기에, 이것이 바로 대체의학의 주(主)가 된다는 것이다.

동양의학에서 말하는 식약동원(食藥同原)이라는 것은 약(藥)과 식(食)은 근본이 같은 것이고(원료가 같다는 의미), 사람이 입으로 먹는 것이 같다. 그러므로 약(藥)으로 고쳐도 안 되면, 식(食)으로 하면 되는 것이 바로 대체의학인 것이다. 그렇다면 식(食)으로 예방하고 치유하자는 것을 강조하는 것이다.

말 그대로 의학으로 안 되면 식(食) 즉 음식(飮食)으로 하라는 것이다. 이 간단한 진리(眞理)를 연구하지 아니하고, 여기저기 아는 척만 하는 모습을 보니 너무 안타까울 뿐이다. 좀 더 자연과 인간의 음양/오행론을 연구하면 누구나 할 수 있는 일이다.

어찌 보면 약을 먹기 전에 "음식만 잘 먹어도 병을 치유할 수 있다"는 것과 "예방할 수 있다"는 이야기가 된다. 문제는 어떻게 먹는 것이 잘 먹는 것인지를 알고 실천하면 된다. 이것을 일컬어 체질식(오장육부의 기능에 맞게 먹는 식사법)이라 한다.

여기서 우리는 간단한 진리를 알아야 한다. 몸이 병드는 것은 식(食)의 많고 적음과 약(藥)의 많고 적음에 따라 즉 식(食)과 약(藥)의 불균형에서 병이 발생한다는 것이다.

밥을 많이 먹어서 온 병이라면 적게 먹으면 될 것이고, 약을 많이 먹어서 온 병이라면 약을 적게 먹으면 된다는 이론이다.

밥(음식을 통칭하는 말임)을 많이 먹어서 또는 적게 먹어서 온 병인데도 불구하고 원인은 제거하려 하지 않고, 약으로 고치려 병원에 가는 것이리라. 하지만 병원에 가기 전에 음식의 불균형이 내 몸을 어떻게 병들게 했는지를 알고, 적절한 조치를 취하는 것이 우선일 것이라는 생각이 든다. 그래서 음식으로 인해서 병이 발생한 것이니 음식으로 병을 고치라는 것이다.

음식이 약보다 먼저라는 것을 알아야 한다. 우리는 태어나면서부터 모유를 비롯한 음식을 먹고 자랐지, 약을 먹고 자라지 않았다. 그래서 문제의 발생은 먹는 음식에서부터라는 결론이 나온다.

모든 병 발생의 근원지는 올바르지 못한 자신의 식사에서부터 시작되었다는 이야기를 강조하는 것이다. 이제부터라도 올바른 식사를 하기만 한다면 다가올 질병을 예방할 수 있고, 현재 내 몸에 있는 질병을 몰아낼 수 있을 것이다.

또한 올바른 식사가 어떻게 하는 것인가? 에 대한 정확한 답을 낼 수 있다면, 다가올 질병을 예방하고, 발생 즉시 치료하고, 아픔을 최대한 줄일 수 있을 것이다.

그런 능력을 갖춘다면 중국의 전설적인 인물인 화타와 편작 같은 명의(名醫)의 대열에 같이할 수 있으리라 생각 된다. (겸손이 부족한 처사임)

그래서 의성 히포크라테스도 "음식으로 못 고치는 병은, 약으로도 못 고친다." 라고 말을 한 것이리라. 그 속뜻은 모든 병은 음식에서 온다고 한 것이다. 음식을 잘 먹으라(체질에 맞게 먹으라는 의미임)는 것이다. 그렇다면 어떻게 먹는 것이 올바른 식사법이냐? 하는 것이 의문이다. 이 말은 각자 타고난 체질에 맞게 먹으면 건강하게 살 것이요 체질에 맞지 않게 먹으면 병이 발생할 수 있다는 말이다.

체질은 무엇이고 체질에 맞는 음식을 어떤 것들이 있는지 무척이나 궁금하다.

지금부터 이 궁금증을 하나씩 풀어 나가기로 한다.

MEMO

2교시
자연의 원리와 이해

체질과 체질에 맞는 음식을 알려면 먼저 자연의 변화를 알아야 쉽게 이해할 수 있다.

자연은 태양을 중심으로 회전하면서 자전과 공전을 통하여 10년 주기로 지구와 한번은 멀고 한번은 가깝게 태양계를 형성하고 있다.

지구와 가까울 때를 태과(太過)라 하고, 지구와 멀어질 때는 불급(不急)이라 한다.

구분	태과	불급
자연에 미치는 영향	해당별과 유사한 기운을 가지는 동/식물이 무성하게 번창한다.	해당기운을 가지는 동/식물이 크게 번창하지 못한다.
인체에 미치는 영향	-해당별과 유사한 기운을 과소비하게 하여 오히려 기운이 약해진다. (사람) -자연의 기운(동/식물)을 먹을거리로 보충함으로써 약해진 기운을 보강하여 균형을 유지한다.	해당기운이 평균을 유지한다.

연도별 태과와 불급의 의미를 알아본다.

〈2014년～2023년까지 조견표〉

2014	2015	2016	2017	2018	2019	2020	2021	2022	2023
토	금	수	목	화	토	금	수	목	화
태과	불급	태과	불급	태과	불급	태과	불급	태과	불급

〈지구에 영향을 미치는 별들의 오행 분류〉

구분	목성	화성	토성	금성	수성
오행구분	목	화	토	금	수
장부연계	간장/담낭	심/소장	비/위장	폐/대장	신장/ 방광

동양의학에서는 자연계를 오장육부와 연계하여 자연기운의 변화에 따라 오장육부의 변화로 인해 오장육부의 조화와 균형의 변화(건강유지와 질병 발생)가 발생하는 것과 상관관계가 있다고 본다.

1. 自然과 五行論의 개요

1) 오행속성의 물리적(物理的) 정의

① 과학은 무엇이든지 증명할 수 있는 것은 아니다. 그 이유는 자연현상에 대한 우리의 이해가 완전하지 못하므로 어떤 현상에 관계된 모든 변수를 제대로 파악할 수 없기 때문이다.

예) 동굴 속의 석순이 90(ㄴ자)로 자라는 것도 있다.

② 음양오행적(陰陽五行的)으로 볼 때

오행 : 목, 화, 토, 금, 수를 의미하며 이러한 오행은 음양이 한번 순환하면 오행 또한 한 번의 순환이 일어난다.

③ 서양 철학적으로 본 오행의 개념

가) 地, 水, 火, 風 + 에테르로 분류한다.

나) 불교에서는 地, 水, 火, 風 + 空으로 분류하기도 한다.

이러한 오행의 기본적인 속성이 정의되어야 하며 자연의 여러 현상들을 이 오행의 속성으로 일관성 있게 해석해야 한다.

④ 오행의 기본적인 성질 또는 속성을 완(緩), 산(散), 고(固), 긴(緊), 연(軟)과 같은 오행의 여러 속성 표현과 현상학적인 관찰결과(觀察結果)에 비추어 보면 다음과 같이 정리해 볼 수 있다.

〈오행속성의 물리적 정의(오행의 기운이라고도 함)〉

木	火	土	金	水
부드럽고 따뜻한 전진 또는 상승하는 기운	폭발적으로 확산하는 열 기운	끈적끈적하여 서로 화합하고 모으려는 기운	외부로 퍼져 나가는 기운, 긴장시키는 기운	밑으로 내리고, 나누고 분산/저장하려는 기운

위와 같은 오행의 기본속성과 오행분류, 그리고 상생상극의 원리에 의해 체질분류, 기본성격, 이상성격, 생리현상, 진맥, 기후현상, 동식물의 분류 등 다양한 분야에서 일관성 있는 해석이 가능하다고 본다.

2. 알기 쉽게 알아보는 음양론

밥을 먹는 행위(들어오고/入)를 음(陰)이라 하면, 변을 보는 행위(나가고 /出)를 양(陽)이라 하여 상대성을 가지는 것을 음양론이라 한다. 예) 배에 사람들이 많이 타면 무거워 가라앉기에 음(陰)이라 하고, 사람들이 배에서 내리면 가벼워지는 현상을 양(陽)이라 한다.

음(추위)의 끝은 양(더위)의 시작이요, 양의 끝은 음의 시작이라는 의미를 강조한다. 즉 봄이 오면 여름이 오고, 여름이 가면 가을이 오고, 가을이 가면 겨울이 오고, 겨울이 가면 봄이 오듯이 음과 양은 순환을 한다는 것이다. 그러나 어느 한계점이 있는 것이 아니라 시작인 듯싶으면 끝이고, 끝인가 싶으면 시작이 오는 반복 순환되는 이론을 말한다.

한마디로 말하면 하나의 순환체계를 의미할 수 있다.

1) 하루의 변화와 인간의 변화를 알아본다.

인간이 하루를 살아가는 데는 태양, 달, 태양계의 별들이 인체에 미치는 영향을 알아야 한다. 이러한 일기변화에 순응하는 내용을 정리해 본다.

구분	오행분류	인체의 변화	보충하면 좋은 음식
아침	화	심/소장이 약해지는 시간	쓴맛의 커피
낮	토	비/위장이 약해지는 시간	단맛의 음식
저녁	금	폐/대장이 약해지는 시간	매운맛의 음식
전반야(밤)	수	신장/방광이 약해지는 시간	짠맛의 음식
후반야(새벽)	목	간/담낭이 약해지는 시간	신맛의 음식(사과)

영국 속담에 의하면 "아침에 사과를 먹으면 의사는 할 일이 없을 것이다."라고 하는 말이 있다. 이 말은 아침에 먹는 사과는 간 기능을 보강하는 먹을거리로서 몸 안의 해독기능이 보강되어 노폐물을 빠르게 배출하여 혈액순환을 원활하게 하여 건강을 유지시켜 주기 때문에 질병이 발생하지 않아 의사가 할 일이 없다는 것을 말한 것이다.

2) 한 달의 변화와 인간의 변화를 알아본다.

구분	보름	그믐
인체의 변화	밀물, 피가 상체로 몰림 인영맥이 큰사람 병세악화 -뇌혈관 파열 주의 ※ 물구나무, 스트레스 금지	썰물, 피가 하체로 몰림 인영맥이 작은 사람 병세악화 -뇌졸중 주의 ※ 물구나무운동/ 인삼이 보약

이렇듯이 자연의 변화에 따라 사람의 오장육부의 변화가 발생한다. 자연의 변화에 맞추어 건강을 준비하고, 질병의 변화를 예측하여 대비하는 것 또한 자연의 변화에 대비하는 인간의 지혜라 할 수 있다.

서양의학자들도 환자들의 데이터를 산출한 결과를 보면 동양의학에서 말하는 자연의 변화에 따른 오장육부의 변화와 유사한 결과를 말하고 있다. 예를 들면 어느 약품이 어떤 환자에게는 효과가 있으나 어느 환자는 효과가 별로 없다는 의견을 내놓고 있다. 이것이 바로 체질에 따라 약효가 다르게 나타나기 때문이다.

이외에도 사계절과 인간의 변화를 정리해보면 다음과 같다.

계절	봄	여름	삼복	가을	겨울
약해지는 장부	간장/담낭	심장/소장	비/위장	폐/대장	신장/방광
자주 먹으면 좋은 음식	신맛	쓴맛	단맛	매운맛	짠맛

위의 도표를 보면 계절에 따라 주로 먹어야 활 음식의 맛이 달라진다는 것을 알 수 있다. 사계절 같은 맛의 음식을 먹는 것도 질병을 발생시키는 원인이 될 수 있다는 점도 또한 특이점이라 할 수 있다.

1년의 변화가 인체에 미치는 영향을 정리해 보면 다음과 같다.

구분	자연의 변화	약해지는 장부	보강하는 음식
2016년	수태과	신장/방광	짠맛의 음식
2017년	목불급	보통	체질과 병증에 맞게
2018년	화태과	심장/소장	쓴맛의 음식
2019년	토불급	보통	체질과 병증에 맞게
2020년	금태과	폐/대장	매운맛의 음식
2021년	수불급	보통	체질과 병증에 맞게

1년이 인체에 미치는 영향을 보더라도 해마다 음식을 다르게 먹어야 하는 점을 발견할 수 있을 것이다. 10년을 연계해 보면 한번은 태과의 해가 있고 한번은 불급의 해가 들어 있다. 즉 오장육부와 연계한다면 10년이 되면 자연의 변화가 반복되는 새로운 변화가 시작됨을 알 수 있듯이 우리 몸의 오장육부도 새로운 변화를 가지려 할 것이다. 그래서 만성병이라 불리는 암, 고혈압, 당뇨병 같은 생황습관병 질환의 발생도 약 10년이 걸리고, 치유하는데도 약 10년이 소요된다는 점이다.

이렇듯이 자연을 알아야 건강하게 살수 있다는 점과 자연의 변화에 따른 우리 몸의 변화를 올바르게 알아야 장수 할 수 있는 기초를 다지는 것이라고 말할 수 있겠다.

MEMO

五行 相生/相剋圖

장부의 불균형

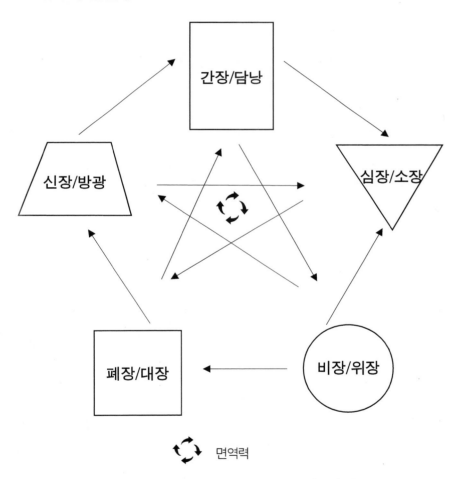

면역력

병행설명 : 얼굴 형태(체질), 맛/색깔, 계절,

1. 상극관계에 대한 설명

시점 ➡ 종점

상생상극 도표에서 내부 별모양의 화살표 관계에서 시작점과 종점에 대하여 알아보도록 한다. 오장육부를 중심으로 알아본다.

먼저 알기 쉽게 오장육부의 모든 기능의 비율을 100%로 볼 때 각 장부의 비율을 20%(각 장부의 기능을 전체 5개 장부의 1/5로 본다.)로 한다. 여기서 각 장부는 기본 %에서 시점부분의 장부가 +되면 기능항진으로 화살표 종점의 장부 쪽에 병이 생기고, ─ 되면 반대편 시작점의 장부가 기능항진을 가져와 화살표 끝의 장부가 (종점)가 병이 발생한다는 이론이다.

간장/담낭의 기능이 활성화되면 비/위장의 기능이 저하된다는 것이다. 화살표 도착방향의 장부가 먼저 상호 비율의 불균형을 이룬다.

예1) 간장/담낭의 비율이 20%에서 25%로+5% 증가한다면 비/위장의 비율이 15%로 작아지면서 병이 발생한다는 것이다.

예2) 간장 담낭의 비율이 -15%라면 폐/대장의 비율이 25%로 증가하면서 간장과 담낭의 장부가 병이 발생한다는 것이다.

예3) 간장/담낭의 비율이 20%에서 25%로+5% 증가한다면 화살표가 2개가 관련되어 있다. 즉 하나는 간장/담낭에서 비/위장에 도착하고, 또 하나는 폐/대장에서 시작하여 간장/담낭에 도착하였다.

이때 간장/담낭의 비율이 +5%가 증가한 이유는 비/위장에서─2.5%,그리고 폐/대장에서 ─2.5%가 될 수 있다는 것이다.

예4) 여기서는 일반적으로 화살표 시점의 장부가 비율이 증가 한 만큼 화살표 도착점의 장부가 상호 불균형을 이루어 병이 발생한다는 것이다.

이제 모두 이해가 갔는지 모르겠다. 예를 들어 도표로 정리해보면 다음과 같다.

구분		간장/담낭	심장/소장	비/위장	폐/대장	신장/방광
동양학상 용어		목(木)	화(火)	토(土)	금(金)	수(水)
기본 비율(%)		20	20	20	20	20
증가 시 병 발생 장부	직접적	비/위장	폐/대장	신장/방광	간장/담낭	심장/소장
	간접적	토/금	금/수	수/목	목/화	화/토
감소 시 병 발생 장부	직접적	간장/담낭	심/소장	비/위장	폐/대장	신장/방광
	간접적	토/금	금/수	수/목	목/화	화/토
오행상극관계		목극토 금극목	화극금 수극화	토극수 목극토	금극목 화극금	수극화 토극수

1) 【목】도표내용을 간장/담낭을 중심으로 설명한다.

동양학상 용어로 간장/담낭을 목(木)으로 분류한다. 오장육부이기에 100%를 다섯 개의 장부로 나누면 각 장부의 비율은 20%씩 할당하게 된다.

증가 시 병 발생장부는 간장/담낭의 기능이 증가할 경우 즉 20%+ 인 경우 병이 발생할 수 있는 장부는 직접적으로 화살표가 끝나는 곳의 장부인 비/위장의 기능이 저하되어 병이 발생한다는 것이다.

기능 저하 장부는 토/금으로서 토(土)는 오행상 비/위장이 20%−가 될 수 있고, 금(金)은 오행상 폐/대장으로서 20%−가 될 수 있다는 설명이다.

감소 시 병 발생장부는 간장/담낭의 기능이 저하될 경우 즉 20%− 인 경우 병이 발생할 수 있는 장부는 간장/담낭 자체에 병이 발생하며 간장/담낭의 기능을 저하시킨 장부는 간장/담낭에서 나간 화살표가 끝나는 곳의 장부인 비/위장의 기능이 항진 (20% +) 되어 건너가지 못하여 병이 발생한다는 것이고, 다른 하나는 폐/대장에서 시작된 화살표가 간장/담낭에서 끝나는 데 폐/대장의 기능이 너무 항진(20% +) 되어 많은 기운이 간장/담낭의 기능을 저하 시킬 수 있다는 설명이다.

동양학에서 이러한 상관관계를 화살표 시점(목)과 종점(토)의 관계는 서로 20% ± 즉 넘쳐도(항진) 안 되고, 부족 되지(저하) 않도록 상호 조화와 견제를 하면서 오장육부가 균형을 이루도록 하여야 한다는 것이다.

어떻게 조화(調和)를 이루고 균형(均衡)을 맞추게 하게 하느냐 하는 것이다. 예를 들면 간장/담낭이 20%+가 되려고 하면 간장/담낭 쪽으로 들어오는 폐/대장의 기능을 활성화(20%+) 만들면 간장/담낭의 기능이 20%로 내려오고, 다른 하나는 간장/담낭에서 도착하는 비/위장의 기능을 20%+가 되도록 활성화시키면 간장/담낭이 20%를 넘지 못한다는 것이다.

오행상극표에서 보면 해당 장부가 증가하면 화살표 도착지점의 장부가 병이 생기고, 감소 되면 해당 장부가 병이 생기는 것을 알 수 있다.

동양학 용어를 보면 화살표의 시점과 종점의 관계를 간장/담낭과 비장/위장의 관계가 상호 협조하고 20%±가 되지 않도록 조화와 균형을 이뤄야 하는 관계를 목극토(木克土)라고 표현 하고 있는 것이다.

2) 【토】 도표내용을 비장/위장을 중심으로 설명한다.

동양학상 용어로 비장/위장을 토(土)로 분류한다. 오장육부이기에 100%를 다섯 개의 장부 로 나누면 각 장부의 비율은 20%씩 할당하게 된다.

증가 시 병 발생장부는 비장/위장의 기능이 증가할 경우 즉 20%+ 인 경우 병이 발생할 수 있는 장부는 직접적으로 화살표가 끝나는 곳의 장부인 신장/방광의 기능이 저하되어 병이 발 생한다는 것이다.

기능 저하 장부는 수/목으로서 수(水)는 오행상 신장/방광이 20%—가 될 수 있고, 목(木)은 오행상 간장/담낭으로서 20%—가 될 수 있다는 설명이다.

감소 시 병 발생장부는 비장/위장의 기능이 저하될 경우 즉 20%— 인 경우 병이 발생할 수 있는 장부는 비장/위장 자체에 병이 발생하며 비장/위장의 기능을 저하시킨 장부는 비장/ 위장에서 나간 화살표가 끝나는 곳의 장부인 신장/방광의 기능이 항진 (20%+) 되어 건너가지 못하여 병이 발생한다는 것이고, 다른 하나는 간장/담낭에서 시작된 화살표가 비장/위장에서 끝나는 데 간장/담낭의 기능이 너무 항진(20%+) 되어 많은 기운이 비장/위장의 기능을 저하 시킬 수 있다는 설명이다.

동양학에서 이러한 상관관계를 화살표 시점(비장/위장)과 종점(신장/방광)의 관계는 서로 20%±, 즉 넘쳐도(항진) 안 되고 부족 되지(저하) 않도록 상호 조화와 견제를 하면서 오장육부가 균형을 이루도록 하여야 한다는 것이다. 어떻게 조화를 이루고 균형을 이루게 하느냐 하는 것이다.

예를 들면 비장/위장이 20%+가 되려고 하면 비장/위장 쪽으로 들어오는 간장/담낭의 기능을 활성화(20%+)만들면 비장/위장의 기능이 20%로 내려오고, 다른 하나는 비장/위장에서 도착하는 신장/방광의 기능을 20%+가 되도록 활성화시키면 비장/위장이 20%를 넘지 못한다는 것이다.

오행상극표에서 보면 해당 장부가 증가하면 화살표 도착지점의 장부가 병이 생기고, 감소되면 해당 장부가 병이 생기는 것을 알 수 있다.

동양학 용어를 보면 화살표의 시점과 종점의 관계를 비장/위장과 신장/방광의 관계가 상호 협조하고 20%±가 되지 않도록 조화와 균형을 이뤄야 하는 관계를 토극수(土克水)라고 표현하고 있는 것이다.

3) 【수】 도표내용을 신장/방광을 중심으로 설명한다.

동양학상 용어로 신장/방광을 수(水)로 분류한다.

오장육부이기에 100%를 다섯 개의 장부로 나누면 각 장부의 비율은 20%씩 할당하게 된다.

증가 시 병 발생장부는 신장/방광의 기능이 증가할 경우 즉 20%+ 인 경우 병이 발생할 수 있는 장부는 직접적으로 화살표가 끝나는 곳의 장부인 심장/소장의 기능이 저하되어 병이 발생한다는 것이다.

기능 저하 장부는 화/토로서 화(火)는 오행상 심장/소장이 20%−가 될 수 있고, 토(土)는 오행상 비장/위장으로서 20%−가 될 수 있다는 설명이다.

감소 시 병 발생장부는 신장/방광의 기능이 저하될 경우 즉 20%− 인 경우 병이 발생할 수 있는 장부는 신장/방광 자체에 병이 발생하며 신장/방광의 기능을 저하시킨 장부는 신장/방광에서 나간 화살표가 끝나는 곳의 장부인 심장/소장의 기능이 항진 (20%+) 되어 건너가지 못하여 병이 발생한다는 것이고, 다른 하나는 비장/위장에서 시작된 화살표가 신장/방광에서 끝나는 데 비장/위장의 기능이 너무 항진(20%+) 되어 많은 기운이 신장/방광의 기능을 저하시킬 수 있다는 설명이다.

동양학에서 이러한 상관관계를 화살표 시점(신장/방광)과 종점(심장/소장)의 관계는 서로 20%±, 즉 넘쳐도(항진) 안 되고 부족 되지(저하) 않도록 상호 조화와 견제를 하면서 오장육부가 균형을 이루도록 하여야 한다는 것이다.

어떻게 조화를 이루고 균형을 이루게 하느냐 하는 것이다. 예를 들면 신장/방광이 20%+가 되려고 하면 신장/방광 쪽으로 들어오는 비장/위장의 기능을 활성화(20%+)만들면 신장/방광의 기능이 20%로 내려오고, 다른 하나는 신장/방광에서 도착하는 심장/소장의 기능을 20%+가 되도록 활성화시키면 신장/방광이 20%를 넘지 못한다는 것이다.

오행상극표에서 보면 해당 장부가 증가하면 화살표 도착지점의 장부가 병이 생기고, 감소되면 해당 장부가 병이 생기는 것을 알 수 있다.

동양학 용어를 보면 화살표의 시점과 종점의 관계를 신장/방광과 심장/소장의 관계가 상호 협조하고 20%±가 되지 않도록 조화와 균형을 이뤄야 하는 관계를 수극화(水克火) 라고 표현하고 있는 것이다.

4) 【화】 도표내용을 심장/소장을 중심으로 설명한다.

동양학상 용어로 심장/소장을 화(火)로 분류한다. 오장육부이기에 100%를 다섯 개의 장부로 나누면 각 장부의 비율은 20%씩 할당하게 된다.

증가 시 병 발생장부는 심장/소장의 기능이 증가할 경우 즉 20%+ 인 경우 병이 발생할 수 있는 장부는 직접적으로 화살표가 끝나는 곳의 장부인 폐장/대장의 기능이 저하되어 병이 발생한다는 것이다.

기능 저하 장부는 금/수로서 금(金)은 오행상 폐장/대장이 20%—가 될 수 있고, 수(水)는 오행상 신장/방광으로서 20%—가 될 수 있다는 설명이다.

감소 시 병 발생장부는 심장/소장의 기능이 저하될 경우 즉 20%— 인 경우 병이 발생할 수 있는 장부는 심장/소장 자체에 병이 발생하며 심장/소장의 기능을 저하시킨 장부는 심장/소장에서 나간 화살표가 끝나는 곳의 장부인 폐장/대장의 기능이 항진 (20%+) 되어 건너가지 못하여 병이 발생한다는 것이고, 다른 하나는 신장/방광에서 시작된 화살표가 심장/소장에서 끝나는 데 신장/소장의 기능이 너무 항진(20%+) 되어 많은 기운이 심장/소장의 기능을 저하 시킬 수 있다는 설명이다.

동양학에서 이러한 상관관계를 화살표 시점(심장/소장)과 종점(폐장/대장)의 관계는 서로

20%± 즉 넘쳐도(항진) 안 되고 부족 되지(저하) 않도록 상호 조화와 견제를 하면서 오장육부가 균형을 이루도록 하여야 한다는 것이다.

어떻게 조화를 이루고 균형을 이루게 하느냐 하는 것이다. 예를 들면 심장/소장이 20%+가 되려고 하면 심장/소장 쪽으로 들어오는 신장/방광의 기능을 활성화(20%+)하도록 만들면 심장/소장의 기능이 20%로 내려오고, 다른 하나는 심장/소장에서 도착하는 폐장/대장의 기능을 20%+가 되도록 활성화시키면 심장/소장이 20%를 넘지 못한다는 것이다.

오행상극표에서 보면 해당 장부가 증가하면 화살표 도착지점의 장부가 병이 생기고, 감소되면 해당 장부가 병이 생기는 것을 알 수 있다.

동양학 용어를 보면 화살표의 시점과 종점의 관계를 심장/소장과 폐장/대장의 관계가 상호 협조하고 20%±가 되지 않도록 조화와 균형을 이뤄야 하는 관계를 화극금(火克金)이라고 표현하고 있는 것이다.

5) 【금】 도표내용을 폐장/대장을 중심으로 설명한다.

동양학상 용어로 폐장/대장을 금(金)으로 분류한다. 오장육부이기에 100%를 다섯 개의 장부로 나누면 각 장부의 비율은 20%씩 할당하게 된다.

증가 시 병 발생장부는 폐장/대장의 기능이 증가할 경우 즉 20%+ 인 경우 병이 발생할 수 있는 장부는 직접적으로 화살표가 끝나는 곳의 장부인 간장/담낭의 기능이 저하되어 병이 발생한다는 것이다.

기능 저하 장부는 목/화로서 목(木)은 오행상 간장/담낭이 20%—가 될 수 있고, 화(火)는 오행상 심장/소장으로서 20%—가 될 수 있다는 설명이다.

감소 시 병 발생장부는 폐장/대장의 기능이 저하될 경우 즉 20%— 인 경우 병이 발생할 수 있는 장부는 폐장/대장 자체에 병이 발생하며 폐장/대장의 기능을 저하시킨 장부는 폐장/대장에서 나간 화살표가 끝나는 곳의 장부인 간장/담낭의 기능이 항진 (20%+) 되어 건너가지 못하여 병이 발생한다는 것이고, 다른 하나는 심장/소장에서 시작된 화살표가 폐장/대장에서 끝나는 데 심장/소장의 기능이 너무 항진(20%+) 되어 많은 기운이 폐장/대장의 기능을 저하 시킬 수 있다는 설명이다.

동양학에서 이러한 상관관계를 화살표 시점(폐장/대장)과 종점(간장/담낭)의 관계는 서로 20%±, 즉 넘쳐도(항진) 안 되고 부족 되지(저하) 않도록 상호 조화와 견제를 하면서 오장육부가 균형을 이루도록 하여야 한다는 것이다. 어떻게 조화를 이루고 균형을 이루게 하느냐 하는 것이다.

예를 들면 폐장/대장이 20%+가 되려고 하면 폐장/대장 쪽으로 들어오는 심장/소장의 기능을 활성화(20%+)하도록 만들면 폐장/대장의 기능이 20%로 내려오고, 다른 하나는 폐장/대장에서 도착하는 간장/담낭의 기능을 20%+가 되도록 활성화시키면 폐장/대장이 20%를 넘지 못한다는 것이다.

오행상극표에서 보면 해당 장부가 증가하면 화살표 도착지점의 장부가 병이 생기고, 감소되면 해당 장부가 병이 생기는 것을 알 수 있다.

동양학 용어를 보면 화살표의 시점과 종점의 관계를 폐장/대장과 간장/담낭의 관계가 상호 협조하고 20%±가 되지 않도록 조화와 균형을 이뤄야 하는 관계를 금극목(金克木)이라고 표현하고 있는 것이다.

여기서 기미론(氣味論)에 기초한 음식의 맛을 기준으로 설명하면 다음과 같이 설명할 수 있겠다.

〈장부와 맛의 상관관계표〉

동양학 용어		목	화	토	금	수	상화
관 련 장 부		간장/ 담낭	심장/ 소장	비장/ 위장	폐장/ 대장	신장/ 방광	심포장/ 삼초부
기능을 활성화 시키는 맛	진한 맛	신맛	쓴맛	단맛	매운맛	짠맛	떫은맛
	순한 맛	고소한 맛 누린내맛	단내맛 불내 나는 맛	향내나는 맛 곯은내맛	비린 맛 화한 맛	고린내/ 지린내 나는 맛	생내나는맛 아린 맛

도표의 내용을 목(木)을 중심으로 설명하면 목극토(木克土)의 경우 목(木)의 기능이 활성화되면 토(土)의 기능이 저하되는 것을 알아보았다. 즉 목으로 분류하는 신맛의 음식을 많이 먹으면 토의 장부인 비/위장의 장부에 질병이 발생한다는 것이다.

그렇게 보면 우리가 먹는 음식으로 질병이 발생할 수 있고, 예방할 수도 있다는 이론이 된다.

이것이 바로 기미론(氣味論)의 기초다.(오행유형분류표 참고)

오행속성표를 보면 복잡한 것 같지만 상극, 즉 화살표를 기억하면 쉽게 이해할 수 있을 것이다. 목이 강하면(20+) 토가 약해지고(20-), 토가 강하면 수가 약해지고, 수가 강해지면 화가 약해지고, 화가 강해지면 금이 약해지고, 금이 강해지면 목이 약해지는 관계를 이해하면 된다. 그래서 서로 강한 것도 약해지는 것도 없도록 하는 것이 우리 몸 자체에 항상성(恒常性)이 있기 때문이다.

예를 들면 목극토의 경우처럼 상생 상극화도에 나타난 각 분야의 항진과 저하에서 병이 발생할 수 있고, 예방도 할 수 있다는 것이다.
(상생상극화도 참조: 23쪽)

여기서 중요한 것은 내부 별표같은 그림의 관계를 상극관계라고 한다. 오장육부 중에서 어느 한 장부라도 기능이 넘치고(+) 부족해도(-)병이 발생한다는 것이다. 병의 원인을 찾고자 할 때는 내부 별표의 (상극관계)관계에서 찾으라 하는 것이다.

2. 상생관계에 대한 설명

상생상극 도표에서 외부 둥근모양의 화살표 관계를 알아보기 한다. 오장육부가 서로 도움을 주고받는 관계를 상생관계라 한다.

목(木) 간장/담낭기능이 약해지는 경우
① 수생목(水生木)이 안 될 때
② 목생화(木生火)가 지나칠 때

외부의 둥근 화살표를 보면 다섯 개의 각 장부에 화살표가 좌측에서는 들어오고, 우측으로는 나갔다. 둥근 화살표의 들어오고 나간 것을 상생관계라고 한다.
이러한 상생관계는 병이 발생하는데 직접적인 상관관계는 상극관계(내부의 화살표관계)보다는 적다. 이 상생관계는 좌측에서 들어와야 하는데 들어오지 못하는 것과 너무 많이 들어오는 경우가 발생할 수 있고, 우측으로 나가야 하는데 나가지 못하는 경우가 있을 수 있다.
이러한 상생 관계를 오장육부별로 하나씩 알아본다.

1) 목(木/ 간장과 담낭)을 중심으로 설명하면 다음과 같다.

목(木): 간장/담낭의 기능 약해지는 경우
① 수생목(水生木)이 안 될 때
② 목생화(木生火)가 지나칠 때

① 수생목(水生木)이 안 될 때(토극수가 강할 때)

수(水) 기능이 약하여(20-) 목(木)에게 넘어가지 못해도 즉 간장과 담낭의 기능 저하로 간접적으로 병이 발생한다는 것이다.

서양의학적인 설명을 하면 (수(水)는 신장/방광을 의미) 신장에서 혈액을 공급하면 간장에서는 해독하고, 수명이 다된 적혈구는 비장에서 파괴하여 소화효소를 만들고 간에서는 담즙으로 만들어 담낭에 보관하여 음식물이 넘어 올 때 췌장의 소화효소와 함께 분비되어 소화를 돕는다. 또한 신장의 부신에서는 염분을 보존하는 호르몬을 생산한다. 그러나 많은 양을 생산하기 때문에 그대로 두면 몸이 퉁퉁하게 부어오른다. 간이 그런 초과분을 파괴하는 기능을 한다. 또한 단백질을 합성하여 골격을 튼튼하게 하는 기능도 한다. 이러한 기능을 수행하는 데는 신장에서 혈액으로 각종 영양소를 공급받아서 수행한다. 혈액 공급이 원활하지 않으면 간장의 이런 중요한 기능의 저하를 가져온다. 그리고 간에서 약 1000여 가지의 효소를 생산하는데 그런 기능이 저하되면 소화 장애가 발생하고 생산된 단백질의 잉여물질이 있으면 그것을 요소로 바꾸어 신장으로 보내 배설시키는 작용을 한다.

신장에서 혈액 공급기능이 저하되면 간장의 기능이 저하되는 결과를 초래하게 된다.

앞에서 알아본 것처럼 신장에서 혈액 공급과 간장의 기능 수행과의 상관관계가 서로 돕고 도와야 하는 협조 관계가 되어야 한다.

그래서 수(水)의 기능이 저하되면 목(木)의 기능이 동시에 저하되는 결과를 가져온다는 것이다. 이것은 그다지 심각하게 즉각적인 증상을 나타내거나 통증이 나타나지 않는다는 것이다.

② 목생화(木生火)가 지나칠 때(금극목이 약할 때)

간장/담낭의 기능이 너무 활성화(20+)할 때도 기능이 저하된다. 간장의 기능이 강하면 많이 활용하기 때문이다.

서양의학적인 면으로 간장이 심장과 관련된 일이 무엇인가부터 알아야 한다. 간장은 심장에 대해 일종의 안전판구실을 한다. 만약에 혈액이 갑자기 밀려들어 심장의 운동이 부자유스럽게 되는 사태가 벌어지면 간장이 부풀어 올라서 해면처럼 피를 빨아 들인다. 그런 다음에 심장이 처리할 수 있을 만큼 조금씩 피를 되돌려준다.

이는 신장에서 올라오는 혈액보다 심장으로 공급해주는 혈액이 많으면 심장이 활성화되면서 그 반대로 신장과 심장이 불균형을 이룬다.

(수극화/水克火) 간정맥을 거쳐서 피가 심장으로 들어간다.

이러다 보면 신장의 기능이 저하를 가져와서 자연스럽게 수생목(水生木)결과가 나타나서 간 기능의 저하로 인한 다양한 증상들이 나타난다. 근육경련이 일어나고 담석이나 손발톱의 이상 등이 나타난다. 그래서 지나치지도 않고 부족하지도 않게 우리 몸 안에서 조절하는 장치가 바로 자율신경체계다. 이러한 자율신경체계가 오장육부의 조화와 균형을 유지하도록 하는 항상성(恒常性)을 잃으면 우리 몸은 어떠한 정신적·육체적 증상이 나타난다. 이것이 바로 병이라는 것이다.

2) 화(火/ 심장과 소장)를 중심으로 설명하면 다음과 같다.

화(火): 심장/소장기능이 약해지는 경우
① 목생화(木生火)가 안 될 때
② 화생토(火生土)가 지나칠 때

① 목생화(木生火)가 안 될 때(금극목이 강할 때)

목(木)의 기능이 약하여 화(火)로 넘어가지 못해도, 즉 간장과 담낭의 기능 저하로 인하여 심장에게 도움을 주지 못한다는 이야기다. 이때 화(火)의 기능이 저하되어 간접적으로 병이 발생한다는 것이다.

서양의학적인 설명을 하면 간장에서 혈액을 해독하 고, 충분한 양의 혈액을 심장으로 보내야 심장이 박동을(펌프질)해서 각 장부로 혈액을 공급해야 되는데 (예를 들어 정상적인 경우 1분에 60회 정도)혈액 공급이 부족하면 그 만큼 적은 량의 피를 가지고 공급을 해야 하니까 심박동이 빨라야 된다는 결론이다. 예를 들어 심박동이 1분에 80회를 뛴다면 혈압이 뚝 떨어진다.

앞에서 알아본 것처럼 심장박동과 혈압과의 상관관계를 보면 심박동이 빠르면 빠른 만큼 혈압이 떨어진다는 음양의 상관관계이다.

그래서 목(木)의 기능이 저하되면 화(火)의 기능이 동시에 저하되는 결과를 가져온다는 것이다. 이것은 그다지 심각하게 즉각적인 증상을 나타내거나 통증이 나타나지 않는다는 것이다.

또한 심장의 외부막은 근육으로 형성되어 있다. 근육은 간장에서 관여하기에 간 기능이 저하되면 근육의 기능이 저하되면서 심장 기능 저하로 이어지기 때문이다.

② 화생토(火生土)가 지나칠 때(수극화가 안 될 때)

다른 하나는 화가 지나치게 활용되어 약해질 때이다. 심장의 기능이 강하면 많이 활용하게 된다.

서양의학적인 면으로 보면 과하게 활동을 하다 보면 혈액이 탁해진다. 이는 혈액을 많이 재활용하다 보면 신장에서 더 많은 피를 생산해야 하는 문제가 생긴다. 그러다 보면 심장이 너무 활성화되면 신장기능이 저하되어 생산량이 적어진다.

신장기능이 적어지는 만큼 심장의 기능은 더욱더 활성화되어 현재의 혈액으로 계속 재활용을 하다보면 혈액이 탁해지게 마련이다. 탁해진 혈액을 이곳저곳으로 분배를 하다 보니 그고 작은 노폐물이 혈관 내벽에 침착하게 된다. 이것이 다양한 경화 형상을 일으키는 주원인으로 작용한다. 이것이 동맥경화라는 혈관 벽에 콜레스테롤이 침착되어 점점 굳어가므로 혈액의 흐름에 장애가 생기면서 세포에 산소와 영양공급이 줄어들어 혈관이 차가워져 결국에는 심혈관질환을 유발하는 결과를 초래하게 된다.

즉 혈관이 약해진다는 점이다. 부족해도 질환이 발생하고 지나쳐도 질환이 발생한다는 이야기다. 그래서 지나치지도 않고 부족하지도 않게 우리 몸 안에서 조절하는 장치가 바로 자율신경체계다. 이러한 자율신경체계가 오장육부의 조화와 균형을 유지하도록 하는 항상성(恒常性)을 잃으면 우리 몸은 어떠한 정신적·육체적 증상이 나타난다. 이것이 바로 병이라는 것이다.

3) 토(土/ 비장과 위장)를 중심으로 설명하면 다음과 같다.

토(土): 비장/위장기능이 약해지는 경우
① 화생토(火生土)가 안 될 때
② 토생금(土生金)이 지나칠 때

① 화생토(火生土)가 안 될 때(수극화가 강할 때)

화(火)의 기능이 약하여 토(土)로 넘어가지 못해도 즉 심장과 소장의 기능 저하로 인하여 비장에게 도움을 주지 못한다는 이야기다. 이때 토(土) 기능이 저하되어 간접적으로 병이 발생한다는 것이다.

서양의학적인 설명을 하면 심장은 상대정맥과 하대정맥을 통하여 피가 심장으로 들어오고 대동맥을 통하여 몸으로 피를 보내고 폐동맥을 통하여 피를 폐로 공급한다. 이러한 심장이 혈액 공급에 이상이 발생한다면 폐기능의 저하가 제일 먼저 발생한다.

혈액에 산소를 공급하는 기능이 저하되면 특히 모세혈관에 산소가 부족하면 치명적인 혈관 장애가 발생한다. 혈액 공급 시 영양분과 산소를 충분하게 공급받아서 미토콘드리아라는 세포가 열심히 일을 할 수 있는 여건을 마련해야 하는데 그 기능이 저하되면 우리 몸은 차가워진다.

비장은 우리가 음식물을 먹으면 음식물의 종류, 먹는 속도, 먹는 양에 따라서 소화효소를 분비해야 하는데 몸이 차가워지면 그런 기능의 저하를 가져온다. 이런 기능의 저하가 바로 소화 장애로 나타난다. 이렇게 위장이 차가워질 때 이런 차가움을 최소화하기 위해 우리 몸은 팔다리의 혈액을 위장으로 집중시킨다. 이때 심장의 기능이 약하여 혈액 공급기능이 저하되면 팔다리에 혈액순환 장애가 발생하면서 수족 냉증이 발생하게 된다. 이외에도 다양한 형태의 장애가 나타난다. 혈액 공급이 문제가 생긴다는 것은 산소와 영양공급에 문제가 생기는 것이다. 그러면서 폐 기능의 저하는 간 기능의 항진으로 이어진다. 그러면 목극토 상극관계의 불균형이 발생한다. 그래서 토 기능의 저하를 가져온다.

앞에서 알아본 것처럼 심장박동과 비장과의 상관관계를 보면 혈액 공급의 문제가 발생하더라도 현재 돌고 있는 혈액과 산소의 부족은 호흡을 통하여 보충하기 때문에 그다지 심각하게 즉각적인 증상을 나타내거나 통증이 나타나지 않는다는 것이다.

② 토생금(土生金)이 지나칠 때(목극토가 약할 때)

다른 하나는 토가 지나치게 활용되어 약해질 때이다. 비/위장을 정상치보다 많이 활용하게 되면 기능이 저하된다.

서양의학적인 면으로 보면 비장과 위장의 기능이 정상치 이상의 소화효소 분비나 호르몬의 과잉분비가 되면 우선적으로 신장이 활성화를 가져온다. 신장이 기능 활성을 가져오는 이유는 비장에서 소화효소가 많이 분비되면 이를 받는 소장은 영양소를 흡수하여 신장으로 넘겨주면 신장은 여러 곳의 골수(늑골, 두개골, 척추에 있는 골수) 속에서 적혈구를 비롯한 새로운 혈액을 생성하던지 아니면 불필요한 영양소를 내보내던지 아니면 근육 속에 저장을 하게 된다. 이런 일을 하는 과정에서 신장기능이 좋아지면서 자동적으로 상생의 조건에 따라 간장의 기능이 향상된다.

간장의 기능이 향상되면 목극토(木克土)라는 상극관계가 형성된다. 그래서 토기능이 저하를 가져오는 결과를 나타나게 된다.

비/위장의 기능을 과하게 활용이 되면 새로운 결과에 의해서 기능 저하를 가져온다는 것이다. 부족해도 질환이 발생하고 지나쳐도 질환이 발생한다는 이야기다. 그래서 지나치지도 않고 부족하지도 않게 우리 몸 안에서 조절하는 장치가 바로 자율신경체계다. 이러한 자율신경체계가 오장육부의 조화와 균형을 유지하도록 하는 항상성(恒常性)을 잃으면 우리 몸은 어떠한 정신적·육체적 증상이 나타난다. 이것이 바로 병이라는 것이다.

4) 금(金/ 폐장과 대장)을 중심으로 설명하면 다음과 같다.

금(金): 폐장/대장기능이 약해지는 경우
① 토생금(生金金)이 안 될 때
② 금생수(金生水)가 지나칠 때

① 토생금(生金金)이 안 될 때(목극토가 강할 때)

토(土)의 기능이 약하여 금(金)으로 넘어가지 못해도, 즉 폐장과 대장의 기능 저하가 발생한다는 것이다. 이때 금(土) 기능이 저하되어 간접적으로 병이 발생한다는 것이다.

서양의학적인 설명을 하면 비/위장이 약해진 이유는 간장의 기능이 항진된 경우다. 간장의 기능이 항진된 경우는 폐 기능 저하를 가져온다. 예를 들면 과식을 하여 음식물이 위장에 정체되었을 때는 혈액이 위장으로 모여 다른 장부가 차가워지는 현상이 나타난다. 이러면 폐는 산소량이 적어져서 가슴에 흉통이 발생하게 된다. 그러면 피부호흡을 하던 곳에서는 산소 공급에 이상이 생겨 체온조절에 이상이 생긴다. 이것이 바로 피부질환이요, 아토피인 것이다. 그래서 폐는 다른 장부가 차가워지는 것을 막기 위하여 많고 빠르게 호흡해야 한다. 그래서 토생금이 안되면 폐질환이 나타나는 것이다. 과식을 하게 되면 호흡곤란이 발생하는 이유다.

② 금생수(金生水)가 지나칠 때(화극금이 약할 때)

금(金) 기운이 수(水)에게 많은 것을 주어 폐기능이 저하 된다는 이야기다. 현재의 상극상생 관계를 보면 화(火)기능의 저하상태가 되면 금(金)기운이 향상된다. 금생수(金生水)가 활발하게 이루어지면 수(水) 기능이 향상된다. 수기능이 향상되면서 더 많은 양의 산소량을 요구하게 된다. 혈액순환이 활발하면서 화기능이 강화되어 의외의 결과로서 금기능이 힘들어 지게 된다. 즉 화극금의 관계가 성립된다. 이런 경우가 되면 다른 하나의 문제는 수생목이 형성되면서 금극목이 안되어 금기운이 약해지는 결과를 가지고 온다. 그래서 폐기능이 약한 각종 정신적·육체적 증상들이 나타나게 되는 것이다.

5) 수(水/ 신장과 방광)를 중심으로 설명하면 다음과 같다.

```
수(水): 신장/방광기능이 약해지는 경우
① 금생수(金生水)가 안 될 때
② 수생목(水生木)이 지나칠 때
```

① 금생수(金生水)가 안 될 때(화극금이 강할 때)

금(金) 기능이 약하여 수(水)로 넘어가지 못해도, 즉 신장과 방광의 기능 저하가 발생한다는 것이다. 이때 수(水)기능이 저하되어 간접적으로 병이 발생한다는 것이다.

서양의학적인 설명을 하면 신장/방광이 약해진 이유는 폐의 기능이 저하되어 산소공급양이 부족하면 우리 몸에 산소와 영양공급을 하는 적혈구가 기능이 저하된다.

심장에서 밀어낸 혈액에 산소를 공급받아 전신으로 공급하는 과정에서 산소량이 부족하면 혈관이 좁아지면서 몸이 차가워지는 현상이 발생하게 된다. 이때 음양오행상 음(陰)을 주관하는 신장 기능이 저하되고, 또한 생식비뇨기계에 제일 먼저 차가움이 발생하기 시작 한다. 이로 인하여 수족냉증이나 자궁에 물혹 등 다양한 질환들이 발생한다. 그래서 산소공급을 담당하는 주장부인 폐기능이 저하되면 신장 기능의 저하를 가져오게 되는 것이다.

② 수생목(水生木)이 지나칠 때(토극수가 약할 때)

수(水)기운을 목(木)에게 많이 주어서 수(水)기운이 기능 저하를 가져온다는 것이다. 신장에서 많은 량의 물질들을 간으로 주면 간 기능이 활성화되면서 금극목과 목극토의 관계에서 불균형이 발생한다. 이렇게 되면 앞서 이야기한 금생수가 안 이루어지고, 다른 하나는 토(土)의 기능이 항진되면서 토극수(土克水)의 극관계의 불균형이 발생한다는 것이다. 이뿐만이 아니다. 수극화(水克火)의 불균형도 발생한다. 이로 인한 다양한 정신적·육체적 불균형이 발생한다.

이러한 신장/방광의 기능을 과하게 활용이 되면 새로운 결과에 의해서 기능 저하를 가져온다는 것이다. 부족해도 질환이 발생하고 지나쳐도 질환이 발생한다는 이야기다. 그래서 지나치지도 않고 부족하지도 않게 우리 몸 안에서 조절하는 장치가 바로 자율신경체계다. 이러한 자율신경체계가 오장육부의 조화와 균형을 유지하도록 하는 항상성(恒常性)을 잃으면 우리 몸은 어떠한 정신적·육체적 증상이 나타난다. 이것이 바로 병이라는 것이다. 이러한 자율신경체계와 가장 밀접한 장부가 신장이다. 신장의 부신과 뇌하수체에서 우리 몸의 전체적인 신진대사에 관여하고 있기 때문이다. 그래서 신장 기능 저하는 다른 장부의 기능 저하보다 더 나쁜 영향을 가져온다. 그래서 신장을 원기(元氣)를 간직한 장부라고 하는 것이다.

MEMO

4교시
자연의 변화와 인간 건강과의 상관관계
(대우주와 소우주 관계)

1. 大自然의 原理

10년이면 강산도 변한다는 의미를 음양론으로 설명하면 다음과 같다. 앞서 설명 했듯이 자연의 기운인 오행의 기운이 태과와 불급의 해를 한 번씩 순환하면 10년이 소요된다. 즉 오행의 기운을 가진 별들의 음과 양의 기운이 한 번씩 지구에 영향을 미친다는 의미다.

1) 음 양 중이란?
　　① 자연: 하늘, 땅, 사람
　　② 계절: 변화, 생성, 소멸

2) 사상
동(木), 서(金), 남(火), 북(水), 중앙에 土

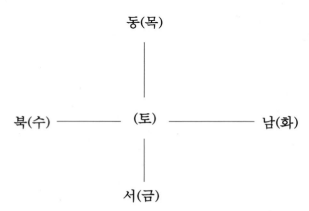

3) 오행(다섯 종류의 별을 의미)의 기운

① 木氣: (목성의 기운) 부드럽게 하는 힘

② 火氣: (화성의 기운) 확 퍼져서 흩어지게 하는 힘

③ 土氣: (토성의 기운) 뭉치고 합치는 힘

④ 金氣: (금성의 기운) 긴장시키는 힘

⑤ 水氣: (수성의 기운) 부드럽고 분산, 저장/ 말랑 말랑하게 하는 힘

(오행 상생상극화도 참조: 37쪽)

먼저 자연부터 알아보기로 한다.

자연의 변화를 보면 봄-여름-삼복(해수욕을 하는 시기)-가을 -겨울 이렇게 변화해 간다. 중요한 것은 왜 무엇이 이렇게 계절을 변하게 하느냐 하는 것이다. 그것은 자연이 변하기 때문이다.

자연은 무엇이 변하는가. 바로 기온이 변화하는 것이다. 태양을 중심으로 수성, 금성, 지구, 화성, 목성, 토성, 천왕성, 해왕성, 명왕성 등 이런 우주의 별들이 각각 자전과 공전을 하면서 지구와 2년에 한 번씩 가까워지고 멀어지고 하는 자연의 현상이 발생한다.(태양계라 함)

모든 별들이 태양을 중심으로 일직선으로 자전과 공전을 한다면 지금처럼 계절이 생기지 않고 동일한 계절만이 생길 것이다. 그래서 10년이면 강산도 변한다는 이야기를 하곤 하는 것이다. 지구에 영향을 미치는 별은 목성, 화성, 토성, 금성, 수성 등 다섯 개의 별이다. 해왕성, 천왕성, 명왕성은 지구와 너무 멀리 떨어져 있어서 지구에 영향을 미치는 힘이 미약하여 제외시킨 것이다.

이러한 별들이 태양을 중심으로 가까워지고 멀어지고 하면서 기온의 변화가 발생하는 것이 계절(季節)이다. 이러한 계절은 우리 사람에게도 영향을 미친다.

여름을 더워서 옷을 벗고 다니고, 겨울은 추워서 옷을 입고 다녀야 하는 현상을 만들어 낸다. 자연이 변화하는 계절에 따라서 우리 몸도 변한다.

봄은 겨우내 움직이지 아니하고 있다가 따스한 기운(식물은 땅속의 온도가 36.5℃가 되어야 싹을 틔운다. 자연이 새싹을 틔우는 것도 사람의 체온을 가지는 것도 우연의 일치는 아니다.)을 받아서 새싹을 틔우기 위해 안간힘을 쓰는 계절이다.

그래서 다른 곳에 신경을 쓸 여유가 없기에 조용히 오직 땅속에서 또는 겨울에 저장했던

곳에서 밖으로 내미는 일뿐이다. 그래서 요동이 없는 것이다. 우리가 갓난아기를 키울 때 조용한 환경에서 성장케 하는 것과 같다.

여름은 이러한 새싹들이 따스함을 더 받아서 활짝 피면서 가지가 생겨나고 꽃이 활짝 피고 펼쳐지는 시기다. 화려하고 아름다운 시간들이 되는 시기다.

삼복더위는 곡식, 과일을 영글게 하고 빛이 부족했던 자연에게 집중적으로 열을 주어 씨앗을 맺을 수 있는 준비를 하는 시간을 만들어 주는 계절이다. 외부의 더운 기운 만큼 내부에서는 음기운이 더 강해진다.

예를 들면 삼복더위에 3마디를 생장하는 벼는 음기운이 강한 먹을거리인 것도 음양의 조화다.

가을은 이렇게 화려하고 꽃피웠던 것들이 겨울을 준비하기 위해서 과육과 씨앗을 영글고 단단하게 하면서 겨울 채비를 위하여 줄기에 영양분을 저장하는 계절이다.

겨울은 지상에서 싹트고 꽃피우고 열매 맺고 줄기에 영양하고 모든 생산 활동을 마치고 겨울을 준비하기 위해 따뜻한 땅속으로 숨는 계절이다. 여기서 지상 기온의 변화를 알아보면 다음과 같다.

〈자연의 기온 변화와 우리 몸의 변화의 관계표〉

구분	겨울	봄	여름	삼복	가을
자연	춥고	따뜻하고	덥고	너무 덥고	서늘하고
생물	움츠리고	새싹 돋고	꽃/잎이 피고	영글고	줄기에 영양하고
사람	2세 준비	태어나고	성장하고	성숙하고	어른되고
오장육부	저장/생산 준비: 신장/방광	조용한 움직임: 간장/담낭	활발한 성장: 심장/소장	알찬 열매: 비장/위장	저장 준비: 폐/대장

위의 도표와 같은 관계가 형성된다.

우리 몸은 오장육부로 구성되어 있다. 이렇듯이 자연이 변화하는데 따라 우리 몸도 변한다는 것이다. 그래서 계절이 변하는데 따른 의복이나 음식, 생활 습관이 모두 변하기에 자연과 인간은 함께 변화해야 건강할 수 있다는 점이다.

오행속성표(참조: 23 쪽)에 의한 육체와 식품도 자연의 변화에 따라 맛과 색깔 그리고영양분의 주 내용도 변한다는 사실이다. 자연이 이렇게 변하는 것에는 우리 몸이 그러한 맛과 색깔에 따른 음식을 먹어야 건강을 유지할 수 있기 때문이다. 그래서 자연과 사람은 항상 같이 하는 이유다.

자연의 10년 주기 변화와 1년 주기의 봄-여름- 삼복더위(해수욕할 수 있는 시기로서 물속의 온도 즉 수온이 24℃가 되어야 해수욕장을 개장하는 것도 자연의 기운을 따르는 것이다. 사람의 체온이 28℃가 되면 사망에 이르고 24℃가 되면 소생 가망성이 없는 완전한 사망으로 판정한다.)-가을-겨울의 변화는 사람으로 보면 생로병사와 어린시절 -청소년기-장년-노년의 시기를 지내는 것과 다름이 없다.

그래서 사람도 자연의 변화에 맞추어 먹고 생활하는 변화에 적응하면서 살아가야 한다는 것이다.

우리 현대인들은 병이 많은 이유 중에 하나가 자연과 멀어진 생활을 하는 사람일수록 병이 많다는 사실이다.

건강한 인생을 살아가고자 한다면, "자연이 부르기 전에 자연으로 돌아가야 한다."고 강조하는 것이다.

MEMO

5교시
미래(未來) 건강에 관한 전망
(질병의 변화, 성인병은 왜 치료가 어려운가?)

≪제3의 물결≫의 저자이자 미래학자인 앨빈 토플러는 미래 먹을거리에 관한 의견을 내놓았다. 이렇게 미래의 먹을거리를 제시한 것은 마구잡이로 제시한 것이 아니라 미래에 닥쳐올 재앙인 질병에 추이를 읽고 있었다는 것이다.

앨빈 토플러는 과거에는 소금이 주류를 이루었고, 21세기 현대는 소스가 주류를 이룰 것이라 했고, 미래에는 발효식품/절임식품이 주류를 이룰 것이라고 예언 했다.

과거	현재(21세기)	미래
소금	소스	발효식품/효소, 절임식품

우리는 과거 성인병이라고 하여 암, 고혈압, 당뇨병, 고지혈증, 비만 등 60대가 넘어서 발병하는 병들이었다. 그러나 이제는 30대~40대에서부터 발병하고 있어 남은 긴 시간을 아픔과 함께 살아가야 하는 실정이다. 그렇다면 무엇이 문제가 되어 과거 60대에 발병하던 성인병들이 30~40대에 발병한단 말인가?

의료기술이나 신약이 매일 개발되고 있음에도 질병의 수나 환자의 수는 점점 증가하고 있어 심각한 일이다.

과거에도 밥 먹고 생활했는데 왜 현대는 만성병이 더 빨리 발생하고 있는가에 관심을 가져보면 해답을 찾을 수 있다.

바로 식습관과 생활습관에서 문제를 찾을 수 있다.

구분	과거	현재
식습관	동양식/ 밥 소식/ 맵고 짠맛 음식 제철 음식 섭취	서구식/육류과식/ 달고 저염음식 수입/과일및 채소 섭취
생활습관	동적(動的)인 생활	정적(靜的)인 생활

건강하게 살아가는 방법은 과거로 돌아가는 것이 최선의 방법이다.

동양인의 특질에 맞는 밥+매콤하고 짭짤한 반찬을 먹고 움직이는 생활을 할 때는 체액이 알칼리성을 유지하여 혈액순환이 원활해지면서 면역력이 보강되어 건강하게 살아왔던 것이다.

그러나 현대인들의 식습관과 생활습관을 보면 서양인들의 주식인 육류를 과식하게 되고, 액상과당이나 식품첨가물이 첨가된 달콤하고, 방송이나 의사들이 떠들어 대는 저염식을 하다 보니 체액이 산성화되고 혈액순환장애가 발생하면서 저체온증이 발생하고 면역력이 저하되어 다양한 질환 발생이 젊어지고 있다는 점이다.

구분	과거	현재
체액	알칼리성이 높다.	산성도가 높다.
혈액순환	원활하다.	장애가 발생한다.
면역력	향상되다.	저하되다.
성인질병 발생	60대가 되어 발생하다.	30~40대 발생하다.

문제 해결을 위한 노력은 식습관과 생활습관이 변해야 한다. 고령화 사회에 도래되었다고 모두 좋아 할 것이 아니다. 고령화 사회를 맞이할 준비가 되지 않은 상태라면 빈곤만 쌓여간다.

얼마 전 발표한 평균수명과 기대수명의 차이를 보면 남자는 약 9년 동안 약을 먹던 병원을 다니면서 살아야 한다고 그리고 여자는 약 12년 동안을 아픔을 가지고 살아야 한다는 발표를 하였다.

그렇다면 점점 나이를 먹으면서 생산성은 떨어지고 소비 나이인 65세를 넘어서 아픔을 겪는다면 어찌한단 말인가?

이렇게 아픔을 가지고 살아간들 100세시대란 무슨 삶의 의미를 가지겠나 하는 생각이다. 그렇다면 이런 아픔의 시간을 최대한 줄이려면 식습관과 생활습관을 젊어서부터 바꿔야 한다.

어떻게 바꾸라는 말인가?

식습관은 체질에 맞는 1:1 맞춤식 체질별(오행)식이요법을 실천해야 하고, 생활습관 역시 음양오행분류를 기본으로 1:1 맞춤식 운동을 해야 한다. 현대인들처럼 마구잡이식으로 헬스장에 가서 무조건 뛰고 달리는 식의 운동으로는 약간의 운동 효과는 나겠지만 대체 의학적으로 볼 때 그다지 큰 효과를 기대하기 어렵다.

왜냐하면 골프라는 운동을 하던 사람이 갑자기 골프 치다가 중풍을 맞고, 등산을 30년 다닌 사람이 산에서 중풍을 맞아서 119에 실려 내려오는 결과를 볼 때 운동도 각자의 건강 상태에 따라 1:1 맞춤식으로 해야 한다.

음양오행이라 하면 알기 쉽게 말하면 자연과 함께하면 된다.

자연의 순리에 따라 먹고 생활하면 된다. 즉 자연과 멀어지면 멀어질수록 우리 몸은 병들기 마련이기 때문이다.

참고로 팁 하나!

【어느 단체에서 음식과 미래 건강에 관한 강의 내용을 요약 정리한다.】
건강한 먹을거리가 건강을 지킨다.

1. 살아가면서 가장 듣고 싶은 말이 무엇인가요?

너 뭐 먹고 젊어졌니? 넌 하나도 안 변했다. 얼굴 좋아졌다 ! 하는 말이다. 얼굴이 좋아졌다는 말은 동양의학상으로 말하면 오장육부가 서로 제 기능을 다하고 있다는 것을 의미한다.

네 잎 클로버: 행운을 의미하며 행운을 가져다준다.

세 잎 클로버: 행복을 의미하며 행복을 가져다준다. 어찌 보면 우리는 행운(幸運)을 쫓느라고, 지금의 행복(幸福)을 모르고 살아간다. 이 말은 잠시 자신을 돌아보는 시간을 가지면서 살아가라는 의미다.

몇 가지 예를 들면

예1) 독감예방주사는 맞았나요?

　- 타미플루: FDA 권장량의 티메로살 첨가 240배가 많이 들어 있고
　티메로살의 폐해를 아는가? 수은으로 만든 백신 방부제이다.

예2) 예방 백신 원료의 부작용을 알고 있는가?

　- 수은: 신경세포 파괴하며 중독 시 자폐증, 학습장애의 원인이 된다.

　- 치명적인 중금속: 신경조직과 운동조직을 파괴하는 원인이다.

　- 알루미늄: 알츠하이머, 뇌손상, 마비증상, 알레르기 유발하는 원인이다.

예3) 간염백신 일일 허용치 125배 수은 함유(1일 허용량 2.4마이크로그램)

　3차례 추가접종, 40배 넘는 수은을 함유하는 격이 된다.

　생후2개월부터 18개월까지 4회와 DPT(디프테리아, 백일해, 파상풍혼합백신)

　접종 시 허용치의 1,400배 수은을 투약하는 것과 같다.

　- 혈관 투여 시 부작용 상승효과가 난다.

결론은 독감예방 주사는 결국 독극물이라는 것이고 일본에서는 어린아이들이나 노약자들 즉 면역력이 약한 사람들에게는 투약을 금지하고 있는 데도 불구하고 우리나라는 다양한 부작용이 발생하는데도 굳이 독감예방 주사를 강제적 의무적으로 맞아야 한다고 강조하는 이유 뒤에 숨은 검은 속내를 알아야 한다.

독감 예방주사를 맞지 않고도 감기 한 번 안 걸리고 살아가는 사람은 무슨 징조란 말인가! 우리 고유의 김치, 고추장에 밥을 쓱쓱 비벼 먹고 장아찌와 된장찌개를 먹는 식습관을 가지면 독감이 우리 몸에 침투할 수 없는 건강체가 되기 때문이다.

독감예방주사를 맞고 나면 3~4일은 몸이 여기저기 안 아픈 곳이 없이 몸살을 앓는다. 몸이 그 약물로 인해 몸살을 앓고 있다는 증거다.

그래도 독감예방 주사를 맞을 것인가?

가끔은 외부에 강의를 나가면 물어보는 분들이 있다.

식품 영양학을 공부했느냐고!!!!

저는 대답을 시원하게 한다. 아니요!

무슨 문제가 있나요. 오늘 강의하는데 식품영양학을 공부한 것과 음식을 말하려는 것과는 그리 큰 상관관계는 없는데요! 하고 크게 대답을 한다.

왜 프로필을 물어보는가? 식품영양학 전공자 확인인가?

우리네 할머니들이 식품영양학 박사들이고 많은 공부를 해서 우리들을 건강하게 먹였는가요? 하고 물으면 대답이 없다.

질문하신 어머님과 할머니는 어떤 공부를 하셨나요? 하고 물어보면 무학자라신다.

무학자면 어떻고 중학교만 나왔으면 어떤가!

내 가족들의 건강을 위해 철철이 나오는 먹을거리들로 사랑과 정성을 다해 음식을 만들어 가족의 건강을 지켜주었으면 그게 박사지 뭐가 박사란 말인가요?

하고 되묻는다.

모두가 고개를 끄덕인다.

식품영양학 박사학위 받고 암에 걸려 52세에 죽어가는 사람보다는 무학자 할머니가 더 장수와 건강을 위해서는 박사라는 것이다.

그래서 음식은 영양학 박사와는 별개의 문제라는 것이다.

예를 들면 우유가 완전식품이요 계란이 완전식품이라고 말을 한다. 알고 보면 한심한 말이다. 그러면 우유와 계란만이 완전식품이고 아이를 출산한 엄마들의 모유는 그러면 불완전식품이란 말인가?

사람이 먹는 음식 중에 가장 최고의 완전식품은 엄마의 모유입니다. 아이가 건강하게 성장할 수 있도록 아이에게 필요한 많고 적은 아니 극미량의 영양소들까지 골고루 갖추어진 그야말로 완전한 식품이다. 그런데 우유는 어미 소가 송아지가 성장하는데 필요한 영양소를 골고루 가지고 있을 뿐이다.

계란 또한 알에서 부화할 때까지 어디서도 영양을 공급 받지 못하기 때문에 계란 속에 병아리가 될 때까지 영양을 공급할 수 있도록 각종 영양소를 갖추고 있는 것은 어느 동물이던간에 똑같다.

바닷물 속에 산란을 하는 물고기의 알도 성분을 조사해 보면 물고기가 치어로 성장 할 때까지 먹을 수 있는 모든 영양분을 모두 가지고 있다.

우유는 송아지가 먹는 음식일 뿐이다. 사람이 먹는 음식이 아니다. 일시적으로는 먹을 수있으나 계속 먹어서는 안 되는 음식이다. 계란 역시 닭이 아니 병아리가 먹을 음식이지 사람이 먹는 음식이 아니다.

단 동양의학에서 말하는 동기상구라는 말이 있듯이 송아지가 새끼시절 먹는 것은 사람에게도 비슷한 영향을 줄 수 있다는 의미에서 어린아이들에게 일시적으로 우유를 먹일 수는 있다고 본다.

어미 소도 송아지가 총 수명의 1/5에 해당하는 시점이 되면 젖을 주지 않는다. 줄 필요가 없기 때문이다. 그런데 만물의 영장인 사람은 소만도 못한 사람들이 평생 동안 우유를 먹고 있으니 소가 보면 눈을 껌벅거리면서 사람들도 어리석은 놈들이 많구나 하고 으허으허! 하고 웃을 것이다. 또 닭들이 보면 *꼬꼬댁 꼬꼬댁* 하면서 자기 네 들끼리 사람들이 계란 먹는 것을 보면서 병아리가 먹는 음식인데 인간들이 먹네 하고 *꼬꼬댁댁 꼬꼬댁댁* 거리면서 역시 웃고 있을 것이다.

2. 이 세상의 천국(天國)이 어디인가요?

<u>아픔(병) 없이 건강하게 사는 지금이 천국이다.</u>

교회를 다니시는 분들은 하나님을 믿어야 죽어서 천국에 간다고 하는데 죽어서 천국 가면 뭐하는가.

옛말에 **"개똥밭에 굴러도 이승이 낫다."**라는 말이 있다. 지금이 더 중요하니 지금 생활에 만족하고 건강하게 살아가는 것이 바로 행복이라는 말이다.

1) 인생 최고의 바람은 무엇인가?

다양한 대답들이 나온다.

그러나 결론은 <u>무질이종(無疾而終) 고종명(考終命)</u> 이라고 '질병없이 살다가 잠자는 듯 죽음'을 맞이하는 것이 인생 최고의 바람이다.

2) 살다보면 누구나 병들어 죽어간다.

정도의 차이는 있지만 말이다. 보건사회연구원이 조사한 (2013년)건강수명과 기대수명을 비교한 자료에 의하면 남자는 기대수명과 건강수명의 차이가 약 9년이 나고, 여자는 약 12년 이 난다.

구분	기대수명	건강수명	비고
남자	77.65세	68.8세	약 9년 질병
여자	84.45세	72.5세	약 12년 질병

건강수명보다 기대수명이 더 길다. 즉 여기서 남자는 9년, 여자는 12년이 길다는 것은 건강 하지 않은 상태로 더 살아야 한다는 것이다. 그것도 남자보다 여자가 3년 더 아픔을 가지고 살아가야 한다는 슬픈 이야기다.

이 기간 동안 아픔을 가지고 살아간다는 것은 만성질환을 말한다. 암, 고혈압, 당뇨병, 고지 혈증, 비만, 신경통, 관절염, 치매 등을 가지고 살아간다는 의미다.

슬픈 이야기다. 욕심 같지만 나만큼은 그런 일이 없기를 희망해 본다.

3) 그러면 왜 병(病)이 발생하는가?

서양의학적으로는 바이러스감염이니 뭐니 하지만 동양의학적으로는 다음과 같이 말할 수 있다.

동의보감에 의하면 내상정신(內傷精神)이란 말이 있다.

이 말은 **'마음이 건강하면 병이 침범하지 못한다.'**는 말이다. 또한 옛말에 '병을 고치려면 심보를 똑바로 써야지' 하는 말과 같은 의미를 가진다. 스트레스기 병의 주원인이라는 의미다.

① 병은 마음에서 비롯된다는 개념에는 의학적인 근거가 있다.

　　스트레스를 받으면 교감신경과 부교감 신경의 균형이 깨지면서 자율신경계가 깨지면 병이 발생하기 때문이다.

② 정신과 육체는 자율신경(자연의 변화에 따라 자동적으로 적응하려는 생명활동)과 밀접하게 연결되어 있다.

③ 감정을 억누르는 사람(분노는 몸에서 음으로 작용하기에 혈액순환장애의 원인이 된다.)은 병에 잘 걸린다.

④ 잘난 척하는 사람(불안, 초조, 긴장된 마음이 누적된다.)은 병에 잘 걸린다.

⑤ 만성병은 병원에서 처방하는 약으로는 절대 못 고친다.

　　잘못된 식습관과 생활습관으로 발생한 병을 어찌 약으로 고칠 수 있는가!

⑥ 병은 마음이 올바르지 못한 데서 발생한다.

⑦ 너무 편하면 치매가 온다.

　　우리 몸은 음과 양, 즉 긴장과 편안함이 서로 조화를 이뤄야 건강하다.

⑧ 자신에 맞는 음식은 스스로 찾는다.

　　남이 좋다고 하는 음식이 내게는 독이 될 수 있다.

⑨ 비교(比較)와 욕심(慾心)이 병(病)을 부른다.

　　자연은 비교와 욕심을 부리지 않으며 배려하는 것을 기본으로 한다.

이 말은 사랑, 희생, 봉사, 겸손한 마음, 감사하는 마음, 고마운 마음, 미안한 마음을 가지면 항상 모든 것에 감사하고 아름다운 시각으로 세상을 보게 된다. 그러면 스트레스가 쌓일 일이 없다. 그러나 비교하고 욕심을 내면 모든 이에 스트레스가 발생하게 되고, 결국에는 혈액순환장애가 발생하게 되어 다양한 질환이 발생하게 되는 것이다.

• 질병의 발생이란?

  - 마음속에 좋은 마음과 나쁜 마음의 조화와 균형이 깨지면 병이 발생한다.

  - 육체적으로는 오장육부의 조화와 균형이 깨진 결과 병이 발생한다고 보는 것이다.

  - 신체의 균형(均衡)이 깨진 것이다.(상하/좌우/앞뒤/안팎의 불균형 상태)

우리 몸은 서양의학에서 말하는 각 장기가 따로따로 임무를 수행하는 것이 아니다. 오장육부가 서로 돕고 도우면서 각자의 기능을 수행한다. 자동차처럼 서로 도우면서 각자의 기능을 수행한다.

그런데 어느 한 부분의 기능이 저하되어 있다고 해서 그 부분만 치료해서 되는 조직이 아니다. 예를 들면 건강검진 결과 신장기능이 저하되어 있다면 비/위장기능도 저하되어 있고, 심/소장의 기능도 이상이 발생했다는 신호다. 그런데 서양의학에서는 신장 내과에서만 치료를 받고 있으니 얼마 있으면 다른 곳에서 질환이 발생하게 되는 것이다.

• 진인사(盡人事) 대천명(待天命)

  - 느긋함이 성인병(成人病)을 예방하는 지혜다.

  - 조급함이 병을 부르고 스트레스를 발생하게 한다.

일본의 세계적인 면역학자인 아보 도오루 교수는 면역력을 높여주는 생활습관 중에서 '성실함을 버리면 병에 안 걸린다.'라고 강조하고 있다.

의사나 약사에게 의존하고 있는 당신에게 세계적인 면역학자가 들려주는 강한 건강 메시지를 전해주고 있다. 완벽을 꾀하다보면 자동적으로 스트레스가 발생하고 이어서 면역력이 저하되면서 다양한 질환이 발생할 수 있다는 것이다.

책의 내용을 인용하여 소개하면 다음과 같다.

「현대사회에는 이해할 수 없는 두 가지 현상이 있습니다. 우선, 생활이 풍요롭고 편리해 졌는데도 여전히 병에 걸리는 사람이 많고 수명은 길어도 병석에 누워 생을 마감하는 사람 역시 많다는 것이다.

두 번째는 뛰어난 의료진과 첨단 시설을 갖춘 병원이 이토록 많은 데도 병을 쉽게 고칠 수 없다는 것이다. 이것은 병원에 가도 효과를 보지 못하는 경우가 많다는 것이다.

이런 일이 일어나는 이유는 크게 두 가지다.

가장 큰 문제는 시대와 함께 병의 원인과 종류가 변한다는 사실을 의사도 환자도 깨닫지 못하고 있다는 점이다. 과거 50년 전에는 추위나 기아, 육체적 중노동 같은 가혹한 생활환경에서 비롯된 병이 많았다. 지금은 이런 원인으로 병에 걸리는 사람은 거의 없습니다.

현대인이 병에 걸리는 원인은 과거와 크게 달라졌다. 장시간 노동을 하거나 컴퓨터를 사용하는 데서 오는 안정피로(눈의 피로로 오는 두통, 시력장애등이 일어나는 것), 냉방이나 차가운 음료수 과다 섭취로 인한 냉증, 불규칙한 생활이나 인간관계에서 오는 정신적인 스트레스 등은 예전에 볼 수 없었던 것들이다.

이를 뭉뚱그려 표현하면 작을 일에도 끙끙대고 고민하거나, 지나친 성실함으로 인해 일상적 부담이 오랫동안 누적된 것이라 할 수 있다. 또한 아이들은 단것을 너무 많이 먹거나 과보호를 받으며 자란 탓에 스트레스에 견디는 힘이 약해지기도 합니다.

병의 원인과 과정을 알면 여기에 맞게 생활방식이나 습관을 바꿔서 병을 고칠 수 있다. 현대인은 일을 너무 많이 하고 지나치게 성실하다. 바로 이러한 '성실함'이 병을 부르고 있다. 고지식할 정도로 '착한 삶'의 방식이 문제라고 해도 과언이 아니다.

우리가 병에 걸리는 원인이 잘못된 생활방식 때문이라는 것을 알았다면 그것을 바꿈으로서 병을 예방할 수 있다. 건강과 병의 경계를 결정하는 인자는 자신의 생활 방식이라는 것을 알아야 한다.

두 번째 문제는 의학이 분석적인 연구를 지나치게 중시한 탓에 몸 전체를 보는 시각이 결여 되었다는 점이다. 현재 의학 연구는 아주 활발히 이루어지고 있고, 연구 논문도 끊임없이 쏟아져 나오고 있다.

그럼에도 병의 본질을 해명하지 못하고 있다. 우리 몸은 단순히 세포의 집합체가 아니며 유전자로 모든 것을 해결할 수 있는 것도 아니다. 병의 본질이 생활방식과 밀접한 관계가 있다는 것을 이해하려면 유전자나 분자의 이상(異常)보다는 몸 전체를 관장하는 조절계나 방어계, 순환계 등이 서로 어떻게 영향을 미치는 가를 알아야 합니다.(이것은 동양의학에서 말하는 오장육부의 상생 상극관계를 의미함)

조절계의 기본은 자율신경계이며, 방어계는 백혈구 시스템을 가리키고, 순환계는 체온과 대사수준을 결정한다. 여기에서 병의 원인이나 진행과정이 밝혀진다.

이제는 의학이나 의료도 새로운 시대를 맞고 있다. 지금의 의학은 약으로 병을 치료하는 것이 일반적이지만 원래 약은 고통스러운 증상을 덜어주기 위한 대중요법(겉으로 들어난 병의 증상에 대응하여 처치하는 치료법)에 지나지 않는다. 이러한 치료에 장시간 의존하는 것은 바람직하지 않다는 사실을 의사나 일반인 모두가 인식해야 한다.」고 강조하고 있다.

결국 병의 본질을 파악하고 병에 안 걸리도록 하는 생활습관을 갖기를 강조하고 있다. 여기서 생활습관이란 하나는 각자의 체질에 맞는 식습관이고, 다른 하나는 생활습관이다.

황희 정승이 한 말이 생각난다.

여언시야(汝言是也)라는 말, 내게 직접적으로 관계가 없는 일들은 "그러려니" 넘어가라는 말이다. 그냥 넘겨도 될 일을 깊게 생각하고, 내가 아니면 안 된다는 생각을 버리는 것이 건강하게 살아가는 방법 중의 하나라는 것이다.

모든 병에는 원인(原因)이 있는데 원인을 찾지 못하고 치료를 하는 것도 병을 발생하는 원인이 된다.

정리하면 현대병의 원인은 잘못된 식습관(食習慣)과 생활습관에 있다고 정리할 수 있다.

그렇다면 병에 안 걸리거나 병을 치료 또는 치유하려면 어떻게 하라는 것인가? 해답은 의외로 간단하다.

현재의 잘못된 식습관(食習慣)과 생활습관을 바꾸라는 것이다.

인종마다 식습관과 생활습관이 다른 이유가 있다. 동일한 식습관과 생활습관을 가지면 자연의 먹을거리가 고갈되기 때문에 세 인종으로 나누어진 것 역시 자연의 지혜다.

4) 인종(人種)에 따라 그 지역의 신토불이가 좋다.

① 백인-흑인-황색인의 신체 구조와 조직이 다르다.

백인은 황색인보다 장 길이가 1m가 짧고, 흑인의 적혈구 수명(30~50일 산다.)과 섬유질 조직은 황색인과 백인(적혈구 수명 120일 산다.)과 다르다.

② 1일 2식, 과식, 저녁 과식, 감미품 위주 식사, 섬유질 부족, 일과 에너지 소비에 따라 식사량을 조절하라.

③ 동양인은 동양인에 맞는 식사를 하라.

우리의 음식을 알아보기 전에 세계인종이 먹고 살아가는 유형부터 알아본다. 전 세계는 3대인종이 살아간다. 백인, 흑인, 황색인이 함께 어울려 서로 돕고 도우며 살아간다.

도표를 참고한다.

인종	주식	부식	후식
백인	육류/밀가루 음식	감미품	커피
흑인	근과류/과일	채소, 과일	과일
황색인	곡류	절임 반찬	물

④ 백색인들의 주식은 육류/빵이 주를 이루고, 부식은 단맛이 풍부한 감미품 먹으면서, 후식으로는 커피를 주로 먹는다. (금극목, 목극토)

⑤ 흑인들의 주식은 근과류이고, 채소/과일을 주로 먹는다.
   (수극화, 토극수)

⑥ 황색인들의 주식은 곡류이고, 절임식품을 부식으로, 후식으로는 물을 먹는다.(목극토, 금극목)

세계 3대 인종들이 서로 다른 먹을거리들을 먹고 살아가도록 한 자연의 지혜에 놀란다. 또한 모든 인종이 동일한 먹을거리를 먹고 살아간다면 먹을거리에 대한 생존경쟁의 치열함에 놀랄 것이다.

동양인이 서양인의 식습관을 가지는 것은 성인병을 앞당기는 가장 큰 원인이 된다.

일반적으로 우리는 병을 잘 고치는 사람을 명의라고 한다. 명의(名醫)란 치료를 잘하는 의사를 의미한다.

의사는 크게 3 종류로 분류해 볼 수 있다.
 - **상의(上醫): 치미병(治未病)이라 하여 병이 오기 전에 예방(豫防)하는 의사요,**
 - **중의(中醫): 병이 발생하면 즉시 고치는 의사요,**
 - **하의(下醫): 병이 무르익은 다음에 고치는 의사(현대의사)들이다.**

현대인들이 병원에 가는 것은 하의에 해당하는 의사에게 치료를 받으러 가는 격이다.

예를 들어 우리 몸에 발생하는 질환에는 100% 완치는 없다. 반드시 후유증이 뒤따른다. 그렇다면 예방이 최선의 처방이다.

구안와사가 온 뒤에 나타나는 후유증을 알아본다.

안면마비를 유발시키는 원인을 보면 과로가 37%, 스트레스 24%, 찬바람이 11%를 차지한다. 또한 소아 안면마비 환자들을 보면 전체 환자 수 대비 2006년에 3.6%에서 2010년에는 7.4%로 증가하고 있다.

안면마비 환자 중 25%는 후유증을 앓고 있다. 대인 기피증나 우울증으로 이어진다.

후유증으로 인해 연합운동도 병행 발생한다.

후유증상으로는 ① 눈을 감을 때 입이 달려 올라가는 증상이나 ② 음식을 씹을 때 눈물이 나는 증상이 나타난다.

이렇듯이 서양의학적으로 치료가 됐다 하더라도 후유증이 남기 때문에 병이 발생한 뒤에 고치는 것이 중요한 것이 아니라, 병이 발생하지 않게 예방하는 것이 우선이라는 것이다.

이쯤해서 현대의료 시장에 대하여 알아본다.

과거에 비해 모든 분야에서 발전 된 것은 누구나 알 수 있다. 질병을 찾아내는 방법도, 치료 방법도 개선되었다.

즉 ① 진단의학은 눈부시게 세분화되어 발달된 반면 ② 치료의학은 과거와 동일한 수준인 것 같다.

예를 들면 암 치료, 감기 치료 방법은 제자리걸음이다.

너무나 과도하게 진단의학이 발전하다 보니 초기 암 환자가 양산되고 있는 실정이다. 예를 들면 의사들이나 정부에서 갑상선 암 같은 것은 조기 진단하는 것은 아무런 의미가 없다는 결론을 내리고 조기 진단을 자제하라고 권고하고 있다.

또한 건강검진도 아주 일반적인 것만 하면 되는데도 일부러 세부적인 암 검진을 하여 암 환자가 증가하고 있는 추세고, 세부적인 검사를 하면 그에 따르는 부작용은 감춰지고 있다.

우리는 평시 자연 방사선에 노출되는 것이 1년에 1밀리 시버트(방사선 측정단위) 정도다. 그러나 정밀 검사를 하면 약 13~33밀리 시버트나 방사선에 오염된다는 사실이다. 13~33밀리 시버트라는 수치는 13년에서 33년 동안 나누어 오염될 것을 한 번에 우리 몸이 방사선에 노출된다는 것을 의미한다.

일본에서 방사선이 노출되어 암 환자 발생을 회피하기 위해 다른 지역으로 이사를 가던지 하는 것을 보면서 자신의 방사선 피해는 생각지도 않고 800~1000만원을 들여 건강검진을 싹 받았다고 자랑하는 사람들이 있어 웃음만 나온다.

세부적인 검진을 받을수록 방사선 노출량(33밀리 시버트로 노출정도)은 많아지고 그 만큼 암 발생률은 높아진다. 앞으로 5년~8년 정도 지나면 방사선에 많이 노출됐던 사람들은 서서히 암 발생이 진행 될 것이라 예견해 본다.

무서운 이야기다. 이런 부작용에 대하여 충분히 설명하고 미리 예방법을 알려주는 것이 의사들인데 병원에 가보라. 바로 무슨 검사인지도 모르고 이곳저곳으로 끌려 다니다보면 나도 모르는 사이에 방사선에 노출된 채로 얼마간의 시간이 지나고 나면 그동안 건강했는데 암이 발생했다고 한다.

선택은 각자의 몫이다.

요양병원에 있는 암 환자들의 실체를 소개한다.

현대인들의 식생활과 생활습관으로 보면 병은 무섭게 증가할 수밖에 없다.

예) 방송이나 의사들의 진실 왜곡도 한몫을 하고 있다.

맵지 않게 먹어라! 짜지 않게 먹어라. 무슨 말인가?

 - 가정의학과 전문의 박 모 씨의 김치 이야기를 정리한다.

우리나라 김치는 염분이 너무 많기 때문에 고혈압이나 당뇨병 같은 질환을 유발시키는 원인이라는 것이다.

김치-소금-고혈압-중풍으로 이어진다는 이론이다. 그렇다면 우리나라의 남녀노소를 막론하고 김치를 즐기는 사람들은 모두가 고혈압이나 중풍 환자이어야 한다. 말도 안 되는 소리를 하고 있는 것이다. 어찌 수 백 년을 이어온 우리고유의 김치를 곡해하고 있단 말인가?

어느 방송사에서는 우리의 김치를 세계화해야 적극 추진하고 있는 터에 김치가 중풍발생의 원인이라고 말하는 박 모 씨의 말은 한낱 섬어(譫語: 쓸데없이 주절거리는 말)에 불과하다 하겠다.

지금은 작고하셨지만 고(故) 정주영 회장님께서 살아계셨다면 아마도 "해보긴 했어" "먹어보긴 했어" 김치 먹고 중풍 걸린 놈이 있는 것 네 눈으로 직접 봤어, 아니면 '니가(네가) 직접 김치를 먹어보니 혈압이 오르더냐? 하고 호통을 치셨을 것이다.

역으로 말하면 중풍(中風)의 원인은 고혈압(高血壓)이요 고혈압의 원인은 소금이요 소금이 많이 들어간 짠 김치가 중풍의 원인이라고 하는 말이다.

답은 네가 먹어 봤니! 김치가 혈압을 오르더냐. 김치 먹고 중풍이 걸리더냐 하고 먹어 보지 않고, 생각으로 이럴 것이라고 말하는 어리석음을 보이지 말라는 것이다. 또한 어떤 음식이든지 사람의 체질과 건강 상태에 따라 영양흡수도 다르고 한데 어찌 김치가 고혈압의 원인이라고 말하는 것은 너무나도 무지하고 어리석음의 결과라고 말하고 싶다.

김치는 전 세계 어느 곳에 내놓아도 손색이 없는 우리의 조상 대대로 내려오는 고유의 건강 음식으로 자랑거리다.

소박한 마음 — 방송에 나오는 사람보다 더 잘하자, 진실해지자고 다짐한다.

어설프게 아는 쥐꼬리 같은 지식으로 우리의 김치가 고혈압을 일으키는 원인이라고 떠들어대는 어느 가정의학과 전문의 보다는 우리의 음식을 먹고 건강하게 살아가는 것이 더 중요하다고 홍보하는 게 더 낫다.

아마도 박 모 씨는 나트륨과 소금을 정확하게 구분하지 못하는 실수를 저지르고 있음에도 그 자체를 모르고 있다는 것이다.

나트륨과 소금을 별개의 것이라는 것과, 또한 정제염과 천일염, 죽염의 구분도 못하고 있는 실수를 범하고 있다. 소금이 그렇게 혈압을 올리는 나쁜 것이라면 왜 프랑스의 게랑드 소금이 고가에 팔리고 있는가 말이다. 프랑스의 게랑드 소금보다는 우리나라의 서해안에서 생산되는 천일염이 훨씬 좋은 소금으로 평가받고 있다. 풍부한 갯벌에서 다양한 미네랄을 머금고 있기에 우수한 소금으로 평가받고 있는 것이다.

갯벌이 없는 동해안은 그래서 염전이 없는 것이다.

미네랄이 부족한 소금이기에 동해안에서는 소금 생산을 하지 않는 지혜를 가졌던 것이다.

※ 천연소금과 나트륨(정제염)의 잘못된 구분

게랑드 소금보다 좋은 우리나라 천일염의 우수성

갯벌(불순물 제거 효과)이 없으면 소금을 생산할 수 없다.

(서해안 미네랄 풍부, 동해안 불순물 함유량 가득 식염 불가)

맛있게 먹는 안동의 자반고등어 먹어나 봤어! 라고 말하고 싶다.

3. 건강하게 사는 방법이 어디 있는가?

① 계절에 맞는 생활과 식습관을 가지자.

대부분의 현대인들 생활을 보면 24시간 전기를 곁에 두고 생활한다. 아침부터 저녁까지 모든 것들이 전기와 함께 생활하고 있다.

우리는 나도 모르는 사이에 수많은 전자파에 노출되어 가고 있는 것이다. 고압선 밑에서만 전자파를 받는다고 생각하면 큰 오산이다.

얼마 전에는 방송에서 고가의 구형 MRI장비를 신형인 것처럼 속이고 판매한 일당과 의사들이 구속되었다. MRI장비는 강한 자력이 작용되는 장비로서 MRI장비를 활용 시에는 강한 자력을 차단하는 장치가 운용되어야 하는데 이 구형장비는 강한 자력을 차단하는 제어장치가 없이 운용되고 있었다는 내용이다.

우리는 일반적인 생활 속에서 받는 대기 중의 전자파는 5~30NT(나노테슬라)인데 비해 전기장판은 사용하면 1,726NT나 된다. 컴퓨터, 전깃불, 스마트 폰 등 수많은 전자장비에 노출된 채로 살아간다.

지금의 생활에서 불필요한 낭비시간을 줄이는 것은 해지면 자고, 해 뜨면 일어나는 것이다. 가능한 햇빛이 있는 시간에는 움직이고, 햇빛이 없는 시간은 잠을 자는 것이다. 이런 생활을 하면 건강하고 행복한 생활을 할 수 있을 것이다.

모 방송에서 수요일 저녁 10:00에 방영하는 <나는 자연인이다>라는 방송을 보다 보면 나도 저런 생활을 해야지 하는 마음이 절로 생긴다.

그곳에서 생활하는 분들의 대부분은 자연과 함께하는 생활을 한다.

물론 전기는 사용하지 않는다. 말 그대로 계절이 바뀌면 바뀌는 대로 해 뜨면 일어나고 해지면 잠자리에 드는 생활을 한다. 모두가 현재의 생활에 행복하고 만족한 생활을 하고 있다는 점이다. 얼굴이 너무나 밝고 편안한 얼굴들이다. 이것이 바로 건강 그 자체다. 이것은 자연과 함께할 때만 가능하다.

② 자연과 함께 생활하라.

중국의 진시황제는 연년세세 오래오래 살고픈 욕심에 신하들에게 불로초(不老草)구해오도록 하명을 내린다. 중국 사신은 우리나라 전역을 모두 뒤지고 결국에는 제주도까지 건너가서 결국 찾지 못하고 복귀한 항구가 바로 서귀포(西歸浦)항이다. 서쪽으로 돌아간 포구라는 말이다.

불로초는 계절에 맞게, 체질에 맞게, 나의 건강 상태에 따라 맞게 먹는 것이 바로 불로초라는 사실을 몰랐던 것이다.

4. 자연(自然)은 알고 있다.

사람은 누구나 늙어서 죽어 간다. 그러나 어떤 이는 일찍 죽고 어떤 이는 100세를 살다가 간다. 왜 이런 차이가 나느냐 하는 문제다. 서양의학적으로는 혈액순환장애로 인한 다양한 성인병이 발생하여 죽어간다고 말하고 있다.

물론 혈액순환장애가 발생하면 몸은 차가워지면서 저체온이 되고 면역력도 저하되면서 다양한 합병증도 발생하게 되어 결국에는 사망에 이르게 되는 것이다.

동의보감에 의하면 '풍자백병지장(風者百病之長)'이라 하여 '사람은 혈관과 함께 늙어간다.'는 말이 있다. 이는 네 가지 숨은 것이 함께 어우러진 말이다.

첫 번째는 혈관이 좋아지려면 좋은 피를 생산할 수 있는 먹을거리를 먹어야 한다는 의미를 가지고 있고(위장 기능이 좋아야 하고),

두 번째는 좋은 원료를 받아서 골수 기능이 튼튼해서 좋은 피를 생산할 수 있는 조건이 되어야 하고(신장기능이 좋아야 하고),

세 번째는 좋은 피를 생산하더라도 보관창고가 좋아야 하고 혈관 내의 나쁜 노폐물을 신속하게 배출하는 기능이 좋아야 하고(간 기능이 좋아야 함),

네 번째는 혈관 근육의 수축과 이완을 담당하는 기능 역시 좋아 혈액순환이 원활해야 한다 (심장/간장/폐기능이 좋아야 함). 이렇게 우리 몸은 한가지 장부가 좋아지는 것으로 건강하게 되는 것이 아니다.

오장육부가 서로 돕고 도울 때 정상적으로 기(氣)와 혈(血)의 순환이 이루어지고, 혈액순환이 잘 되며 정상 체온을 유지할 수 있고, 면역력 또한 보강되어 100세 수명을 살아갈 수 있는 것이다.

어찌 보면 노화를 방지하려면 근본적으로 앞서 말한 네 가지가 갖추어질 때 가능해 진다. 요즘의 젊은이들처럼 주식(主食)이 바뀌거나, 서구식 식습관을 따라가거나, 과식하거나, 음주 흡연, 커피나 청량음료를 즐기거나, 커피 녹차를 즐기거나 냉(冷)음식을 즐기는 식습관을 가진다면 100장수는 남의 나라 이야기일 것이다.

풍자백병지장(風者百病之長): 사람은 혈관과 함께 늙어간다.
- 젊게 생각하고 생활하는 것이 근본이다.(호기심과 호르몬 생성)
- 안심입명(安心立命): 하찮은 일에 마음이 흔들리지 않도록 해야 한다.
※ 여언시야(汝言是也)란 말처럼 내게 직접적인 문제가 없는 일들에 대해서는 그러려니 하는 마음으로 살아가야 한다.
그래야 스트레스가 적어지고 혈액이 탁해지지 않을 것이다.

노자(老子)의 건강 비결 ― 거기해이이(去基害而已): 해로운 짓만 하지 않으면 된다.
자신 있게 사는 것이 건강생활이다.
해로운 짓을 하지 않는다는 것도 크게 여러 가지 측면을 고려해야 한다.
하나는 정신적인 면이고 다른 하나는 육체적인 면이라 할 수 있다.
또 다른 측면으로 본다면 먹고 살아가는 데 필수적인 식습관에서 몸에 해로운 음식을 먹지 않는 것이고, 살아가는데 움직이는 모든 것 즉 몸에 해로운 생활습관을 하지 않는 것이다.
어찌 보면 굉장히 어려운 문제다. 그러나 하나씩 문제를 해결하려는 노력을 가진다면 쉽게 접근이 가능하다.
1) 정신적인 면에서는 긍정적이고 낙천적인 성격을 가지도록 노력하면서 남과 비교하거나, 욕심을 내지 않으면 된다. 모든 일에 감사하고 희생봉사하고 겸손하며 내 탓이오! 하는 마음을 가지고 생활하는 마음가짐으로 생활하고, 상선약수(上善若水)라는 말처럼 물 흐르는 대로 인생을 살아간다면 무병장수할 것이다.
2) 육체적인 면에서는 평상시에 생활하던 반대로 육체를 활용하라는 것이다. 즉 사용하지 않아 굳어가는 몸 구석구석을 활용하라는 것이다.

3) 올바른 식습관이란 계절에 맞게, 체질에 맞게, 내 건강 상태에 맞게, 소식하면서, 저칼로리 고영양 음식을 먹되 즐겁게 식사를 하면 된다.

4) 올바른 생활습관이란 계절에 맞게, 체질에 맞게, 내 건강 상태에 맞게 움직이면서, 두한족열(頭寒足熱)의 원칙을 준수하면 되는 것이다.

알고 보면 그리 어려운 것도 아니다.

문제는 하나라도 실천하는 것이다. 지금 실천한 만큼 건강은 내 곁에 있을 것이기 때문이다.

5. 타고난 생명을 살다 가는 길 ― 천수(天壽)를 사는 길(120세)

실제는 건강하게 90세를 산다는 것은 대단히 어려운 일이다. 역으로 말하면 건강하기에 90세를 살 수 있는 것이다. 텔로미어 세포 분열은 90회만 한다. 이 텔로미어는 스트레스를 받으면 분열을 자주 한다. 그래서 스트레스를 자주 받으면 수명이 단축된다는 결론이다.

웃으며 삽니다. 장수의 비결이니라.

① 잘 먹고, 잘 소화하고, 잘 싸라!

순환이 잘 안 되는 경우 ― 병 발생

(성인병 ⇒ 생활습관병, 만성병)

※ 대사 / 순환장애 ― 암, 고혈압, 당뇨병, 고지혈증, 비만, 신부전증, 심장병, 관절염, 골다공증, 치매 등이 전체 환자의 95% 차지

우리는 농담처럼 말한다.

잘 먹고 잘 싸면 되는 거지 뭐 별것 있느냐고 그렇다. 잘 먹고 잘 싸면 되는 것이다. 그런데 어떤 것을 먹으며, 어떻게 싸느냐 하는 것이 중요한 것이다.

즉 건강한 먹을거리를 먹고 건강하게 싸면 건강한 삶을 살 것이요, 병든 먹을거리를 먹는다면 병든 것을 쌀 것이다. 역시 병든 인생을 살아간 다는 것이다.

먹고 소화하고 잘 배출하는 것을 순환활동이라고 한다. 순환이라는 것은 막힘이 없이 소통된다는 것을 의미한다. 이것이 바로 건강한 삶을 살아가는 길이다.

서양의학적으로는 모든 병의 원인이 대사 및 순환장애라고 말한다. 대사 및 순환장애가 발생하지 않게 하려면 좋은 먹을거리를 먹으면 된다.

순환장애가 생기면 혈당이 높아진다. 또한 혈당이 높으면 순환장애가 발생한다.

그렇다면 혈당은 왜 높아지는가?

한가지를 예를 들어 알아본다.

우리 몸에 비타민b1은 우리가 먹는 밥, 빵, 설탕 등의 당질을 에너지로 바꿀 때 필요한 비타민이다. 이유는 비타민b1이 부족하면 당질이 분해되지 않아 젖산 등의 피로물질들이 축적되어 쉽게 피로해진다.

즉 우리 몸에는 각종 영양소들이 보충되어야 하는 이유다. 많으면 많은 대로 적으면 적은대로 필요한 영양소를 요구하고 있다.

그런데 이러한 영양소는 한곳에 들어 있지 않다. 여기저기 소량이 고르게 포함되어 있다는 것이다. 한곳에 많은 량이 집중해 있다면 그 먹을거리는 순식간에 멸종하고 말 것이다. 그래서 자연은 한곳에 집중해 주지 않는 지혜를 인간에게 말없이 가르쳐주고 있는 것이다.

예를 들어 비타민b1이 부족하면 당질이 분해되지 않아 결국에는 당뇨병이 발생하는 원인으로 작용될 수 있다. 그런데 이러한 비타민b1이 돼지고기에 많다는 것이다. 한가지 음식만을 편식하는 사람도 결국 당뇨병에 노출될 수 있다는 점이다. 피로물질이 체내에 쌓이게 되면 피로할 뿐만 아니라 순환장애가 발생하면서 만성병이 발생하게 되는 원인이 된다. 돼지고기에 많다고 하여 많이 먹으면 체내가 산성도가 높아져 결국에는 혈액순환 장애가 발생하여 병이 발생하게 된다.

그래서 야채와 함께 먹도록 산성과 알칼리성음식을 구분해서 조화를 이루도록 한 것이다. 이것 역시 음양의 조화다.

우리가 먹는 음식, 즉 주식, 부식, 후식을 고르게 먹는 것이 건강법이라는 것이다.

현대인들이 즐겨 먹고 있는 시원한 청량음료에 대하여 알아본다.

이러한 단맛을 내는 원료들의 폐해를 알고 나면 현대인들이 병이 왜 많은지를 알게 될 것이다.

단맛을 내는 원료들은 아스파탐/사카린, 스프렌다, 액상과당 등이다.

- 아스파탐/사카린: 뇌와 신경조직을 파괴한다.

- 아스파탐: 체내에서 1급 발암성 물질인 포름알데히드와 디케토피페라진으로 분해되어 지방층에 축적되어 우울증, 주의력 결핍증, 다발성경화증, 뇌암 등이 발생한다.
- 스플렌다: 살균제로 쓰이는 염소와 에탄올, 그리고 중금속인 비소와 설탕을 화학처리해서 만든다. 이렇게 변한 스플렌다는 인체 내에서 "스크랄로스"라는 물질로 변해서 위장과 DNA를 파괴하고 성기능장애를 일으킨다.

시원한 청량음료 알고 보면 독(毒) 또는 병(病)을 먹는 것이라 생각하면 된다. 이래도 청량음료를 즐겨 마시겠는가! 젊은이들에게 만성병이 빨리 발생하는 이유 중의 하나가 바로 청량음료다.

다른 이야기를 하나 하고 넘어가야겠다.

일반에서는 소금이 고혈압의 원인이니 싱겁게 먹어라 하면서 우리 고유의 김치도 싱겁게 먹으라고 하는 아주 잘못된 내용을 바로잡는다.

- 1981년 FDA청장 아서 힐 헤이즈 주니어가 단독 승인
  "소금이 고혈압의 원인"이라 발표한 것이 지금까지 소금이 고혈압의 주범으로 낙인찍힘.
- 1988. 뉴욕 코넬 의대+알베르토 아인슈타인의대 공동 연구 결과 소금을 적게 먹으면 심장마비 위험 증가 4배 높다고 발표
- 2011. 벨기에 잔 스텐슨 교수
  (3,681명 대상, 8년간 추적 관찰 결과 발표)
  저염식이 고혈압을 증가시키고, 심장마비 위험을 증가시킨다는 결과를 발표함.
- 2011년 5월4일자 미국의학학회지에 실린 논문 한 편을 소개한다.

(5/23일 중앙일보)

【미국의학 협회지(JAMA)게재 내용 요약】

벨기에 뢰벤 대학 의대 잔 스탠슨 교수팀의 논문 발표 내용 요지임

"소금을 적게 섭취하는 저염다이어트가 심장마비, 뇌졸중 사망위험을 높이고, 고혈압을 예방하지도 못한다!"는 것이다.

더 자세히 소개하면 다음과 같다.

연구팀은 고혈압이나 심혈관질환이 없는 건강한 중년 유럽인 3,681명을 7.9년간 추적 조사했다. 약 8년 기간에 심장병으로 84명이 숨졌다.

A: 소금을 가장 적게 섭취한 그룹(하루 약 6.3 g)에서 50명 사망

B: 중간 섭취자 그룹(하루 약 9.8 g)에서 24명 사망

C: 가장 많이 섭취한 그룹(하루 약 15 g)에서 10명이 사망했다고 논문은 전한다.

구분	A 그룹	B 그룹	C 그룹
1일 소금 섭취량	6.3 g	9.8 g	15 g
8년 뒤 사망자 수	50명	24명	10명

도표의 내용을 보면 싱겁게 먹는 것보다는, 짭짤하게 먹는 우리 고유의 전통음식 섭생법인 밥+김치+고추장에 비벼 먹고, 된장찌개를 곁들여 먹는 것처럼 적당히 짜게 먹는 것이, 최고의 보약음식이라는 것을 알 수 있다.

의심할 게 뭐 있나!

짜게 먹고라도 건강하게 오래 살면 되는 것이 장땡이제!

※ 전 세계 52개국 실험 결과

1일 14g 이상 섭취가 1일 7.2g 이하보다 평균 혈압이 낮다고 발표

프랑스 혈관 학회장(디종 대 교수: 프란시스 앙드레 알라에르)

천일염 섭취가 혈압을 낮춘다고 발표══미국심장학회

프랑스, 스페인, 포르투갈 등 52개국 의사 2000여 명이 참여한

자연치료협회(BFD)에서 "천일염이 혈압 강하 효과" 인정

1일 6g 이하는 잘못, 1일 9g~15 g 이상 섭취가 건강에 좋다.

예) 천연소금에 조화롭게 들어 있는 요오드는 갑상선 호르몬인 티록신 생성에 필요하고, 신진대사를 원활하게 해주는 성분

② 혈당이 오르지 않는 음식을 먹자.

　가) 자연음식을 먹어라. - 자연곡물을 먹어라. (1:1맞춤식 체질 생식)

　나) 천일염을 먹어라. - 발효음식을 먹어라.

③ 현대병이 잘 낫지 않는 이유는 무엇인가?

　가) 건강하게 사는 원칙을 무시했기 때문이다.

　나) 원칙을 모르면 치료법도 알지 못한다.

④ 건강하게 사는 원칙이란 무엇을 말하는가?

　가) 자연이 주는 음식을 그대로 먹자.

어떻게 먹으란 말인가?

구분	봄	여름	삼복	가을	겨울
약해지는 기능	간/담낭	심/소장	비/위장	폐/대장	신장/ 방광
보강하는 맛	신맛	쓴맛	단맛	매운맛	짠맛
기대효과	간/해독기능 보강	혈액순환 기능 활성화	비/위장 기능 강화	폐/대장 기능 강화	신장/ 방광 기능 강화

　- 계절에 맞게 오장육부의 기능을 보강하는 음식을 먹자.

　- 체질에 맞게(얼굴 생김을 기준으로)먹자.

구분	직사각형	역삼각형	동그란 형	정사각형	사다리형	계란형
맛	단맛	매운맛	짠맛	신맛	쓴맛	떫은 맛
기대 효과	비/ 위장 기능강화	폐/ 대장 기능 강화	신장/ 방광 기능 강화	간/ 담낭 기능 강화	심/ 소장 기능 강화	면역력 강화

　- 얼굴 형태와 색깔에 맞는 음식을 먹자.

　- 입맛에 맞게, 건강 상태에 따라 다르게 먹자.

구분	간/담낭질환	심/소장 질환	비/위장 질환	폐/대장 질환	신장/방광 질환	면역계질환
좋은 음식	신맛	쓴맛	단맛	매운맛	짠맛	떫은 맛
색 깔	푸른색	붉은색	누런색	하얀색	검은색	골고루

현대인의 식사는 저영양 고칼로리 음식이 대부분이기 때문에 식습관을 바꿔야 한다. 저칼로리 고영양 음식인 생식(1:1맞춤식 오행생식)이 현대인의 건강/장수를 위한 필수 식단이다.

나) 1:1 맞춤식 체질(오행)생식(生食)을 먹자.

자연의 음식을 변화시키지 말고, 풍부한 영양소와 효소를 먹자.

자연에서 채취한 전체 그대로 먹자. (일물전체식(一物全體食)

: 과일은 껍질과 씨앗까지, 채소는 겉 부분, 뿌리까지 모두 먹자.

오메가-3와(새싹과 줄기) 오메가 -6(열매, 씨앗)를 균형 있게 섭취하자.

  - 주식+부식+후식을 고르게 먹자.

  - 4계절 음식을 골고루 먹자.

  - 미생물 번식 여건 차단: 수분을 8% 이하로 낮추어라.

  - 곡식+과일+야채+근과를 36곡 이상 고르게 섭취하자.

   (개인별 1:1 맞춤식 체질(오행)생식을 섭생할 것)

  - 육류+조미+차/음료를 체질에 맞게 섭취하자.

  - 체질에 맞게 먹자.

  - 병증에 맞게 먹자.

  - 음양에 맞게 먹자.

  - 오장육부에 맞게 먹자.

위의 조건을 갖춘 음식은 없는가?

많은 생식제품들이 나와 있다.

그러나 체질에 맞게 먹을 수 있는 제품은 하나뿐이다.

바로 체질(오행)생식이다.

(음양오행에 맞게 개인별 1:1 맞춤 생식═체질(오행)생식)

⑤ 자연에서 얻은 선물인 생식을 먹으면 무엇이 좋아지는가?

자연식으로서 가장 바람직한 식사법 중의 하나인 생식(生食)이 우리 인간에게 이로운 점을 정리해 본다.

가) 생식은 건강/장수식이라는 점이다.

저칼로리에 고영양을 고루 갖추고 만성피로나 반 건강 상태 (질병은 없는데 몸은 아픈 상태)를 개선시켜준다. 생식을 하다보면 삶의 질이 높아지고 3개월 정도 실천 하다보면 식습관이 바뀌어 몸의 신진대사가 활발해지면서 활력 있는 생활을 할 수 있다.

나) 생식은 암 예방식이라는 점이다.

생식을 하는 사람 중에서 암이 발생했다는 사람은 아직 보고되지 않고 있다. 현대인들에게 가장 무서워하는 발병인 암(癌)은 대사 장애의 결과 산물이다.

그런데 생식을 하는 사람들은 대사 장애가 발생하지 않기 때문에 암이 발생할 수 없는 신체의 조건을 가진다.

이런 이유로 암 예방식으로 가장 적합한 식사라 할 수 있다. 또한 암 예방과 재발 방지, 암 환자의 식이요법이나 건강한 사람들의 건강 증진 식사로서 효과적인 식이요법이라 할 수 있다.

다) 생식은 치료/치유식이다.

대사 장애로 발생하는 생활습관병(성인병) 치료를 위한 가장 효과 적인 치료식중의 하나이다. 생식을 실천하다 보면 당뇨병, 암, 고혈압, 고지혈증, 위장병, 간염, 지방간, 비만, 변비, 치질 등 다양한 질환에 대해서도 약 3개월 정도 실천하면 반드시 개선의 효과를 볼 수 있다.

체질과 질병에 따라 다소 시간이 다르게 반응이 나타나는 것은 생식이 치료를 해주는 것이 아니라 자생력을 향상시킬 수 있는 체내의 여건을 만들어 주어 스스로가 면역력을 향상시켜 질병을 이겨낼 수 있도록 치유환경을 만들어 주기 때문이다.

모든 치료(治療)와 치유(治癒)는 열매보다 뿌리에 초점을 맞추라는 것이다. 즉 동양의학 치유의 근본인 원인요법에 중점을 둔 것이기 때문이다. 개인의 질병의 차이에 따라 반응이 다르게 나타날 수 있다는 것이다.

라) 생식은 노폐물 배출에 가장 적합한 식이요법이다.

현대인들의 생활을 보면 일상 업무 자체가 스트레스가 누적되는 생활을 하고 이를 해소하기 위해서는 본의 아니게 과식(過食)을 하여 비만(肥滿)이라는 또 다른 질환이 발생하고 비만증(肥滿症)으로 시달리고 있다.

비만이라고 하면 무엇인가 순환이 안 된다고 하는 의미를 갖는다. 생식을 하면 칼로리가 낮고 대사활동이 활발해져서 몸 안의 노폐물을 분해/ 배출을 빠르게 하기 때문에 비만이 해소되는 결과를 가져온다.

마) 생식은 효과적인 식사 대용식으로 활용성이 높다.

현대를 사는 바쁜 일과 속에서 아침을 거르는 젊은이들이 많다. 이런 생활을 오랫동안 하다 보면 곯는다고 표현을 하는 어딘가 모르게 몸이 축나게 된다.

또한 아침으로 거르는 학생들이나 직장인들의 업무 효율성을 보면 아침을 먹는 사람보다 훨씬 뒤떨어진다.

국가적으로 장기성을 본다면 굉장히 손해다. 이런 사람들에게 아침식사 대용으로 최고의 음식이다. 뇌의 기능이 활성도가 높아져 업무의 능률도 향상되는 좋은 식사대용품이다.

바) 생식은 체질식이며, 표준 건강식이다.

생식의 특징은 대사활동이 활발하게 되어 신체의 모든 기관이 정상적으로 활성화되기 때문에 오장육부가 서로 조화와 균형을 이루고 있다. 그러기에 오장육부 각자의 부분이 최상의 상태를 유지하게 된다.

예를 들면 성장기 어린이들은 정상적으로 성장을 할 수 있는 여건이 되고, 잔병치레를 하는 아이들은 자연스럽게 면역력이 보강되어 건강한 생활을 기초로 하여 정상적인 성장을 할 수 있고, 잘못된 생활습관으로 인한 호르몬의 불균형으로 인하여 키가 잘 자라지 않는 왜소증 아이들에게는 희망을 주는 성장식이라 할 수 있다.

학생들은 열심히 공부를 하다보면 에너지가 부족하여 지칠 때가 많다. 그래서 공부도 체력이 강해야 한다고 보약을 해 먹이곤 한다.

생식을 하면 대사활동이 활발해지고 고른 영양공급을 할 수 있기에 머리가 맑아져서 학습효과가 향상된다.

사) 생식은 노년을 위한 건강식이다.

여성분들은 50세가 되면서 갱년기를 겪게 되면서 호르몬의 불균형으로 인하여 피부가 푸석 푸석해지고 건강도 내리막길을 달린다. 물론 치아도 부실해지면서 틀니를 하기 시작한다. 씹는 기능도 떨어지고 하다 보니 영양의 불균형을 인하여 또 다른 질환(설사)이 발생하기도 한다.

그래서 "너도 50만 넘어 봐라"하고 말을 하는 것이다. 이때부터 다양한 증상들이 나타나곤 한다. 머리도 멍해지고, 귀도 잘 안 들리기 시작하고, 치아도 흔들리고, 숫자도 계산이 안되고, 말도 어눌해지는 현상들이 발생한다. 오랜 시간을 방치하다 보면 치매로 고생하시는 분들이 많다.

이런 노년에 고른 영양을 줄 수 있고, 운동부족으로 인한 대사 장애를 예방할 수 있는 가장 효과적인 식사라 할 수 있다. 생식을 하다 보면 대사활동이 활발해져서 안티-에이징이라고 하는 노화를 느리게 할 수 있는 효과를 기대할 수 있다.

아) 생식은 소식할 수 있는 건강 장수식이다.

현대인들의 식생활을 보면 과식(過食)하는 식습관이 질병 발생의 원인이 된다. 질병 발생을 줄이려면 소식하되 영양을 충분히 공급할 수 있는 식습관으로 변해야 한다. 생식은 소식이 가능하고 고르게 영양을 보충 할 수 있는 식이요법이다. 영양은 일반식사보다 6배정도 많고 칼로리는 1/4 정도니 최고의 건강식이라 할 수 있다.

종합해서 정리해 보면
- 생식을 하면 건강을 증진할 수 있다.
- 생식을 하면 질병 발생을 예방할 수 있다.
- 생식을 하면 젊고 활력 있게 살아갈 수 있다.
- 생식을 하면 질병을 치유할 수 있다.
- 생식을 하면 "아프지 않게 살다가 아프지 않게 죽을 수 있다."

상기 내용이 가능한 것은 자연식으로서 혈당을 오르지 않게 하고, 정상 체온을 유지케 하며, 체액을 중성화하여 순환활동을 원활하게 하여 면역력을 강화시켜 질병을 예방하기 때문이다.

자연의 모든 것에는 음양이 있다.

남자-여자, 미녀-추녀, 낮과 밤……

→ 인간도 선(善)과 악(惡)을 가지고 있다.

모든 음식은 약(藥)과 독(毒)의 성분을 가지고 있다.

독을 잘 활용하면 최고의 약이 되고, 약을 잘못 쓰면 독이 된다.

예) 홍삼: 파킨슨병의 원인으로 작용할 수 있다.

　　매실원액: 대머리 원인이 될 수 있다.

치아구조에 맞게 먹어라.(치아는 상하 16개씩 32개)

치아	앞니	송곳니	어금니
기능	자르고	찢고	분쇄하고
비율	8/32	4/32	20/32
음식	야채/과일	육류/ 생선	곡물
1주일 식사 비율(21끼)	3~4회	1~2회	밥+ 반찬

- 부드러운 음식(빵과 익힌 음식들): 치아기능 상실
- 부드러운 고기: 연육제 첨가

⑥ 어떻게 하면 잘 소화할 수 있는가?

　가) 자연(自然)의 음식(飮食)을 먹자.

　　　자연에서 채취한 전체 그대로 먹자. (일물전체식(一物全體食)

　　　: 과일은 껍질 채로, 채소는 겉 부분, 뿌리까지 모두 먹자.

　　　- 제철 음식을 먹자.

　　　- 일물전체식을 먹자.

　　　- 신토불이를 먹자.

　　　- 즉석에서 조리한 음식을 먹자.

　　　- 균형식을 먹자.

　　　- 주식, 부식, 후식을 고르게 먹자.

나) 악이유식(樂而侑食): 얼굴을 찡그리면 위장도 찌푸린다.

　　위장 기능이 활성화되어야 소화 장애를 예방한다.

　　즉 즐겁게 먹으면 소화 장애가 발생하지 않는다.

　　➡ <u>건강의 근본은 위장이 튼튼해야 한다.</u>

　　- 봄/여름: 오메가-3(새싹과 잎, 줄기)

　　- 가을/겨울: 오메가-6(과일, 씨앗) - 발효, 염장음식을 먹는 이유다.

　　- 사계절: 견과류나 야채, 과일 식사는 질병 발생의 원인이 된다.

다) 입맛에 맞게 먹는다.

　　- 염기농도를 맞춘다.(0.9%)

　　- 필요 영양분을 고르게 섭취한다.(36곡물 이상 제철 음식을 먹자)

라) 매운맛을 먹어라. (36.5도 이상~ 37.2도)

　　몸 안에서 열을 발생케 하여 연동운동을 활성화시킨다.

　　- 멕시코인들의 고추 섭취 생활화

　　- 스코빌 지수(매운정도를 나타내는 단위)가 높은 음식을 선호한다.

　　- 청양 고추는 4만스코빌, 트리니다드 120만스코빌

　　　우리나라 청양 고추는 멕시코인들이 먹어보면 웃는다.

　　- 멕시코 고추 시장 "몰레" 200여 종 거래

멕시코인들은 아이스커피/크림, 과일, 음료수에도 고춧가루를 뿌려 먹는다.

　매운 고추 칠띠핀을 갈아서 양념으로 활용, 하바네로 고추, 치포틀레 고추, 할라피뇨 고추,
미체란다 모든 음식에 매운 고추를 뿌려 먹는 식습관을 가지고 있다.

마) 짠맛을 먹어라.

　　몸 안 체액과 염기농도를 조절한다.

⑦ 체온을 올려라.

일본: 사이토 마사시 교수 발표, 체온 면역학자 아보 도오루 교수

36.5도에서 1도 상승 시 면역력이 5~6배 증가하고, 하강 시 30% 낮아진다.

※ 병원: 영국 링거 박사(1882년 수분/ 전해질 보충), 링거액 주사

- 신장 기능을 향상시켜 호르몬과 체온을 조절한다.
- 구강건강과 치아건강을 유지한다.

⑧ 건강의 기본은 소화다.

소금으로 양치질을 하라. 구강질환 예방 및 암 예방이 가능하다.

※ 아말감(수은 52%)과 금니의 폐해를 깊이 있게 알자.

⑨ 발효음식을 먹어라.

풍부한 유산균과 효소를 보충하자.

우리 고유의 음식을 먹으면 동시에 해결된다.

밥+김치+발효음식+된장찌개+숭늉

⑩ 어떻게 하는 것이 잘 싸는 것(배출/排出)인가.

　가) 위장(1' 3회)+십이지장(1' 15회)+대장(1' 3~15회)연동운동을 한다.

　　- 매운맛을 먹어라.(폐/대장기능 강화)

　　- 짠맛을 먹어라.(신장 /방광, 위/십이지장 기능 강화)

　　- 발효음식을 먹어라.(오장육부 기능 활성화/풍부한 유산균)

　　- 발바닥을 자극하라.(경침베개를 밟아라)

⑪ 두한족열(頭寒足熱): 자연의 변화를 이해하라.

　에어컨과 온풍기의 설치 위치 비교

　(에어컨은 위에서 설치하여 차가운 기운이 내려오도록 설치하고, 히터는 아래에 설치하여 따스한 기운이 오르도록 설치하는 것이 자연의 기운과 같다.)

　즉 발이 차갑고 머리가 뜨거우면 순환장애가 발생하게 된다.

※ **인간 복장과 비교설명**: 손/ 맨손, 발/ 양말을 신고 생활하는 것은 발을 따뜻하게 하여 따스한 기운이 오르게 하는 것이고, 손이 맨손인 것은 열을 식혀 기운을 내리려고 하는 자연과 순환 원리를 지켜 건강을 유지하려는 자연스러운 생명활동이다. 그러나 요즘의

여자들을 보면 별로 볼 것도 없는데도 하체를 거의 벗다시피 한 채로 생활을 하고 있다. 이것은 자연의 순환 원리를 무시한 처사다. 그래서 여자들이 남자들보다 질병이 많은 이유 중의 하나인 것이다. 나이를 먹어가면서 질병이 많은 여자들은 젊어서 하체노출시간이 긴 것과 비례한다고 보면 된다.

한옥과 아파트의 구조 비교를 보면 한옥의 바닥구들장은 따뜻하여 따스한 기온이 오르도록 하였고 위쪽의 찬 기운과 아래쪽의 따스함이 순환하도록 아주 과학적으로 만든 집 구조임을 알 수 있다. 그러나 서구식 주택인 아파트를 보면 바닥은 차고 위는 따스한 기온을 유지하는 구조다. 즉 자연의 순환체계를 위배하는 가옥의 구조다. 아파트에서 생활하는 시간이 오래될수록 역시 질병의 발생은 많게 됨을 알 수 있다.

⑫ 경침베개를 밟자.
1일 20분 이상 경침베개를 밟자.

⑬ 발목 펌프를 생활화하자.
1회 30회 이상(우측 발목부터 50회씩 좌우 교차)

⑭ 의사들이 할 수 있는 일
교통사고나 갑작스러운 중풍, 심장마비, 세균성 질병 발생 등의 응급상황에 대한 조치
※ 만성적인 것이 원인이 된 질환은 <u>음식과 운동으로 고치라고 방법을 가르쳐 주는 것이 진정한 의사다.</u>
어린 시절부터 식습관과 생활습관을 통해 원인을 찾고, 원인을 제거하는 방법을 가르쳐라.

⑮ 만성병/생활습관병이 만연된 현대인 개인이 해야 할 일
현대의학에서 벗어나 <u>올바른 식습관을 찾고, 전통의학으로 돌아가라.</u>
음식으로 병을 고치라는 말이다.
　가) 올바른 식습관: 계절+체질+병증+소식+저칼로리 고영양식을 하자.
　　전통의학: 원인요법으로 치유하라. 음식으로 치유하라.
　　그래서 서양의학의 거성 히포크라테스가 한 "음식으로 고치지 못하는 병은, 약으로도 못 고친다."라는 말의 깊은 의미를 알아야 한다.

· 동양의 고전 "황제내경" #14 탕액요례론(湯液醪醴論)

 - 탕액(湯液): 곡식으로 만든 맛이 없고 농도가 약한 죽이나 미음으로 고친다.

 - 료(醪막걸리 요): 막걸리 일종 - 크롬(누룩)은 면역력을 보강해 준다

 - 례(醴단술 례): 감주 - 단술로 고쳐라.

※ 알칼리성은 어느 술인가?

　약의 원료가 모두 먹을거리이다. 음식에서 농도를 농축시키거나 함축시켜 만든 것이기

　때문이다.

※ 식약동원(食藥同源)이란?

　음식과 약의 원료는 같다.

　모든 자연은 약성(藥性)과 독성(毒性)을 가지고 균형을 이루고 있다.

　약성만 발췌하면 독성은 몸 안에서 부작용으로 발생한다.

⑯ 약과 음식과의 차이

　약은 반드시 부작용이 발생하지만 음식은 부작용이 없다.

　(산성체질: 순환장애 발생 ═ 질환 발생)

　몸에 유용한 성분만을 발췌하여 농축시킨 것이 약이다.

※ 몸에 좋은 약이라면 왜 부작용이 발생하는가?

　모든 동식물은 약(藥)과 독(毒)이 함께 공존하기 때문이다.

　- 음식은 부작용이 없다.(알칼리체질═정상 순환)

· **자연 치유를 위한 선인들의 충고!**

 - **보사상겸(補瀉相兼):** 보(補)만 하고, 사(瀉)하지 않으면 생활습관병(성인병)이 된다.

· 디톡스 활성화 ➡ 소식하라.

· 먹는 양과 변(똥) 나오는 양을 비교해 봤는가?

※ 보약(補藥)을 먹을까?, 보양식(補陽食)을 먹을까? 는 고민하면서 어떻게 뺄 것인가 하는

　고민은 왜 안하는가?

 - **육무보성(肉無補性):** 체질과 음양을 가려 음식을 섭취해야 한다.

· 음양체질: 양체질 → 음성(陰性)기운의 음식을 먹고,

　　　　　　음체질 → 양성(陽性)기운의 음식을 먹자.

· 오행 체질: 얼굴 생긴 대로 먹자.

(목-화-토-금- 수-상화형에 맞게 먹자.)

구분	기능이 좋은 장부	기능이 약한 장부	건강해지는 음식들	건강을 해치는 음식들
직사각형 얼굴	간장/담낭	비장/위장	단맛/매운맛	신맛
역삼각형얼굴	심장/소장	폐장/대장	매운맛/짠맛	쓴맛
동그란 얼굴	비장/위장	신장/방광	짠맛/신맛	단맛
정사각형얼굴	폐/대장	간장/담낭	신맛/쓴맛	매운맛
사다리형얼굴	신장/방광	심장/소장	쓴맛/단맛	짠맛
계란형얼굴	면역력		골고루	

⑰ 사람의 체질 구분(얼굴을 중심으로 구분)

예를 들면 체질이 실제 존재하는가?

　- A는 술을 잘 먹는다.

　- B는 술 한 →을 먹어도 얼굴이 붉어진다.

※ 각자의 체질이 다르기 때문이다.

→ 체질과 병중에 맞게 음식을 먹는 것이 건강을 지키는 길이다.

· 내상정신(內傷精神): 마음이 건강하면 병이 침범하지 못한다.

　- 스트레스가 만병의 근원이다.

　- 왜? 혈관이 좁아지면서 혈액순환장애가 발생하는가?

　수족 냉증 → 저체온증 → 면역력 저하 → 질병이 발생한다.

· 즐거운 마음을 어떻게 가지며 사는가?

　- 비교와 욕심을 버려라

- 내 팔자대로 그러려니! 하는 마음이 건강법이다.
- 성실함을 버려라.

※ 여언시아(汝言是也): "그러려니"하는 마음으로 살아라.

· 삼기성편(參氣性偏): 건강의 근본은 올바른 식사에 있다.
- 제철 음식을 먹자.
- 체질(體質)에 맞게 먹자
- 병증(病症)에 맞게 먹자.
- 소식(小食)을 하자.
- 즐겁게 식사를 하자.
- 고영양 저칼로리 식사를 하자.

· 풍자백병지장(風者百病之長): 사람은 혈관과 함께 늙어 간다.
- 심혈관질환이 가장 무서운 병이다.
즉 혈액순환장애가 만병의 근원이다.

· 식요치병(食療治病): 우선 음식(飮食)으로 병을 다스리고 그다음에 약(藥)을 쓴다.
- 자신의 식습관과 생활습관을 되돌아보고 문제를 찾아서 해결하는 것이 우선이다.
- 자신의 병은 자신이 가장 잘 안다. **➡ 왜 의사한테 묻는가?**
식습관과 생활습관을 모르면 병을 고칠 수 없다.
병은 자신이 집에서 스스로 고치는 것이다.

※ 병원 의사가 할 일: 급성병만 치료할 수 있다.
(교통사고, 수술, 식중독 등)

· 증겁발한(蒸劫發汗): 건강법은 사람마다 다르다.
음식, 운동, 사우나, 골프, 수영 등 남이 좋다고 하여 내게도 좋은 것은 아니다.

※ 30년 등산, 10년 골프, 요가, 수영 등 ＝ 중풍 발생

예) 촉한요수(促汗夭壽) 땀을 너무 많이 빼서 수명이 짧아짐
- 땀을 낼 경우(가한증/可汗證)와 땀을 내면 안 되는 경우(불가한증/不可汗證)를 알아라.

MEMO

6교시
동/서 의학의 차이점과 특징

　서양의학은 현재 정신적·육체적으로 나타나고 있는 증상(발열, 부종, 통증 등)에 대하여 증상을 완화하거나 해소시키려는 데 중점을 두고 치료하고 있다. 즉 병 발생의 원인을 제거하는 것보다 증상을 완화시키거나 해소시키는 데 중점을 둔다.

　크게 네 가지 방법으로 치료를 한다. 첫째는 증상치료, 둘째는 국소치료, 셋째는 통계치료, 넷째는 병명치료를 한다.

　예를 들면 배가 아플 때는 소화제를 투약하고, 또한 소화제를 처방하면 위장질환을 해소할 수 있어 증상별 치료를 한다거나, 허리가 아프면 허리 아픈 것을 해소하기 위해 통증 완화주사를 놓거나 약물을 투약하는 것으로 즉 국소치료를 한다. 허리가 아픈 원인이 다양한데 그 원인을 제거하는 노력을 하지 않고 당장 허리통증을 해소시키는데 치료의 중점을 둔다는 점이다.

　감기가 걸렸을 때는 감기 걸린 이유를 알고 예방하는 것이 아니라 항생제(알약이나 주사제) 주사나 콧물억제제를 처방하면 된다는 식의 통계적인 처방을 하고 있고, 병명이 결정되면 체질에 관계없이 건강 상태에 관계없이 원인이야 어떻든 간에 동일하게 처방한다.

　예를 들면 유방암이나 방광암이나 고환암이나 치료는 암이라는 병명이 진단되었기에 항암제 약물투여, 수술, 방사선치료를 하나씩 순서대로 혹은 순서를 바꾸어서 시행하는 것이 현대의학적인 치료 방법이다.

　이런 서양의학적인 치료 방법도 이해를 해야 한다. 환자의 입장에서 보면 통증발현이 우선적으로 해소되기를 원하기에 환자에 맞게 통증을 해소시켜주는데 우선을 두어야 하기에 어쩔 수 없는 노릇이다.

그러나 동양의학적인 치료법과는 근본적으로 다른 점이 있다. 세계 최고의 의학 경전인 ≪황제내경≫에 의하면 "만병의 근원은 오장육부의 의 음양(陰陽), 허실(虛實), 한열(寒熱)이 있다."라고 하였고, 또 말하기를 모든 병의 근원은 오장육부에 있다고 하였거늘 어찌 근원을 찾으려하지 않는가 하고 서양의학의 진행에 대하여 고개를 갸웃거리게 한다.

동/서 의학의 차이점에 대하여 하나씩 자세히 알아보기로 한다.

1. 동/서 의학의 사전적 의미를 알아본다.

1) 서양의학적 치료란? (사전적 의미)

① 치료(治療)는 상처나 병을 낫게 하는 일을 말한다.

예) 물리치료, 오락치료, 약물치료, 화학치료 등이 있다.

　　즉, '병이나 상처를 잘 다스려 낫게 함／잘 다스려져 낫게 함'의 의미이다.

2) 자연치유(自然治癒)란?

질병을 치료하지 않아도 자연히 낫는 일을 의미한다.

3) 서양의학적 치료 방법(대증요법/對症療法)이란?

병의 원인을 찾아 없애기 곤란한 상황에서, 겉으로 나타난 병의 증상에 대응하여 처치를 하는 치료법이다.

예) 열이 높을 때에 얼음주머니를 대거나 해열제를 써서 열을 내리게 하는 따위가 이에 속한다.

· 대증요법(對症療法)이란?

질병의 원인을 찾기 어려운 상황에서 표면에 나타난 증상만을 가지고 이에 대응하여 치료하는 방법이다. 예를 들면 눈이 건조해지는 것을 막기 위한 대증요법중의 하나로 인공 눈물을 눈에 넣는 조치를 말한다.

대증요법의 한계점을 정리한다.

　- 인체의 활력도가 저하된다.

　　에너지 대사가 감소한다.

- 저체온 현상이 발생한다.

  몸을 차갑게 만든다.

- 혈류장애가 발생한다.

  혈행의 흐름이 느려진다

- 면역력이 억제된다.

- 백혈구가 활성도를 낮춘다.

이렇게 한계점이 드러났음에도 자연치유의 장점이나 동양의학의 믿음이 부족한 탓에 병원으로 발걸음을 돌리고 있는 현실이 안타깝기만 하다.

4) 동양의학적 치유방법(원인요법/原因療法)이란?

① 자연의 순리를 이해해야 한다.(음양오행의 원리 이해)

② 자연의 순리를 이해하지 못하면 사람의 오장육부의 순행원리를 이해하지 못하고, 이를 이해하지 못하면 병발생의 근원을 찾지 못한다.

(자연과 인간의 음양오행의 원리 이해)

③ 병 발생의 근원을 찾아서 근원을 제거하는 데 중점을 둔 치료법이다.

④ 질병의 근원을 찾는 데 주안점을 두는 것은 음양오행론에 기초한다.

⑤ 음양오행론을 알지 못하면 질병의 원인을 찾을 수 없기 때문이다.

⑥ 자연과 인간의 오장육부와의 상관관계를 도식으로 나타낸 것이 음양오행 상생 상극도표이다. 상생상극도표를 이해하지 못하면 질병 발생의 근원을 이해하지 못한다.

※ 질병을 찾는 것도 중요하지만 질병을 발생케 한 원인을 찾는 것에 우선을 두고, 또한 질병을 치료하는 것보다 원인을 제거하는데 중점을 두는 것이 동양의학의 원인요법(原因療法)이다.

5) 음양/오행론적으로 본 질병의 발생과 상호 상관관계를 알아본다.

우리 몸의 내부는 육장 육부로 구성되어 있다.(다른 이는 오장육부라 하는 이론도 있다.)
황제내경에 기초한 음양/오행론에서는 사람의 질병 발생에 관하여 크게 네 가지로 분류한다.
인체를 음양론적으로 분류할 때 배꼽을 기준으로 하여 상하, 좌우, 앞뒤, 안팎으로 구분한다.

음	앞	하	안	좌
양	뒤	상	밖	우

① 육장육부론(六臟六腑論)

　가) 우리 몸은 오장육부로 구성되어 있다고 기존에는 알고 있었다. 그러나 오행론에서
　　는 육장육부론을 전개하고 있다. 하나의 장부가 심포장으로서 식별 가능한 장부가
　　아니다. 위치는 심장을 둘러싸고 있는 얇은 막을 의미한다.(일종의 장간막 같은 형
　　태로 존재) 서양의학에서는 존재를 인정하지 않고 있다.

　장부라는 용어 중에서 장(臟)이란 의미부터 알아본다.

　육장(六臟)이란, 간장, 심장, 비장, 폐장, 신장, 심포장이라 하여 이러한 장기들은 무엇인가
생산하거나 내부가 차있음으로 인해서 제 기능을 발휘하는 장기다.

간장	심장	비장	폐장	신장	심포장
혈액보관 해독기능	혈액송출	소화효소	산소정화	혈액생산 수분조절	마음생산

　도표에서처럼 생산이나 가득 들어 있어야 하는데 그 기능이 제대로 활성화되지 않을 때는
우리 몸에서 정신적・육체적으로 불편함을 밖으로 호소하는 것이다. 이것이 바로 병증으로
나타난다.

　예) 간장에서 몸 안의 노폐물이나 독소들을 해독하는 기능이 저하되면 우리 몸은 독소들로
　　인해 혈액순환장애가 발생하면서 피로물질인 젖산이 누적되어 피로가 겹치고 간 기능
　　저하로 인해 황달이나 간경화가 발생하게 되는 것이다.

　육부(六腑)란, 담낭, 소장, 위장, 대장, 방광, 삼초부라 하여 이러한 장기들은 저장, 보관,
운반하는 기능을 담당한다. 그런데 이러 장기가 어떠한 것을 저장할 수 없거나 보관능력이 없
거나 운반능력이 저하되면 우리 몸은 정신적・육체적으로 불편함을 밖으로 호소한다. 이것
역시 병증으로 나타난다.

담낭	소장	위장	대장	방광	삼초부
담즙보관	영양소 흡수 운반/보관	음식물 보관/운반	음식물 찌꺼기 운반/배출	소변보관/ 배출	스트레스 해소

- 저장기능이란?

담낭에 담즙이 저장되어 있지 않다면 무산증이 발생하여 소화 장애를 일으키는 원인된다.

- 보관기능이란?

방광이 소변 보관기능이 저하되면 요실금이라고 하는 질환이 발생한다.

- 운반기능이란?

대장에서 음식물 소화 후 남은 찌꺼기인 대변을 신속하게 운반/ 배출하여야 하는데 이런 운반 기능이 저하되면 숙변이나 변비가 발생한다.

② 음양론(陰陽論)

음양이라 함은 서로 상대성을 가지고 있음을 의미한다. 음(陰)이라 하여 항상 음만 추구하는 것이 아니다. 예를 들면 음 중에서 다시 음양이 구분되고 또다시 음양으로 구분되는 수많은 음양을 이루고 있다는 것이다.

양(陽)이라 함은 역시 양 중에서도 다시 음양이 구분됨을 알아야 한다.

음양론이라 함은 상대성을 가지되 영원성을 띄지는 않는다는 것이다.

단 음양론은 백분율로 볼 때 항상 50% : 50%를 유지하는 것이 가장 좋다고 할 수 있다. 음양론은 양이 많다고 하여 건강한 것이고, 음이 많다고 하여 병이 있다고 생각하면 안 된다.

음(陰)과 양(陽)이 상호 필요에 따라 양이 45%를 유지할 때 음도 45%를 유지는 하는 것은 바람직하지만, 음이 55%를 가지는 것도 병발생의 원인 된다는 것이다.

음양론에서는 음과 양이 상호 같은 비율을 가지는 것이 가장 바람직하고 조화와 균형을 이룰 때 건강하다고 말할 수 있는 것이다.

사람의 신체에 국한해서 음양을 구분한다면 상하, 좌우, 앞뒤, 안팎으로 구분할 수 있으며 상호조화와 균형이 깨질 때 병이 발생하는 것이다.

③ 허실론(虛實論)

허실론이란 말은 생소한 말일 것이다. 두 가지 의미를 가지고 있다.

하나는 실제 장부의 크기가 큰 것을 말하는 것이고, 다른 하나는 장기 기능의 활성도가 좋다는 것을 의미한다.

가) 장부가 실제 크기가 크다.

얼굴이 긴 사람은 실제 간이 크다. 성인기준 약 1500g이지만 얼굴이 긴 사람은 1500g+라는 것이다.

나) 장부의 기능 활성도가 높다.

예를 들면 직사각형을 얼굴은 간(肝)의 크기가 다른 사람보다 큰 것을 의미하고, 다른 의미는 간 기능이 즉 해독기능이나 혈액보관 기능들이 활성도가 다른 사람보가 좋다는 것을 의미한다.

두 가지를 통합해서 이해하면 된다. 어쨌든 간이 크던 기능이 활성화 하던 간에 간 고유의 기능이 활성화되어 정상적으로 가동되고 있다고 보면 된다.

그래서 허실론이란 태어날 때부터 간이 크게 태어났던지, 아니면 후천적으로 성장하면서 기능이 좋아진 경우 모든 장부가 기능이 활성화된 장부가 있는 반면에 기능이 저하된 장부가 있다는 이론이다.

이런 육장육부의 기능의 활성도에 따라 장부의 기능이 좋다면 실(實)하다고 표현을 한 것이고, 장부가 작거나 기능이 저하된 상태를 허(虛)하다고 표현하는 이론이다.

한의학에서 말하는 허(虛)와 실(實)의 의미는 다음과 같다. 허(虛)는 몸의 면역력이 저하되어 외부에서 침입하는 병원균에 대하여 막아낼 힘이 없는 상태이고, 실(實)은 이미 병원균들이 몸 안에 침입한 상태를 말한다.

④ 한열론(寒熱論)

한열론이란, 차갑고 따뜻함으로 인해 질병이 발생한다는 것이다.

여기서도 두 가지 의미를 가지고 보아야 할 것이다. 사람은 36.5℃의 정온동물이기에 이 정상적인 체온보다 찬 것도 병이요(냉병), 뜨거운 것도 병(열병)이라는 이론이다.

육장육부가 서로 다르게(음양의 부조화) 차고 뜨겁고 한 것(부조화)도 질병 발생의 원인이라는 이론이다.

　가) 정상 체온보다 높거나 낮아도 질병 발생의 원인이다.

　나) 육장육부가 각자 고유의 기능을 수행하기 위한 정상 체온보다 높거나 낮으면 질병 발생의 원인이 된다.

　예) 심장과 소장은 항상 39℃를 유지하는 것이 정상인데 정상 체온 36.5℃를 기준으로 하여 체온이 높다고 하면 안 된다는 것이다.

쉽게 이야기해서 우리 몸에서 상하, 좌우, 앞뒤, 안팎의 온도 차이가 발생하면 따스한 곳에서는 혈액의 흐름이 정상적으로 흐르지만 차가운 쪽에서는 혈관이 좁아지면서 혈액순환장애가 발생하며 결국에는 질병 발생의 원인으로 작용한다는 이론이다.

6) 도표를 통해서 동/ 서 의학의 특징을 비교해 본다.

동양의학	서양의학
- 전인치료(全人治療)를 한다. 　(사람 전체를 보고 치료를 한다) - 오장육부의 조화와 균형을 본다. 　· 오장육부(五臟六腑)의 조화와 균형 　· 음양(陰陽)의 조화와 균형 　· 한열(寒熱)의 조화와 균형 　· 허실(虛實)의 조화와 균형 ※ 상하, 좌우, 앞뒤, 안팎의 조화와 균형: 산을 보고, 숲을 보고, 나무를 본다. - 원인을 제거함으로써 재발을 막는 데 중점을 둔다. 　· 부작용이 없거나 적다. 　· 면역력이 향상된다. 　· 반응이 느리게 나타난다.	- 부분치료(部分治療)를 한다. 　(사람이 아닌 질병 부위만 본다.) - 국소, 병명, 통계, 약물, 수술 　(수술과 약물이 주치가 된다.) ※ 상하, 좌우, 앞뒤, 안팎의 부조화와 불균형: 나무만 보고 숲이나 산을 보지 못한다. - 현재의 증상은 제거하지만 원인을 제거하지 못하므로 재발이 발생한다. 　· 부작용이 발생한다. 　· 면역력이 저하된다. 　· 반응이 빠르게 나타난다.

치료(治療)나 치유(治癒)의 중점은 사람이 정신적·육체적으로 부작용이 발생하면 안 된다. 부작용이 나타나면 반드시 후유증이 남기 때문이다.

다른 의미로 보면 자연의학, 대체의학, 제3의학, 보완의학이라는 여러 가지 말로 표현하지만 인조의학이란 서양의학에 대체하는 의미로 자연의학의 개념을 정리해본다.

① 인체를 종합적이고 전인적인 방법으로 고찰하여 천연산물과 자연 요법 등을 통해 생명력과 면역기능을 극대화시켜 부작용 없이 치료 또는 치유하는 의학 분야를 말한다.

② 병(病)을 치료하는 데 단순히 질병의 기전만 생각하는 것이 아니라 그 사람의 식습관과 생활습관, 영양요건, 유전 요인, 생활환경과 태도, 가정환경, 정서와 감정, 직업적인 요인, 스트레스 요인, 생활 정도 등 다양한 면을 파악하여 이에 따른 전인적인 방법으로 접근하여 원인을 찾는 데 중점을 두고 치유를 위한 변화를 도모하는 치료법을 의미한다. 즉 자연의학은 올바른 음식섭생과 생활 자체가 건강법이자 치료법이다.

병이란? 그 사람이 살아온 인생에 대한 결과물이므로 인생을 바꿔야 한다.
병(病) 이란? 글자를 파자해 보면 병들어 기댈 역(疒) 자+병(丙) 자가 합성된 글자다. 병(丙)이란 천간에서 갑을(甲乙)은 목(木)이요, 병정(丙丁)은 화(火)로서 심장과 소장의 기운을 가진 글자다.
즉 마음의 병인 스트레스나 울화증, 분노 등이 병 발생의 근원이라는 것이다.
병을 치료하거나 치유하고자 할 때는 그 사람의 식습관과 생활습관을 통하여 그 사람의 마음을 읽고 문제를 찾아내어 해소시키는 것이 가장 먼저라는 점이다. 마음의 병이 해소되면 육체의 병을 자연스럽게 개선되게 된다. 동의보감에서 말하는 내상정신(內傷精神)이라 하여 "마음이 건강하면 육체의 병이 들지 않는다."는 의미다.

③ 자연의학이요, 대체의학이란?
만성병(성인병, 인조병, 생활습관병) 치유를 위한 주 치료법이다.
대체의학이요, 제 3의학의 기본은 자연의 순리를 따르는 생활을 기본으로 하고 자연이 부르기 전에 자연으로 돌아가자는 것이다.

자연의 변화에 맞게 식습관과 생활습관을 변화시킨다면 건강을 유지할 수 있고 질병을 치유 시킬 수 있다는 말이다.

※ 자연은 대우주요, 사람은 소우주이기 때문에 자연의 변화에 따라 적응하며 살아가는 것이 질병 발생을 예방하고 건강을 유지할 수 있는 것이다. 그래서 깊은 아픔을 가지고 있는 사람들은 스스로 자연을 찾아서 돌아가는 사람은 건강을 찾을 수 있으나, 병원을 찾는 사람들의 대부분은 병원에서 생을 마감하는 일이 비일비재하여 안타깝기만 하다.

MEMO

7교시
동양의학적으로 본 질병의 구분

1. 자연의 부조화

풍(風) 화(火) 습(濕) 서(暑) 조(燥) 한(寒)의 부조화와 불균형을 알고 적용해야 한다.

1) 왜 이런 현상이 발생하는가?에 문제의식을 가져야 한다.

2) 기온의 변화, 즉 기후의 이동으로 인해 온도차가 발생한다.

계절의 변화가 발생하는 것은 음양의 변화 즉 기온의 차이로 인해 발생하는 것이니만큼 기온의 변화에 적응할 수 있는 능력을 길러야 한다.

① 기(氣)와 혈(血)의 부조화가 발생한다.(혈액순환장애 발생)

　가) 면역력이 저하되면서 다양한 질병이 발생하기 시작한다.

　　- 정경(正經)의 병이 진행된다.

　　저체온증이 발생하면서 다양한 성인병이 진행한다.

　　- 정경(正經)의 병➡기경(奇經)의 병/ 사해(四海)의병/ 15낙맥의 병이 진행된다.(뒤에 자세하게 설명한다.)

　　- 계절별로 온도 차이가 발생하는 것으로 인해 사람의 체온을 변화시키는 것이 질병 발생의 원인으로 작용한다.

　　- 계절별로 변하는 기온의 차이에 적응하지 못하는 사람은 질병이 발생하고, 적응력이 있는 사람은 질병에 노출되지 않는다. 즉 건강을 유지할 수 있는 것이다. 체온이 질병을 결정하는 주원인이다.

　※ 건강을 유지할 수 있는 방법은 계절에 잘 적응하는 것이다.

　(계절에 잘 적응한다는 것은 정상 체온을 가질 때만 가능하다.)

② 기(氣)와 혈(血)의 조화와 균형을 유지하는 것이 건강한 인생이다.

면역력(체온)이 상승하면서 질병이 치유되기 시작한다.

이러한 조건을 갖추는 것은 정상 체온(36.5~37.2℃)을 유지할 때만 가능하기 때문이다.

③ 자연의 부조화를 조화롭게 해결하는 노력이 건강을 지키는 일이다.

낮아진 체온을 올리기 위해서는 식습관과 생활습관을 바꾸기 위해 두 가지 노력이 필요하다.

　가) 몸 내부의 체온을 올리기 위해서는 먹을거리에서부터 찾자.

　　- 체질에 맞는 음식을 먹어 오장육부의 조화와 균형을 맞추자.

　　- 매운맛과 짠맛의 먹을거리를 자주 먹자.

　　- 양기가 가득한 먹을거리를 먹자.

　　- 발효음식을 자주 먹자.

　　- 알칼리성 음식을 자주 먹자.

　　- 소식하자.

　　- 즐겁게 먹자.

※ 동양인이 가지는 특질대로 먹는 것이 가장 기본이다.

동양인은 목(木)기운이 강한 지역의 기운으로 인해 목기운을 억제하기 위한 목극토(木克土)와 금극목(金克木)을 보강하는 맛인 단맛(토20+)의 밥과 매운맛(20+)의 김장 김치를 자주 먹는 것(목기운 20-)이 기본이다.

　나) 동적(動的)인 생활습관을 가지자.

　　- 규칙적으로 운동하는 생활습관을 가지자.

　　- 상체운동보다는 하체 위주 운동을 하는 습관을 가지자.

　　- 준비운동과 마무리 운동을 생활화하자.

　다) 두한족열(頭寒足熱): 발을 자극하는 습관을 가지자.

　　발 마사지, 경침베개 밟기, 족욕, 반신욕 등

2. 인간의 마음의 부조화

희(喜), 노(怒), 우(憂), 사(思), 비(悲), 공(恐), 경(驚)의 부조화와 불균형이 질병 발생의 원인이다. 정신적 스트레스가 원인이 되어 육체적인 질병을 발현케 한다.

앞서 알아보았듯이 병을 고치려면 마음의 병부터 개선시켜야 한다.

앞에서 알아보았듯이 병(病)이란 글자는 병들어 기댈 역(疒) 자 +병(丙) 자가 합성된 글자다. 병(丙)이란 천간에서 갑을(甲乙)은 목(木)이요, 병정(丙丁)은 화(火)로서 심장과 소장의 기운을 가진 글자다. 즉 마음의 병인 스트레스나 울화증, 분노 등이 병 발생의 근원이라는 것이다.

병을 치료하거나 치유하고자 할 때는 그 사람의 식습관과 생활습관을 통하여 그 사람의 마음을 읽고 문제를 찾아내어 해소시키는 것이 가장 먼저라는 점이다.

마음의 병이 해소되면 육체의 병은 자연이 개선되게 된다.

여기서 마음의 병을 개선시키는 가장 기본은 비교와 욕심을 버리는 것 역시 중요하다. 먼저 오관을 통하여 마음의 병을 치료하는 방법부터 알아본다.

병원에 가면 의사들이 하는 공통적으로 하는 말이 있다. 스트레스가 병의 주범이니 마음을 편안하게 가져야 한다. 그런데 구체적으로 어떻게 마음을 편안하게 가지라는 것인지는 알려주지 못한다. 두루뭉수리하게 말하고는 약이나 처방하면 끝이다.

1) 오관(五觀)을 활용하여 정신적인 스트레스를 최소화하자.
① 눈, 코, 입, 귀에 <u>편안하고 충분한 휴식을 주자.</u>
　좋은 것을 보고, 듣고, 말하고, 먹고, 냄새 맡고, 써보고 하는 것이다.

· <u>편안한 충분한 휴식이란?</u>
편안한 휴식을 하라고 말들을 하는데, 우리는 그것을 "잘 먹고 잘 자면 되는 것"으로 이해하고 있다. 편안한 휴식에 대하여 사전적 의미를 보면 다음과 같다.
- 편안(便安) : '편안하고 걱정 없이 좋음'이란 뜻으로, 영어로는 1. being well 2. safety 3. peace라고 표현한다.
- 휴식(休息) : '하던 일을 멈추고 잠깐 쉼'이란 뜻으로, 영어로는 1. rest, 2. break이라고 쓰고 있다.

말 그대로 '아무 걱정 없이 하던 일을 멈춘 것'이라고 정의하고 있다.

생활습관병(성인병)의 발생을 보면, 다양한 스트레스와 정신적 / 육체적인 과로에서 발생한 것이니 만큼 그런 일상에서 벗어나라고만 정의 하고 있다. 그러나 육체적인 것은 하던 활동을 그만 두면 되는 것 같지만, 정신적인 그리고 마음의 휴식을 어찌하라고는 명확하고 정의한 것이 없어 보인다.

동양의학적으로 보면 마음과 정신(精神)은 양(陽)으로 구분한다. 이런 것은 몸의 상체에 있는 머리를 말하며, 그렇다면 머리에 붙어 있는 부분들이(뇌, 오관, 신경계 등) 아무 걱정이 없어야 한다는 이야기가 된다.

머리에 붙어 있는 기관들이, 아무 걱정 없이 하던 일을 멈추는 것을 무얼 의미하는 것일까?

머리에 붙어 있는 입, 코, 눈, 귀 등이 현재의 하던 것을 잠깐이라도 멈추면 죽는다. 그런 의미가 아니라, 지금껏 해오던 것에 대하여, 좋은 방향으로 변화를 가져보라는 것이다.

도표를 통해서 설명한다.

구분	장부분류	현재의 생활(~에서)	이렇게 변하라(~으로)
입 (먹는 것)	토 (비/위장)	즐겁지 아니하게 마구잡이식 식사를 해왔음	즐거운 마음으로 계절과 체질에 맞는 식사를 하자
입 (말하는 것)	화 (심/소장)	불평, 불만, 미움, 스트레스가 섞인 말을 하는 생활	좋은 말을 많이 하자
코	금 (폐/대장)	공해와 오염된 공기 흡입	좋은 공기를 마시자 (산소량이 풍부한 곳)
눈	목 (간장/담낭)	법과 규정에 어긋난 잘못된 것들을 보면서 생활함(기초질서 무시)	기초질서가 지켜지고 남을 배려하는 생활을 하자 (남에게 불편함을 주지말자)
귀	수 (신장/방광)	좋은 것보다는 나쁜 것 들을 더 많이 들으면서 생활함	좋은 이야기를 많이 듣자
마음	상화 (심포/삼초)	불만과 미움이 가득한 즐겁지 못한 생활의 연속	작은 것에 감사하는 마음과 살아 있다는 것에 감사하는 마음을 가지자

우리 인간은 태어나면서부터, 어떤 이는 "악하다"하여 성악설(性惡說)을 주장하였고, 또 다른 이는 아니다 "선하다"라고 하여 성선설(性善說)을 주장했다. 과연 어떤 것이 맞을까? 하고 답을 내는 것은, 어리석을 결론이다. 주변의 상황에 따라 악(惡)할 때와 선(善)할 때가 발생할

수 있다는 것이다. 이것이 자연의 음양론인 것이다.

모든 자연이 양면성을 가지고 있듯이 사람 역시 양면성을 가지는 것이 기본이다.

그러나 양면이 있다 하여도, 음(陰)적인 면(부정적인 마음)이 많으냐! 양(陽)적인 면(긍정적인 마음)이 많으냐에 따라, 사람이 다른 인생과 서로 다른 결과를 가지게 된다는 것이다.

그러나 한 인생을 놓고 보면, 인생의 전반부는 착한 인생을 살아가고, 인생의 후반부는 악한 인생을 살아가고 있다. 인생의 전반부를 살아가는 어린아이들을 보라. 말을 안 듣고 싸움을 하는 경우는 있어도, 남을 해(害)하거나 악(惡)하게 하지는 않는다. 학생 시절에는 열심히 공부하고, 공부를 마치면, 직장에서 열심히 직장 다니면서 생활을 하는 것이 전부다.

그러나 인생의 후반부를 보라. 더 나은 삶을 위해, 남과 비교하고 욕심내고, 시기하고, 질투하고, 누군가를 밟아야 내가 올라서는 등 여러 가지 복잡한 인생사에 꼬여서, 착한 것을 이야기하기 보다는 불평불만이 더 많은 시간의 삶을 살아가고 있다.

예를 들면 "왜 내가 산 주식을 또 바닥을 치는 거야 에이 ✕발~~~" 하는 등의 매일매일을 불평과 불만 속에 살아가고 있는 것이다. 그러다 보니 본의 아니게 전반부보다 후반부를, 더 부정적인 생각이 가득한 인생으로 살아가고 있는 것이다. 그러다 보니 자연스럽게 스트레스가 쌓이게 되고, 그 결과 혈액순환 장애가 발생하게 되어, 다양한 질병이 발생하는 것이다.

인생이 즐겁지 못하고, 스트레스를 받는 상황을 살고 있으니, 식사인들 어디 즐겁겠는가? 몸에서 요구하는 음식을 먹어야 함에도 불구하고, 아무거나 마구잡이식으로 먹다 보니, 영양의 불균형도 발생하고 비/위장의 기능이 일찍 저하되는 결과를 가져온 것이다.

그 결과 남자는 비장과 위장, 췌장과 관련된 질환인 위암이나 췌장암이 발생하는 결과가 나타나고, 여자는 유방암(동양의학에서는 비/위장과 연관이 있다고 본다.)이 발생하는 것이다.

암이 발생한 것을 어찌 하란 말인가? 이미 지난 것을…

그렇다. 이겨나갈 방법을 찾는 것이 우선일 것이다.

가) 입의 두 가지 기능 중 먹는 것과 휴식에 관해 살펴본다.
- 즐겁게 식사를 하는 것이다.

즐겁게 식사를 하면 위장의 기능이 활성화되어, 위장과 유방, 무릎 관련 질환들이 사라진다. 동의보감(東醫寶鑑)에 의하면 악이유식(樂而侑食)이란 말이 있다. 이 말의 의미는 얼굴을 찡그리면 위장도 기능이 저하되어 소화장애/ 위장 질환이 발생한다는 말이다. 그래서 식사는 즐거운 마음으로 하는 것이 건강을 지키고 질병 발생을 예방하는 길이다.

소화기계 질환이나 유방 질환을 가지고 있는 사람들의 생활이나 식습관을 보면 대체적으로 혼자서 식사하거나 분노가 가득한 채로 식사하는 경향이 많다. 앞으로의 시대에는 이런 소화 기계질환이나 유방 관련 질환들이 창궐할 것이다. 그래도 특이한 것은 학생시절에는 그다지 깊은 악성 질환들은 잘 발생하지 않는다는 점이다. 이것은 학생들이 학교급식이나 모두가 모여서 음식을 먹을 때는 재잘재잘, 깔깔거리면서 니것이 많니 내 것이 많니 하면서 빼앗기고 빼앗아 먹으면서 웃음꽃이 가득한 식사를 하기에 질환이 발생하지 않는 것이다. 그러나 나이를 먹으면서 이런저런 생각이 많고 비교와 욕심을 내다보면 식사가 즐겁지 못한 채 억지로 먹는 경우가 많아지게 되어 자연스럽게 소화 장애가 발생하게 되는 것이다.

이런 시간들이 오랜 시간 진행되다 보니 자연스럽게 악성 질환이 발생하게 되는 것이다. 그래서 건강하게 살려면 식사만큼은 즐겁게 하는 습관을 가지라는 것이다.

내 입맛에 맞게 맛있게 깔깔거리면서 먹는 것이 충분한 먹는 휴식인 셈이다. 그래서 여럿이 여행을 가서 먹는 음식을 먹고 탈이 났다는 사람은 아무도 없다.

- 계절에 생산되는 제철 음식을 먹는 것이다.

계절을 넘기거나 앞선 음식들은 어딘가 모르게 영양소의 손실과 다양한 화학약품을 사용했기 때문이다.

제철 음식은 자연의 기운을 듬뿍 담고 있는 먹을거리다. 그러나 인위적으로 생산하는 먹을거리나 수입산 먹을거리들은 자연의 기운이 별로 없다는 말이다.

쉽게 예를 들면 같은 값으로 크기가 작은 산삼을 먹을 것인가? 크기가 큰 재배인삼을 먹을 것인가? 하면 어린아이들은 재배인산을 고를 것이고 어른들은 산삼을 고를 것이다.

왜 그러느냐고 질문을 한다면 해답은 간단하다.

어린아이들은 양기가 많으니 음(陰)이 많은 인삼을 선택 할 것이고, 양기가 적은 어른들은 양기(陽氣)가 많은 산삼을 선택한다. 그러나 양기가 눈에 보이느냐고 또 질문을 한다면 누구도 대답하기 힘들 것이다. 양기(陽氣)란 자연의 모진 풍파를 이기고 살아온 생명력이다.

이런 생명력을 가지고 있다는 것은 자연의 차가움을 상쇄하고 살아남을 온도(기운)를 가지고 있기 때문이다. 식물도 온도가 없으면 고사하고 만다. 그것을 냉해(冷害)라고 표현한다.

특히 높은 산속 차가운 속에서 살아남는 산삼은 뜨거운 기운이 없이는 자연 속에서 살아남기가 어렵다. 그래서 높은 산에서 캔 산삼이 저지대에서 캔 산삼보다 더 비싸게 거래되는 이유다.

그러나 사철 나오는 온실에서 재배되는 야채에는 무슨 자연의 기운이 있겠는가?

- 개인별 타고난 체질에 맞게 먹으라는 것이다. 개인별로 각자의 특성에 맞는 음식을 먹으라는 것이다. 각자의 특질을 어찌 아는가! 하는 것이 문제다. 도표를 통해서 간단하게 정리한다. 오장육부의 상관관계를 정상적인 건강한 사람을 기준으로 하되 체질을 고려한 음식을 분류하면 다음과 같다.

구분		목형체질	화형체질	토형체질	금형체질	수형체질
		얼굴이 긴사람	역삼각형 얼굴	동그란 얼굴	정사각형 얼굴	턱이 넓은 얼굴
좋은 음식	맛	단맛 음식	매운맛 음식	짠맛 음식	신맛 음식	쓴맛 음식
	좋아지는 장부	비장/위장	폐/대장	신장/방광	간장/담낭	심장/소장
해로운 음식	맛	신맛 음식	쓴맛 음식	단맛 음식	매운맛 음식	짠맛 음식
	나빠지는 장부	비장/위장	폐/대장	신장/방광	간장/담낭	심장/소장

※ 음식의 세부적인 종류와 이름은 오행유형분류표를 참고바람.

도표를 통해서 한눈에 알아볼 수 있도록 7가지로 음식 분류를 해놓았으니 개인이 찾아 먹으면 된다.

〈간장/담낭을 영양하는 식품(신맛의 음식)〉

식품(맛)	신맛, 고소한 맛, 누린내 나는 맛
곡식	팥, 밀, 귀리, 메밀, 보리, 동부, 강낭콩, 완두콩
과일	귤, 딸기, 포도, 모과, 사과, 앵두, 유자, 매실
야채	부추, 신 김치, 깻잎
육류	개, 닭고기, 계란, 메추리알, 동물의 간/쓸개
조미료	식초, 참기름, 들기름, 마가린
차	오미자차, 땅콩차, 유자차, 들깨차, 오렌지주스
근과류	땅콩, 들깨, 잣, 호두

〈심장/소장을 영양하는 식품(쓴맛의 음식)〉

식품(맛)	쓴맛, 단내/불내 나는 맛
곡식	수수
과일	살구, 은행, 해바라기씨, 자몽
야채	풋고추, 냉이, 쑥갓, 상추, 샐러리, 취나물, 고들빼기
육류	염소, 참새, 칠면조, 메뚜기, 동물의 염통/곱창/피
조미료	술, 짜장, 면실류
차	홍차, 녹차, 커피, 영지차, 쑥차
근과류	더덕, 도라지

〈비장/위장을 영양하는 식품(단맛의 음식)〉

식품(맛)	단맛, 향내 나는 맛, 곯은 내 나는 맛
곡식	기장, 피, 찹쌀
과일	참외, 호박, 대추, 감
야채	고구마 줄기, 미나리, 시금치
육류	소고기, 토끼, 동물의 비장/ 위장/ 췌장
조미료	엿기름,꿀,설탕,잼,우유,버터,포도당
차	인삼차,칡차,식혜,두충차,구기자차,대추차
근과류	고구마, 칡, 연근

〈폐장/대장을 영양하는 식품(매운맛의 음식)〉

식품(맛)	매운맛, 비린내 나는 맛, 화한 맛
곡식	현미, 율무
과일	배, 복숭아
야채	파, 마늘, 고추, 달래, 무, 배추, 겨자추
육류	말, 고양이, 조개, 생선류, 동물의 허파/대장
조미료	고춧가루,고추장,후추,박하,생강,겨자,와사비
차	생강차, 율무차, 수정과
근과류	양파, 무릇

〈신장/방광을 영양하는 식품(짠맛의 음식)〉

식품(맛)	짠맛, 고린내 나는 맛, 지린내 나는 맛
곡식	콩, 서목태(쥐눈이콩)
과일	밤, 수박
야채	미역, 다시마, 김, 파래, 각종 해초류, 콩떡 잎
육류	돼지, 해삼, 개구리, 지렁이, 동물의 신장/방광/생식기, 굼벵이, 뱀, 새우젓, 명란젓, 조개젓, 기타젓갈류
조미료	소금, 된장, 두부, 간장, 치즈, 젓갈류
차	두향차, 두유
근과류	마

〈심포장/삼초부를 영양하는 식품(떫은맛의 음식)〉

식품(맛)	떫은맛, 생내 나는 맛, 아린 맛
곡식	옥수수, 녹두, 조
과일	오이, 가지, 바나나, 토마토, 덜 익은 감, 생밤, 도토리
야채	콩나물,고사리,우엉,버섯,양배추,우무,아욱
육류	양고기, 오리/알, 꿩, 번데기
조미료	된장, 케첩, 마요네즈
차	요구르트,코코아,덩굴차,로열젤리,알로에,
근과류	감자, 토란, 죽순, 당근

이제 속이 시원하지요.

진단은 병원에서 받으시고, 치유는 집에서 개인이 위에 있는 도표를 보고 아침- 점심- 저녁으로 3~6개월을 노력한다면 웬만한 질환을 떨쳐 버릴 수가 있다. 이것이 자연치유법이다.

이제는 완벽한 자연치유를 위해 이러한 음식을 먹는 방법을 설명하겠다. 자연이 인간에게 준 그대로 먹는 것이 가장 중요하다.

곡물은 곡물대로, 야채는 야채대로, 지상으로 성장한 부분(잎과 줄기)과 땅속으로 자라는 부분(줄기나 뿌리) 전체를, 같이 모두 먹어야 한다는 것이다. 이것이 일물전체식이다. 왜냐하면 지상으로 생장한 부분의 영양분과 땅속으로 생장한 부분의 영양분의 내용이 서로 다르기 때문에, 모두 먹어야 한다는 것이다.

곡물은 1년에 한번만 생산이 되는 것이니, 이것을 자연풍으로 건조시켜 만든 1:1맞춤식 체질(오행)생식으로 하고, 야채나 과일은 제철에 생산되는 것을 찾아서 먹으면 된다.

- 개인의 병증(病症)에 맞게 음식을 먹자.

남이 먹어서 좋아졌다고 나도 따라 먹는 것이 되지 말고, 나의 병증에 맞는 음식을 먹자는 것이다. "어디 어디에 좋다" "누가 먹어서 효과를 봤다"라는 건강식품의 선전에 현혹되어, 먹어서 오히려 영양의 불균형을 초래하는 어리석음을 가지지 말라는 것이다.

예를 들면 **위장질환**에는 단맛이 나는 음식을 먹는 것이 좋다.

도표를 통해서 요약 정리해 본다.

구분(질환)	간장/담낭	심/소장	**비/위장**	폐/대장	신장/방광	면역력 저하
자주 먹으면 좋은 음식들	신맛의 음식	쓴맛의 음식	**단맛의 음식**	매운맛 음식	짠맛의 음식	떫은 맛 음식

※ 앞에서 알아본 음식분류표 참고

자신의 증상에 맞게 찾아서 먹는 지혜를 가지라는 것이다.

- 개인의 음양(陰陽)을 고려하여 먹어라.

아무리 좋은 음식과 약이라 할지라도 자신의 음양을 고려하여 먹어야 한다는 것이다.

구분	약이 되는 음식	독이 되는 음식
음체질(뚱뚱한 사람)	마른음식/ 맵고 / 짠맛의 음식	수분이 많은 음식
양체질(마른 사람)	수분이 많은 음식	마른음식/ 맵고 / 짠맛의 음식

예를 들면 체형이 뚱뚱한 사람은, 음성 성질이 강하다. 그런데 남이 녹즙을 먹으면 좋다고 하여, 녹즙을 먹는 다는 것은, 독을 먹는 것과 같다. 또한 맵고 짠 음식이 좋다고 하여, 마른사람이 매운 음식을 자주 먹으면 성질만 더 내는, 이상한 사람으로 변한다. 이렇듯이 남이 좋다

고 내게도 좋은 음식이 아니라는 것이다.

나의 음양체질이 무엇인가를 아는 것부터 시작해야 한다. (항상 예외가 있다는 것을 알아야 함)

- 소식(小食)을 하라는 것이다.

저영양 고칼로리의 음식을 과식(過食)하는 식습관에서, 고영양 저칼로리의 음식을 소식으로 바꾸라는 것이다.

구분	저영양 고칼로리	고영양 저칼로리
혈당	고혈당	정상혈당
체액	산성화	알칼리화
체온	저체온	정상 체온
혈액순환	혈액순환 장애	혈액순환 원활

과식을 하면 도표에서 보는 바와 같이, 혈액순환 장애가 발생하기 때문에 지속적이라면, 다양한 질환을 발생시키는 주요 원인이 되므로, 소식(小食)을 하라는 것이다.

여기서 강조하고 싶은 것은, 일물전체식(一物全體食)을 하되 ①+②+③+④+⑤+⑥이 되도록 합성해서 먹어야 한다는 것이다.

앞 도표에서 보는 것처럼, 개인의 질병을 진단받고 나서, 크게 오장육부중의 어느 장부의 병인가를 분류하고 나면, 처방은 도표를 보고 찾아서 먹으면 된다.

뭐야! 뭐가 이렇게 복잡한 것이야? 하고 짜증을 낼 만도 하다.

우리 몸이 지금까지 ①+②+③+④+⑤+⑥을 알지 못하고 마구잡이식으로 먹은 음식들에 대하여, 몸에 필요한 것은 소화시키고 불필요한 것은 내보내고 하느라고 지쳐있었다고 보면 된다. 지칠 대로 지쳐서 에라! 나도 모르겠다! 하고 뒤로 벌러덩 누워버린 것이 바로 질병이다.

그래서 병이 발생하는 주원인은 바로 식사법에서부터 시작된다고 하는 것이고, 식사법을 개선하면 병을 고칠 수 있다는 결론이 나온다.

왜냐하면 병 발생의 원인이 잘못된 식사에서부터 시작이니 이를 바로 잡으면 서서히 몸이 건강을 되찾는다는 이론이다.

식사는 곡식을 주식으로 하고, 천일염으로 만든 음식을 부식으로 하고, 차를 후식으로 하여 꾸준하게 실천하는 것이다.

개인별로 각자의 특성에 맞는 음식을 섭생하는 것이, 병 발생을 예방하고 건강장수의 길을 걷는 것임을 알아야 한다.

또 하나 주의해야 할 사항은 이렇게 각자의 병증에 맞게 6개월 이상 먹어 증상이 해소되면 본래의 체질에 맞게 먹어야 한다.

　　나) 입의 두 가지 기능 중 말하는 것과 휴식에 관해 살펴본다.

입에 관한 기능 중, 하나는 음식물을 먹는 것으로 위에서 언급한 내용이고, 다른 하나는 말을 밖으로 뱉어내는 것이다.

두 번째 이야기인 입의 기능 중에서 말을 뱉어내는 것에 대하여 알아본다.

인간은 본래 악한 동물이라 하여, 좋은 말보다는 악(惡)한 말을 많이 하면서 사는 편이다. 좋은 말을 자주 하는 사람은 좋은 결과를 얻고, 나쁜 말을 자주 하는 사람들은 정신적이든 육체적이든 나쁜 결과를 가지게 된다. 누구나 한쪽만을 선택해서 살수는 없기에, 좌우를 적절하게 가지고 살되, 가능한 좋은 쪽에 부등호가 많은 사람은 건강하게 사는 것이고(좋은 말>나쁜 말), 나쁜 쪽에 부등호가 많은 사람(좋은 말 <나쁜 말)은 건강하게 살지 못하는 것이다. 나쁜 말을 많이 할수록 근육이 경직되고 혈액순환장애가 발생하기 때문이다.

나쁜 말을 많이 하는 그 이유는, 살아가면서 타인과 나를 비교하기 때문에 발생하는 것이다. 자기에게 주어진 주머니를 아는 사람은, 착하게 사는 사람이고, 자기의 주머니를 모르는 사람들은 악하게 사는 것이다.

인간은 원래 악(惡)하기에 선(善)하고 좋은 말을 많이 하려고 노력해야 한다. 즉 남에게 아픔을 주는 말을 적게 해야 한다는 것이다. 그런데 어찌 된 일인지 그게 잘 안 된다는 것이다.

사람과 사람과의 대화 속에는 자연스럽게 악(惡)이 깔려있다. 단 악(惡)이 깔려있지 않는 사람은 오직 부모자식뿐이다. 형제들도 악을 가지고 있다는 것이다. 비교되는 관계이면 악이 저변에 깔려 있다.

또 하나 순수하게 악(惡)이 없는 존재가 있다. 그 존재가 바로 자연이라는 것이다. 그래서 암 환자들이나 깊은 병을 가지고 있는 사람들은, 병원에 들어 누워서 의사나 간호사들, 요양보호사들과 대화를 한다고 하지만, 순수한 자연과의 좋은 대화보다 어찌 좋다고 할 수 있겠는가!

그래서 아픈 사람들이여! 자연으로 돌아가라는 자연의 충고를 받아들이고, 자연과 가까워지는 생활을 한다면, 자연치유가 가능한 것이고, 그렇지 아니한 사람들은 치료만으로 마감을 다하리라.

자연이란? 동물들도 있고 산과 나무, 풀 모든 것을 말한다. 이러한 자연들과 대화를 하다보면, 인간이 가지고 있던 악한 마음이, 잘못된 것임을 알고 서서히, 선한 마음으로 돌아서게 된다. 자연은 그 어느 누구에게도 나쁜 말을 하거나 시기하거나 질투, 비교를 하지 않기 때문에 인간도 서서히 자연 속에 물들어 가는 것이리라.

그래서 유유상종(類類相從)이란 속담도 있는 것이리라.

인간들이 볼 때는 매일매일 자연이 그대로 인 것 같지만, 자연은 매일매일 변화를 하고 이런 것을 느끼면서, 이 변화에 대한 대화를 하면 되는 것이다. 자연과의 대화가 시작될 때, 비로소 인간의 몸에 들어 있던 정신적·육체적 아픔은 서서히 사라지기 시작한다.

자연과의 대화가 시작되면 마음과 몸이 즐거워지고 그러다 보면 몸이 따뜻해지고 혈액순환이 잘되어 정상 체온을 유지하면서 몸속의 나쁜 암이나 질병들이 사라지게 되는 것이다.

다) 코에 관하여 휴식하는 면을 살펴본다.

코의 기능은 좋은 공기를 들이고, 나쁜 공기는 뱉어내는 역할을 하는 것이다. 그런데 현대사회가 발달하면서 각종 환경오염으로 인해 공기가 탁해졌다고 말하고 있다.

공기가 탁해 졌다고 하는 것은 자연의 공기 속에 포함되어 있는 산소의 비율인 20.99% 보다 낮아진 것을 의미한다. 대도시일수록 산소의 농도는 낮다. 그래서 탁해진 대도시에서 생활하는 사람들은 탁해진 공기 속에서 산소를 보충하려고 호흡을 자주하게 된다. 그 결과 우리 몸속에는 공기로부터 흡입한 나쁜 물질들이 폐에 누적되면서 폐암, 피부암, 대장암들이 발생하는 것이다.

그렇다면 맑은 공기만 많이 마셔도 폐암, 피부암, 대장암들을 예방할 수 있다는 말인가?

그렇다. 그렇다면 산소가 많은 곳을 찾아가서 생활하면 되는 것이다. 우리 주변에서 산소가 비교적 많이 분포되어 있는 곳은, 식물이 무성하게 자라고 있는 산속과 앞이 탁 트인 물 많은 바닷가다. 바닷가는 파도가 밀려오면서 알파파가 생성되어, 사람의 기분을 좋게 하는 기능도 있다. 바닷물 속에서 생성되는 맑은 공기가 사람의 악한 마음을 따뜻하게 하여, 혈액순환을 촉진시켜 암을 몰아낸다. 그래서 바닷가로 여행을 간 경우나 산속을 거닐 때는 악한 사람도 짜증을 내지 않는 것이다. 우리 몸은 산소량이 부족해지면 짜증을 내는 특성을 나타낸다.

일례로 우리 몸에서 산소가 부족하면 몸이 차가워지고, 그러면 우리 몸은 몸에 열을 내기 위해 짜증을 낸다.

몸이 차가워지면서 짜증이 심하게 낸다는 것은 몸에 중병(重病)이 발생했음을 예고하는 것이다. 그래서 중풍이나 뇌경색을 발현되기 전 3개월 전 부터는 심한 욕설과 짜증을 낸다. 우리 몸에 저체온증이 오고 몸이 식어 갈 때, 우리는 산소를 보충해준다. 바다 속에서 업무를 하는 스쿠버요원들이나, 동굴탐험대들은 산소량이 부족하여, 저체온증이 오기에 항상 산소통을 메고 생활하는 것이다.

동굴탐험대들의 실화를 바탕으로 제작한 영화 <생탐 : SANCTUM>이라는 영화를 보면 산소량이 부족하여 저 체온증에 걸리고 혈액에서 공기 거품이 발생하는 질환에 걸리는 것이다. 혈액에서 공기 거품이 나온다는 것은 혈액 속에 산소량이 부족하다는 것을 의미하며, 산소가 부족하면 몸이 차가워지면서 혈액순환이 안 된다는 것을 의미한다.

암(癌)을 이겨내려면 산속이나 바닷가에서 생활하는 것이 바람직한 자연치유의 길임을 알아야 한다. 대도시나 병원에서는 암을 이겨내기가 굉장히 어렵다는 것을 시사해 주는 것이다.

자연을 보면, 사람들의 활동량이 증가하면서 많은 오염된 공기를 배출하기 때문에 이를 정화하기위해, 식물들이 여름에는 이파리들을 더욱더 무성하게 생장시켜 오염된 공기를 정화하는 것이다.

예를 들어 여름에 왜 바닷가나 산속으로 여행을 떠나는가?
또는 자연 경관이 좋은 외국의 섬이나 바닷가로 여행을 가는가? 부자들이 돈이 많아서 가는 것이라고 생각할 수 있겠지만 속사정을 알고 나면 생각이 달라진다.
그런데 겨울에는 여행을 별로 다니지 않는다. 왜 그런가는 생각해 보지 않았나!
쉽게 말하면 여름에는 외부 기온이 오르면 몸 내부가 차가워지기에 많이 활동을 하여 몸 안의 열을 내리고 하는 것이고, 또 다른 하나는 여름이 되면 낙엽이 많아지는 이유와 바닷가에 파도가 높아지는 이유 역시 산소를 풍부하게 발산시켜 사람들이 건강하게 살 수 있도록 만들어주기 위한 자연의 지혜에 고개가 숙여진다.

그렇다면 겨울에는 왜 낙엽이 없는가와 여름처럼 큰 파도나 태풍이 발생하지 하는 생각을 안 해 봤는가?

겨울이 되어 외부 기온이 차가워지면 사람의 몸 내부는 오히려 따뜻해진다. 몸 안이 따뜻해지면 혈액순환이 잘 되어 질병이 발생하지 않는 점이다. 그래서 많은 양의 산소를 만들어 줄 필요가 없기 때문에 겨울에는 낙엽이나 큰 파도가 발생하지 않는 이유다. 이렇듯이 자연은 그 지역의 특성에 맞게 살아가도록 자연의 지혜를 준 것이다.

인간은 이러한 자연의 지혜를 이해하고 자연과 함께하는 것이 바로 건강한 인생을 살아가는 비법이라 하겠다.

여름에는 우리가 살고 있는 대도시에는 뜨거운 열로 인해 환경오염도의 농도가 높아지고 이런 환경 오염물질들은 호흡을 통해 흡입하게 되는데 이런 모든 것이 독소가 되어 체내에 축적되면 면역력이 저하되면서 다양한 질병 발생의 원인이 된다.

우리 몸은 산소 20.99%, 질소 78%, 탄소와 수소1.1%정도로 살아간다. 그러나 산소량이 20.99%이하가 되면 질소(무색/무미/무취)량이 증가해도 사망하고(2015년 1월 파주의 LG전자 LED 생산 공장에서 질소 누출로 근로자 3명 사망사고 발생) 연탄가스나 번개탄을 피울 때 나오는 일산화 탄소량 역시 증가하면(가끔씩 차안에서 번개탄 피워놓고 자살하는 사건이 발생하는데 이유는 밀폐된 공간에서는 번개탄이 탈 때 나오는 일산화 탄소량이 공기 중의 량보다 많고 산소량이 적기 때문에 사망하는 것임) 역시 사망하거나 또 다른 질환을 발생하게 한다.

그래서 여름에는 산소량이 일반 지역은 20.99%인데 비해 바닷가나 산속은 23%의 산소를 가지고 있어서 건강하게 살아가려고 산속이나 바닷가로 여름여행을 떠나는 것이다. 아주 쉽게 병원에서 중환자실에서 산소 호흡기를 착용시키는 이유는 산소량이 부족하면 결국 죽음에 이르기 때문에 산소를 공급하는 것이다.

또한 돈 많은 사람들이 외국여행을 떠나는 이유는 돈을 벌기 위해서 그 만큼 많은 생각을 하면서 생활을 하다 보니 다른 일반인들보다 스트레스 누적으로 인한 다양한 질환이 발생할 수 있는 확률이 높기 때문에 바다건너서 외국의 여행을 다녀오는 것이다.

한편 시골에서 좋은 공기마시면서 자연에 순응하고 스트레스 덜 받는 농부들은 질병 발생할 확률이 대도시에서 생활하는 사람들보다 훨씬 적다. 왜냐하면 시골은 대도시보다 공기의 오염 즉 환경 오염물질이 적기 때문이다.

그래서 바닷가나 산속으로 굳이 여름 여행을 떠나지 않아도 된다.

여름에 외국으로 여행을 떠나는 사람들을 부러워할 필요가 조금도 없다. 가장 좋은 것은 우리나라의 가까운 숲을 찾고 맛있는 향토음식을 즐기는 것이 여름 건강법이다.

그래서 밖에서 과도한 업무와 스트레스누적을 해소시키기 위해 남자들이 야외로 보신음식을 먹으러 나가는 이유도 건강을 지키기 위한 것임을 알아야 한다.(아내들은 괜히 의심하지 말아야 한다.)

건강하게 살려면 삼복더위에는 만사를 제쳐 놓고 여름 여행을 떠나는 것이 장수하는 길임을 밝혀둔다.

우리는 이러한 자연에 감사하는 마음을 한 번도 가져본 적이 없다는 것이 문제다.

몸이 아파본 사람은 건강의 중요성을 안다고 하지만 아프기 전에 건강을 위해 사전에 예방하는 지혜를 갖는 것이 더 현명할 것이다.

오늘 부터라도 아주 작은 것에도 감사하는 마음을 가지고 살아가야 하지 않겠는가!

라) 눈으로 좋은 것을 보는 휴식에 관해 살펴본다.

이세상의 모든 사물들을 보는 데 있어 좋게 보는 눈과 나쁘게 보는 눈 두 가지 눈으로 사물을 보게 된다. 우연하게도 아무리 아름다운 것이라도 인위적인 것에 대해서는 사람들이 반감을 가지고 보게 되고, 자연적으로 형성된 것에 대해서는 아름다운 그대로 보게 된다. 그래서 대도시에서 사는 사람들일수록 다양한 반감을 가지게 되다보니 다양한 질병이 발생하고 있는 것이다. 체질이 다르기 때문이다.

대도시에는 얼마나 많은 인조물이 많은가? 어찌 보면 하늘마저도 인조물같이 보인다.

에이! 어디 하늘을 인조로 만들 수 있겠는가 하고 의문을 가질 수 있다. 그러나 하늘을 인조로 만든 곳이 있다니 놀랍지 아니한가. 그곳은 1년 내내 매일매일이 해 떠있는 낮이거나 아니면 항상 밤하늘의 별이 반짝이고 있다.

미국의 라스베이거스에 가보라. 라스베이거스는 건물내부에 들어가면 천장을 하늘처럼 인조로 하늘을 만들어 놓았다. 1년 내내 낮 12시인 곳도 있고, 밤 9시인 곳, 북두칠성을 언제나 볼 수 있는 곳도 있고 다양하다.

이런 곳에서 오랜 생활을 하다 보면 우리 몸속의 생체시계가 변화를 일으켜 호르몬의 불균형을 가져와 다양한 질병이 발생하는 것이다. 그래서 미국이 의료산업이 발달한 것이다.

우리나라의 질병 발생 지역별 분포를 보면 대도시가 시골보다 훨씬 높은 것을 알 수 있다. 이것은 왜? 인가하고 보면 단순하다. 대도시는 인조물이 많기에 보는 것 또한 자연히 많아지고 이와는 반대로 시골은 인조물이 그리 많지 않고 천연의 모습을 더 많이 보게 된다. 그래서 대도시 사는 사람들보다 시골에 사는 사람들이 질병 발생률이 적은 것이다.

어느 지역은 시골인데도 질병 발생률이 높은 곳도 있다. 그런 곳은 시골이지만 현대화 주택이나 현대화 시설물들이 다른 지역보다 많이 설치된 것을 알 수 있다.

따라서 우리는 자연을 많이 볼 수 있는 곳에서 생활을 하는 것이 암을 예방하고 이겨내는 길이라고 말할 수 있다. 그러므로 시골이나 한적한 바닷가에서 생활을 하는 것이 최선의 선택이지만 그렇지 못할 상황이라면 자주 시골로 여행을 하면서 시야에 보이는 녹시율을 높이라는 것이다.(녹시율이란? 푸름을 보면서 마음의 안정을 갖는다는 의미)

그래서 여행을 자주 하는 사람은 악(惡)한 사람이 없다는 것을 알 수 있다. 만나보면 모두가 선(善)한 사람들이다. 즉 마음이 따뜻하다는 것은 혈액순환이 잘되는 사람들이라는 것이다. 이런 사람들이 건강한 사람들이다.

몸이 아픈 사람들은 건강을 되찾고자 할 때, 자연으로 돌아가라고 말하는 것이다. 자연의 아름다움을 표현하고자 하는 사람들의 욕망이 처음에는 그림으로 표현했지만 어딘가 부족한 점을 보충하고자 사진을 연구 개발했다.

처음에는 흑백사진이었으나 연구에 연구를 거듭하여 칼라사진을 연구했고, 이것도 정지된 것이라 살아있는 생생한 자연을 그대로 보고 싶은 욕망에서 연구개발된 것이 동영상이고 그것을 상품화한 것이 바로 영화다. 영화도 인공적으로 만든 영화를 보면 감동이 크지 않다.

영화산업 중에서도 망하지 않는 것이 있단다. 그것은 자연을 주제로 한 것과 동물을 주제로 한 것, 그리고 어린아이를 주제로 한 영상산업은 망하지 않는 다는 것이다. 이런 것들이 바로 자연을 이루는 근본이고 아름다움과 순수함을 뿜어내는 영상이기 때문이다.

인위적으로 만든 것들은 그리 좋은 홍미를 끌지 못한다. 그러나 자연은 많은 홍미를 유발하지도 않지만 미워하지도 않는다. 때로는 담담한 아름다움으로, 때로는 경이로움으로 감동을 줄 뿐이다. 자연의 아름다움을 볼 때는 "이야 멋있다."라고 감탄사를 자아낸다. 이런 감탄사를 많이 자아낼수록 내 몸은 좋은 호르몬이 활성화되어 건강해진다는 점을 알아야 한다.

그러나 인공적인 것을 보면서 또는 일상 생활속에서 이야 멋있다 하고 감탄사를 몇 번이나 자아내고 있는가를 생각해 보라. 아마도 거의 없을 것으로 본다. 그러니 대도시의 삶이란 말 그대로 좋은 호르몬 보다는 스트레스에 찌든 나쁜 호르몬이 더 많이 분비되어 결국에는 질병이 발생할 수밖에 없는 구조라는 점이 아쉽다.

자연과 함께한다는 것은 악한 마음을 모두 버리고 미워하지 않는 마음을 가지는 것이리라. 아픔을 가지고 있는 자들이여! 아픔에서 벗어나려면 자연으로 돌아가라! 하고 외치고 싶다.

자연의 모든 것들은 서로 비교하거나 욕심내지 않고 있음을 보고 배울 때 우리 인간들은 건강을 찾을 수 있을 것이다.

마) 귀로 듣는 건강 휴식에 대해 살펴본다.

인위적인 소리는 우리의 마음을 불편하게 하고 때로는 분노하게 하는 것도 있다. 조용한 일요일에 옆집에서 드릴로 콘크리트 벽을 파쇄 하는 소리를 들어 보라. 얼마나 짜증나는 소리인가? 거리에서 성질 더러운 새끼들의 자동차 빵빵거리는 소리, 버스나 지하철에서 까똑 까똑 하는 소리, 아무것도 들어볼 것이 없는 못생긴 중년아줌마의 시어머니와 시누이 욕하는 소리, 다단계 아줌마의 손님 호객하는 소리, 젊은 년들의 버르장머리 없는 쓸데없이 장시간 전화하는 소리 등 이루 말할 수 없는 소음 공해에 시달리면 살아간다.

어디 이뿐인가? 직장에서 잔소리, 마누라 잔소리, 남편의 잔소리 주변의 모든 것들이 좋은 쪽보다는 나쁜 쪽이 더 많은 삶을 살아가는 현실이 안타까울 뿐이다.

인간들은 근본이 악(惡)하기에 선(善)할 수가 없다. 악(惡)한 곳에서 나는 소리는 아무리 아름다워도 악한 소리일 뿐이다.

뭐! 소프라노 누가 부르는 소리가 아무리 아름답다 해도 자연이 내는 소리보다는 아름답지 못하다. 인조된 목소리는 그냥 그럴 뿐이다.

새가 노래 부르는 노래 소리, 철썩이는 파도소리, 특히 경남 거제시 학동리에 있는 몽돌해수욕장의 파도소리를 들어 보라. 밀려오는 파도가 몽돌(바닷가의 작은 조약돌)에 부딪는 소리 (자그락~~~ 자그락~~~~)는 사람은 도저히 낼 수 없는 천상의 아름다운 소리다. 이런 자연의 소리를 듣고 있노라면 나도 어느 새 파도가 되고, 갈매기가 된 듯한 느낌에 젖어 든다.

파도가 밀려 올 때 마다 들리는 천상의 소리는 이곳이 바로 천국이구나! 하는 착각을 느끼게 까지 한다.

그래서 그곳을 한번 구경 가는 사람들은 누구나 떠나오기가 싫다. 그곳이 좋다는 것은 나도 그만큼 인간사에 찌든 소리를 너무 많이 들으면서 생활하고 있다는 것이다.

자연의 소리를 듣고 있노라면 마음속의 고뇌가 모두 사라지고 편안함을 가질 수 있다. 마음이 편안하다는 것은 순환이 잘되고 있다는 것을 의미하기도 한다. 순환이 잘 된다는 것은 체온을 따뜻하게 하여 암을 몰아내는 것이다.

그래서 자연을 사랑하는 사람들은 아픈 사람들이 별로 없는 것이다. 정신적으로나 육체적으로 피곤에 지쳤을 때는 집에 있지 말고 나가라는 것이다. 어느 곳이든 간에 여행을 하면 피곤이 모두 사라지게 될 것이다. 피곤이 누적되어 발생하는 것도 암이라는 것이다.

자연의 소리를 많이 들을수록 질병으로부터 벗어나고, 치유할 수 있다는 것을 알고 암(癌)이나 무서운 질환을 치유하려거든 자연으로 돌아가라.

바) 마음(心)에 관한 휴식에 관해 살펴본다.

좋은 마음을 가지고 있는지 아니면 나쁜 마음을 그대로 가지고 있는지 알 수가 없다. 기계로 수치를 잴 수도 없는 노릇이다. 마음속에 아름다운 생각을 글로 표현하는 것이다.

마음의 일기(日記)를 쓰라는 것이다. 어찌 보면 자신의 수양록(修養錄)이다. 남에게 보여주는 마음의 글이 아니라 자신의 글이기에 진술하게 쓰라는 것이다. 형식에 얽매이지 말고 마음 속에서 나오는 대로 쓰면 된다. 글을 쓰다 보면 미운 마음도 있고 좋은 마음도 있고 인생사가 뒤죽박죽이라는 것을 알 수가 있다.

이렇게 복잡한 인생사가 내게 있었다니 하고 새삼 놀랄 것이다. 그래서 복잡한 것을 단순하게 만드는 것이다. 단순하면 미움도 단순해진다. 그러다보면 암이라는 병도 단순하게 생각되고, 자연스럽게 이겨내게 되는 것이다.

공연스레 깊게 생각을 하게 되면 치료나 치유의 길도 깊고 어렵게만 느껴지게 된다.

어떤 때는 단순함이 간편하고 좋을 때가 있다. 이럴 때가 바로 암이 발생했을 때 가지는 마음일 것이다.

예를 들면 어린아이는 아주 단순하다. 엄마가 잔소리를 안 하면 된다. 미래가 어떻고 공부가 어떻고 하면 할수록 아이는 공부가 더 안 된다. 그리고 키도 잘 자라지 아니한다. 엄마의 잔소리가 왜소증(아이가 키가 자라지 않는 질환)을 발생하게 하는 것이다.

단순하게 아이는 학교 갔다 와서 밖에 놀이터에 가서 또래들과 어울려 싸우기도 하고 욕도 배우고 하면서 함께 어울리는 것을 알고 자연스럽게 성장을 하는 것이다. 그러다 보면 면역력도 길러지고 아무런 병 없이 잘 자라는 것이다. 그러나 엄마가 과잉하는 아이들의 1년 내내 병원을 제 집 드나들 듯이 하면서도 공부도 못하고 각가지 질병은 모두 가지고 있다니 너무 웃긴 일이 아닌가 한다.

그래서 자연과 함께하는 아이들일수록 건강 하다는 것이다. 이런 아이들일수록 단순하고 순수하다는 것을 알 수 있다.

마음의 글을 쓸 때도, 단순하게 쓰는 것도 무방하다. 남에게 보여주는 글이 아니기 때문이다.

단순한 마음이 병든 몸을 고치는 길이다.

마음이 복잡한 사람들이 다양한 질환에 잘 걸린다. 하지만 단순하게 생각을 하다보면 마음 속에서 스트레스가 발생하지 않는다. 스트레스가 발생하기 전에 벌써 다음의 일을 행하고 있기 때문이다. 이제는 복잡한 마음에서 단순한 마음으로 변하라는 것이다. 그래야 암으로부터 벗어나서 치유의 길을 가는 것이라 하겠다.

우리는 살아오면서 이것저것 복잡하게 생각을 하다 보니 불평불만이 쌓이는 생활을 해오고 있다. 그래서 이런 마음에서 벗어나기 위한 노력을 해야 한다.

쉬운 일이다. 단순하게 살아 있다는 것에도 감사하고 숨 쉬는 것에도 감사하고 생각을 할 수 있다는 것에도 감사하고 내 주변에 있는 내가 만지고 볼 수 있고, 느낄 수 있고 들을 수 있는 모든 것에 감사하는 마음을 가지면 단순해진다.

단순해지면 즐거워진다. 즐거우면 혈액순환이 잘되고, 혈액순환이 잘되면 체온이 따뜻해진다. 그러면 몸 안의 병들이 모두 밖으로 나가는 이치다. 그래서 아이들은 암이 잘 발생하지 않는 것이다. 나이가 들면서 무슨 생각이 그리 많은지 잘 모르겠다.

- 적극적이고 능동적인 사고방식을 갖자.
- 평생교육을 통해 정신적인 품격(品格)을 향상시키자.
- 성실함을 버리는 마음으로 살자.

3. 기혈(氣血)의 순환장애

상하, 좌우, 안팎, 앞뒤의 불균형

1) 불균형의 원인을 찾고 스스로 조절하자.

2) 맥이 큰 곳은 작게 하고, 작은 곳은 크게 하는 것이 균형을 바로 잡는 것이다.
   (인영/촌구 동일한 것이 가장 건강한 상태임)
   예) 침, 뜸, 호흡, 운동, 음식을 활용하여 조절하자.

4. 냉기/습기의 침습으로 인한 정상 체온을 유지하자.

1) 양기가 가득한 음식을 먹자.

2) 열을 발생시키는 음식을 먹자.

5. 면역력 저하(36.5~37.2℃를 벗어난 체온을 의미)를 막자.

1) 체내외적으로 열을 발생시키는 음식을 먹자.
   예) 매운맛과 짠맛의 음식을 먹자. 양기가 많은 음식을 먹자.

2) 발을 자극하는 운동을 하자.(경침베개 밟기, 발 관리, 족욕 등)

6. 오행론적으로 본 질병 구분은 다음과 같다.

  1) 정경(正經)의 병
  2) 기경(奇經)의 병
  3) 사해(四海)의 병
  4) 15낙맥의 병

하나씩 세부적으로 알아본다.

구분	정경의 병	기경의 병	사해의 병	15낙맥의 병
발병기간	3~5년 정도	5~8년 정도	8~10년 정도	선천/ 후천적
치유방법	단일처방	복합처방	복합처방	복합처방

· 단일처방이란?

체질과 병증에 맞게 1:1맞춤식으로 체질(오행)생식을 처방하여 6개월 정도 섭생하여 자연치유토록 하는 처방을 의미한다.

· 복합처방이란?

개인별 1:1 맞춤식 체질생식을 기본으로 하면서 침, 뜸, 부항사혈, 척추교정, 마사지 등 다양한 보조 요법을 병행하는 방법을 의미한다.

체질과 병증에 맞게 1:1맞춤식으로 체질(오행)생식을 처방하여 먹되 1일 3회를 생식으로만 하는 것과 또는 일반음식을 먹는다면 오행유형분류표에 의한 식품을 주식, 부식, 후식을 강력하게 실천하는 섭생법처방을 말한다.

1) 정경(正經)의 병이란?

일반적인 질병으로서 발병한 지 약 3~5년 정도로서 약한 통증, 발열, 부종이 나타나는 질병으로서 맥상과 정신적·육체적 증상이 비교적 동일한 질병을 말하며 크기가 기준보다 3배 이내의 크기를 가진 맥상을 말한다. 이런 질환은 개인별 체질과 병증에 맞게 1:1 맞춤식 체질(오행)생식을 기본으로 하거나, 침, 뜸이나 약, 식습관과 생활습관, 운동 등 단일처방으로도 치료되거나 치유시킬 수 있는 질병 상태를 말한다.

질병의 발생은 음양의 부조화로부터 발생한다. 오장육부의 상생 상극관계를 보면 음장부의 부조화로 인한 순환장애(질병)로 1년, 양장부의 부조화로 인한 순환장애로 1년, 상생관계의 부조화로 인한 1년이 소용되어 최소한 3년이 경과된 병을 의미한다.

※ 단 정신적·육체적으로 병든 증상이 사라지면(자연치유) 체질에 맞게(하루 한 끼 생식) 처방하여 섭생하도록 하여야 한다.

여기서 경락의 관계를 살펴보자.

음경락은 아래(발)에서 위(머리)를 향하여 흐르는 경락을 말하고, 양경락은 위(손 또는 머리)에서 아래(가슴 또는 발)를 향하여 흐르는 경맥을 말한다.

음경락은 두 가지로 구분해 볼 수 있다. 똑바로 서서 양팔을 위로 올린 상태라고 하였으니 발에서 시작하여 가슴이나 머리까지 올라오고, 잠시 쉬었다가 팔이나 머리에서 시작하여 팔을 지나 손끝까지 흐르는 것을 말한다. 그래서 발에서 시작하는 경락을 앞에 발 족(足) 자를 붙여서 구분하였고, 손에서 시작하는 경락은 손 수(手) 자를 붙여서 구분하였다.

도표를 통하여 음(陰)경락을 구분하면 다음과 같이 말할 수 있다.

( )강약을 나타냄

아래서 위로 오르는 경락	가슴에서 손끝으로	수태음(3)	폐장경	몸 앞쪽으로 흐름 -배/손바닥 쪽으로
		수소음(2)	심장경	
		수궐음(1)	심포경	
	발에서 가슴으로	족태음(3)	비장경	
		족소음(2)	신장경	
		족궐음(1)	간장경	

도표를 통하여 양(陰)경락을 구분하면 다음과 같이 말할 수 있다.

( )강약을 나타냄

위에서 아래로 내려가는 경락	손끝에서 머리로	수양명 (3)	대장경	몸 뒤쪽으로 흐름 -등/손등쪽으로
		수태양 (2)	소장경	
		수소양 (1)	담낭경	
	머리에서 발로	족양명 (3)	위장경	
		족태양 (2)	방광경	
		족소양 (1)	삼초경	

사람이 태어나면서부터 어느 경락부터 시작되고 어떻게 흐르는가를 알아보기로 한다.(한의학에서는 유주도라 부른다)

우리는 어머니 뱃속에서는 탯줄 즉 혈관을 통하여 산소와 영양공급을 받아서 생장해 왔다.(음적인 상태의 호흡이라 표현) 그러나 이 세상에 태어나면서 부터는 하나의 객체로서 폐호흡을 시작한다.

그러니 폐경락으로 부터 시작됨이 자연의 이치일 것이다. 그러면 폐경락부터 음/양의 어느 경락인지 알아보면 오르는 경락인지 내리는 경락인지 알 수 있다.

도표를 참고하면서 이해하면 쉽다.

음(陰) 경락이며 아래서 위로 흐르고 가슴에서 손끝으로 흐르는 수태음 (3)의 폐장경이라는 것을 알 수 있다. 여기서부터 시작하면서 오르면 내려야 하는 것이 자연의 순행(흐름) 이요 손끝에서는 다시 내려와야 하는 것이다.

자세하게 알아보기로 한다.

흐름순서	1	2	3	4
	폐	대장	위장	비장
음양경락	수태음폐경	수양명대장경	족양명위장경	족태음비장경
시작과 끝나는 부분	가슴~손	손~얼굴	얼굴~발	발~얼굴
기운의 크기	3	3	3	3

흐름순서	5	6	7	8
	심장	소장	방광	신장
음양경락	수소음심경	수태양소장경	족태양방광경	족소음신장경
시작과 끝나는 부분	가슴~손	손~얼굴	얼굴~발	발~얼굴
기운의 크기	2	2	2	2

흐름순서	9	10	11	12
	심포	삼초	담낭	간장
음양경락	수궐음심포경	수소양삼초경	족소양담낭경	족궐음간장경
시작과 끝나는 부분	가슴~손	손~얼굴	얼굴~발	발~얼굴
기운의 크기	1	1	1	1

12개의 음양경락의 흐름을 보니 음-양-양-음-음-양-양-음-음-양-양-음순으로 흐른다. 이는 가슴에서 손으로 손에서 머리로, 머리에서 다시 발로 내려오고, 발에서 가슴으로 흐르고, 가슴에서 손으로 오르는 것이 두 번, 내리는 두 번이기에 음음 양양으로 구성되었다.

그리고 12번째 간경이 다 흐르고 나면 어디로 흐르는가? 하고 의문이 생길 것이다. 이는 다시 1번 폐경으로 흐른다. 다시 보면 기운이 같은 것끼리 음양의 조화를 이루어 흐른다. 그래서 목(木)과 상화는 같이 음양의 한 쌍을 이루고, 화(火)와 수(水)는 음양의 한 쌍을 이루고, 금(金)과 토(土)는 한 쌍을 이루면서 우리 몸을 순환 하면서 우리는 살아가고 있는 것이다.

여기서 또 하나의 의문점을 알아보고 넘어가자. 왜 엄지손가락은 폐경락이 시작되고 엄지

발가락은 간경과 비경이 흐르는가에 대한 의문이다.

양(陽)으로서 가장 먼저 시작되는 장부인 음기가 가장 왕성한 태음경락인 폐경이 엄지에서 시작되면서 양손은 위로 올려놓았을 때를 보면 엄지손가락이 안쪽에 가게 된다. 그래서 양손의 엄지손가락이 폐경이 자리 잡고 있는 것이다.

또한 양 중의 음이기에 손바닥(음)으로 흐르고 양 중에 양인 2지로는 대장경이 흐르며 손등(양)으로 흐른다.

그리고 발가락의 엄지를 보면 발을 모았을 때 보면 안쪽이 음이니 음이 가장 왕성한 태음경 즉 족 태음비경이 엄지발가락 안쪽에 위치하여 흐르는 것이다. 그리고 음 중에 가장 약하고 음 기운이 소멸되어 가는 궐음경이 안쪽에서 소멸되기 위해서 엄지발가락의 내측은 가장 큰 태음이 지나가고, 외측은 가장 적은 궐음이 구성되어 있는 것이다. 이 경락의 구성을 보면 음의 끝은 양이요, 양의 끝은 음이 연결되어 있음을 볼 수 있고, 각각의 강약도 3→2→1→2→3이 음양을 교체되면서 쉴 새 없이 순환되고 있는 것을 볼 수 있다.

그러다 보니 우리 몸의 병은 하나의 장부에서 이상으로 발생하는 것이 아니라 모든 장부가 연결되어 있음을 알 수 있다. 이왕에 말이 나왔으니 질병의 종류와 왜 병이 깊어지고 하루아침에 고쳐지지 않는지를 알아보고 넘어 가기로 한다.

다시 한 번 알기 쉽게 정리하면 정경의 병이란?

우리가 일상적인 생활 속에서 발생하는 병으로서 즉 체질적인 불균형으로 인해 발생할 수 있는 병을 말한다. 이는 목형체질인 사람은 위장질환이 자주 발생하는 병을 말하는 것이다. 다만 이러한 질병이 양기가 부족해서 음장부에서 병이 발생하여 극(克)관계로 한 바퀴를 순환하는 데 걸리는 소요 시간이 1년이 걸린다(목극토-토극수-수극화-화극금-금극목/ 간장-비장-신장-심장-폐 순으로 병이 진행된다. 이는 상극관계로서 음장부의 병은 음관계로 진행되기 때문이다).

왜냐하면 극관계로 목-화-토-금-수를 한 바퀴 도는데 걸리는 시간이 1년(사계절)이 소요되기 때문이다. 음장부의 병에서 다시 양장부의 병으로 전환되어 한 바퀴 도는데 소요시간이 다시 1년이 된다(목극토-토극수-수극화-화극금-금극목/ 담낭-위장-방광-소장-대장 순으로 병이 진행된다. 이는 상극관계로서 양장부의 병은 양관계로 진행되기 때문이다). 그러다 보니 벌써 2년이라는 시간이 흘러갔다.

다시 생(生)으로 전환되는 시간도 목생화-화생토-토생금-금생수-수생목 시간이 1년이 걸린다.

체질적으로 즉 자연 발생적으로 생기는 질환이라 하여 그냥 방치해 둔다면 이러한 병이 3년 동안 서서히 진행된다는 이야기다. 이래서 정경의 병을 3년 방치해두면 다시 병이 깊이를 더해간다는 것이 바로 두 번째로 이야기 하는 기경의 병인 것이다. 체질에 맞는 1:1 맞춤식 체질생식으로 충분히 치유할 수 있는 질환들이다.

2) 기경(奇經)의 병이란?

발병한 지 약 3년이 경과하여 5~8년 정도 경과한 질병으로서 발열, 부종, 통증이 만성화되어 만성질환으로 분류하는 질환을 말한다. 맥상과 정신적·육체적 증상이 비교적 같기는 하나 맥상의 크기가 정경의 병보다 큰 4~5배의 크기를 갖는 것이 다르다. 병 발생기간이 오래 경과한 만큼 오랜 시간이 지나야 하는 질환들을 말한다. 맥상이 클수록 병이 깊다.

일반적으로 말하는 암, 고혈압, 당뇨병 등 각종 성인병들이 여기에 해당 된다. 이런 질환은 개인별 체질과 병증에 맞게 1:1 맞춤식 체질(오행)생식을 기본으로 하고, 침, 뜸이나 약, 부항 사혈, 식습관과 생활습관, 운동 등 보조요법을 병행 처방하여 치유시킬 수 있는 질병 상태를 말한다.

※ 단 정신적·육체적으로 병든 증상이 사라지면(자연치유) 체질에 맞게 처방하여(하루 한 끼 생식) 섭생하도록 하여야 한다.

다시 한 번 알기 쉽게 기경의 병을 정리한다.

기경의 병이란, 정경의 병을 3~5년 이상 방치한 후에 발생하는 성인병, 즉 생활습관병을 말한다. 서양의학적으로 말하면 평생 약을 먹으면서 관리를 받아야 하는 병을 말한다.

우리 몸에는 정경이라 하여 12개의 경맥(종으로 흐르고)이 흐르고, 특이한 낙맥(횡으로 흐르고)이라 하여 15개가 흘러 27경맥이 흐른다. 이에 의해 기혈이 전신을 구석구석 흐른다. 이 외에도 낙맥에는 별락, 부락, 손락이라는 세세 낙맥이 흐른다.

그런데 이런 경락에는 따로 기경 팔맥이라는 것이 있어 27경락에 구속되지 않는 작용이 있다.

이 기경팔맥이란 양유맥/ 음유맥, 양교맥/ 음유맥, 임맥, 독맥, 충맥, 대맥을 말한다. 이런 기경은 27경맥이 하는 일과 별도로 흐름을 가진다는 것이다.

쉽게 설명을 하면 경맥(주로 상하로 흐르는 것을 의미함)을 흐르는 기와 혈이 과잉된 경우 그 흐름을 순조롭게 하기 위해 낙맥(주고 좌우로 흐르는 것을 의미함)이 있다. 그래서 우리 몸은 바둑판처럼 온몸을 혈관을 통하여 피가 흐르고 있는 것이다.

예를 들면 병열(病熱)인 경우는 정경과 낙맥에 모두 병열이 가득해진다. 이때 기경이 넘치는 병열(病熱)을 받아서 해소시키는 역할을 하는 것이다.

예컨대 폐기운(양기가 부족한 상태를 말함＝몸이 차가운 상태임)이 약하면 외부에서 차가운 기운이 몸내부로 침투를 한다. 이러한 찬 기운이 몸에 들어오면 오한이 난다. 몸이 약한 상태라면 계속 오한이 지속되는 경우가 있지만 대부분은 우리 몸에 항상성이 있어서 따스한 기운(양기)이 찬 기운을 몰아내려고 노력한다.

이때 따스한 기운이 모여서 찬 기운을 몰아내려하는 장소가 태양경락(소장과 방광경)이다. 여기서 태양병이 되어 발열이라는 병증이 나타나게 된다.

태양경의 기운이 강해서 찬 기운을 이겨내면 해열되지만 찬기운이 기승을 부리면 기경까지 넘쳐나게 된다. 예를 들면 방광경의 열이라면 양교맥에 열이 넘쳐난다. 이렇게 해서 방광경의 열이 떨어진 후에도 양교맥에 열이 남아 어떤 병증을 나타나게 되는 것이다. 다른 기경팔맥을 활용법도 마찬가지다. 주로 열병이 회복된 후에도 어떤 안 좋은 상태를 계속 호소하는 경우에는 기경을 치료하도록 하는 것이 좋다. 특이한 것은 기경팔맥은 십이경락과는 다른 흐름이므로 한번 기경에 넘쳐난 기혈은 십이경에 되돌아오지 않는 다는 특징이 있다.

기경의 종류와 나타나는 병증에 대해서 알아본다.

정경맥	기경	나타나는 증상	치료혈
목경 (木經)	대맥	- 아랫배가 더부룩하고 허리가 무기력해지면서 아프다	족임읍혈
화경 (火經)	독맥	- 등이 딱딱해지면서 발부터 차가워진다.	후계혈
토경 (土經)	충맥	- 열이 오르고 배가 당기고 아프다. - 아랫배에서 가슴으로 무언가가 차오르는 것같이 되면서 심장의 두근거림이나 불안감을 호소하게 된다. 발작적으로 일어난다.	공손혈
금경 (金經)	임맥	- 배에 응어리가 생긴다. - 남자는 산통(疝痛:허리아래가 아픈 병)이 오고, 여자는 생리 불순/자궁근종이 된다.	열결혈

수경
(水經)
	양교맥	- 음이 이완(부족하다)되고 양이 급(急:융성하다) 해진다.
		  (양이 부족하면 기력이 없어지고 냉증이 되며, 융성해지면 열
		  기가 많아지고 불면증이나 두통이 생긴다.)
			신맥혈

	음교맥	- 양이 이완되고 음이 급(急)해진다.	조해혈
상화경 (相火經)	양유맥	- 발열과 오한이 생긴다. (손/발의 양경맥을 연결하고 있기에 발생)	외관혈

	음유맥	- 심장에 통증이 생긴다.
		  (수족의 음경맥을 연결하고 있어 혈행이 나빠지고 심장주변이
		  아프다.)
			내관혈

※ 산통(疝痛)이란? 현대의학용어로 말하면 담석통이나 신장결석 등으로 부터 악성종양의
  통증 등을 의미한다.

3) 사해(四海)의 병이란?

일반적으로 발병한 지 10년 이상 된 질환으로서 발열, 부종, 통증, 신경통 등이 오랜 시간
누적되어 아프기도 하고 안 아픈 것 같기도 하고 신경이 아주 예민해진 상태로서 비쩍 마른
체형을 가지고 있는 것이 특징이다.

약을 먹어도 아무런 효과가 나타나지 않고, 운동을 해도 아무런 효과가 나타나지 않는 것이
특징이다.

일반적으로 말하는 불치병이나 유전병을 포함하여 암, 고혈압, 당뇨병 등 각종 성인병들이

여기에 해당 된다.

이런 질환은 개인별 체질과 병증에 맞게 1:1 맞춤식 체질(오행)생식을 기본으로 하고, 침, 뜸이나 약, 부항사혈, 식습관과 생활습관, 운동 등 보조요법을 병행 처방하여 치유시킬 수 있는 질병 상태를 말한다.

※ 단 정신적·육체적으로 병든 증상이 사라지면(자연치유) 체질에 맞게 처방하여(하루 한 끼 생식) 섭생하도록 하여야 한다.

고대의서에 제시된 내용을 간략하게 요약, 정리해 본다.

사해(四海)라 함은 수곡해(水穀海), 혈해(血海), 기해(氣海), 수해(髓海) 이렇게 네 가지다. 이것은 사람 신체의 중요한 부위를 바다(海)에 비유하고 각 해의 질병 증상과 치료 방법을 제시하고 있다. 하나씩 세부적으로 알아본다.

① 수곡해(水穀海)란? (오행상 토)

위장은 음식물이 모이는 수곡의 바다이다. 수곡해가 실(實)하면 배가 부어오르고, 허(虛)하면 빈속인데도 음식물을 섭취할 수 없다. 이때의 치료혈은 기충(氣衝)과 족삼리(足三里)이다. 단맛이 부족하다.

② 혈해(血海)란? (오행상 토, 수)

충맥(衝脈)은 십이경맥의 바다이면서 혈해다. 혈해가 실(實)하면 몸이 무겁게 느껴지고, 아픈 부위도 없는데 기분이 나지 않는다. 허(虛)하면 몸이 야윈 듯한 느낌이 들고 아픈 부위도 없는데 가슴이 답답해진다. 이때의 치료혈은 대저(大杼), 상거허(上巨虛), 하거허(下巨虛)이다. 단맛과 짠맛이 부족하다.

③ 기해(氣海)란? (오행상 화, 토)

전중은 기가 모이는 기해이다. 기해가 실(實)하면 가슴이 답답하고 호흡이 곤란하고 얼굴이 붉어진다.

허(虛)하면 원기(元氣)가 없고 목소리에 힘이 들어가지 않는다. 이때의 치료혈은 아문(瘂門), 대추(大椎), 인영(人迎)이다. 쓴맛과 단맛이 부족하다.

④ 수해(髓海)란? (오행상 화, 수)

뇌(腦)는 수해이다.

수해가 실(實)하면 체력이 남아도는 느낌이 든다. 그 때문에 무슨 일에나 도가 지나칠 만큼 적극성을 띄어 질병에 걸린다.

허(虛)하면 머리가 어지럽고 귀울음증(이명) 증상이 나타나며, 하지가 저리고 현기증이 난다. 또한 몸에 힘이 빠져서 항상 눕고만 싶다. 이때의 치료혈은 백회(百會)와 풍부(風府)이다. 쓴맛과 짠맛의 부족이다.

위의 사해(四海)를 직접 응용해 보면 효과가 있다. 이때는 허실보사(虛實補瀉)의 원칙을 따라야 한다.

동양의학의 고전을 연구할 때는 기혈(氣血)의 생리를 이해하는 것이 가장 중요하다. 그리고 그 기혈이 어느 부위를 순환하는지 알아야 한다. 그런 다음에 기혈이 어떤 원인에 의해 허(虛)나 실(實)의 상태가 되었는지 망진(望診), 문진(問:물어보는것 診), 문진(문(聞:듣는것 診), 절진(切診)을 통해 확인하고 보사(補瀉)등의 치료를 해야 한다.

기혈(氣血)에 관한 내용을 간략히 정리한다.

- 위장은 음식물을 받아들여 소화, 흡수시키는 과정에서 위기(衛氣)를 만든다. 위기는 상초(上焦)에서 온몸으로 보내져 기육(肌肉), 뼈, 근육의 활동을 돕고 피부의 활동도 원활하게 만든다.
- 마찬가지로 위장에서 만들어진 영기(營氣:영양소)는 온몸 구석구석까지 이르러 진액의 조화를 도우면서 피를 만든다.
- 혈액의 흐름이 순조로우면 손락(孫絡),낙맥, 경맥이 충실해져 몸 안팎의 소통이 원활해진다. 그리고 기혈은 호흡에 의해 온몸을 순환한다.

따라서 기혈이 흐르는 경맥에 이상이 생기면 절진(切診)을 하여 그것을 확인하고 허(虛)한 경우는 보법(부족한 부분은 보충해주고), 실(實)한 경우 사법(넘치는 경우는 뽑아낸다)을 취해야 한다.

그런데 경맥이 한사(寒邪)의 침입을 받으면 그것을 몰아내기 위해 위기(衛氣:따스한 기운)가 모여든다.

위의 내용들을 보면 기와 혈에 대하여 정확하게 정리하기 어렵다. 현대 의학적으로 기(氣)를 정리하면 바로 정상 체온(體溫)이다.

체온이 낮으면 음식물을 먹어도 소화기능이 저하되고, 이로 인해 영양물질들의 흡수 능력이 저하되어 혈액생산을 할 수 있는 원료가 고갈되어 혈액을 생산할 수 없고, 이어서 온몸의 세포들에게 먹이를 공급할 수 없어 결국은 몸이 냉해지는 결과를 초래한다. 이렇게 되면 혈액순환장애가 발생하여 저체온이 된다.

이런 것을 동양의학에서는 기와 혈의 흐름이 막혔다고 표현한다. 바로 '기(氣)가 충만하다.'라는 것은 정상 체온을 가지면 면역력이 증강되어 질병의 침입을 막아 건강을 유지할 수 있다는 것이다.

4) 15낙맥의 병이란?

우리 몸이 오장육부와 연계된 15곳의 낙맥연결부에 기능이 저하되어 별락, 부락, 손락 등의 모세혈관부분에 혈액순환장애로 인해 발생하는 정신적·육체적 증상이 나타나는 특이한 질환을 말한다.

이 질환은 정경의 병이나 기경의 병과는 다른 형태로 나타나기에 식별하기가 혼란스럽다.

간단하게 정리한다.

순서	혈 자리	경락	실(實)할 때 증상	허(虛)할 때 증상
1	열결(列缺)	폐경	손저림과 열이 난다.	기지개, 하품, 소변이 절로 흐른다.
2	공손(公孫)	비경	장이 끊어지는 통증이 생긴다.	고창병, 기가 역상하면 곽란(癨亂)이 생긴다.
3	통리(通里)	심경	가슴이 치민다.	말을 할 수 없다
4	내관(內關)	심포	흉통이 있다.	머리가 아프다.
5	지정(支正)	소장	골근(骨筋)이 해이하고, 팔목이 늘어진다.	사마귀가 생긴다.

6	편력(偏歷)	대장	귀가 안 들린다.	이가 시리고 가슴이 마비된다.
7	외관(外關)	삼초	팔꿈치가 땅긴다.	행동이 부산하다.
8	비양(飛陽)	방광	코가 막히고 머리와 등가죽에 통증이 생긴다.	코피가 난다.
9	광명(光明)	담경	화가 치밀고 욕을 한다.	앉은뱅이가 된다.
10	풍륭(豊隆)	위경	행동이 미쳐 날 뛴다.	발을 옮기지 못하고 정강이가 나른하고 기가 역상하면 목구멍이 따끔거린다.
11	태종(太鐘)	신경	소변이 안 나온다.	허리가 아프다.
12	여구(蠡溝)	간경	음경이 늘어진다.	가렵고, 고환이 붓고, 토산불알이 생긴다.
13	회음(會陰)	임맥	뱃가죽이 아프다.	가렵다.
14	장강(長强)	독맥	척추가 아프다.	머리가 무겁다.
15	대포(大包)	비경	전신이 아프다.	백절(百節)이 풀어진다.

위의 증상들은 정경의 병 증상에 나타나지 않아 불치병이요 난치병이라고 하는 말을 하게 된다. 왜냐하면 원인을 모르면 고치기 어려운 질환이기 때문이다.

이렇게 앞에서 알아본 4가지 유형으로 질병의 형태를 구분하고 원인을 찾고 올바른 처방을 하는데 기준으로 활용한다.

여기서 주의해야 할 것은 질병이 치유되는 과정 중에는 "헤링의 법칙"이 적용된다는 것을 알아야 한다.

• 헤링의 치유법칙이란?

어떠한 질병이 치유되려면 질병이 발생하여 지금까지 진행되어 온 시간만큼의 소요시간이 지나야 질병이 소멸될 수 있다는 이론이다.

미국의 동종의학의 아버지라고 불리는 헤링은 치유가 되는 과정에서 나타나는 3가지 법칙을 발견하였다.

- 인간의 몸은 병을 외부화하는(밖으로 몰아내는) 방법을 찾는다.

내부의 심각한 수준으로 병이 발전하지 못하도록 피상적인 외부수준으로 밀어내려고 한다. 따라서 천식이 있는 사람은 치유과정에서 피부병을 만들기도 한다.

※ 동양의학적으로 보면 병의 침입은 피부를 통해서 침입을 한다는 것과 같으며, 즉 피부에 펼쳐 있는 별락, 부락, 손락 등의 모세혈관을 통해서 침습을 한 후에 경락을 통해 몸 안의 깊숙한 오장육부로 침습한다는 것과 같다.

그래서 사람의 몸은 병이 오장육부로 깊게 침습하지 못하도록 피부에 머무를 때 안에서 밖으로 밀어내려고 하는 현상이 나타난다는 것이다.

- 치유 과정은 몸의 위쪽에서 아래쪽으로 일어난다.

따라서 관절염이 있는 사람은 몸의 위쪽 관절부터 아래쪽 관절 순으로 낫는다는 것을 알 수 있다.

※ 동양의학적으로 보면 모든 병은 음(陰)에서 시작한다는 것과 같다. 즉 사람의 몸을 음양으로 구분한다면 상체는 양이요 하체는 음으로 구분한다. 하체중의 맨 밑에 있는 발에서부터 병이 시작되어 서서히 상체로 진전된다는 것이다. 즉 양 부분에서 먼 곳인 발이 차갑기 시작하면(수족 냉증) 병이 발생하기 시작한다는 것과 같다.

그래서 동양의학에서 강조하는 건강하려면 두한족열(頭寒足熱) 발을 따뜻하게 해야 한다는 말과 일맥상통한다. 몸이 건강해지는 순서가 병이 발에서부터 시작하여 상체로 올라갔으니 좋아지려면 최근에 발생한 부분부터 좋아진다면 상체에서 아래로 내려오면서 증상이 사라진다는 것이다.

아주 쉽게 설명하면 얼음이 발에서부터 얼기 시작하여 머리까지 얼었다면 윗부분에서 열을 가하면 윗부분부터 서서히 얼음이 녹기 시작하여 얼마간의 시간이 지나면서 얼음이 얼기 시작한 순서로 녹아내려간다는 것과 같다.

중요한 것은 발에서 얼음이 얼지 않도록 하는 것이 중요하다. 바로 예방이고 건강을 지키는 것이다. 그것이 바로 두한족열(頭寒足熱) 즉 발을 따스하게 한다면 몸에 병이 발생하지 못한다는 이론이다. 동양의학의 건강의 기본원칙을 알면 건강을 지킬 수 있을 것이다.

- 치유의 과정은 증상의 발현과정과 반대의 역과정을 밟는다.

따라서 최근에 나타난 증상이 일반적으로 제일 먼저 치유되기 시작한다. 그리고 치유과정 중인 사람은 이전에 겪었던 증상을 반대순서로 다시 겪게 된다. 앞서 설명한 얼음이 녹는 순서는 얼기 시작한 역순이 된다는 것을 이해하면 될 것이다.

정리하면 모든 치유는 안에서 밖으로, 머리에서 아래로, 그리고 증상들이 나타난 역순으로 이루어진다는 법칙이다.

예를 들어 병이 10년이 경과 되었다고 하면, 10년 동안 병을 치유해야 한다는 것이다. 그러나 인간의 몸은 식습관이나 운동습관을 변화시켜 단방이나 복합적인 처방을 한다면 어느 질환이던지 노력한 것에 대한 보상으로서 치유기간을 1/3로 줄일 수 있다는 점이다.

이것이 바로 동양의학에서 말하는 두한족열의 원칙을 지키는 것이 자연치유의 첫발걸음이라 할 수 있다. 단, 발을 따뜻하게 하는 조건이 형성될 때 치유기간을 1/3로 줄일 수 있는 것이지 발이 차가운 상태에서는 헤링의 법칙이 적용되지 않는다는 것도 알아야 한다.

동양의학이 가지는 특징 중에 하나가 서양의학처럼 즉효성을 가지는 것도 있지만 대개는 효과가 느리게 또는 본인은 아무런 증상을 느끼지 못하는 상태 하에서도 기혈(氣血)의 순환장애인 상하, 좌우, 안팎, 앞뒤의 불균형을 해소시켜 오장육부가 스스로 조화와 균형을 유지하도록 치유시키고 있다는 점을 알아야 한다.

• 인간의 건강이란?

WHO(세계보건기구)에서 말하는 건강이란 정신적, 육체적, 사회적, 영적(靈的)으로 건강함을 의미하지만 구체적이지 못하다.

그러나 동양의학에서 말하는 건강을 정리하면 다음과 같다.
- 내상정신이라 하여 정신적인 건강과 육체적인 건강의 조화가 이루어져야 한다.
- 계절의 변화에 적응하여 항상 정상 체온을 유지할 수 있어야 한다..
- 몸이 상하, 좌우, 안팎, 앞뒤가 조화와 균형을 이루어야 한다.
- 인영과 촌구맥 4곳의 맥상 크기가 거의 비슷해야 한다.
- 정상적인 체질 맥이 촉지되어야 한다.
- 먹은 음식에 따라 맥상이 변화해야 한다.

- 종합 정리하면,

　·오장육부(五臟六腑)의 조화와 균형을 유지한다.

　·음양(陰陽)의 조화와 균형을 유지한다.

　·한열(寒熱)의 조화와 균형을 유지한다.

　·허실(虛實)의 조화와 균형을 유지한다.

MEMO

8교시
자연(동/식물)과 인간의 음기(陰氣)와 양기(陽氣)

자연의 음양의 구분은 크게 지표면을 기준으로 지상은 음(陰)으로 지표면보다 낮으면 양(陽)으로 분류한다.

예를 들면 높은 산은 음이요, 바다는 양이다. 땅속으로 생장하는 근경(식물뿌리) 식물들은 양으로 분류한다. 그래서 높은 곳은 춥고 높은 산에는 만년설이 형성되어 있고, 여객기는 하늘 높이 약 만 피트 상공에서 시속 1000㎞/h로 비행하는데 그곳의 외부온도를 보면 영하 63도(-63℃)나 된다. 반면 땅속에는 뜨거운 마그마가 있어 화산이 폭발하는 이유다. 뜨거운 기운을 가진 마그마는 상승하는 기운을 가지기에 폭발을 하고, 하늘의 차가움은 눈과 비가 되어 내려오는 것이다.

음기와 양기는 항상 상대적이다. 주의할 것은 음 중에서도 음과 양이 구분되고, 양 중에서도 음과 양이 구분된다는 점이다. 어느 것이든지 음이나 양으로 국한시키면 안 된다. 항상 상대적 양면성을 가지기 때문이다.

음기(陰氣)의 변화는 음(陰)과 양(陽)의 균형(均衡)이 정상일 때만 가능하다. 그리고 양의 변화에 의해서만 음이 변화할 수 있다는 원칙이 적용된다.

예를 들면 사람을 기준으로 한다면 상체는 양이요, 하체는 음으로 분류한다. 상체(양/陽)에 의해서 하체(음/陰)가 움직인다는 이론이다. 알기 쉽게 말하면 머리가 지시하는 대로 발걸음을 옮긴다는 것이다.

모두 이해 갔는지 모르겠다. 또한 마음은 양이요 육체는 음이라 마음의 병이 나면 육체도 병이 난다. 그래서 모든 병은 마음의 병이라고 말을 하는 것이다.

앞서도 언급했지만 동의보감에 의하면 내상정신(內傷精神)이라 하여 "마음이 건강하면 육체도 병이 생기지 아니한다."는 말과 같다.

1. 자연의 음기와 양기(예)

음기(陰氣)	양기(陽氣)
차다	따뜻하다
움직이지 않는다./ 식물	움직인다./ 동물
밤	낮
여자	남자
물	불
크다	작다
둥글다	뾰족하다

이 외에도 일반적으로 대칭되는 것들은 모두가 음양으로 구분할 수 있다. 즉 상대성을 나타내는 것은 모두가 음양의 의미를 가진다.

여기서 음양론적으로 구분할 뿐이지 음이 양을 이긴다거나, 양이 음을 이긴다거나 하는 의미는 아니다. 서로 상대적이라는 것이다.

예를 들면 일반적으로 물이 불을 이긴다고 하지만 대형 산불 발생 시 물 한 컵으로 산불을 끄지 못하지만, 조그마한 촛불은 물 한 컵으로도 얼마든지 끌 수 있다. 여기서는 어느 것이 우위에 있느냐를 따지는 것이 아니라 어느 것이든 간에 상대적인 것이 존재한다는 것으로 이해해야 한다.

2. 동물의 음기와 양기(예)

음기(陰氣)가 있다.	양기(陽氣)가 있다.
행동이 느리다	행동이 빠르다
뚱뚱하다	말랐다
덩치가 크다	덩치가 적다
날지 못한다.	날아다닌다.

동물의 음양도 상대성을 가진다. 치타가 빠른 동물이라 할지라도 새보다 느리다. 동물끼리 음양을 논할 때는 치타가 양으로 분류되지만 조류와 비교 시는 음으로 분류된다. 동종의 경우를 비교 시는 빠르고 느린 것 것에 대해 음양을 구분하기 쉽지만, 다른 종과 비교 시는 다른 상대적인 음양론을 가지고 비교해야 한다.

즉 크게 음양으로 구분하고 음 중에서도 음양이 또 나뉠 수 있고, 양 중에서도 또다시 음양으로 나뉠 수 있다는 점을 알아야 한다.

동물의 체형을 가지고 음양을 구분할 때는 체형이 작은 것이 양으로 분류한다. 많은 움직임을 가지기 때문이다. 많은 움직임을 가진다는 것은 그만큼 에너지가 많이 소비되고 열이 발생할 수 있기 때문이다.

열이 발생한다는 것은 항상 따스함을 유지할 수 있어 사람이 먹을시 몸에서 체온을 빼앗아가지 않기 때문에 정상 체온을 유지할 수 있는 여건이 된다. 그래서 사람의 체온을 빼앗아가지 않는 먹을거리는 양기가 많다 하고, 먹었을 때 사람의 체온을 빼앗아 가는 먹을거리는 음기운이 많은 먹을거리로 분류하는 기준이 된다.

3. 식물의 음기와 양기(예)

음기(陰氣)가 있다.(예)	양기(陽氣)가 있다.(예)
곧게 자란다.(대나무)	넝쿨로 자란다.(칡덩굴)
잎이 넓다.(머위)	잎이 좁다.(부추)
지상으로 생장한다.(배추)	땅속으로 생장한다.(마)
둥글다.(감자)	길쭉하다.(우엉)

식물은 크게 네 가지 유형으로 분류할 수 있다.

1) 음지(陰地)식물과 양지(陽地)식물로 구분한다.
- 음지에서 생장하기 위해서는 화기운을 많이 가지고 있어야 한다. 그래서 양기가 많은 식물로 구분한다. 예를 들면 높은 산 추운 곳에서 자라는 식물은 강한 생명력과 양기를

가지고 있다.

예를 들면 깊은 산속 높은 고도에서 캐는 산삼이, 고도가 낮은 밭에서 생장한 인삼보다 값이 비싼 이유다. 인삼이 가지고 있는 주성분인 사포닌의 함량을 보면 밭에서 재배한 인삼이 산삼보다 훨씬 많다.

그런데도 굳이 산삼을 찾는 이유는 보이지 않게 가지고 있는 양기운이 있기 때문이다. 이러한 양기운은 우리 몸속에 들어가면 몸을 따뜻하게 하는 기운이 작용하기 때문이다.

한가지 더 예를 들면 음으로 분류되는 물에서 생장하며 밤에 피는 연꽃은 열상 장비로 보면 붉은 빛의 열을 발생하고 있는 것을 알 수 있다. 그러나 낮에 육지에서 피는 꽃은 열을 발생하지 않는다. 그래서 음지에서 생장하는 식물은 양기운을 가지고 있고, 양지에서 자라는 식물은 음기운을 가지고 생장 한다. 그래서 자연은 음양의 조화를 이룬다고 할 수 있다.

골리수(骨利樹/ 일명 고로쇠)라는 물이 왜 뼈에 좋은 물인가?

골리수는 고도 600m이상의 단풍나무과로서 잎이 5~7개로 물갈퀴처럼 난다. 수분은 중성(ph 5.5~6.7)에 가깝다.

동양의학적으로 보면 높은 곳(음)에서 생장하기에 양기운을 가득 담고 있고, 잎이 5~7는 홀수로서 양기운을 가진다. 높은 곳에서 생장할수록 우리 몸의 깊은 곳에 좋은 영향을 준다. 우리 몸속의 가장 깊은 곳에 있는 것이 음 중의 음은 신장을 의미하고 신장이 뼈와 연관이 있기 때문에 골리수라 한 것은 일리가 있는 말이다. 또한 이러한 골리수의 수액은 붉은색을 띄는 연산홍(진달레꽃)이 피면 수액이 더 이상 나오지 않는다. 수액은 오행상 수(水)요, 붉은색의 진달래는 오행상 화(火)로서 수극화(水克火) 조화와 균형이라 할 수 있다. 화기운(불기운)이 강하면 물이 마르기 때문이다.

2) 직선(直線)으로 곧게 자라는 식물과 곡선(曲線)덩굴로 자라는 식물로 구분한다.

　- 식물은 두 가지 형태로 자란다. 하나는 곧게 하늘을 향해 자라고 다른 하나는 옆으로 또는 하늘을 향해 자라지만 덩굴형태로 줄기를 감아 오르면서 자라는 식물이 있다.

곧게 오르는 것은 음기가 많은 것이요, 줄기나 덩굴을 형성하면서 자라는 식물은 양기를 가진다고 분류 한다.

왜냐하면 곧게 자라는 성질의 식물은 음성기운이 많기에 햇빛을 받기위해서 곧바로 자라기 때문이다.

양기가 많다	음기가 많다
곡선/덩굴로 자란다.	직선으로 자란다.

그러나 옆으로 자라는 식물도 햇빛을 필요로 하지만 직선으로 자라는 식물에게 햇빛을 양보해도 살아갈 만큼 양기운을 가지고 있다고 보는 것이다. 그래서 실제로 보약으로 활용하는 식물들 중에는 줄기나 덩굴로 자라는 식물들이 많다. 이러한 식물의 양기가 모이는 뿌리를 약재로 많이 활용하는 것도 이유가 있다. 물론 직선식물도 약재로 활용한다. 이런 것이 음성 기운이 많아 질병이 발생한 사람에게는 양성 기운의 약재를 쓰고, 양성기운이 많아 질병이 발생한 사람에게는 음성 기운의 약재를 활용하여 음양의 조화와 균형을 이루도록 하는 것이 동양의학의 기본인 것이다.

예를 들면 음성기운이 많아 병이 난 사람은 양성기운(덩굴식물)이 있는 약재를 쓰고, 양성기운이 많아 병이 난 사람은 음성기운(직선식물)이 많은 약재를 활용하는 것이 음양론이다.

3) 잎이 좁은 식물과 잎이 넓은 식물로 구분한다.
 - 잎이 넓은 식물과 잎이 좁은 식물역시 상대성을 가진다. 잎이 좁은 것은 양기운이 많고, 잎이 넓은 것은 음기운이 많다고 분류한다.

예를 들면 솔잎에 비하면 부추 잎은 넓다. 부추 잎에 비하면 솔잎이 양기가 많다고 할 수 있다. 그러나 넓적한 호박잎에 비하면 부추 잎이 좁아 양기가 많다.

구분	양기가 많다	음기가 많다
뾰족한 잎의 음양 구분	솔잎	부추 잎
넓은 잎과 뾰족한 잎의 비교	부추 잎(뾰족하다)	호박잎(넓다)

위의 도표에서 보는 것처럼 상대성을 가진다는 것이다. 단일적인 성격으로 단정 지으면 안된다는 점이다.

가장 중요한 것은 사람의 음양성질을 판단하는 것이 우선이고, 이러한 음양에 맞게 식물의 음양기운을 고려하여 음양의 조화가 이루어지도록 조치하는 것이 건강을 유지하는 것이다.

4) 땅에 바짝 붙어서 자라는 식물(질경이)과 지상으로 높게 성장하는 식물(해바라기)로 구분한다.

- 지표면을 기준으로 지상으로 높이 오를수록 음기가 강해진다.

반대로 땅속으로 자라는 뿌리는 양기운이 많다. 그래서 지상으로 생장하는 거의 모든 식물들은 땅에 뿌리를 내리고 생장하기에 음양의 기운을 모두 가지고 있다.

그래서 어떤 식물이던 간에 사람이 먹을 수 있다. 그러나 사람의 음양 기운의 많고 적음에 따라 식물의 음양을 고려하여 음양의 조화와 균형을 유지할 수 있도록 음식을 섭취하는 것이 건강을 지키는 것이다.

다시 돌아와서 땅에 납작하게 붙어서 옆으로 생장하는 식물일수록 사람에게 유익하다 할 수 있다. 모두가 그런 것은 아니다.

음성기운이 많은 사람에게는 좋은 먹을거리지만 양성 기운이 많은 사람에게는 반대의 효과를 가진다. 항상 음양론은 양면성이 있기에 사람의 음양을 고려하여 활용하는 것이 최선의 지혜라 할 수 있다.

예를 들면 질경이, 오행초(쇠비름), 토끼풀, 할미꽃 같이 땅에 착 달라붙어 자라는 것은 양기가 많은 식물이다. 그러나 해바라기처럼 키가 큰 식물들은 음성기운을 가진다.

양기가 많은 식물은 바로 조리해서 먹을 수 도 있지만 음성 기운을 가지는 식물들은 양기를 보충(건조)해서 먹는 것이 좋다.

앞서도 언급했지만 지상의 모든 먹을거리들은 사람의 음양을 고려하여 음양을 맞출 때 건강을 유지하는 것이지, 남이 좋다고 하여 또 외국에서 수입해서 좋다고 하여 마구잡이식으로 먹는 것은 어리석은 섭생법이고 질병을 부르는 잘못된 식습관이라 할 수 있다.

4. 사람의 음기와 양기(예)

음기(陰氣)가 있다.	양기(陽氣)가 있다.
행동이 느리다	행동이 빠르다
아픈 곳이 있다	아픈 곳이 없고 건강하다.
덩치가 크다	덩치가 적다
웃지 않는다.	웃음이 많다.

사람역시 상대성을 가지고 있다 볼 수 있다. 그러나 사람은 개개인이 가지는 특성이 다르기에 특별하게 상대성을 가지지 않는다. 사람은 단순하게 음성 / 양성 체질과 오행 체질로 구분한다. 왜냐하면 자연은 음양론에 대한 상대성을 가지지만 사람이 주체가 되기에 기준이 올바르게 설정되어야 하는 점을 볼 때 사람은 음양오행론에 대한 기준점으로 활용되어야 하기 때문이다.

사람은 음양오행체질의 상대성을 가질 수 있으나 각자의 특성을 고려 시 각자가 기준점이 됨을 알아야 한다.

모든 음양의 시작은 사람을 기준으로 구분하고 활용되어야 한다는 점이다.
예를 들면 **토형은 토형이지 다른 체형과 비교 시 금형체질로 변화되지 않는다는 것이다.**

사람이 목형인 경우 부족한 토기운을 자연의 동식물들 중에서 토기운을 가진 먹을거리들을 먹음으로서 이를 보충하는 것이다. 이렇듯이 모든 것의 기준은 사람의 음양오행체질을 기준으로 삼아야 한다. 이것이 오행상생상극화도의 활용이다.

이 오행 상극화도를 이용할 줄 아는 동물은 오직 사람뿐이기 때문이다. 다른 동식물들은 자연스럽게 상생상극화도 대로 살아가고 있기에 별 문제가 되지 않는다.
사람은 자연과 각자가 가지고 있는 특질을 잘못 이용하고 역행하고 오류를 범하기에 다양한 질병이 발생하는 것이다.
한편으로는 이러한 역행을 스스로 하고 이로 인해 발병하는 질환을 해소하는 노력을 하는 것을 보면 어리석기도 하다. 만물의 영장이라고 하는 사람이 자연을 거스르고 이를 치유하려는 두 가지 양면성을 가지고 있음에 놀랄 때가 많다. (이것도 음양론인지 잘 모르겠다.)

사람이 만물의 영장이 아니라 동식물과 같이 자연의 한 부분으로서 자연이 순리대로 살아가는 것이 가장 바람직하다 하겠다. 그래서 어느 성현이 말을 했던 것이 생각난다.

상선약수(上善若水)라고 "인생은 물 흐르는 것처럼 사는 것이 가장 좋다."라고 한 말의 의미를 이제야 알 것 같다. 건강하게 100세를 살아가려면 자연이 부르기 전에 자연으로 돌아가는 지혜가 필요할 것이라 본다.

앞서 기본적인 음양체질에 관한 내용들을 알아보았다. 자연과 사람의 정신과 육체적인 분야에 대하여 동양의학의 기본인 오행속성표를 참고하면서 왜 이렇게 구분했을까 하는 문제의식을 가지고 연구하면 짧은 시간 안에 자연과 함께하는 맛을 느낄 수 있을 것이다.

· 대화식으로 알기 쉽게 설명한다.

자연-정신-육체-맥상-식품 순으로 설명하고, 이어서 상생상극관계를 도표를 통하여 설명하고 있다.

오행속성표 설명 및 토의를 통하여 이해 숙지함으로써 지금까지 앞서 배운 음양/오행론의 이해여부를 종합적으로 확인하고 부족한 부분을 보완하며, 앞으로 진행할 음양/오행론의 순조로운 학습활동을 위해 설명하고 이해시켜 학습 효과를 높인다.

<자세한 강의 및 토의내용은 다음 편에 자세하게 수록하기로 한다.>

區分		木(간/담)	火(심/소)	土(비/위)	金(폐/대)	水(신/방)	相火(면역)	備考
自然		봄	여름	삼복	가을	겨울	환절기	年
		동	남	중앙	서	북		方向
		風	熱	濕	燥	寒	火	大氣
		靑푸른색	赤붉은색	洪누런색	白하얀색	黑검은색	光	조명
		緩(늘어짐)	散(흩어짐)	固(단단함)	緊(긴장)	軟(부드럼)	力(힘)	作用
		짐승	새	인간	곤충	물고기		동물
		식물	짐승	인간	광물	액체	광채	萬物
精神		呼(호통)	笑(웃음)	歌(노래)	哭(울음)	呻(신음)	흐느낌	怪性
		怒(분노)	喜(기쁨)	思(생각)	悲(슬픔)	恐(공포)	不安	狂氣
		仁	禮	信	義	智	能	人格
		色(색감)	感(감성)	味(맛)	臭(냄새)	聲(소리)	氣	機能
		계획	기억	상상	조직	개발	응용	두뇌
		문필	예체	농공	무공	과기	상업중계	직업
		소설	시	행정	교육	계획	문법	문학
		작전	전투	강화	독재	무기	기회	전쟁
肉體		눈	혀	입	코	귀		五觀
		근육	혈액 혈관	비계	피부	뼈/골수	신경	肉體
		목	얼굴	배	가슴	허리	생명	몸통
		고관절	팔꿈치	무릎	손목	발목	어깨관절	관절
		발	윗팔뚝	대퇴부	아래팔뚝	정강이	손	사지
		눈물	땀	개기름	콧물	침	한열	분비물
		손발톱	혀	입술	체모	머리털	표정	
		한숨	딸꾹질	트림	재채기	하품	진저리	반작용
		목구멍	혀	입술	입천장	치아	말	입
		검은자	실핏줄	눈꺼풀	흰자	동공	시력	눈
		콧등	목간	코끝	미간	코밑	냄새	코
		엄지	검지	중지	약지	소지	손등	손
		1지	2지	3지	4지	5지	발등	발
		대맥	독맥	충맥	임맥	교맥	유맥	기경
		간/담경	심/소경	비/위경	폐/대경	신/방경	포/삼경	정경
脈		弦(현맥)	鉤(구맥)	洪(홍맥)	毛(모맥)	石(석맥)	鉤三	玖
食品		신맛	쓴맛	단맛	매운맛	짠맛	떫은맛	無味
		팥	수수	기장	현미	검은콩	옥수수	6곡
		부추	근대	미나리	파	미역	오이	6채
		개	염소	소	말	돼지	양	6축
		자두	살구	대추	복숭아	밤	토마토	6과
		식초	술	설탕	박하	소금	백반	조미
		땅콩	도라지	고구마	양파	마	감자	근과

MEMO

9교시
질병 발생의 원인과 문제점

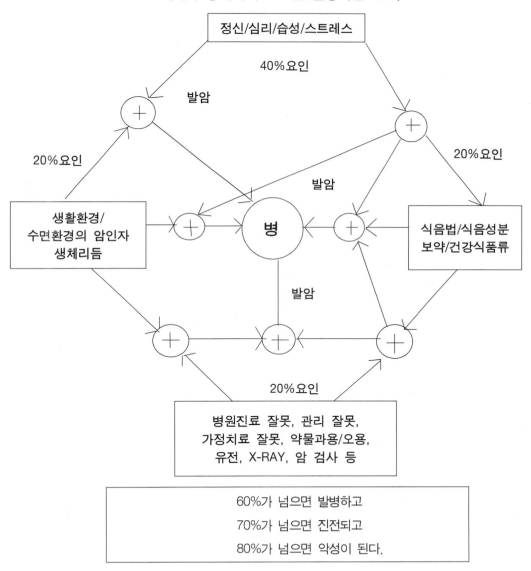

병 이런 경우에 발생한다.

(의학 통계학적으로 본 발병기전 도표)

정신/심리/습성/스트레스

40%요인

발암

20%요인

20%요인

생활환경/
수면환경의 암인자
생체리듬

발암

병

식음법/식음성분
보약/건강식품류

발암

20%요인

병원진료 잘못, 관리 잘못,
가정치료 잘못, 약물과용/오용,
유전, X-RAY, 암 검사 등

60%가 넘으면 발병하고

70%가 넘으면 진전되고

80%가 넘으면 악성이 된다.

(세계 암 과학자 소사이어티 작성)

세계의 의학자들이 보는 병발생의 원인을 알아본다. 우리는 크게 잘못된 식습관이나 생활습관이라고 말하고 있다. 세계의 사람들이 말하는 내용을 보면 다음과 같다.

크게 보면 네 가지로 구분한다.(백분율 기준)
1) 정신(精神)/심리(心理)/습성(習性)/스트레스(40%)
2) 식음법(食飮法)/식음성분(食飮成分).
   보약(補藥)/건강식품(健康食品)류(20%)
3) 생활환경/수면환경, 암 인자, 생체리듬(20%)
4) 병원진료 잘못, 관리 잘못, 가정치료 잘못, 약물과용/오용, 유전, X-RAY, 암 검사(20%) 등이 발병의 원인이라고 지적하고 있다.

위의 도표에서 보는 것처럼 예를 들면 1)+2), 1)+3)+4) 등 하나 이상의 복합적인 사항들이 어우러지면 병이 발생한다는 것이다. 숫자로 표현한다면 60%가 넘으면 발병하고, 70%가 넘으면 진전되고, 80%가 넘으면 악성이 된다.

즉 1)+2)라면 1) 정신(精神)/심리(心理)/습성(習性)/스트레스(40%) + 2) 식음법(食飮法)/식음성분(食飮成分), 보약(補藥)/건강식품(健康食品)류(20%)를 합하면 60%를 넘는다. 이렇게 60%를 넘는 상황이 되면 우리 몸에서는 질병이 발생한다는 것이다.

그리고 70%가 넘으면 병이 활성화되기 시작하고, 80%가 넘으면 악성(惡性)이 되든가 아니면 불치의 병 단계로 넘어가는 상태가 되든가 아니면 암이 확산된다고 정리하는 것이다.
이와 병행해서 추가한다면 우리 몸은 체온을 가지고 있다. 몸이 혈액순환장애가 발생하여 저체온이 된다면 암을 비롯한 대사 장애가 발생하여 질환이 발생한다는 것도 염두에 두고자 한다.

어떻게 보면 "원인 없는 병은 없다."라고 말할 수 있겠다. 현대의 질병은 단순히 인체에 세균의 침입에 의해서만 생기는 것이 아니다.
게다가 "원인 없는 병은 없다"는 사실을 의사나 환자, 일반인까지도 분명히 알고 있으면서도 그 원인을 제거하지 않은 채 병을 치료하고 있다는 것은 비극적인 일이라 할 수 있다.

현대병은 여러 가지 병의 원인으로 설명할 수 있다. 다만 그 병의 원인을 파악하지 못하고 있기에 적절한 맞춤식 대처방안을 찾지 못하고 있거나, 다른 대처방안을 고려하는 것도 하나의 원인이라 할 수 있다.

이 세상에는 서구의학자나 병리학자, 영양학자들이 말하는 것과는 다른 곳에 발병의 원인이 있을 수 있다는 것이다.

그것이 앞서 말한 크게 네 가지로 나눌 수 있다.

다시 한 번 정리하면 1) 정신/심리적인 요인 2) 환경적 요인 3) 대중요법의 오용 요인 4) 식음적(食飮的) 요인이라고 정리할 수 있다. 이러한 네 가지가 때로는 한두 가지, 때로는 두 개 이상의 요인이 복합적으로 얽혀서 병을 발생시킬 수도 있다는 것이다.

하나씩 정리해 본다.

1) 정신/심리적, 습성적인 요인

"마음의 병"이라고 하는 말이 있다. 마음먹기에 따라 병이 발생하기도 하고 병이 발생하지 않을 수도 있다는 것이다. 이것은 우리가 마음먹기에 따라서 주변의 모든 것들이 달라질 수 있다는 것이다. "말 한마디로 천 냥 빚을 갚는다."는 말이 있듯이 말이다.

현대사회에서는 질병의 원인을 잘 알지 못할 것 같으면 신경성이네요, 스트레스가 많네요! 하고 뭉뚱그려서 진단하는 경향이 많다.

병의 원인을 잘 모른다는 것이다.

칸델과 슈바르츠는 "격노(激怒)함이 생체(生體)의 모든 생리작용을 2시간 동안 착오시키고, 2시간 동안 온화시켜, 2시간 동안 잉여 산소를 만드는데 이것은 면역능력을 약화시키고, 호르몬 체계에 이상을 초래 한다"고 말하고 있다.

증오심(憎惡心)과 공포심(恐怖心)은 면역능력과 호르몬 체계에 대 혼란을 초래한다. 기(氣) 막힘(동양의학에서 말하는 따스한 기운이 돌아야 상하순환작용을 하는데 그런 순환 활동이 이루어지지 않는 상태를 의미하고, 현대에서 말하는 대사 장애라고 하는 암, 고혈압, 당뇨병,

고지혈증, 비만이 발생하는 원인으로 작용할 수 있다.)과 울화(鬱火: 무엇인가 소통이 안 되고 안에서 막히는 것을 의미)는 생체전자기 체계에 대 혼란을 초래하여 돌연변이적인 체내 화학작용을 유발하기도 한다.

또 미국의 슬론 메모리얼 병원의 의사인 사이몬은 인간관계에서의 스트레스는 갑상선암, 간암, 장암, 위암과 관계가 있음을 밝혔다. 업무에 의한 스트레스는 비타민 체계에 대혼란을 가져오기도 한다.

이와 반대로 사람과 따스한 열성은 면역능력을 높이고, 효소작용체계와 호르몬 신호체계의 정상화를 가져온다. 또한 종교적인 신앙심과 신념도 면역력을 높이고 호르몬 체계를 안정시켜 항암능력을 배가하여 치료의 성공률을 높이는 것으로 밝혀졌다.

그러므로 정신을 평안하고 차분하게 하면서 부드러운 마음을 가져야만 암에 대한 공포로부터 벗어날 수 있고 그래야만 치유가 가능해지는 것이다.

이러한 정신, 심리, 습성적인 면을 일상생활에서 보면 정신을 맑게 가지면 육체도 맑아지면서 질병이 발생하지 않는다. 머리가 맑아지려면 산소량이 풍부한곳에서 생활을 해야 한다. 바로 산속이나 바닷가에서 생활을 하는 것이다. 이 두 곳은 대도시의 산소량 **20.99%**와 다르게 약 **23%**의 산소를 가지고 있어 마음이 맑아지면서 육체도 건강해지는 효과를 얻을 수 있다. 체내에 산소량이 부족해지면 혈액순환장애가 발생하면서 다양한 질환이 발생하기 때문이다.

항상 불안, 초조, 긴장된 생활을 한다면 흉선 암이나 림프샘 암, 전립선암 등이 발생한다는 결과도 있다. 또한 월요일형 고혈압 환자나 홀시아버지를 모시고 사는 젊은 며느리의 생활습관이 오랫동안 지속되면 척수종양이 발생하고, 홀시어머니를 오랫동안 모시면 대장암이 발생하기도 한다. 이렇듯이 마음과 심리적인 면도 암을 비롯한 질환발생의 중요한 큰 몫을 차지하고 있다는 점을 알 수 있다.

2) 환경적 요인

현대사회는 역사 이래로 가장 열악한 환경 속에서 살아가고 있다. 시멘트 건물, 정제소금, 각종 첨가물, 화학 합성물, 전자 장비, 자동차, 각종 기름과 튀김류 음식들, 의약품, 방사선 노출, 등 모든 것이 인간의 생존을 열악하게 만드는 요인이다.

예를 들면 자동차가 정지할 때 발생하는 석면 가루가 인체에 들어가면 폐에 엄청난 문제를 발생시킨다. 벽지나 장판, 또는 바닥재 부착 시 활용하는 포름알데히드 같은 발암물질은 기관지나 신장 및 간장을 기능을 저하시키는 요인으로 작용할 수 있다.

그 뒤에 숨어 있는 곰팡이류는 천식, 해소, 두통, 폐 질환 및 폐암을 유발시킬 수도 있다.

환경인자 중에서 발암성이 높은 것으로는 대체적으로 다음과 같은 것들이 있다.

① 전기담요, 전기요, 전기온돌, 휴대폰, 전화기, 가습기 같은 인체와 아주 가까운 거리에서 사용하는 전자파 발생원이다.
② 전자레인지, LNG오븐 같은 조리장치
③ LNG보일러, 시멘트 같은 다량의 라돈가스와 방사선의 발생원
④ 의료기기와 실험기기에 쓰이고 아무렇게나 버려지는 코발트 같은 방사선물질
⑤ 송신소의 고압 이온과 전자레인지의 전자기파 발생
⑥ 머릿속의 온도를 높이는 고주파 발생원과 할로겐 전등
⑦ 혈액순환에 이상을 초래하는 3.5헤르츠파
⑧ 췌장에 타격을 주는 15헤르츠파
⑨ 연수, 심장, 신장, 대장에 이상을 주는 정전기
⑩ 안구건조증이나 피부 건조증을 유발하는 실내 전자기파
⑪ 인체면역능력에 손상을 주는 전자기
⑫ 위벽을 파괴시키는 60데시벨 이상의 소음과 많은 전자기파
⑬ 폐암과 천식을 유도하는 곰팡이
⑭ 폐암을 일으키는 석면 가루를 뿜어내는 자동차 브레이크 라이닝
⑮ 방광암을 유발하는 석유화학가스(벤지딘) 등에 노출되고 있다는 점이다.

쉽게 말해서 전자기파가 인체에 미치는 영향을 보면 (1평방미터당 마이크로 와트) 핸드폰 사용 시 약 4,510마이크로와트를 받고, 자동차 운전 시에는 약 7,008마이크로 와트를 받는다. 운전하면서 핸드폰을 사용한다면 약 11,518마이크로 와트의 전자기파를 노출된다는 점이다.

하나 더 알아보면 각 가정에서 자주 활용하고 있는 전자레인지는 전자기파가 수분을 충돌시켜 그 열로 음식을 데우는 기기다. 전자기파가 유방(지방+수분)에 닿으면 지방분자끼리 엉

켜 유선이 막히고 이런 생활습관이 오래도록 하다보면 암 발생의 원인으로 작용하게 되는 것이다. 젊은 여대생이 유방암이 발생한 경우를 들여다보면 전자기파의 무서움을 알 수 있을 것 같다. 혼자서 생활을 하다 보니 먹다 남은 반찬이나 먹을거리들은 냉장고에 넣어 보관하다가 집에 돌아와서 식사를 하고자 할 때 어쩔 수없이 간편하게 해동할 수 있는 전자레인지를 가동하게 된다. 이때 가슴이 노출되는 것을 대수롭지 않게 생각했지만 오랜 시간이 지나면서 유선의 문제가 발생하여 유방암이 발생하는 결과가 나타난 것이다.

이렇게 우리가 잘 알지 못하는 모든 것들이 모두 발암 물질이라는 것이다. 이러한 생물학적, 화학적, 전자기적 또는 물리적인 것들이 주변에 있다고 하여 모두가 병이 발생하는 것은 아니다. 다만 그 농도가 더 짙어 갈 때 우리 인간은 병이 발생하는 것이다. 즉 우리가 평소 들어보지 못한 것들은 모두가 독이라고 생각하면 될 것이다.

인간이 만든, 즉 인위적인 것에서부터 발생하는 것들과 다른 인생을 살아가는 산간벽지나 오지에서 생활하는 소수민족들은 현대화된 사람들과는 다른 질병체계를 가지고 있고, 그들은 어떠한 자연의 약을 가지고도 병을 얼마든지 치유시키면서 건강하게 잘 살아가고 있다.

인간이 살아가면서 원시적인 생활을 하지 않고는 앞서 말한 주변의 발암 물질들로부터 자유로워 질수가 없다. 그러나 밖으로는 가능한 인체에 생리적으로 또는 인간중심의 생활환경을 만들고, 안으로는 축적된 발암물질의 독성을 제때에 배출하거나 제거하는 것이 중요하다 하겠다.

인간이 할 수 있는 제거활동으로는 대소변으로 배출하는 것이고, 땀, 호흡조절, 수혈, 각종 요법들(마사지, 대체적으로 민간요법위주의 클리닝이나 약물에 의한 클리닝)이 있지만 가장 효과적이고 부작용이 적고 안전한 것은 인간의 본래 가지고 태어나 생리적 제독의 활용이라 할 수 있다.

3) 대증요법의 오용 요인

현대 의학은 나날이 발전에 발전을 거듭하고 있다. 불과 40~50년 전부터 현재에 이르기까지 발전한 것이 과거 수 백 년에 걸쳐 발전한 것보다 더 발전한 것 같다. 현대는 매일매일이 발전된다고 보면 될 것이다. 아니 오늘의 최고라고 하던 것이 내일이 되면 폐기되고 새로운 치료 방법이 나오고, 매일매일 나오는 치료 방법들은 마지막 완성 단계에 있는 것이 아니라 더 보다 나은 치료 방법을 위한 발전하고 있는 단계라고 보면 될 것이다.

즉 병의 근본 원인과는 관계없이 겉으로 나타나는 증세만 치료하는 대증요법에 대한 생각들은 시간이 지남에 따라 다양하게 변화 할 수 있다는 것이다.

다만 아쉬움이 있다면 전문가로 공인받은 의사나 약사 등 의료계종사자 조차 짧은 시간동안에 습득된 의학지식이 빠르게 변화하는 현대사회에 속에서 사람보다는 쥐 같은 동물을 대상으로 학습을 경험했다는 것이다.

그래도 다행인 것은 2012년 5월에 스웨덴의 잔 스탠슨 교수팀이 발표한 인간 3,681명을 대상으로 소금이 인체에 미치는 영향에 대한 8년간의 추적 관찰 결과들이 지금까지 인간이 아닌 쥐나 동물을 대상으로 한 결과들이 얼마나 잘못된 것인가를 밝혀주어 의료계에 충격을 주었다.

그런데 이 보편화 되고 획일적으로 믿고 있는 의학 상식의 출발은 서양의학에 한정되고 있다는 것이 문제다. 전 세계 60억 인구가 각기 다른 곳에서 각기 다른 먹을거리들을 먹으면서 생명을 유지해오고 있으니 약 처방 또한 모두 각 개인에 맞게 처방하는 것이 가장 효과적인 처방임을 어린아이도 알 것이다.

그러나 요즘은 어느 한곳에서 실험용 쥐나 동물의 실험 결과를 대상으로 발견해낸 치료 방법이 인정되면 거의 동시에 전 세계에 전파되고 전 세계적인 지배 학설로 전파되고 각 개인의 특질인 체질은 무시한 채로 획일적으로 치료하고 있다.

동물을 대상으로 연구 했다면 그것은 수의사들이 동물들을 치료할 때 적용되어야 할 사항인 것들을 사람에 적용하다 보니 부작용 발생하는 것이다.

치료 방법도 이러한 동물 치료한 결과로 사람을 치료하다보니 수많은 시행착오를 겪으면서 의료사고가 발생하고 있음에도 의학상식이 없는 일반인들은 속수무책일 뿐이다. 그러다 보니 공공연하게 임상실험을 하는 사례들이 암암리에 진행되고 있는 것이다.

처방하는 약도 쥐나 동물을 실험한 결과를 가지고 인간에게 처방을 하고 있다. 인간 개개인이 모두가 건강 상태가 다른데도 불구하고 일괄적으로 처방을 하다 보니 다양한 부작용이 발생할 수밖에 없는 것이다.

그러다 보니 약의 효과와 복용 시 주의사항을 보면 (의학 첨부문서라고 함) 무슨 부작용이 그렇게 많은 것인가. 이렇게 많은 부작용이 발생할 수 있는 것을 어찌 사람이 먹어서 병을 고칠 수 있겠는가 하는 생각이 든다.

예를 들면 한가지 병을 고치려다 부작용으로 인한 수만 가지 질병을 얻을 수 있는 내용이다. 그래서 약을 좋아하는 사람은 "병으로 죽는 것이 아니라 약으로 죽는다."는 말이 맞는 말이다.

현대 의학은 국소적인 치료 방법중의 하나인 화학적인 방법(약물요법), 외과적인 방법(수술, 방사선 치료)을 주로 시행하는 것에서 시작하여 지금까지 진행되고 있는 치료형태이다. 아쉬운 점은 생물학적이라고 말하는 시간적인 여유와 자연 치유력을 고려하지 않고 있다는 것이 아쉽다.

거의 모든 약물은 부작용을 수반하는데 특히 스테로이드계와 호르몬계통의 것들은 암과 연결되기 쉽다.

예를 들면 당뇨병에 걸려 장기간 치료약을 복용한 사람은 간암으로 진단되기 쉬운데 복용을 중단하고 6개월 후에 검사를 하면 간암이 완쾌되었다는 사례를 종종 볼 수가 있다고 한다.

한약도 마찬가지다. 운반과정, 보관과정에서 각종 화학물질에 오염되어서 순수 약성이 양약에 비해 다소 떨어진다고 볼 수 있다. 이러한 오염된 약은 간장과 신장에 크나큰 문제를 발생케 하는 원인으로 작용된다.

약물이 신장(腎臟)을 상하게 하는 사례를 소개한다.

진통소염제, 영양제, 한약 모두가 신장 기능을 저하시킨다. 예를 들면 마두령, 방기, 목향, 세신에 포함되어 있는 "아리스톨로킥산"성분은 신장 기능을 저하시킨다. 또한 전립선염이나 비대증, 요로결석 또한 마라톤이나 장시간 운동등도 신장 기능을 저하시킨다.

CT, MRI를 위한 조영제 성분인 가돌리늄은 피부가 두꺼워지고 딱딱하게 굳는 콩팥성전신섬유화증을 유발하는 원인으로 작용한다.

조영제의 독성은 75세 이상 고령 당뇨환자에게 잘 나타난다. 특히 체액이 감소하거나 신장 기능 저하 환자에게서 자주 유발한다.

우리가 평상시 감기에 걸리면 아무 생각 없이 병원에 가서 주사 맞고 약을 타 먹는데 무엇이 문제인지 알아본다.

감기약의 해열진통제 스루피린의 무서움을 모른다. 이 감기약의 부작용을 보면 위장장애, 골수장애(심하면 유전자 변이를 일으킬 수 있음), 심장의 근육괴사, 현기증, 졸음, 두드러기, 간 손상 등이 발생한다.

종합 감기약은 더 심각하다. 라이증후군(뇌와 간을 손상시켜 구토, 근육이 늘어지고, 근육

경력, 혼수상태발생)을 유발할 수 있다. 이러한 부작용 때문에 미국, 영국, 독일에서는 감기약을 처방하지 않는다. 몸이 스스로 치유하려는 움직임을 방해하지 않기 위해서 약을 처방하지 않는다. 그런데도 한국의 의사는 감기약을 약 10알정도 처방하고 있다니 세계의 의사들이 한국이 의사들을 얼마나 비웃고 있겠는가. 미개인들이라고 할 것이다. 바이러스로 인한 감기에 항생제를 먹으면 정상세균이 항생제 내성균으로 돌변할 수 있기도 하다.

또한 감기는 바이러스에 의한 감염이라 항생제를 처방할 필요가 없는 증상이다. 사실 항생제는 세균을 죽이는 약물이다. 그런데 왜 감기에 항생제를 처방하는지 외국의 의사들이 한국 의사들의 감기처방을 보곤 아연실색을 한다. 그것도 어린아이들에게 아무런 거리낌도 없이 자연스럽게 처방하는 것을 보고 입을 다물지 못하고 있다. 한국 의사들에게 왜 항생제를 감기에 처방하느냐고 물으면 앞으로 세균에 감염될 수 있을 것에 대비하여 처방한다고 궁색한 답변을 한다. 이렇게 어려서부터 항생제를 맞으면 내성이 생겨서 앞으로는 슈퍼박테리아로 인해 2050년에는 전 세계 약 1000만 명이 생명을 잃을 것이라고 영국 의료진에서 발표하고 있다.

국가별 항생제 내성률을 보면 다음과 같다. (2016.8 중앙일보)

한국	일본	프랑스	영국
67.7%	53%	20.1%	13.6%

(보건복지부 감염질환자 중 메티실린 내성을 가진 포도상구균보유비율, 2016)

미국 FDA에서 분류한 항생제 등급을 보면 A~D등급으로 분류하며 가장 위험한 D등급(테트라싸이클린, 퀴놀론 등)은 태아의 기형을 유발하기 때문에 임신 가능성이 있을 때는 반드시 의사에게 알려야 한다. 신장과 간 기능이 저하된 환자는 항생제를 해독하지 못하기 때문에 처방하지 못하도록 규정하고 있다.

감기는 면역력이 떨어져서 발생한다고 하면서 항생제를 7일 정도 복용하면 면역력은 약 50%가 저하된다는 점은 어떻게 설명할 것인가?

이러한 약물의 오남용으로 인한 질병 발생의 원인이 약 20%나 된다는 점을 우리는 깊이 있게 깨달아야 할 것이다.

4) 먹을거리 요인

먹을거리가 병 발생의 원인으로 작용한다는 것은 이제는 모든 이들이 알고 있다. 기후조건이나 토양이나 체질이 모두가 다르다.

크게는 백인, 흑인, 황색인으로 구분될 수 있고, 적도와 극지방 등 모두가 다른 각 지역마다 특색을 가지고 살아가고 있다. 기존에는 각 지역과 그 민족들에 맞게 구성되고, 지켜오는 음식문화가 유지되어 왔다.

현대사회가 세계일일 생활권이네 뭐네 하면서 각 민족 고유의 음식 문화가 변질되어 가는 것이 문제라는 것이다. 이것 역시 질병 발생의 원인으로 작용하고 있고, 문화의 교류도 질병 발생의 한몫을 하고 있다는 것을 알아야한다. 신토불이가 최고의 건강지킴이다.

선진국에서는 간편성과 편리성, 그리고 식품첨가물로 만든 맛 위주의 음식들이 병 발생의 원인으로 작용되고 있음을 알게 되면서, 먹을거리의 잘못된 선택이라는 점을 인식하고 과거로의 회귀를 시도하고 있는데, 후진국이나 개발도상국에서는 선진국의 과거 간편성과 편리성, 그리고 식품첨가물로 만든 맛 위주의 음식문화를 편의성이나 영양학적 측면 등 또는 새롭다는 이유 등으로 선호하고 있는 것이 큰 문제로 대두되고 있다.

또한 이런 선진국형 음식문화를 즐기는 것이 현대적인 삶을 영위하는 가치와 삶의 질을 높이 평가받는다는 생각과 척도로 까지 여기고 있는데 이제는 우리 고유의 신토불이 먹을거리가 우리 몸을 건강하게 하는 유일한 것이라는 인식을 해야 할 때가 된 것이다.

나날이 복잡해져 가는 생활과 여유 없는 마음, 누적되는 피로와 스트레스가 가득한 생활을 하는 가운데 어떤 특수한 약물이나 보조 식품으로 인해서 살아가는 것이 아니라 매일매일 섭취하는 음식에 의해서 살아가는 것이다. 먹고사는 것은 세계 사람들이 다 비슷하지만 그 먹는 것의 재료와 가짓수, 조리방법, 먹는 방식, 계절별 차이나 풍토와 습관들, 그리고 각각의 체질의 차이처럼 모두가 다르다.

전해 내려오는 음식 문화는 시대가 변함에 따라 변화를 가져야 한다. 그러나 근본이 변화해서는 아니 된다는 것이다.
우리나라의 경우를 보면 불과 30년도 안 되는 시간 동안에 과거 백 년 동안 서서히 변화한 것보다 더 많은 변화를 가져왔다. 이런 변화 중에서 가장 큰 변화는 주식이 서구화 되어 가고 있다는 점이다.

즉 곡물에서 육류로 변화하는 것에 따라서 수많은 다양한 질병의 변화도 함께 발생하고 있다는 점이다.

예를 들면 한식은 한국에서 보다 일본을 비롯한 외국에서 더 많은 연구와 발표를 하고 있다. 한식이 인체의 생리 보존을 위해 가장 효과 적이고 잘 가꾸어져 있고, 또한 합리적인 조리법과 구조를 가지고 있다는 것이 입증되고 있다.

고기류의 조리법, 물고기 조리법, 채소조리법, 산채조리법, 효소식품 만드는 법, 음식들끼리의 어울림(조화(調和)과 균형(均衡)에 이르기 까지 한식은 생리방재학적(生理防災學的)으로 세계 최고의 요리법임이 확인되고 있다.

병을 발생시키는 요인을 분석해 볼 때 서양의학적이나 식품영양학적으로 보는 관점을 정리하면 다음과 같다.

① 먹을거리가 세균에 오염(汚染)되었을 때
② 인공 호르몬이 들어 있을 때
③ 항생제 같은 화학물질이 있는 경우
④ 태우거나 튀기거나 연기에 쐬어 생기는 벤조피렌이 있는 경우
⑤ 조리과정에서 생기는 과산화 지질
⑥ 곡물 보관 및 운송방법상 생기는 방사선 조사법에 의한 죽은 씨눈
⑦ 농약이나 식품첨가제의 양이 기준치를 초과 시
⑧ 식품을 상품화하기 위한 방부제가 함유된 경우
⑨ 착색료나 조미료가 과한 경우
⑩ 카페인의 함유도가 높은 경우
⑪ 튀김이나 베이컨처럼 식용유에 열을 가해 먹는 경우
⑫ 맛을 내는 글루탐산나트륨의 양이 많은 국물음식
⑬ 독성이나 곰팡이가 있는 음식들
⑭ 생선과 김치, 생선과 햄, 소시지, 커피와 주스 등과 같이 함께 먹어 니트로소아민 같은 발암 물질을 생성시키는 음식
⑮ 위장에서 부패를 유발하는 잡식이나 과식
⑯ 가스를 다량 발생케 하는 다종복합 식음법
⑰ 급하고 빠른 식사, 칼륨이 없는 소금과량 식사법

동양의학적인 관점에서 보는 먹을거리의 문제점을 정리해 본다.

황제내경에 기초한 기미론(氣味論)을 무시하고 마구잡이식으로 먹는다는 것이다.

사람뿐만 아니라 이 세상의 모든 존재는 같은 것은 하나도 없다. 아무리 작은 존재물이라 할지라도 각자의 특성은 이 세상에서 필요했기에 존재가치를 가지고 살아가는 것이리라.

이 세상에 존재하는 모든 것들은 서로 돕고, 도우며 살아가면서 존재한다. 예를 들면 움직이지 못하는 식물들은 움직이는 동물의 먹이가 되고, 같은 동물들이라 할지라도 강자가 약자를 잡아먹고 살아간다. 이런 속에서 동물들이 먹고 배출하는 씨앗들이 식물들의 종족을 번식시킨다. 그렇게 자연의 서로 돕고 도우며 살아가고 존재한다.

동물들은 자기가 먹어야 할 만큼만 먹고 필요한 만큼만 먹는다. 그러나 만물의 영장이라고 하는 인간은 자기 몸이 불필요한 것도 먹어치우고, 필요이상으로 과식을 하는 생활습관을 가지다 보니 어딘가 모르게 순환장애를 발생하는 결과를 가지게 된다.

인간은 각자가 가지고 태어난 대로 필요 양만큼만 먹고 살아간다면 무병(無病)하게 살아갈 것이다. 본시 인간이 먹고 살아갈 수 있도록 자연은 6가지 맛의 음식들은 주었다. 그리고 이런 음식들은 한꺼번에 주지 않았다.

자연은 인간들이 과식하지 않도록 세 가지 조치를 해두었다.

첫째는 사계절에 나누어 먹을 수 있도록 계절을 나누어 주었고,

둘째는 맛이 없도록 하여 과식을 예방토록 하였고,

셋째는 각자가 먹어야 할 먹을거리를 맛으로 구분할 수 있도록 미각기능을 주었다. 자연이 인간에게 준 맛이란 바로 신맛, 쓴맛, 단맛, 매운맛, 짠맛, 떫은맛 등 이렇게 여섯 가지 맛이다.

자연에 순응하며 살아가는 자연의 동물들은 과식하는 동물이 없고, 과식하려고 욕심도 내지 않는다. 그래서 병 없이 타고난 수명을 다하고 가는 것이다.

이런 것은 동양에서는 각자의 다른 특질을 체질이라고 말한다. 건강하게 살아가려면 제철에 생산되는 먹을거리들을 먹되, 자연의 음식들은 맛이 없기에 과식하려 해도 할 수가 없다. 또한 몸에서 필요한 맛을 골라먹으면 되는 것이다.

다시 정리하면 제철에 생산되는 먹을거리를 입맛에 맞게 소식하면 되는 것이다. 남이 맛있다고 마구잡이식으로 또는 체질을 무시한 채 과식을 하면 순환장애가 발생하여 결국에는 병이 발생하는 결과를 초래하게 된다. 남이 맛있다고 하는 먹을거리들이 내게는 맞지 않는 먹을

거리들이기에 순환장애를 발생하게 하는 원인으로 작용하는 것이다. 또한 맛있다고 하여 과식하는 식습관 자체도 병을 부르고 있는 것이다.

자연의 먹을거리가 6가지 맛으로 구분되어 있다면 그것을 필요로 하는 곳도 여섯 가지로 볼 수 있다. 그것이 우리 몸의 오장육부가 음식의 맛과 일치한다. 오장육부는 몸 안에서 하는 임무가 서로 다르지만 서로 돕고 돕지 않으면 기능을 제대로 발휘하지 못한다. 즉 순환장애가 발생하기 때문이다.

인간들이 잘못을 하고 있는 점이 있다. 그것은 자연의 맛을 인위적으로 훼손시키고 인간들이 인위적으로 만들어 낸 인공화학합성물(식품첨가물이나 조미료)을 자주 먹는다는 것이다. 화학 합성물은 자연의 맛보다 혀의 미각을 망각시켜 맛을 모르고 과식(過食)을 하게 되는 것이다.

그래서 인공화학 합성물이 들어간 음식을 자주 먹으면 결국에는 병(病)이 발생하게 되는 것이다. 이렇게 인공화학합성물이 들어있는 음식들을 어려서부터 먹어온 어린이들이 어른도 되기 전에 다양한 성인 질환이 발생하는 것이다.

우리는 살아오면서 바나나에 과일을 함께 넣고 믹서 한 주스 한 잔으로 아침을 대신하거나 커피나 녹즙, 우유, 햄버거, 수입과일, 각종 영양제, 오렌지 주스를 포함한 과일주스나 청량음료 등을 상복하면서 살아간다. 과연 이런 식음습관들이 얼마나 내 건강을 보강하거나 해지는 일인지 생각해 보았는지 의문이 간다. 즉 내 체질을 알고 먹는 것인지, 아니면 남이 좋다고 하거나 TV에 나왔다고 해서 무조건 따라서 먹는 것인지 궁금하다. 이렇게 체질을 무시한 채로 먹는 식음습관은 내 몸을 망치는 지름길이다.

한가지 예를 들어 알아본다.

오렌지 주스는 농축과정에서 약 1/7로 농축을 한다. 이렇게 농축을 하는 과정 속에서 비타민이나 효소가 파괴되고 맛과 영양도 소실된다. 이러한 농축된 원료를 수입해서 다시 7배로 늘리는 과정 속에서 당분과 인공 향미성분을 첨가하고 기타 첨가물로서 맛을 조절한 것이 오렌지 주스의 현실이다. 자세히 알고 보면 모두가 독극물인 셈이다.

2010년도에 발간된 ≪오렌지 주스의 비밀≫이라는 책의 저자인 앨리사 해밀턴 박사는 **"시중에 파는 음료수는 멀리할수록 건강하다."**라고 강조하고 있다.

영양제의 폐해를 하나 더 소개한다.

비타민-C가 면역력을 높여 준다고 하여 모 대학 교수는 하루에 8000㎎을 먹는 것이 좋다고 떠들어 대고 있다. 과연 그럴까 하는 의문이 든다. 사람의 체질을 고려하지 않고 먹는다면 그것도 농축된 비타민-C라면 더욱 위험한 독극물이 될 수 있다.

어느 여인이 무릎이 아프다고 하소연을 한다. 서울에서 유명하다고 하는 대학병원을 포함한 큰 병원을 모두 다녀 봤으나 어느 병원도 무릎이 아픈 사연을 찾지 못하고 아픈 나날을 보내고 있다는 것이다.

동양의학적으로 볼 때 무릎이 아픈 이유는 목극토하여, 즉 신맛을 과식하면 비/위장기능이 저하되면서 무릎에 통증이 발생한다. 그래서 혹시 비타민-C를 먹고 있다면 그것이 원인이 될 수 있어요 하고 질문을 하자 방송에서 하루에 8000㎎을 먹으면 좋다고 하여 먹고 있다는 것이다.

그것이 당신의 무릎을 아프게 하는 원인 되고 있으니 당장 끊어버리면 무릎통증은 사라질 것이오! 하고 상담을 마쳤다. 3일 후 선생님 무릎 통증이 사라져서 살 것 같아요 하는 전화를 받았다. 방송에서 아무리 좋다고 떠들어 대는 먹을거리들이나 제품들이 체질을 모른 채 먹는 먹을거리들은 우리 몸에서는 독(毒)으로 작용할 뿐이다.

특히 얼굴이 직사각형인 사람이 먹는다면 바로 위장질환이나 유방질환, 무릎통증이 발생한 원인이 될 것이다.

어느 여인은 무릎 뒤 오금이 아파서 잘 걷지도 못한다고 하소연을 한다. 동양의학상으로 볼 때 오금은 신장/방광기능이 저하되면 통증이 나타나는 곳이다. 이렇게 신장/방광의 기능을 저하시키는 원인으로는 단맛의 과식이다. 혹시 단맛을 먹고 있나요! 하고 물으니 아니라는 것이다. 그렇다면 지금 먹고 있는 것을 모조리 적어 보세요 !하고 메모지를 주자 메모지에 적인 눈에 띄는 글자가 보인다. 바로 프로폴리스다. 약 4년 동안 먹고 있다는 것이다. 프로 폴리스는 벌꿀에서 채취하는 먹을거리로서 단맛의 원조인 셈이다. 이것이 원인입니다. 중단하면 오금의 통증이 사라질 꺼예요! 하면서 대신에 짠맛의 음식을 당분간 먹는다면 오금의 통증은 쉽게 사라질 꺼예요! 하고 처방한다. 처방에 따라 며칠 지난 후에 전화 한통이 온다. 선생님 오금의 통증이 사라졌네요! 감사합니다! 하는 전화다. 이렇듯이 자신의 체질을 무시한 채로 마구잡이식으로 먹는 식습관도 질병 발생의 원인으로 작용한다는 점을 알아야 한다.

어찌 보면 가장 합리적이고 영양학적으로 고르게 먹을 수 있는 음식이 우리나라 사계절에 생산되는 한식음식이라고 말하고 싶다.

계절별로 생산되는 먹을거리들의 재료나 조리방법, 보관방법들이 과학적이고 위생적으로 되어 있음을 알 수 있다. 세계 어느 곳에서도 보기 힘든 우리나라의 발효음식은 우리 몸속에서 필요로 하는 유산균의 보고(寶庫)일 뿐 아니라 효소를 보충하는 보고의 역할을 한다.

예를 들면 우리나라의 고택들의 전통 음식들을 보면 모두가 장수음식으로 손색이 없다. 몇 가지 예를 들면 다음과 같다.

① 청송 심씨 심부자댁 송이+무+전골, 된장에 짭짤하게 버무린 돼지고기 맥적, 고추 장아찌, 2년 묵은 김장김치 ② 입암종부 양진당의 안동 자반고등어 조림, 대추 죽과 대추 과편 ③ 박세당 반남 박 씨 종갓집의 김치 되비지탕, 개성식 보쌈김치, 집장, ④ 석계고택의 가보 340년 전에 기록된 음식디미방(우리나라 최초 한국음식 요리서)에서 전해내려 온 석류탕(석류모양을 한 만두)과 잡과편 등 우리나라에서 겨울에 먹는 영양식이고 장수 식품으로 평가되는 음식들이다.

이런 겨울철 장수식품들을 보면 겨울철은 운동부족으로 인한 혈액순환 장애를 예방하고 치유할 수 있도록 체내의 노폐물을 분해/배출하는 효과를 가지는 것이 특징이다. 이렇듯이 우리나라 계절 음식은 우리 신체의 변화에 맞추어 먹으면 무병하게 살아갈 수 있는 과학적이고 합리적인 음식이라고 자랑 할 수 있다.

현대인들은 우리나라 고유의 음식을 멀리하고 인공화학 합성물이 가득한 서구식 식습관을 즐기고 있어 어느 것이 병을 발생케 한 원인인지도 모르는 질병에 시달리며 살아간다.

이처럼 현대의 병은 원인이 다원적이고 복잡하고 미묘하다. 그러나 일단 병에 걸렸다 하면 효과적인 치료를 위해 환자나 의사나 약학자들이 너나 할 것 없이 한 덩어리가 되어 병이 발생하게 된 근본적인 이유를 찾아야 할 것이다.

예를 들면 성병을 치료할 때 긴 시간을 투자하여 성병 균을 개별적으로 채취하여 임상 배양하여 그 균이 어떤 항생제에 죽는가를 알아내어 치료에 들어가는 것처럼 아무리 어렵고 막연한 것 같아도 발병 원인을 꼭 찾아내야 효과적인 치료에 의한 완쾌를 기대할 수 있을 것이다.

이제는 의학자나 환자나 생각을 바꿔야 한다고 생각한다. 살아오면서 발생한 질병이기에 지금까지 살아온 과정을 역(逆)으로 추적하면서 원인을 찾아가야 할 것이다. 그 중심에 있는 것이 바로 하나는 식습관이고 또 다른 하나는 생활습관에서 찾아야 한다는 것을 환자나 의사나 생각을 바꿔야 한다는 것이다. 이런 변화를 가지지 않고는 앞으로 닥쳐올 창궐하는 질병을 이겨내지 못한다는 것이다.

MEMO

10교시
질병 예방과 치유

〈체질과 음식과의 상관관계도표〉

구분		목형체질	화형체질	토형체질	금형체질	수형체질
		얼굴이 긴 사람	역삼각형 사람	동그란 얼굴	정사각형 얼굴	이마보다 턱이 넓은 얼굴
이로운 음식	맛	단맛의 음식	매운맛의 음식	짠맛의 음식	신맛의 음식	쓴맛의 음식
	좋아지는 장부	비장/위장	폐/대장	신장/방광	간장/담낭	심장/소장
해로운 음식	맛	신맛의 음식	쓴맛의 음식	단맛의 음식	매운맛의 음식	짠맛의 음식
	나빠지는 장부	비장/위장	폐/대장	신장/방광	간장/담낭	심장/소장

앞서 설명한 것처럼 기미론을 바탕으로 하면, 체질과 음식의 맛과 색깔은 깊은 상관관계를 가지고 있다.

자연의 색깔과 맛 역시 과학적으로 분석을 한 결과와 결코 크게 다르지 않다는 것이다.

예를 들면 신맛은 간을 이롭게 하는 맛으로 분류한다. 그런데 식품영양학적으로 분석한 결과도 신맛의 주성분은 아세트산과 주석산, 사과산들이다. 이러한 산 성분들은 몸 안에 있는 피로물질인 젖산을 분해, 배출하는 기능을 한다.

이러한 피로 물질은 간에서 해독하고 분해/ 배출하는 기능을 간이 담당하는데 산성분들이 간을 이롭게 하는 효과를 가진다. 식품 영양학적이나 동양의학적으로 분류한 신맛이 간(肝)을 이롭게 하는 것으로 분류한 것이니 결과는 같다는 이론이다.

위의 도표를 참고하면서 설명한다.

1. 목형체질(얼굴이 직사각형인 사람)

목형체질은 후천적으로 비/위장 기능의 활성도가 낮아 비/위장 질환이 자주 발생한다. 실제 이런 얼굴을 가진 사람들은 간의 크기가 다른 사람보다 크다거나 활성화되어 있다.

음식의 맛 중에서 신맛의 음식들은 대체적으로 비/위장 기능을 저하시키는 역할을 하기에 신맛의 음식을 적게 먹는 것이 좋다.

반면에 단맛의 음식을 먹으면 비/위장 기능이 향상되어 목형의 후천적으로 약해지는 비/위장의 기능을 보강함으로써 목(간장/담낭)과 토(비/위장)의 조화를 이루도록 하며, 매운맛의 음식을 병행 보강한다면 위산분비를 촉진시켜 목형체질의 단점인 비/위장과 폐/대장의 기능을 보강하여 오장육부가 상호 조화와 균형을 유지할 수 있는 것이다. 이렇게 오장육부의 강약을 음식의 맛으로 조절할 수 있다는 것은 오장육부와 관련이 있는 질환에 대해서도 질병을 예방하거나 치유할 수 있다는 결론이 나온다.

"예방이 최고의 치료법"이라는 말이 있듯이 음식을 각자의 체질에 맞게 1:1로 맞추어 먹는다면 질병 없이 건강하게 인생을 살 수 있을 것이다.

반대로 목형체질임에도 불구하고 간장/담낭의 기운을 보강하는 신맛의 음식을 자주 먹는다면 목기능이 너무 항진되어 토기능의 저하가 발생한다. 그래서 가능한 신맛의 음식을 적게 먹는 것이 건강을 유지하고 질병을 예방하는 길이다.

2. 화형체질(이마가 넓고 턱이 좁은 얼굴)

화형체질은 후천적으로 폐/대장 기능의 활성도가 낮아 폐/대장 질환이 자주 발생한다. 실제 이런 얼굴을 가진 사람들은 심장기능이 활성화가 다른 사람보다 좋다.

음식의 맛 중에서 쓴맛의 음식들은 대체적으로 폐/대장의 기능을 저하시키는 역할을 하기에 쓴맛의 음식을 적게 먹는 것이 좋다.

반면에 매운맛의 음식을 먹으면 폐/대장기능이 향상되어 화형의 후천적으로 약해지는 폐/대장의 기능을 보강함으로써 화(심장/소장)과 금(폐/대장)의 조화를 이루도록 하며, 짠맛의 음식을 병행 보강한다면 화형체질의 단점인 폐/대장과 신장/방광의 기능을 보강하여 오장육부가 상호 조화와 균형을 유지할 수 있는 것이다.

반대로 화형체질임에도 불구하고 심장/소장의 기운을 보강하는 쓴맛의 음식을 자주 먹는다면 화기능이 너무 항진되어 금기능의 저하가 발생한다. 그래서 가능한 쓴맛의 음식을 적게 먹는 것이 건강을 유지하고 질병을 예방하는 길이다.

3. 토형체질(동그란 얼굴)

토형체질은 후천적으로 신장/방광 기능의 활성도가 낮아 신장/방광 질환이 자주 발생한다. 실제 이런 얼굴을 가진 사람들은 비/위장기능의 활성화가 다른 사람보다 좋다.

음식의 맛 중에서 단맛의 음식들은 대체적으로 신장/방광의 기능을 저하시키는 역할을 하기에 단맛의 음식을 적게 먹는 것이 좋다.

반면에 짠맛의 음식을 먹으면 신장/방광기능이 향상되어 토형의 후천적으로 약해지는 신장/방광의 기능을 보강함으로써 토(비/위장)와 수(신장/방광)의 조화를 이루도록 하며, 신맛의 음식을 병행 보강한다면 토형체질의 단점인 신장/방광과 간장/담낭의 기능을 보강하여 오장육부가 상호 조화와 균형을 유지할 수 있는 것이다.

반대로 토형체질임에도 불구하고 비/위장의 기운을 보강하는 단맛의 음식을 자주 먹는다면 토기능이 너무 항진되어 수기능이 저하가 발생한다. 그래서 가능한 단맛의 음식을 적게 먹는 것이 건강을 유지하고 질병을 예방하는 길이다.

4. 금형체질(정사각형 얼굴)

금형체질은 후천적으로 간장과 담낭기능의 활성도가 낮아 간장/담낭 질환이 자주 발생한다. 실제 이런 얼굴을 가진 사람들은 폐/대장기능의 활성화가 다른 사람보다 좋다.

음식의 맛 중에서 매운맛의 음식들은 대체적으로 간장/담낭의 기능을 저하시키는 역할을 하기에 매운맛의 음식을 적게 먹는 것이 좋다.

반면에 신맛의 음식을 먹으면 간장/담낭기능이 향상되어 금형의 후천적으로 약해지는 간장/담낭의 기능을 보강함으로써 금(폐/대장)과 목(간장/담낭)의 조화를 이루도록 하며, 쓴맛의 음식을 병행 보강한다면 금형체질의 단점인 간장/담낭, 심장/소장의 기능을 보강하여 오장육부가 상호 조화와 균형을 유지할 수 있는 것이다.

반대로 금형체질임에도 불구하고 폐/대장의 기운을 보강하는 매운맛의 음식을 자주 먹는다면 금기능이 너무 항진되어 목기능이 저하가 발생한다. 그래서 가능한 매운맛의 음식을 적게 먹는 것이 건강을 유지하고 질병을 예방하는 길이다.

5. 수형체질(이마가 넓고 턱이 좁은 얼굴)

수형체질은 후천적으로 심장과 소장기능의 활성도가 낮아 심장/소장 질환이 자주 발생한다. 실제 이런 얼굴을 가진 사람들은 신장/방광기능의 활성화가 다른 사람보다 좋다.

음식의 맛 중에서 짠맛의 음식들은 대체적으로 심장/소장의 기능을 저하시키는 역할을 하기에 짠맛의 음식을 적게 먹는 것이 좋다.

반면에 쓴맛의 음식을 먹으면 심장/소장기능이 항진되어 수형의 후천적으로 약해지는 심장/소장의 기능을 보강함으로써 수(신장/방광)와 화(심장/소장)의 조화를 이루도록 하며, 단맛의 음식을 병행 보강한다면 수형체질의 단점인 심장/소장, 비/위장의 기능을 보강하여 오장육부가 상호 조화와 균형을 유지할 수 있는 것이다.

반대로 사다리형 체질임에도 불구하고 신장/방광의 기운을 보강하는 짠맛의 음식을 자주 먹는다면 수기능이 너무 항진되어 화기능이 저하가 발생한다. 그래서 가능한 짠맛의 음식을 적게 먹는 것이 건강을 유지하고 질병을 예방하는 길이다.

앞서 설명하였듯이 질병 예방과 치유를 위한 조치로서 맛에 의한 음식의 섭취는 대단히 중요한몫을 차지한다.

무심코 먹는 음식이라 할지라도 오랜 시간이 경과하면 우리 몸은 스스로의 중화능력이 고갈되면 서서히 정신과 육체에 이상이 발생하게 된다. 이상 현상의 발생이 바로 성인병이다. 암, 고혈압, 당뇨병, 고지혈증, 신경통, 치매 등이다. 이러한 만성병들이 발생하는 원인 중에 하나가 바로 내가 먹어온 음식에 있다는 것을 생각하면 지금부터라도 내 체질에 맞게 음식을 먹는 것이 바로 질병 발생을 예방하는 길이고, 건강을 유지하는 것임을 알아야 할 것이다.

내 체질을 알고 체질에 맞게 먹자는 것이 바로 음양/오행 체질론이고 이를 바탕으로 식생활을 개선하여 건강 100세를 살자고 강조하는 것이 바로 음양/오행 체질별(생식) 식이요법이다.

음양오행 체질별(생식)식이요법을 간단하게 정리한다.

우선 세 가지를 알아야 한다.

1) 사람의 체질이란 무엇인가?

2) 음양오행(생식)이란 무엇인가?

3) 체질에 맞는 1:1 맞춤식 체질별 식이요법(생식)이란 무엇인가?

를 알아야 한다.

먼저 체질에 관해서 알아본다.

1) 사람의 체질(體質)이란?

'꾸미지 아니한 본연 그대로의 성질이나 용모'를 의미한다. 즉 원래 타고난 몸을 말하며 동양의학에서는 크게 6가지 체질로 구분한다.

얼굴 형태에 따라서 오장육부 중에서 어느 한 장부가 크던지 아니면 기능이 활성화된 됨에 따라 얼굴의 형태가 달라진다는 이론이다.

① 목형체질이란 얼굴이 직사각형으로 생긴 얼굴로서 간/담낭의 크기가 크든지 아니면 간/담낭 기능의 활성도가 좋은 사람이다.

② 화형체질이란 얼굴이 역삼각형으로 생긴 얼굴로서 심장/소장의 크기가 크든지 아니면 심장/소장 기능의 활성도가 좋은 사람이다.

③ 토형체질이란 얼굴이 동그란 형으로 생긴 얼굴로서 비/위장의 크기가 크든지 아니면 비/위장 기능의 활성도가 좋은 사람이다.

④ 금형체질이란 얼굴이 정사각형으로 생긴 얼굴로서 폐/대장의 크기가 크든지 아니면 폐/대장 기능의 활성도가 좋은 사람이다.

⑤ 수형체질이란 얼굴이 사다리 형으로 생긴 얼굴로서 신장/방광의 크기가 크든지 아니면 신장/방광 기능의 활성도가 좋은 사람이다.

⑥ 상화형체질이란 얼굴이 계란형 형으로 생긴 얼굴로서 심포장/삼초부의 크기가 크든지 아니면 심포장/삼초부 기능의 활성도가 좋은 사람이다.

때로는 한가지 또는 두 가지 이상의 체질이 겹쳐지는 경우도 있음을 참고하기 바란다.

2) 음양/오행(생식)식이요법이란 무엇인가?

자연에서 생산되는 곡식, 과일, 야채, 근과류, 조미류 등 36종 이상의 먹을거리들을 자연풍으로 건조하여 생명력을 유지한 채로 분말 또는 과립화하여 식사대용으로 먹을 수 있도록 만든 먹을거리를 말한다.

① 음양/오행생식이 가지는 다른 생식과의 차이점은 동양의학의 고전인 황제내경에 기초한 기미론을 바탕으로 하여 맛과 색깔을 오장육부와 일치시켜 음식을 통하여 체질에 맞게 오장육부기능의 활성도를 높여 주며 상생상극(서로 돕고 돕는 상황)을 통한 조화와 균형을 유지할 수 있도록 한 것이 첫 번째 특징이다.

② 두 번째 특징은 각 개인의 타고난 체질에 다른 즉 오장육부의 크기나 활성도에 따라 생식의 배합비율을 다르게 하여 개인별 1:1 맞춤식으로 먹을 수 있다는 점이다.

③ 세 번째 특징은 생식의 생산지역이 전국에 분포되어 있어 계약 재배를 통해 유기농으로 농사를 지어 수매하여 생식의 원료를 활용하고 있다는 점이다.

④ 네 번째 특징은 우리나라 전국에 분포된 농토에서 수확했기 때문에 우리나라 모든 지역의 기운을 얻을 수 있고, 어느 지역에서 태어났다 하더라도 고르게 기운을 얻을 수 있는 장점이 있으며, 지역과 병증에 따라 생식의 가감(배합비율)을 통한 오장육부의 조화와 균형을 유지할 수 있는 장점이 있다.

⑤ 다섯 번째 특징은 개인별 건강과 불건강한 정도에 따라 과거, 현재, 미래에 발생할 수 있는 점들에 대하여 음식으로 조절이 가능하다는 특징이 있다.

⑥ 여섯 번째 특징은 전국에서 생산된 먹을거리들로 구성된 만큼 각 지역의 특징 있는 영양소와 기운을 고르게 섭취할 수 있는 장점이 있다.

⑦ 일곱 번째 특징은 건강한 먹을거리가 건강한 정신과 육체를 만든다는 말과 같이 건강한 혈액을 만드는 원료가 중요하다. 음양/오행생식은 건강한 혈액을 만드는 최고의 원료가 된다. 건강한 혈액은 혈액순환장애를 예방하고 생활습관병이나 다양한 질환을 예방 및 치유하는 최선의 원료가 된다.

⑧ 여덟 번째 특징은 고른 영양소의 함유로 일반식사보다 약 6배가 많은 영양소를 보충 할 수 있는 저칼로리 고영양식이라는 점과 다이어트나 성장기 어린이, 노인 분, 건강한 인생을 살고자 하는 분들에게 꼭 필요한 보양음식이라는 점이다.

생식	일반식
고영양 저칼로리	저영양 고칼로리

⑨ 아홉 번째 특징은 현대인들 질병 발생 원인 중의 하나는 과식(過食)이다.

현대인의 식사는 다양한 식품 첨가물로 인한 미뢰세포(혓바닥의 맛을 감지하는 세포)의 기능 저하로 인한 맛있는 음식을 과식하게 되는 것이 질병 발생이 원인이다. 그러나 오행생식은 약 40일정도 생식을 하면 미뢰세포의 기능이 되살아나 몸에서 요구하는 맛과 영양소를 보충하고 나면 더 이상 섭취를 하지 못하도록 한다. 즉 과식을 할 수 없게 만든 자연의 조화로운 또 하나의 선물이다.

⑩ 열 번째 특징은 체질에 맞게 음양/오행생식을 섭취하면 히포크라테스가 말한 것처럼 모든 질병을 음식으로 예방(豫防)하고, 치유(治癒)하고, 개선(改善)시킬 수 있는 보약음식이 된다는 점이다.

3) 체질에 맞는 1:1 맞춤식 체질별(생식)식이요법이란?

얼굴 생긴 것(체질)을 기준으로 생식을 가감(배합비율)해서 체질에 맞게 생식을 먹음으로써 건강을 유지하고, 불건강을 건강하게 만들어 오장육부의 조화와 균형을 유지할 수 있게 하는 지구상의 유일한 먹을거리다. 도표를 통해서 하나씩 알아본다.

얼굴 형태	직사각형	역삼각형	동그란형	정사각형	사다리형	계란형
체질 용어	목형체질	화형체질	토형체질	금형체질	수형체질	상화형 체질
선천적으로 기능이 활성화 된 장부	간장/담낭	심장/소장	비장/위장	폐/대장	신장/방광	심포장/삼초부
후천적으로 기능이 약한 장부	비/위장 폐/대장	폐/대장 신장/방광	신장/방광 간장/담낭	간장/담낭 심/소장	심장/소장 비/위장	
건강해지는 음식 / 맛	단맛/ 매운맛	매운맛/ 짠맛	짠맛/ 신맛	신맛/ 쓴맛	쓴맛/ 단맛	골고루/ 떫은맛

① 얼굴이 직사각형인 목형체질은 선천적으로 간장과 담낭이 기능이 활성화 되어 있어 비/위장 기능을 억제하여 비/위장 질환이 우선적으로 발생한다.

이런 목형체질을 가진 사람들이 간장과 담낭의 기능(목기운)을 보강하는 신맛의 음식을 먹으면, 후천적으로 비/위장 기능(토기운)을 약하게 하여 비/위장 질환을 더 빠르게 유발시킨다 (목극토). 때로는 금극목을 하지 못하여 금기운이 약한 증상이 나타나기도 한다.

그래서 이런 목형체질은 가능한 신맛의 음식을 줄이고, 비/위장 기능을 보강하는 단맛/매운맛의 음식을 먹는 것이 비/위장 질환의 발생을 줄이는 효과를 얻게 된다.

단 체질에 관계없이 간장/담낭에 질환이 있다면 신맛의 음식을 섭취하되 간장과 담낭의 기능이 정상화되면 신맛의 음식을 줄이고 체질에 맞는 음식을 섭취하여야 한다.

② 얼굴이 역삼각형인 화형체질은 선천적으로 심장과 소장의 기능이 활성화 되어 있어 폐/대장 기능을 억제하여 폐/대장 질환이 우선적으로 발생한다.

이런 화형체질을 가진 사람들이 심장과 소장의 기능(화기운)을 보강하는 쓴맛의 음식을 먹으면, 후천적으로 폐/대장 기능(금기운)을 약하게 하여 폐/대장질환을 더 빠르게 유발시킨다 (화극금). 때로는 수극화를 하지 못하여 수기운이 약한 증상이 나타나기도 한다.

그래서 이런 화형체질은 가능한 쓴맛의 음식을 줄이고, 폐/대장 기능을 보강하는 매운맛/짠맛의 음식을 먹는 것이 폐/대장 질환의 발생을 줄이는 효과를 얻게 된다.

단 체질에 관계없이 심장/소장에 질환이 있다면 쓴맛의 음식을 섭취하되 심장과 소장의 기능이 정상화되면 쓴맛의 음식을 줄이고 체질에 맞는 음식을 섭취하여야 한다.

③ 얼굴이 동그란 형인 토형체질은 선천적으로 비장과 위장의 기능이 활성화 되어 있어 신장/방광 기능을 억제하여 신장/방광 질환이 우선적으로 발생한다.

이런 토형체질을 가진 사람들이 비장과 위장의 기능(토기운)을 보강하는 단맛의 음식을 먹으면, 후천적으로 신장/방광 기능(수기운)을 약하게 하여 신장/방광질환을 더 빠르게 유발시킨다(토극수). 때로는 목극토를 하지 못하여 목기운이 약한 증상이 나타나기도 한다.

그래서 이런 토형체질은 가능한 단맛의 음식을 줄이고, 신장/방광 기능을 보강하는 짠맛/신맛의 음식을 먹는 것이 신장/방광 질환의 발생을 줄이는 효과를 얻게 된다.

단 체질에 관계없이 비장/위장에 질환이 있다면 단맛의 음식을 섭취하되 비장과 위장의 기능이 정상화되면 단맛의 음식을 줄이고 체질에 맞는 음식을 섭취하여야 한다.

④ 얼굴이 정사각형인 금형체질은 선천적으로 폐장과 대장의 기능이 활성화 되어 있어 간장/담낭 기능을 억제하여 간장/담낭 질환이 우선적으로 발생한다.

이런 금형체질을 가진 사람들이 폐장과 대장의 기능(금기운)을 보강하는 매운맛의 음식을 먹으면, 후천적으로 간장/담낭 기능(목기운)을 약하게 하여 간장/담낭질환을 더 빠르게 유발시킨다(금극목). 때로는 화극금을 하지 못하여 화기운이 약한 증상이 나타나기도 한다.

그래서 이런 금형체질은 가능한 매운맛의 음식을 줄이고, 간장/담낭 기능을 보강하는 신맛/쓴맛의 음식을 먹는 것이 간장/담낭 질환의 발생을 줄이는 효과를 얻게 된다.

단 체질에 관계없이 폐장/대장에 질환이 있다면 매운맛의 음식을 섭취하되 폐장과 대장의 기능이 정상화되면 매운맛의 음식을 줄이고 체질에 맞는 음식을 섭취하여야 한다.

⑤ 얼굴이 사다리형인 수형체질은 선천적으로 신장과 방광의 기능이 활성화 되어 있어 심장/소장 기능을 억제하여 심장/소장 질환이 우선적으로 발생한다.

이런 수형체질을 가진 사람들이 신장과 방광의 기능(수기운)을 보강하는 짠맛의 음식을 먹으면, 후천적으로 심장/소장 기능(화기운)을 약하게 하여 심장/소장질환을 더 빠르게 유발시킨다(수극화). 때로는 토극수를 하지 못하여 토기운이 약한 증상이 나타나기도 한다.

그래서 이런 수형체질은 가능한 짠맛의 음식을 줄이고, 심장/소장 기능을 보강하는 쓴맛/단맛의 음식을 먹는 것이 심장/소장질환의 발생을 줄이는 효과를 얻게 된다.

단 체질에 관계없이 신장/방광에 질환이 있다면 짠맛의 음식을 섭취하되 신장과 방광의 기능이 정상화되면 짠맛의 음식을 줄이고 체질에 맞는 음식을 섭취하여야 한다.

⑥ 얼굴이 계란형인 상화형체질은 선천적으로 심포장/삼초부(면역력)의 기능이 활성화 되어 있어 육장 육부에 고르게 순환, 즉 상생상극을 원활하게 한다. 그러나 스트레스나 특히 신장 기운의 저하로 인하여 발생하는 호르몬의 불균형으로 인해 혈액순환장애가 발생하면서 면역력이 저하 된다. 이럴 때는 떫은맛의 음식을 주로 먹으면서 시고 쓰고

달고 맵고 짠맛을 편식하지 말고 골고루 먹는 것이 좋다.

단 체질에 관계없이 오장육부 중에서 기능이 약해진 장부의 정신적·육체적 증상이 나타날 때는 그에 맞는 음식을 더 많은 비율로 섭취하면 된다. 약해졌던 장부의 기능이 정상화되면 체질에 맞는 음식을 섭취하여야 한다.

몸에 어떠한 이상증상이 나타나면 병원으로 달려갈 것이 아니라 자신의 식습관과 생활습관을 돌아보는 것이 먼저다. 그리고 생활습관에서 오는 질환보다 반복주기가 짧은 식사습관이 주원인인 경우가 대부분이다.

그래서 서양의학의 아버지라 불리는 히포크라테스도 "음식으로 못 고치는 병은, 약으로도 못 고친다."라고 강조한 것이다. 이 말의 속뜻을 보면 모든 병의 원인은 음식에서 온다는 말이다.

병을 고치려면 음식을 바르게 먹어야 한다는 의미이고, 즉 체질과 병증에 맞게 먹어야 병을 고칠 수 있다는 이야기가 숨겨져 있다.

개인별 1:1 맞춤식 체질별(오행)생식이야 말로 히포크라테스가 말한 최고의 음식일 것이다. 일반적으로 말하는 과일을 매일 10종 이상 먹어라, 육류를 줄여라, 야채를 많이 먹어라 하는 말 누구라도 하는 말이다. 이런 말은 병 발생의 원인이 무엇인지 모르고 하는 말이니 무시해도 된다. 아니 아주 조금은 도움이 될 수 있다. 그리고 또 하나는 먹을거리 속에 어떤 영양소가 들어 있느니 하는 말도 별로 흥미가 없다.

왜냐하면 지상으로 성장하는 채소에는 비타민, 칼륨, 칼슘, 식이섬유 없는 것이 없고 땅속으로 자라는 근경식물에 칼륨, 식이섬유 등이 거의 다 들어 있다. 이런 이야기 역시 오장육부와 상관관계를 모르면 아무 소용이 없다는 것이다. 왜냐하면 먹을거리들의 오장육부와의 상관관계와 건강과 불건강한 상태, 그리고 영양효과에 대한 수치를 모른다면 영양소의 다소는 아무런 의미가 없기 때문이다. 즉 사람(체질)을 모르면 아무 소용이 없다는 말이다.

예를 들면 배가 부른 상태에서 또는 건강한 사람이 무턱대고 비타민 1000㎎짜리 먹으면 1000㎎이 모두 흡수되는가? 거의 배설되고 말 것이다. 즉 몸의 건강과 불건강한 상태와 현재의 오장육부의 조화와 균형이 어느 정도인지를 알고 필요한 시기에 섭취한다면 영양효과(흡수효과)는 높을 것이다.

이런 먹을거리들의 영양효과를 높이려면 가능한 체질을 정확하게 알고 1:1 맞춤식 체질별(오행)생식을 먹는 것이 가장 효과적이고 지혜로운 식습관이라 할 수 있다.

우리는 살면서 로또 복권당첨 같은 허황된 행운을 쫓는 사람들이 많다. 나도 그중에 한사람이지만 살면서 잡아야 할 행운 중에서 가장 소중한 행운은 바로 건강이라는 행운이다. 자연이 인간에게 준 행운 중에 스스로 건강을 지킬 수 있도록 지혜를 준 바로 체질별(오행)생식요법을 잡는 것이 가장 먼저 잡아야 할 행운일 것이다.

"건강을 잃으면, 모든 것을 잃는다."라는 말은 건강을 잃으면 돈, 명예, 친구, 가족, 사랑하는 사람 등 모든 것을 잃기 때문이다.

멀리 있는 행운을 잡으려 하지 말고, 가까이 있는 체질별(오행)생식요법을 잡아 건강하고 즐거운 인생을 살아가는 행운을 잡기 바란다.

중국 속담 "행운(幸運)은 두 번 오지 않으며, 불행(不幸)은 혼자 오지 않는다."라는 말이 생각난다.

건강할 때 체질별(오행)생식요법으로 건강을 지키는 행운을 잡고, 건강을 잃고 난 뒤에 찾아오는 불행(합병증)을 막는다는 것은 어렵습니다. 즉 다시 원상복구는 어렵다는 의미지요.

인생을 즐겁게 살기로 마음먹었으면 건강해야 하니 개인별 1:1 맞춤식 체질별(오행)생식으로 식습관을 바꾸는 것부터 시작해야 한다.

어떻게 시작해야 하는가?

가까운 지역에 있는 오행생식원을 방문하여 체질을 상담하고 체질에 맞는 생식을 구입해서 하루 한 끼(에너지 소비가 많은 아침이 좋음) 생식으로 식습관을 바꾼다면 꼭 하고 싶은 일도 하면서 건강하게 인생을 설계하면서 즐거운 삶을 살아갈 수 있을 것이다.

10년 뒤의 건강을 생각한다면 지금 결정하고 실천하는 것이 최고의 선택이다. 주식에만 투자하면 후회할 일이 생기지만, 자신의 미래 건강에 투자하면 절대로 후회하지 않는다

"1톤의 아는 것보다, 1g의 실천이 더 중요하기 때문이다."

1:1 맞춤식 체질별 식이(오행생식)요법에 대해 요약, 정리한다.

1:1 맞춤식 체질별 식이(오행생식)요법이란?

자연의 음양/오행과 인간의 음양/오행(陰陽五行)에 맞추어 개인별 체질과 현재의 건강 상태에 맞게(1:1맞춤식) 생식을 처방하여 건강을 증진시키며 질병을 예방하고 불편한 증상을 치유하는 식이요법을 말한다.

생식(生食)이란 자연의 기운을 가득 담은 먹을거리들에 대하여 자연그대로 먹어 혈액순환을 원활하게 하여 면역력을 보강해 줌으로써 정신과 육체를 건강하게 하여 자신의 육체 스스로가 질병을 이겨내도록 유도하는 식사법이며, 동양의학의 경전이라고 하는 황제내경의 식사법을 체계화시킨 자연 건강 식사법이라고 할 수 있다.

여기서 생식이란 자연의 기운을 머금고 있는 상태의 먹을거리들을 가능한 조리를 최소화하여 사시사철 먹을 수 있도록 만든 먹을거리를 의미한다.

오행생식요법은 목(木), 화(火), 토(土), 금(金), 수(水), 상화(相火), 표준(標準)의 7가지 체질로 분류하여 각 체질에 맞게 부족한 것은 보충하고, 넘치는 것은 현상을 유지시켜 오장육부의 조화와 균형을 맞추어 주는 식사법이다.

아울러 신체의 장부 중 건강하지 못한 장부를 찾아내어 이를 튼튼하게 해주는 음식을 먹음으로서 건강을 유지하고 체력을 증진시켜 여러 질병 등을 퇴치하는 데 효과 높은 식사방법이다.

1) 체질에 맞는 식사법이란?

본래 타고난 얼굴의 생김생김이 다름에 따라 즉 얼굴 생긴 것을 기준으로 하여 자주 먹으면 건강해지는 음식과 자주 먹으면 건강을 해지는 음식이 있어 주로 건강을 위한 음식을 찾아 먹도록 하는 식사법을 말한다.

자신의 체질을 잘 모르고 먹어 어떠한 질환이 발생하였다면 자신이 가지고 있는 증상을 개선시키기 위한 음식을 먹는 것 역시 오행생식 요법이라 한다.

음식의 맛 역시 6가지 맛으로 구분하여 자신의 체질과 몸에 나타나는 증상을 개선시키기 위해 음식의 맛을 자신에 맞게 먹는 것 역시 오행생식 요법이라 한다.

· 체질별 오행생식요법이란?

우리는 간혹 이런 말을 하는 사람을 만난다.

얼굴 생긴 대로 먹고 입맛대로 먹으면 되는 것 아닌가 하고 이것이 좋다 저것이 좋다고 말하는 사람에 대해 이상한 눈초리로 쳐다보는 사람이 있다.

얼굴 생긴 대로 먹는 것을 체질대로 먹는다고 한다. 즉 체질별로 먹는 식사법이란 어떤 것을 말하는지 알아본다.

먼저 얼굴생김은 왜 다른가 하는 의문이 생긴다. 얼굴생김의 다른 이유는 뱃속에 들어 있는 오장육부의 크기와 기능의 활성도에 따라 얼굴이 다르게 생긴다는 점이 신비롭다. 그래서 얼굴 생김을 보고 오장육부의 상호 조화와 균형을 맞출 수 있도록 하는 것이 체질별 식이요법이다.

체질	얼굴 생김	자주 먹어야 할 음식	적게 먹어야 할 음식
간장과 담낭의 기능이 좋은 체질	직사각형의 긴 얼굴	달고 매콤한 음식들	신맛의 음식들
심장과 소장의 기능이 좋은 체질	이마는 넓고 턱이 좁은 얼굴	맵고 짭짤한 음식들	쓴맛의 음식들
비장과 위장의 기능이 좋은 체질	동그란 형태의 얼굴	짜고 시큼한 음식들	단맛의 음식들
폐장과 대장의 기능이 좋은 체질	정사각형 형태 얼굴	시고 쓴맛의 음식들	매운맛의 음식들
신장과 방광의 기능이 좋은 체질	턱이 넓으며 사다리형의 얼굴	쓰고 달콤한 음식들	짠맛의 음식들
면역력(심포장과 삼초부)의 기능이 좋은 체질	계란형의 미인/ 미남형 얼굴	골고루 /떫은 음식들	

위의 도표에서처럼 얼굴생김에 따라 음식을 주식으로 하여 자주 먹으면 좋은 음식이 있고, 적게 먹어야 할 음식이 있다. 여기서 주의할 것은 남이 좋다고 하여 나에게도 좋은 음식이 아니다.

자신의 체질을 모른 채 남이 좋다고 하여 자주 먹는다면 편식하는 결과를 초래하여 전혀 다른 질환을 발생시킨다. 자신의 음양오행체질에 맞게 먹는 것이 체질별 식이요법이다.

살다 보면 나도 모르는 사이에 과식(過食)도 하게 되고, 환경에 오염되기도 하는 등 다양한 오염원으로 인해 질병이 발생할 수 있다. 이러한 현재의 병증에 대하여 치유하기 위한 식이요법도 중요하다 하겠다.

건강검진 결과나 방송에서 생로병사의 비밀이나 건강 코너를 시청하고 나서 자신의 건강 상태를 어느 정도 알 수 있을 것이다.

그러한 기초 자료를 가지고 자신의 건강정도를 기준으로 하여 질환을 개선시키고자 하는 음식처방법이다.

정리하면 선천적이거나 후천적으로 자신이 가지고 있는 어떠한 오장육부의 불균형으로 인해 발생하는 질환에 대하여 그 증상을 집중해서 개선시키고자 하는 식이요법을 말한다.

〈증상별 식이요법〉

체질	적게 먹어야 할 음식	자주 먹어야 할 음식
간장과 담낭의 질환	매운맛, 짠맛 음식들	신맛, 쓴맛, 단맛의 음식들
심장과 소장의 질환	짠맛, 신맛 음식들	쓴맛, 단맛 매운맛의 음식들
비장과 위장의 질환	신맛, 쓴맛 음식들	단맛, 매운맛 짠맛의 음식들
폐장과 대장의 질환	쓴맛, 단맛 음식들	매운맛, 짠맛 신맛의 음식들
신장과 방광의 질환	단맛, 매운맛 음식들	짠맛, 신맛 쓴맛의 음식들
면역력이 약한 질환	_	골고루 / 떫은 음식들

- 도표에서 보는 것처럼 체질과 병증에 맞게 먹는다면 체질적으로 가지고 있는 질환이나 병증을 개선시킬 수 있는 것이 증상별 식이요법의 특징이다.
- 간장/담낭 질환이 있는 사람들은 매운맛의 음식(간/담낭 기능을 저하시키는 음식)을 줄여야 하고, 간/담낭 기능을 보강해주는 신맛과 쓴맛의 음식을 자주 먹으면 좋다.

〈간장/담낭을 영양하는 식품(신맛의 음식)〉

식품(맛)	신맛, 고소한 맛, 누린내 나는 맛
곡식	팥, 밀, 귀리, 메밀, 보리, 동부, 강낭콩, 완두콩
과일	귤, 딸기, 포도, 모과, 사과, 앵두, 유자, 매실
야채	부추, 신 김치, 깻잎
육류	개, 닭고기, 계란, 메추리알, 동물의 간/쓸개
조미료	식초, 참기름, 들기름, 마가린
차	오미자차, 땅콩 차, 유자차, 들깨 차, 오렌지주스
근과류	땅콩, 들깨, 잣, 호두

심장/소장 질환이 있는 사람들은 짠맛의 음식(심/소장기능을 저하시키는 음식)을 줄여야 하고, 심장/소장 기능을 보강해주는 쓴맛과 단맛의 음식을 자주 먹으면 좋다.

〈심장/소장을 영양하는 식품(쓴맛의 음식)〉

식품(맛)	쓴맛, 단내/ 불내 나는 맛
곡식	수수
과일	살구, 은행, 해바라기 씨, 자몽
야채	풋고추, 냉이, 쑥갓, 상추, 샐러리, 취나물, 고들빼기
육류	염소, 참새, 칠면조, 메뚜기, 동물의 염통/곱창/피
조미료	술, 짜장, 면실류
차	홍차, 녹차, 커피, 영지 차, 쑥차
근과류	더덕, 도라지

비장/위장 질환이 있는 사람들은 신맛의 음식(비/위장 기능을 저하시키는 음식)을 줄여야 하고, 비/위장 기능을 보강해주는 단맛과 매운맛의 음식을 자주 먹으면 좋다.

<비장/위장을 영양하는 식품(단맛의 음식)>

식품(맛)	단맛, 향내 나는 맛, 곯은 내 나는 맛
곡식	기장, 피, 찹쌀
과일	참외, 호박, 대추, 감
야채	고구마 줄기, 미나리, 시금치
육류	소고기, 토끼, 동물의 비장/ 위장/ 췌장
조미료	엿기름,꿀,설탕,잼,우유,버터,포도당
차	인삼차,칡차,식혜,두충차,구기자차,대추차
근과류	고구마, 칡, 연근

폐장/대장 질환이 있는 사람들은 쓴맛의 음식(폐/대장기능을 저하시키는 음식)을 줄여야 하고, 폐/대장 기능을 보강해주는 매운맛과 짠맛의 음식을 자주 먹으면 좋다.

<폐장/대장을 영양하는 식품(매운맛의 음식)>

식품(맛)	매운맛, 비린내 나는 맛, 화한 맛
곡식	현미, 율무
과일	배, 복숭아
야채	파, 마늘, 고추, 달래, 무, 배추, 겨자추
육류	말, 고양이, 조개, 생선류, 동물의 허파/대장
조미료	고춧가루,고추장,후추,박하,생강,겨자,와사비
차	생강차, 율무차, 수정과
근과류	양파, 무릇

신장/방광 질환이 있는 사람들은 단맛의 음식(신장/방광 기능을 저하시키는 음식)을 줄여야 하고, 신장/방광 기능을 보강해주는 짠맛과 신맛의 음식을 자주 먹으면 좋다.

〈신장/방광을 영양하는 식품(짠맛의 음식)〉

식품(맛)	짠맛, 고린내 나는 맛, 지린내 나는 맛
곡식	콩, 서목태(쥐눈이콩)
과일	밤, 수박
야채	미역, 다시마, 김, 파래, 각종 해초류, 콩떡 잎
육류	돼지, 해삼, 개구리, 지렁이, 동물의 신장/방광/생식기, 굼벵이, 뱀, 새우젓, 명란젓, 조개젓, 기타 젓갈류
조미료	소금, 된장, 두부, 간장, 치즈, 젓갈류
차	두향 차, 두유
근과류	마

면역력이 약한 질환이 있는 사람들은 떫은맛을 중심으로 골고루 먹으면 좋다.

〈심포장/삼초부를 영양하는 식품(떫은맛의 음식)〉

식품(맛)	떫은맛, 생내 나는 맛, 아린 맛
곡식	옥수수, 녹두, 조
과일	오이, 가지, 바나나, 토마토, 덜 익은 감, 생밤, 도토리
야채	콩나물, 고사리, 우엉, 버섯, 양배추, 우무, 아욱
육류	양고기, 오리/알, 꿩, 번데기
조미료	된장, 케첩, 마요네즈
차	요구르트, 코코아, 덩굴차, 로열젤리, 알로에, 이온음료
근과류	감자, 토란, 죽순, 당근

이러한 증상별 식이요법은 병증을 개선시키는 데 중점을 둔 것이다. 병증이 개선되면 본시 타고난 체질에 맞는 식이요법으로 전환해서 먹어야 한다.

이러한 체질별 식이요법이란 건강한 사람이 건강을 유지하는 데 중점을 둔 식이요법이라는 점을 먼저 알아야 한다.

추가해서 음식의 맛과 색깔, 오장육부와는 어떠한 관계가 있는지 알아본다.

- 음식의 맛과 색깔 구분

여기서 음식의 맛, 색깔과 오장육부와의 상관관계부터 알아본다.

구분	이로운 맛(음식/ 예)		이로운 색깔(예)
	진한 맛	순한 맛	
간장/담낭질환	신맛(식초)	고소한 맛 노린내 나는 맛	푸른색(부추)
심장/소장질환	쓴맛(커피)	단내 불내 나는 맛	붉은색(토마토)
비장/위장질환	단맛(꿀)	향내 흙내 나는 맛	노란색(호박)
폐장/대장질환	매운맛 (고추장/가루)	비린 맛 화한 맛	하얀색(무)
신장/방광질환	짠맛(소금)	고린내 지린내 나는 맛	검은색(검은 콩)
면역력 관련 질환	떫은맛	담백, 생 내나는 맛	옥수수가루

※ 맛과 색깔이 상충될 시는 맛을 우선시 다.

예) 고추는 붉은색이나 맵다. 이럴 경우는 매운맛을 우선한다.

- 진한 맛은 효과가 빠르게 나타나고, 순한 맛은 효과가 느리게 나타난다.

건강검진 결과를 토대로 하여

- 간장/담낭 질환이 있는 사람들은 신맛이나 고소한 맛, 노린내 나는 맛과 푸른색을 띄는 먹을거리들을 자주 먹으며 간장/담낭의 기능이 개선된다.

- 심장/소장 질환이 있는 사람들은 쓴맛이나 단내, 불내 나는 맛과 붉은색을 띄는 먹을거리들을 자주 먹으며 심장/소장의 기능이 개선된다.

- 비장/위장 질환이 있는 사람들은 단맛이나 향내, 흙내 나는 맛과 노란색을 띄는 먹을거리들을 자주 먹으며 비장/ 위장의 기능이 개선된다.

- 폐장/대장 질환이 있는 사람들은 매운맛이나 비린맛, 화한맛과 하얀색을 띄는 먹을거리들을 자주 먹으며 폐장/ 대장의 기능이 개선된다.

- 신장/방광 질환이 있는 사람들은 짠맛이나 꼬랑내, 지린내 나는 맛과 검은색을 띄는 먹을거리들을 자주 먹으며 신장/ 방광의 기능이 개선된다.

- 면역력이 저하된 사람은 떫은맛과 담백한 맛, 생내 나는 맛을 자주 먹으면 면역력이 상승한다.
이렇듯이 건강검진 결과를 기초로 하여 자신의 부족한 부분을 음식으로 보강하여 치유하는 식이요법이 증상별 식이 요법이다. 이 처방의 특징은 특별한 부작용이 없다는 것이다.
단 증상을 개선시키기 위해 식이요법을 행한 후 증상이 개선되면 정상적인 체질에 맞는 식이요법으로 전환해야 한다.

개인별 1:1 맞춤식 체질(오행)생식요법은 체질과 병증을 개선시키는 데 중점을 둔 것이 아니라 건강한 사람이 건강을 유지하는 데 중점을 둔 식이요법이라는 점을 먼저 알아야 한다.

MEMO

11교시
음양체질 구분

1. 사람의 체질

체질은 크게 음체질, 표준 체질, 양체질로 구분한다.

1) 음/양, 표준 체질로 구분한다.

상체가 발달한 사람, 하체가 발달한 사람, 팔다리가 발달한 사람, 팔다리보다 몸체가 더 큰사람, 팔다리가 긴사람, 상하, 팔다리가 고르게 균형 잡힌 사람 등 다양하게 구분해 볼 수 있다.

2) 양(陽) 체질은 얼굴을 중심으로 오관의 집중과 분산 정도를 가지고 몸체와 비교하여 구분하는 것을 말한다.

3) 음(陰) 체질은 몸통과 팔다리, 손/발가락의 크기, 길이 활성도를 가지고 비교하여 구분하는 것을 말한다.

4) 표준체질은 몸통과 팔다리 등 모두가 골고루 균형 잡힌 체질이다.

5) 육장육부와 동일하게 6가지 체질로 구분하며, 신체를 얼굴, 몸체, 사지로 구분한다.

	구분	음기/양기		이마 〉 오관
陽체질	양 명 인	1/3	2/3	이마 〉 오관
	태 양 인	0	3/3	오관 〉 얼굴
	소 양 인	1/3	2/3	얼굴 〉 몸체
표준체질	얼굴 = 오관 = 몸체 = 사지 = 손발			
陰체질	구분	음기/양기		몸체 〉 얼굴
	궐 음 인	2/3	1/3	몸체 〉 얼굴
	소 음 인	3/3	0	사지 〉 몸체
	태 음 인	2/3	1/3	손발 〉 사지

도표를 보면서 하나씩 알아보기로 한다.

양체질과 음체질의 기준은 얼굴과 몸체를 상호 비교하여 어느 쪽이 큰가를 놓고 얼굴부분이 크면 양체질, 몸체가 크면 음체질로 구분한다. 우리 몸에서 양 부분은 머리를 의미하고, 음 부분은 몸통/팔/다리를 의미한다.

① 음체질의 특징을 보면 얼굴보다는 몸체가 크고 팔 다리가 길쭉길쭉하다. 즉 운동선수들처럼 체력이 좋다고 표현할 수 있다.

　가) 궐음인: 궐음인이란 말은 음(陰)을 역행(逆行)한다는 의미를 가진다. 즉 음이면서 양을 추구하기를 희망하는 얼굴이라는 의미다. 이런 사람은 팔과 다리는 보통이나 퉁퉁한 몸체의 체중을 줄이면 얼굴이 뚜렷하게 나타나는 체형을 말한다. 즉 얼굴은 작고 몸집은 큰 사람이다. 이런 사람은 음기가 2/3이고, 양기가 1/3이 되는 사람이다.

　나) 소음인: 소음인이란 말은 체형보다 팔과 다리가 튼실해 보이는 체형을 말한다. 팔과 다리에 근육이 탄탄하게 붙어 장거리 움직임이나 장시간 활동에 유리한 체형을 말한다. 이런 사람은 3/3이 음기로 가득하다.

　다) 태음인: 태음인이란 몸통이나 팔다리보다도 손가락이나 발가락이 길쭉길쭉하여 일명 큰손 또는 왕손이라고 하는 체형을 말한다. 대개는 소음인과 태음인이 겹치는 경우가 대부분이다.

예를 들면 수영선수 박태환을 보면 팔다리가 길쭉길쭉하고 손발도 길다. 이런 경우는 소음인으로 분류함이 옳고 손발이 길쭉한 것은 목형체질을 가지고 태어났기에 손발이 길쭉한 것으로 보아야 한다.

옛말에 두(頭) 대갈장군이요, 족(足) 대왈 적이란 말이 있다. 이 말은 머리가 크면 장군이요 손과 발이 크면 도적이란 말이다. 도적이란 말은 지금의 움직이는 직업을 가진 사람들을 의미한다. 이런 사람은 음기가 2/3이고 양기가 1/3이다.

이유는 궐음인은 음기운을 1/3버리고, 버린 1/3만큼 양기운을 채우려는 음이고, 태음인은 양으로 음이 채워지는 데 부족한 음의 1/3을 채우는 음이라는 것이 다른 점이다.

알기 쉽게 설명하면 산 밑은 양이라 하고 산 정상을 음이라 한다면 산 정상을 음의 기운이 가득한 3이라면 궐음인은 내려가는 도중의 2부정도 상태에서 서서히 양을 채우기 위한 상태가 되고, 태음인은 산 정상의 음을 향해 오르는 상태로서 양을 버리고 음을 채우려는 음이라는 점이 차이다.

② 표준체질은 얼굴과 몸체가 비교적 균형 잡힌 사람을 말한다, 즉 팔등신이라고 표현하는 체형을 말한다.

③ 양체질은 몸체보다 얼굴이 커 보이는 체형을 말한다.
　　가) 소양인: 얼굴을 보면 몸체보다 얼굴이 약간 큰 것처럼 느껴지는 체형을 말한다. 일반적으로 대갈장군이라고 놀리는 얼굴을 말한다. 인체 중에서 언뜻 보아 몸통보다 얼굴이 커 보인다는 느낌이 드는 얼굴을 말한다. 이런 사람은 양기가 2/3 정도이고, 음기가 1/3 정도 있는 체질이다.

　　나) 태양인: 몸통보다 얼굴이 크고, 얼굴 전체에서 이목구비가 뚜렷하게 도출되는 얼굴이다. 눈, 코, 입 등의 선이나 윤곽이 뚜렷하게 드러나 보이는 얼굴이다. 3/3이 양기가 가득한 얼굴이다.

　　다) 양명인: 몸통보다 얼굴이 크며 얼굴 전체에서 이마가 차지하는 비율이 높은 경우의 얼굴이다.

예를 들면 가수 김국환 같은 얼굴이다. 예를 들면 어린아이들은 대개 이마가 넓게 형성되었다가 서서히 균형을 잡아가는 데 어린아이들처럼 이목구비가 얼굴 코 있는 쪽으로 모여 있거나 작은 느낌이 들고 이마는 훤하고 시원하게 느껴지는 얼굴을 말한다. 양이 많이 모여 이어 밝게 빛나는 것과 같은 얼굴(이마가 양으로 분류되는 곳임)을 의미한다. 양기가 2/3 정도이고, 1/3이 음기다.

앞서 말한 소양인과 음기와 양기를 함유하고 있는 기운의 양이 같다. 이유는 소양인은 음기운에서 양기운을 채우려는 양이고, 양명인은 양에서 양이 서서히 줄어들고 음의 양이 서서히 증가하는 것이 다른 점이다.

알기 쉽게 설명하면 산 밑은 양이라 하고 산 정상을 음이라 한다면 산 정상을 음의 기운이 가득한 3이라면 소양인은 산 정상에서 내려가는 도중의 2부정도 내려간 상태를 의미하고, 양명인은 산 정상을 향해 올라가는 도중으로서 양을 비우고 음을 더 채우려는 상태라는 점이 다른 점이다.

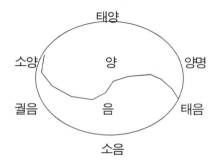

태극 마크 중에서 아랫부분을 음(陰)이라 한다면 아랫부분 중에서 우측이 태음 부분이고, 중앙은 소음이고, 좌측은 궐음이라 할 수 있다. 윗부분을 양(陽)이라 한다면 우측 부분을 양명, 중앙은 태양이고, 좌측 부분을 소양이라 할 수 있다.

음의 끝(궐음)은 양의 시작(소양)을 의미하며, 양의 끝(양명)은 음의 시작(태음)이라 할 수 있다. 그래서 음과 양은 상호 상반되나 시작과 끝이 서로 연결되어 있어 순환의 의미를 담고 있는 것이 자연의 원리다.

MEMO

12교시
오행 체질 구분

1. 체질 구분법

'알기 쉬운 오행 체질 구분 방법'에 대해서 자세하게 알아본다.

1) 얼굴로 보는 체질 분류는 얼굴 전체 윤곽을 가지고 판단하면 된다.

얼굴을 기준으로 체질 분류 시 참고사항

① 머리털이 없는 부분을 관찰한다.
② 멀리서 전체의 윤곽을 관찰한다.
③ 제일 큰 장부와 제일 작은 장부를 구분한다.
④ 가능한 상생으로 분류함이 좋다.
⑤ 정면에서 보아야 한다.
⑥ 대머리는 후천적으로 머리털이 없는 부분이 많아진 것으로 본다.

체질을 구분할 때 얼굴만으로 판단하는 것도 좋으나 성형수술로 인해 안면식별이 애매할 경우가 많다. 그래서 성형을 잘 하지 않는 귀나 손을 병행 판단함으로써 체질 판단의 오류를 최소화하는 것이 좋다.

예를 들면

① **목(木)형의 얼굴**은 이마의 폭과 턱이 있는 부분의 폭이 거의 같다. 그리고 얼굴이 긴 느낌이 있어 예쁜 얼굴은 못된다. 이마에서 턱까지의 길이가 이마 폭보다 긴 얼굴이 해당된다. 이마에서부터 턱까지의 길이비율이 얼굴 폭보다 1.5배 이상인 얼굴이다. 그러면 아마도 직사각형의 얼굴을 생각하면 된다. 이런 얼굴은 대체적으로 이마가 좁으며 각이 진 것이 특징이다. 상체 우측 가슴속에 간이 크기 때문에 위아래가 같다. 이는 음식물을

먹으면 아래로 쳐지기 때문에 대개는 토, 금, 수형의 형태를 많이 나타낸다. 그런데 목형은 간 기능이 좋아서 상체가 발달되어 있어 위와 아래의 폭이 같은 것이다.

예를 들면 수영선수 박 태환 같은 얼굴이나, 뉴스 앵커인 엄 기영 앵커 같은 얼굴이다.

귀는 정면에서보아 귀 윗부분과 귓불의 폭이 같다. 즉 앞에서 보아 귀의 길이가 길게 보여진다.

손은 손가락 길이가 길쭉길쭉하게 생겼으며 손가락 마디가 유난히 굵다. 손가락을 가지런하게 하고 손가락을 위로하면서 손바닥을 바라보면 손바닥에서 손가락이 시작되는 부분에서 손가락 사이사이가 틈이 보이는 것이 특징이다. 또한 2,3,4지의 길이가 모두 비슷하다.

② **화(火)형의 얼굴**은 이마의 폭이 턱의 폭보다 2~3배 이상 큰 경우를 말한다. 역삼각형 같은 턱이 뾰족한 얼굴이다. 이런 화(火)형의 얼굴의 또 하나의 특징은 치아를 보면 된다. 윗니는 16개의 이빨이 들어갈 공간이 있으나 아랫니는 들어갈 공간이 없는 상태에서 16개의 치아가 솟다 보니 이빨 하나하나가 작아서 쥐이라고 하는 형태를 가지고, 다른 하나는 16개가 들어갈 공간이 좁아서 덧니가 심하다는 것이다. 얼굴을 보면서 치아를 같이 보면 쉽게 식별할 수 있다. 이마가 훤칠하다 표현한다. 상체의 가슴속에 있는 심장이 크기 때문에 이마가 넓다. 예를 들면 가수 김국환이나 탤런트, 영화배우들이 대부분이다.

귀는 정면으로 보아 윗부분이 툭 튀어나와 있고, 아랫부분인 귓불부분이 없어 보이는 귀를 말한다.

손은 손의 두께가 두툼하고 엄지부분은 폭이 넓지만 손가락 부분은 폭이 좁은 손을 말한다. 손가락 길이를 보면 3지가 가장 길고 4지가 두 번째, 2지가 세 번째이고 5지는 4지의 2번째 마디를 넘지 못한다.

③ **토(土)형의 얼굴**은 이마와 턱의 폭 보다 얼굴의 중간 즉 광대뼈 부분의 폭이 넓다. 그리고 이마는 머리털난부분이 동그랗게 원을 그린다. 머리털 난 것과 같은 원이 턱에도 나타난다. 즉 턱도 동그랗다는 것이다. 그러고 보면 얼굴 전체가 동그란 원형을 나타낸다. 얼굴 가운데가 더 넓은 것은 뱃속의 비/위장이 크기 때문이다.

예를 들면 탤런트 김형자 씨, 고두심 씨 같은 얼굴이다.

귀는 중앙 부분이 상하보다 튀어나와 있고 비교적 둥그런 형태를 보인다.

손은 손가락 끝이 뾰족하고 예쁘다. 손끝이 비교적 가지런하고 예쁜 것이 특징이다.

④ **금(金)형의 얼굴**은 이마의 폭이나 턱의 폭이나 거의 같다. 그리고 이마로부터 턱까지의
   길이도 이마 폭이나 거의 같다. 그러고 보면 아마도 정사각형 비슷한 얼굴이다. 특이한
   것은 턱이 각이 진 것이 특징이다. 하관(하악골)이 잘 발달된 얼굴이다.

이런 얼굴은 턱이 입 밑에서부터 시작 된 것과 같은 형태를 띤다. 이런 얼굴은 가슴속의
폐가 크고 아래로는 대장이 크기 때문에 얼굴 전체가 팽팽한 느낌을 갖는다.

예를 들면 방송인 박 경림, 가수 홍 서범씨 같은 얼굴이다.

귀는 정면에서 볼 때 윗부분보다 귓불 부분인 아랫부분이 더 튀어나온 형태를 띤다. 그리고
옆에서 보면 귓불 부분이 적지만 아래턱이 툭 튀어나온 부분에 귀가 붙어 있는 형태다.

손을 보면 손이 큰 느낌이 들고 손가락이 굵고 뭉툭하고 짧은 느낌이 든다.

⑤ **수(水)형의 얼굴**은 이마보다 턱의 폭이 더 넓은 얼굴이다. 약간의 마름모꼴 형태의 얼
   굴을 말한다. 이런 얼굴은 귓불이 없는 것이 대부분이다. 이마 폭보다 턱의 폭이 1.5배
   정도 넓은 것이 특징이다. 이는 복부의 하단부에 있는 신장과 방광이 크기 때문이다. 예
   를 들면 방송인 강 호동, 가수 현철 씨 같은 얼굴이다.

귀는 정면에서 보아 윗부분이 좁고 아랫부분이 툭 튀어나와 보인다.

옆에서 보면 아래턱부분이 넓어 턱에 귀가 붙어 있는 형태다.

손을 보면 손이 큰 손이다! 라는 느낌이 들고 손가락이 굵고 끝부분이 뭉툭하다.

⑥ **상화(相火)형의 얼굴**은 화(火)형의 얼굴에서 관자놀이 부분이 발달된 얼굴이다. 아주
   미남미녀의 얼굴형이다. 누구나 이런 얼굴 갖기를 원하지만 그렇게 되지 않은 것이 자
   연의 조화다. 예를 들면 대체적으로 미인형의 얼굴들이다.

귀나 손은 화형의 손과 귀와 비슷하다.

⑦ **표준(標準)형의 얼굴**은 이러한 6가지 형태의 얼굴을 모두 합한 얼굴이다. 우리가 이야기 하는 계란형의 얼굴이다. 예를 들면 배와 김태희와 같은 얼굴이다.

앞에서 얼굴 생김으로 보는 오행체질 구분에 대하여 자세하게 알아보았다. 세부적으로 손과 귀로 체질을 구분하는 요령을 병행 배운다.

2) 손으로 보는 체질분류는 다음과 같다.

손의 생김새를 기준으로 체질 분류 시 참고사항

---
① 손가락의 길이를 관찰한다.
② 손가락 굵기를 관찰한다.
③ 손가락 끝부분과 손바닥부분을 관찰한다.
④ 손바닥의 살집(두께)을 관찰한다.
⑤ 전체적인 모양새를 관찰 한다.

예를 들면
① **목(木)형의 손가락**은 길쭉길쭉하다. 그리고 2지와 4지의 길이가 거의 같다. 그리고 손가락 관절 부위가 굵다. 즉 마디가 굵고 마디와 마디 사이는 가늘어서 손을 가지런히 하여 보면 손가락 사이에 구멍이 생기는 것이 특징이다. 이런 손을 가진 사람은 색감을 식별하는 능력이 뛰어난 것이 특징이다.

② **화(火)형의 손가락**은 손바닥 쪽은 두툼하면서 넓고 손가락 쪽은 뾰족한 느낌을 갖는다. 그리고 손가락을 곧게 펴면 목형과는 달리 손가락 사이에 공간이 생기지 아니한다. 그리고 손가락 끝이 동그란 형태를 갖는 예쁜 손이라고 표현한다. 이런 손을 가진 사람은 음식의 맛을 식별하는 능력이 뛰어나다.

③ **토(土)형의 손가락**은 손바닥과 연결된 부분의 손가락은 두툼한 반면에 손가락 끝은 뾰족하다. 그리고 중지를 기점으로 하여 동그란 원형을 가지는 것이 특징이다. 이런 손을 가진 사람은 음식을 맛있게 만드는 것이 특징이다.

④ **금(金)형의 손가락**은 손가락 하나하나가 굵다. 그리고 짧고 뭉툭하고 투박한 느낌을 가

진다. 그리고 손 자체가 크다. 그래서 일부는 왕손이라고 부른다.

이런 손을 가진 사람은 남 앞에 나서기를 좋아하고 조직의 우두머리(예를 들어~~ 장)가 되기를 좋아한다. 그래서 어떠한 감투를 씌워 주면 열심히 죽을 뚱 살 뚱 모르고 열심히 업무를 추진한다.

⑤ **수(水)형의 손가락**은 손가락 하나하나가 크기도 하지만 길기도 하다. 또 하나의 특징은 손가락 끝이 손가락보다 뭉툭하여 개구리 발 같은 느낌을 갖는다. 목(木)형의 손은 마디마디가 공간이 뜨지만 수(水)형의 손은 마지막 마디만 공간이 생긴다.

이런 손을 가진 사람은 말수가 적으며 남 앞에 나서기를 싫어하지만 좋은 아이디어를 제시하곤 한다. 그리고 자신이 알고 있는 내용 중에서 10%밖에 입 밖으로 내놓지 아니한다. 즉 알려주지 아니한다.

이렇게 손을 보고도 체질을 분류할 수 있다. 기본은 얼굴을 분류하고 추기해서 손을 분류한다면 더욱더 정확한 체질 분류를 할 수 있을 것이다.

3) 귀로 보는 체질분류는 다음과 같다.

귀의 생김새를 기준으로 체질 분류 시 참고사항

① 정면에서 귀의 형태를 관찰한다.
② 귀의 윗부분과 중간, 아랫부분을 관찰한다.
③ 귀의 아랫부분이 어떤 형태를 갖는지 관찰한다.
④ 귓불이 있는지 없는지를 관찰한다.
⑤ 전체적인 모양새를 관찰 한다.

예를 들면

① **목(木)형의 귀**는 정면에서 보아 눈에 보이는 부분이 위와 아래가 폭이 똑같다. 예를 들면 부처님 귀처럼 크고 길으며 편안하다.

② **화(火)형의 귀**는 정면에서 보아 귀의 윗부분의 폭이 넓다. 즉 귀의 윗부분이 서있다고 표현한다. 반면에 아랫부분은 얼굴 쪽으로 달라붙은 느낌을 가진다. 귀가 쫑긋하게 서서 당나귀 귀라고 부르기도 한다.

③ **토(土)형의 귀**는 정면에서 보아 중앙부분이 튀어나온 귀를 말한다. 귀가 작아 보이고 귀가 못생겼다고 말한다.

④ **금(金)형의 귀**는 정면에서 보아 상하 모두 뭉툭하면서 둔탁한 느낌을 준다. 목(木) 형과 비슷하지만 폭이 넓고 길이가 짧다.

⑤ **수(水)형의 귀**는 정면에서 보아 귀의 아랫부분이 넓다. 그리고 귓불이 없는 것이 특징이다. 귀가 크기도하지만 아래턱이 넓어서 귀가 흘러서 붙은 것 같은 느낌을 준다. 다른 하나는 아랫부분이 윗부분보다 폭이 넓어 늘어진 낌을 준다.

여기서 자신들이 얼굴, 손가락, 귀를 통하여 체질의 기본을 알았으니 각각의 목(木) 간장/담낭의 기능이 크거나 활성도가 높을 때 정신적/육체적 증상은 어떻게 나타나는지 하나씩 알아보기로 한다.

여기서 체질을 알고 상관관계를 이해하려면 먼저 오행상생상극관계도표를 설명하겠다.

상생상극 도표는 우리 몸의 오장육부가 서로 20%의 비율을 갖는다면 한 장부의 즉 예를 들어 목(木)이 21%의 비율을 갖는다면 내부에 화살표로 연결된 부분인 상극관계에서 토와 금, 그리고 상생관계에서 수와 화의 관계에 불균형이 발생하게 된다.

우선적으로 불균형을 이루는 것이 별표내부의 화살표를 주고받는 부분에서부터 불균형을 이루게 된다. 우선적으로 화살표 끝부분에 관련된 장부가 기능이 저하된다.

목이 강화되면 → 토의 기능이 저하되어 질병이 발생한다는 이론이다. 또 하나는 목 ← 금의 기능이 저하된다는 것이다. 그래서 어느 한 기능이 넘쳐도 다른 장부가 적어지고 한 장부가 적어지면 다른 장부가 많아지게 된다는 것이다. 그렇기 때문에 많아도 병이 생기고 적어도 병이 생긴다는 이론이다.

그래서 우리 몸은 오장육부가 서로 넘치지도 않고 부족하지도 않도록 하는 조화와 균형을 이루도록 되어 있다. 이것이 바로 항상성(恒常性)이다. 우리 몸은 내부에서 자율신경계에 의해서 이루어지고 있는 신비로운 존재이다.

이러한 상관관계도표는 봄, 여름, 가을, 겨울의 사계절이 변화하듯이 우리 사람도 자연스럽게 변화한다는 이론이다. 이러한 상관관계 때문에 자연을 알지 못하면 사람의 변화를 알 수 없다는 것이다. 그러니까 동양학의 기본인 바로 음양오행 상생상극 관계표를 정확하게 이해한다면 자연과 인간을 모두 읽을 수 있다는 이론이다.

앞으로도 계속 설명이 되겠지만 오행상생 상극도표를 활용한다면 생활의 전 분야에 적용할 수 있고 활용이 가능한 관계표이다.

오행체질 분류인 목-화-토-금-수-상화-표준 체질에 대하여 기능이 향상된 장부와 이로 인해 기능이 저하된 (상극관계)장부와의 관계를 알아본다.

구분	木	火	土	金	水	相火
얼굴생김	직사각형	역삼각형	원형	정사각형	사다리형	계란형
큰 장부 (기능향상)	간/담	심/소	비/위	폐/대	신/방	심포/삼초
작은 장부 (기능 저하)	土/金	金/水	水/木	木/火	火/土	

체질에 따라 기능이 향상된 장부와 기능이 저하된 장부가 있다고 분류하는 것이 동양에서 말하는 체질이다.

2. 체질에 따른 식이 처방

이 부분은 음양오행체질 처방에서 가장 중요한 부분이니 몇 번이고 확인하고 반드시 이해하고 다음으로 넘어가야 한다.(P37 오행상생상극도 참조)

1) 체질을 구분할 때는 상생으로 구분한다.

예를 들면 목형, 금수형 등으로 부른다. 그러나 원래의 부르는 명칭은 선천적으로 큰 장부로부터 가장 기능이 떨어지는 장부순으로 상생으로 부른다. 상생 상극도표에서 우측으로 돌아가는 화살표 순서대로 돌아가는 것을 의미한다.

목형이라 부르는 체질은 원래 목화(상화)토금수형이라 부르는 것이 맞다. 통상적으로 대표성을 띄는 목체질로 요약해서 부르는 것이다.

장부의 크기 순서대로 말하면 간장/담낭이 가장 크고 ➡ 그다음은 심장/소장(심포/삼초) ➡ 비/위장 ➡ 폐/대장➡ 신장/방광 순이다.

그러나 체질과 오장육부의 크기나 활성도 순으로 배열을 하면 다음과 같다.

-1은 가장 우수하고, 5는 가장 기능이 저하됨을 의미한다.

구분	목형체질	화형체질	토형체질	금형체질	수형체질
간장/담낭	1	5	4	3	2
심/소장	2	1	5	4	3
비/위장	3	2	1	5	4
폐/대장	4	3	2	1	5
신장/방광	5	4	3	2	1

※ 상생상극도표에서 보면 우측으로 돌아가면서 크기 순으로 배열됨을 알 수 있다. 그래서 목형인 경우는 장부의 크기순으로 목-화-토-금-수형이라 불러야 함에도 축약해서 가장 큰 장부를 호칭하는 것으로 표현한다.

- 목형이나 목화형이나 장부의 크기 순서는 같다.
- 상극관계의 얼굴로 판단하면 안 된다.(목토형, 금목형 등)

2) 질병은 상극관계로 찾는 것이 좋다.

예를 들면 목형체질은 목극토하여 토로 분류하는 비/위장의 기능이 저하되어 다른 장부보다 질환이 먼저 발생하기 때문이다.

질병을 상극으로 찾는 이유를 예를 들어 좀 더 자세하게 알아본다.

(앞에서 알아본 37쪽에 있는 상생상극도표를 참고)

오행상생상극도표에서 5장부의 비율을 각 20%로 했을 경우 오장육부가 상호 조화와 균형을 이룰 때 가장 이상적으로 건강하다.

① 목형인 경우 목기운이 20%+가 되면 상극관계인(화살표 끝부분) 토의 기운은 20%-가 된다. 그래서 목과 토의 조화와 균형이 깨어져 기운이 약해진 토로 분류하는 장부인 비/위장에 질환이 우선적으로 발생한다.

② 목화형으로 두 가지가 혼합된 형태의 경우는 목기운이 50%+, 화기운이 50%-를 가지는

경우다.(화기운이 50%를 넘어 50%+가 되면 화형이 된다.)

이런 경우 목기운은 비/위장 기운을 억제하는 효과를 가지며, 화는 금기운을 억제하는 효과를 가지기에 비/위장, 폐/ 대장의 기능이 약해져 다른 장부보다 우선적으로 질병이 발생한다는 점이다.

그러나 체질과 오장육부의 크기나 활성도를 상극관계 순으로 배열을 하면 다음과 같다.

구분	상극관계	약해진 장부	보완우선순위(배합비율)		
			1	2	3
목형	목극토	토	토2	금	수
목화형	목극토 화극금	토/금	토	금2	수
화형	화극금	금	금2	수	목
화토형	화극금 토극수	토/금	금	수2	목
토형	토극수	수	수2	목	화
토금형	토극수 금극목	수/목	수	목2	화
금형	금극목	목	목2	화	토
금수형	금극목 수극화	목/화	목	화2	토
수형	수극화	화	화2	토	금
수목형	수극화 목극토	화/토	화	토2	금

여기서 단일형태인 경우와 복합형의 체질은 식이 처방이 다르다.

가) **단일형태인 목형인 경우**는 비/위장 질환이 외부로 나타날 수 있기 때문에 비/위장을 우선적으로 보충해야 하므로 비/위장을 다른 장부보다 2배 더 보강해야 한다.

나) **복합형태인 목화형인 경우**는 비/위장 질환과 폐/대장 질환이 동시에 나타날 수도 있고, 증상들이 잠복하고 있을 수도 있다. 그러나 증상이 나타나는데 주로 작용하는 기운은 목 기운이기에 목 기운을 조정, 통제하는 기운을 가진 금 기운을 보강하는 것이 효과가 있어 질병 발생을 억제하고 오장육부의 상생 상극의 조화와 균형을 유지할 수 있다. 그래서 복합형인 경우는 목 기운을 통제할 수 있도록 금 기운에 2배 더 보강하면 오장육부가 정상적으로 상생상극 할 수 있게 된다.

3) 체질별 식이 처방은 두 가지 방법으로 다음과 같이 처방한다.

① 체질에 맞게 처방한다.

예를 들면 목형체질인 경우는 상극관계로 질환이 발생하기에 목극토하여 토에 관한 질환이 다른 장부에 비해 우선적으로 발생한다. 그러나 식이 처방은 상생으로 하는 원칙에 의거 질병이 발생한 토- 금- 수 순으로 처방하라는 것이다. 음식의 맛으로 보면 단맛-매운맛-짠맛 순으로 처방하라는 것이다.

체질별로 하나씩 알아본다.

　　가) 목형체질인 경우(예): 목기운이 80% 이상인 경우 목극토에 우선을 두고 단맛, 매운맛, 짠맛을 상생으로 먹으면 좋다.

　　나) 목화형체질인 경우(예): 목형 70%+화형30%가 혼합된 얼굴이라면 목극토에 우선을 두고 단맛을 많이 먹고(60%), 화극금하여 매운맛을 조금 적게(30%) 먹는 것이 좋다. 즉 체질에 따라 배합비율이 다르게 먹어야 한다. 짠맛을 조금(10%) 먹는 이유는 수극화하여 화기운을 억제하기 위함이다.

다만 정신적·육체적 증상이 심하게 나타나지 않는다면 체질 중에서 많이 포함하고 있는 체질을 통제, 조절할 수 있는 음식을 많이 섭취하는 것이 바람직하다.

예를 들면 목형체질인 경우 목기운이 강하여 목극토하여 토기운이 약해진다.(목20+, 토20-) 그러나 강한 목기운을 억제하는 데는 두 가지 방법이 있다. 하나는 목극토에서 토기운을 보강하여 목기운을 억제하는 방법이 있고, 다른 방법으로는 금극목하여 금기운을 보강하여(금20+, 목20-) 목기운을 억제(목20-)하는 것이 더 효과적이다.

그래서 약해진 토기운을 보강하기 위해서는 목기운을 억제(금극목)하는 효과적인 방법으로는 맛으로 분류 시 매운맛을 많이 먹는 것이 단맛을 많이 먹는 것보다 더 효과적이다. 즉 단맛 80%, 매운맛 20%보다 매운맛 80%, 단맛 20%가 더 효과적이다.

예를 들면 목화형체질인 경우 목형 70%+화형30%가 혼합된 얼굴이라면 목극토하여(목20+,토20-) 토기운이 약해지고(70%), 화극금하여 금기운이 약해지지만(30%), 목기운을 억제하는 금기운을 우선적으로 보강하기 위해서는 금극목을 강하게(금20+,목20-) 하기 위해서 매운맛을(70%) 처방하면 목극토를 약하게(목20-,토20+) 하여 토에 관한 질환이 개선된다.

화기운(30%)를 억제하기 위해서는 수극화(수20+, 화20-)를 하도록 짠맛의 음식을 처방하면 화기운을 조정, 통제할 수 있다. 그러나 항상 목기운이 강하기에 목극토를 할 수 있으므로 단맛을 기본으로 보충하는 것이 좋다. 예를 들면, 단맛 (60%), 매운맛(30%), 짠맛(10%) 수준으로 배합비율을 맞추어 먹는 것이다. 이렇게 체질에 따라 배합비율을 다르게 먹는다면 오장육부의 상생상극의 조화와 균형을 유지하여 건강한 인생을 살아갈 수 있다.

② 병증에 맞게 처방한다.(역시 상생으로 처방한다.)

어느 체질에 관계없이 병증이 발현된 장부에 관하여 집중적으로 처방한다. 목형체질인 사람이 위장병이 발생해도, 금형체질인 사람이 위장병이 발생했다면 체질에 관계없이 위장 질환을 개선시킬 수 있도록 우선하여 처방한다. 단맛 60%, 매운맛 30%, 짠맛 10%의 배합비율로 처방하면 된다.

체질별로 하나씩 알아본다.

가) **목형체질**: 직사각형의 얼굴은 간장과 담낭의 기능은 활성화된 반면 비/위장과 폐/대장의 기능은 저하되었다고 보는 이론이다.

실제 직사각형의 얼굴을 가진 사람들은 도표에서와 같이 대체적으로 비/위장 질환을 가지고 있는 것이 특징이고 정신적·육체적 증상이 나타난다. 외형상으로 나타나지는 않지만 폐/대장 질환도 약하게 가지고 있다.

양체질인 목형체질은 담낭이 크고, 음체질인 목형체질은 간장이 크다.

목형체질의 대표적인 종류로는 목형, 목화형, 목화상화형 등이 있다.

구분	자주 발생하는 질환	식이 처방	간장/담낭 질환 시
목형	비/위장 질환	단맛2, 매운맛	신맛, 쓴맛
목화 형	비/위장, 폐/대장 질환	단맛, 매운맛2, 짠맛	신맛, 쓴맛
목화상화형		매운맛, 짠맛	신맛, 쓴맛

식이 처방은 두 가지 방법으로 처방한다.

① 체질에 맞게 처방한다.

예를 들면 목형인 경우는 상극관계로 질환이 발생하기에 목극토하여 토에 관한 질환이 다른 장부에 비해 우선적으로 발생한다. 그러나 식이 처방은 상생으로 하는 원칙에 의거 토- 금- 수 순으로 처방하라는 것이다. 음식의 맛으로 보면 단맛-매운맛-짠맛 순으로 처방하라는 것이다.

가) **목형체질인 경우**: 목기운이 80% 이상인 경우 목극토에 우선을 두고 단맛, 매운맛, 짠맛을 상생으로 먹으면 좋다.

나) **목화형체질인 경우**: 목형 70%+화형30%가 혼합된 얼굴이라면 목극토에 우선을 두고 단맛을 많이 먹고(60%), 화극금하여 매운맛을 조금 적게(30%), 짠맛은 (10%) 정도 먹는 것이 좋다. 즉 체질에 따라 배합비율이 다르게 먹어야 한다.

다만 정신적·육체적 증상이 심하게 나타나지 않는다면 체질 중에서 많이 포함하고 있는 체질을 통제, 조절할 수 있는 음식을 많이 섭취하는 것이 바람직하다.

예를 들면, 목형체질인 경우 목기운이 강하여 목극토하여 토기운이 약해진다.(목20+, 토20-) 그러나 강한 목기운을 억제하는 데는 두 가지 방법이 있다. 하나는 목극토에서 토기운을 보강하여 목기운을 억제하는 방법이 있고, 다른 방법으로는 금극목하여 금기운을 보강하여(금20+,목20-) 목기운을 억제(목20-)하는 것이 더 효과적이다.

그래서 약해진 토기운을 보강하기 위해서는 목기운을 억제(금극목)하는 효과적인 방법으로는 맛으로 분류 시 매운맛을 많이 먹는 것이 단맛을 많이 먹는 것보다 더 효과적이다. 즉 단맛 80%, 매운맛 20%보다 매운맛 80%, 단맛20%가 더 효과적이다.

예를 들면, 목화형체질인 경우 목형 70%+화형30%가 혼합된 얼굴이라면 목극토하여(목20+, 토20-) 토기운이 약해지고(70%), 화극금하여 금기운이 약해지지만(30%), 목기운을 억제하는 금기운을 우선적으로 보강하기 위해서는 금극목을 강하게(금20+, 목20-) 하기 위해서 매운맛을(70%) 처방하면 목극토를 약하게(목20-, 토20+) 하여 토에 관한 질환이 개선된다.

화기운(30%)를 억제하기 위해서는 수극화(수20+, 화20-)를 하도록 짠맛의 음식을 처방하면 화기운을 조정, 통제할 수 있다. 그러나 항상 목기운이 강하기에 목극토를 할 수 있으므로 단맛을 기본으로 보충하는 것이 좋다. 즉 단맛 (10%), 매운맛(30%), 짠맛(60%) 수준으로 배합비율을 맞추어 먹는 것이다. 이렇게 체질에 따라 배합비율을 다르게 먹는다면 오장육부의 상생상극의 조화와 균형을 유지하여 건강한 인생을 살아갈 수 있다.

② 병증에 맞게 처방한다. (역시 상생으로 처방한다.)

어느 체질에 관계없이 병증이 발현된 장부에 관하여 집중적으로 처방한다. 목형체질인 사람이 위장병이 발생해도, 금형체질인 사람이 위장병이 발생했다면 체질에 관계없이 위장 질환을 개선시킬 수 있도록 우선하여 처방한다. 단맛 60%, 매운맛 30%, 짠맛 10%의 배합비율로 처방하면 된다.

가) **화형체질:** 역삼각형의 얼굴은 심장과 소장의 기능은 활성화된 반면 폐/대장과 신장/방광의 기능은 저하되었다고 보는 이론이다.

실제 역삼각형의 얼굴을 가진 사람들은 도표에서와 같이 대체적으로 폐/대장 질환을 가지고 있는 것이 특징이고 정신적·육체적 증상이 나타난다.

외형상으로 나타나지는 않지만 신장/방광 질환도 약하게 가지고 있다.

양체질인 화형체질은 소장이 크고, 음체질인 화형체질은 심장이 크다.

화형체질의 대표적인 종류로는 화형, 화상화형, 화상화토형 등이 있다.

구분	자주 발생하는 질환	식이 처방	심장/소장 질환
화형	폐/대장 질환	매운맛2, 짠맛	쓴맛, 단맛
화상화 형	폐/대장, 신장/방광 질환	매운맛, 짠맛2, 신맛	쓴맛, 단맛
화상화토형		매운맛, 짠맛,	쓴맛, 단맛

식이 처방은 두 가지 방법으로 처방한다.

① 체질에 맞게 처방한다.

예를 들면, 화형체질인 경우는 상극관계로 질환이 발생하기에 화극금하여 금에 관한 질환이 다른 장부에 비해 우선적으로 발생한다. 그러나 식이 처방은 상생으로 하는 원칙에 의거 금-수-목 순으로 처방하라는 것이다. 음식의 맛으로 보면 매운맛-짠맛-신맛 순으로 처방하라는 것이다.

가) **화형체질**: 화기운이 80% 이상인 경우 화극금에 우선을 두고 매운맛, 짠맛을 상생으로 먹으면 좋다.

나) **화상화형체질**: 화형 70%+상화형 30%가 혼합된 얼굴이라면 화극금에 우선을 두고 매운맛을 많이 먹고(70%), 떫은맛을 조금 적게(30%) 먹는 것이 좋다. 즉 체질에 따라 배합비율이 다르게 먹어야 한다.

다만 정신적·육체적 증상이 심하게 나타나지 않는다면 체질 중에서 많이 포함하고 있는 체질을 통제, 조절할 수 있는 음식을 많이 섭취하는 것이 바람직하다.

예를 들면, 화형체질인 경우 화기운이 강하여 화극금하여 금기운이 약해진다.(화20+, 금20-) 그러나 강한 화기운을 억제하는 데는 두 가지 방법이 있다.

하나는 화극금에서 금기운을 보강하여 화기운을 억제하는 방법이 있고, 다른 방법으로는 수극화하여 수기운을 보강하여(수20+,화20-) 화기운을 억제(화20-)하는 것이 더 효과적이다.

그래서 약해진 금기운을 보강하기 위해서는 화기운을 억제(수극화)하는 효과적인 방법으로는 맛으로 분류 시 짠맛을 많이 먹는 것이 매운맛을 많이 먹는 것보다 더 효과적이다. 즉 매운맛 80%, 짠맛 20%보다 짠맛 80%, 매운맛 20%가 더 효과적이다.

예를 들면, 화상화체질인 경우 화형 70%+상화형 30%가 혼합된 얼굴이라면 화극금하여(화20+,금20-) 금기운이 약해지고(70%), 병행하여 상화기운도 약해지지만(30%), 화기운을 억제하는 수기운을 우선적으로 보강하기 위해서는 수극화를 강하게(수20+,화20-) 하기 위해서 짠맛을(70%) 처방하면 화극금을 약하게(화20-,금20+) 하여 금에 관한 질환이 개선된다.

화기운(30%)을 억제하기 위해서는 수극화(수20+, 화20-)를 하도록 짠맛의 음식을 처방하면 화기운을 조정, 통제할 수 있다. 그러나 항상 화기운이 강하기에 화극금을 할 수 있으므로 매운맛을 기본으로 보충하는 것이 좋다. 즉 매운맛 (10%), 짠맛(30%), 신맛(60%) 수준으로 배합비율을 맞추어 먹는 것이다. 이렇게 체질에 따라 배합비율을 다르게 먹는다면 오장육부의 상생상극의 조화와 균형을 유지하여 건강한 인생을 살아갈 수 있다.

② **병중에 맞게 처방한다.(역시 상생으로 처방한다.)**

어느 체질에 관계없이 병중이 발현된 장부에 관하여 집중적으로 처방한다. 화형체질인 사람이 폐/대장질환이 발생해도, 목형체질인 사람이 폐/대장질환이 발생했다면 체질에 관계없이 폐/대장 질환을 개선시킬 수 있도록 우선하여 처방한다. 매운맛 60%, 짠맛 30%, 신맛 10%의 배합비율로 처방하면 된다.

가) **토형체질**: 동그란 형의 얼굴은 비장과 위장의 기능은 활성화된 반면 신장/ 방광, 간장/담낭의 기능은 저하되었다고 보는 이론이다.

실제 동그란 형의 얼굴을 가진 사람들은 도표에서와 같이 대체적으로 신장/방광 질환을 가지고 있는 것이 특징이고 정신적·육체적 증상이 나타난다. 외형상으로 나타나지는 않지만 간장/담낭 질환도 약하게 가지고 있다. 양체질인 토형체질은 위장이 크고, 음체질인 토형체질은 비장이 크다.

토형체질의 대표적인 종류로는 토형, 토금형, 토금수형 등이 있다.

구분	자주 발생하는 질환	식이 처방	비장/위장질환
토형	신장/방광 질환	짠맛2, 신맛,	단맛, 매운맛
토금 형	신장/방광, 간장/담낭 질환	짠맛, 신맛2, 쓴맛	단맛, 매운맛
토금수형	간/담낭,심/소장 질환	쓴맛, 단맛	단맛, 매운맛

식이 처방은 두 가지 방법으로 처방한다.
① **체질에 맞게 처방한다.**

예를 들면, 토형체질인 경우는 상극관계로 질환이 발생하기에 토극수하여 수에 관한 질환이 다른 장부에 비해 우선적으로 발생한다. 그러나 식이 처방은 상생으로 하는 원칙에 의거 수-목-화 순으로 처방하라는 것이다. 음식의 맛으로 보면 짠맛-신맛-쓴맛 순으로 처방하라는 것이다.

가) **토형체질**: 토기운이 80% 이상인 경우 토극수에 우선을 두고 짠맛, 신맛을 상생으로 먹으면 좋다.

나) **토금형체질**: 토형 70%+금형30%가 혼합된 얼굴이라면 토극수에 우선을 두고 짠맛을 많이 먹고(70%), 신맛을 조금 적게(30%) 먹는 것이 좋다. 즉 체질에 따라 배합비율이 다르게 먹어야 한다.

다만 정신적·육체적 증상이 심하게 나타나지 않는다면 체질 중에서 많이 포함하고 있는 체질을 통제, 조절할 수 있는 음식을 많이 섭취하는 것이 바람직하다.

예를 들면, 토형체질인 경우 토기운이 강하여 토극수하여 수기운이 약해진다.(토20+, 수20-) 그러나 강한 토기운을 억제하는 데는 두 가지 방법이 있다. 하나는 토극수에서 수기운을 보강하여 토기운을 억제하는 방법이 있고, 다른 방법으로는 목극토하여 목기운을 보강하여(목20+, 토20-) 토기운을 억제(토20-)하는 것이 더 효과적이다.

그래서 약해진 수기운을 보강하기 위해서는 토기운을 억제(목극토)하는 효과적인 방법으로는 맛으로 분류 시 신맛을 많이 먹는 것이 짠맛을 많이 먹는 것보다 더 효과적이다. 즉 짠맛 80%, 신맛 20%보다 신맛 80%, 짠맛 20%가 더 효과적이다.

예를 들면, 토금형체질인 경우 토형 70%+금형 30%가 혼합된 얼굴이라면 토극수하여(토20+,수20-) 수기운이 약해지고(70%), 금극목하여 목기운도 약해지지만(30%), 토기운을 억제하는 목기운을 우선적으로 보강하기 위해서는 목극토를 강하게(목20+,토20-) 하기 위해서 신맛을(70%) 처방하면 토극수를 약하게(토20-,수20+) 하여 수에 관한 질환이 개선된다.

금기운(30%)을 억제하기 위해서는 화극금(화20+, 금20-)을 하도록 쓴맛의 음식을 처방하면 금기운을 조정, 통제할 수 있다. 그러나 항상 토기운이 강하기에 토극수를 할 수 있으므로 짠맛을 기본으로 보충하는 것이 좋다. 즉 짠맛 (10%), 신맛(30%), 쓴맛(60%) 수준으로 배합비율을 맞추어 먹는 것이다. 이렇게 체질에 따라 배합비율을 다르게 먹는다면 오장육부의 상생상극의 조화와 균형을 유지하여 건강한 인생을 살아갈 수 있다.

② 병증에 맞게 처방한다.(역시 상생으로 처방한다.)

어느 체질에 관계없이 병증이 발현된 장부에 관하여 집중적으로 처방한다. 토형체질인 사람이 신장/방광질환이 발생해도, 수형체질인 사람이 신장/방광 질환이 발생했다면 체질에 관계없이 신장/방광 질환을 개선시킬 수 있도록 우선하여 처방한다. 짠맛 60%, 신맛 30%, 쓴맛 10%의 배합비율로 처방하면 된다.

가) **금형체질**: 정사각형의 얼굴은 폐/대장의 기능은 활성화된 반면 간장/담낭, 심장/소장의 기능은 저하되었다고 보는 이론이다.

실제 정사각형의 얼굴을 가진 사람들은 도표에서와 같이 대체적으로 간장/담낭 질환을 가지고 있는 것이 특징이고 정신적·육체적 증상이 나타난다. 외형상으로 나타나지는 않지만 심장/소장 질환도 약하게 가지고 있다. 양체질인 금형체질은 대장이 크고, 음체질인 금형체질은 폐장이 크다.

금형체질의 대표적인 종류로는 금형, 금수형, 금수목형 등이 있다.

구분	자주 발생하는 질환	식이 처방	폐장/대장질환
금형	간장/담낭 질환	신맛2, 쓴맛	매운맛, 짠맛
금수 형	간장/담낭, 심장/소장 질환	신맛, 쓴맛2, 단맛	매운맛, 짠맛
금수목형	심/소장, 비/위장 질환	쓴맛, 단맛	매운맛, 짠맛

식이 처방은 두 가지 방법으로 처방한다.

① 체질에 맞게 처방한다.

예를 들면, 금형체질인 경우는 상극관계로 질환이 발생하기에 금극목하여 목에 관한 질환이 다른 장부에 비해 우선적으로 발생한다. 그러나 식이 처방은 상생으로 하는 원칙에 의거 목-화-토 순으로 처방하라는 것이다. 음식의 맛으로 보면 신맛-쓴맛-단맛 순으로 처방하라는 것이다.

> 가) **금형체질**: 금기운이 80% 이상인 경우 금극목에 우선을 두고 신맛, 쓴맛을 상생으로 먹으면 좋다.
> 나) **금수형체질**: 금형 70%+수형 30%가 혼합된 얼굴이라면 금극목에 우선을 두고 신맛을 많이 먹고(70%), 쓴맛을 조금 적게(30%) 먹는 것이 좋다. 즉 체질에 따라 배합비율이 다르게 먹어야 한다.

다만 정신적·육체적 증상이 심하게 나타나지 않는다면 체질 중에서 많이 포함하고 있는 체질을 통제, 조절할 수 있는 음식을 많이 섭취하는 것이 바람직하다.

예를 들면, 금형체질인 경우 금기운이 강하여 금극목하여 목기운이 약해진다.(금20+, 목20-) 그러나 강한 금기운을 억제하는 데는 두 가지 방법이 있다. 하나는 금극목에서 목기운을 보강하여 금기운을 억제하는 방법이 있고, 다른 방법으로는 화극금하여 화기운을 보강하여(화20+, 금20-) 금기운을 억제(금20-)하는 것이 더 효과적이다.

그래서 약해진 목기운을 보강하기 위해서는 금기운을 억제(화극금)하는 효과적인 방법으로는 맛으로 분류 시 쓴맛을 많이 먹는 것이 신맛을 많이 먹는 것보다 더 효과적이다. 즉 신맛 80%, 쓴맛 20%보다 쓴맛 80%, 신맛 20%가 더 효과적이다.

예를 들면, 금수형체질인 경우 금형 70%+수형 30%가 혼합된 얼굴이라면 금극목하여(금20+,목20-) 목기운이 약해지고(70%), 토극수하여 수기운도 약해지지만(30%), 금기운을 억제하는 화기운을 우선적으로 보강하기 위해서는 화극금을 강하게(화20+,금20-) 하기 위해서 쓴맛을(70%) 처방하면 금극목을 약하게(금20-,목20+) 하여 목에 관한 질환이 개선된다.

수기운(30%)을 억제하기 위해서는 토극수(토20+, 수20-)를 하도록 단맛의 음식을 처방하면 수기운을 조정, 통제할 수 있다. 그러나 항상 금기운이 강하기에 금극목을 할 수 있으므로 신맛을 기본으로 보충하는 것이 좋다.

즉 신맛 (10%), 쓴맛(30%), 단맛(60%) 수준으로 배합비율을 맞추어 먹는 것이다. 이렇게 체질에 따라 배합비율을 다르게 먹는다면 오장육부의 상생상극의 조화와 균형을 유지하여 건강한 인생을 살아갈 수 있다.

② 병중에 맞게 처방한다.(역시 상생으로 처방한다.)

어느 체질에 관계없이 병중이 발현된 장부에 관하여 집중적으로 처방한다. 금형체질인 사람이 폐/대장질환이 발생해도, 목형체질인 사람이 폐/대장 질환이 발생했다면 체질에 관계없이 폐/대장질환을 개선시킬 수 있도록 우선하여 처방한다. 매운맛 60%, 짠맛 30%, 신맛 10%의 배합비율로 처방하면 된다.

　　가) **수형체질**: 사다리형의 얼굴은 신장/방광의 기능은 활성화된 반면, 심장/소장, 비/위장의 기능은 저하되었다고 보는 이론이다.

실제 사다리형의 얼굴을 가진 사람들은 도표에서와 같이 대체적으로 심장, 소장, 비/위장질환을 가지고 있는 것이 특징이고 정신적, 육체적 증상이 나타난다. 외형상으로 나타나지는 않지만 비/위장 질환도 약하게 가지고 있다.

양체질인 수형체질은 방광이 크고, 음체질인 수형체질은 신장이 크다.

수형체질의 대표적인 종류로는 수형, 수목형, 수목화형 등이 있다.

구분	자주 발생하는 질환	식이 처방	신장/방광질환
수형	심장/ 소장 질환	쓴맛2, 단맛	짠맛, 신맛
수목 형	심/소장 비/위장 질환	쓴맛, 단맛2, 매운맛	짠맛, 신맛
수목화형	비/위장, 폐/대장 질환	단맛, 매운맛	짠맛, 신맛

식이 처방은 두 가지 방법으로 처방한다.

① 체질에 맞게 처방한다.

예를 들면, 수형체질인 경우는 상극관계로 질환이 발생하기에 수극화하여 화에 관한 질환이 다른 장부에 비해 우선적으로 발생한다. 그러나 식이 처방은 상생으로 하는 원칙에 의거화-토-금 순으로 처방하라는 것이다. 음식의 맛으로 보면 쓴맛-단맛-매운맛 순으로 처방하라는 것이다.

> 가) **수형체질**: 수기운이 80% 이상인 경우 수극화에 우선을 두고 쓴맛, 단맛을 상생으로 먹으면 좋다.
> 나) **수목형체질**: 수형 70%+목형 30%가 혼합된 얼굴이라면 수극화에 우선을 두고 쓴맛을 많이 먹고(70%), 단맛을 조금 적게(30%) 먹는 것이 좋다. 즉 체질에 따라 배합비율이 다르게 먹어야 한다.

다만 정신적·육체적 증상이 심하게 나타나지 않는다면 체질 중에서 많이 포함하고 있는 체질을 통제, 조절할 수 있는 음식을 많이 섭취하는 것이 바람직하다.

예를 들면, 수형체질인 경우 수기운이 강하여 수극화하여 화기운이 약해진다.(수20+, 화20-) 그러나 강한 수기운을 억제하는 데는 두 가지 방법이 있다. 하나는 수극화에서 화기운을 보강하여 수기운을 억제하는 방법이 있고, 다른 방법으로는 토극수하여 토기운을 보강하여(토20+,수20-) 수기운을 억제(금20-)하는 것이 더 효과적이다.

그래서 약해진 화기운을 보강하기 위해서는 수기운을 억제(수극화)하는 효과적인 방법으로는 맛으로 분류 시 단맛을 많이 먹는 것이 쓴맛을 많이 먹는 것보다 더 효과적이다. 즉 쓴맛 80%, 단맛 20%보다 단맛 80%, 쓴맛 20%가 더 효과적이다.

예를 들면, 수목형체질인 경우 수형 70%+목형 30%가 혼합된 얼굴이라면 수극화하여(수20+,화20-) 화기운이 약해지고(70%), 목극토하여 토기운도 약해지지만(30%), 수기운을 억제하는 토기운을 우선적으로 보강하기 위해서는 토극수를 강하게(토20+,수20-) 하기 위해서 단맛을(70%) 처방하면 수극화를 약하게(수20-,화20+) 하여 화에 관한 질환이 개선된다.

목기운(30%) 을 억제하기 위해서는 금극목(금20+, 목20-)을 하도록 매운맛의 음식을 처방하면 목기운을 조정, 통제할 수 있다. 그러나 항상 수기운이 강하기에 수극화를 할 수 있으므로 쓴맛을 기본으로 보충하는 것이 좋다. 즉 쓴맛 (10%), 단맛(30%), 매운맛(60%) 수준으로 배합비율을 맞추어 먹는 것이다. 이렇게 체질에 따라 배합비율을 다르게 먹는다면 오장육부의 상생상극의 조화와 균형을 유지하여 건강한 인생을 살아갈 수 있다.

② 병증에 맞게 처방한다.(역시 상생으로 처방한다.)

어느 체질에 관계없이 병증이 발현된 장부에 관하여 집중적으로 처방한다. 수형체질인 사람이 신장/방광질환이 발생해도, 화형체질인 사람이 신장/방광 질환이 발생했다면 체질에 관계없이 신장/방광질환을 개선시킬 수 있도록 우선하여 처방한다. 짠맛 60%, 신맛 30%, 쓴맛 10%의 배합비율로 처방하면 된다.

가) 상화형 얼굴: 비교적 다재다능하고 활동적이기에 질병에 잘 노출되지 않는다. 그러나 면역력이 저하 시 짜증이 심하고, 행동이 부산하고 집중력이 저하되는 증상이 나타난다. 심장/소장 기능이 저하 시 나타나는 정신적·육체적 증상들이 나타나기도 한다. 계절과 시간이 변할 때 목, 화, 토, 금, 수기능의 정신적·육체적 증상들이 번갈아 나타나기도 한다.

병을 고치려면 정확한 진단을 통하여 가장 합리적이고 효과적인 치료 방법을 결정하는 것이 중요하듯이 건강을 유지하고 질병 없이 건강하게 100세를 살아가려면 내 몸을 정확하게 진단하는 것이 중요하다.

서양의학적인 진단은 현재의 현상을 중요시한 진단이다. 그나마도 오진율도 질병마다 다르다. 어느 질환은 50%의 오진율을 보이고 있어 한심하다. 그러나 체질의 특성을 알고 정확하게 진단한다면 진단으로 인한 불필요한 시간적 경제적으로 절약할 수 있다. 또 하나의 장점은 왜 이런 질병을 가지고 있으면서도 아무런 불편함이 없이 생활해 왔는데 지금에야 이런 것이 문제가 되는가 하는 점을 판단할 수 있는 근거가 된다.

또 다른 점을 판단할 수 있는 것은 병원에서는 이것저것 진단을 했음에도 내 몸의 불편함(질환)의 원인을 찾지 못하고 6개월 뒤에 다시 봅시다! 라고 하는 결론을 받는 경우다. 병원에서는 아무런 문제가 없다고 원인을 찾지도 못한 질병은 체질적으로 보면 쉽게 찾을 수 있다는 것이다.

정경의 병을 3~5년 정도 방치한 경우에는 기경의 병으로 넘어간다. 이런 경우에는 의사가 원인을 찾기 힘들다. 더구나 8~10년 정도 경과한 사해의 병인 경우는 아예 무슨 질환인지조차도 모른다. 그렇다고 의사가 모른다고 할 수 없는 노릇 아닌가! 그래서 원인을 모르는데 어찌 올바른 처방이 나올 수 있겠는가! 당연히 다른 처방의 약을 받아 복용하는 것이다. 이런 경우 우리 몸은 죽을 노릇일 것이다. 나에게 필요 없는 약물이 들어오니 그 약 독을 해독하고 배출하기 위한 전쟁이 일어날 것이다. 이러한 전쟁의 주체는 신장과 간이 담당하기 때문에 약을 자주 먹는 사람은 신장과 간 기능이 저하되어 있음을 알 수 있다.

• 실제 어느 족부의학 교수가 밝힌 오진사례를 소개한다.(2014. 11/중앙)

이 교수는 재활의학과 교수다. 족부 클리닉에 내원한 족저근막염 환자 250명을 분석한 결과다.

- 133명만 초기 진단과 일치하는 족저근막염 환자 (53.2%)였고, 나머지 46.8%는 오진이었다.
- 오진 사례를 보면 다음과 같다.

병명	%	인원 / 109명
지방 패드 위축증	14.8	37명
요족(까치발)	10.4	26명
지방패드 위축증을 동반한 족저근막염	9.2	23명
평발	4.8	12명
발바닥 섬유종증	4.4	11명

이 결과를 보면 결국 37.6%는 질환과 무관한 치료를 받았었고 시간과 돈을 낭비한 셈이다.

족저근막염을 동양의학적으로 본다면 어렵지 않게 판단할 수 있다.

발전체가 아프다면 목(木)기운이(간장과 담낭)약한 결과요, 발바닥이 아프다면 수(水)기운이(신장과 방광)기운이 약한 것이요, 발 옆측 즉 발 날이 아프다면 목기운이 약한 것이요 발등이 아프다면 토기운이 약한 것이다

족저근막염이라면 발바닥이 아픈 것이니 수기운이 약한 결과라 할 수 있다. 음식으로 처방한다면 수기운을 약하게 만드는 원인이 되는 토기운의 단맛과 화기운의 쓴맛의 음식들을 먹지 않는 식습관을 가진다면 벌써 50%는 치유를 할 수 있다. 여기다 수기운을 보강하는 짠맛의 음식을 자주 먹는 식습관을 갖는다면 쉽게 족저근막염을 고칠 수 있다.

족저근막염(足底筋膜炎)이란, 발바닥 근육에 염증(炎症)이 생기는 질환이다. 발생하는 원인을 보면 여성들이 49세를 전후로 해서 폐경이 다가오면서 호르몬의 불균형으로 인해 발바닥에 지방층이 얇아지는데 이때 무리하게 운동을 하거나 얇은 플랫슈즈를 신어 충격 흡수를 하지 못해서 근육에 염증이 생기는 질환이다.

생활습관으로는 쿠션이 있는 신발을 신고 무리하게 운동을 하는 것을 지양하고 앞서 말한 달고 쓴맛의 음식을 줄이고, 짠맛의 음식을 자주 먹는 다면 약 2주정도 시간이 경과하면 좋은 결과를 얻을 수 있다.

병원에 가지 않고 집에서 스스로 고칠 수 있는 질환임에도 불구하고 약 46.8%는 시간과 돈을 낭비하는 결과를 초래했다. 물론 전체적으로 보면 족저근막염 진단을 올바르게 받은 53.2%도 집에서 고칠 수 있는 질환이기에 이런 쉬운 질환을 가지고 여기저기 병원을 다니면서 올바르지 않은 진단과 올바르지 않은 처방으로 고생했으나 결과 역시 올바르지 않게 나왔던 것이다.

시간적 경제적으로 얼마나 손해인가!

그래서 음양/오행론적으로 보는 정확한 체질 진단과 증상을 판단하고 음식으로 처방하는 것이 사람을 상하지 않게 하고 치유하는 좋은 처방인가 하는 것을 느끼는 결과였다.

물론 급한 것은 병원을 찾아서 치료를 받을 수 있다. 병의 경중 완급을 따져서 급한 것은 병원의 힘(급성병이나 교통사고, 혈액 오염, 세균감염 등)을 빌리고, 생활습관의 잘못으로 인한 만성병들은 집에서 본인이 스스로 음식으로 고치는 것이 자연이 인간에게 준 지혜다. 이러

한 지혜를 활용하여 스스로 고칠 수 있는 기본 바탕이 되는 학문이 바로 음양/오행론이고 체질론이다.

· 요약 및 강조 사항

1. 체질을 부르는 명칭은 가장 큰 장부를 기준으로 기능이 약한 장부 순으로 부르는 **상생으로 부르는 것이 원칙**이다.

　　예) 목형: 원래 목화(상화)토금수형이다.

　　목화형: 목화(상화)토금수형이다.

　　목화상화형: 목화(상화)토금수형이다.

세 가지 형태의 체질이 다른 것은

단일형인 목형은 목기운을 80% 이상 가지고 있는 것을 말하고

복합형인 목화형은 목기운은 50%+, 화기운이 50%-인 상태를 말한다.

　목화상화형은 목기운은 50%+, 화기운이 30%-, 상화20%-인 상태를 말한다. (목기운 60%, 화기운 30%, 상화기운 10%일수도 있을 수 있다.)

　※ 금수목형은 금기운 60%, 수기운 30%, 목기운 10%일 수도 있을 수 있다.

여기서 중요한 것은 가장 큰 장부가 그 기운을 50%+를 가지고 있다는 것이다. 다른 체질 유형도 같다.

단, 목수형, 목토형, 금토형 등과 같이 역생이나 역극관계 체질은 없다.

2. 오행론은 연구하면서 체질이 먼저냐 맥이 먼저냐 하는 어리석은 질문을 하지 말아야 한다. 오행론의 기본은 체질에 의한 것이고 맥은 기본 체질 맥이냐 체질 맥을 벗어난 또 다른 맥(병증)이냐에 따라 다르게 나타나는 것뿐이지 원론을 벗어나면 안 된다.

3. 질병은 상극관계로 찾으라는 의미를 정확하게 이해해야 한다.

　예를 들어 오장육부를 각 20%씩 분할한다면 목형인 경우는 20%+가 된다. 목이 20%+가 된다면 화살표 극관계인 토가 20%-가 되든지 아니면, 금이 20%-가 되든지 아니면, 토와 금이 둘 다 각 20%-씩이든지 하는 조건이 된다. 그래서 병은 상극관계로 찾으라는 것이다. 왜냐하면 20%-인 상태는 질환이 발생하기 때문이다.(백분율 분할 시)

※ 예를 들면,

1) <u>목형이라면</u> 목기운이 가장 왕성(80% 이상)하고 강하기에 목기운의 통제를 강하게 받는 장부가 토이기 때문에 토가 우선적으로 병이 발생한다는 것이다.(목극토가 강한 경우: 토20%-)

두 번째는 목을 통제하는 금기운도 약하기에 목을 통제하지 못하는 상태로서 금극목을 못하고 있는 상태라서 질병이 발생할 수 있다는 것이다.(금극목을 못하는 경우: 금20%-)

2) <u>목화형이라면</u> 목기운이 왕성(50%+)하고, 화기운이 (50%-)인 경우를 말한다. 이때 목기운의 통제를 강하게 받는 장부가 토이기 때문에 토가 우선적으로 병이 든다는 것이다.(목극토가 강한 경우: 토20%-)

두 번째는 화기운의 통제를 받는 금이 강한 화기운에 의해 금기운도 약하기에 질병이 발생한다는 것이다. (화극금이 강한 경우: 금20%-)

세 번째는 화기운을 억제하는 수기운이 약하여 수극화를 하지 못하여 수에도 질병이 발생할 수 있다는 것이다. (수극화를 못한 경우: 수20%-)

4. 음식처방은 상생관계로 찾으라는 의미를 정확하게 이해해야 한다.

예를 들어

1) <u>목형이 체질인 사람의 경우</u>(목기운이 80% 이상)

목극토하여 (목극토가 강한 경우: 토20%-)

① 토가 20%-이면 토를 2배 우선적으로 보강한다.

② 토가 20%이고, 금이 20%-이면 토를 1, 금을 2배로 보강한다.

③ 토/금이 각 20%-이면 토를 2배, 금을 1로 보강하면 된다.

그리고 수를 약하게 보강하는 배합비율로 처방하면 된다.

수를 보강하는 이유는 목형은 목기운이 가장 강하고 그다음이 화기운이기에 화기운을 통제하기 위해서 수극화하도록 수기운을 보강(20-를 20+로)하는 것이다.

※ 체질별 오행 식이 처방 유형
  - 토2+금+수+상화+표준(비/위장 질환 발현 시)
  - 토+금2+수+상화+표준(폐/대장 질환 발현 시)

2) <u>목화형인 체질인 사람의 경우</u>(목기운이 50%+, 화기운이 50%-)

　　목극토하여(목극토가 강한 경우: 토20%-)

① 토가 20%-이면 토를 2배 우선적으로 보강한다.

② 토가 20%이고, 금이 20%-이면 토를 1, 금을 2배로 보강한다.

③ 토/금이 각 20%-이면 토를 2배, 금을 1로 보강하면 된다.

현재 나타나는 증상에 따라 토와 금의 배합비율을 다르게 처방한다.

수를 보강하는 이유는 목형은 목기운이 가장 강하고 그다음이 화기운이기에 화기운을 통제하기 위해서 수극화하도록 수기운을 보강하는 것이다.

※ 식이 처방 유형

　- 토2+금+수+상화+표준 (비/위장 질환 발현 시)

　- 토+금2+수+상화+표준 (폐/대장 질환 발현 시)

　- 토+금+수2+상화+표준 (신장/방광 질환 발현 시)

　➡ 다른 체질도 목형, 목화형을 참고하여 처방하면 될 것이다.

※ 잘못된 식이 처방의 예

① 목+토+수 ② 토+목+금 ③ 금+수+화 등 처방은 잘못된 처방이다.

이런 처방은 체질을 잘못 봤던지 아니면 맥상을 잘못 식별한 결과에서 나온 처방이다.

<u>식이 처방은 항상 상생으로 처방</u>해야 한다.

체질과 맥상을 복합적으로 처방한다고 해도 상생을 벗어나면 잘못된 처방이다.

예) 정목형인 사람이 수기능이 저하되어 석맥이 나타날 수 있고, 또한 간기능이 저하되어 현맥이 나타날 수 있다. 이것은 후천적으로 식습관과 생활습관의 잘못으로 인해 신장 기능 저하나, 간 기능이 저하된 결과이다. 이것은 정경의 병이 아니라 기경의 병이다. 이럴 때는 맥상을 고려하여 우선적으로 병증(증상이 발현하여 정신적/ 육체적으로 불편함을 주는 경우) 처방할 수 있다.

　- 신장 기능 저하(석맥 발현) 시 : 수2+목+화+상화+표준

　- 간장 기능 저하(현맥 발현) 시 : 목2+화+토+상화+표준

13교시
음양/오행 체질로 내 몸의 질병 찾는 방법

1. 음양/오행 체질로 질병을 찾는 방법

음체질과 양체질로 구분하여 음체질인 사람이 양체질이 가지는 증상이 나타나면 병이 있는 것이고, 양체질인 사람이 음체질이 가지는 증상이 나타난다면 역시 병이 있는 것이다. 물론 음체질은 음성질환을 가지고 있고, 양체질은 양성질환을 기본적으로 가지고 있다. 예를 들면 다음과 도표와 같다.

구분	음체질	양체질
기본 체질	뚱뚱하고 느긋한 성격	마르고 급한 성격
병든 증상	-뚱뚱하고 급한 성격 -마르고 느긋한 성격	-마르고 느긋한 성격 -뚱뚱하고 급한 성격

원래 기본 체질과 성격을 벗어난다면 역시 병이 발생한 것이기 때문에 이런 음양체질을 잘 관찰해도 질병을 찾아낼 수 있다.

음양오행 상생상극관계에서 순행인 경우는 극관계에 있어서 항진일 경우는 체질에 관한 육체적 정신적 증상이 발현한다.

예) 목형체질이 목기운을 강하게 만들면 목극토(木克土)하여 토기운을 눌러 비/위장 질환이
　　나타난다.

다른 한편으로는 금극목(金克木)을 못하면 폐/대장 기운이 약해지면서 폐/대장이 약한 정신적·육체적 증상이 병행하여 나타나기도 한다.

1) 목극토(木克土) 하면 비/위장 질환이 나타난다.
2) 토극수(土克水) 하면 신장/방광질환이 나타난다.
3) 수극화(水克火) 하면 심/소장 질환이 나타난다.
4) 화극금(火克金) 하면 폐/대장 질환이 나타난다.
5) 금극목(金克木) 하면 간장/담낭질환이 나타난다.

그래서 가능한 질병은 극(克)관계를 보고 찾는 것이 바람직하다. 그러나 체질적으로 나타나는 증상들의 경우는 정경의 병인 경우는 그리 심각하게 받아들일 필요는 없다.

체질에 맞는 식습관이나 생활습관의 변화를 가지면 얼마든지 치유할 수 있는 질환이기 때문이다. 이러한 체질에 따라 발생할 수 있는 정신적·육체적 증상들에 대하여 체질에 맞는 음식과 생활습관을 바꾸어 변화를 주면 되는 것임에도 불구하고 이를 모를 시에는 바로 병원으로 달려가서 치료를 하고 수술이나 약물치료를 받고 약을 복용하므로 인해 우리 몸의 신장과 간 기능을 서서히 퇴화시키고 있는 것이다.

그래서 체질을 정확하게 판단할 수 있는 혜안(慧眼)을 가진다면 체질에 맞는 식습관과 생활습관을 올바르게 처방하여 자연치유하도록 한다면 쓸데없이 신장과 간 기능을 퇴화시키지 않을 것이다.

이런 것이 체질을 바로 알아야 하는 이유이며 필요성이다.

2. 사진법(四診法)으로 질병 찾는 방법

한의학에서는 관형찰색(觀形察色)이라 하여 몸의 변화를 관찰하면서 질병을 찾고 진단을 하는 것이 기본이다. 하나씩 알아보면 사진(四診), 즉 네 가지 방법으로 사람을 관찰하면서 질병을 찾아낸다.

망진, 문진, 문진, 절진이라는 네 가지 방법이다.
1) 망진(望診)에 도통하면 신인(神人)이 된다.
2) 문진(聞診)에 도통하면 성인(聖人)이 된다.
3) 문진(問診)에 도통하면 공인(工人/전문가)이 된다.
4) 절진(切診)에 도통하면 교인(巧人/재주꾼)이 된다.

1) 망진(望診)은 환자에게서 나타나는 5가지 색을 보고 무슨 병인지를 알아내는 방법으로서 다음과 같이 구분한다.

파란색	붉은색	노란색	하얀색	검은색
간장/담낭질환	심/소장 질환	비/위장 질환	폐/대장질환	신장/방광질환

2) 문진(聞診)은 환자의 목소리를 듣고 5가지로 구별하여 병을 알아내는 방법으로서 다음과 같이 구분한다.

호(呼) 호통치는 소리	소(笑) 웃는 소리	가(歌) 콧노래	곡(哭) 우는소리	신(呻) 신음소리
간장/담낭질환	심/소장 질환	비/위장 질환	폐/대장질환	신장/방광질환

3) 문진(問診)은 환자의 아픈 곳이 어디인지 환자에게 직접 물어서 아픈 곳을 찾아내는 방법이고, 또한 환자가 5가지 맛 가운데 어떤 맛을 좋아하는지 물어보고 병이 생긴 이유와 부위를 알아내는 방법이다. 사람은 오장육부 중에서 기능이 저하된 장부의 맛을 자주 먹어 기능을 회복시키고자 하기 때문에 좋아하는 음식을 보고 기능이 약한 장부를 판단할 수 있기 때문이다.

신맛	쓴맛	단맛	매운맛	짠맛
간장/담낭질환	심/소장 질환	비/위장 질환	폐/대장질환	신장/방광질환

4) 절진(切診)은 맥을 짚어보고 알아낸다는 것인데 음양허실을 동시에 알아내는 방법이며, 병이 어느 장부에 생겼는가를 알아내는 방법이다.

마음속으로 병을 알아내는 것은 신(神)이라 했고, 겉에 나타나는 것으로 병을 알아내는 것은 성(聖)이라고도 불렸다.

또한 사진법 중에서 절진에 속한 맥진(脈診)이 전부인 것으로 오해하면 안 된다. 물어보는 문진(問診)을 제외하고는 망진, 문진, 절진은 환자와 대화 없이 하는 진찰로서 불문진단법(不問診斷法)이라고도 한다.

어찌 보면 사진법 중에서 절진(切診)은 가장 등급이 낮은 하수의 진단법이라고 보면 역시 안 된다. 사진법이라는 것은 네 가지 진단법이 모두 각기 특성이 있기 때문에 네 가지 진단법을 총 동원하여 환자의 병 발생의 원인을 찾고 치료법을 찾는데 집중해야 한다.

잘못 생각하면 망진(望診)이 최고의 진단법이라고 생각해서도 역시 안 된다. 얼굴색을 보고 질병을 안다고 하여 '척 보면 압니다.' 하는 겸손하지 못한 진찰을 하면 안 된다.

자신의 병은 자신이 가장 잘 알고 있다. 요즘은 건강검진을 통하여 결과를 식별하는 능력만 갖춘다면 병의 원인을 찾고 치료나 치유방법을 찾는데 어려움이 없을 것이다.

그런데 병 발생의 원인과 치료/치유방법을 찾는데 있어서 병 자체에만 집중하지 말고 사람 전체를 보는 것이 중요하고, 치료하는데 있어서도 수술이나 약물에만 의존하지 말고, 식습관과 생활습관을 개선함으로써 스스로 병을 이겨낼 수 있도록(자연치유) 하는 것이 중요하다.

병 자체의 불편함을 치료하는 것이 현대의학적인 치료 방법이고, 식습관과 생활습관을 개선함으로써 질병을 고치는 것을 대체의학이라고 하는 것이 다른 점이다.

현대의학	대체의학
부작용이 있다.	부작용이 없다.

한가지 다른 점은 부작용의 유무에 있다 할 수 있다.

급한 병은 현대의학의 힘을 빌려 고치고 급하지 않은 병들은 대체의학을 힘을 빌려 서서히 개선토록 하는 지혜를 가져야 할 것이다. 무조건적으로 서양의학에 몰두하는 어리석음을 저지르지 말아야 할 것이다.

3. 오계맥상으로 질병을 찾는 방법

자세한 것은 뒤에 설명하고 요약하여 정리한다.

1) 맥을 보는 위치

양쪽 손목 중에서 엄지손가락이 있는 손목부위 굽혀지는 곳을 촌구 맥이라 하여 음장부의 이상 유무를 판단하는 곳이다.

양쪽 목 부분에서 턱을 앞뒤로 1/2 부분을 보면 맥박이 뛰는 것을 찾을 수 있다. 이 부분을 인영이라 하여 양장부의 이상 유무를 판단하는 곳이다.

구분	음(陰)장부 기능이상을 찾아내는 곳	양(陽)장부의 기능이상을 찾아내는 곳
맥 보는 위치	손목부분	목 부분
명칭	촌구	인영
장부	간장, 심장, 비장, 폐장, 신장, 심포장	담낭, 소장, 위장, 대장, 방광, 삼초부

2) 질병과 촉지되는 맥상의 느낌과 이름

구분	맥상 느낌	맥명
간/담낭이 약할 때	한 줄이 팽팽하게 당겨진 느낌	현맥
심/소장이 약할 때	물결이 파도치는 듯한 느낌	구맥
면역력이 약할 때	물결이 파도칠 때 콕콕 찌르는 듯한 느낌	구삼맥
비/위장이 약할 때	무엇인가 가운데로 긁어모으는 느낌	홍맥
폐/대장이 약할 때	물 담긴 동그란 그릇가운데 구슬을 떨어뜨려 퍼지는 파도 같은 느낌	모맥
신장/방광이 약할 때	물속에서 바둑돌을 누르는 느낌	석맥

3) 맥상을 촉지하는 요령은 인영과 촌구 부분에 엄지손가락의 지문이 있는 부분을 살짝 올려놓으면 맥상이 박동하는 느낌을 식별하는 것이다.

4) 맥상을 촉지하고 해당 장부의 기능 이상을 판단하는 요령은 맥상의 형태와 크기, 빠르기를 가지고 판단하는 것이다.

일단은 맥상과 박동의 크기를 가지고 장부의 기능의 이상 유무를 식별하면 된다.

예를 들면 간 기능이 저하되면 촌구와 인영부분에서 맥상을 촉지할 때 촌구(손목)에서 굵고 팽팽한 느낌이 있었다면 이것은 간 기능이 저하되었음을 나타내는 것이라고 판단하면 되고, 인영(목부분)에서 크게 촉지된다면 담낭의 기능이 저하되었음을 판단하는 방법이다.

맥상에 따라 촌구의 크기는 음장부의 기능 저하를 나타내고, 인영 부분의 크기는 양장부의 기능 저하를 나타낸다.

4. 의료기관기록으로 질병 찾는 요령(건강검진 결과표)

결과 분석지를 보고 참고치와 전년도를 비교하고, 오장육부간의 상호 상생상극관계를 분석하는 것이다.

위에서 알아본 것과 같이 질병의 원인을 찾기 위해서는 한가지 방법에만 국한 시킬 것이 아니라 다양한 방법으로 질병의 원인을 찾고, 질병의 원인을 제거하고 치료나 치유하는 데 활용해야 한다.

· 동양의학의 맛인 맥 보는 법에 대하여 자세하게 알아본다.

알기 쉽게 맥 보는 법에 대해서 알아본다.

우리는 웬만큼 아프면 병원에 가지 아니하고서 주로 찾는 곳이 한의원이 아니면 주변의 민중의술을 하신다는 곳에 찾아간다. 침을 놓거나 아니면 뜸을 뜨거나 부항사혈을 하거나 대체의학적으로 또는 동양의학적으로 자연치유를 위한 방법이라면 맥을 촉지하지 않고는 불가능한 것이다. 왜냐하면 사람의 몸이 상하, 좌우, 앞뒤, 안팎으로 불균형이 이루어지기 시작하면 질병이라는 것이 찾아오기 때문이다.

서양의학과 동양의학의 차이는 별것도 아니다. 서양의학은 사람의 몸에 대하여 상하, 좌우, 앞뒤, 안팎에 대하여 불균형에 관계없이 문제가 발생한곳에 대하여 통계학적으로, 국소적으로, 증상별로, 병명별로 치료하되 수술, 방사선, 항암제를 투약하는 등의 형태로 치료를 한다.

이렇게 하다 보면 불균형을 해소하기가 어렵다. 그래서 병이 완치하기가 어려운 것이다.

자연치유란, 몸을 원래대로 돌려놓은 것인데 수술이라면 벌써 자연치유와 거리가 멀지 않은가?

누구나가 스스로 내가 어디가 기능이 저하 되었는가를 알 수 있는 것이 맥이다. 그래서 맥을 잘 보면 세세한 부분까지 찾아내는 희열을 맛볼 수 있다.

1. 맥을 보는 순서

1) 50박 이상을 확인하여 부정맥인지 대맥인지를 확인한다.

부정맥이 가장 약하게 뛰는 첫 시작은 53회 뛰고 1회 휴지를 시작으로 부정맥이 시작하기 때문에 50회 이상을 확인해야 부정맥을 찾을 수 있다.

2) 상하좌우(인영과 촌구)의 크기를 확인한다.

① 상하좌우의 크기가 서로 다른 경우를 식별할 수 있다.

맥상이 크게 촉지되는 곳이 병이 있는 것이다.

② 인영맥이 크다면 양 장부의 병이고, 촌구가 크다면 음장부의 병이다. 또한 좌측이 크면 좌측편 상하에 병이 든 것이고, 우측이 크면 우측편에 병이 든 것이다.

③ 네 곳 중 어느 한곳이 유난히 크다면 그곳에 병이 들어 있는 것이고, 유난히 작은 곳이 있다면 그곳이 수술을 했거나 몸 안에 보조물(철심 등)장치가 설치되어 있는 것이다.

④ 네 곳 중 대각선으로 크기가 같다면 척추가 틀어진 경우다.

⑤ 뇌혈관이나 고혈압 등 혈관 질환이 있는 맥상은 대체적으로 인영맥이 크게 촉지된다.

⑥ 촌구맥이 크게 느껴지는 경우는 생식/비뇨기계 질환이 있는 경우다.

3) 현맥, 구맥, 홍맥, 모맥, 석맥, 구삼맥 중 어느 맥인지를 식별한다.

① 오계맥 중에서 정확하게 맥상을 식별해야 올바른 처방을 할 수 있다. 잘못 식별하여 처방을 한다면 다른 질환을 발생케 하는 원인이 되기에 정확하게 식별해야 한다.

② 현맥: 금형인 경우는 정상적인 체질 맥상으로 볼 수 있으나, 다른 체질인 경우는 간장과 담낭에 병이 발생한 것이다.

③ 구맥: 수형인 경우는 정상적인 체질 맥상으로 볼 수 있으나, 다른 체질인 경우는 심장과 소장에 병이 발생한 것이다.

④ 홍맥: 목형인 경우는 정상적인 체질 맥상으로 볼 수 있으나, 다른 체질인 경우는 비장과 위장에 병이 발생한 것이다.

⑤ 모맥: 화형인 경우는 정상적인 체질 맥상으로 볼 수 있으나, 다른 체질인 경우는 폐장과 대장에 병이 발생한 것이다.

⑥ 석맥: 토형인 경우는 정상적인 체질 맥상으로 볼 수 있으나, 다른 체질인 경우는 신장과 방광에 병이 발생한 것이다.

4) 부, 침, 지, 삭, 대, 소 활, 삽을 확인한다.
① 부(浮: 뜰 부): 맥상이 살짝 손을 올려놓아도 촉지되는 경우를 말하며 이런 맥상은 병이 체표에 즉 피부에 있거나 병이 피부에 머물러 있는 경우에 촉지된다. 또 다른 경우는 질병이 팔, 다리, 피부, 머리에 침범했을 때 나타나는 맥상이다.
② 침(沈: 가라앉을 침): 맥상을 촉지 시 꾹 눌러야 촉지되는 맥상을 말하며, 이런 맥상은 질병이 오장육부에까지 깊게 침범했을 때 나타나는 맥상이다.
③ 지(遲: 느릴 지): 1분에 60회 미만이 경우를 말한다. 몸 안에 열이 있거나 염증이 있는 경우에 촉지된다.
④ 삭(數: 자주 삭): 1분에 60회 이상인 경우를 말한다. 몸 안이 차거나 불안 초조 시에 촉지된다.
⑤ 대(大): 몸 안에 병(사기, 한기, 냉기, 습기 등)이 침범 시에 촉지된다.
(침이나 뜸, 기타 보조 요법으로 조절하는 것이 좋다.)
⑥ 소(小): 기력이 소진 시나 에너지가 부족 시, 즉 병을 이겨낼 힘이 약할 시 촉지된다.(음식이나 약으로 보충하는 것이 좋다.)
⑦ 활(滑: 미끄러울 활): 일시적으로 대사가 활발하거나, 호르몬 즉 내분비계에 문제 발생 시 촉지된다.
⑧ 삽(澁: 껄끄러울 삽): 면역력 저하 시, 기와 혈의 순환 장애가 있을 때 촉지된다. 서양의학적으로 말하는 악성 성인병인 암, 고혈압, 당뇨병, 고지혈증, 비만, 관절염, 신경통, 부종이 있을 때도 깔려 있어 세밀하게 관심을 기울이면 촉지할 수 있다.

5) 과거 어떤 질환을 앓았는지 확인한다.
① 과거에 양의 병인지 음의 병인지를 파악하는 것이 중요하고, 당시의 병 발생의 원인이 무엇이었는가를 파악하기 위함이다. 현재 시점에서 원인은 얼마나 제거되었는지 병증은 얼마나 개선되었는지를 파악해야 한다.
② 현재의 질병은 왜 발생했는지 과거의 병력과 연관이 있는지 상관관계를 파악하기 위함이다.

③ 오장육부 중에서 어느 장부가 병 발생의 원인으로 작용했는가와 얼마만큼 병이 진행했는지 등 상생상극관계를 파악해야 한다.

6) 4~5성인지, 6~7성인지를 식별한다.
① 병이 얼마나 오랫동안 진행되었는가를 식별할 수 있는 방법이다.
② 4~5성이라면 병 발생으로부터 약 3~8년 사이 진행된 병을 의미한다.
③ 6~7성이라면 병 발생으로부터 약 5~10년 사이 진행된 병을 의미한다.

7) 주요 증상에 대한 맥상이 나오는지 확인한다.
① 주요 증상에 따른 맥상이 나타나는 것이 정상이지만 그렇지 아니한 경우도 있다. 그렇다면 두 가지를 고려해야 한다. 하나는 현재 나타난 증상보다 더 깊은 숨겨진 증상이 있는 경우이기 때문에 좀 더 세밀하게 병을 찾아내야 한다.
두 번째는 정신적인 문제인지 육체적인 문제로 인해 병증에 대한 맥상이 나타나지 않는지를 파악해야 한다. 호르몬제를 복용중이거나 심각한 심리적인 변화의 요인이 있으면 주요 증상과 다른 맥상이 촉지될 수 있다.

8) 어떤 질환이 가장 중요한 질환인지를 식별한다.
① 정신적·육체적인 증상을 모두 고려하여 주증을 찾아내야 한다. 가능한 현재 촉지되는 맥상에 우선을 두고 식별한다.
앞서 맥 보는 순서를 알아보았는데 복잡하기 그지없다. 여러 번의 시행착오를 겪으면서 실력이 향상될 것이다.
차차 알아보기로 하고 이제부터는 음양 맥(脈) 보는 법에 대해 알아본다.

2. 음/양맥 보는 법

우리가 맥을 볼 때는 좌우 손목(손목에서 팔 방향으로 한 치 떨어진 곳: 태연혈 자리)과 목 부분(턱 바로 밑에 복숭아 뼈 나온 부분 좌우측에 톡톡 튀는 부분: 인영혈 자리)에서 크기를 보면 된다.

1) 손목 부분에서 알 수 있는 몸의 상태

　① 배꼽을 기준으로 하여 하체의 기능 상태

　② 배꼽을 기점으로 상하를 좌우로 나누었을 때 몸 좌측의 기능 상태

　③ 몸을 앞면(배)과 등을 구분할 때 배 쪽의 기능 상태

　④ 몸의 안쪽과 바깥쪽을 볼 때 몸 내부의 기능 상태

2) 목 부분에서 알 수 있는 몸의 상태

　① 배꼽을 기준으로 하여 상체의 기능 상태

　② 배꼽을 기점으로 상하를 좌우로 나누었을 때 몸 우측의 기능 상태

　③ 몸을 앞면(배)과 등을 구분할 때 등 쪽의 기능 상태

　④ 몸의 안쪽과 바깥쪽을 볼 때 몸 외부의 기능 상태

3) 좌측 손목 부분에서 알 수 있는 몸의 상태

　① 배꼽을 기준으로 하여 4등분했을 때 좌측 하체의 기능 상태

　② 배꼽을 기점으로 상하를 좌우로 나누었을 때 좌 하측의 기능 상태

　③ 몸을 앞면(배)과 등을 구분할 때 좌측 쪽의 기능 상태

　④ 몸의 안쪽/바깥쪽을 볼 때 내부 좌하측의 기능 상태

4) 우측 손목 부분에서 알 수 있는 몸의 상태

　① 배꼽을 기준으로 하여 4등분했을 때 우측하체의 기능 상태

　② 배꼽을 기점으로 상하를 좌우로 나누었을 때 우 하측의 기능 상태

　③ 몸을 앞면(배)과 등을 구분할 때 우측 쪽의 기능 상태

　④ 몸의 안쪽/바깥쪽을 볼 때 내부 우하측의 기능 상태

5) 좌측 목 부분에서 알 수 있는 몸의 상태

　① 배꼽을 기준으로 하여 4등분했을 때 좌측 상체의 기능 상태

　② 배꼽을 기점으로 상하를 좌우로 나누었을 때 좌 상측의 기능 상태

　③ 몸을 앞면(배)과 등을 구분할 때 배안의 좌측 쪽의 기능 상태

　④ 몸의 안쪽/바깥쪽을 볼 때 내부 좌/상측의 기능 상태

6) 우측 목 부분에서 알 수 있는 몸의 상태
　　① 배꼽을 기준으로 하여 4등분했을 때 우측 상체의 기능 상태
　　② 배꼽을 기점으로 상하를 좌우로 나누었을 때 우 상측의 기능 상태
　　③ 몸을 앞면(배)과 등을 구분할 때 배 안의 우측 쪽의 기능 상태
　　④ 몸의 안쪽/바깥쪽을 볼 때 내부 우 상측 기능 상태

　그러면 몸의 기능 상태를 본다고 하는데 무엇을 본단 말인가 너무 답답하다. 당연하다. 답답한 것을 풀어내는 것이 맥을 보는 방법이다. 당신처럼 성질 급하게 들이 대는 사람은 간 기능이 저하된 사람이라는 것도 참고로 알아두면 좋겠다.

　맥을 보는 방법은 손목 맥 보는 곳에 오른손 엄지손가락 지문 있는 곳을 90도 직각으로 대고 맥박이 뛰는 크기를 측정하면 된다. 좌우의 손목부분의 맥을 측정한 후에 목 부분의 맥을 측정하면 된다. 이때 손목의 크기를 (좌/우) 3으로 기준 한다면 목의 크기를 비교할 수 있을 것이다. 여기서 크기란 벌렁벌렁 대는 모양을 말한다.

　맥의 크기를 보면 맥을 본 결과 크게 느껴지는 것은 질병이 몸에 침투한 것이요, 맥이 약하게 느껴진 것은 질병이 침투해도 막을 힘이 부족한 상태를 말한다.

　그러면 정상적인 맥이 어느 것이란 말인가? 손으로 맥을 보았을 때 맥을 보자마자 이것도 저것도 아닌 것 같은 것이 1분에 약 60회를 뛰면 아주 건강한 맥이다. 이 중 양쪽 손목과 양쪽 목의 맥이 4곳의 크기가 모두 같다면 최고의 건강한 맥인 것이다.

　1) 상하맥의 크기로 본 신체의 기능이상 구별
　예를 들면 손목이 3이고 목의 크기가 5라면 몸의 상체에 병이 들어 있어 기능이 저하되고 있음을 나타내고 있는 것이다.
　예를 들면 울화(鬱火)병이 있는 사람은 손목맥(촌구)의 크기보다 목의 맥(인영)이 크기가 훨씬 크게 느껴진다. 심장은 배꼽보다 상체에 붙어 있기 때문이다.
　반대로 목의 맥보다 손목 맥의 크기가 작게 느껴진다면 하체의 기능이 저하되고 있음을 나타낸다. 특히 신장/방광기능 저하를 나타낸다.

2) 좌우 맥의 크기가 다른 경우

손목과 목의 크기를 비교한 결과 동일한 것이 제일 건강한 상태이며, 맥상이 크게 느껴진 쪽이 질병이 들어 있는 것이다.

좌/우측 어느 쪽이든지 크다면 큰 쪽의 몸이 어느 곳인가는 저림 증상이 있던지, 쥐가 나던지 아니면 교통사고를 당해서 혈액순환이 잘 안되든지 할 때 나타나는 증상이다.

3) 손목 맥의 좌/우가 다를 때

좌/우측 어느 쪽이든지 크다면 배꼽을 기준으로 하여 하체 부분에 맥이 큰 쪽에 기능이 이상이 생긴 것이다.

예를 들어 좌측의 맥이 크다면 좌측에 병이 들고 있다는 신호이다. 좌우측의 맥의 크기가 3이상의 차이가 난다면 중풍이 들어오고 있음을 예시하고 있는 것이다. 이럴 때에는 반드시 혀를 내어 보라고 하여 중풍 여부를 확인해야 한다. 혀를 내어 오른쪽으로 돌아가고 있으면 왼쪽으로 중풍이 오고 있는 것이요, 혀가 왼쪽으로 돌아가고 있다면 오른쪽으로 중풍이 오고 있음을 알려주고 있는 것이다. 또한 혀끝이 뾰족해도 중풍이 오고 있다는 전조증상이다. 혀와 함께 코가 좌측으로 휘고 있어도 역시 중풍이 진행되고 있음을 예시하고 있다.

이렇듯이 맥과 함께 신체의 다른 부분도 함께 진단하는 지혜를 갖길 바란다.

예를 들어 좌측이 3이상으로 크다면 좌측 다리가 근육경련이나 중풍이 들어오고 있다는 신호라는 것이다.

4) 목맥의 좌/우가 다를 때

좌/우측 어느 쪽이든지 크다면 배꼽을 기준으로 하여 상체 부분에 맥이 큰 쪽에 기능이 이상이 생긴 것이다.

예를 들어 좌측의 맥이 크다면 좌측에 병이 들고 있다는 신호이다. 좌우측의 맥의 크기가 3이상의 차이가 난다면 중풍이 들어오고 있음을 예시하고 있는 것이다.

이럴 때에는 반드시 혀를 내어 보라고 하여 중풍 여부를 확인해야 한다. 혀를 내어 오른쪽으로 돌아가고 있으면 왼쪽으로 중풍이 오고 있는 것이요, 혀가 왼쪽으로 돌아가고 있다면 오른쪽으로 중풍이 오고 있음을 알려주고 있는 것이다. 이렇듯이 맥과 함께 신체의 다른 부분도 함께 진단하는 지혜를 갖길 바란다.

예를 들어 오른쪽이 3 이상으로 크다면 우측어깨 부분 쪽으로 결림이나 중풍이 들어오고 있음을 예시하고 있는 것이다.

중풍과 다르게 구분해야 하는 것이 구안와사증이다. 구안와사는 단순하게 입과 눈이 좌/우 어느 한쪽으로 돌아가는 것이다. 이것과 중풍이나 목 척수증과는 구별해야 한다. 중풍은 어느 한쪽이 맥이 3 이상의 차이가 벌어지고 속 내부가 차가워지면서 나타나는 증상이므로 진전증, 즉 떨림이 수반되지만 구안와사는 떨림증상이 없다는 것이다. 중풍은 어느 장기에 관계없이 차가워지면 나타나는 증상이지만 구안와사는 비/위장의 기능이 차가워지거나 기능 저하 시에 나타나는 증상이므로 구분하길 바란다.

·목 척수증이란?

뇌에서 신체 발단 부위로 내려가는 신경다발이 지나가는 관이 좁아져서 생기는 질환이다.
목 척수증은 중풍과 증상이 유사하다.

① **외부로 나타나는 증상들**

- 젓가락질을 못하고, 단추 채우기가 어렵다.
- 팔다리에 힘이 빠져 물건을 자주 떨어뜨린다.
- 술에 취한 듯이 걷는다.

② **중풍과의 차이점**

- 말이 어눌하거나 의식에 이상이 생기지 않는다.
- 목 위로는 신경이 멀쩡하다.

뇌졸중(중풍)	척수증
-상하 편측에 마비현상이 발생한다. -말이 어눌하거나 의식에 이상이 생긴다. -목 위로도 신경에 이상이 온다.	-목 아래 부분으로만 마비가 온다. -말이 어눌하거나 의식에 이상이 생기지 않는다. -목 위로는 신경이 멀쩡하다.

③ **주의사항**

척수증이 심해지면 가벼운 추돌사고나 낙상 등 작은 외상에도 사지마비를 초래할 수 있어 조기치료가 필요하다.

· 음양의 차이로 질병의 진행 여부 판단법

앞서 설명했듯이 인영이던 촌구든 간에 큰 쪽이 병이 들어와 있음이요, 작은 쪽은 질병이 침습해도 막을 힘이 없다는 의미를 기본적으로 알아야 한다. 맥이 크다고 건강한 것이 아니다. 도표를 보면서 설명한다.

	사해	6~7성	홍,모	사관침	보혈탕
인영/양(陽) 목에서 촉지	기경	4~5성	현,구,구삼,석	기경침	
	양명	3성	위장,대장	2사1보	
	태양	2성	소장,방광		
	소양	1성	담낭,삼초		
중		평맥		보기혈(補氣血)	
촌구/음(陰) 손목에서 촉지	궐음	1성	간장,심포	2보1사	보기탕
	소음	2성	심장,신장		
	태음	3성	비장,폐		
	기경	4~5성	홍,모,구삼,석	기경침	
	사해	6~7성	현	사해침	

우리는 맥을 볼 때 어느 곳이 큰가를 보는 것도 중요하지만 작은 것을 보는 것도 중요하다. 즉 음양으로 이루어져 있기에 음이 크면 양이 적고, 양이 크면 음이 적다는 것을 알아야 한다.

둘 다가 큰 경우와 작은 경우 크고 작고, 서로가 다른 경우 등 여러 가지 상황이 나타날 수 있다는 것을 염두에 두어야 한다.

맥상 크기의 기준은 평맥(상하좌우가 크기가 같을 때)을 기준으로 한다.

1. 인영맥(목 부분에서 맥박동이 느껴지는 곳) 부분부터 알아본다.

소양, 태양, 양명의 병은 정경의 병으로서 병 발생의 기간이 약 3~5년 이내의 질병인 경우 나타나는 증상을 말한다.

침으로 치료하고자 할 때는 2사 1보를 하여야 한다.

· 2사(瀉) 1보(補)란?

사(瀉)를 한다는 것은? 맥상과 함께 크게 나타나는 곳의 장부가 질환이 발생한 것이기에 그 장부의 나쁜 질병 기운 (사기/邪氣)은 뽑아내는 것이고, 보(補)란 좋은 기운이 약한 장부에게 좋은 기운을 보충해준다는 의미를 갖는다.

• 2보(補) 1사(瀉)란?

보(補)를 한다는 것은 좋은 기운이 약한 장부에게 좋은 기운을 보충해준다는 의미를 갖는 것이고, 사(瀉)를 한다는 것은? 맥상과 함께 크게 나타나는 곳의 장부가 질환이 발생한 것이기에 그 장부의 나쁜 질병 기운 (사기/邪氣)은 뽑아내는 것이다.

※ 항상 보(補)를 먼저 하고, 후에 사(瀉)를 해야 한다.

양(陽)부터 하나씩 알아본다.

인영맥(목 부분에서 맥박동이 느껴지는 곳) 부분에 대해 알아본다.

1) 소양 1성의 크기를 식별하기가 애매할 경우가 있다. 이럴 때는 육체적 증상을 식별하면 된다.

맥상을 식별하기는 그리 어렵지 않을 것이다. 다만 크기의 식별이 어려운 사람들은 육체적 증상을 병행 익히라는 것이다. 왜냐하면 증상을 병행 익히라고 해서 실력이 부족하다거나 능력이 없다는 의미로 받아들이면 안 된다. 맥상은 마음먹기에 따라 변하기도 하기 때문에 여러 가지 방법으로 병의 원인을 찾으려는 노력이 중요하다 하겠다.

그래서 중국 최고의 명의인 왕숙화도 아직도 맥이 뭔지 잘 모르겠노라고 말을 한 것이다. 물론 겸손함이 묻어나는 깊은 명의 이야기다.

① 현맥은 팽팽함이 느껴지면서 목기운이 약한 육체적 증상이 나타난다. 이때는 담낭의 기능 저하 시 나타나는 증상이다.

② 구삼맥은 구맥이 깨진 것 같이 느껴지며 상화기운이 약한 육체적 증상이 나타난다. 이때는 삼초부 기능 저하 시 나타나는 증상이다.(구맥이 나타나는 증상과 유사하기도 하다)

예를 들면 다음과 같다.

2. 구삼맥 발현 시 침으로 조절하는 방법

구분	조절하는 방법	혈(穴)자리
인영 1성이면	삼초경에서 2개혈을 사(瀉)하고, 심포경에서 1개혈을 보(補)한다	사: 관충, 액문 보: 곡택
	자석테이프는 심포경에서 보한다.	보: 곡택
인영4~5성이면 (기경의 병)	외관에서 사하며 자석테이프는 내관에서 보한다.	
촌구 1성이면	심포경에서 2개혈을 사하고, 삼초경에서 1개혈을 보한다.	사: 중충, 노궁 보: 천정
	자석테이프는 삼초경에서 보한다.	보: 천정
촌구 4~5성이면 (기경의 병)	내관에서 사하고 자석테이프는 외관을 보한다.	

1) 태양 2성의 크기 역시 식별하기가 애매할 경우가 있다. 이럴 때는 육체적 증상을 식별하면 된다. 맥상을 식별하기는 그리 어렵지 않을 것이다.

① 구맥이 나타나며 물속에서 구슬을 만지는 것 같은 느낌이 든다. 육체적 증상은 소장 기운이 약한 경우 나타나는 증상이 발현된다.

② 석맥은 물속에서 바둑돌 만지는 것 같은 느낌이라 구분하기가 쉬울 것이다. 육체적 증상은 방광기운이 약한 경우 나타나는 증상이 발현된다.

예를 들면 다음과 같다.

3. 구맥(鉤脈) 발현 시 조절하는 방법

구분	조절하는 방법	혈(穴)자리
인영 2성이면	소장경에서 2개혈을 사(瀉)하고, 심장경에서 1개혈을 보(補)한다.	사: 소택, 전곡 보: 소해
	자석테이프는 심경에서 보한다.	보: 소해
인영4~5성이면 (기경의 병)	후계에서 사하며 자석테이프는 열결에서 보한다.	
촌구 2성이면	심장경에서 2개혈을 사하고, 소장경에서 1개혈을 보한다.	사: 소충, 소부 보: 소해
	자석테이프는 소장경에서 보한다.	보: 소해

1) 양명 3성의 크기 역시 식별하기가 애매할 경우가 있다. 이럴 때는 육체적 증상을 식별하면 된다. 맥상을 식별하기는 그리 어렵지 않을 것이다.

　① 홍맥이 나타나며 원형 같은 맥상에서 속 안이 비어 있는 듯한 느낌이 든다. 육체적 증상은 위장기운이 약한 경우 나타나는 증상이 발현된다.

　② 모맥은 물통에 돌을 던지면 퍼져 가는 물결 같은 느낌이라 구분하기가 쉬울 것이다. 육체적 증상은 대장기운이 약한 경우 나타나는 증상이 발현된다.

맥상을 익히기 위해서는 매일 본인의 맥상과 병증을 가진 사람의 맥상을 유심히 관찰하고 느낌을 익혀 자기 것으로 만들어야 한다.

예를 들면 다음과 같다.

4. 홍맥(洪脈) 발현 시 조절하는 방법

구분	조절하는 방법	혈(穴)자리
인영 3성이면	위경에서 2개혈을 사(瀉)하고, 비경에서 1개혈을 보(補)한다	사: 여태, 내정 보: 음릉천
	자석테이프는 비경에서 보한다.	보: 음릉천
인영 6~7성이면 (사해의병)	합곡에서 사하며 자석테이프는 태충을 보한다.	
촌구 3성이면	비경에서 2개혈을 사하고, 위경에서 1개혈을 보한다.	사: 은백, 대도 보: 족삼리
	자석테이프는 위경에서 보한다.	보: 족삼리
촌구 4~5성이면 (기경의 병)	공손에서 사하고 자석테이프는 임읍을 보한다.	

1) 기경의 병은 병이 발병한 후 약 3~5년 정도 방치하거나 경과한 후에 나타나는 증상이다. 기경의 병은 4~5성의 크기 중에서 현맥, 구맥, 구삼맥, 석맥 등 네 가지 맥상이 나타나기에 역시 식별하기가 애매할 경우가 있다. 현맥이 나타낼 때는 담낭기능 저하, 구맥이 나타날 때는 소장기능 저하 시, 구삼맥이 나타날 때는 삼초부의 기능이 저하 시, 석맥이 나타날 시는 방광기능 저하 시 나타난다. 앞서 실습을 통하여 익혔기 때문에 육체적 증상과 함께 식별하는 지혜를 발휘하면 쉽게 익힐 수 있다.

침 자리는 주로 통혈/원혈의 침 자리를 활용한다.

구분		보(자석테이프)	사
간/담경	인영4~5성	공손(충맥/토)	임읍(대맥통혈/목)
	촌구6~7성	합곡(대장/원혈)	태충(간경/원혈)
심/소장경	인영4~5성	열결	후계
심포/삼초경	인영4~5성	내관(음유맥 통혈/심포)	외관
	촌구4~5성	외관(양유맥 통혈/삼초)	내관
비/위장경	인영6~7성	태충	합곡
	촌구4~5성	임읍	공손
폐/대장경	인영6~7성	태충	합곡
	촌구4~5성	후계(소장/유목혈)	열결(폐/낙혈)
신장/방광경	인영4~5성	조해(음교맥 통혈/신장)	신맥
	촌구4~5성	신맥(양교맥 통혈/방광)	조해

2) 사해의 병은 질병 발생 후 약 8년~10년 이상 방치했거나 경과한 후에 나타나는 증상이다.

사해의 병은 6~7성의 크기 중에서 홍맥, 모맥이 나타나기에 역시 식별하기가 애매할 경우가 있다. 앞서 실습을 통하여 익혔기 때문에 육체적 증상과 함께 식별하는 지혜를 발휘하면 쉽게 익힐 수 있다.

5. 촌구맥(손목 부분에서 맥박동이 느껴지는 곳) 부분에 대해 알아본다.

궐음, 소음, 태음의 병은 정경의 병으로서 병 발생의 기간이 약 3년 이내의 질병인 경우 나타나는 증상을 말한다.

침으로 치료하고자 할 때는 2보 1사를 하여야 한다.

· 2보(補) 1사(瀉)란?

보(補)를 한다는 것은 좋은 기운이 약한 장부에게 좋은 기운을 보충해준다는 의미를 갖는 것이고, 사(瀉)를 한다는 것은? 맥상과 함께 크게 나타나는 곳의 장부가 질환이 발생한 것이기에 그 장부의 나쁜 질병 기운 (사기/邪氣)은 뽑아내는 것이다.

1) 궐음 1성의 크기를 식별하기가 애매할 경우가 있다. 이럴 때는 육체적 증상을 식별하면 된다.

맥상을 식별하기는 그리 어렵지 않을 것이다. 다만 크기가 어려운 사람들은 육체적 증상을 병행 식별하는 지혜를 발휘해야 한다.

왜냐하면 증상을 병행 익히라고 해서 실력이 부족하다거나 능력이 없다는 의미로 받아드리면 안 된다. 맥상은 마음먹기에 따라 변하기도 하기 때문에 여러 가지 방법으로 병의 원인을 찾으려는 노력이 중요하다 하겠다.

① 현맥은 팽팽함이 느껴지면서 목기운이 약한 육체적 증상이 나타난다. 이때는 간장의 기능 저하 시 나타나는 증상이다.
② 구삼맥은 구맥이 깨진 것 같이 느껴지며 상화기운이 약한 육체적 증상이 나타난다. 이때는 심포장 기능 저하 시 나타나는 증상이다.(구맥이 나타나는 증상과 유사하기도 하다)
※ 맥상을 조절하는 방법은 양(陽) 부분을 참고한다.

2) 소음 2성의 크기 역시 식별하기가 애매할 경우가 있다. 이럴 때는 육체적 증상을 식별하면 된다. 맥상을 식별하기는 그리 어렵지 않을 것이다.
① 구맥이 나타나며 물속에서 구슬을 만지는 것 같은 느낌이 든다. 육체적 증상은 심장기운이 약한 경우 나타나는 증상이 발현된다.
② 석맥은 물속에서 바둑돌 만지는 것 같은 느낌이라 구분하기가 쉬울 것이다. 육체적 증상은 신장 기운이 약한 경우 나타나는 증상이 발현된다.
※ 맥상을 조절하는 방법은 양(陽) 부분을 참고한다.

3) 태음 3성의 크기 역시 식별하기가 애매할 경우가 있다. 이럴 때는 육체적 증상을 식별하면 된다. 맥상을 식별하기는 그리 어렵지 않을 것이다.
① 홍맥이 나타나며 비장기운이 약한 경우 나타나는 증상이 발현된다.

② 모맥은 물통에 돌을 던지면 퍼져 가는 물결 같은 느낌이라 구분하기가 쉬울 것이다. 육체적 증상은 폐장기운이 약한 경우 나타나는 증상이 발현된다.

※ 맥상을 조절하는 방법은 양(陽)부분을 참고한다.

4) 기경의 병은 병이 발병한 후 약 3년~5년 정도 방치하거나 경과한 후에 나타나는 증상이다.

기경의 병은 4~5성의 크기 중에서 홍맥, 모맥, 구삼맥, 석맥 등 네 가지 맥상이 나타나기에 역시 식별하기가 애매할 경우가 있다. 홍맥이 나타낼 때는 비장기능 저하, 모맥이 나타날 때는 폐장기능 저하 시, 구삼맥이 나타날 때는 심포장의 기능이 저하 시, 석맥이 나타날 시는 신장 기능 저하 시 나타난다. 앞서 실습을 통하여 익혔기 때문에 육체적 증상과 함께 식별하는 지혜를 발휘하면 쉽게 익힐 수 있다.

※ 맥상을 조절하는 방법은 양(陽) 부분을 참고한다.

☞ 사해의 병은 질병 발생 후 약 8년~10년 이상 방치했거나 경과한 후에 나타나는 증상이다.

사해의 병은 6~7성의 크기 중에서 현맥이 나타나기에 역시 식별하기가 애매할 경우가 있다. 앞서 실습을 통하여 익혔기 때문에 육체적 증상과 함께 식별하는 지혜를 발휘하면 쉽게 익힐 수 있다.

* 맥상을 조절하는 방법은 양(陽) 부분을 참고한다.

6. 맥상이 명확하지 않게 촉지되는 경우에 대해 알아본다.

앞서 알아본 것과 같이 정경의 병, 기경의 병, 사해의 병들이 1,2,3성, 4~5성, 6~7성이 정상적으로 촉지되면 문제가 없으나 이것도 아니고 저것도 아닌 경우가 발생할 수 있다. 체질과 병증에 맞는 정상적인 맥상이 나타나지 아니하는 경우를 정리하면 다음과 같다.

1) 피임약이나 영양제 마약 진통제 감기약 등 약물을 복용 중일 때

이런 경우는 호르몬의 불균형과 해독기능을 총 동원하느라고 몸 안에서는 체질에 맞는 맥상을 발현시킬 수가 없다. 비정상적으로 맥상이 발현하고 때로는 약하게 때로는 크게 촉지된다. 석맥과 현맥이 혼재된 맥이 주로 촉지된다. 그러므로 영양제도 독이 된다는 것을 명심하

고 어떤 약이든 간에 복용하면 신장과 간 기능이 저하를 가져오는 결과를 초래한다는 것을 알아야 한다. 이외에도 마취제, 흥분제, 방사선 치료를 해도 정확한 맥상을 촉지하기 어렵다.

2) 장부의 절단 수술이나 이식 등이 있을 때

이런 경우는 절단이나 이식을 하려면 피부를 절개해야만 한다. 절개 시 서양의학적으로는 아무런 문제가 없다고 하지만 동양의학적으로 볼 때는 절개부분을 지나는 경락이 절단당하여 기와 혈의 흐름이 끊기는 현생이 발생하게 된다. 그래서 정상적인 체질맥이나 병증에 맞는 맥상이 발현되지 않는 것이다. 자궁적출수술, 외과적인 수술로 인하여 인공보조물을 삽입한 경우도 정확한 맥상을 촉지하기 어렵다.

3) 신장투석, 피임기구 등 장치가 있을 때

이런 경우는 투석을 하는 경우는 신장에서 정상적으로 수분을 조절해야 하지만 인위적인 기계의 힘을 빌어서 수분을 조절하기 때문에 정상적인 맥상이 발현되지 않으며, 피임기구를 넣은 경우나 피부 속에 이식한 경우(미레나, 루프, 임플라논 등) 역시 호르몬의 불균형을 초래하여 정상적인 맥상이 발현되지 않는다. 주로 석맥이 촉지된다.

- **임플라논이란?**

길이 4㎝ 이하의 이식 피임기구로서 배란을 억제하고 자궁경부 점액의 농도를 증가시켜 피임효과를 나타나게 하는데 상완의 피하 부위에 (주로 왼쪽 팔뚝)에 삽입하여 3년의 효과를 유지하는 피임기구다. 이식 제거 시에는 국소 자극감, 통증, 가려움증 등의 부작용이 나타날 수 있다.

4) 심한 운동이나 노동 직후

이런 경우는 심장이 혈액을 송출하느라고 힘들고 신장의 혈액생산과 수분 조절이 힘들다. 즉 신장과 심장의 불균형을 초래하여 기력이 소진되는 결과를 초래하게 된다. 처음에는 주로 구맥이 발현되며 서서히 가라 않으면서는 석맥이 촉지된다. 또한 에너지가 고갈 시(배가고플 때)는 홍맥이 촉지되기도 한다.

5) 심한 감정의 동요가 있을 때

이런 경우는 정상적인 맥상이 나타나지 않으며 빠른 구맥이 촉지된다. 즉 심장이 빠르게 박동을 하게 되기 때문이다. 예를 들면 거짓말을 하게 되면 거짓말 탐지기에 나타나는 현상을 보면 구맥이 촉지된다. 실제로 거짓말을 할 때 맥상을 촉지하면 구맥이 촉지된다.

예를 들면 어여쁜 여자 생각이나 미남자를 생각하고 있을 때, 상사병이 있을 때, 외도를 할 때, 자살을 하고 싶을 때, 누군가를 죽이고 싶을 때, 분노가 가슴에 가득할 때도 정확한 맥상이 촉지되지 않는다.

6) 과식이나 기아, 단식, 금식 중일 때

이런 경우는 과식한 경우는 주로 홍맥이 촉지되지만 단식이나 금식일 때는 맥이 약하여 맥상을 구분하기가 어렵다. 맥상이 정확하지 않는 다는 것은 몸의 오장육부가 상호 상생상극이 조화롭지 못하다는 것을 의미하므로 단식이나 금식도 건강을 위해서는 그렇게 바람직한 식습관은 아닐 듯싶다.

7) 병이 없거나 병이 약할 때

이런 경우 병이 없을 때는 하루에도 맥상이 5번 바뀌어 나오기 때문에 어느 맥상이 정상인지를 구분하기 어렵다. 아침(현맥)-오전(구맥)-정오 (홍맥)-오후(모맥)-저녁(석맥)이 나오고 아침, 점심, 저녁의 먹은 메뉴에 따라서도 맥상이 다르게 나올 수 있고 생활환경의 변화에도 맥상이 다르게 나타날 수 있기에 즉 애매하다고 표현하는 경우다. 어찌 보면 자연의 변화에 신속하게 변화하고 있다고 봐야 할 것이다. 또한 병이 약할 때는 체질맥도 아니고 병증맥도 아닌 맥상이 나온다.

왜냐하면 식습관이나 생활습관의 변화가 몸에 반영되기 때문이다. 오관에 의한 마음의 변화로도 맥상이 변화하지만 식습관이나 생활습관의 변화에 의해서 수시로 맥상이 변화 할 수 있기 때문이다. 즉 내가 좋아하는 것일 경우는 정상적인 맥상이 촉지되지만 내가 싫어하거나 좋아하지 않는 경우의 맥상은 병증을 악화시키는 맥상이 나타날 수 있기 때문이다.

※ 침 자리는 오수혈표를 활용한다.
침은 전문가의 도움(의료법에 의해 시침을 해도 되는 자격증 소지자)을 받도록 하며, 전문자격증이 없는 사람은 본인 이외의 사람에게 시침은 금한다.

· 오수혈(五腧穴)이란?

오장과 연결된 경맥에는 각각 정(井), 형(滎), 수(腧), 경(經), 합(合)의 성질을 지닌 오수혈(五腧穴: 五兪穴, 五輪穴)이 있다. 마찬가지로 육부하고도 연결된 각 경맥에도 오수혈이 있다. 인체에는 12경맥과 15낙맥이 있다. 이 경락의 맥기(脈氣)는 온몸을 순환하는데 사지말단 부위 맥기의 순환을 정, 형, 수, 경, 합으로 구분한다.

12경맥의 사지 말단부근에 위치한 경혈이며 정, 형, 수, 경, 합이라 불리는 요혈군(要穴群)으로서 각각의 특유한 치효를 갖고 있으며 다음과 같은 작용을 한다.

- 정(井): 출(出)/나오거나 샘솟는 기운을 가지고 있는 혈자리다.
  맥기가 나온다.
- 형(滎): 류(流)/샘솟은 기운이 흐르기 시작하는 혈자리다.
  맥기가 머문다.
- 수(腧): 주(注)/막힘이 없이 흘러가는 기운을 가진 혈자리다.
  맥기가 흘러간다.
- 경(經): 행(行)/흐르는 속도가 있게 움직이는 혈자리다.
  맥기가 움직인다.
- 합(合): 입(入)/기운이 들어가거나 합치는 혈자리다.
  맥기가 들어간다.

7. 오수혈(五腧穴)이란?

오수혈은 팔다리(사지/四肢)의 맨 끝에 존재한다. 일반적으로 팔다리의 맨 끝에서 나오는 경맥은 항상 일정한 흐름을 유지하므로 다른 경맥하고 얽히거나 만나지 않는다. 물론 다른 경맥하고 만나는 부분도 있는데 그것은 명확하게 정해져 있다. 따라서 각 경맥의 흐름을 조절할 때에 오수혈을 이용하여 치료하면 효과가 확실하다. 고전 의학에서 별도로 오수혈을 정한 이유가 여기에 있다.

현대의학적 소견으로 보면 모든 병의 시작은 혈액순환장애가 시작된다고 한다. 오수혈이 배치되어 있는 사지 말단부위는 수많은 모세혈관이 분포되어 있어 모세혈관이 막히면서 수족(手足)냉증(冷症)이 시작하면서 저체온으로 이어져 면역력이 저하되면서 다양한 질환이 발생하게 되는 구조다. 이러한 현대의학적으로 보는 만병의 시작이라 하는 혈액순환을 해결할 수 있는 주요한 침 자리들이 오수혈 자리들이다.

• 원혈(原穴)이란?

오장은 저마다 상대하는 육부가 있고, 오장육부에는 십이원혈이 있다. 원혈은 팔다리의 관절 부위에 존재하는데 오장의 정기를 받아서 순환하는 대표경맥이다. 그런 이유에서 질병의 반응이 원혈에 나타나므로 치료혈로 활용한다.

소속 경맥을 대표하며 자연 치유력을 증가시키는 혈로서 허실(虛實)을 불문하고 사용하며 옛날부터 가장 중요시하는 경혈이다. 원혈은 모두 완관절(腕: 팔뚝, 손목 關節), 족관절(足關節)의 주변에 있으며, 음경에서는 수혈(腧穴), 토혈(土穴)이 원혈로 되어 있고, 양경(陽經)은 따로 원혈이 지정되어 있다.

오수혈의 속성은 음경의 경우는 정혈(井穴)이 목이며 목-화-토-금-수의 순서로 배열하며 정혈을 목으로 배열한 이유는 따스한 목기운의 변화를 물의 솟아나는 기운에 비유한 것이다.

양경의 경우는 정혈이 금이며 금- 수-목-화-토 순으로 배열하며, 정혈을 금부터 배열한 이유는 양경이 음경의 주요 혈자리를 조화와 균형을 유지할 수 있는 기운을 가지고 있기에 양경을 음경과의 극관계를 형성할 수 있도록 배열한 것이다.

최근 중국의 침구서에 의하면 다음과 같은 증상에 유효하다.
- 정혈: 정신 질환, 급성 열질환에 활용한다.
- 형혈: 발열 시에 활용한다.
- 수혈: 관절동통을 개선시킬 때 활용한다.
- 경혈: 천식, 해소 인후질환에 주로 활용한다.
- 합혈: 고혈압, 위장질환을 치료하는 데 활용한다.

• 사총혈 활용법?

인체를 네 등분하여 나뉘고 부위에 따라 치료혈을 지정한 요혈이다.
- 두복(肚腹)의 병(복부의 여러 질환): 족삼리혈을 활용한다.
- 두항(頭項)의 병(두부와 목의 질환): 열결혈을 활용한다.
- 면목(面目)의 병(안면, 눈의 여러 질환): 합곡혈을 활용한다.
- 요배(腰背)의 병(허리, 등의 질환): 위중혈을 활용한다.

침을 놓을 때는 항상 그 사람의 건강 상태, 병증, 맥상 등을 고려하여 안정을 취하게 한 후에 시침해야 한다. 불안해하거나 침과 시술자에 대한 믿음이 부족 할 때는 시침을 금한다.

오수혈표는 다음과 같다.

음경 (陰經)	정목 (井木)	형화 (滎火)	수토 (腧土)	경금 (經金)	합수 (合水)	원혈 (原穴)
폐경 (金)	소상	어제	태연	경거	척택	태연
심경 (心)	소충	소부	신문	영도	소해	신문
간경 (木)	대돈	행간	태충	중봉	곡천	태충
비경 (土)	은백	대도	태백	상구	음릉천	태백
신경 (水)	용천	연곡	태계	복류	음곡	태계
심포경 (相火)	중충	노궁	대릉	간사	곡택	대릉
양경	정금 (井金)	형수 (滎水)	수목 (腧木)	경화 (經火)	합토 (合土)	원혈 (原穴)
대장경 (金)	상양	이간	삼간	양계	곡지	합곡
소장경 (火)	소택	전곡	후계	양곡	소해	완골
담경 (木)	규음	협계	임읍	양보	양릉천	구허
위경 (土)	여태	내정	함곡	해계	족삼리	충양
방광경 (水)	지음	통곡	속골	곤륜	위중	경골
삼초경 (相火)	관충	액문	중저	지구	천정	양지

※ 양(陽) 부분에 기능 저하가 발생한 경우는 몸이 마르는 현상이 나타나며 이런 경우는 수분을 보충하면서 혈을 보충할 수 있는 보혈탕(補血湯) 처방해야 한다.

※ 음(陰) 부분에 기능 저하가 발생한 경우는 몸이 비대해지는 현상이 나타나며 이런 경우는 기운을 보충 할 수 있는 보기탕(補氣湯)을 처방해야 한다.

※ 맥상이 건강한 사람(인영/촌구의 크기가 같은 사람)은 체질에 맞게 골고루 먹는 것이 좋다.

1) 실례를 들어 침놓는 보사 방법에 대해 알아본다.

인영맥과 촌구맥을 구분하여 어느 맥상이든 맥상이 큰 곳은 몸이 차거나 질병이 침습한 것이기에 나쁜 사기를 뽑아내야 하기에 오수혈에서 밖으로 나오게 하는 혈자리인 정(井)혈과 형(滎)혈에 침을 꽂으면 나쁜 기운이 뽑아져 나오기에 두 곳에 사(瀉)하는 침을 놓는 것이다. 반대로 맥상이 작은 곳에는 좋은 기운을 보충하는 합(合)혈에 침을 1개 꽂는 것이 보(補)하는 침이다.

여기서 음경의 정혈과 형혈의 관계와 양경과 음경의 관계를 보면 양경과 음경은 상극관계로 이루어졌다.

양경의 정혈은 금이고, 음경의 정혈은 목이다. 그래서 금극목이 상극관계를 형성한다는 것이다.

예를 들어 설명한다.

양경에 금을 배치한 것은 금은 양 중의 양으로서 손의 엄지에 배당을 하였고, 음경에 목을 배치한 것은 음 중의 가장 큰 기운을 가지고 있기에 엄지발가락에 배당을 한 것이다. 이 두 경락의 조화와 균형이 깨어지면 사람은 불치의 병이 발생하거나 치료하기 힘들다. 또한 흔히 사람이 죽으면 마지막에 나가는 것이 혼백(魂魄)이 나간다고 표현하는 이유다.

· 혼백(魂魄)이란?

혼(魂):넋 혼자로서 마음, 생각 등을 표현하는 말로서 무형의 기운인 양의 의미를 가지고 있고, 이는 오행상 목으로 분류하고, 백(魄):넋 백자로서 몸, 형체를 표현하는 말로서 유형의 기운인 음의 의미를 가지고 있고, 이는 오행상 금으로 분류한다.(금극목)

다시 한 번 정리하면 간은 음양으로는 음장부에 해당하고, 오행상 목으로 분류한다. 금은 음양으로는 양장부에 해당하고, 오행상 금으로 분류한다.

그러나 유/무형의 이론으로 분류 시 간은 혼(魂)이라 하며 마음, 생각 등의 무형의 기운을 가져 음양의 조화를 이루고 있고, 폐는 백(魄)이라 하여 몸, 형체 등의 유형의 기운을 가져 음양의 조화를 이루고 있다.

구분	목(간장/담낭)	금(폐/대장)
음양 분류	음장부	양장부
오행 분류	목	금
유/무형기운	무형/ 양기운	유형/ 음기운
표현	혼(魂)	백(魄)
의미	마음, 정신	몸, 육체

※ 음양분류 시 배꼽을 기준으로 상체는 양, 하체는 음으로 분류

※ 오행분류 시 발에서 시작은 음, 팔에서 시작은 양으로 분류

※ 유/무형 기운은 실체가 보이면 음, 보이지 않으면 양으로 분류

이렇게 하여 배꼽을 기준으로 상체는 음기운이 있기에 양(금)을 배치하여 음양의 조화를 이루게 하였고, 하체는 양기운이 있기에 음(목)을 배치하여 음양상으로나 오행상으로 상호 조화를 이루도록 하였다.

음양으로 변화는 음과 양이 상호 조화로울 때만 가능하고, 단 양의 변화에 의해 음이 변화하기에 양경에는 무형의 금을 배치하였고, 음경에는 금의 통제를 받는 유형의 목을 배치한 것이다.(금극목관계)

그리고 상생관계로 배치한 것은 음양오행이 순행을 할 때 오장육부의 조화와 균형이 이루어져 각종 질병을 몰아낼 수 있기 때문이다.

예를 들면서 하나씩 알아본다.

8. 홍맥(洪脈) 발현 시 맥상의 크기를 조절하는 방법을 알아본다.

구분	조절하는 방법	혈(穴)자리
인영 3성이면	위경에서 2개혈을 사(瀉)하고, 비경에서 1개혈을 보(補)한다	사: 여태, 내정 보: 음릉천
	자석테이프는 비경에서 보한다.	보: 음릉천
인영6~7성이면 (사해의병)	합곡에서 사하며 자석테이프는 태충을 보한다.	
촌구 3성이면	비경에서 2개혈을 사하고, 위경에서 1개혈을 보한다.	사: 은백, 대도 보: 족삼리
	자석테이프는 위경에서 보한다.	보: 족삼리
촌구 4~5성이면 (기경의 병)	공손에서 사하고 자석테이프는 임읍을 보한다.	

1) 인영 3성이면 위경에 2개혈을 사하고, 비경에서 1개혈을 보한다.

구분	위경: 2개혈 사하고	비경: 1개혈 보한다.
오수혈	정금, 형수	합수
혈자리	여태, 내정	음릉천

2) 촌구 3성이면 비경에서 2개혈을 사하고, 위경에서 1개혈을 보한다.

구분	비경: 2개혈을 사하고	위경: 1개혈을 보한다.
오수혈	정목, 형화	합토
혈자리	은백, 대도	족삼리

위의 도표를 비교해 보면 맥상이 큰 곳에서 2개혈을 사하고, 작은 곳에서 1개를 보하는 법칙을 발견할 수 있다.

앞에서도 언급했지만 보사(補瀉)에 관해 한 번 더 정리한다.

2사 1보와 2보 1사는 같은 의미지만 음경을 기준으로 하느냐, 양경을 기준으로 하느냐에 따라 다른 표현이 된다.

인영이 클 때는 양경락에서 병든 양기운을 2개 뽑아내고, 음경락에서 좋은 음기운을 1개 보충하라는 의미다.

• 2사(瀉) 1보(補)란?

사(瀉)를 한다는 것은? 맥상과 함께 크게 나타나는 곳의 장부가 질환이 발생한 것이기에 그 장부의 나쁜 질병 기운 (사기/邪氣)은 뽑아내는 것이고, 보(補)란 좋은 기운이 약한 장부에게 좋은 기운을 보충해준다는 의미를 갖는다.

예) 촌구가 클 때는 음경락에서 나쁜 기운을 2개 사하고, 양경락에서 좋은 기운을 1개 보충하라는 의미다.

• 2보(補) 1사(瀉)란?

보(補)를 한다는 것은 좋은 기운이 약한 장부에게 좋은 기운을 보충해준다는 의미를 갖는 것이고, 사(瀉)를 한다는 것은? 맥상과 함께 크게 나타나는 곳의 장부가 질환이 발생한 것이기에 그 장부의 나쁜 질병 기운(사기/邪氣)은 뽑아내는 것이다.

알기 쉽게 보사관계를 정리하면
  - 양경이 크면 양경락에서 나쁜 기운을 2개를 뽑아내고, 음경에서 1개를 보충 하라는 의미다.
  - 음경이 크면 음경락에서 나쁜 기운을 2개를 뽑아내고, 양경에서 1개를 보충하라는 의미다.

인영과 촌구 어느 쪽이든 맥상이 큰 경락에서 2개를 사하고, 맥상이 작은 경락에서 1개를 보하면 된다.

위에서 알아봤듯이 맥상을 촉지하여 질병을 찾아내는 것이 그리 쉽지만은 않다. 간혹 길을 가다보면 맥을 잘 짚는 한의원이라는 간판이 있다. 이것은 겸손하지 못한 처사다. 절진(사람의 맥을 짚어 질환을 찾아내는 진단 방법)은 진맥을 하는 사람과 진맥을 받는 사람이 상호 믿음과 신뢰를 가질 때 비교적 정확한 진맥을 할 수 있기 때문이다. 항상 겸손하고 최선을 다하는 모습에서 절진의 맛을 느낄 수 있을 것이다.

14교시
오계 맥상의 출현 원리 개요

五行 相生/相剋圖

장부의 불균형

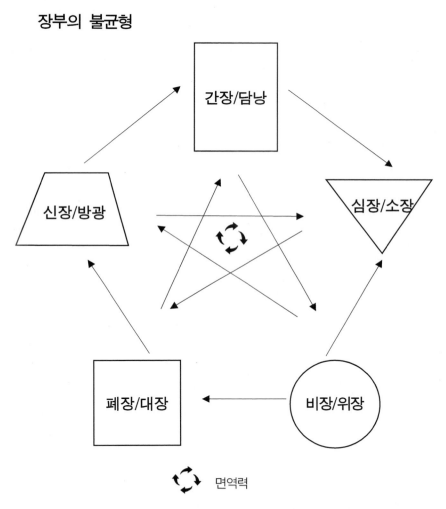

 면역력

병행설명: 얼굴 형태(체질), 맛/색깔, 계절

1. 오계 맥의 이름 정리

구분	현맥	구맥	구삼맥	홍맥	모맥	석맥
관련 5 장부	간장/담낭	심/소장	심포/삼초	비/위장	폐/대장	신장/방광

2. 맥의 이름이 정해진 이유

맥 이름	영향을 준 장부	상극관계	맥 촉지 시 느낌	형 태
현맥	폐/대장	금극목	활시위 줄처럼 탄력이 있는 느낌	
구맥	신장/방광	수극화	진주 목걸이를 쓰다듬는 느낌	
홍맥	간장/담낭	목극토	가운데가 빈 원통을 만지는 느낌	
모맥	심/소장	화극금	원형 그릇 안에 구슬을 떨어뜨리면 파장이 퍼져가는 느낌	
석맥	비/위장	토극수	물속의 바둑돌을 엄지손가락으로 누르는 느낌	
구삼맥	심포/삼초		진주 목걸이가 깨진 따가운 느낌	

현맥(弦脈)은 원래 금(金:폐/대장)의 기운이 강해서 목(木:간장/담낭)을 누를 때 나타나는 모양이다. 그렇다면 금의 기운은 얼굴이 사각인 것처럼 네 귀퉁이가 모두 팽팽한 느낌을 (弦:활시위 현)갖는 기운이 상극관계에서 보았듯이 금극목(金克木)해서 금 기운이 너무 강해서 목 기운을 억누를 때(목의 기능이 약해짐) 나타나는 맥상이다. 맥을 보면 엄지손 지문을 가로지르는 선 같은 것이 느껴지는 것이다. (금극목이 강할 때)

구맥(鉤脈)은 원래 수(水:신장/방광)의 기운이 강해서 화(火: 심장/소장)를 누를 때 나타나는 모양이다. 그렇다면 수의 기운은 저장 보관하듯이 가마니를 쌓아놓거나 갈고리구(鉤: 갈고리구)의 등 부분과 같은 느낌을 가지며 상극관계에서 보았듯이 수극화(水克火)해서 수 기운이 너무 강해서 화 기운을 억누를 때(화의 기능이 약해짐) 나타나는 맥상이다. 맥을 보면 엄지손 지문에 진주목걸이를 만지는 듯한 느낌이 든다.(수극화가 강할 때)

홍맥(洪脈)은 원래 목(木:간장/담낭)의 기운이 강해서 토(土:비/위장)를 누를 때 나타나는 모양이다. 그렇다면 목의 기운은 아지랑이 피어오르듯이 부드럽고 포근한 느낌을 가지며 상극관계에서 보았듯이 목극토(木克土)해서 목 기운이 너무 강해서 토 기운을 억누를 때(토의 기능이 약해짐) 나타나는 맥상이다. 맥을 보면 엄지손 지문에 둥근 원 같은 것이 테두리는 있으나 원안은 만져지는 느낌이 없는 듯한 느낌이 든다.(목극토가 강할 때)

모맥(毛脈)은 원래 화(火: 심장/소장)의 기운이 강해서 금(金: 폐/대장)을 누를 때 나타나는 모양이다. 그렇다면 화의 기운은 무엇인가 발산하는 즉 흩어지는 듯한 느낌을 가지며 상극관계에서 보았듯이 화극금(火克金)해서 화 기운이 너무 강해서 금 기운을 억누를 때(금의 기능이 약해짐) 나타나는 맥상이다. 맥을 보면 엄지손 지문에 둥근 원 같은 것이 테두리가 약하게 있는 듯하면서 둥근 원에서 밖으로 가느다란 실 같은 것들이 흩어지는 듯한 느낌이 든다. (화극금이 강할 때)

석맥(石脈)은 원래 토(土:비/위장)의 기운이 강해서 수(水:신장/방광)를 누를 때 나타나는 모양이다. 그렇다면 토의 기운은 무엇인가 안으로 긁어모아 다져놓은 듯한 즉 바둑알 같은 느낌인데 약간 단단하게 느껴지는 듯한 느낌을 가지며 상극관계에서 보았듯이 토극수(土克水)해서 토 기운이 너무 강해서 수 기운을 억누를 때(수의 기능이 약해짐) 나타나는 맥상이다. 맥을 보면 엄지손 지문에 둥근 바둑알을 만지는 것 같은 느낌이 든다.(토극수가 강할 때)

구삼맥(鉤三脈)은 원래 수(水:신장/방광)의 기운이 강해서 화(火:심장/소장)기를 누를 때 나타나는 모양과 유사하다. 그렇다면 수의 기운은 저장 보관하듯이 가마니를 쌓아놓거나 갈고리구(鉤:갈고리 구)의 등 부분과 같은 느낌을 가지며 상극관계에서 보았듯이 수극화(水克火)해서 수 기운이 너무 강해서 화 기운을 억누를 때(화의 기능이 약해짐) 나타나는 맥상과 유사하다. 맥을 보면 엄지손 지문에 진주목걸이가 깨진 것같이 약간 깔끄러운 듯한 느낌이 드는 점이 구맥과 다른 점이다. 든다.(육장육부가 균형을 잃어 심포 삼초가 허약할 때)

이렇듯이 맥상은 상극관계를 중심으로 알기 쉽게 설명하면 상생상극관계표에서 화살표 시작점의 기운이 강하여 화살표 끝부분의 장부에 나타나는 것이 오계맥의 출현 원리다.

상극관계표를 보면 다음과 같다.

목 → 토하여 (목극토) 목기운이 토에 나타나는 것이 홍맥이고,

토 → 수하여 (토극수) 토기운이 수에 나타나는 것이 석맥이고,

수 → 화하여 (수극화) 수기운이 화에 나타나는 것이 구맥이고,

화 → 금하여 (화극금) 화기운이 금에 나타나는 것이 모맥이고,

금 → 목하여 (금극목) 금기운이 목에 나타나는 것이 현맥이고,

구삼맥은 면역력이 저하 시에 나타나는 맥상이다.

상생관계의 이상으로 인한 맥상은 출현하지 않는다.

예) 목생화로 인한 구맥이 나타나지 않는다.

다음 시간부터 좀 더 세부적으로 알아보기로 한다.

15교시
현맥의 출현 원리와 형상/실습

五行 相生/相剋圖

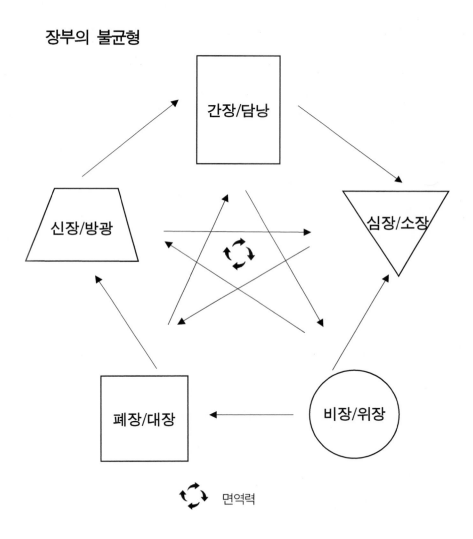

장부의 불균형

면역력

현맥(弦脈)은 원래 금(金)의 기운이 강해서 목(木)을 누를 때 나타나는 모양이다. 그렇다면 금의 기운은 얼굴이 사각인 것처럼 네 귀퉁이가 모두 팽팽한 느낌을 (弦: 시위 현) 는 기운이 상극관계에서 보았듯이 금극목(金克木)해서 금 기운이 너무 강해서 목 기운을 억누를 때(목의 기능이 약해짐) 나타나는 맥상이다. 맥을 보면 엄지손 지문을 가로지르는 선 같은 것이 느껴지는 것이다.

1. 실습 준비물

1) 매운맛이 나는 고추장이나 겨자소스를 준비한다.

　매운맛을 먹고 나서 약 10분 정도 경과하면 현맥이 출현한다.

　현맥을 실습한 후에는 커피를 먹어 정상 맥을 출현하게 한다.

2) 쓴맛의 커피를 준비한다.

화극금하여 쓴맛이 매운맛을 억제하기 때문이다

2. 실습 진행

1) 금형의 체질을 가진 사람을 선발하여 A조로 편성하고, 기타 사람들은 B조로 편성한다.

2) B조 사람들은 A조의 현재 맥상을 익힌다.

3) A조는 매운맛의 고추장이나 겨자소스를 먹게 한다.(현맥 발현)

4) B조 사람들이 A조의 맥상을 익힌다.

5) A조 중에서도 확실하게 현맥이 발현하는 사람을 대상으로 모두 현맥의 맥상을 익히도록 한다.

　중간에 한 번 더 고추장이나 겨자/소스를 먹어 현맥 발현을 지속시킨다.

6) 실습을 모두 익히고 나면 A조에게 커피를 먹여 현맥을 해소시킨다.

7) B조는 다시 A조의 맥상을 확인하여 정상 맥상과의 차이를 실습한다.

8) 얼굴 형태에 따라 음식에 반응하는 정도가 다르게 나타난다. 이렇게 다르게 나타나는 현상도 실습에 중점을 둔다.

3. 강평

음식으로 맥상을 변화시킨다는 것은 음식의 맛이 오장육부의 기능 강약을 조절하는 원인으로 작용한다는 것을 확인한다.

또한 음식으로 오장육부 기능의 강약을 조절할 수 있다면 질병을 발생시킬 수도 있지만 질병 발생을 예방 및 치유할 수도 있다는 결론을 도출시킨다.

그래서 "음식으로 못 고치는 병은, 약으로도 못 고친다."는 말을 확인할 수 있는 실습효과를 얻는다.

동양의학에서 맥이라고 하는 것은 오장육부의 건강 상태, 질병상태 등을 식별할 수 있는 방법이다. 이러한 맥은 그 장부의 강약으로 나타날 수 있는 결과물이다.

얼굴의 형태에 따라 음식이 반응하는 정도가 다르게 나타난다. 그렇다면 부족한 것에 따라 적절하게 배합하여 보충해 준다면 오장육부간의 조화와 균형을 유지하여 건강을 유지할 수 있고, 질병 발생을 예방할 수 있다는 점의 체험실습성과를 달성시킨다.

4. 현맥(弦脈)의 변화(變化) (간(肝)은 음장부/ 담낭은 양장부)

1) 맥(脈)의 변화

① 음(陰): 촌구 맥이 크면 간에 병(간질환)이 있고, 만약 6~7배 크면 사해의 병(바짝 마르고 근육이 소실되는 증상)이다.

② 양(陽): 인영 맥이 크면 담낭에 병(담낭질환)이 있고, 만약 4~5배 크면 기경이 병인 대맥에 병(허리를 빙 둘러 아프다.)이 있다.

③ 허(虛): 금극목(金克木)하며 현맥(弦脈)이 나타난다.
    (금의 팽팽한 기운이 목으로 전달되기 때문이다)

④ 실(實): 목극토(木克土)하여 홍맥(洪脈)이 나타난다. 목기운이 강하여 금극목을 하지 못한 경우다. (목의 부드러운 기운이 토로 전달되기 때문이다)
    이것은 금기운이 약하여 목을 통제하지 못한 경우에 나타나나는 맥상이다.

⑤ 한(寒): 6장 6부가 차가워서 맥이 급한 것(1분에 60회 이상)이며, 더운 음식(부추빈대떡, 팥죽이나 팥 삶은 물, 삼계탕, 삶은 계란 등)과 더운 약(유황, 진달래꽃, 산수유, 개다래나무 열매, 모과, 산사나무 열매, 오매, 오미자 등)을 쓰고 침은 오래 꽂아 놓는다.

⑥ 열(熱): 6장6부가 더워서 맥이 완(緩)한 것(1분에 60회 미만)이며 찬 음식(신맛의 과일, 밀가루 음식, 잣, 신김치, 시원한 냉 사이다, 유자차 등)과 찬 약(유자, 찔레꽃 열

매, 적작약/백작약 뿌리)을 쓰며 침은 속자서발(速刺徐拔)(빨리 찌르고 천천히 뽑는
다.) 한다.

⑦ 부(浮): 병이 체외(양 부분) 즉 몸통(옆구리)이나 팔, 다리(고관절, 발), 머리(편두통)
등에 있다.

⑧ 침(沈): 병이 체내(음 부분), 즉 육장 육부(간경화, 담석 등)에 있다.

⑨ 지(遲): 맥이 1분에 60박 이하로 느린 것이고 염증은 없으나 대사속도가 느리다.

⑩ 삭(數): 맥이 1분에 60박 이상으로 빠른 것이고, 염증(炎症:간염, 담낭염)이 있고 대사
가 지나치다.

⑪ 대(大): 기(氣)와 혈(血)이 왕성하므로 음식이나 약보다, 침(보사법), 뜸이 유리할 수
있다.

⑫ 소(小): 기(氣)와 혈(血)이 약하므로 침, 뜸보다는 신맛의 음식이나 시고 뜨거운 약
(산수유, 모과 등)이 유리하다. (잘못하면 기와 혈을 소진시키기 때문이다.)

⑬ 활(滑): 일시적으로 열이 있으므로 열이 흩어지게 하고(차가운 오미자차)

⑭ 삽(澁): 기(氣)가 울체되어 순환이 불량하므로 기(氣)를 소통시킨다.
(욕을 하면 기가 소통된다.)

2) 증상의 변화

① 급(急): 대개 뇌전증(간질)과 같은 발작(쥐나고 근육경련이 생긴다.)이나 적, 취(배꼽
좌측에 생김) 등이 있고, 미친병(폭력적이고 욕하고, 때리고, 침을 뱉는다)이거나 성
격이 부산하다.

② 완(緩): 농이든 종기가 있거나 구토(역류성 식도염) 등이 있고, 소변이 뜨겁게 느껴진다.

③ 소(小): 식욕이 항진되는 것이 보통이고, 극소하면 먹지 못한다.

④ 활(滑): 대개 생식기에 이상(발기부전, 음경이 늘어짐, 탈장)이 있다.

⑤ 삽(澁): 부종(발전체가 붓는다)이나 저리고 쑤시는 신경통이 있다.

※ 좌우상하: 맥력의 차이가 4~5배 이상이면 반신불수(半身不隨)의 병이 침범된 것이다
(눈 부분에 중풍, 간 부분에 중풍이 들거나 편측마비가 발생하는 질환이 발생할 수 있다.)

5. 현맥(弦脈)을 조절하는 방법은 다음과 같다.

구분	조절하는 방법	혈(穴)자리
인영 1성이면	담경에서 2개혈을 사(瀉)하고, 간경에서 1개혈을 보(補)한다	사: 규음, 협계 보: 곡천
	자석테이프는 간경에서 보한다.	보: 곡천
인영4~5성이면	임읍에서 사하며 자석테이프는 공손에서 보한다.	
촌구 1성이면	간경에서 2개혈을 사하고, 담경에서 1개혈을 보한다.	사: 대돈, 행간 보: 양릉천
	자석테이프는 담경에서 보한다.	보: 양릉천
촌구 6~7성이면	태충을 사하고 자석테이프는 합곡을 보한다.	

五行 相生/相剋圖

장부의 불균형

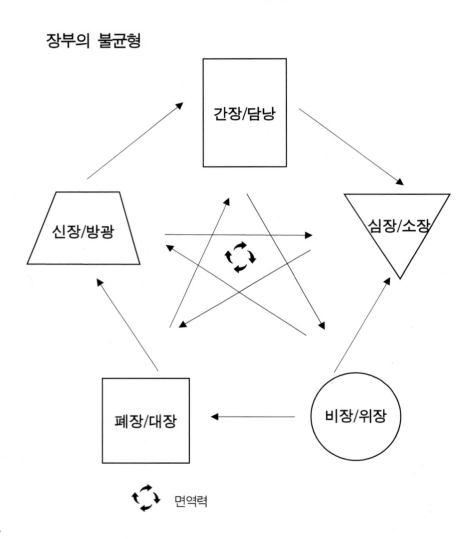

구맥(鉤脈)은 원래 수(水; 신장/방광)의 기운이 강해서 화(심장/소장)를 누를 때 나타나는 모양이다. 그렇다면 수의 기운은 저장 보관하듯이 가마니를 쌓아놓거나 갈고리구(鉤:갈고리 구)의 등 부분과 같은 느낌을 가지며 상극관계에서 보았듯이 수극화(水克火)해서 수 기운이 너무 강해서 화 기운을 억누를 때(화의 기능이 약해짐) 나타나는 맥상이다. 맥을 보면 엄지손가락 지문에 진주목걸이를 만지는 듯한 느낌이 든다.

1. 실습 준비물

1) 짠맛이 나는 소금을 준비한다.

   소금을 먹고 나서 약 10분 정도 경과하면 구맥이 출현한다.

   구맥을 실습한 후에는 설탕을 먹어 정상 맥을 출현하게 한다.

2) 단맛의 설탕을 준비한다. 단맛이 짠맛을 통제하기 때문이다.

2. 실습 진행

1) 수형의 체질을 가진 사람을 선발하여 A조로 편성하고, 기타 사람들은 B조로 편성한다.

2) B조 사람들은 A조의 현재 맥상을 익힌다.

3) A조는 소금을 먹게 한다.(구맥 발현)

4) B조 사람들이 A조의 맥상을 익힌다.

5) A조 중에서도 확실하게 구맥이 발현하는 사람을 대상으로 모두 구맥의 맥상을 익히도록 한다. 중간에 한 번 더 소금을 먹어 구맥 발현을 지속시킨다.

6) 실습을 모두 익히고 나면 A조에게 설탕을 먹여 구맥을 해소시킨다.

7) B조는 다시 A조의 맥상을 확인하여 정상 맥상과의 차이를 실습한다.

8) 얼굴 형태에 따라 음식에 반응하는 정도가 다르게 나타난다. 이렇게 다르게 나타나는 현상도 실습에 중점을 둔다.

3. 강평

음식으로 맥상을 변화시킨다는 것은 음식의 맛이 오장육부의 기능 강약을 조절하는 원인으로 작용한다는 것을 확인한다.

또한 음식으로 오장육부 기능의 강약을 조절할 수 있다면 질병을 발생시킬 수도 있지만 질병 발생을 예방 및 치유할 수도 있다는 결론을 도출시킨다.

그래서 "음식으로 못 고치는 병은, 약으로도 못 고친다."라는 말을 확인할 수 있는 실습효과를 얻는다.

동양의학에서 맥이라고 하는 것은 오장육부의 건강 상태, 질병상태 등을 식별할 수 있는 방법이다. 이러한 맥은 그 장부의 강약으로 나타날 수 있는 결과물이다.

얼굴의 형태에 따라 음식이 반응하는 정도가 다르게 나타난다. 그렇다면 부족한 것에 따라 적절하게 배합하여 보충해 준다면 오장육부간의 조화와 균형을 유지하여 건강을 유지할 수 있고, 질병 발생을 예방할 수 있다는 점의 체험실습성과를 달성시킨다.

4. 구맥(鉤脈)의 변화(變化) (심장은 음장부/소장은 양장부)

1) 맥(脈)의 변화

① 음(陰): 촌구맥이 크면 심장에 병(심혈관 질환)이 있다.

② 양(陽): 인영맥이 크면 소장(영양흡수 장애)에 병이 있고 만약 4~5배 크면 기경의 병인 독맥에 병(주로 등이 아프다.)이 있다.

③ 허(虛): 수극화(水克火)하며 구맥(鉤脈)이 나타난다.
(분산 저장하는 수기운이 화에 전달되어 나타나는 맥상이다.)

④ 실(實): 화극금(火克金)하여 모맥(毛脈)이 나타난다. 수극화를 못한 경우이다.
(화의 분산하는 기운이 금으로 전달되기 때문이다)
이것은 수기운이 화를 통제하지 못한 경우에 나타나나는 맥상이다.

⑤ 한(寒): 6장6부가 차가워서 맥이 급한 것(1분에 60회이상)이며, 더운 음식(염소탕, 따끈한 수수떡, 구운 은행, 근대국, 영지차, 따끈한 청주, 뜨거운 커피/녹차 등)과 더운 약(영지, 골쇄보, 솔잎, 송진, 후박나무 껍질, 살구씨, 귤껍질, 탱자열매, 단삼, 삽주뿌리 등)을 쓰고 침은 오래 꽂아 놓는다.

⑥ 열(熱): 6장6부가 더워서 맥이 완(緩)한 것(1분에 60회 미만)이며 찬 음식(상추, 쑥갓, 샐러리, 케일, 신선초)과 찬 약(우황, 멧돼지 쓸개, 결명자, 치자, 참외꼭지, 웅담, 고삼, 익모초 등)을 쓰며 침은 속자서발(速刺徐拔)(빨리 찌르고 천천히 뽑는다.) 한다.

⑦ 부(浮): 병이 체외(양 부분) 즉 몸통(흉통이나 심계 항진)이나 팔(팔꿈치 관절, 새끼손가락 저림 증상), 다리(종아리부분 통증), 머리(독맥 두통이라 하여 골이 쪼개지는 듯한 통증)등에 있다.

⑧ 침(沈): 병이 체내(음 부분), 즉 육장 육부(심혈관 질환이나 숙변)에 있다.

⑨ 지(遲): 맥이 1분에 60박 이하로 느린 것이고 염증은 없으나 대사속도(저혈압)가 느리다.

⑩ 삭(數): 맥이 1분에 60박 이상으로 빠른 것이고, 염증(炎症: 심장염, 혈관염, 혈액염,)이 있고 대사가 지나치다.

⑪ 대(大): 기(氣)와 혈(血)이 왕성하므로 음식이나 약보다, 침, 뜸이 유리할 수 있다.

⑫ 소(小): 기(氣)와 혈(血)이 약하므로 침, 뜸보다는 음식(염소탕, 사슴고기, 참새구이, 칠면조 고기)이나 약이 유리하다.

(잘못하면 기와 혈을 소진시키기 때문이다.)

⑬ 활(滑): 일시적으로 열이 있으므로 열이 흩어지게 하고(시원한 소주 한잔)

⑭ 삽(澁): 기(氣)가 울체되어 순환이 불량하므로 기(氣)를 소통시킨다.

(술 한 잔하고 노래방에서 노래를 한다.)

2) 증상의 변화

① 급(急): 대개 뇌전증(간질)과 같은 발작(주로 졸도를 한다.)이나 적, 취(명치부분에 주로 생긴다.) 등이 있고, 미친병(히죽히죽 웃고, 옷을 벗으며 얼굴과 몸에 붉은색이 나타나며 실연했을 때 주로 나타난다.)이거나 성격이 부산하다.

② 완(緩): 농이든 종기가 있거나 구토 등이 있고, 소변이 뜨겁게 느껴진다.

③ 소(小): 식욕이 항진되는 것이 보통이고, 극소하면 먹지 못한다.

④ 활(滑): 대개 생식기에 이상(불안하며 소변을 자주 본다.)이 있다.

⑤ 삽(澁): 부종(종아리)이나 저리고 쑤시는 신경통(어깨 넘어 등쪽의 견갑골에 통증이 생긴다.)이 있다.

※ 좌우상하: 맥력의 차이가 4~5배 이상 이면 반신불수(半身不隨)의 병이 침범된 것이다. (관상동맥질환(협심증과 심장마비), 부정맥, 심장판막질환, 심근질환, 심부전증, 경동맥질환, 말초혈관질환, 대동맥질환, 심풍(心風) 등이 발생하며 언제든지 반신불수의 장애가 발생할 수 있는 주의를 요하는 질환들이다.)

5. 구맥(鉤脈)을 조절하는 방법

구분	조절하는 방법	혈(穴)자리
인영 2성이면	소장경에서 2개혈을 사(瀉)하고, 심장경에서 1개혈을 보(補)한다	사: 소택, 전곡 보: 소해
	자석테이프는 심경에서 보한다.	보: 소해
인영4~5성이면	후계에서 사하며 자석테이프는 열결에서 보한다.	
촌구 2성이면	심장경에서 2개혈을 사하고, 소장경에서 1개혈을 보한다.	사: 소충, 소부 보: 소해
	자석테이프는 소장경에서 보한다.	보: 소해

五行 相生/相剋圖

장부의 불균형

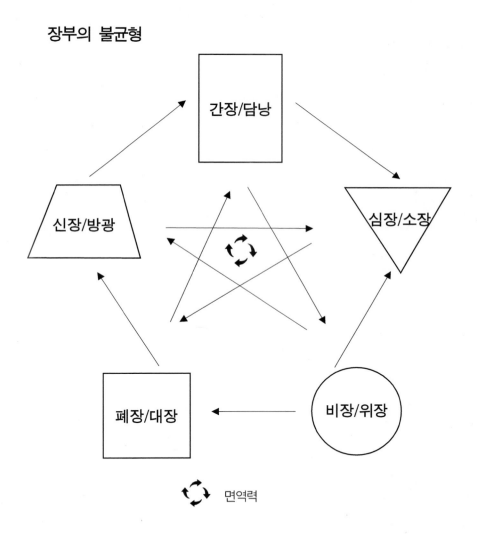

면역력

구삼맥(鉤三脈)은 원래 수(水:신장/방광)의 기운이 강해서 화(火: 심장/소장)을 누를 때 나타나는 모양과 유사하다. 정확하게는 면역력이 저하되면서 나타나는 맥상이다. 그렇다면 수의 기운은 저장 보관하듯이 가마니를 쌓아놓거나 갈고리구(鉤:갈고리 구)의 등 부분과 같은 느낌을 가지며 상극관계에서 보았듯이 수극화(水克火)해서 수 기운이 너무 강해서 화 기운을 억누를 때(화의 기능이 약해짐) 나타나는 맥상과 유사하다. 맥을 보면 엄지손가락 지문에 진주목걸이가 깨진 것 같이 약간 깔끄러운 듯한 느낌이 드는 것이 구맥과 다른 점이다.

1. 실습 준비물

1) 짠맛이 나는 소금을 준비한다.

   소금을 먹고 나서 약 10분 정도 경과하면 구맥이 출현한다.

   구맥을 실습한 후에는 설탕을 먹어 정상 맥을 출현하게 한다.

2) 단맛의 설탕을 준비한다. 단맛이 짠맛을 통제한다.

2. 실습 진행

1) 수형의 체질을 가진 사람을 선발하되 이마에 세로 주름이 두세 줄 있는 사람을 A조로 편성하고, 기타 사람들은 B조로 편성한다.

2) B조 사람들은 A조의 현재 맥상을 익힌다.

3) A조는 소금을 먹게 하고 스트레스를 준다.

4) B조 사람들이 A조의 맥상을 익힌다.

5) A조 중에서도 확실하게 구삼맥이 발현하는 사람을 대상으로 모두 구삼맥의 맥상을 익히도록 한다.

   중간에 한 번 더 소금을 먹고 스트레스를 주어 구삼맥 발현을 지속시킨다.

6) 실습을 모두 익히고 나면 A조에게 설탕을 먹여 구삼맥을 해소시킨다.

7) B조는 다시 A조의 맥상을 확인하여 정상 맥상과의 차이를 실습한다.

8) 얼굴 형태에 따라 음식에 반응하는 정도가 다르게 나타난다. 이렇게 다르게 나타나는 현상도 실습에 중점을 둔다.

3. 강평

음식으로 맥상을 변화시킨다는 것은 음식의 맛이 오장육부의 기능 강약을 조절하는 원인으로 작용한다는 것을 확인한다.

또한 음식으로 오장육부 기능의 강약을 조절할 수 있다면 질병을 발생시킬 수도 있지만 질병 발생을 예방 및 치유할 수 있다는 결론을 도출한다.

그래서 "음식으로 못 고치는 병은, 약으로도 못 고친다."라는 말을 확인할 수 있는 실습효과를 얻는다.

동양의학에서 맥이라고 하는 것은 오장육부의 건강 상태, 질병상태 등을 식별할 수 있는 방법이다. 이러한 맥은 그 장부의 강약으로 나타날 수 있는 결과물이다.

얼굴의 형태에 따라 음식이 반응하는 정도가 다르게 나타난다. 그렇다면 부족한 것에 따라 적절하게 배합하여 보충해 준다면 오장육부간의 조화와 균형을 유지하여 건강을 유지할 수 있고, 질병 발생을 예방할 수 있다는 점의 체험실습성과를 달성시킨다.

4. 구삼맥(鉤三脈)의 변화(變化) (심포장은 음/삼초부는 양장부)

1) 맥(脈)의 변화

① 음(陰): 촌구맥이 크면 심포에 병(외부에서 받는 쪽이 많은 스트레스병)이 있고, 만약 4~5배 크면 기경의 병인 음유맥의 병(만성전립선염)이다.

② 양(陽): 인영맥이 크면 삼초에 병(자신의 마음에서 발산하지 못하는 스트레스병)이 있고 만약 4~5배 크면 기경의 병인 양유맥(예) 허리측면 통증)에 병이 있다.

③ 허(虛): 수극화(水克火)하거나 약화되면 구삼맥(鉤三脈)이 나타난다.
(분산 저장하는 수기운이 화에 전달되어 나타나기도 하지만 면역력이 약할 때 나타나는 맥상이다.)

④ 실(實): 화극금(火克金)하여 모맥(毛脈)이 나타난다.
(화의 분산하는 기운이 금으로 전달되기 때문이다)
이것은 수기운이 화를 통제하지 못한 경우에 나타나나는 맥상이다.

⑤ 한(寒): 6장6부가 차가워서 맥이 급한 것(1분에 60회 이상)이며,
더운 음식(콩나물국, 된장찌개, 오리탕, 감자국, 우엉 등)과 더운 약(상수리 나무 열매, 여지의 열매 씨)을 쓰고 침은 오래 꽂아 놓는다.

⑥ 열(熱): 6장6부가 더워서 맥이 완(緩)한 것(1분에 60회 미만)이며
찬 음식(양배추, 오이, 가지, 녹두 등)과 찬 약(율무, 꿀풀의 전초인 하고초, 제비풀의 전초인 토하고초, 조릿대풀의 전초인 담죽엽 등)을 쓰며 침은 속자서발(速刺徐拔:빨

리 찌르고 천천히 뽑는다.)한다.

⑦ 부(浮): 병이 체외(양 부분), 즉 몸통(가슴천체의 흉통)이나 팔(손등이 아프거나 저리다), 다리(발목이 굵어지면서 불편해진다.), 머리(양눈썹을 연결하는 능선 상 눈썹의 양끝부분이 미릉골통증(관자놀이 통증시작)이 생긴다.)등에 있다.

⑧ 침(沈): 병이 체내(음 부분), 즉 육장 육부(신경성 고혈압, 신경성 크론병, 각종 신경성 질환, 삼차신경통 등)에 있다.

⑨ 지(遲): 맥이 1분에 60박 이하로 느린 것이고 염증은 없으나 대사속도가 느리다.

⑩ 삭(數): 맥이 1분에 60박 이상으로 빠른 것이고, 염증(炎症; 전립선염)이 있고 대사가 지나치다.

⑪ 대(大): 기(氣)와 혈(血)이 왕성하므로 음식이나 약보다, 침, 뜸이 유리할 수 있다.

⑫ 소(小): 기(氣)와 혈(血)이 약하므로 침, 뜸보다는 음식이나 약이 유리하다. (잘못하면 기와 혈을 소진시키기 때문이다.)

⑬ 활(滑): 일시적으로 열이 있으므로 열이 흩어지게 하고

⑭ 삽(澁): 기(氣)가 울체되어 순환이 불량하므로 기(氣)를 소통시킨다.

2) 증상의 변화

① 급(急): 대개 뇌전증(간질)과 같은 발작(수면장애와 이상감각이 일어나며 발작 전에 흐느끼는 증상이 나타난다.)이나 적, 취(명치와 배꼽의 1/2 지점에 생긴다.) 등이 있고, 미친병(새벽에는 폭언과 욕설을 하고, 아침에는 웃고 깔깔거리며, 정오에는 심사숙고하며 공상 망상을 하며, 오후에는 슬퍼서 울며, 저녁에는 무서워서 숨고 하는 증상이 번갈아 나타난다.)이거나 성격이 부산하다.

② 완(緩): 농이든 종기가 있거나 구토 등이 있고, 소변이 뜨겁게 느껴진다.

③ 소(小): 식욕이 항진되는 것이 보통이고, 극소하면 먹지 못한다.

④ 활(滑): 대개 생식기에 이상(전립선염, 고환염이나 암)이 있다.

⑤ 삽(澁): 부종(손가락이나 발목부위)이나 저리고 쑤시는 신경통(삼차신경통)이 있다.

※ 좌우상하: 맥력의 차이가 4~5배 이상 이면 반신불수(半身不隨)의 병이 침범된 것이다.

5. 구삼맥을 조절하는 방법

구분	조절하는 방법	혈(穴)자리
인영 1성이면	삼초경에서 2개혈을 사(瀉)하고, 심포경에서 1개혈을 보(補)한다	사: 관충, 액문 보: 곡택
	자석테이프는 심포경에서 보한다.	보: 곡택
인영4~5성이면	외관에서 사하며 자석테이프는 내관에서 보한다.	
촌구 1성이면	심포경에서 2개혈을 사하고, 삼초경에서 1개혈을 보한다.	사: 중충, 노궁 보: 천정
	자석테이프는 삼초경에서 보한다.	보: 천정
촌구 4~5성이면	내관에서 사하고 자석테이프는 외관을 보한다.	

五行 相生/相剋圖

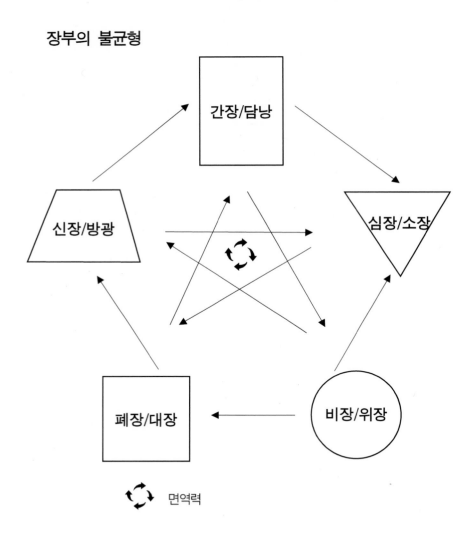

장부의 불균형

면역력

홍맥(洪脈)은 원래 목(木: 간장/담낭)의 기운이 강해서 토(土; 비/위장)를 누를 때 나타나는 모양이다. 그렇다면 목의 기운은 아지랑이 피어오르듯이 부드럽고 포근한 느낌을 가지며 상 극관계에서 보았듯이 목극토(木克土)해서 목 기운이 너무 강해서 토 기운을 억누를 때(토의 기능이 약해짐) 나타나는 맥상이다. 맥을 보면 엄지손가락 지문에 둥근 원 같은 것이 테두리 는 있으나 원안은 만져지는 느낌이 없는 듯한 느낌이 든다.

1. 실습 준비물

1) 신맛이 나는 비타민-C를 준비한다.

   비타민-C를 먹고 나서 약 10분 정도 경과하면 홍맥이 출현한다.

   홍맥을 실습한 후에는 고추장, 매운소스를 먹어 정상 맥을 출현하게 한다.

2) 매운맛의 칠리소스를 준비한다.

2. 실습 진행

1) 목형의 체질을 가진 사람을 선발하여 A조로 편성하고, 기타 사람들은 B조로 편성한다.

2) B조 사람들은 A조의 현재 맥상을 익힌다.

3) A조는 비타민-C를 먹게 한다.(홍맥 발현)

4) B조 사람들이 A조의 맥상을 익힌다.

5) A조 중에서도 확실하게 홍맥이 발현하는 사람을 대상으로 모두 홍맥의 맥상을 익히도록 한다. 중간에 한 번 더 비타민-C를 먹어 홍맥 발현을 지속시킨다.

6) 실습을 모두 익히고 나면 A조에게 매운맛의 고추장이나 겨자소스를 먹여 홍맥을 해소시 킨다. 매운맛이 신맛을 통제하기 때문이다

7) B조는 다시 A조의 맥상을 확인하여 정상 맥상과의 차이를 실습한다.

8) 얼굴 형태에 따라 음식에 반응하는 정도가 다르게 나타난다. 이렇게 다르게 나타나는 현상도 실습에 중점을 둔다.

3. 강평

음식으로 맥상을 변화시킨다는 것은 음식의 맛이 오장육부의 기능 강약을 조절하는 원인으 로 작용한다는 것을 확인한다.

또한 음식으로 오장육부 기능의 강약을 조절할 수 있다면 질병을 발생시킬 수도 있지만 질 병 발생을 예방 및 치유할 수도 있다는 결론을 도출시킨다.

그래서 "음식으로 못 고치는 병은, 약으로도 못 고친다."라는 말을 확인할 수 있는 실습효과를 얻는다.

동양의학에서 맥이라고 하는 것은 오장육부의 건강 상태, 질병상태 등을 식별할 수 있는 방법이다. 이러한 맥은 그 장부의 강약으로 나타날 수 있는 결과물이다.

얼굴의 형태에 따라 음식이 반응하는 정도가 다르게 나타난다. 그렇다면 부족한 것에 따라 적절하게 배합하여 보충해 준다면 오장육부간의 조화와 균형을 유지하여 건강을 유지할 수 있고, 질병 발생을 예방할 수 있다는 점의 체험실습성과를 달성시킨다.

4. 홍맥(洪脈)의 변화(變化) (비장은 음장부/ 위장은 양장부)

1) 맥(脈)의 변화

① 음(陰): 촌구맥이 크면 비장에 병(혈소판감소증 같은 질환)이 있고, 만약 4~5배 크면 기경의 병인 충맥의 병(당뇨병으로 인한 시력저하나 심근비대증)이다.

② 양(陽): 인영맥이 크면 위장에 병(위궤양 등 위장 질환)이 있고 만약 6~7배 크면 사해의 병(만성 위장질환 등)이다.

③ 허(虛): 목극토(木克土)하며 홍맥(洪脈)이 나타난다.
(조용한 움직임의 목기운이 토에 전달되어 나타나는 맥상이다.)

④ 실(實): 토극수(土克水)하여 석맥(石脈)이 나타난다. 목기운이 약한 증상이다.
(토의 안으로 뭉치는 기운이 수로 전달되기 때문이다)
이것은 목기운이 토를 통제하지 못한 경우에 나타나나는 맥상이다.

⑤ 한(寒): 6장6부가 차가워서 맥이 급한 것(1분에 60회이상)이며, 더운 음식(소고기 무국, 군고구마, 토끼탕)과 더운 약(누룩/ 엿기름, 적하수오, 두충나무 껍질, 황기뿌리, 대추, 인삼, 하수오, 삽주뿌리인 백출)을 쓰고 침은 오래 꽂아 놓는다.

⑥ 열(熱): 6장6부가 더워서 맥이 완(緩)한 것(1분에 60회미만)이며 찬 음식(시금치무침, 미나리 무침,)과 찬 약(더덕, 국화꽃, 맥문동 뿌리, 잔대)을 쓰며 침은 속자서발(速刺徐拔: 빨리 찌르고 천천히 뽑는다.) 한다.

⑦ 부(浮): 병이 체외(비계/살), 즉 몸통(뱃거죽이나 살이 아프고)이나 팔, 다리(허벅지 통증, 무릎관절염, 발뒤꿈치 통증), 머리(전두통)등에 있다.

⑧ 침(沈): 병이 체내(음 부분), 즉 육장 육부(비/위장 질환)에 있다.

⑨ 지(遲): 맥이 1분에 60박 이하로 느린 것이고 염증은 없으나 대사속도가 느리다.

⑩ 삭(數): 맥이 1분에 60박 이상으로 빠른 것이고, 염증(炎症: 위/십이지장궤양)이 있고 대사가 지나치다.

⑪ 대(大): 기(氣)와 혈(血)이 왕성하므로 음식이나 약보다, 침, 뜸이 유리할 수 있다.

⑫ 소(小): 기(氣)와 혈(血)이 약하므로 침, 뜸보다는 음식이나 약이 유리하다.
　(잘못하면 기와 혈을 소진시키기 때문이다.)

⑬ 활(滑): 일시적으로 열이 있으므로 열이 흩어지게 하고

⑭ 삽(澁): 기(氣)가 울체되어 순환이 불량하므로 기(氣)를 소통시킨다.

2) 증상의 변화

① 급(急): 대개 뇌전증(간질)과 같은 발작(발작 전에 토할 것 같고, 뱃속이 울렁울렁하고, 발작이 시작되면 입에서 거품이 나오고 토하기도 한다.)이나 적, 취(배꼽을 중심으로 뱃속에 딱딱한 것이 만져진다.) 등이 있고, 미친병(공상 과 망상을 하며 방문을 잠그고 방안에서 나오지 않으며 노래 부르고 나무 두드리는 소리를 싫어하며 남의 말을 절대 믿지 않는 증상이 나타난다.) 이거나 성격이 부산하다.

② 완(緩): 농이든 종기가 있거나 구토 등이 있고, 소변이 뜨겁게 느껴진다.

③ 소(小): 식욕이 항진되는 것이 보통이고, 극소하면 먹지 못한다.

④ 활(滑): 대개 생식기에 이상(발기부전)이 있다.

⑤ 삽(澁): 부종(고창증이나 허벅지가 붓는다.)이나 저리고 쑤시는 신경통(무릎 통증, 발등 통증,)이 있다.

※ 좌우상하: 맥력의 차이가 4~5배 이상이면 반신불수(半身不隨)의 병이 침범된 것이다.
(구안와사, 입 떨림, 수전증, 비장 중풍, 위장 중풍)

5. 홍맥(洪脈)을 조절하는 방법

구분	조절하는 방법	혈(穴)자리
인영 3성이면	위경에서 2개혈을 사(瀉)하고, 비경에서 1개혈을 보(補)한다	사: 여태, 내정 보: 음릉천
	자석테이프는 비경에서 보한다.	보: 음릉천
인영 6~7성이면	합곡에서 사하며 자석테이프는 태충을 보한다.	
촌구 3성이면	비경에서 2개혈을 사하고, 위경에서 1개혈을 보한다.	사: 은백, 대도 보: 족삼리
	자석테이프는 위경에서 보한다.	보: 족삼리
촌구 4~5성이면	공손에서 사하고 자석테이프는 임읍을 보한다.	

五行 相生/相剋圖

장부의 불균형

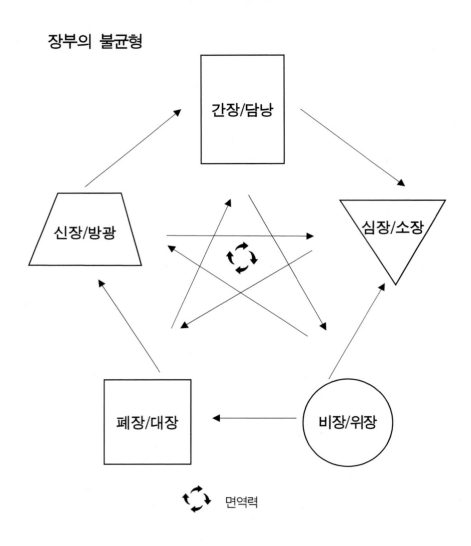

모맥(毛脈)은 원래 화(火: 심장/소장)의 기운이 강해서 금(金:폐/대장)을 누를 때 나타나는 모양이다. 그렇다면 화의 기운은 무엇인가 발산하는 즉 흩어지는 듯한 느낌을 가지며 상극관계에서 보았듯이 화극금(火克金)해서 화 기운이 너무 강해서 금 기운을 억누를 때(금의 기능이 약해짐) 나타나는 맥상이다. 맥을 보면 엄지손가락 지문에 둥근 원 같은 것이 테두리가 약하게 있는 듯하면서 둥근 원에서 밖으로 가느다란 실 같은 것들이 흩어지는 듯한 느낌이 든다.

1. 실습 준비물

1) 쓴맛이 나는 커피를 준비한다.

   커피를 먹고 나서 약 10분 정도 경과하면 모맥이 출현한다.

   모맥을 실습한 후에는 소금을 먹어 정상 맥을 출현하게 한다.

2) 짠맛의 소금을 준비한다.

2. 실습 진행

1) 화형의 체질을 가진 사람을 선발하여 A조로 편성하고, 기타 사람들은 B조로 편성한다.

2) B조 사람들은 A조의 현재 맥상을 익힌다.

3) A조는 쓴맛의 커피를 먹게 한다.(모맥 발현)

4) B조 사람들이 A조의 맥상을 익힌다.

5) A조 중에서도 확실하게 모맥이 발현하는 사람을 대상으로 모두

   모맥의 맥상을 익히도록 한다.

   중간에 한 번 더 커피를 먹어 모맥 발현을 지속시킨다.

6) 실습을 모두 익히고 나면 A조에게 소금을 먹여 모맥을 해소시킨다.

7) B조는 다시 A조의 맥상을 확인하여 정상 맥상과의 차이를 실습한다.

8) 얼굴 형태에 따라 음식에 반응하는 정도가 다르게 나타난다. 이렇게 다르게 나타나는 현상도 실습에 중점을 둔다.

3. 강평

음식으로 맥상을 변화시킨다는 것은 음식의 맛이 오장육부의 기능 강약을 조절하는 원인으로 작용한다는 것을 확인한다.

또한 음식으로 오장육부 기능의 강약을 조절할 수 있다면 질병을 발생시킬 수도 있지만 질

병 발생을 예방 및 치유할 수도 있다는 결론을 도출하게 한다.

그래서 "음식으로 못 고치는 병은, 약으로도 못 고친다."라는 말을 확인할 수 있는 실습효과를 얻는다.

동양의학에서 맥이라고 하는 것은 오장육부의 건강 상태, 질병상태 등을 식별할 수 있는 방법이다. 이러한 맥은 그 장부의 강약으로 나타날 수 있는 결과물이다.

얼굴의 형태에 따라 음식이 반응하는 정도가 다르게 나타난다. 그렇다면 부족한 것에 따라 적절하게 배합하여 보충해 준다면 오장육부간의 조화와 균형을 유지하여 건강을 유지할 수 있고, 질병 발생을 예방할 수 있다는 점의 체험실습성과를 달성시킨다.

4. 모맥(毛脈)의 변화(變化) (폐장 음장부/대장 양장부)

1) 맥(脈)의 변화

① 음(陰): 촌구맥이 크면 폐장에 병(폐질환)이 있고, 만약 4~5배 크면 기경의 병인 임맥의 병(배전면의 병)이다.

② 양(陽): 인영맥이 크면 대장에 병(대장질환)이 있고 만약 6~7배 크면 사해의 병(만성 기침을 하는 만성폐질환, 만성폐쇄성 폐질환/COPD)이다.

③ 허(虛): 화극금(火克金)하며 모맥(毛脈)이 나타난다.

(발산하는 화기운이 금에 전달되어 나타나는 맥상이다.)

④ 실(實): 금극목(金克木)하여 현맥(弦脈)이 나타난다.

(팽팽한 기운인 금기운이 목으로 전달되기 때문이다)

이것은 수기운이 화를 통제하지 못한 경우에 나타나나는 맥상이다.

⑤ 한(寒): 6장6부가 차가워서 맥이 급한 것(1분에 60회이상)이며, 더운 음식(생선매운탕, 해물탕, 무국)과 더운 약(후추열매, 족도리풀의 전초인 세신, 부자의 뿌리, 겨자씨, 지네 말린 오공, 두꺼비 기름 섬수, 마늘, 파뿌리 총백, 생강, 음양곽, 오가피, 옻나무 진 등)을 쓰고 침은 오래 꽂아 놓는다.

⑥ 열(熱): 6장6부가 더워서 맥이 완(緩)한 것(1분에 60회미만)이며 찬 음식(어성초, 배추)과 찬 약(목단피, 목련의 피기 전 꽃봉오리, 박하, 콩다닥냉이의씨인 정력자 등)을 쓰며 침은 속자서발(速刺徐拔)(빨리 찌르고 천천히 뽑는다.)한다.

⑦ 부(浮): 병이 체외(양 부분), 즉 몸통(흉통)이나 팔(손목관절이나 하완통), 다리, 머리 등에 있다.

⑧ 침(沈): 병이 체내(음장부), 즉 육장 육부(폐/대장질환)에 있다.

⑨ 지(遲): 맥이 1분에 60박 이하로 느린 것이고 염증은 없으나 대사속도가 느리다.

⑩ 삭(數): 맥이 1분에 60박 이상으로 빠른 것이고, 염증(炎症: 폐렴, 기관지염, 크론병)이 있고 대사가 지나치다.

⑪ 대(大): 기(氣)와 혈(血)이 왕성하므로 음식이나 약보다 침, 뜸이 유리할 수 있다.

⑫ 소(小): 기(氣)와 혈(血)이 약하므로 침, 뜸보다는 음식이나 약이 유리하다.
   (잘못하면 기와 혈을 소진시키기 때문이다.)

⑬ 활(滑): 일시적으로 열이 있으므로 열이 흩어지게 하고

⑭ 삽(澁): 기(氣)가 울체되어 순환이 불량하므로 기(氣)를 소통시킨다.

2) 증상의 변화

① 급(急): 대개 뇌전증(간질)과 같은 발작(주로 기절을 한다.)이나 적, 취(배꼽 우측에 딱딱한 것이 만져진다.) 등이 있고, 미친병(잘 울고 동정심이 지나쳐 주제넘게 남을 도와주려 하고 자살을 기도하는 증상이 나타난다.)이거나 성격이 부산하다.

② 완(緩): 농이든 종기가 있거나 구토 등이 있고, 소변이 뜨겁게 느껴진다.

③ 소(小): 식욕이 항진되는 것이 보통이고, 극소하면 먹지 못한다.

④ 활(滑): 대개 생식기에 이상이 있다.

⑤ 삽(澁): 부종이나 저리고 쑤시는 신경통이 있다.

좌우상하: 맥력의 차이가 4~5배 이상이면 반신불수(半身不隨)의 병이 침범된 것이다.(만성 폐쇄성 폐질환/COPD, 만성 기도폐쇄, 만성 기류제한, 비특이성 만성폐질환, 천식, 만성 기관지염, 폐기종, 규폐증, 폐암, 특발성 폐섬유화증, 진폐증, 크론병 등)

5. 모맥(毛脈)을 조절하는 방법

구분	조절하는 방법	혈(穴)자리
인영 3성이면	대장경에서 2개혈을 사(瀉)하고, 폐경에서 1개혈을 보(補)한다	사: 상양, 이간 보: 척택
	자석테이프는 비경에서 보한다.	보: 척택
인영 6~7성이면	합곡을 사하며 자석테이프는 태충을 보한다.	
촌구 3성이면	폐경에서 2개혈을 사하고, 대장경에서 1개혈을 보한다.	사: 소상, 어제 보: 곡지
	자석테이프는 위경에서 보한다.	보: 곡지
촌구 4~5성이면	열결에서 사하고 자석테이프는 후계를 보한다.	

五行 相生/相剋圖

장부의 불균형

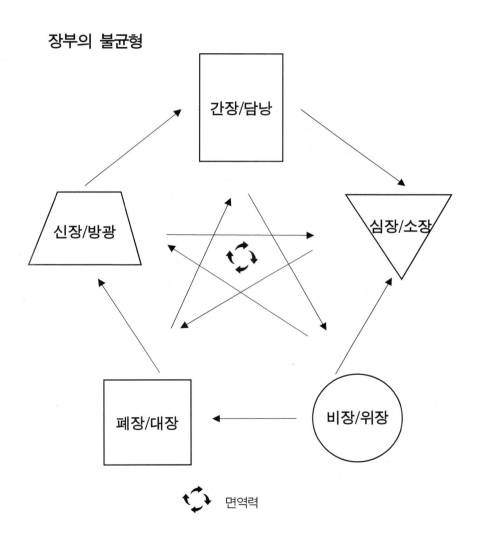

면역력

석맥(石脈)은 원래 토(土: 비/위장)의 기운이 강해서 수(水: 신장/방광)를 누를 때 나타나는 모양이다. 그렇다면 토의 기운은 무엇인가 안으로 긁어모아 다져놓은 듯한 즉 바둑알 같은 느낌인데 약간 단단하게 느껴지는 듯한 느낌을 가지며 상극관계에서 보았듯이 토극수(土克水)해서 토 기운이 너무 강해서 수 기운을 억누를 때(수의 기능이 약해짐) 나타나는 맥상이다. 맥을 보면 엄지손가락 지문에 둥근 바둑알을 만지는 것 같은 느낌이 든다.

1. 실습 준비물

1) 단맛이 나는 설탕을 준비한다.

　　설탕을 먹고 나서 약 10분 정도 경과하면 석맥이 출현한다.

　　석맥을 실습한 후에는 비타민-C를 먹어 정상 맥을 출현하게 한다.

2) 신맛의 비타민-C를 준비한다.

2. 실습 진행

1) 토형의 체질을 가진 사람을 선발하여 A조로 편성하고, 기타 사람들은 B조로 편성한다.

2) B조 사람들은 A조의 현재 맥상을 익힌다.

3) A조는 설탕을 먹게 한다.(석맥 발현)

4) B조 사람들이 A조의 맥상을 익힌다.

5) A조 중에서도 확실하게 석맥이 발현하는 사람을 대상으로 모두 석맥의 맥상을 익히도록 한다. 중간에 한 번 더 설탕을 먹어 석맥 발현을 지속시킨다.

6) 실습을 모두 익히고 나면 A조에게 비타민-C를 먹여 석맥을 해소시킨다.

7) B조는 다시 A조의 맥상을 확인하여 정상 맥상과의 차이를 실습한다.

8) 얼굴 형태에 따라 음식에 반응하는 정도가 다르게 나타난다. 이렇게 다르게 나타나는 현상도 실습에 중점을 둔다.

3. 강평

음식으로 맥상을 변화시킨다는 것은 음식의 맛이 오장육부의 기능 강약을 조절하는 원인으로 작용한다는 것을 확인한다.

또한 음식으로 오장육부 기능의 강약을 조절할 수 있다면 질병을 발생시킬 수도 있지만 질병 발생을 예방 및 치유할 수도 있다는 결론을 도출한다.

그래서 "음식으로 못 고치는 병은, 약으로도 못 고친다."라는 말을 확인할 수 있는 실습효과를 얻는다.

동양의학에서 맥이라고 하는 것은 오장육부의 건강 상태, 질병상태 등을 식별할 수 있는 방법이다. 이러한 맥은 그 장부의 강약으로 나타날 수 있는 결과물이다.

얼굴의 형태에 따라 음식이 반응하는 정도가 다르게 나타난다. 그렇다면 부족한 것에 따라 적절하게 배합하여 보충해 준다면 오장육부간의 조화와 균형을 유지하여 건강을 유지할 수 있고, 질병 발생을 예방할 수 있다는 점의 체험실습성과를 달성시킨다.

4. 석맥(石脈)의 변화(變化) (신장: 음장부/방광: 양장부)

1) 맥(脈)의 변화

① 음(陰): 촌구맥이 크면 신장에 병(신장 질환)이 있고, 만약 4~5배 크면 기경의 병인 음교맥의 병(만성신부전증)이다.

② 양(陽): 인영맥이 크면 방광에 병(방광질환)이 있고, 만약 4~5배 크면 기경이 병인 양교맥의 병(허리 옆 부분의 통증)이다.

③ 허(虛): 토극수(土克水)하며 석맥(石脈)이 나타난다.

(안으로 끌어모으는 토기운이 수에 전달되어 나타나는 맥상이다.)

④ 실(實): 수극화(水克火)하여 구맥(鉤脈)이 나타난다. 토기운이 약한 증상이다.

(분산 저장하는 기운인 수기운이 화로 전달되기 때문이다)

이것은 토기운이 수를 통제하지 못한 경우에 나타나는 맥상이다.

⑤ 한(寒): 6장6부가 차가워서 맥이 급한 것(1분에 60회 이상)이며, 더운 음식(순대국, 파래국, 두부국, 순두부국, 비지찌개)과 더운 약(물개 생식기인 올눌제, 녹각 / 녹용, 오징어뼈인 오적골, 해삼, 홍합)을 쓰고 침은 오래 꽂아 놓는다.

⑥ 열(熱): 6장6부가 더워서 맥이 완(緩)한 것(1분에 60회 미만)이며 찬 음식(콩떡잎, 밤, 두부, 식은 미역국)과 찬 약(매미껍질인 선퇴, 사마귀의 애벌레 상표초, 미역, 논우렁이인 전라, 진주, 망초)을 쓰며 침은 속자서발(速刺徐拔)(빨리 찌르고 천천히 뽑는다.) 한다.

⑦ 부(浮): 병이 체외(양 부분), 즉 몸통(하복이나 허리통증)이나 팔, 다리(정강이나 발목통증), 머리(후두통: 뒷목이 위로 치밀어 오르는 듯한 통증과 정두통: 머리의 중앙 상단 중앙에 열이 확확나면서 나타나는 통증)등에 있다.

⑧ 침(沈): 병이 체내(음 부분), 즉 육장육부(신부전증, 신장 결석, 신우신염 등)에 있다.

⑨ 지(遲): 맥이 1분에 60박 이하로 느린 것이고 염증은 없으나 대사속도가 느리다.

⑩ 삭(數): 맥이 1분에 60박 이상으로 빠른 것이고, 염증(炎症: 신우신염, 방광염)이 있고 대사가 지나치다.

⑪ 대(大): 기(氣)와 혈(血)이 왕성하므로 음식이나 약보다 침, 뜸이 유리할 수 있다.

⑫ 소(小): 기(氣)와 혈(血)이 약하므로 침, 뜸보다는 음식이나 약이 유리하다.
(잘못하면 기와 혈을 소진시키기 때문이다.)

⑬ 활(滑): 일시적으로 열이 있으므로 열이 흩어지게 한다.

⑭ 삽(澁): 기(氣)가 울체되어 순환이 불량하므로 기(氣)를 소통시킨다.

2) 증상의 변화

① 급(急): 대개 뇌전증(간질)과 같은 발작(공포심을 못 이겨 정신적 장애가 일어난다.)이나 적, 취(아랫배에 나타난다.) 등이 있고, 미친병(공포증에 사로 잡혀 무섭다고 말하며 마귀나 귀신이 잡아간다고 무서워하며 반항하고 항거하며 부정적인 말과 행동을 하는 증상이 나타난다.)이거나 성격이 부산하다.

② 완(緩): 농이든 종기가 있거나 구토 등이 있고, 소변이 뜨겁게 느껴진다.(유주신)

③ 소(小): 식욕이 항진되는 것이 보통이고, 극소하면 먹지 못한다.

④ 활(滑): 대개 생식기에 이상이 있다.

⑤ 삽(澁): 부종(얼굴, 종아리, 발목)이나 저리고 쑤시는 신경통(신허요통)이 있다.

※ 좌우상하: 맥력의 차이가 4~5배 이상 이면 반신불수(半身不隨)의 병이 침범된 것이다.
(신장에 중풍, 뇌에 중풍, 누풍(漏風), 수풍(首風), 목에 중풍으로 말을 못함)

5. 석맥(石脈)을 조절하는 방법

구분	조절하는 방법	혈(穴)자리
인영 2성이면	방광경에서 2개혈을 사(瀉)하고, 신경에서 1개혈을 보(補)한다	사: 지음, 통곡 보: 음곡
	자석테이프는 신경에서 보한다.	보: 음곡
인영 4~5성이면	신맥에서 사하며 자석테이프는 조해에서 보한다.	
촌구 2성이면	신경에서 2개혈을 사하고, 방광경에서 1개혈을 보한다.	사: 용천, 연곡 보: 위중
	자석테이프는 방광경에서 보한다.	보: 위중
촌구 4~5성이면	조해에서 사하고 자석테이프는 신맥에서 보한다.	

21교시
정상맥과 다른 사맥과 불치의 맥상

1. 사맥(死脈)의 형태

사맥이란 생명력이 고갈되어 죽게 되는 맥상을 말한다. 아무리 체질에 맞는 올바른 식사와 영양을 섭취하고 의학적으로 치료를 해도 생명을 되살릴 수 없는 상태를 의미한다. 사맥이 촉지되면 다시 회생시키기 불가능하다.

1) 신장/방광, 간장/담낭에 병이 있어 죽게 된 맥은 혈관의 모양이 구부러진 철사를 만지는 것과 같다. 말발굽을 만지는 느낌이다.

   이것은 석맥과 현맥이 합성된 형태의 맥상이 나타나는 증상이다.

2) 심장/소장과 심포장/삼초부가 병들어서 죽게 된 맥은 혈관의 모양이 깨알이 굴러가는 것과 같다.

   이것은 구맥과 구삼맥이 합성된 형태의 맥상이 나타나는 증상이다.

3) 비장/위장과 폐장/대장에 병이 있어서 죽게 된 맥은 혈관의 모양이 무엇인가 벌렁벌렁할 뿐이지 혈관이 없는 것처럼 촉지된다.

   이는 홍맥과 모맥이 합성된 형태의 맥상이 나타나는 증상이다.

4) 환자가 잠들었을 때 심박동이 10회 이내에 1회 휴지(안 뛴다)가 나타난다.

   ① 심박동이 50회 뛰고 1회 휴지한다면 어느 한 장부의 기능이 정지된 것이다.

   ② 심박동이 40회 뛰고 1회 휴지한다면 어느 두 장부의 기능이 정지된 것이다.

   ③ 심박동이 30회 뛰고 1회 휴지한다면 어느 세 장부의 기능이 정지된 것이다.

   ④ 심박동이 20회 뛰고 1회 휴지한다면 어느 네 장부의 기능이 정지된 것이다.

   ⑤ 심박동이 10회 뛰고 1회 휴지한다면 모든 장부의 기능이 정지된 것이다.

   ※ 부정맥과 사맥을 구분해야 한다.

5) 양 손목에 있는 촌구맥과 목에 있는 양 인영맥, 즉 4곳의 맥중 어느 한곳이라도 맥이 없어 촉지되지 않으면 사맥이다.

2. 불치의 경우

완치라는 말은 본래의 체질 맥상을 나타낼 수 있는 상태를 말한다.

정상체질 맥상을 나타낼 수 없는 불치의 맥상이 나타나는 경우는 다음과 같다.

1) 스스로 살기를 포기한 사람/자살을 하고자 하는 사람
   - 강한 구맥이 촉지된다.
2) 감정의 동요가 극심한 사람
   - 구맥과 구삼맥이 번갈아 촉지된다.
3) 불섭생이 계속되는 사람
   - 맥상이 약하여 촉지하기가 어렵다. 기진맥진한 상태가 된다.
4) 남자나 여자나 불임수술을 한 경우
   - 체질 맥상이 나오는데 촌구맥이 인영맥보다 약하고 하체가 비만한 것이 특징이다.
5) 육장 육부 중 어느 하나를 절제하였거나 부분적으로 잘라낸 사람
6) 몸 안에 인공장치나 장기가 설치되어 있는 사람
   - 인공장치가 설치된 부분(스텐트 시술한 사람)의 맥상이 약하게 촉지된다.
   예를 들어 우측 대퇴부에 철심이 들어 있다면 우측 촌구맥이 약하게 뛴다.
7) 수술이나 교통사고 등으로 신경 등이 절단된 사람
8) 사맥이 나타난 사람
9) 영적으로 신들린 사람
10) 유전 질환을 기지고 있는 사람
11) 약을 장기간 복용하는 사람
12) 감정의 동요가 심한 사람이나 마음의 안정이 안 된 사람

사맥이나 불치 경우의 맥상이 나타날 때는 식습관과 생활습관 등 전반적인 면을 새롭게 검토하고, 가장 중요한 것은 정신적인 면에서 삶의 의지가 강해야 하고 회귀성을 넘지 않은 상태라면 삶의 의지를 강하게 심어 소중한 생명을 되살려야 한다. 그러나 회귀성을 넘어간 상태는 생명을 되살리기 힘들다.

인간의 생명을 지키는 기본은 신장에 있으니 신장 기능을 보존하고 기능을 향상시키는 데 모든 힘을 기울여야 한다.

정신적으로는 스트레스를 최소화할 수 있도록 긍정적이고 낙천적인 마음가짐을 가지고 본인이 좋아하는 취미생활을 즐기는 생활을 하면서, 육체적으로는 내적으로 짠맛의 음식을 자주 섭취함으로써 신장기능을 향상시키고, 외적으로는 두한족열의 원칙을 준수함으로써 항상 정상적인 체온을 유지하여 면역력을 보강하는 생활을 하는 것이 무병장수의 비결이라 하겠다. 두한족열의 원칙이란 발을 자극함으로써 정상 체온을 유지하는 방법이다. 발 마사지, 족욕, 경침베개 밟기. 발목 펌프 등을 생활화하는 것이 좋다.

22교시
한의학의 개설 요약
(음양론과 비교하면서 연구)

1. 음양오행(陰陽五行) 학설(學說)이 중심을 이룬다.

음양오행 학설은 고대 동양의 철학(哲學)사상이다. 음양학설과 오행학설을 모두 포괄하고 있다. 자연계의 모든 현상을 해석하는 데에 널리 이용되었을 뿐만 아니라 의학영역(醫學領域)에도 깊은 영향을 준 이론이다.

1) 음양 학설이란?

고대 동양인들이 생활하며 생업에 종사하는 가운데 장기간에 걸쳐 수없이 관찰하여 나온 것이다. 이는 자연계의 모든 사물의 성질은 음(陰)과 양(陽) 두 종류로 나눌 수 있고, 어떠한 사물(事物)의 내부에도 음(陰)과 양(陽)의 양면을 포함하고 있으며, 음양(陰陽)사이에는 상호의존(相互依存), 상호대립(相互對立), 상호소장(相互消長), 상호전화(相互轉化)하는 관계가 있음을 밝힌 것이다.

① 음양의 상호의존

음(陰)과 양(陽) 양면은 서로 대립할 뿐만 아니라 또한 서로 의존하기 때문에 어떠한 한쪽으로도 분리(分離)할 수 없고 한쪽만이 존재할 수도 없다.

음이 없으면 바로 양이 없고 양이 없으면 음이 있다고 할 수 없기 때문에 음양은 일정한 조건하에서 서로 대립(對立)할 뿐만 아니라 서로 의존(依存)하고 있다는 것이다. 만약 음이 있는데 양이 없거나 양이 있는데 음이 없으면 모든 사물은 정지(停止)하여 없어질 것이다.

② 음양의 상호대립

음양학설은 모든 사물이 대립적(對立的)인 음과 양의 양면(兩面)이 있다고 보는 것이다.

예를 들면 하늘은 양(陽), 땅은 음(陰), 대낮은 양(陽), 밤은 음(陰), 인체의 체표와 그 기능은 양(陽)에 속하고 내장과 물질은 음(陰)에 속하며, 기(氣)는 양(陽), 혈(血)은 음(陰), 동(動)은 양(陽), 정(靜)은 음(陰)에 속하는 예이다.

모든 사물은 하나가 둘로 나누어지는데, 음(陰)에 속하거나 양(陽)에 속하는 어떠한 사물도 다시 음양(陰陽)으로 나누어질 수 있다. 예를 들면 낮은 양(陽)이지만 오전은 양 중(陽中)의 양(陽)이고, 오후는 양 중(陽中)의 음(陰)에 속한다.

이러한 모순된 양면(兩面)은 음과 양으로 대표하며 이와 같은 방법으로 헤아리면 몇 백 몇 천으로 나누어 질수 있으므로 모든 사물을 음양(陰陽)속성(屬性)의 상대성(相對性)과 무한성(無限性)으로 설명할 수 있다는 것이다.

③ 음양의 상호소장(相互消長)

음양이 쌍방간에 서로 대립(對立)하고 서로 의존(依存)한다는 것은 정지(停止)불변(不變)의 상태에 처해 있다는 것이 아니라 끊임없이 소장(消長: 소멸하고 성장함), 운동(運動), 변화(變化) 한다는 것이다.

예를 들면 사시(四時)기후(氣候)의 변화에 있어서 겨울에서 봄-여름에 이르기 까지 추위가 점차로 더위로 변하는 것은 음(陰)이 소멸하고, 양이 성장하는 과정이며, 여름에서 가을겨울에 이르기 까지 더위가 점차로 변하는 것은 양(陽)이 소멸하고 음(陰)이 성장하는 과정이다.

인체의 각종 기능은 양(陽)에 속하고 이러한 기능 활동의 발생은 반드시 음(陰)에 속하는 영양물질을 소모해야 하는데 이것이 곧 양장음소(陽長陰消)하는 과정이다. 그리고 각종 영양물질의 신진대사도 반드시 일정한 용량의 기능을 소모하는데 이것이 바로 음장양소(陰長陽消)하는 과정이다. 인체로 말하면 정상적인 상황에서 이러한 음양의 상호생장하고 소멸함은 상대적으로 평형(平衡)상태에 있으며 만약 이러한 생장하고 소멸하는 관계가 파괴되어 상대적인 평형상태를 유지할 수 없을 때 바로 질병이 발생하는 것이다.

④ 음양의 상호전화(相互轉化)

사물(事物)의 음양은 그 진전이 일정한 단계에 이르면 각자가 상반된 방면으로 전화(轉化:

바뀌어 변화함)할 수 있는데 음(陰)은 양(陽)으로 전화할 수 있고, 양(陽)도 또한 음(陰)으로 전화(轉化) 할 수 있다.

질병의 진전과정에 있어서 양증(陽證)과 음증(陰證), 한증(寒證)과 열증(熱證) 사이에 상호 변화는 언제나 이루어질 수 있다.

예를 들면 폐렴 환자가 고열에 얼굴이 붉어지고 가슴이 답답하며 맥은 빠르면서 힘이 있으면 실열증(實熱症)에 속하지만, 병세가 아주 심각한 단계에 이르면 사지(四肢)와 손발이 싸늘해지고 안색(顏色)이 창백하며 맥은 가늘고 약하게 된다. 이는 실열증(實熱症)이 허한증(虛寒症:수족 냉증)으로 변화된 것이다. 그러나 적시에 급히 치료하고 알맞게 처리하면 사지(四肢)는 따뜻해지고 안색(顏色)과 맥(脈)은 부드러우며 양기(陽氣)는 회복되므로 병세가 호전된다. 이것을 음(陰)에서 양(陽)으로 변화된다고 하는 것이다.

2) 오행 학설이란?

우주 내의 모든 사물이 목(木), 화(火), 토(土), 금(金), 수(水)의 5가지 운동변화(運動變化)로 구성(構成)되어 있다. 아울러 이 다섯 가지 사물(事物)은 상호자생(相互資生)과 상호제약(相互制約)의 관계를 갖고 있을 뿐만 아니라 끊임없이 운동 변화하기 때문에 이것을 오행이라 한다.

2. 장상(臟象) 학설(學說)

1) 장상 학설이란?

'장(藏): 감추다.' 라는 의미이고, 내부에 감추어져 있는 물건(物件), 즉 인체의 각 장기(臟器)를 가리킨다.

상(象)은 상징(象徵) 또는 형상의 뜻인데 장부(臟腑)의 생리활동(生理活動)과 병리변화(病理變化)가 외적인 상징으로 반영되기 때문에 장상(臟象)이라 한다.

장상 학설은 밖에 나타나는 상징을 통하여 체내 장부의 생리기능, 병리변화 및 상호관계를 연구하는 학설이다.

① 오장/육부란?

가) 오장: 간장, 심장, 비장, 폐장, 신장을 의미하며 이들 오장은 무엇인가 생산을 하거나 항상 가득함으로써 제 기능을 다하는 장기들이다.

나) 육부: 담낭, 소장, 위장, 대장, 방광, 삼초부를 의미하며 이들 육부는 오장에서 생산

된 것들을 보관하거나 운반하는 기능을 가지고 있는 장기들이다.

② 오장과 육부의 상호 관계란?

이러한 오장육부는 각자의 기능과 역할을 다하고 있지만 오장과 육부는 서로 돕고 도와주지 않으면 제 기능을 다하지 못한다. 어느 장기 하나라도 기능 장애가 발생하게 되면 오장육부의 순환하는데 장애가 발생하게 되는데 이런 현상을 질병이라고 표현하는 것이다.

3. 기(氣), 혈(血), 진액(津液)

1) 기(氣)의 작용에 대하여 알아본다.

① 추동(推動)작용이란?

인체의 생장 발육과 각 장부와 경락의 생리 활동, 혈액순환, 진액의 운반과 산포 등의 작용은 모두 기(氣)가 이러한 것을 일어나게 하고 추진하게 하는 힘에 의지한다.

② 온난(溫暖)작용이란?

인체가 정상적인 체온을 유지할 수 있는 것은 주로 기(氣)가 따뜻하게 하여 주는 작용에 의하여 조절된다. 만약 기의 따뜻하게 하여 주는 작용이 비정상적이기 때문에 체온을 조절하지 못하면 대부분이 추운 것을 싫어하고 사지가 한랭하게 되는 등 증상이 나타난다.

③ 방어(防禦)작용이란?

기는 피부를 보호하여 외사(外邪)의 침입을 방어 할 수 있다. 사기가 인체에 침입하는 것은 그 사람의 정기가 허약하기 때문이다.

사기가 인체에 침입한 뒤에는 정기가 모여들어 사기를 몰아내는데 이는 외사(外邪)에 항거(抗拒)하는 작용을 발휘하는 것이다.

④ 고섭(固攝)작용이란?

기의 고섭작용은 혈액을 통제하여 맥관외(脈管外)로 넘쳐 나가지 못하도록 하며, 땀과 소변을 통제하여 절도 있게 배출하고 정액(精液)을 새어나가지 않게 하는 등의 작용이 있다.

기(氣)의 추동력(推動力)과 고섭(固攝)작용은 서로 보완하고 도와서 이들의 기능이 완성된다.

예를 들면 기가 혈에 대한 작용은 한편으로는 혈액을 추진하여 운행 시키며 다른 한편으로는 혈액의 순행을 통괄하는데 이렇게 하여야 혈액이 정상으로 순행한다.

만약 기가 허하여 추동력이 감소되면 혈액을 이끌어가는 것이 원활하지 못하고, 심하면 어혈(瘀血)이 생기며 만약 기가 허하여 밖으로 새어나가지 않게 보호하는 작용이 감퇴되면 바로 출혈이 발생한다.

⑤ 기화(氣化)작용이란?

기화에는 두 가지 의미가 있다.

하나는 정(精), 기(氣), 진(津), 혈(血)들이 서로 화생(化生)하는 것을 가리키고, 두 번째는 장부의 어떠한 기능(機能)활동을 가리킨다.

기의 작용은 비록 각각 다르지만 또한 모두가 밀접하게 배합되고 서로 보완하는 작용이 있음을 말한다.

기운에 관한 내용을 정리한다.

- 원기(元氣): 하초(下焦)에 모여 있는 기운진기라고도 한다. 이는 선천의 정기에서 화생되기 때문에 인체의 각종 기(氣) 가운데에서 매우 중요하고 가장 기본이 되는 기(氣)다.
- 종기(宗氣): 상초(上焦)에 모여 있는 기운이다.
  이는 음식에서 생긴 수곡(水穀)의 기와 호흡으로 들이마신 자연의 기가 결합하여 이루어진 것으로서 흉중(胸中)에 모여서 쌓인 것이다.
- 영기(營氣): 혈맥(血脈) 가운데서 운행하고 있는 기운이다.
  이는 수곡(水穀)의 기에서 화생된 것으로 혈맥 속에서 운행하여 혈액을 조성한다.
- 위기(衛氣): 피부(皮膚)와 주리(腠理)에 퍼져 있는 기운이다.
  인체 양기의 일부분으로 위양(衛陽)이라고도 한다. 위기의 특성은 민첩하고 날래며 매끄럽고, 그것이 분포되는 것은 맥관(脈管)에 제약을 받지 않고 경맥의 밖으로는 운행하고, 외부로는 피부와 기육(肌肉)에, 내부로는 오장육부에 이르기 까지 온몸에 두루 미친다.

현대 의학적으로 기(氣)를 설명한다면 한마디로 정상 체온을 의미한다. 정상 체온을 유지하지 못한다면 위에서 알아본 증상과 현상들이 발생하기 때문이다. 그래서 정상 체온을 유지하는 사람과 정상 체온을 벗어난 사람과 질병 발생의 차이점을 비교해 보면 쉽게 이해가 간다.

정상 체온을 유지하는 사람은 기가 충만한 사람이라 할 수 있고, 질병이 있는 사람은 기가 막혀서 그렇다고 할 수 있고, 기가 부족하다고 표현하고 기가 꺾였다고 표현하는 것이다.

2) 혈(血)이란?

혈액을 의미한다. 이러한 혈액은 기라고 하는 정상 체온을 유지한 상태에서는 순환이 원활하지만 정상 체온을 유지하지 못한 생태가 되면 수족 냉증을 비롯한 다양한 혈액순환장애로 인해 발생하는 질환들이 발생하게 된다. 그래서 정상 체온과 혈액순환과는 음양관계로서 함께하는 의미로서 기혈이란 용어를 사용하는 것이다. 기(氣)와 혈(血)을 따로 분리해서는 아무런 의미가 없기 때문이다.

3) 진액(津液)이란?

① 눈물(루/淚)-간(肝)과 연관이 있는 진액이다.
② 땀(한/汗)-심장(心臟)과 연관이 있는 진액이다.
③ 군침(연/涎)-비장(脾臟)과 연관이 있는 진액이다.
④ 콧물(체/涕)-폐(肺)과 연관이 있는 진액이다.
⑤ 침(타/唾)-신장(腎臟)과 연관이 있는 진액이다.

이러한 진액의 과소를 가지고 오장육부의 상태와 질병의 유무를 판별하는 기초자료로 활용하기도 한다.

• 경락학설

경락학설은 인체의 경락계통의 생리적 기능과 병리변화 및 장부와의 상호 관계를 연구하는 학문이다. 인체에서 세로로 흐르는 것을 경맥이라 하고, 가로로 흐르는 것을 낙맥이라 표현한다. 경락이라 함은 우리 몸에 분포되어 있는 수많은 가로 세포로 구성된 혈관을 의미한다. 경락의 종류에는 다음과 같은 것들이 있다.

- 십이경맥
- 기경팔맥

- 십오별락

- 십이경별/ 십이경근

- 손락

4. 병인(病因): 병의 원인

동양의학적으로 사람이 살아가면서 병이 발생하는 원인에는 어떤 것들이 있는지 알아본다.

1) 외인(外因)으로 인한 병인(病因)은 다음과 같이 분류한다.

- 풍(風), 한(寒), 서(暑), 습(濕), 조(燥), 화(火)

2) 칠정(七情)으로 인한 발생요인은 다음과 같이 분류한다.

- 희(喜), 노(怒), 우(憂), 사(思), 비(悲), 공(恐), 경(驚)

3) 기타 발병 요인

- 음식노권(飮食勞倦),외상과 벌레, 짐승으로 인한 손상, 기생충, 담음(痰飮)과 어혈(瘀血)

5. 병리(病理)란?

질병의 발생과 진전(進展), 그리고 변화의 기전(機轉)을 말한다.

병을 일으키는 소인이 다르고 체질의 강약에 따라 차이가 있으며 외부 환경의 조건이 일치하지 않기 때문에 질병이 변천하는 과정에서 병리변화도 복잡다단하고 각양각색이다.

병리 변화에는 규칙성이 있는데 질병이 변화하는 부위로 본다면 표리(表裏)로 출입하고 상하로 승강(昇降)하는 변화에 불과 하다.

1) 사정(邪正)소장(消長)

사기(邪氣)와 정기(正氣)가 싸우는 과정에서 서로 소멸(消滅)되고 성장(成長)하는 것을 말한다. 즉 정기(正氣)가 성장하면 사기가 소멸되고 사기가 성장하면 정기가 감소한다는 의미다.

2) 음양(陰陽)실조(失調)

인체의 음양은 서로 대립할 뿐만 아니라 하나로 합쳐지는데 그 움직임이 상대적으로 평형(平衡)을 유지하여야 정상적인 생명활동이 진행된다. 만약 이러한 상대적인 균형이 무너지면 질병이 발생한다는 이론이다.

3) 승강(昇降)실조(失調)

승강(昇降)출입(出入)은 인체의 기화(氣化)기능의 기본 형식이며, 또한 인체가 신진대사를 진행시켜 생명활동을 유지시키는 기본과정이다.

승강(昇降)은 기를 청양(淸陽)으로 올라가게 하는 것이고, 강(降)은 기(氣)를 탁음(濁陰)으로 내려가게 하는 것이며, 출(出)은 묵은 것을 내보내는 것이고, 입(入)은 새로운 것을 받아들이는 것이다.

6. 사진(四診: 네 가지 진단법)에 대해 알아본다.

질병을 진단하는 방법에 대하여 알아본다.

1) 망진(望診)

① 정신(精神)의 망진

② 형체의 강약과 비(肥: 살찐 곳)수(搜: 고른 곳)의 망진

③ 안색(顔色), 피부(皮膚), 이목구비(耳目口鼻), 치은(齒齦), 인후(咽喉), 설진(舌診), 배설물(排泄物), 등을 관찰하여 질병을 진단하는 방법이다.

2) 문진(問診)

청성음(聽聲音), 문취기(聞臭氣) 등 환자에게 이것저것 물어보면서 질병을 진단하는 방법이다.

3) 문진(聞診)

① 현(現) 병력(病歷)

② 기왕력(旣往歷): 과거의 질병기록

③ 개인 생활(生活史) 등을 환자의 말을 들어보면서 질병을 진단하는 방법이다.

4) 절진(切診)

① 맥진(脈診): 절맥(切脈)하는 부위(部位)와 방법, 맥상의 종류

② 안(按: 누를 안)촉진(觸診): 피부, 수족, 복부, 농종(膿腫)

환자의 몸을 만져보면서 질병을 찾아내는 진단 방법이다. 이렇게 네 가지 중에서 어느 것이 최고의 진단 방법이라고 라고 할 수는 없다. 네 가지 방법을 총 동원해서 질병 발생의 정확한 원인을 찾고 올바른 처방으로 질병을 치료하거나 치유하는데 중점을 두어야 할 것이다.

7. 복약

1) 복용 방법

① 병이 간장(肝),신장(腎)에 있거나 사지와 혈맥, 두부질환과 하부를 보(補)할 때와 하복부의 질환을 치료하고자 할 때는 공복에 복용한다.

② 병이 흉격에 있을 때와 중완(中脘)에 있을 때는 식후에 복용한다.

③ 병이 심복(心腹) 이하에 있을 경우에는 식전에 복용한다.

※ 상초(上焦)질환(머리, 얼굴, 목, 어깨질환 등)은 식후 1시간 이내에 복용하고,

중초(中焦)질환(간담, 비/위질환 등)은 식후 2시간 반에 복용하며,

하초(下焦)질환(자궁이나 허리 무릎질환 등) 식후 3시간에 복용하는 것이 좋다.

2) 복용금기(服用禁忌)

복용기간에는 음식물을 주의하여야 하는데 이것을 복용금기라 한다. 즉 어느 종류의 약물을 복용할 때는 어느 종류의 음식물을 먹어서는 안 된다는 것이다.

예를 들면 중초(中焦)를 따뜻하게 하는 약을 복용할 때는 생냉(生冷)한 것은 좋지 않고, 비위(脾胃)를 강하게 하고 소화를 돕는 약을 복용할 때는 점액질(粘液質)이 많은 음식이나 기름기가 많은 음식 또는 악취가 있고 소화가 잘 되지 않는 음식물을 복용해서는 안 된다.

진정시키는 약물을 투여 할 때는 자극성이 있는 음식물을 복용하면 오히려 상반(相反)되는 작용(부작용)이 일어날 수 있다.

현대의학에서도 강조하고 있는 사항이다. 약효를 상쇄시키거나 오히려 독으로 작용할 수 있기 때문에 복약법을 지키는 것도 역시 중요한 부분이라 하겠다.

8. 예방(豫防)과 치료(治療)

기본: 허증(虛證)에는 보법(補法)을 쓰고, 실증(實證)에는 사법(瀉法)을 응용하여 허(虛)한 것은 보(補)하고, 실(實)한 것은 사(瀉)하여 주는 것이 치료법칙의 하나다.

좌우/상하/앞뒤/안팎의 조화와 균형을 유지하는 것이라 할 수 있다.

1) 예방(豫防)

이미 병든 뒤에 치료하지 말고 병이 발생하기 전에 미리 예방하며 세상이 혼란해진 뒤에 다스리는 것이 아니라 혼란해지기 전에 다스려야 한다. 병이 발생한 뒤에 약을 쓰고 이미 혼란해진 뒤에 평정 한다는 것은 마치 목이 말라서야 우물을 파고, 전쟁이 발발한 뒤에 병기를 만드는 것과 같은데 이 또한 늦지 않겠는가?

예방의 중요성을 강조한 말들이다.

① 구체적인 방법을 알아본다.

    가) 정신을 맑고 편안하고 밝게 유지하며 강렬하고 지속적인 정신자극을 피한다.(스트레스를 줄인다.)

    나) 비교와 욕심을 줄인다.

    다) 더욱 강하게 신체를 단련한다. 각종 체조나 운동으로 강한 신체를 만든다.

    라) 음식(飮食)과 기거(起居)의 조절에 주의하고 위생(衛生)에 힘쓰며 과로하지 않는다. 병인(病因)의 침범에 주의한다.

    마) 때로는 약물을 사용하여 예방한다.

2) 치료법칙(治療法則)

① 치병구본(治病求本): 질병의 치료는 먼저 병의 본질을 파악해야 한다.

② 표본완급(標本緩急): 경중(輕重)과 완급(緩急)을 나누어 치료를 해야 한다. 급즉치표(急則治標), 완즉치본(緩則治本)이 표본이다.

③ 부정거사(扶正祛邪): 정기(正氣)가 허약(虛弱)하고 사기(邪氣)가 약간 실(實)한 병증에 정기(正氣)를 보하는 치료를 위주로 하면서 사기(邪氣)를 내쫓는 치료를 하는 것이 원칙이다.

④ 인시(因時), 인지(因地), 인인제의(因人制宜): 질병을 치료할 때에는 계절, 지역 환경과 환자의 체질, 연령, 성별, 생활습관에 따라야 한다.

9. 사상의학(四象醫學)과 양생(養生)

1) 체질(體質)에 대한 개념

신체적 특징, 정신적 특징, 병적 영향에 대한 저항력, 반동력의 발현을 말한다. 동무 이제마 선생은 동의수세보원(東醫壽世補元)에서 인간은 천부적으로 받은 장부허실이 있고, 이에 따른

희(喜),노(怒),애(哀),락(樂)의 성정(性情)이 작용하여 생리현상을 이룬다고 하였다. 또 심리병리 치료에 있어서도 새로운 문제점을 제시하였고, 체질에 맞는 음식과 양생법에 이르기 까지 광범위 하게 논의 하였다.

2) 사상의학적(四象醫學的) 체질분류(體質分類)

각 체질에 다른 장부 허실을 대소(大小)로, 상대적으로 작용하고 있다. 여기서 대소는 장부의 해부학적 크기를 의미하는 것이 아니라, 기능과 활성도를 의미한다.

사상체질		팔상체질			
구분	장부대소	구분		장부허실	
태양인	폐대	태양인1	금음인	대장실	담낭허
	간소	태양인2	금양인	폐실	간장허
태음인	간대	태음인1	목음인	대장허	담낭실
	폐소	태음인2	목양인	폐허	간실
소양인	비대	소양인1	토음인	위장실	방광허
	신소	소양인2	토양인	비장실	신장허
소음인	신대	소음인1	수음인	위장허	방광실
	비소	소음인2	수양인	비장허	신장실

다른 체질 구분과 다른 점은 오장육부 중에서 심장과 소장에 관한 언급이 누락되어 있다는 것이다. 우리 몸에는 엄연히 심장과 소장이 포함되어 있는데도 체질 구분 시 누락된 것은 의문이 간다. 연구 발전 시켜야 할 과제라 생각한다.

・양생법이란?

사상체질의 특징에 따라 유익한 음식을 골라 먹는 것을 의미한다.

〈사상의학적 체질 분류〉

구분	얼굴형으로 구분	체형으로 구분
태양인	- 몸통보다 머리가 크다. - 귀가 크고 길다. - 인중이 짧다.	- 머리가 크고 몸통이 역삼각형이다. - 머리가 좋다. - 가슴근육이 단단하다. - 하체가 약하다. - 새끼손가락이 야위거나 휘어졌다. - 왼쪽 손발이 약하다.
태음인	- 몸통과 머리통 크다. - 코, 눈, 입이 크다.	- 삼각형 체형이다. - 얼굴은 둥글고 귓불이 두툼하다. - 배, 허리, 엉덩이가 두툼하다. - 걸음 걸이가 안정돼 있다. - 손발이 큼직하고 부드럽다. - 배꼽이 늘어져 있다.
소양인	- 얼굴이 역삼각형이다. - 눈썹이 곱고, 눈빛이 강하다. - 입술이 얇고 콧대가 날카롭다	- 상체보다 하체가 약하다. - 피부가 하얗고 윤기가 없다. - 가슴이 크고 탄력이 있다. - 어깨와 엉덩이를 흔들며 걷는다. - 왼쪽손발이 약하고 손가락이 가늘다.
소음인	- 달걀형의 미남, 미녀가 많다. - 뒤통수가 납작하다. - 입술이 잘 튼다. - 눈가에 주름이 잘 생긴다. - 귀가 작고 귓밥이 잘 생긴다. - 코가 잘 생겼다. - 피부가 부드럽다.	- 키가 작고 아담하며 엉덩이가 튼실하다. - 접시형 유방이 많다. - 잘 달린다. - 손발이 큰 느낌을 주지만 손끝이 가늘다. - 남자도 여자도 성생활을 즐긴다.

〈사상체질별 음식 비교〉

구분	이로운 음식	해로운 음식
태양인1	고등어, 갈치, 생선류, 조개류, 김, 미역, 무, 쑥 오이, 연근, 호박, 상추, 시금치, 양배추, 귤, 사과, 복숭아, 메밀, 겨자, 후추	소, 돼지, 닭, 개, 염소, 노루, 무, 당근, 도라지, 밤, 밀가루, 수수, 잣, 콩, 은행, 멜론, 수박
태양인2	고등어, 갈치, 조기, 생선류, 게, 새우, 생굴, 조개류, 쑥, 오이, 배추, 양배추, 딸기, 쌀, 팥, 보리, 코코아	소, 닭, 돼지, 노루, 무, 당근, 도라지, 밤, 사과, 참외, 밀가루
태음인1	소, 닭, 무, 연근, 호박, 배, 사과, 수박, 호두, 밤, 쌀, 콩, 밀가루, 설탕	고등어, 갈치, 조개류, 게, 새우, 오징어, 배추, 초콜릿
태음인2	소, 무, 도라지, 연근, 당근, 배, 사과, 수박, 밤, 쌀, 콩, 밀가루, 수수, 설탕	고등어, 조개류, 게, 새우, 낙지, 오징어, 메밀, 초콜릿, 코코아
소양인1	생굴, 게, 새우, 조개류, 배추, 오이, 배, 감, 참외, 포도, 딸기, 쌀, 팥, 보리, 초콜릿	닭, 돼지, 노루, 미역, 사과, 귤, 찹쌀, 감자, 벌꿀, 후추, 겨자, 카레
소양인2	소, 돼지, 게, 굴, 새우, 무, 오이, 당근, 배추, 감, 참외, 수박, 딸기, 보리, 밀가루, 콩, 팥	닭, 개, 노루, 미역, 김, 사과, 귤, 오렌지, 찹쌀, 감자, 벌꿀, 후추, 겨자, 계피
소음인1	닭, 개, 무, 시금치, 토마토, 사과, 귤, 찹쌀, 감자, 옥수수, 벌꿀, 겨자, 후추	돼지, 생굴, 게, 새우, 오이, 참외, 바나나, 보리, 팥
소음인2	닭, 소, 개, 미역, 김, 무, 토마토, 상추, 사과, 귤, 복숭아, 찹쌀, 감자, 옥수수, 벌꿀, 겨자, 후추	돼지, 생굴, 게, 새우, 오이, 참외, 바나나, 보리, 팥

출처: 체질을 알면 건강이 보인다. / 이명복 박사 지음

사상체질로 보면 태양인과 태음인은 정반대의 체질을 가지고 있다.

그렇다면 태양인의 음식과 태음인의 음식을 비교해보면 쉽다.

태양인의 이로운 음식은 태음인에게는 독 또는 해롭게 작용할 수 있다는 점이다. 소양인과 소음인 역시 정반대의 체질을 가지고 있다. 소양인에게 이로운 음식을 소음인에게는 독 또는 해롭게 작용할 수 있다.

여기서 의문점은 사람의 얼굴이 태양인, 태음인, 소양인, 소음인 등 정확하게 네 가지 체질로 구분 된다면 문제가 발생하지 않는다. 그러나 한가지 또는 두 가지 이상의 얼굴이 혼합된 얼굴이라면 어떻게 하느냐 하는 문제점이 연구되어야 한다는 점이다.

예) 태양인 반에 태음인이 반 섞인 체질이라면 음식을 어떻게 처방하는가?

두 번째 의문점은 앞서도 언급되었지만 사람은 오장육부를 가지고 있는데 사상체질에서는 심장과 소장의 기능에 대해서는 언급이 누락되었다는 점이다.

세 번째는 서양의학에서는 무형의 존재로 인식하고 있지만 동양의학에서 말하는 심포장/삼초부 역시 언급이 없다는 점이다.

이렇게 3가지 의문점을 위한 연구가 추진되어야 할 것으로 보인다.

이렇게 연구가 되다보면 이러한 체질에 맞는 음식도 추가 연구 되어야 할 것으로 보인다.

좀 더 체계를 세우기 위해서는 음식이란 주식, 부식, 후식으로 나누어지기 때문에 각 체질별로 주식 부식 후식으로 구분하든지 아니면 황제내경에 기초한 기미론에 입각하여 맛과 색깔에 의한 세밀한 분류가 있어야 할 이론이라 할 수 있다.

그러다 보니 나름대로 한의학에 관심이 있는 학자들이 사상체질에서 팔상체질로 더 세분화해서 16상 체질, 32상 체질, 지금은 64체질 까지 분류하고 있는 실정이다. 병은 세분화 한다고 해서 잘 고쳐지거나 잘 치유되는 것이 아니다.

어느 체질을 적용하든 간에 원인을 정확하게 찾고, 원인을 제거하는 것이 가능한 간단하고 단순할수록 우리 몸의 오장육부는 빠르게 적응 할 수 있고 회복할 수 있게 된다.

· 촌, 관, 척 맥진요령

척부(尺膚)를 통한 진단법으로서 진맥요령은 세 손가락으로 손목 부위를 짚어서 맥 박동을 촉지하는 것을 말한다.

좌수(손바닥 방향)↑		구분	우수(손바닥 방향)↑	
소장	심장	촌	폐	대장
담낭	간장	관	비장	위장
방광	신장	척	심포	삼초

맥진을 하는 것은 굉장히 어려운 일이다. 어느 맥진법을 행한다 하더라도 술자와 피술자가 겸손한 마음으로 상호 믿고 신뢰할 때 비교적 정확한 질병을 찾을 수 있다는 점을 먼저 깨닫는 점이 중요하고 꾸준히 노력해야 한다.

23교시
맥상에 따른 정신적·육체적 증상발현 원리

우리 몸은 정신적인 면은 양(陽)으로 육체적인 면은 음(陰)으로 분류한다. 양적인 면에서 부조화가 발생할 경우는 통증이 발생한다.

앞서 알아본 음양오행론에서 보았듯이 선천적·체질적으로 타고난 본래의 성격이나 육체적 증상들이 음양오행의 상생상극의 부조화로 인해 강해진 장부의 기운으로 인해 약해진 장부의 정신적·육체적 이상증상이 발생한다. (우리 몸의 각 부분별 오행 반사구 종합도표 참조)

1. 맥을 변화시키는 원인(질병 발생의 원인)들을 정리해 본다.

다음에 설명하는 것은 어느 것이 우선순위를 가지는 것이 아님을 밝혀둔다.

1) 자연환경

자연은 10년을 주기로 변화를 한다. 태과와 불급의 해로서 2년에 한 번씩 지구와 가까워지기도 하고 멀어지기도 하면서 동식물에 영향을 미친다. 또한 1년을 주기로 하여 봄-여름-가을-겨울의 계절이 바뀐다. 이렇게 계절이 변할 때 잘 적응하느냐 적응하지 못하느냐에 따라서 우리 몸은 오장육부의 기능이 활성화되기도 하고 기능이 저하되기도 한다. 일시적으로 기능이 저하되어도 바로 기능을 회복한다면 별 문제가 발생하지 않겠지만 기능을 회복하지 못한다면 시간이 경과함에 따라 기능의 장애가 발생하게 된다.

동양의학상으로 말하면 오행 상생상극관계가 조화와 균형을 잃게 되는 상태가 된다. 바로 질병이 발생하게 되는 것이다. 그래서 동양의학에서는 이러한 계절의 변화로 인해 발생하는 바람, 더위, 습기, 건조함, 차가움 등이 질병 발생의 원인이 된다고 하는 것이다.

이런 자연의 변화가 질병 발생의 원인이 된다고 하더라도 이를 극복하는 힘(자생력 또는 자연 치유력, 면역력이라고 함)을 가지고 있다면 별 문제없이 살아갈 수 있을 것이다.

자연의 식물들은 15일단위로 변화하는 24절기의 변화에 순응하면서 살아간다. 동물도 자연의 변화에 순응하되 태어나서 스스로 살아갈 수 있는 자생력을 갖출 기간이 되어야 새끼를 태어나게 한다. 그러나 사람은 시도 때도 없이 출산을 한다. 물론 사람은 자연의 변화를 이용할 줄 아는 지혜를 가졌기 때문이다.

또한 북극은 북극대로 남극은 남극대로 추위에 적응하면서 살아가고 적도지방이나 사막지방, 알래스카, 고도가 높으면 높은 대로, 초원의 몽골지역도 그 지역의 자연변화에 적응하면서 살아간다. 그 자연환경에 적응치 못하면 병에 걸려 죽어가는 것이다.

예를 들면 아프리카에서 발생하고 있는 무서움과 공포의 대상인 에볼라 바이러스가 한번 감염되면 살아남기가 힘들다고 하는 질병이다.

에볼라 바이러스에 감염되면 나타나는 증상이 오한이 나고, 한기를 느낀다. 설사를 하고, 구토를 한다.

동양의학적으로 보면 이러한 증상은 몸 내부가 차가워 기혈(氣血)의 순환이 안 될 때 나타나는 증상이다. 이런 증상은 음식으로는 맵고(강황, 마늘, 고추, 마늘, 양파, 파 등), 짠맛(죽염, 천일염이 들어간 장류, 젓갈류, 장아찌류 등)의 음식을 먹든지 아니면 발을 따뜻하게 하는 운동(발마사지, 족욕, 경침베개 밟기, 발목펌프 운동 등)을 하면 이겨낼 수 있다.

특이한 것은 이렇게 무서운 에볼라 바이러스에 감염되었다가 자연치유한 사람이 있다는 것은 감염된 사람들이 면역력이 낮아지면서 몸 내부가 차가워져 있었기에 에볼라 바이러스가 쉽게 확산할 수 있었던 것이다. 그러면 에볼라 바이러스에 감염되었다가 치유된 사람들을 체온과 체액의 염기 농도를 체크했더라면 아주 쉽게 치유 시킬 수 있는 질환을 서양의학적인 면으로만 달려들어 치료하려고 하니 아까운 생명만 잃어가고 있는 것이다.

2) 마음

'마음의 병'이라고 하는 말이 있다. 이 말의 속뜻은 스트레스를 받으면 우리 몸은 혈당을 높인다. 혈당이 높아지면 혈액순환장애가 발생하고 저체온증상이 나타나면서 면역력이 저하되어 다양한 질환이 발생하게 된다.

실제로 즐거운 마음과 웃는 마음이 가득하면 심뇌혈관 질환이 줄어든다는 발표가 있다. 또한 정신 질환 증상도 완화된다는 결과를 발표하고 있다.

마음이 긍정적이고 적극적인 사고를 하려면 평생교육을 하거나 책을 통하여 선조들이 가졌던 경험을 찾고 이를 극복하는 요령을 볼 수 있는 교훈과 지혜를 얻어야 가능하다.

상선약수(上善若水)라 하는 말처럼 자연의 순리에 따르고자 하는 생각으로 살아가면 된다. 이렇게 살아가다보면 남과 비교하는 마음과 욕심이 생기지 않는다는 것이다. 비교는 불행의 씨앗이기 때문이다.

자연이 인간에게 가르쳐주는 교훈은 크고 작고에 관계없이 비교하지 않는다. 인간이 살아가기 위해서는 자연스럽게 경쟁사회가 형성되고 어쩔 수 없이 남과 비교하고 욕심을 가지지 않을 수 없게 그래서 병이 발생하게 되는 것이다. 어떤 이는 질병을 달고 사는데, 어떤 이는 무병하게 멋있게 건강하게 살아가는 사람이 있다.

그 차이점은 무엇인가?
　① 바로 비교(比較)와 욕심(慾心)을 가지는 마음의 차이가 질병을 깊고 낮음과 많고 적음을 발생하게 만든다.
　② 용서하는 마음을 가지고 살자.
　③ '미안해요, 고마워요, 감사해요'라는 마음을 가지고 살자.
건강한 인생을 살아가려면 자연이 가르쳐준 지혜를 익히고 그대로 살아가면 된다. 비교와 욕심을 적게 가지는 것이 건강한 인생을 살아가는 지름길이다.

3) 음식(모든 먹을거리)
　① 계절에 생산되는 먹을거리를 먹자.
　　수입산 과일과 채소나 서구식 식습관보다 우리 땅에서 생산되는 우리 것을 즐겨 먹자.
　② 체질에 맞게 먹자.
　　남이 좋다고 하여 내게도 좋은 것은 아니다. 내 체질에 맞게 먹는 것이 가장 좋은 식습관이다. 또한 미국의 유명한 박사가 연구 개발했다고 선전하는 제품들이나 FDA에서 승인했다는 홍보에 현혹되어 구입해서 먹는 것들 역시 독으로 작용할 뿐이다.

예) 서울에 있는 어느 대학 교수가 말하기를 비타민-C가 면역력을 보강해주고, 암을 예방해 준다고 하면서 하루에 8000㎎을 먹으면 좋다고 홍보에 열을 올린 적이 있다. 그래서 한때는 서울은 비타민-C 천국이 된 적이 있다.

그런데 어쩐 일인가? 그렇데 좋다던 것이 얼마 기간도 안 되어 "여름철 핫바지 방귀 새듯 이 사라져 간 기사"가 있다. 이유는 체질에 맞지 않는 먹을거리였기 때문이다.

하루에 8000㎎을 먹으면 우선적으로 비/위장 질환과 여성들은 유방질환이 발생하기 때문이 다. 어디 이뿐이랴, 무릎관절이 아파서 보행 장애가 발생한다. 또한 6개월 이상 장복을 하면 신장 결석이 생기는 부작용이 발생하기 때문이다.

문제는 이런 대학 교수가 돈에 눈이 멀어서 체질도 모르면서 마구잡이로 뭐에 좋다고 하는 선전에 속아 얼마나 많은 사람들이 질병에 시달렸을 까하는 생각을 하면 안타깝기 그지없다. 사람들은 좋다고 하여 먹어보니 부작용이 발생하여 먹는 것을 중단하고 만 것이다.

대학 교수는 돈에 눈이 멀면 안 되고 진정한 학자로서 남아야 한다. 그런데 요즘은 대학 교수들 중에 눈이 먼 것이 아니라 아예 눈이 뒤집어진 사람들이 너무 많은 것이 무섭다. 그래 도 진정한 학자인 교수가 3%정도는 있을 것 같아 다행이란 생각한다.

이렇듯이 자신의 체질을 무시한 채로 마구잡이식으로 먹는 것은 건강을 해치는 일이며 내 고장에서 생산되는 내 입맛에 맞는 즉 체질에 맞게 먹는 것이 가장 좋은 보약으로 작용한다는 점을 알아야 한다.

보약은 한의원에서 짓는 것이 아니라 "내 고장에서 내 입맛에 맞는 먹을거리들을 즐겁게 먹는 것이 바로 보약"이라는 점을 알아야 한다.

③ 병증에 맞게 먹자.

100% 건강한 사람은 없다. 누구나가 선천적이든 후천적으로든 간에 어딘지 모르게 조금씩 은 건강하지 않다. 그 정도가 얼마나 심한가에 따라 병원을 다니거나 약을 먹느냐 안 먹느냐 일 뿐이다.

아무리 건강한 음식을 먹는다고 할지라도 음식 자체가 독성(毒性)과 약성(藥性)을 모두 가 지고 있기 때문이다. 약성은 좋다고 하지만 독성은 어떻게 해독을 하느냐 하는 것이 문제다. 이러한 독성을 중화시키기 위해서 우리 몸은 다양한 방법으로 노력을 한다. 이러한 중화력의 원천은 소금이다. 우리 몸에는 약 **0.9%** 체액을 가지고 있어 이러한 체액이 음식으로부터 유입되는 독성을 해독하는 일을 한다. 그래서 우리 몸은 독성을 먹어도 큰 아픔 없이 살아가는 것이다. 그러나 나이가 들어가면서 체액도 부족해지고 염기 농도도 부족해지면서 몸의 중화력이 줄어들어 음식으로 먹는 것들이 모두 독으로 작용하여 다양한 성인 질환이 발생하게 되는 것이다.

언제부터인가 짜게 먹으면 고혈압의 원인이라고 하여 싱겁게 먹는 분위기가 확산되면서 체액도 부족하고 염기 농도도 낮아지고 하니 의료산업이 그렇게 발달 했는데도 환자는 점점 증가하고 있는 추세다. 특이한 점은 이런 환자가 급성병이나 세균성환자가 아니라 만성병 환자(암, 고혈압, 당뇨병, 고지혈증, 관절염, 치매, 신경통 등)라는 점이다.

이런 속에서도 자신의 몸속에 중화력을 유지하는 식습관을 가진 사람들은 비교적 건강하게 살아가고 있어 다행이다.

바로 매콤하고 짭짤하게 먹는 우리 고유의 식습관을 즐기는 사람들이다. 우리의 조상들이 당시에는 중화력이 무엇인지는 몰랐어도 모든 음식을 만들 때 소금을 넣어 만들어 먹었다는 점이다. 그래서 과거에는 없던 질병들이 현대에 들어 수없이 증가하고 있는 것이라 본다.

우리 고유의 신토불이 음식인 밥에다 국, 짭짤한 된장찌개, 장아찌, 김장 김치 등을 먹는 것이 질병 예방음식이요 보약음식이라고 강조하는 것이다.

건강하게 그리고 아픔 없이 살려면 매콤하고 짭짤하게 먹는 것이 최선의 식습관이다. 싱겁게 먹으면서 건강하게 아픔 없이 살기를 바라는 것은 어리석은 바램 일 뿐이다.

서구식 식습관이나 채식위주 식사, 소스로 만든 음식, 식품첨가물이 들어간 맛 위주의 저영양 고칼로리 음식, 액상과당 덩어리인 청량음료나 주스 등을 자주 먹는 식습관은 우리 몸속에 있는 체액의 염기농도를 낮추는 원인이 되어 결국에는 중화력이 저하되어 다양한 만성질환이 발생하게 되는 것이다.

④ 소식하며 저칼로리 고영양식을 하자.

과식이 각종 만성병의 원인이라는 것을 이제는 모두가 아는 사실이다. 과거에는 먹을 것이 없고 영양이 부족하여 질병을 발생케 하였으나 현대에는 먹을 것이 넘쳐 나고 과영양이 질병을 발생케 하고 있다니 세상이 변하기는 변하는가보다.

자세히 알고 보면 과영양이 질병을 부르는 것이 아니라 저영양 고칼로리 음식이 병을 부르는 것이다. 영양소는 적고 맛이 있는 음식들이다. 자연의 음식들은 맛이 없기에 아무리 많이 과식을 하려해도 할 수가 없다. 그러나 인공적으로 만든 식품첨가물이 들어간 음식들은 영양에 관계없이 과식을 하도록 맛이 좋다.

자연의 음식이 맛이 있다는 것은 부족한 영양소를 가지고 있어 보충하려는 의미로 해석 할 수 있지만, 인공적으로 만든 음식이 맛이 있다는 것은 혀에 있는 맛을 감지하는 미뢰 세포의 기능을 저하시켜 영양소를 가리지 않고 마구잡이로 먹게 하기 때문에 영양의 불균형이 발생하여 다양한 질환이 발생하게 되는 것이다.

자연에서 가르쳐준 자연그대로의 음식을 먹으면 자연적으로 소식이 가능해지고 내 몸에서 필요로 하는 영양소들을 고르게 섭취할 수 있는 식습관을 가지자는 것이다.

⑤ 악이유식(樂而侑食: 즐겁게 식사를 하자.)을 하자.

어린아이들이나 학생들 젊은이들이 질병이 없이 건강한 것 중의 하나가 식사시간을 즐겁게 보내고 있다는 점이다. 나이가 들면서 혼자서 식사를 하거나 무슨 고민이 많은지 고민을 하면서 때로는 분노가 가득한 채로 식사하는 시간과 횟수가 늘어나게 되면서 위장도 서서히 기능 저하로 이어져 소화장애나 위장 질환으로 발전하게 된다. 이런 증상들이 장시간 지내다보면 영양소의 부족으로 인해 골수기능 부실이나 혈액순환장애로 까지 이어져 다양한 질환을 발생시키는 원인으로 작용한다는 점이다.

그래서 식사는 어린아이들처럼 단순하게 먹는 즐거움만을 생각하면서 즐겁게 먹어야 건강하다는 것을 강조하는 것이다.

악(樂: 풍류 악)이(而) 유(侑: 권할 유)식(食)이란? 풍류를 권하고 즐기면서 식사를 하라는 의미다. 즉 즐겁게 식사하면 건강해진다는 것을 강조한 말이다.

⑥ 1:1 맞춤식으로 체질에 맞는 음식을 먹는다.

남이 좋다고 하거나 맛이 있다고 하여 내 입맛에 내 몸에 맞는 경우는 약 20% 정도다. 나머지 80%는 나와 맞지 않는 경우다. 그렇다면 확률적으로 맞지 않을 경우가 훨씬 높다는 것이다. 사람은 나와 비슷한 체질과 오장육부를 가졌다고 한다면 백분율로 나누면 같은 체질이 약 20%정도 된다는 것이다. 나머지 80%는 나에게 맞지 않으니 남이 한다고 하여 내게 맞는 경우가 거의 없다는 점이다.

내게 맞지 않는데도 먹어도 별 부작용이 나타나지 않는데요! 하고 하는 사람이 있을 수 있다. 이것은 바로 내 몸에 있는 체액의 염기농도(0.9%)를 낮추는, 즉 중화력을 갉아먹고 있는 중이라는 것을 알아야 한다. 장시간 지나고 나면 중화력이 고갈되면서 결국에는 다양한 질병이 발생하게 되는 것이다.

그래서 질병의 원인을 찾으려면 식생활과 생활습관을 모두 파악해야 원인을 찾을 수 있고 완전 치료가 가능하다는 것이다. 그러나 현대의학에서는 이런 것은 무시한 채로 현재의 증상을 완화시켜 주는데 중점을 두는 것이라 100% 완치는 불가능하고 얼마기간이 지나면 재발이 온다는 것이 또한 특징이다.

나 자신의 체질을 알고 내 몸에 맞는 1:1 맞춤식 먹을거리를 먹는 것이 건강을 지키는 길이라고 말하고 싶다.

⑦ 내가 태어난 고장의 먹을거리를 먹는 것이 좋다.(신토불이)

세계에는 세 가지 인종들이 살고 있다. 이러한 인종들이 같은 음식을 먹는다고 생각해 보라, 세상은 먹을거리로 전쟁이 일어났을 것이다. 그러나 먹을 것이 다르기에 서로 다투지 아니하고 자기들 먹을거리를 먹고 살아가고 있는 것이다.

예를 들면, 바닷가에서 태어난 사람들은 음식의 맛이 약간 심심하게 먹는 식습관을 가지고 있고, 내륙에서 태어난 사람들은 약간 짭짤하게 먹는 식습관을 가지고 있다. 이것은 사람이 가지고 있는 0.9%의 염기 농도를 맞추려는 스스로의 생명활동이다. 바닷가에는 해풍에 실려 오는 염기를 호흡을 통해 보충하기에 짭짤하게 음식을 먹을 필요가 없고, 내륙에 있는 사람들은 염기를 음식으로밖에 보충 할 수가 없기에 음식을 짜게 먹어야 하는 이유다. 안동 간고등어는 짭짤한 것이 특징이다. 내륙사람들이 바닷가에 가서 재첩국이나 조개국을 먹으면 싱겁고 비린내 때문에 먹을 수가 없는 것이다. 자기 고장의 음식을 먹는 것이 가장 맛있는 보약음식이라 하겠다.

어려서 시골에서 생활하다가 고향을 떠나와 객지에서 생활하다가 어쩌다가 고향에 가서 먹는 음식을 먹으면 "이야 그래 이 맛이야, 어머니 손맛이야" 하면서 과거를 회상하면서 즐겁게 음식을 먹는다. 이것이 바로 신토불이가 몸에 밴 음식이기 때문이다. 외지에서는 아무리 맛있게 한들 이런 맛을 낼 수가 없다. 내가 태어난 지역의 조건을 맞출 수가 없기 때문이다.

4) 온도/면역력

① 정상 체온을 유지하자.

원인을 모르는 병이 생기면 무조건 면역력이 낮아서 병이 생겼다고 말을 한다. 면역력이 뭐냐고 물으면 병을 막는 힘이라고 한다. 모두가 뜬구름 잡는 이야기다. 면역력이란 바로 체온이다. 정상 체온이 면역력이다. 몸이 추워서 으슬으슬 춥다가 걸리는 병이 감기다. 그런데 감기는 왜 걸리느냐고 물어보면 면역력이 낮아서 걸린다고 말을 한다. 즉 면역력과 정상 체온이 같은 말인데도 모르고 있다는 것이다. 몸이 따뜻하면 면역력이 좋아서 감기에 안 걸린다는 말과 같다.

건강하게 살려면 항상 정상 체온을 유지할 수 있도록 식습관과 생활습관을 가지라는 것이다.

② 내적으로 정상 체온을 올리는 음식을 먹자.

매운맛과 짠맛의 음식을 먹으면 몸 안에서 열을 발생시키기에 면역력이 보강되어 질환이 발생하지 않는다는 점이다. 발효음식, 저림 음식도 좋은 발열음식이다. 양기가 가득한 음식을 먹는 것도 발열을 돕는 음식이다. 이렇게 몸 안에 정상 체온을 유지시키는 음식을 먹는 것이 건강을 유지하는 것이다.

5) 각종 활동/운동

① 두한족열의 원칙을 준수하자.

② 상체운동보다는 하체운동을 하자.

(맨발로 걷자. 모래밭을 걷자. 뒤로 걷자. 평상시와 다른 걸음을 걷자)

③ 발을 자극하는 생활을 하자.

(족욕, 반신욕, 발 관리, 경침베개 밟기, 발목 펌프 등)

④ 척추를 바로 세우는 생활습관을 갖자.

(등구르기, 동서남북 춤추기, 붕어운동 등)

6) 공기(호흡)

① 산소량이 풍부한 공기를 마셔 몸 안의 독소를 해독시키자.

산속이나 바닷가에서 산소량(23%)을 풍부하게 마셔 몸 안의 독소를 배출 시키자.(일반 공기 중의 산소량 20.99%)

7) 기온(천기)

① 자연의 변화인 기후에 적응하면서 살자.

② 올바른 의복 착용으로 기후에 적응하면서 살자.

동양의학적으로 하체를 음(陰)으로 분류하기에 항상 따스한 양기를 보충해주는 복장을 가지는 것이 건강을 지키는 일이다. 그러나 여성들이 남자들에 비해 질환이 많은 이유 중의 하나가 여름에 하체를 노출하는 시간이 남자들보다 길다는 것이다. 특히 여름에는 하난장섭(夏難將攝)이라 하여 "여름철 건강 지키기가 어렵다."고 한 말이 있다. 이 말은 외부기온이 더운 여름에는 몸 안이 차가워지기 때문에 건강을 지키기가 어렵다는 말이다. 몸 안이 차가운데 하체를 노출시키고 냉방기를 좋아하는 여성들은 당연히 다양한 질병들이 발생할 수밖에 없다. 몸이 차갑다는 것은 면역력이 낮아지고 있다는 것을 의미하고, 면역력이 저하되면 다양한 질환이 발생하기 때문이다.

③ 계절에 맞는 생활을 하자.

해뜨면 일어나고 해지면 자자

〈우리 몸의 오행 반사구 분류/증상발현 부위 통합〉

구분	오장육부	관련 신체 부위
목(木)	간장/담낭	간장, 담낭, 간/ 담경락, 대맥, 고관절, 발, 목, 눈, 근육, 손발톱, 편도선 부위 외
화(火)	심장/소장	심장, 소장, 심/ 소장경락, 독맥, 상완(윗팔뚝), 혀, 팔꿈치 관절, 얼굴, 피, 혈관, 땀 외
상화(相火)	심포장/삼초부	심포장, 삼초부, 심포/삼초경락, 음유맥, 양유맥, 손, 감정, 어깨관절, 임파액, 표정, 생명력, 저항력, 신진대사 장애 외
토(土)	비장/위장	비장, 위장, 췌장, 비/위경락, 충맥, 무릎관절, 대퇴부(허벅지), 복부/배통, 입, 입술, 유방, 비계 외
금(金)	폐/대장	폐/ 대장, 폐경/대장경락, 임맥, 손목관절, 코, 채모, 피부 하완(아래팔뚝), 가슴통, 맹장, 항문 질환 외
수(水)	신장/방광	신장, 방광, 생식기, 신장/ 방광경락, 허리, 뼈, 골수, 귀, 침 음/ 양교맥, 발목관절, 정강이, 힘줄, 치아, 음부, 머리털 외

위의 도표에서 보는 바와 같이 우리 몸은 각 부분들이 오장육부와 연결되어 있고 반사구를 형성하고 있다. 예를 들면 간장/담낭의 기능이 저하되면 고관절이나 눈, 근육 등에 육체적 증상들이 나타나게 되어 있다. 이러한 육체적 증상을 가지고 오장육부의 상생 상극관계의 조화와 균형 상태를 찾아서 부조화를 조화롭게, 불균형을 균형 있게 유지시켜주는 것이 음양/오행론의 기초이론이다.

24교시
현맥 출현 시 정신적 증상

본래의 성격 (간, 담이 건강할 때)	병든 성격 (간, 담이 허약할 때)
따뜻하다	심술부린다
온화하다	약 올린다
인자하다	폭언한다
시적이다	욕한다
문학적이다	노하기를 잘한다
교육적이다	폭력적이다
생육한다	죽이고 싶다
발아한다	무시하고, 비꼰다
색감분별력이 우수하다	부르짖는다
꾀가 많다	한숨을 잘 쉰다
행정적이다	쉽게 결단한다
계획적이다	결벽증이 있다
문필가이다	신 것, 고소한 것을 좋아한다
	바람을 싫어한다
	봄과 새벽에 심하다
	쉰내, 노린내가 난다

Q. 왜 간장과 담낭의 기운이 허약해지는가?

　그 이유를 설명하라.

　- 금극목이 강할 때

　- 목극토를 하지 못할 때

25~26교시
현맥 출현 시 육체적 증상

1. 증상이 나타나는 부위

간장, 담낭, 간경락/ 담낭경락, 대맥, 고관절, 발, 목, 눈, 근육, 손발톱, 편도선 부위 등에 나타난다.

2. 상관관계를 보충 설명한다.

1) 경맥주행상(간장경락/ 담낭 경락, 대맥,) 통증이 있다.
2) 팔과 다리에 근육 경련이나 쥐가 잘 나고 자주 저림 증상이 나타난다.
3) 아침이나 장시간 앉았다가 일어설 때 허리를 굽혔다 폈다 하기 힘든 요통이 생긴다. (전후굴신 불가요통이라고 함)
4) 새벽녘에 야뇨증이 생기고, 오줌과 똥이 안 나오는(뇨/변폐) 증상이 나타나기도 한다.
5) 에어컨이나 선풍기 바람, 또는 차가운 겨울에는 눈에서 눈물이 흐른다.
6) 눈이 시고, 버겁고, 따갑고(안구건조증), 또한 구토, 설사가 난다.
7) 담석증, 늑막염, 몽유병이 생긴다.
8) 간 부위 통증으로서 우측 옆구리와 등 뒤쪽에 따끔거리거나 불편함이 있다.
9) 입이 쓰고 백태가 끼며, 환도 관절통이 생긴다.
10) 발가락 제4지가 휘거나 오그라드는 등 이상이 생긴다.
11) 배꼽 좌측의 유동기, 적/취가 생긴다.
12) 손, 발톱에 줄이 가고, 부서지고, 깨지는 등 이상이 생긴다.
13) A/C형 간염에 걸린다.
14) 간경화, 간암, 경기, 사시(부등시)형의 눈이 생긴다.
15) 목에 가래가 자주 생긴다.

16) 콧잔등에 (비주) 파란색이 나타난다.

17) 질이나 음경 부위에 가려움증이 생긴다.

　　(음부소양증(陰部搔: 긁을 소, 痒:앓을 양 症))

18) 피부가 닭살이 되고, 얼굴이 푸른빛을 띠고(파랗게 질리고), 편두통이 생긴다.

19) 편도선이 붓기도 하고 목이 자주 쉰다.

20) 새벽에 복통이 있고, 잠잘 때 잠꼬대를 한다.

21) 이를 갈고, 탈장이 자주 생기며, 살이 야윈다.

22) 목이 굵어진다.

23) 우측 가슴 밑과 우측 등 뒤와 어깻죽지에 통증이 생긴다.

24) 황달이 생긴다.

3. 각항별로 예를 들어 세부적인 설명을 보완한다.

1) 팔과 다리에 근육 경련이나 쥐가 잘 나고 자주 저림 증상이 나타난다.

이는 혈액순환장애로 인하여 모세혈관에 적혈구가 통과하기 어려운 현상일 때 나타난다. 이것이 우리 몸에서는 근육경련으로 나타난다. 근육에서 차가워짐으로 인한 움츠린 증상이다. 우리가 추우면 몸을 움츠리는 것과 같은 증상이다. 이때 스트레스나 분노로 가득 차면 간장과 담낭의 기능이 저하되면서 몸이 차가워진다. 그러면 우리 몸은 근육경련이나 쥐가 자주 발생한다. 그래서 간이 차가워지는 즉 음주를 많이 해서 발생하는 간경변증이 있는 사람은 근육경련이 자주 발생하는 것이다. 이는 간이 근육과 연관이 있음을 알려주는 동양의학의 관계표이다.

2) 아침이나 장시간 앉았다가 일어설 때 전후굴신(굽혔다 폈다 하는 행동)이 힘든 요통이 생긴다.

이는 간경의 기경팔맥의 하나인 대맥, 즉 허리를 따라 빙 둘러 형성되어 있는 경락이 차가워지면서 허리를 사용하기가 불편해진 현상이다. 특히 이러한 증상은 아침에 주로 발생한다. 아침에 주로 발생하는 이유는 밤이 되면 기초대사로 인하여 저체온이 된다. 간 기능이 저하로 인하여 차가워진 체내를 기초대사가 더욱더 차가워지기에 아침에 허리가 굳어지는 현상이 오고 일과 시간을 음양오행으로 보면 새벽이 간 기능이 저하되는 시간이 겹쳐서 허리가 차가워지는 증상이 나타난다. 그래서 아침에 허리가 굳어지는 사람은 간 기능이 저하되어 있는 사람이다.

3) 새벽녘에 야뇨증이 생기고, 뇨/변폐 증상이 나타나기도 한다.

이는 음양오행상 하루의 시간대를 보면 새벽이 간 기능이 저하되는 시간이다.

이때는 우리 인체가 저체온증이기도 하지만 1차적으로 방광에 오줌이 차 있기에 차가워진다. 이때 차가워지는 방광 근육에 혈액순환장애가 발생하면서 근육이 위축되는 현상이 발생한다. 이때 방광의 2차 관문을 통제하는 근육의 기능이 소실되면서 소변을 보고 싶다 할 때 문을 열어야 하는데, 그 2차 통제 기능이 떨어지면서 나도 모르게 수면상태에서 소변을 보게 된다. 우리는 이를 야뇨증이라 하여 오줌싸개라고 하여 어렸을 때 키를 쓰고 옆집으로 소금을 얻으러 갔던 기억이 난다. 이런 행동에는 다 이유가 있다.

소금의 짠맛은 우리 몸속에서 양으로 작용하여 신장/방광기능을 향상시켜 체내를 따뜻하게 만든다. 그리하여 방광이 따뜻해지면서 2차 근육의 기능을 활성화한다. 그래서 야뇨증을 해소시키는 것이다. 또한 신장/방광기능이 좋아지지 않고는 간 기능이 좋아지지를 않는다. (수생목)그래서 우리는 어떠한 질병이 발생하면 그 원인을 찾고 그 원인을 제거하도록 해야 한다. 그렇다면 야뇨증은 어린아이만 있는 것이 아니고 어른도 있다. 어른이 경우는 지나친 스트레스로 인하여 신장과 간 기능 저하 시도 발생할 수 있다.

이러한 현상이 너무나 급격하게 발생하거나 강도가 강하면 뇨/변폐 즉 똥과 오줌이 안 나오는 증상이 발생한다. 또한 어떠한 강한 약물에 중독되었을 때도 뇨/변폐 증상이 나타날 수 있다.

어쨌든 신장과 간장의 기능 저하 시 나타나는 증상임을 알고 평상시에 야뇨증이 있는 아이들을 무조건 혼내고 나무라지 말고 토닥여 주고 격려해 주고 누구나 그렇게 자라왔단다 하면서 긴장을 풀어 주면서 음식을 약간 짜고 신맛이 들어간 음식을 먹이면 자연스럽게 해소된다. 이러한 음식 처방법은 뒤에서 종합적으로 설명한다.

4) 에어컨이나 선풍기 바람, 또는 차가운 겨울에는 눈에서 눈물이 흐르고 시고 안구건조증이 생긴다.

이는 간은 바람을 싫어하기 때문에 찬바람이나 에어컨, 선풍기 바람이 불면 간 기능이 저하되면서 몸이 움츠러드는 현상이 나타난다. 이러한 바람은 음 중의 양이기에 상초에부터 영향을 미친다. 우리 몸의 상초는 가슴 위로부터 머리 부분이다. 그래서 이 부분에 자극현상이 나타난다. 또한 얼굴 부분에서 간과 관련된 부분은 눈이다. 눈에서 눈물이 나는 이유는 눈은 1분에 6~10회를 깜빡이며 눈 속의 먼지를 닦아 내어 아래 눈꺼풀이 있는 안쪽에 있는 비루관을 통하여 눈 닦은 기름을 콧구멍으로 내려보내는 기능을 한다.

이러한 과정에서 비루관도 근육으로 이루어져 있어서 추워지면 관이 오그라들어 막히면 1분에 6~10회를 깜빡이며 닦은 물이 관이 막혀 밖으로 흐르는 현상이다. 일부에서는 「세상에 이런 일이」 라는 프로그램에서는 콧속으로 우유를 먹고 코를 막고 힘차게 불면 우유나 담배 연기가 비루관을 통하여 눈으로 나오는 신기한 현상을 보는 것이다.

그러나 눈물샘통로가 얼마 후면 다시 막힌다. 여자 분들은 예쁘게 화장을 하고 난 후에 외출을 하려고 하면 눈물이 주르르 흘러 화장을 망쳐 버리는 경우가 생겨 속이 상한다. 병원에서는 비루관이 막히는 원인이 간에서 오고 있음을 모르고 조영제를 쏘고 하여 일시적으로 소통은 되나 잠시 후에 다시 막히는 것은 근본적인 치료가 안 되었기 때문이다. 비루관이 콧구멍과 연결된 증거가 또 있다.

어린아이들은 울면 반드시 콧물도 같이 나와 얼굴이 범벅이 된다. 그런 아이가 얼마나 건강한 아이란 말인가. 어른은 스트레스를 받거나 간 기능이 저하되어 비루관이 막힌 사람은 울어도 콧물 없이 눈물만 흐르는 것이다. 이때 눈을 닦을 기름이 부족하면 눈이 버겁고 모래알이 낀 것 같은 느낌이다. 이를 서양의학에서는 안구건조증이라 하여 인공눈물을 투약한다. 그냥 놔두면 눈 벌겋게 충혈되고 눈이 피곤해서 앞을 못 볼 지경이 된다.

근본 원인은 간 기능 저하이니 간 기능만 향상시켜 주면 해결될 일이다. 일부 방송에서는 어느 할머니의 비방이라 하여 방송한 것을 본적이 있다. 다름 아닌 땅콩기름이다. 땅콩기름을 눈에다 넣는 것이다. 그러면 눈 안구건조증이 해소되었다는 내용이다. 사실은 땅콩이 간 기능을 좋게 하는 신맛의 음식이란 사실이다.

할머니는 이론은 잘 모르셨더라도 땅콩을 먹어도 되는 사실을 모르셨기에 기름을 짜서 눈에 넣은 수고를 하셨던 것이다. 계절적으로 보면 간 기능이 저하되는 봄에는 수시로 땅콩을 간식으로 먹어 두면 1년 내내 시력손상을 막을 수 있는 생활의 지혜를 가져야 할 것이다. 그리고 평소에 우리가 맥주를 먹을 때 안주로 땅콩을 먹는 이유도 맥주가 몸을 차갑게 하기 때문에 이를 해독하는데 간 기능이 힘들어 저하 되는 것을 막기 위하여 보완음식으로서 땅콩을 먹는 이유가 여기에 있다. 잘못된 음주법을 보면 맥주에다가 과일 안주는 음양오행상 궁합이 맞지 않는 음식이다. 맥주에 과일 안주를 자주 즐기다 보면 안경을 써야 하는 경우가 발생할 수밖에 없는 것이다.

5) 구토, 설사가 난다.

우리 장부는 어떠한 조금의 오차도 없이 서로 합리적으로 돕고 도와 가면서 살아가고 있다. 간에서 하는 기능 중에서 중요한 것이 해독 기능이다. 우리 몸에 병원균이나 몸에 들어가서는 안 될 물질들이 위장 내에 있을 시는 담즙을 과잉 발생시켜 구토를 시키고 위장을 통과한 것에 대하여는 2차 담즙산의 작용으로 인하여 설사를 유도 하게 한다. 그래서 설사를 자주 하는 사람은 장내가 차가워져있고 습한 여건이 되어 있어 여기에 각종 세균번식을 방지하기 위한 작용이다.

그래서 옛날에는 우리네 할머니들이 설사를 자주 할 때는 매실원액을 물에 희석해서 마시게 했다. 몇 번만 먹으면 감쪽같이 설사가 멈추고 했다. 이는 매실이 가지는 특성을 이용했던 것이다. 매실이 가지는 신맛 역시 간 기능을 향상시켰지만 더욱더 중요한 것은 매실이 가지고 있는 청산배당체의 항균작용을 강화시켜 체내의 균을 제거하는 기능도 합세했던 지혜이다.

특이 여름이면 몸 내부가 차가워지면서 각종 부패균들이 늘어나는 것을 방지하기 위하여 매실이 생산되는 계절에 흑설탕을 1:1비율로 하여 발효시켜 100일(5~7월까지 3개월) 경과 후에 먹는 한여름의 최고의 천연음료가 바로 신맛의 매실원액음료이다.

6) 담석증, 늑막염, 몽유병이 생긴다.

서양의학적으로 보면 담석이라 함은 우리 국민의 5~10%가 가지고 있다. 흔히 4F, 즉 여성(Female), 다산(Fertile), 비만(Fatty), 40대(Forties)의 질환으로 통한다.

담석은 간에서 만들어진 담즙이 여러 원인에 의해 돌처럼 단단하게 굳어진 것이다. 주성분이 콜레스테롤이면 콜레스테롤 담석, 빌리루빈(색소의 일종)이면 색소성 담석이라 한다. 식생활의 서구화 비만 인구의 증가로 콜레스테롤 담석이 증가하고 있다. 콜레스테롤 담석은 담낭에 색소성 담석은 담관에 잘 생긴다. 담석이 담낭에 생겼을 때 60~80%가 무증상이다. 골치 아픈 것은 간 내부나 담관에 생긴 담석이며 이는 담즙의 흐름을 방해하여 간 기능을 저해하기 때문이다. (중앙일보/2008. 7. 21~23면)

동양의학적으로 분석하면 간 기능이 차가워지면서 담즙생산과 저장기능을 갖는 담낭이 차가워지면서 담낭 내부의 차가운 환경으로 인하여 간으로 부터 만들어진 담즙을 받아서 보관하는 담낭의 내부가 차가워지면서 담즙자체가 서로 응결되는 현상이라 말한다. 그러다 보면 입을 통하여 음식물이 양과 종류, 먹는 속도에 맞게 내려보내는 기능(식사시작 후 30분후에 담즙이 내려옴)이 이상이 생기고 담즙의 양이 적어지면서 소화 장애가 발생할 수 있고, 담낭에서는 아무 문제가 없으나 담관 중간에 담석이 생기거나 내려가다가 정체된 경우도 문제가 발생한다. 중요한 것은 담석이 왜 생기느냐이다.

그것은 몸의 내부가 화가 가득 차 있기 때문에 혈액순환장애가 발생하면서 담낭 내부에 있는 콜레스테롤의 수분이 서로 엉기기 시작하면서 담석이 생기는 것이다.

그렇다면 문제는 화를, 즉 가슴에 분노를 가지지 않도록 긍정적인 성격을 가지는 것도 좋은 해결책일 것이다. 담석이 주로 생기는 사람들을 보면 성격이 외골수이고 화를 잘 내는 짜증을 어깨에 지고 다니는 사람이 많다.

7) 간 부위 통증으로서 우측옆구리와 등 뒤쪽에 따끔거리거나 불편함이 있다.

간은 우리의 우측 가슴, 즉 우측 가슴 젖꼭지에서부터 아래로 한 뼘 밑으로부터 직각 삼각형처럼 좌측 가슴 젖꼭지 밑까지 2/3는 우측 가슴에, 1/3은 좌측 가슴 속에 있다. 그런데 우측 가슴 갈비뼛속 안에 통증이 있거나 무엇인가 만져지는 경우가 있다. 뭔가 만져지는 경우는 간경화가 50% 이상 진행되고 있다고 보면 된다.

여기에 통증이 같이 나타난다면 더 심각한 경우라고 보면 된다. 그리고 우측 옆구리와 등 뒤쪽이 따끔거리는 것은 담낭에 담석이 생겼다는 신호다.

우측 옆구리가 불편한 것은 간장경락의 장문혈이 담낭경락의 경문과 대맥혈이 꺾이는 부분이기에 통증이 발생하는 것이다.

이뿐만 아니라 이유 없이 옆구리가 우리한 것도 간 기능이 저하되었을 때 나타나는 현상이다. 기의 흐름이 원활하지 않기 때문이다.

8) 입이 쓰고 백태가 낀다.

입이 쓰다는 것은 담낭에 이상이 발생했다는 것이다. 담즙이 무척이나 쓰다. 우리가 몸이 불편하거나 하면 소의 쓸개를 사다가 소주에다 담가서 약으로 먹는다. 먹어본 사람은 죽기 아니면 까무러치기니까 먹지, 두 번 못 먹을 쓴맛을 느낀다. 담즙분비 기능이 저하되면 우리 몸은 폐의 기운이 넘친다. 폐의 기운이 넘치고 있음을 나타내는 것이 흰색이다. 즉 금극목이 너무 강하여 목기운이 약하게 된 것을 의미한다. 이렇게 되면 담즙분비가 적으면 소화 장애가 발생한다. 그래서 입안에 백태가 끼면 밥맛이 없고 소화 장애가 발생하면서 입에서 밥알이 모래알 씹는 것처럼 밥맛이 없는 것이다.

이와 반대로 담즙이 과잉생산 되면 위산과다가 발생한다. 이렇듯이 적당히 되어야지 많고 적음 모두가 병으로 발전됨을 알아야 한다. 이렇게 백태가 끼는 원인은 신장기능이 저하되면서 적혈구의 공급이 원활하지 못하면서 발생하게 된다. 근본적으로 백태가 끼고 밥맛이 없을 때는 밥을 물에다 말아서 장아찌나 새우젓을 먹는 것이 처방이다. 그러면 서서히 담낭기능이 좋아져서 백태가 사라질 것이다.

긴급처방으로는 매실원액을 물에 타서 1일 3회 3일을 먹으면 개선될 것이다. 아니면 식초(흑초/ 산도3~5%)를 물과 2:1~5:1비율로 해서 음용해도 2~3일이면 해소된다. 이때는 매운 음식을 삼가야 한다.

9) 환도 관절통이 생긴다.

우리 몸의 관절통은 담낭의 기능이 약하면서 몸 안에 습기가 많을 때 발생한다. 즉 방광기능이 약한 것이지요. 배출기능이 저하되었다는 이야기이다. 근본적으로 볼 때 담낭기능의 이상 시 발생하는 증상이다. 이때는 담낭경락인 엉덩이를 차렷 자세로 서있을 때 양쪽 옆 볼기짝에 힘을 주면 쏙 들어가는 곳이 환도혈로서 이곳에 통증이 나타남을 말한다. 이때는 담낭경락의 시점인 발가락 4지 외측을 사혈하거나 족임음혈을 자극하면(침/뜸/안마/지압 등) 통증이 해소된다.

긴급처방으로는 매실원액을 물에 타서 1일 3회 3일을 먹으면 개선될 것이다. 아니면 식초(흑초/산도3~5%)를 물과 2:1~5:1비율로 해서 음용해도 2~3일이면 해소된다. 이때는 매운 음식을 삼가야 한다.

10) 발가락 제4지가 휘거나 오그라드는 등 이상이 생긴다.

담낭경락의 시점인 발 4지가 3지 쪽으로 휘어 들어가는 현상이다. 이는 담낭경락의 모세혈관에 혈액순환장애가 발생하면서 차가워질 때 발생하는 현상이다. 이때는 족임읍혈에 침을 놓는 것이 효과적이다. 이때에는 아마도 눈에서 눈물이 흐르는 증상이 동반될 수 있다.

11) 배꼽 좌측의 유동기, 적/취가 생긴다.

아픈 사람을 기준으로 배꼽 좌측에 뱃속에 무엇인가 딱딱한 것이 있는 경우와 있다가 없어지거나 하는 경우이다. 동양의학에서는 적(癪)이라고 한다. 이것은 병들어 기댈 녁(疒)에다 쌓을 적(積)이 합해서 만들어진 글자이다. 이를 화낼 적(癪)이라고 쓴다. 성질이 급하여 화를 자주내면 머리로 뜨거운 기운이 올라가고, 머리의 차가운 기운이 몸으로 내려와 누적되고 굳어버려 적(癪)을 만들기 때문이라고 하여 이런 글자를 쓴 것이다.

다른 한편으로는 모세혈관으로 냉기가 침습 되었을 때 부항사혈요법으로 해결하지 못하여 오랫동안 방치하여 그 찬 기운이 오장육부에 도달하여 장기의 기능이 저하되고 있는 상태를 말한다.

이 냉기는 서양의학적으로는 첨단장비를 이용하여 진단하여도 발견되지 않는 것이 특징이다. 그래서 의사들은 좀 더 두고 봅시다 하고 만다. 그런데 당사자는 소화 장애와 변이 묽게나오는 조금만 차가운 음식이나 이상한 음식을 먹으면 바로 화장실을 가야 하는 불편함이 있다. 이러한 적취를 동양의학에서는 적(癪)이라 하고 일본의 신도요시하루 선생은 냉기(冷氣)라 하고 있다.

복부의 유동기 적취는 몸 안에 냉기가, 즉 오장육부의 기능 저하가 최소한 5년 이상 진행되었다고 보면 된다. 5년 전부터 나의 몸은 서서히 신진대사에서 장애가 발생했음을 알고 고쳐야 한다. 그런데 단기간에 이러한 유동기 적취가 나가리라 생각해서는 안 된다.

헤링의 법칙에 의해서 3~5년 동안 꾸준히 식이요법과 생활습관을 바꿔야 하는 작업이다. 어떠한 질환이던지 발생 후에 치료하려 하지 말고 예방이 최선의 치료라는 생각을 갖는 것이 무엇보다 중요하다 하겠다.

12) 손, 발톱에 줄이 가고, 부서지고, 깨지는 등 이상이 생긴다.

여름이 되면 더욱더 기승을 부리는 질환 중에 하나이다. 예쁘게 단장을 하고 외출을 하려 해도 남들은 다 노출의 멋을 내는데 나는 의기소침해지는 곳이 있다.

감추려 해도 감출 수 없는 곳이기에 더욱 속이 상한다. 손톱도 예쁘게 단장하려고 하니 깨져버린 것이다. 발톱은 하얗게 부서지고 있고 엄지발톱은 안으로 파고들어 아프기도 하고 엄지손톱은 꺾어지기도 하고 두꺼워지기도 하고 힘이 없기도 하고 속이 상하기가 이만저만이 아니다. 피부과 병원에 가서 진료를 받으니 조갑백선이라나 백선조갑이라나 하면서 독한 피부병 약을 준다.

　　그 약을 먹어도 아무 소용도 없지만 그래도 위안이 되고자 병원을 찾지만 모두가 허사이다. 그런데 희한한 것은 발가락의 조갑백선을 치료하기 위해 갔는데 왜 간 기능검사를 받은 후에 약을 준다는 것인지 이해가 안 간다.

　　이것은 간 기능 저하에서 오는 증상이기 때문이다. 간에서는 단백질을 합성하는 일을 한다. 단백질을 합성해서 세포에게 나누어 주는 일을 한다. 하나는 디노보합성이요 다른 하나는 샐비지합성을 통하여 단백질을 공급을 하는데 간 기능이 저하되면 이러한 단백질 합성능력이 떨어지면서 우리 몸의 단백질 부분인 손발톱 부분이 눈에 띠게 나타나는 것뿐이다. 이때는 머리칼도 푸석푸석하고 피부도 거칠고 치아도 부식이 잘되고 그렇다. 이럴 때는 간 기능이 왜 저하되었는가를 파악하고 그 원인을 찾아서 제거하면서 간 기능의 회복을 유도하는 것이 좋다.

　　그 원인을 찾아보면 음주로 인한 간 기능이 저하되는 경우와 스트레스로 인한 지방간이 오래도록 경과할 경우 간 기능이 저하되기 시작한다. 간은 음의 장기이기 때문에 80% 이상 기능 저하가 와도 증상이 나타나지 않는다. 이런 경우에는 급한 대로 발 엄지 내측과 4지 외측을 사혈하고 소금물을 진하게 타고 거기에 식초를 몇 방울 넣은 뒤에 거즈에 묻혀서 손톱이나 발톱이 부서지는 곳에 싸매 두면 서서히 개선되기 시작한다. 너무 급하게 생각하면 아무것도 안 된다.
　　왜냐하면 손톱은 6개월 자라야 하고 발톱은 8개월에서 1년을 자라기 때문이다.

　　부평에서 어느 여자의 사례를 들면 엄지손톱만 부서지는데 왜 그런지 대한민국의 유명하다는 피부과 의사를 모두 찾아서 상담을 하고 약을 처방받아서 먹어 보았으나 아무 효능이 없었다. 무슨 인연이 되어 찾아왔다. 선생님 이건 왜 이런가요? 하고 손을 내미는데 유일하게도 엄지손톱만 하얗게 부서지는 조갑백선증상이다.

체질도 분석하고 홍채분석을 세밀하게 한 결과 놀라웠다. 마음속의 화(분노)가 가득한 상태라고 말하고 무슨 화인지를 상담하다 보니 남편을 돈 대주어 대학교수 시켜놓으니 제자하고 눈이 맞아서 도망을 간 상태라 그것이 얄밉고 분해서 이혼도 안 해주고 가슴으로 독을 품고 어린아이 하나를 키우려고 하니 속에서 화가 나서 매일 가슴속에는 한숨과 독설만 가득하게 지낸 지가 5년이나 되었던 것이다. 이것이 화근이 되면서 간 기능이 서서히 저하되어 우측 엄지손톱이 부서지기 시작한 것이다. 이것을 피부병이라 하여 독한 피부병 약만 먹었으니 간은 더 망가지고 손톱은 이제 새 손톱이 나기는커녕 점점 더 심하게 부서져 아예 우측 손에는 흰색 장갑을 끼고 다니는 처지가 되었던 것이다.

이것에 대한 처방은 간단하다. 이혼서류에 도장을 찍고, 용서하고 새로운 인생을 가는 길이다. 그리고 신장과 간장을 좋게 하는 식이 요법과 주 1회 와서 1주일 동안에 있었던 이야기들을 주절주절 떠들고 밥 먹고 가는 것이 전부였다. 그런데 신기하게도 4개월 지나면서 속에서부터 새 손톱이 나오는 것이 아닌가! 더욱더 신기하고 신이 나서 근무도 열심히 하고 즐거운 마음으로 생활을 바꾸니 약속 했던 대로 6개월이 시간이 지나면서 분홍색의 볼그레한 예쁜 손톱을 갖게 된 것이다. 그러니 감사의 보답으로 박카스 2박스를 사가지고 웃으면서 들어오던 사례가 있듯이 원인을 제거하지 않으면 질환을 절대로 치료나 치유되지 않는 것을 알아야 한다.

그래서 앞으로는 더욱더 많은 질병들이 늘어날 것이다. 그렇다면 원인도 역시 다양할 것이다. 원인을 찾는데 노력을 기울여야 병을 치유할 수 있을 것이다. 더욱더 힘들어진다는 이야기다. 그래서 더욱더 노력하고 정확한 진단법을 꾸준히 연구해야 한다.

· **민중의술로 보는 목기능 저하 시 육체적 증상을 알아본다.**

  - 양 손목을 굽혔을 때 잘 굽혀지지 않는다.
  - 코가 좌측으로 휘면 중풍이 들어 있거나 중풍을 치료한 사람이다.
    반면에 코가 우측으로 휘면 신경섬유종(피부에 커피색 반점이나, 겨드랑이 반점, 골형성 장애 등)이 있다. 후일에 다양한 뇌 정신 장애(안면마비), 전도성 청각장애 질환이 발생할 수 있다.
  - 콧등 좌우측에 종기나 뾰루지가 생기면 담석이 생기고 있는 것이다.
  - 콧등에 뾰루지가 나면 간이 열이 찬 것이다.
  - 손 인지(2지)에 푸른 핏줄이 보이면 경기를 하는 것이고 간 기능이 저하된 것이다.
  - 손 2지와 3지 사이의 볼록한 부분을 손으로 만졌을 때 속에 유리알 깨진 것 같은 느낌

이 촉지되면 간질환이나 암종(간암)을 의심해 본다.(손바닥)

- 손가락을 가지런히 하였을 때 손바닥에서 손가락이 시작되는 부분이 구멍이 숭숭 보인다면 몸이 냉한 것이다. 대책을 강구해야 한다.
- 손바닥에 나있는 굵은 손금 3개에 검푸른 색이나 자색의 빛이 우러나오면 어딘가 암종이 생성되고 있다는 신호일 수 있다.
- 인중에 점이나 뾰루지가 생기면 식도에 문제가 생기고 역류성 식도염이 있다.
- 아랫입술과 턱 끝과 중간 오목한곳에 점이나 뾰루지가 있으면 갑상선질환이 발생하고 있는 것이다.
- 편도선 질환이 있으면 턱이 앞으로 돌출된다.(주걱턱)
- 뺨 부위에 거미줄 같은 붉은 모세혈관이 보이면 간경화가 진행된 것이다.
- 발 날이 아프면 간이 약한 것이다.
- 발바닥 엄지부분의 두툼한 부분에 잘 갈라지는 것은 갑상선이 진행되고 있는 것이다.
- 눈이 토끼 눈처럼 빨간 것은 갑상선이 있는 증거다.
- 손등을 위로가게 하여 앞으로 나란히 자세를 취할 때 손끝이 떨리면 갑상선이 진행되고 있는 것이다.
- 손등을 위로하여 앞으로 내밀어 2지 손가락에 얇은 티슈를(폭 2Cm 정도 길이 10Cm) 걸었을 때 떨리면 갑상선 기능 항진이다.

27교시
육체적 증상 실습(학생 실습/토의) 병행

1. 체질을 고려하여 실습조를 편성하여 교육을 진행하는 방법

1) 얼굴이 정사각형인 금형 얼굴을 찾아서 A조로 편성하고 매운맛의 떡볶이나 겨자/칠리소 스를 먹이고, 다른 사람들은 B조로 편성하여 매실원액을 먹인다.

2) 10분 정도 상생상극도표의 목기능이 약해지는 원인을 설명하고, 목기능이 강할 때는 A조와 같은 현상이 발생하지 않는 것을 실습한다.

3) A조 인원들에게 설문지를 작성하게 하면서 동시 효과를 얻는다.

4) A조와 B조가 상호 토의를 통해 체험하는 시간을 갖게 한다.

2. 맛으로 체질을 고려하여 실습조를 편성하여 교육을 진행하는 방법

1) 또 다른 진행은 좋아하는 음식과 싫어하는 음식을 통해 간 기능이 약한 사람을 선별하여 실습조를 편성하여 교육을 진행한다.

예를 들면 신맛을 좋아하는 사람들은 목기능이 약한 증상들을 가지고 있다.

2) 상극되는 맛을 좋아하는 사람들끼리 조 편성을 하여 싫어하는 맛을 먹여 실습효과를 높게 하는 방법도 병행 진행한다.

28교시
구맥 출현 시 정신적 증상

본래의 성격 (심, 소장이 건강할 때)	병든 성격 (심, 소장이 허약할 때)
명랑하다	꿈이 많다
밝다	야하다
환하다	사치한다
화려하다	지나치게 웃는다
아름답고 환상적이다	깜짝깜짝 놀란다
뜨겁다	가슴이 두근거린다
정열적이다	신경질적이고 교만하다
체육을 좋아한다	화를 잘 낸다
육감이 예민하다	버릇이 없다
예술적이다	존칭을 잘 안 하고, 반말을 한다
예절이 바르다	돌격적이다
질서를 잘 지킨다	폭발적이다
탐구한다	사생결단하며 급하다.
용감하다	딸꾹질을 자주 한다
희생한다	오전과 여름에 발병한다
산화하고 확신한다	쓴내/단내가 난다

Q. 왜 심장과 소장의 기운이 허약해지는가?

그 이유를 설명하라.

- 수극화가 강할 때

- 화극금을 하지 못할 때

29~30교시
구맥 출현 시 육체적 증상

1. 증상이 나타나는 부위

심장, 소장, 심장경락, 소장경락, 독맥, 상완, 혀, 팔꿈치관절, 얼굴, 피, 혈관, 땀이 난다.

2. 상관관계를 보충 설명한다.

1) 경맥 주행상(심장경락, 소장경락, 독맥) 통증이 있다.

2) 얼굴이 붓고, 땀이 많이 난다.

3) 심장에 통증, 즉 좌측 가슴이 아프고 답답하다.

4) 등 뒤 대추혈을 중심으로 통증이 생긴다.

5) 상완통(알통이 생기는 부위)이 아프다.

6) 목이 자주 마르고, 주 관절통(팔 뒤꿈치)이 아프다.

7) 견갑골통, 양 볼이 붉어진다.

8) 하혈을 자주 하며, 습관성유산을 하게 되며, 딸꾹질을 한다.

9) 새끼손가락이 부자유스럽거나 휘거나 짧아진다.

10) 배꼽 상단(명치부분)에 유동기, 적/취(딱딱하게 뭉친 것)가 생긴다.

11) 엉덩이 밑 부분에 좌골신경통이 생긴다.

12) 혀에 이상이 생겨 말을 더듬거나 혀 짧은 소리를 하며, 혀가 붉어진다.

13) 여드름(면종)이 생기고 얼굴이 붉어지고, 불임증이 생긴다.

14) 생리통이 생기고, 눈(흰자위)에 핏발이 생긴다.

15) 얼굴이 앞으로 붉어지면서 혈압이 오르는 심장성 고혈압이 생긴다.

16) 명치뼈 바로 밑에 통증이 생긴다.

17) 심장판막증, 심근경색증, 동맥경화증이 생긴다.

18) 심장에 구멍이 있고 조금만 경사진 길을 걸어도 숨이 찬다.

※ 심포 삼초증 수반

3. 각항별로 예를 들어 세부적인 내용을 설명한다.

1) 얼굴이 붓고, 땀이 많이 난다.

얼굴이 부종이 생기는 이유는 음양오행상 화의 기운이 가장 많이 몰려 있는 위치에 있고 수승화강(水昇火降)이 안 이루어 질 때 화의 기운이 가득한 상태가 된다. 화의 기운이 가득한 상태이기 때문에 얼굴이 붉어지면서 부종이 생기는 것이 특징이다.

서양의학적인 부종을 보면 얼굴부종은 신장기능이 저하 시에 생기고, 종아리 부종은 심장 기능 저하 시에 발생하고, 얼굴이 딱딱한 부종이 생기는 것은 갑상선 기능이상으로 인한 부종이다. 그리고 손/발이 부종은 면역력이 저하 시에 오는 부종이다.

참고적으로 부종에 대하여 알아보면

통계적으로 다리와 발의 만성적인 부종은 심부전으로 인하거나 하지정맥에 생긴 정맥염으로 인할 가능성이 많다.

정맥염에서는 한쪽 다리만 부종이 생기지만 울혈성 심부전에서는 양쪽 다리에 생기며 또 정맥염에서는 통증이 있지만 심부전으로 인한 부종은 그렇지 않다. 다양한 원인에 의한 각각의 기전과 독특한 특징을 가지고 있다, 이 가운데 제일 먼저 심부전을 고려해 보아야 한다.

중증 신장 질환으로 인한 부종은 다리, 안면, 그리고 손(반지를 끼거나 뺄 수 없다.) 온몸이 붓는다.

이 범발성 부종은 소변을 통해 단백질인 알부민이 대량으로 빠져 나가 생긴다. 알부민은 간에서 만들어져서 혈류를 타고 순환한다. 신장이 건강할 때는 알부민이 소변으로 빠져 나가는 것을 허용하지 않는다. 그러나 신장이 병들면 알부민이 쏟아져 나간다.

알부민은 혈액 내에서 뿐만 아니라 그 주위 조직에서도 발견된다. 정상적으로 이 두 구획에서는 알부민의 내용물의 균형이 존재한다. 그러나 많은 알부민이 소실될 때는 대자연은 평형을 회복하려는 노력으로 혈중의 체액이 주위 조직으로 확산되어 알부민 농도의 균형을 맞추려 한다. 여기서 남은 체액이 전신부종을 일으키는 것이다.

간질환으로 인한 부종은 오래 진행된 단계로서의 간질환은 두 가지 기전에 의해 다리를 붓게 한다. 우선 손상된 간세포는 충분히 알부민을 만들 수 없게 되는데 그 최종 결과는 마치 신장에서 알부민이 빠져나간 것과 똑같다. 따라서 혈관과 주위 조직 간의 알부민 농도를 맞추려는 몸의 시도로 이 조직들이 붓게 된다.

또 하나는 간에 상처가 생기고 그래서 다리에서 심장으로 환류되는 혈액이 목적지에 이르지 못하고 되돌아간다. 내분비선의 종대나 복강 내의 종양도 이 정맥들을 눌러 발을 붓게 할 수 있다.

기아로 인한 복부 종창은 음식물중 단백질(알부민)이 부족에 기인한다. 그래서 체액이 혈관 밖으로 새어가 조직으로 흘러드는데, 이 경우에는 복부로 들어와서 신장질환과 간장 질환에서처럼 배가 붓게 된다.

중증의 갑상선 기능 저하는 다리를 포함해서 전신에 부종을 일으킨다. 이 부종은 신장과 간장 질환에서처럼 단백질 불균형 때와 같이 알부민 평형을 구하기 위해 혈류에서 조직으로 체액이 흘러 들어가서 생긴다.

이외에도 몇몇 약물들은 다리에 부종을 일으킬 수 있다.

2) 만약 부종이 한쪽으로만 있다면 혈중 단백질 부족, 심부전 혹은 간 또는 신장질환 등과 같은 전신성 장애는 아닐 것이다.

심부전은 대개 다리만 붓지 눈, 안면, 그리고 손가락이 붓지 않는다. 만약에 배가 그리고 다리가 붓는다면 심장 쪽보다는 간에 문제가 있을 가능성이 높다. 특히 복부 종창이 먼저 왔다면 특히 그렇다.

① 주요 관찰사항

가) 엄지손가락으로 부은 다리를 몇 초간 눌렀다가 떼보라. 만약 1~2분간 지속되는 손자국이 있다면 그것은 함요(陷凹; pitting)라고 부른다. 함요는 갑상선 기능 저하로 인한 부종에서는 생기지 않으니 다른 요인이라 보면 된다.

나) 만약 당신이 남자이며 다리 부종과 함께 황달이 있고 유방이 종대 되어 있고 2~3

일정도 면도를 안 해도 되고 손바닥에 붉은 반점이나 붉고, 호흡곤란 증상이 있다면 심각한 간질환이다.

다) 만약 다리뿐만 아니라 얼굴도 붓는다면 그것은 아마도 심장이나 간질환으로 인한 것은 아닐 것이다. 대신에 갑상선 기능 저하, 어떤 전신성 알레르기 반응, 심포장에 의한 심장의 수축이나 신장 질환을 의심해야 한다.

라) 부종이 있는 다리가 갈색을 띠고, 특히 발목 주위가 그렇다면 그것은 오랫동안 정맥에 만성적인 정맥류가 생겨 그런 것이다. 이 색소 침착은 혈액이 정맥벽을 떠나 그 부근의 조직으로 스며들어가 생긴 것이다.

마) 부종 부위가 아프고 붉어지며 열감이 있다면 당신은 다리를 다쳤거나 감염이 되었거나 아니면 급성 정맥염에 걸린 것이다.

합병증을 동반하지 않는 심부전 혹은 신장질환이나 간질환은 통증을 일으키지 않는다. 앞서 이야기했듯이 양쪽 다리가 붓고 호흡곤란이 있다면 심부전을 의심해야 한다. 그리고 잠들 때 붓는다면 심부전이다.

동양의학적인 소견으로는 얼굴부종은 신장기능이 약할 시에, 종아리 부종은 심장기능이 약할 시에 발생한다.

부종이라 하는 것은 외관상으로 붓기가 있는 것과 정강이뼈 있는 부분을 만졌을 때 움푹 들어갔다가 복원하는데 시간이 오래 걸리는 경우를 말한다.

얼굴이 붓는 경우는 짠맛의 음식을 먹으면 붓기가 가라앉고 종아리의 부종은 쓴맛의 음식으로 먹으면 부종이 해소된다.

우리가 일반적으로 볼 때 부종이 발생하는 이유는 혈관 내에 수분이 많을 때 혈액의 작용에 의해 수분을 혈관 밖으로 내보낸 결과 피부에 수분 량이 증가하면서 발생하는 것이다.

즉 체내에 수분이 많다는 것은 음이 많다는 것이다. 그렇다면 양이 부족하니 양을 보충해주면 된다. 그 양(陽)이 바로 소금인 것이다. 소금을 먹으면 체액이 따스해져서 혈액순환도 빠르게 되지만 혈관 내의 수분조절도 되어 부종이 해소되면서 신진대사가 원활해져서 몸이 가벼워지는 결과를 가져온다.

부종이 있는 사람은 음이 많은 사람이니 양을 보충해주면 간단하다. 양을 보충하는 방법은 앞서 4가지를 이야기했다.

3) 심장에 통증, 즉 가슴이 아프고 답답합니다.

우리는 가끔씩 화가 나거나 억울한 일을 당했을 때 가슴을 두드리면 호소하면서 막 울고 나면 조금은 시원해짐을 느낀다.

우리 몸은 화가 나면, 즉 스트레스가 쌓이면 호르몬분비도 정상이 안 되지만 갑자기 혈당이 상승되면서 혈액순환장애를 겪는다.

이것은 배가 고파 식당에 가서 음식을 주문했을 때 우리보다 늦게 온 사람들에게 음식이 먼저 나오면 우리는 속에 화가 치밀어 오른다. 그리고는 잠시 후에 소리를 지르고 나면 밥맛이 없어진다. 이때 혈당을 재어 보면 혈당이 올라있다. 이는 우리 몸이 스트레스를 받으면 혈당이 상승됨을 알 수 있다.

그래서 스트레스가 만병의 원인이라고 말하는 것이다. 혈당이 높아지면 고혈압이요, 당뇨병이요, 고지혈증이요 심혈관 질환들이 심심치 않게 발생한다.

그래서 이런 병들을 생활 습관병이라 하는 이유가 여기에 있다. 혈당이 갑자기 상승하면 혈액순환장애가 발생하면서 혈관이 좁아져서 혈액을 공급하는 기능을 가진 심장이 갑자기 힘이 들어 진다. 그리고 혈액순환이 제한을 받으면 몸이 차가워진다. 몸이 차가워 질 때 가장 힘이 드는 곳은 심장이다. 차가워지면 심장박동이 어려움을 겪게 된다.

가슴에 통증이 있다고 하는 것은 심장 근육이 작아지고 있다고 보면 된다. 그래서 가슴을 두드리고 나면 통증이 조금은 해소되는 것이다. 두드리는 자체가 운동을 하는 것이고 운동이 열을 발산하는 역할을 해 주었기 때문이다.

이때는 급한 대로 커피 알갱이를 티스푼으로 한 스푼을 입에 넣고 침으로 서서히 녹여라. (15분 간격으로 3회 실시) 그러면 가슴이 후련해질 것이다. 그리고 나서 근본적으로 개인별 맞춤식 생식 식이요법을 통하여 질환을 개선시키는 것이 좋다.

이때 급하게 커피를 입에 넣는 이유는 쓴맛이 우리 몸에 들어가서 혈관을 확장하는 기능을 하기 때문에 혈액량이 많아져서 몸이 따뜻해지는 기능을 한다. 그래서 가슴의 흉통이 해소되는 역할을 한다. 그렇다면 평소에 생활 습관병을 앓고 있는 사람들은 심장과 소장이 약해지는 시간대인 오전 10~11시경에 커피 한 잔을 마시면 심장을 강화하는 역할을 하기에 심혈관 질환을 개선시킬 수 있다.

이 외에도 생은행을 하루에 9알을 매일 먹으면 심혈관 질환을 막을 수 있고, 또는 솔순을 생으로 1일 2개씩 믹서에 갈아서 먹어도 심혈관 질환을 예방할 수 있다.

여기에 제시된 내용들을 아무리 많이 알려 주어도 실천하지 않는다면 무슨 소용이 있나요. 꼭 한번 실천해서 건강하게 살아가세요.

4) 상완통(알통이 형성되는 곳)이 아프다.

우리가 별로 한 일도 없는데 팔뚝이 아프다고 한다면 꾀병처럼 들릴 것이다. 특히 어린아이들이 "엄마 나 팔뚝아파요" 하면 그것을 인정을 해주어야 하는데 엄마의 입장에서 보면 아플 리가 없다는 생각에 꾀병처럼 대수롭지 않게 넘기는 것이다. 실제로 아이는 팔뚝이 아파서 죽겠는데!

아이가 심장기능이 저하되면 전조증상으로 팔뚝이 아픈 것을 모르고서 나중에 가서 보면 심장 판막증이네 뭐네 하고 야단법석이다. 그럴 수 있다. 몰랐으니까. 이제는 그러면 아니 된다.

이것은 수소음 심경락 5, 6번을 보면 이해가 갈 것이다. 6번의 상박 안쪽을 따라 내려가 수태음 및 수궐음경의 뒤로 가서 팔꿈치 안쪽으로 내려가다 한 것과 수태양 소장경 4번 상박의 바깥쪽 뒤 가장자리를 따라 어깨로 오르다라는 경락의 설명과 같이 상박의 뒤편 알통보다도 뒤편의 삼두박근이 있는 쪽이 아프고 불편하다.

인영 쪽의 맥상이 크다면 소장기능이 저하되고 있음이요, 촌구맥상이 크다면 심장의 기능이 저하되고 있음을 나타낸다.

5) 목이 자주 마르고, 주 관절통(팔 뒤꿈치)이 아프다.

(이유를 토의해 봅시다.)

지리산끝자락의 벌교주먹과 녹차이야기

우리나라에서 "벌교에 가서는 주먹 자랑하지 말라"는 이야기가 있다. 다른 곳에서 사는 사람들도 모두가 운동도 하고 했을 텐데 왜 하필이면 벌교사람들이 주먹이 강한가를 보면 다 이유가 있다.

백두대간의 높은 산맥들은 음양오행상의 음에 해당된다. 음이 가득할수록 양이 부족하여 양을 요구한다.

반대로 저지대 즉 평지는 양이 가득하다. 그리고 바닷가는 양이 더욱더 강하다. 우리는 양이 가득하면 다혈질이 되어 음양의 조화가 불균형을 이룬다. 그러면 성격이 불같아 진다. 우리나라의 다른 지형보다도 백두대간이 끝나는 지역인 벌교 순천지역이 유난히 양의 기운을 요구하는 지역이다.

그래서 벌교지역이 양의 기운을 가득 담은 주먹이 센 사람들이 많이 나온다. 그리고 보성지역이 녹차 밭이 유명한 것은 자연스러운 일이다. 녹차의 쓴맛은 내리는 성질을 가진다. 이뿐만이 아니다. 커피도 내리는 성질을 가지고 있기 때문에 이른 아침에 변비가 있는 사람들이 커피한잔을 마시면 화장실을 가는 습관을 갖는 것이다. 이뿐만 아니라 커피관장도 마찬가지 이론이다.

벌교지역의 강한 주먹들은 녹차를 마심으로서 성질을 죽이고 정상적인 삶을 살아가라고 보성에 녹차를 준 자연의 지혜에 감탄할 뿐이다. 벌교지역에서 태어난 사람들은 그곳에서 살아가면 더 없이 건강한 삶을 살아갈 수 있지만 타 지역으로 나오면 벌교 사람들의 양기가 가득한 재간을 당해 낼 수가 없어서 생긴 말이다.

주의해야 할 것은 녹차를 너무 오랫동안 장복하면 위장이 탈나고 위염과 더불어 위암이 발생한다는 이론이 발표된 것을 보면 화생토가 지나친 결과에서 오는 증상임을 알 수 있다. 어떤 음식이던지 과하면 안 되고 편식이 오랫동안 지속되면 우리 몸의 영양의 불균형이 발생하여 질병이 발생한다는 것이다.

녹차 밭이 백두대간의 마지막 끝자락에 위치한 것도 다 이유가 있다. 음의 기운이 강한 사람들에게 음기운을 잠재우기 위한 역할을 하기 위해서 마시는 음식이다.

그래서 사찰에서 차를 마시는 풍습이 있는 이유도 여기에 있다. 사찰은 음의 지역에 위치한 것이다. 산에 위치해있다는 것이 음의 지역이라는 것이다.

이런 이유에서 뚱뚱한 사람들이 녹차를 먹고 다이어트를 한다는 이야기가 녹차의 내리는 성질을 응용한 것이라 하겠다. 그러나 너무 많이 먹으면 위장기능이 약해져서 맛을 모르고 많이 먹는 대식가로 변신해서 더욱더 뚱뚱해지는 역효과를 가져오기도 한다.

그래서 녹차는 육지 사람들이 먹는 음식이 아니라 양기운이 강한 저지대 평야지대 그리고 바닷가 사람들이 먹는 음식이라는 것을 알아야 한다.

그런데 바닷가 사람들은 이러한 녹차 대신에 쓴맛이 음식인 소주를 대접으로 먹는 이유도 이와 상관관계가 있다. 바닷가가 양(陽)이 강한 지역이기 때문에 음(陰)인 깡소주를 먹어도 거뜬한 것은 음양의 조화가 잘 이루어졌기 때문이다. 그러나 육지에서 생활하는 사람들이 바닷사람들처럼 소주를 먹는다면 아마도 벌써 저 높은 곳에 계신 큰형님(하늘나라)한데 놀러오라는 전화를 받았을 것이다.

그렇다면 강원도 같은 산악지역에서 밭(양지식물)에서 생산되는 음식물을 자주 먹으면 우리 몸(음성)과 산악이라는 음성의 성격이 양보다 강하기 때문에(외부는 추워서 음으로 분류하나 먹을거리의 내부의 기운은 양의 성격이 강함) 성격이 유(柔)해지는 것이다.

그래서 강원도 사람들이 모진 사람들이 없다는 것이다. 그러고 보면 전라도처럼 평야지대에 사는 사람들이 머리가 명석하다. 이것도 음양의 조화다.

그러니 지역에 따라 생긴 것(체질)에 따라 성장과정에 따라 지금까지 먹어온 음식의 종류에 따라, 그리고 생활습관에 따라 모두가 다르게 적용되어야 함을 보았다.

그런데 방송에서는 획일적으로 뭐가 좋다 나쁘다 하고 방송을 해대니 국민들은 방송에서 했으니까 의사가 말했으니까 하고 그대로 믿고 하니 병의 원인을 찾지도 않고 처방하는 꼴이 되니 치료율이나 치유율이 낮을 수밖에 없지 않은가! 그것은 당연한 결과일 것이다.

우리가 여자 분들이 날씬한 몸매와 매끈한 피부를 갖기 위해서 집에 먹을 것은 없어도 다이어트나 피부가 좋아지는 것에 투자한다는데 방송에서 나온 대로 어떤 이는 포도 다이어트에 성공했는데 누구는 엉망이 됐다고 울상 짓는 것을 보면 왜 저렇게 어리석을까? 그 사람과 내가 모든 것이 다른데 똑같이 한다는 것은 어리석은 결정이 아니겠는가.

방송에서 나왔다고 그대로 한다는 것도 그 사람이 어떤 조건에서 한 결과인지도 모르고 그대로 행하니 결과는 다르게 나타나서 신랑한테 "그냥 생긴 대로 살아라." 하는 창피한 이야기를 듣게 되는 것이다.

· **민중의술로 보는 화기능 저하 시 육체적 증상을 알아본다.**

- 혀끝에 돌기 같은 것이 느껴지면 뇌동맥류가 진행되고 있다.
- 본인을 기준으로 혀끝의 좌측이 열꽃이 피면 뇌혈관장애가 발생하고 있는 것이고, 우측에 열꽃이 피면 심장질환이 발생하고 있다는 것이다.
- 귓불이 빨갛게 부풀어 있는 사람은 혈액순환장애를 겪고 있고, 남자는 발기부전과 고혈압을 병행 가지고 있다.
- 귓불에 주름이 생기면 혈압이 상승하고 있다.
- 귓불부분 안쪽이 딱딱하게 굳어있거나 돌기부분이 두드러져 있다면 치매가 진행되고 있는 뇌혈관 장애가 진행되고 있다.
- 눈 상안검부분(윗눈꺼풀)이 튀어나와 있으면 혈압이 있다.
- 말을 할 때 발음이 부정확하다면 심장질환이 진행되고 있다.
- 눈 흰자에 핏줄이 여러 갈래 보이는 것은 심장이 약해지고 있다는 것이고 빨갛게 토끼눈과 같이 흰자위 전체가 빨간 것은 갑상선이 진행되고 있는 것이다.
- 가슴이 답답하고 얼굴에 땀이 흐르면 심장마비 증상이므로 지체없이 119를 불러야 한다.
- 중풍이 발생하기 약 3개월 전에는 평소에 안하던 욕을 많이 하고 짜증을 굉장히 심하게 낸다.
- 어느 날 갑자기 앞이 안 보인다고 하면 뇌경색이 발생한 것이다.
- 치매는 단순한 빼기가 안 된다.
  11-7에 대한 답을 못 내거나 다른 답을 낸다.
- 뇌일혈이나 뇌동맥경화증이 있으면 아픈 쪽의 안구가 아래로 처져있다. 반대쪽 눈가에는 주름이 비대칭으로 생긴다.
- 눈동자가 안쪽으로 몰린 사람과 두 눈동자의 크기가 다른 사람은 뇌일혈에 걸리기 쉽다.

- 눈동자가 밖으로 벌어진 외사시기가 있는 사람은 암을 주의해야 한다.
- 혀를 내밀어 안쪽(목 젖이 있는 부분)이 검은색은 신장 기능이 극도로 저하된 상태이
  다. (방치하면 죽음에 이른다.)

31교시
육체적 증상 실습(학생 실습/토의) 병행

1. 체질을 고려하여 실습조를 편성하여 교육을 진행하는 방법

1) 얼굴이 사다리형인 수형 얼굴을 찾아서 A조로 편성하여 짠맛의 소금을 먹이고, 다른 사람들은 B조로 편성하여 쓴맛의 커피를 먹인다.

2) 10분 정도 상생상극도표의 화기능이 약해지는 원인을 설명하고, 화기능이 강할 때는 A조와 같은 현상이 발생하지 않는 것을 실습한다.

3) A조 인원들에게 설문지를 작성하게 하면서 동시 효과를 얻는다.

4) A조와 B조가 상호 토의를 통해 체험하는 시간을 갖게 한다.

2. 맛으로 체질을 고려하여 실습조를 편성하여 교육을 진행하는 방법

1) 또 다른 진행은 좋아하는 음식과 싫어하는 음식을 통해 간 기능이 약한 사람을 선별하여 실습조를 편성하여 교육을 진행한다.

예를 들면 쓴맛을 좋아하는 사람들은 화기능이 약한 증상들을 가지고 있다.

2) 상극되는 맛을 좋아하는 사람들끼리 조 편성을 하여 싫어하는 맛을 먹여 실습효과를 높게 하는 방법도 병행 진행한다.

32교시
구삼맥 출현 시 정신적 증상

본래의 성격 (심포, 삼초가 건강할 때)	병든 성격 (심포, 삼초가 허약할 때)
다재다능하다 능수능란하다 임기응변이 좋다 중재하는 능력이 있다 천재적이다 팔방미인이고 차분하다 생명력이 강하다 저항력이 강하다 순발력이 있다 정력적이다 초능력적이다 한열에 대한 저항력이 강하다 중노동에 대한 저항력이 강하다	불안하다 초조하다 신경이 예민하다 우울증이 있다 울화가 치밀다 부끄럽고 수줍다 아니꼽다 창피하다 요령을 피운다 잔꾀를 쓴다 잘난 척한다 간신질한다 이간질한다 집중력이 없다 부산하다 각종 저항력이 없다 피곤하고 무력하다 변절기에 심하다 흐느끼기를 잘한다

Q. 왜 심포와 삼초의 기운이 허약해지는가?

그 이유를 설명하라.

- 수극화가 강할 때

- 화극금을 하지 못할 때

33~34교시
구삼맥 출현 시 육체적 증상

1. 증상이 나타나는 부위

심포장, 삼초부, 심포경, 삼초경, 음유맥, 양유맥, 견관절, 손, 임파액, 표정, 감정, 생명력, 저항력, 신진대사 등에 이상이 발생한다.

2. 상관관계를 보충 설명한다.

1) 경맥 주행상(심포경락, 삼초경락, 음유맥, 양유맥) 통증이 생긴다.

2) 손바닥에 땀나고, 벗겨지고, 저리고 붓고 (일명 주부습진) 갈라진다.

3) 심계항진, 즉 맥박이 빠르게 뛴다.

4) 몸 안과 밖의 체온의 불균형이 생긴다(한열왕래조절불가).

5) 흉통(잔중통)이 생긴다.

6) 목에 이물감이 있어 간질간질하다.

　(매핵: 무엇인가 있는 것 같은 느낌이라 헛기침을 자주 한다.)

7) 전립선염, 전립선 부종이 생긴다.

8) 혈소판 부족증과 백혈병이 생긴다.

9) 오줌소태가 자주 발생한다.

10) 목과 편도선이 붓고, 갈증이 자주 난다.

11) 임파액이 뭉친다.

　(근육 속에 쌀이나 팥알같이 딱딱하게 만져지는 것)

12) 미룡골통, 요하통, 꼬리뼈통이 생긴다.

13) 소변곤란 증상이 나타난다.

14) 생리곤란/불규칙해진다. (생리 양 과다/기간의 변화)

15) 신경성 소화불량이 자주 발생한다.

16) 얼굴이 울그락 불그락거림 증상이 생긴다(면홍면황).

17) 각종 신경성 질환, 성격의 변화가 심하다.(화났다 좋아졌다)

18) 손가락 3, 4지가 휘거나 굽는다.

19) 어깨가 무겁고 손발 저림 증상이 나타난다.

20) 신진대사가 불량해지며 다양한 불편한 증상이 나타난다.

21) 협심증, 부정맥, 새벽에 가슴이 조이는 증상이 나타난다.

22) 전관절염, 견관절염이 생긴다.

23) 변을 보았는데도 잔변이 있는 것 같은 느낌이 있다(후중증).

24) 통증이 이동하고, 저린 증상이 여기저기 돌아다니며 나타납니다.

3. 각항별로 예를 들어 세부적인 내용을 설명한다.

1) 경맥 주행상 통증이 생긴다.

　① 수궐음 심포경

　가) 가슴에서 시작하여 나와 심포경락에 속하고

　나) 횡경막을 뚫고 내려가

　다) 삼초를 두루 엮었다.

　라) 그 갈라지는 곳은 가슴을 따라

　마) 옆구리에서 나와 겨드랑이에서 아래 3촌되는 곳(천지)에서 내려 왔다가 올라가

　바) 겨드랑이 밑에 이르러

　사) 상박의 내측을 따라서 수태음폐경과 수소음심경 두 경맥사이로 내려와 팔꿈치(곡
택) 가운데로 들어갔다가

　아) 팔뚝으로 내려와 두 힘줄 사이(간사, 대릉)로 빠져 손바닥 가운데(노궁)에 들어가

　자) 가운데 손가락(중충)으로 나갔다.

　차) 갈라지는 곳은 손바닥 가운데서 갈라져 약손가락 끝으로 나갔다.

　　　(여기서부터 수소양삼초경에 연결되어 들어갔다)

　② 수소양 삼초경락

　가) 약지손가락에서 시작하여

나) 약손가락과 새끼손가락 사이로 올라가

다) 손등(양지)을 따라

라) 팔뚝의 바깥쪽 두 뼈 사이(지구)로 나와 올라가서

마) 팔꿈치(천정)를 뚫고

바) 상박의 바깥쪽을 따라

사) 어깨에 올라가

아) 족소양 담낭경의 뒤로 나온 후

자) 결분에 들어가 두 젖 사이 단중에 분포되어 심포와 연결하고

차) 횡격막을 지나 내려가 삼초에 속한다.

카) 갈라지는 곳은 단중에서 올라가서 결분으로 나가고 여기서

타) 목으로 올라가서

파) 귓바퀴 뒤를 끼고 곧추 올라가 귀 위쪽으로 나와서

하) 다시 구부러져 뺨으로 내려와 콧마루로 갔다.

거) 갈라진 곳은 귀 뒤에서 귀 뒤로 들어갔다가 나와서 귀 앞으로 나가서 객주인 앞을 지나 뺨에서 교회하고 눈 외측으로 갔다.

(여기서 부터 족소양 담경에 연결된다)

이러한 경락상에 통증이 발생하거나 우리 하거나 찌뿌듯하거나 무엇인가 불편함이 나타난다.

2) 손바닥에 땀나고, 벗겨지고, 저리고 붓고 (주부습진/主婦濕疹) 갈라진다.

서양의학적인 소견을 보면 '지장 각피증'을 달리 이르는 말이며, 물을 많이 다루는 주부에게서 주로 생기므로 이렇게 이른다.

주부습진이란 처음에 손이 건조해지면서 붉어지고, 점차 진행되면 꺼칠해지며 손가락에 비늘이 생겨 벗겨지는 현상을 말한다. 심하면 손등도 트고 손바닥이 두터워지면서 갈라진다. 일반적으로 반지를 낀 부위부터 시작한다.

① 원인 및 악화 요인

가) 장시간 손을 물에 담그거나 또는 세제나 비누를 사용한 경우

나) 파, 양파, 마늘, 당근, 무, 간장, 된장, 고춧가루 등의 양념에 자극을 받거나 알레르기가 생기면 주부 습진이 악화된다.

다) 주부습진을 예방하려고 낀 고무장갑에 포함된 화학물질에 의해 알레르기성 접촉피부염이 생겨 더욱 악화된다.

라) 상한 피부에 2차적으로 세균, 곰팡이 등이 감염되어 잘 낫지 않는 경우도 있다.

② 진단

손에 생기는 습진이라고 모두 주부습진은 아니다. 한포상습진, 알레르기성 접촉피부염, 진균증, 건선, 발에 생긴 급성 무좀에 의해 나타나는 '이드(id)' 반응 등을 구별해야 한다.

주부습진은 어느 부위에나 생길 수 있으며 다양한 형태로 나타나며 화학물질 등에 계속적으로 노출이 되면 손에 홍반성 습진성 발진이 생기며, 이 발진은 아토피 피부염이 있을 경우 더욱 현저합니다. 습진성 병변은 손가락의 건조, 발적으로 시작되며 손가락 말단부와 손등에 가려움증을 동반한 인설이 생깁니다.

③ 예방 및 주의점

가) 가능한 물일을 피하고, 빨래를 할 때는 반드시 고무장갑을 끼도록 한다.

나) 고무장갑에 의한 접촉피부염도 발생하므로 반드시 먼저 면장갑을 껴야 한다.

다) 오래 일하다 보면 땀으로 면장갑이 젖을 경우가 있으므로 여러 켤레를 준비하여 두었다가 갈아 끼도록 한다.

라) 강력한 세척제의 사용을 금한다.

치료 증세가 경할 경우 국소적으로 부신피질 호르몬제 연고를 1일 3~4회 도포 하며, 심하면 항히스타민제와 부신피질 호르몬제를 경구 투여한다.

이와 같이 서양의학적인 소견을 보면 굉장히 어려운 난치병중의 하나이다. 그러나 중요한 것은 주부들이 물에 손을 대지 않아도 주부습진에 걸려 고생한다는 것이다. 그렇다면 서양의학적인 소견에 무엇인가 문제가 있다는 것을 알 수가 있다. 어느 33세 아가씨는 귀한 집에서 태어나 지금까지 설거지 한번 아니 했음에도 주부습진으로 너무 고생하고 있는 것은 무슨 일이란 말인가 말이다.

이런 증상을 설명해야 한다. 어떻게 설명할 것인가?

동양의학적인 소견으로는 서양의학과 전혀 다르게 본다. 동양의학적인 면에서는 자율신경계의 불균형에서 오는 증상으로 본다. 음양오행상 분류에 의하면 손은 심포장 삼초부와 연계되어 있다고 분류한다. 손가락의 3지와 4지는 심포장, 삼초부의 경락이 흐른다.

그리고 5지는 심장과 소장의 경락이 흐른다. 1지와 2지는 폐/대장경락이 흐른다.

면역력(免疫力)이 떨어졌다는 것은 외부에서 병원균이 침투해도 막을 힘이 없다는 이야기다. 외부에서 병원균이 몸 내부로 침투할 수 있는 여건이라는 것은 몸내부가 차가워지고 있다는 것이다. 이것은 산소의 문제가 관련되어 있다.

하나는 신장 기능 저하에서 오는 적혈구의 생산기능 저하를 들 수가 있고, 다른 하나는 폐기능 저하에서 오는 산소공급 부족 시 나타날 수 있다. 스트레스를 받으면 신장 기능 저하와 함께 자율신경계의 불균형이 발생하면서 적혈구 생산량이 줄어들어 몸이 차가워진다. 이렇게 되면 신장과 심장과의 상관관계도 불균형을 이룬다.(수극화/水克火)

자율신경계가 불균형을 이루면 호르몬의 불균형이 나타난다. 이렇게 되면 우리 몸은 모든 균형이 깨져서 오장육부가 불균형을 이루면서 가장 심하게 나타나는 것은 체온조절 능력이 떨어진다는 것이다. 그러면서 자연의 기온 변화에 따라 우리 몸이 변해야 함에도 불구하고 자연과 관계없이 자체적으로 열이 오르락내리락하는 현상이 발생하면서 열을 주관하는 심장으로부터 멀고, 모세혈관이 많이 분포되어 있는 손/ 발/머리에 땀이 축축하게 젖는 현상이 발생한다. 이것을 서양의학적으로는 주부습진이라 칭한다.

그렇다면 주부습진을 남자들은 물에 손을 대지 않는 사람도 걸릴 수 있다는 이야기인가? 그렇다. 누구라도 걸릴 수 있다. 물을 자주 접하는 사람이 걸리는 것이 아니라 자율신경계가 불균형한 사람이 주부습진에 걸릴 수 있다. 신경이 예민하고 스트레스가 많이 누적될 때 나타나는 증상이다.

그렇다면 왜 주부들에게 주부습진이 많은 것인가?

아마도 주부가 살림도 살아야하고 아이들 공부시키랴 남편 뒷바라지하랴, 시댁관계, 고부간의 갈등, 재테크 등 여러 가지를 복합적으로 처리하다 보니 정신적·육체적으로 복잡해진다.

그러나 어디 세상일이 내 맘대로 되면 걱정할 것이 하나도 없다. 이게 하나 해결되면 저게 안 되고 저것이 해결되면 이것이 안 되고 그러다 보면 스트레스가 남자보다 더 많이 쌓이게 된다. 그러다 보니 자연히 모세혈관이 나도 모르는 사이에 좁아지는 현상이 타나나는 것이다. 모세혈관이 많은 곳부터 항상성을 유지하고자 하는 현상이 나타난다.

우리가 무더운 여름에는 땀을 많이 흘리는 것은 속이 차가워지면 병이 발생하기에 수분을 밖으로 배출하여 정상 체온을 유지하기 위한 생명 활동이다. 그래서 여름에 땀을 배출하지 않고 냉방기를 적극 활용하는 사람들은 질병이 많이 발생하는 것이다. 반대로 겨울에는 외부는 차가운 만큼 몸 내부는 따뜻하기에 땀을 내서 몸 안 덥게 할 일이 없기에 땀이 없고 또한 병이 없는 것과 같다. 이렇듯이 손과 발에서 속이 차가워진 결과로 손/발에만 땀이 많이 발생하고 이것이 일시적으로 나타나는 증상이 아니고 항상 그런 상태가 되다 보니 혈관과 피부사이에서 수분조절능력이 떨어진 상태로서 피하조직이 습하다 보니 체온조절이 안 되어 각종 다양한 균류들이 서식할 수 있는 여건을 만들어준 결과가 된다.

그렇다면 이러한 경우는 근본 원인인 스트레스를 줄이고 여유 있는 마음을 가지면 자연스럽게 해소된다. 성격이 급한 사람은 부항사혈을 통한 기와 혈, 수분조절과 양의 기운을 보강하면 좋아진다.

음식으로는 떫은맛의 음식인 옥수수가루를 1일 3회 먹으면 3개월 정도 지나면 개선된다.(1일3회 1회 물 100cc에 밥숟가락으로 세 숟가락)

3) 심계(心悸)항진(亢進), 즉 맥박이 빠르게 뛴다.

서양의학적인 소견을 보면 심장의 박동이 빠르고 강해지는 증상이며, 흥분, 과로, 심장병 따위로 말미암아 일어나는 증상이다.

심장질환이 있는 사람이 심각한 부정맥에 대해 아무런 증상을 못 느끼는 경우가 있는가 하면 정상 심박동임에도 불구하고 심계항진을 느끼는 경우도 있다.

서양의학에서 심계항진의 원인은 크게 3가지로 분류되는데, 첫째는 정신적인 스트레스 또는 불안, 둘째는 규칙적이나 강한 심실 수축, 셋째는 간헐적인 빈맥증, 서맥증, 기외수축 등의 심장질환에서 발생한다고 보고 있다.

심장질환 없이 동계를 느끼는 사람도 심계항진이 기질적인 심장질환이나 치명적인 부정맥에 의해 발생한 것으로 생각하여 곧 죽을 수도 있다는 불안에 사로잡히기도 하는데, 이러한 불안감은 심장증상에 대해 감수성을 높이고, 자율신경계 활성을 증가시키고 이로 인해 심박수가 증가하고 수축력이 강해져 심계항진을 더욱 느끼게 되는 악순환이 반복되는 증상이 나타난다.

병적인 원인으로는 심장 자체의 질병으로 예를 들면 심내막염이나 심근염, 빈혈, 크레브스 씨병, 갑상선기능항진 등이 일어날 때도 이 심계항진이 있다.

동양의학적인 소견을 보면 스트레스 과다로 인한 불규칙적인 산소공급으로 발생하는 현상을 말한다.

우리가 심박동과 혈압과의 상관관계를 보면 심박동이 빠르면 혈압이 감소합니다. 자연의 음양이 있듯이 우리 몸에서는 심박동 즉 심계항진 증상 즉 심박동이 빠르면 반대로 혈압이 떨어지는 현상이 발생합니다. 그래서 가슴이 뛰지만 뭣인지 모르게 죽을 것만 같은 느낌이 나오는 것이다.

우리가 사람도 운명을 다할 때 보면 심장 박동이 126~130을 넘으면 혈압이 뚝 떨어져서 호흡이 멈춰져 사망에 이르는 것입니다. 그래서 심계항진 즉 가슴이 빠르게 뛰는 현상이 나타나면 반대로 혈압이 떨어지면서 오장육부의 장기에 혈액 공급이 저하되므로 모든 기능이 떨어져 결국은 사망에 이르는 위험한 질환입니다.

산소공급의 주 장기는 신장(콩팥)이다. 신장은 스트레스와 아주 밀접한 관계가 있다. 스트레스를 받으면 혈관을 좁히는 것도 문제지만 생산량도 일정치 않기 때문이다. 신장과 심장의 불균형을 해소시켜 준다면 심계항진증상이 사라집니다. 신장에서 맑은 혈액을 생산하여 공급한다면 신진대사가 활발해지면서 오장육부의 기능이 정상화되어 몸 내부가 따뜻해지면서 정상적인 혈압과 심박동으로 돌아오기 때문이다.

4) 협심증, 부정맥이 생긴다.

① 서양의학적인 소견으로 보는 협심증(병리학)[狹心症, angina pectoris]이란?

흉골 아래와 심장·위에 걸쳐 느껴지는 심한 경련성 통증을 말한다. 때로는 왼쪽 어깨와 왼팔 안쪽 아래로 방사되기도 한다. (동양의학적으로 보면 심장이 좌측 가슴에 위치해 있으므로 몸 좌측 상체 부분에 우선적으로 증상이 나타난다.)

협심증은 운동을 하거나 정신적 스트레스를 받을 때 촉진되며, 관상동맥이 산소가 풍부한 혈액을 심근에 제대로 운반하지 못할 때 초래되기도 한다. 휴식을 취하거나 니트로글리세린이나 혈관 이완제를 투여하면 통증이 완화된다. 정신적 스트레스를 피하거나 힘이 덜 드는 운동을 하면 협심증이 일어나는 횟수를 줄일 수 있다.

심장표면에는 직경 2~4mm 정도의 혈관들이 있어 끊임없이 운동하는 심장 근육에 산소와 영양분을 공급하는데, 이 혈관을 관상동맥이라고 부른다. 이 관상동맥의 어느 부위가 좁아져서 심장이 필요로 하는 혈액의 공급에 지장이 오면 앞가슴 한복판에 통증을 느끼게 되는데 이를 협심증이라 한다.

가) 협심증의 증상을 보면 다음과 같다.

흔히 협심증의 증상은 빨리 걷거나 언덕을 오르거나 힘든 일을 할 때 또는 추운 날 따뜻한 실내에 있다가 갑자기 밖으로 걸어 나갈 때 가슴을 압박하거나 쥐어짜는 듯한 통증으로 나타난다. 그리고 이와 함께 어깨나 팔, 목으로 통증이 뻗치는 경우도 있고, 목을 압박하는 듯한 증상이나 치통을 느끼는 수도 있다. 통증이 심한 경우에는 기운이 빠지면서 진땀이 나고 호흡곤란, 메스꺼움, 가슴이 뛰는 증상을 동반할 수 있다. 한편 고령자에게서는 통증 없이 단지 유난히 숨이 찬 증상만으로 나타나기도 한다.

나) 협심증의 종류를 알아본다.

수개월 이상 일정한 정도 이상의 힘든 활동을 할 때만 증상이 나타나는 경우를 안정 협심증이라고 하고, 통증이 점점 더 심해지거나 빈도가 잦아지고 휴식 중에도 통증이 발생하던가 전에는 통증이 없다가 갑자기 통증을 느끼는 경우는 불안정 협심증이라고 부른다. 대개의 협심증은 힘든 일이나 활동을 할 때 발생하므로 노동성 협심증이라고 부르나, 활동을 하지 않는 상태에서 관상동맥의 경련성 수축에 의해 통증이 나타나는 이형(異型)협심증도 있으며 이 경우 새벽에 통증으로 잠을 깨는 수가 많다.

- 협심증은 주로 육체적 정신적 스트레스에 의해 유발되는 수가 많으므로 안정을 취하는 것이 증상을 가라앉히는 중요한 방법이다.

- 혀 밑에 넣는 니트로글리세린은 증상을 신속히 가라앉히는 구급약으로 널리 쓰이고 있

다. 통증이 발생했을 때 즉시 혀 밑에 넣고 기다리면 약이 녹으면서 흡수되어 1~2 분 내에 통증이 사라진다. 그러나 5분이 지나도 통증이 지속되면 두 번째 알약을 넣어 보고, 다시 5분간 기다려도 통증이 지속되면 세 번째 알약까지 사용할 수 있다. 그래도 통증이 지속되면 혈관이 완전히 막힌 심근경색증이 의심되므로 가까운 종합병원 응급실로 즉시 가야 한다.

- 동맥경화성 심장병인 협심증이나 심근경색증을 앓고 난 후, 위험한 심근경색증의 발생이나 재발을 예방하기 위하여 아스피린을 하루 한 번 1/2정 혹은 1정씩 복용하면 훌륭한 효과가 있는 것으로 알려져 있다. 그러나 아스피린에 대한 알레르기, 위궤양 출혈성 질환 등 금기사항이 있을 수 있으므로 담당의사와 상의하여 복용 여부를 결정하도록 한다.

이 외에도 베타차단제, 칼슘길항제 등 많은 종류의 약제들이 개발되어 있는데 심장 기능 상태에 따른 전문의의 처방에 따라 적절히 조심스럽게 사용하여야 한다.

이럴 때는 의사에게

- 약물치료는 혈관을 확장시켜 혈액순환을 돕거나 혈관이 완전히 막히는 것을 예방하도록 도울 수는 있지만, 동맥경화증으로 인해 좁아진 혈관병변 자체를 제거하지는 못한다. 따라서 관상동맥 상태를 파악하는 기능검사결과 이상이 있으면 혈관 특수촬영을 시행하고 그 결과에 따라 풍선을 이용한 성형술이나 혈관이식수술을 시행하여 증상을 개선시키거나 수명을 연장시킬 수 있다.

협심증 환자 중 급히 병원으로 가서 치료를 받아야 할 응급상황은

- 가슴의 통증이 전에 비하여 매우 심하거나 점점 악화되거나 15분 이상 지속될 때
- 가슴의 통증과 함께 전신의 기운이 빠지거나 메스껍거나 기절할 때
- 니트로글리세린 설하정을 5분 간격으로 세 번 투여한 후에도 통증이 멎지 않을 때 등이다.

서양의학적인 소견을 보면 복잡하고 어렵다. 무슨 말인지도 그게 그거 갔고 어쨌든지 많이 알아야 한다. (열심히 공부하기 바랍니다.)

② 동양의학적인 소견으로 보는 협심증

심장이 일정한 혈액을 공급 받아서 일정하게 심박동을 통한 혈액 공급을 하여야 정상이나 불규칙한 혈액 공급과 불규칙한 배출로 인한 오장육부의 기능 저하 결과가 부정맥이요 협심증이라는 병명을 받는 것이다.

예를 들면 맥을 촉지하는 곳의 손목(촌구)과 목(인영)의 심박동을 보면 정상적으로 뛰는 것은 √(크기10) √ √ √ √ √ 하고 1분에 일정한 간격으로 60회를 뛰어야 하지만, 비정상적인 경우는 √ √(크기8) √ - √ √ -(크기0) √ √ - √ - √ √(크기6) √ 이렇게 불규칙하게 맥박이 뛰는 것을 말한다. - 표식된 것은 맥박이 건너뛰는 것을 말한다. 맥박이 한번 건너뛴다는 의미는 건너 뛸 때는 오장육부에 혈액 공급이 안 된다는 것이다. 그러면 혈액 공급형태가 다양하다. 정상적인 공급량을 10으로 볼 때 어떤 때는 10으로 공급하고 어떤 때는 0이고 어떤 때는 8, 6 등 다양하게 나타난다.

이런 것 모두가 부정맥이다. 이럴 때마다 가슴의 흉통이 생긴다. 흉통이 있다는 것은 주인님 "나 산소와 영양분 좀 제대로 주세요! 하고 세포들의 외침이라고 생각 하면 된다. 다행인 것은 산소공급이 일시적으로 중단되는데도 세포들이 죽지 않고 살아 있다는 것이다. 다음에 나오겠지만 심근경색은 심근세포가 괴사되는 것과 차이점이다.

주원인은 스트레스로 인한 면역력 저하다. 임시방편으로 사관에다 침을 좌/우, 상/하의 균형을 잡는 침을 놓으면 즉시 부정맥이 사라진다. 근본적인 해결책은 스트레스를 적게 받고 적극적이고 활발한 생활습관을 갖는 것이다.

부정맥이 나오면 협심증이 오고 맥상을 말할 때는 부정맥이라 하고 증상을 말할 때는 가슴이 답답해지고 조여 오는 증상이라 하여 협심증이라 한다.

③ 부정맥(不整脈)이란?

서양의학적인 소견을 보면 부정맥이란 불규칙적으로 뛰는 맥박을 말하며 심장의 이상으로 일어나는 것과 호흡의 영향으로 생리적으로 일어나는 것이 있다.

가) 심방부정맥(心房不整脈)이란?

심방수축의 리듬 이상 증상은 심방성빈맥, 심방조동증, 심방세동 등을 포함한다.

심방성빈맥은 갑상선중독증과 같은 질환에 의한 것일 수도 있고 정상 개체의 스트레스성 자극에 의한 증상일 수도 있다.

심방조동증은 매우 빠른 심방의 박동에 의한 것으로 심방의 박동은 규칙적이나 너무 빠르기 때문에 심실로의 충격이 지체되어 충격 중 일부만이 심실을 자극하게 된다.

심방세동은 또 다른 형태의 부정맥으로서 불규칙적이며 비효율적인 심방수축이 원인이다.

나) 심실(心室)부정맥이란?

심실의 수축이 심방이나 방실결절의 장애에 반응하기 때문에 심부정맥의 주요한 원인이 될 수 있다. 관상동맥질환 같은 심각한 심장질환에 의해서도 심실성 빈맥이 유도될 수 있다. 박동은 규칙적이나 매우 빠르기 때문에 정상적인 심장의 수축과 이완이 방해를 받게 되어 울혈성심부전이 되며, 이 상태가 계속 지연되면 쇼크를 유발할 수 있다. 심실세동이 일어나면 심실의 기능이 극단적으로 방해를 받게 되므로 몇 초 또는 몇 분 내에 조절되지 않는다면 치명적일 수 있다.

급한 처방은 손 3지 내측과 4지 외측 그리고 5지 내외를 사혈하면 쉽게 해소된다.

이런 것들이 주원인이 스트레스라는 것이다. 우리는 살면서 스트레스를 받지 않을 수 없지만 스스로 해소하는 지혜를 가져야 할 것이다.

5) 몸 안과 밖의 체온의 불균형이 생긴다.(한열왕래조절불가)

우리는 살면서 다양한 삶을 살아가는 사람들을 본다. 사우나에 가보면 어떤 이는 사우나에서 조금만 있어도 땀이 비 오듯 흐르는 사람이 있는가 하면 그 뜨거운 곳에 오래도록 있는데도 땀 한 방울 안 나오는 사람이 있다.

어디 이뿐만인가. 더위를 유난히 타는 사람이 있는가 하면 추위를 유난히 타는 사람이 있고, 또 몸이 더웠다가 추웠다가 하는 사람도 있다.

이런 현상이 왜 나타나는가 하는 생각을 가져본다. 사람의 체온은 36.5℃ 인데 말이다.

그것은 사람의 평균체온이라는 것은 몸 안의 온도와 몸 외부의 온도를 더해서 둘로 나눈 평균값이 36.5℃라는 것이다. 그렇다면 사람이밖이 더우면 내부의 온도는 내려가고 내부의 온도가 오르면 외부의 온도가 내려간다는 이론이 성립되어야 한다.

이해가 간다. 열대 사막에서 생활하는 사람도 36.5℃ 이고, 시베리아 벌판에서 사는 사람도 36.5℃ 라면 뭔가 이상하지 않는가?

더운 곳에서 사는 사람이나 찬 곳에서 사는 사람이나 모두가 평균체온 36.5℃ 를 유지하는 것은 덥거나 춥거나 몸의 내외를 조절하는 자동 조절장치인 자율신경체계가 정상적으로 가동되고 있다는 증거다. 이 자율신경계가 정상으로 작동되지 않는 사람은 앞서 말한 다양한 형태의 땀이 나고 안 나고, 추위를 타고 안타고 하는 항상성이 깨어진 경우다. 그래서 건강한 사람은 계절에 맞게 체온 조절하면서 즐겁게 살아가는 것이다.

이열치열(以熱治熱), 즉 "열은 열로서 다스려라" 더울 때는 더운 것으로 이겨내라 하는 이야기다. 우리가 삼복더위에 더위를 이기기 위해서 무엇을 먹는가. 보신탕이나 삼계탕을 먹어서 여름을 이겨낸다. 여기서 탕(湯) 이란 물수(氵)변에 별양(昜)자가 합성된 글자다. 이는 뜨거운 물이라는 뜻이다. 보신탕이란 뜨거운 국물이 있는 몸을 보양하는 음식이라는 것이다. 삼복더위에 뜨거운 보신탕을 먹고 나면 시원함을 느낀다. 이는 뜨거운 음식이 몸내부의 온도를 높이니 몸 외부의 온도는 내리는 현상이 발생된 것이다. 그래서 시원함을 느끼는 것이다. 이와 반대로 차가운 아이스크림을 먹으면 더 덥고 갈증 심해진다. 이는 속이 더욱 더 차가워지기 때문에 더욱더 더위를 타는 것이다.

음양의 이치에 의해 외부가 더운 여름은 몸 내부는 차가워진다. 그래서 더운 여름에는 속을 뜨겁게 하기 위해 보양식인 삼계탕이나 보신탕, 매운탕 등을 먹는 것이다.

반대로 겨울은 외부가 추운 만큼 몸 내부는 따뜻해진다. 그래서 겨울에는 차가운 음식을 먹어서 속을 식히는 것도 건강법이다, 그래서 겨울에는 살얼음이 뜬 동치미나 차가운 냉면을 먹는 것이다. 서양의학적으로는 이해할 수 없는 것이 음양론이다. 동양에서는 이런 이론은 이열치열(以熱治熱)이라고 표현한다.

보신탕에 관한 이야기는 앞에서 자세하게 설명되었다. 이렇듯이 우리 몸이 자연의 변화에 따라서 우리 몸의 내외부의 온도를 조절한다는 것이다. 자연의 변화란 봄, 여름, 가을, 겨울의 변화와 밤과 낮의 기온의 차이를 말한다.

스트레스를 받으면 우리 신장에서 혈액생산량이 줄어들고 공급량이 줄고 결국은 우리 몸의 최말단부 즉 피부에 수없이 많이 분포되어 있는 혈관에 산소공급과 세포들의 먹이공급이 줄어들어 자연의 변화에 맞추어 몸의 온도를 변화시키는 자율 신경 체계가 무너졌다는 결론이다.

그래서 스트레스를 너무 많이 받으면 계절의 변화와 관계없이 덥고 춥고 하는 현상이 발생하는 것이다.(여자들의 갱년기증상과는 다르다)

6) 흉통(잔중통)이 생긴다.

흉통 (胸痛)이란, 가슴의 경맥 순환이 안 되어 가슴이 아픈 증상을 말한다. 가슴 안에 있는 여러 장기들과 가슴 벽에 병이 생겼을 때에 나타나는 증상이다.

가슴 안에는 심장을 비롯하여 폐, 식도, 기관 등이 있다. 흉통에서 제일 심한 것이 협심증으로 오는 통증이다.

이때에는 발작적으로 앞가슴뼈 뒤에서 졸아드는 것 같기도 하고, 바늘로 찌르는 듯도 한 통증이 오는데, 몇 초 동안 계속되다가 멎기도 하고 때로는 몇 분 계속될 때도 있다.

통증은 앞가슴뼈 뒤에서뿐 아니라 왼쪽 어깨와 목, 팔 쪽으로 점차 뻗어 나가게 된다. 흉통은 또한 숨을 깊이 들이쉬거나 기침, 재채기를 할 때 옆구리와 뒷가슴이 바늘로 찌르는 듯이 아플 때가 있는데, 이것은 늑막염 때의 증상이다.

통증이 늑골을 따라 생기는 것은 늑간 신경통이다.

가슴통증에는 병이 생기면서 즉시 아픔을 느끼는 것도 있지만 폐렴, 결핵, 폐농양과 같이 병은 심하지만 통증은 느끼지 못하는 것도 있다.

그것은 폐에는 통증을 느끼는 신경이 없기 때문이다. 이때에는 병이 심화되어 가슴팍을 자극할 때 가슴 답답한 감과 함께 가슴뻐근한 감을 느끼게 된다. 이밖에도 가슴통증에는 타박이나 이상으로 통증이 나타날 수 있다.

앞서 설명한 것처럼 산소공급이 불규칙하면 나타나는 증상이므로 스트레스를 최소화하는 것이 최고의 처방이다.

흉통에 대한 민간의료는 다른 때와 마찬가지로 원인을 치료하는 것을 기본으로 하면서 통증을 해소하는 처방을 적용할 필요가 있습니다.

7) 목에 이물감이 있어 간질간질하다.(매핵)

매핵이라 함은 매핵기(梅核氣)를 이르는 말이다. 그야말로 목에 매실 씨가 걸린 것 같은 기분이 든다는 말이다. 요즘말로 신경성질환이다. 이런 경우 이비인후과적인 검사를 해도 특별한 것이 나오지 않아 환자는 답답함을 금할 길이 없다. 경우에 따라 코가 목으로 넘어가서 그렇다는 등 여러 가지 의견들이 있지만 꼭 그렇다고 할 수는 없는 것이다.

이런 분들의 신체 구조적 특징은 물을 잘 마시지 않는 경향이 있고 구부정한 자세로 생활을 하는 사람이 많다. 예를 들어 수험생들은 물을 마실 기회도 적을뿐더러 자세도 하루 종일 구부정한 자세로 책상에 앉아 있어야 하는 까닭에 인후부의 근육들이 이완 구축되어 이물감을 느끼는 것이다. 더구나 수분부족으로 인후부가 건조해지므로 자주 침을 삼키거나 헛기침을 하게 되는 것이다. 그리고 사람이 스트레스를 받으면 인후부가 건조해지기 마련이다. 스트레스가 쌓이면 혈액순환 장애가 주원인이다. 그래서 한약처방들이 스트레스를 해소해 주는 약물 위주로 구성되어 있는 것이다.

적절한 약물치료와 함께 명랑한 기분을 유지하고, 바른 자세를 자주 유지하려고 노력하면 신장기능이 활성화되어 모든 기능이 정상 가동되면서 매핵이란 증상이 서서히 해소될 것이다. 가만히 보면 스트레스가 별의 별 다양한 종류의 병들을 유발하는 것을 알 수 있다.

- **민중의술로 보는 상화기능 저하 시 육체적 증상을 알아본다.**
  - 이마 양 눈썹 사이에 세로 주름이 생긴다.
  - 손톱을 입으로 물어뜯는다.
  - 신경질을 자주 낸다.
  - 좌우 손가락 3지가 4지 쪽으로 휜다.
  - 몸에 붉은 점이 생긴다.(면역력 저하로 인한 혈소판이 깨지는 증상)
  - 온몸이 여기저기 아프다.

- 성격의 기복이 심하다.(우울-명랑-우울-명랑)

- 눈썹이 얼기설기하고 적다.

- 눈 깜빡임이 심하다.

- 겨드랑이쪽이 뻐근하고 아프다.

- 여자들은 유방 밑 브래지어와이어 있는 선을 따라 아프거나 겨드랑이 쪽으로 가며 통증이 생긴다.

- 감기 증상이 한 달 이상 지속된다.

- 감기약을 먹어도 낫지 않는다.

  (콧물이 나고 몸살 감기증상과 유사)

- 목과 겨드랑이 사타구니 등 주요 관절 부위에 근육 속에 콩알만 한 근육 뭉침이 만져진다. 때로는 등이나 팔에도 생긴다.

  서양의학적으로는 피지라 하여 수술하면 노란 기름덩이리가 나온다.

- 생리가 없는데도 임신이 된다.

- 장기간 생리불순이 생긴다. (3개월, 6개월, 1년 동안 생리를 안 한다.)

- 어깨 밑 팔뚝의 쏙 들어간 부분(상완)에 통증이 생긴다.

- 원형 탈모가 생긴다.

- 대상포진이 생긴다.

- 주부습진이 생긴다.

35교시
육체적 증상 실습(학생 실습/토의) 병행

1. 체질을 고려하여 실습조를 편성하여 교육을 진행하는 방법

1) 얼굴이 사다리형인 수형 얼굴을 찾아서 A조로 편성하고 짠맛의 소금을 먹이고, 다른 사람들은 B조로 편성하여 쓴맛의 커피를 먹인다.

2) 10분 정도 상생상극도표의 화기능이 약해지는 원인을 설명하고, 화기능이 강할 때는 A조와 같은 현상이 발생하지 않는 것을 실습한다.

3) A조 인원들에게 설문지를 작성하게 하면서 동시 효과를 얻는다.

4) A조와 B조가 상호 토의를 통해 체험하는 시간을 갖게 한다.

2. 맛으로 체질을 고려하여 실습조를 편성하여 교육을 진행하는 방법

1) 또 다른 진행은 좋아하는 음식과 싫어하는 음식을 통해 심장기능이 약한 사람을 선별하여 실습조를 편성하여 교육을 진행한다.

   예를 들면 쓴맛을 좋아하는 사람들은 화기능이 약한 증상들을 가지고 있다.

2) 상극되는 맛을 좋아하는 사람들끼리 조편성을 하여 싫어하는 맛을 먹여 실습효과를 높게 하는 방법도 병행 진행한다.

36교시
홍맥 출현 시 정신적 증상

본래의 성격 (비/위장이 건강할 때)	병든 성격 (비/위장이 허약할 때)
- 모든 일에 확실하다 - 실 셈을 철저히 한다 - 수치와 실제가 정확하고 틀림없다 - 외골수이다 - 하나밖에 모른다 - 일편단심이다 - 배운 대로만 한다 - 명령대로 시행한다 - 신용이 있다 - 직접 일하며 모든 것을 직접 확인한다 - 화합한다 - 결합하여 통일한다 - 단단하게 한다 - 굳건하게 한다	- 공상하고 허황된 생각을 한다 - 몸을 뒤로 젖히고 망상한다 - 호언장담하여 실수를 하며 신용을 지키지 못한다 - 거짓말을 한다 - 쓸데없이 생각하여 에너지를 낭비한다 - 생각이 깊다 - 의심하며 의처증이나 의부증이 생긴다 - 안 되는 일도 추진하는 미련함이 있다 - 반복해서 말하고 행동한다 　(궁시렁거림) - 확인하고 또 확인한다 - 거추장스럽고 부담스럽다 - 트림을 잘한다. - 단것을 좋아한다 - 곯은 내 나는 음식을 좋아한다 - 정오와 한여름에 심하고 습기를 싫어한다

Q. 왜 비/위장의 기운이 허약해지는가?

　그 이유를 설명하라.

　- 목극토가 강할 때

　- 토극수를 하지 못할 때

홍맥 출현 시 육체적 증상

1. 증상이 나타나는 부위

비장, 위장, 췌장, 비경, 위경, 충맥, 무릎관절, 대퇴부, 배통, 입, 입술, 유방, 비계 등에 이상이 발생한다.

2. 상관관계를 보충 설명한다.

1) 경맥주행상(비장경락, 위장경락, 충맥) 통증이 생긴다.

2) 무릎이 차고 통증이 생긴다.(일명 무릎 퇴행성관절염)

3) 앞이마가 차가워지면서 시리고 통증이 생긴다. (전두통)

4) 발 제1,2지 휘거나(무지(拇指) 외반증) 둘째 발가락이 꼬부라진다.

5) 배에서 출렁출렁하는 소리가 난다. (복명(腹鳴)

6) 입병, 즉 입과 입술이 자주 헐거나 염증이 생긴다.

7) 췌장암/비장암/위암이 생긴다.

8) 입맛을 모르고 무엇이나 잘 먹어 비만증이 된다.

9) 백혈구 이상 현상이 발생한다.

10) 밥을 먹어도 또는 먹지 않아도 더부룩한 증상이 있다.(도포증)

11) 위궤양, 십이지장궤양/속쓰림이 있다.

    (식후에 바로 속쓰림은 위궤양, 아침에 속이 쓰리면 십이지장궤양)

12) 배꼽을 중심으로 유동기/적/취(뱃속에 딱딱한 것이 뭉친 현상)가 생긴다.

13) 발뒤꿈치가 갈라지고, 각질이 생긴다.

14) 몸이 무겁고 게으르며 만사가 귀찮다. 눕기를 좋아한다.

15) 하치통(아래치아 통증)이 생긴다.

16) 손이 와들와들 떨리는 수전증(중풍이나 파킨슨병과 구별해야 함)이 생긴다.

17) 피부 빛이 노랗고 개기름이 흐른다.

18) 얼굴이 누렇게 뜨고, 이마가 검어진다.

19) 대변이 흙처럼 풀어지고 물에 뜬다.(위장에 열이 찬 경우)

20) 몸 전면에 열이 있다.

21) 위무력(수시로 트림을 한다.), 위하수가 생긴다.

22) 당뇨병/저혈당이 발생하며 혼수상태가 발생하기도 한다.

23) 구안와사(중풍과 구별해야 함)가 발생한다.

24) 코끝이 빨갛고(코주부) 피부가 우둘투둘해진다.

25) 입에서 냄새(구취)가 심하다.

26) 명치끝에 통증과 등 뒤 견갑골 부분 척추를 중심으로 통증이 발생한다.

27) 척추 중간 부분(본인기준 등 뒤) 우측으로 통증이 발생한다.(췌장암이 발생한 경우)

3. 각항별로 예를 들어 세부적인 내용을 보완 설명한다.

1) 무릎이 차고 통증이 생긴다. (무릎관절염/關節炎)

① 서양의학적인 소견으로 보는 관절염(병리학)[關節炎, arthritis]이란?

관절(關節)에 생긴 염증(炎症)으로 인해 나타나는 여러 증상을 말하며, 급성(急性)일 때는 관절 주위가 빨갛게 부어오르며 통증이 심하다. → 감염성관절염, 골관절염, 류마티스 관절염 등이 있다.

관절염이란 그냥 무릎이 아픈 것을 말하고 일반적으로 퇴행성관절염과 류마티스 관절염으로 구분한다. 어떤 것은 그냥 아프기만 하고, 어떤 것은 무릎에 물이 차고 퉁퉁 부면서 아픈 것을 말한다.

퇴행성관절염은 아침에는 안 아프다가 오후가 되면 아픔이 오는 말 그대로 오전에 많이 사용해서 통증이 오는 것이고, 류마티스 관절염은 움직이지 않고 자고 일어나서부터 그냥 아프기 시작하는 관절염을 말한다.

② 동양의학적인 소견으로 보는 관절염

근본적으로 무릎이 아픈 관절염으로서 물이 차면서 아프던 물이 차지 않으면서 아프던 이는 비/위장기능이 약할 때 나타나는 증상이라는 것이다. 왜 비/위장 기능이 약해서 나타나는 증상으로 보느냐 하면 무릎을 지나는 비/위장 경락을 보면 무릎좌우측에 외측에 위장경락(독비혈)과 내측에 비장경락(혈해혈과 음릉천혈)이 있다. 이곳이 차가워지기 시작하면 혈액순환 장애로 인해 무릎에 통증이 생긴다.

그리고 물이 차면서 아픈 것은 비/위장과 신장/방광기능의 즉 토극수(土克水)와 수극화(水克火)가 상호 불균형을 이루면서 발생하는 관절염이다. 통증이 있다는 것은 염증(炎症)이 있다는 것이다. 염증이라 하는 것은 수분이 많다는 뜻으로서 이는 혈액순환장애도 함께 보아야 한다.

· **염증(炎症)이란?**

염(炎)이란 따스함을 두 배로 늘리라는 의미다. 안에서 와 밖에서 모두 따스함을 주라는 의미다. 안에서 따스함을 늘리는 방법은 양기가 가득한 소금을 먹는 것이고, 외부에서 다스함을 늘리는 것은 온열마사지를 해주면 된다. 즉 소금 먹으면서 온열마사지를 병행하면 염증이 제거된다. 물론 무릎관절염도 개선된다.

한편으로는 수종병이다. 체액이 무릎관절에 정체되어 있다는 것을 의미한다. 그러면 그곳이 차갑다는 것이다. 체내/외를 따뜻하게 하면 된다는 결론이 된다.

쉽게 말해서 체내를 따뜻하게 하는 것은 소금이 최고의 양기(陽氣) 음식이다. 외적으로는 진한 소금물로 따뜻한 온열마사지를 하면 빠르게 개선된다. 그리고 참고적으로 소금의 맛은 단맛과 짠맛이 함께 있어 무릎관절염(단맛이 부족 시 통증이 생김)에는 아주 효과 좋은 음식이다. 물차지 않는 무릎관절염은 단맛의 식품을 주로 하는 식이요법을 하면 빠르게 개선되는 것을 볼 수 있다.

참고적으로 류마티스 관절염은 자가면역질환으로서 백혈구가 백혈구를 파괴함으로써 나타나는 관절염이다. 이 역시 백혈구는 비장에서 관여하기 때문에 비장의 기능을 정상으로 돌려 놓아야 한다. 비장의 기능이 항진된 이유는 간장 기능의 저하가 주원인이다.

그러므로 류마티스 관절염은 신장, 간장, 비장 세 개의 장기가 서로 불균형에서 오는 질환이다. 모든 관절이 아프지만 전관절염과 류마티즈 관절염을 구분하는 방법은 류마티스는 손목새끼손가락이 있는 쪽의 손목뼈(심장경락의 신문혈)를 꼭 잡아 보면 통증이 굉장히 심하다.

그리고 자고 일어나서 손가락이 뻣뻣한 증상이 나타나면 류마티스 관절염을 의심해보면 된다. 어느 관절이던 틀어진 곳이 있다면 꽤 진행된 상태다. 서양의학적으로는 조조강직이라고 표현한다.

무릎관절염을 가지고 있는 사람들은 대체적으로 물을 잘 먹지 않는 특징을 가지고 있다. 관절은 항상 가동되기에 열이 발생하는 곳이므로 열을 식히기 위해서는 물을 확보하고자 한다. 다른 곳에서는 물이 부족하지만 관절부분에는 항상 물을 확보해야 하기에 관절부분에 물이 차는 이유다. 그런데 이것이 무슨 잘못인 것처럼 하여 물을 빼버리는 어리석은 의사들 때문에 그 무릎은 결국 망가져 인공 관절을 교체해야하는 결과까지 초래하게 되는 것이다.

외국의 경우를 보면 관절염 환자들에게는 물을 자주 먹으라고 처방한다. 하루에 약 2000cc를 먹으라고 처방한다. 실제로 이러한 처방을 믿고 물을 자주 먹으면 약 2주 정도가 경과하면 무릎 통증이 서서히 사라지는 결과를 나타낸다. 몸 안 곳곳에 필요한 수분을 모두 채우고 나며 무릎관절 주변에 물을 가둘 필요가 없어지기에 무릎에 차있던 수분이 빠져 나간다. 그러면 무릎 통증도 사라지게 되는 치유방법이다.

무릎이 아프다고 무조건 병원에 달려가 봐야 내 몸만 망가지는 결과를 얻을 뿐이다. 물을 자주 먹는 습관으로 관절염을 치유시키면 된다.

2) 앞이마가 차가워지면서 시리고 통증이 생깁니다. (전두통)

족양명 위경락 6,7번째를 보면 귀 앞으로 올라가 귀 앞의 객주인을 지나 발제를 따라 이마 끝으로 올라가서 두유 혈까지 올랐다가 내려오는 혈이다. 그래서 이 경락이 차가워지면 즉 혈액순환이 잘 안되면 이마끝부분 즉 두유혈부터 혈액순환이 안 되어 차가워짐을 느낀다. 그래서 앞이마가 차가워진다.

그리고 두무냉통(頭無冷痛)이라 하여 실제로 머릿속 내부가 차가워지는 현상이다.

머릿속이 차가워져서 통증이 온다는 것은 무엇을 의미하는가? 이는 굉장한 중병을 의미한다. 뇌종양이나 뇌경색, 뇌졸중 등 이러한 질환이 오기 전에 모두가 두통을 호소한다는 것이다. 우리는 쉽게 생각하고 약국에 가서 게보린이나 두통약 주세요 해서 먹고 일시적으로 가라 앉히는 경우가 대부분이다. 그래서는 안 된다. 그러면 여기서 두한족열(頭寒足熱)은 무엇이냐 고 반문을 할 것이다.

사람이 건강하려면 "머리는 차고 발은 따뜻해야한다."라고 하는 말은 그럼 뭐야 하고 또 질문을 던질 것이다. 이는 음양상 몸 상체중의 상체인 머리는 강양(强陽)의 성격이 강하다. 그래서 음(陰)의 성질인 차게 하여 중화시키라는 의미다. 이를 그냥 놔두면 즉 우리가 성질이 나면 열이 오른다. 머리를 식히지 아니하고 그대로 놔두면 머리가 열 받아서 아니 열 기운이 넘쳐나서 정신 질환(精神疾患: 제정신이 아닌 상태로서 감정이 너무 편중된 상태를 의미함)이 생긴다. 그러기 때문에 머리를 차게 하라(머리가 차면 냉철하게 이성적으로 판단하고 행동을 한다.)는 이야기다.

두한족열에서 머리를 차게 하라! 는 것은 기운을 의미하는 것이지 머릿속 뇌혈관을 차게 하라는 의미가 아니다.
그렇다고 머릿속 혈관이 차가우면 뇌에 혈액순환장애가 발생한다. 그것이 바로 뇌종양(腦 腫瘍)의 원인이기 때문이다.

우리가 추운겨울에 머리에 모자를 안 쓰고 다니면 머리가 시리다 못해 깨질 것 같은 차가 움을 느낀다. 이것이 냉두통(冷頭痛)이다. 이럴 때는 얼른 모자를 써서 머리외부를 따뜻하게 하라는 것이다. 이럴 때는 피부표면에 분포되어 있는 모세혈관이 좁아지면서 머리에 혈액순 환장애가 생겨 오그라드는 느낌이 들면서 냉두통이 생기는 것이다.

우리가 모자를 쓰는 이유는 여름에는 너무 뜨겁게 하지 아니하고 겨울에는 차갑지 않게 하 기 위함이고, 옛날에는 통풍이 잘되는 갓을 이용한 조상들의 지혜에 고개를 숙이다. 갓은 현 대의 모자 개념하고는 다르게 보아야 한다. 현대의 모자는 갓과 다르게 통풍이 안 되는 것이 다르다.
앞머리가 통증이 있는 것을 전두통(全頭痛)이라 한다. 앞서 알아보았듯이 위장경락이 통과 하기 때문이다. 이는 비/위장에 질환이 있거나 또는 과식을 하거나 위경련이나 토사곽란(吐瀉 癨亂)이 있을 때도 앞머리가 싸늘해지고 아파온다.

급한 대로 일시적인 경우(급체/과식/정신적인 스트레스과다로 인한 속쓰림이나 위경련 등)라면 달콤한 꿀물이나 흑설탕 물을 진하게 먹으면 해소되지만 어떠한 위장 질환이 있는 경우는 근본적으로 진단을 하고 증상에 맞게 1:1맞춤식 단맛을 위주로 한 생식으로 식이요법을 하여 치유하는 것이 좋다.

그러나 어떤 것이든지 과(過)하면 아니 되므로 과하지 않도록 할 것이며, 단맛의 음식을 먹되 아! 너무 달다 하면 체내의 필요한 단맛이 보충이 된 것으로 보면 된다. 과(過)하면 수(水: 신장/방광)기능이 저하되기 때문이다.

3) 발 제 1, 2지 휘거나(영어: 모지외반증, 한자로는 무지(拇指)외반증이라 활용함, 혼용 사용함) 둘째 발가락이 꼬부라진다.

족태음비경락의 시작하는 엄지발가락 끝은 은백(隱白)혈로서 시작하여 위로 오르고 족양명위경락은 콧마루뼛속에서 시작하여 아래로 흘러 발 둘째발가락 외측 끝 여태(厲兌)혈을 지나 엄지발가락(은백/隱白)으로 연결된다.

이 비/위장에 어떠한 질환이 있거나 혈액순환장애가 발생하면 어떤 경락이던지 시점과 종점부터 소식이 온다. 즉 통증이 오던지 아니면 굽던지 휘던지 이상 현상을 나타낸다. 그래서 비장에 문제가 생기면 엄지발가락이 휘던지 굽던지 하고 위장에 문제가 생기면 둘째 발가락이 길든지, 아니면 유난히 짧든지, 아니면 굽든지 하는 증상이 나타난다.

특히 비장기능이 저하되면 엄지발가락 바로 밑(툭 튀어나온 곳)에서부터 엄지발가락이 2지쪽으로 휜다. 이것을 서양의학에서는 모지외반증이라 하여 툭 튀어나온 부분을 깎아내는 수술을 하기도 한다. 수술을 하면 비장경락이 흐르는 대도혈이나 태백혈이 손상을 입는다.

대도(大都)혈은 위장의 기(氣)가 여기에 모이기에 큰 도회지와 같다하여 대도(大都)라고 하였다. 이곳은 비/위장의 기능을 원활하게 해주며 기(氣)를 조절하고 습(濕)을 없애는 중요 혈이다. 이곳은 배에 도포증이 있는 경우(더부룩한 증상),구토, 설사, 눈앞이 캄캄해지는 경우, 손발이 찬 경우를 치료하는 혈이다.

태백(太白)혈은 몹시 크고 희다는 의미이며 엄지발가락 뒤쪽의 두터운 피부와 부드러운 피부사이에 있고 이 부위가 다른 부위보다 더 희고 넓기에 태백이라 하였다. 이곳은 대도(大都)혈과 같은 치료 작용을 하고 치질, 각기병, 몸이 무겁고 뼈마디가 아픈 경우, 마음이 불안하여 눕지 못하고 집중이 안 될 때 치료점이고 현대의학에서는 당뇨병을 치료하는 중요 혈이다. 이러한 혈자리를 모지외반증, 즉 모지가 2지 쪽으로 기형이 되었다 하여 깎아 내거나 하는 것은 그리 바람직하지 않다고 본다.

동양의학적으로 보면 비/위장의 기능을 개선시키면 된다는 이론이다. 즉 단맛의 음식을 통한 식이요법을 6개월에서 1년 정도 실천하면 모지외반증이 곧게 원래대로 되돌아온다. 그리고 앉아서 양발을 곧게 펴고 양발의 엄지 부분, 즉 발의 툭 튀어나온 부분을 좌우로 툭툭치는 운동을 병행하면 더 빨리 개선된다. 이런 노력 없이 그냥 수술한다면 앞서 알아본 치료점을 잃는 것이다.

악이유식(樂而侑食)이란 말처럼 "식사는 즐겁게 해야 함"에도 식사가 즐겁지 못하고 항상 짜증나는 생활을 하면 위장도 찡그리면서 소화 장애가 발생할 때 엄지발가락의 무지외반증이 생긴다.

· 서양의학적으로 본 모지외반증(Hallux Valgus)이란?

엄지발가락의 안쪽이 튀어나와 보기에도 흉하고 신발을 때 아프기도 한 모지외반증은 발 변형의 대표적 질환이다. 신발을 신게 되면 금방 모양이 볼품없게 변하기도 할 뿐더러 조금만 조이는 구두를 신어도 금방 통증을 느끼게 된다. 최근 들어 적극적으로 치료하려는 사람들이 늘고 있는 추세이다

이 질환의 문제는 나이가 들어감에 따라 점차 변형이 심해지고 나머지 작은 발가락마저도 같이 기울어지며, 발바닥의 굳은 살 및 신경종 등 여러 질환을 유발한다는 데 있다. 또한 이러한 기형이 점차 심해지면서 걸음걸이에 문제가 발생하고 이차적으로 무릎 및 고관절 허리 등에 통증을 일으키기 때문에 조기 치료가 필요한 것이다.

- 원인은 무엇인가?

버선발기형은 대개 선천적인 요인 즉 부모나 형제 중에서 모지외반증이 있는 경우에 흔히 발생하고, 후천적인 원인으로서 하이힐이나 앞이 뾰족한 신발 등 잘못된 신발이 주요한 원인이다. 따라서 대개는 선천적 요인을 갖는 사람이 예쁜 신발을 신음으로써 발생한다고 보면 된다. 부모가 기형이 있는 사람들은 꼭 한번 확인해 보는 것이 바람직하다. 이것은 유전이라기보다는 동일한 식사습관과 생활습관을 통하여 동일한 유형의 비/위장 질환이 발생했을 가능성이 더 크다고 보는 것이 바람직하다 하겠다.

4) 배에서 출렁출렁하는 소리가 난다.

배에서 출렁거리는 소리는 위장 내에 액체가 많은 것을 의미한다. 액체가 많은 이유는 물일 수도 있고, 위액이 많을 수도 있다. 이러한 이유가 왜 생기느냐 하는 것이다.

쉽게 말하면 밥과 국의 비율이 달라서 생길 수 있고, 다른 하나는 담즙이 과잉 분비되어 이를 중화시키려고 위액이 증가한 경우를 볼 수 있다. 또 다른 하나는 식사를 급하게 하거나 많은 량을 한꺼번에 먹을 때 이런 증상이 나타난다. 이런 출렁거리는 증상이 있는 사람은 위장기능이 떨어지면서 소화능력도 떨어진다. 그래서 변이 묽어지면서 변이 물위에 뜨는 현상이 나타난다.

음양 상으로 위장에는 비어 있어야 함에도 수분이 가득하다는 것은 양기(陽氣)가 부족하여 음기(陰氣)가 많다는 증거다. 음기(陰氣)가 많으면 사람은 자동적으로 병이 발생한다.

어디에? 그렇다. 위장에 병(위장질환)이 생기는 것이다. 위장은 양의 장부이기에 더욱더 병이 깊어진다. 그렇다 보면 따뜻해야 할 장기인 위장이 차갑다는 것이다. 그래서 조금만 차가운 음식을 먹어도 설사를 하게 되는 것이다.

예를 들면 차가운 우유를 먹어도 설사하고, 돼지고기에 소주를 한잔해도 설사하고, 냉면 먹으면서 시원한 맥주한잔 해도 설사하고 참외를 먹어도 설사하고 이렇듯이 속이 차갑다보니 조금만 차가운 음식을 먹어도 설사를 하다 보니 영양흡수 능력이 떨어진다.

남들은 저렇게 잘 먹고 많이 먹어도 살이 안 쪄서 좋겠다고 하지만 사실은 위장이 차가워서 오는 증상을 알면 그리 좋아할 일도 아니다.

이런 사람은 항상 따뜻한 음식을 먹는 습관을 가지고 달고, 맵고, 짠 음식을 먹어 속을 항상 따뜻하게 만들어야 한다. 우선적으로 단맛의 음식을 자주 먹어서 위장의 기능을 정상으로 가동하여야 한다.

5) 입병, 즉 입과 입술이 자주 헐거나 염증이 생긴다.

① 서양의학적인 소견으로 보는 구각염/구내염이란?

피로, 입안 상처 등으로 인해 발생하기도 하지만 가장 주된 이유는 비타민B2 부족이다.

실제 수십 년간 체질적으로 구내염을 정기적으로 앓던 사람이 비타민B 섭취 이후 구내염이 거의 발생하지 않은 사례가 있다. 비타민B2 부족은 식습관(해당 영양소가 함유된 음식에 대한 편식), 체질(해당 영양소에 대한 흡수 능력이 떨어짐) 등에 의해 발생할 수 있다.

② 동양의학적인 소견으로 보는 구각염/구내염이란?

동양의학적인 소견은 족양명 위경락 2, 3, 4, 5번째를 보면 콧마루 밖을 따라 내려와 위 구각으로 들어갔다가 다시 입술을 끼고 돌아서 아래로 내려와 승장(承漿)에서 교차되고 다시 턱 후면 아래쪽으로 내려가서 대영(大迎)으로 나온다. 이것을 보면 위장경락은 입가를 맴돌고 목을 타고 내려온다. 이 위장 경락이 차가워지기 시작하면 입안에 혈액순환이 안 된다. 혈액순환이 안 되면 입안에 부종이 생긴다. 그것이 입술이 부르트는 것이다. 종아리에 부종이 생기는 것과 같은 현상이다.

좌/우측 입가 경락상으로 보면 지창혈 자리가 하얗게 헗는 현상은 비장기능이 약하면 나타나는 증상이다. 그리고 입가에 침이 고이고 말 할 때 침이 튀는 사람도 비/위장이 약할 때 나타나는 증상이다.

이 외에도 양치질을 할 때 조금만 스쳐도 금방 허옇게 되면서 아프고 식사도 제대로 못할 정도의 아픔을 느끼는 것도 같은 현상이다. 아무 이유 없이 가끔씩 입병이 나서 고생하는 경우도 마찬가지이다. 그러나 혀가 문제가 생기는 것은 화(火)즉 심/소장의 문제다.

이렇게 입안에 궤양이 발생하는 이유는 음양오행상 목(木)기운이 강하기 때문이다. 즉 음식으로 말하면 신맛의 음식을 자주 먹으면 비/위장기능이 저하되어 입병이 난다. 그런데도 피곤해서 그렇다고 오렌지주스를 자주 먹고 아니면 비타민C를 먹어대면 병은 더욱더 심해지고 짜증만 늘어 간다. 그리고 이런 입병이 자주 나는 사람은 국수와 같은 밀가루 음식을 자주 먹어도 그런 현상이 난다.

오렌지주스, 비타민C, 그리고 밀가루 음식을 먹지 말고 급한 대로 달콤한 음식을 자주 먹으면 된다. 꿀이나 인삼, 그리고 휴대가 간편한 마른대추를 간식으로 먹으면 2~3일 이내에 개선된다.

꿀은 아침, 점심, 저녁, 그리고 밤에는 한 숟가락 먹고 입술에 꿀을 바르고 자면 자면서 자신도 모르게 입술의 꿀을 빨아 먹어 항상 비/위장의 기능을 보강하는 역할을 하기 때문에 빠르게 개선된다.

근본적으로 비/위장을 개선시키는 단맛의 음식을 근본으로 한 1:1맞춤식 체질별(생식) 식이요법을 4개월 이상 하면 입병도 좋겠지만 비/위장기능이 향상된다. 몸의 상태를 보아 가면서 즉 체질의 변화를 보아 가면서 해야 한다. 욕심내고 너무 지나치게 하면 반대로 토극수(土克水)가 강하여 즉 신장/방광기능의 저하를 가져온다. 무엇이던지 넘치지 않고 부족함이 없게 하는 자연의 지혜를 배워야 한다.

· **민중의술로 보는 토가 약한 육체적 증상에 대해 정리한다.**
  - 양 코 옆에 주름이 생기면 위하수가 있고, 양 입가에 턱으로 주름(심술턱)이 생기면 위무력이 있다. (쉴 새 없이 트림을 해댄다.)
  - 양 눈의 크기가 다르면 유방의 크기가 다르다.
    눈이 크면 유방이 크고, 눈이 작으면 유방이 작다.
  - 손바닥 어제혈 부분이 푸른빛이 돌면 위장이 차갑다.
  - 손가락 마디마디와 손 끝마디가 주름이 많으면 위장이 약하다. 이런 증상이 나타나면서 손바닥의 굵은 손금부분에 안에서 푸른빛이 비춰 오르면 암이 생성됨을 의심해야 한다.
  - 손바닥에서 손가락 3지와 4지가 시작되는 사이에 볼록한 부분에 굵은 모래알 같은 것이 속으로 만져지면 역시 위암을 의심해야 한다.
  - 손바닥에서 손가락 4지와 5지가 시작되는 사이에 볼록한 부분에 굵은 모래알 같은 것이 속으로 만져지면 유방암을 의심해야 한다.
  - 엎드린 상태에서 허벅지 중앙부위를 손으로 눌렀을 때 역시 모래알 같은 것이 만져지면 암종을 의심해야 한다.
  - 손바닥이 노란색이면 위장 질환이다.
  - 손바닥이 물에 분 것 같이 잔주름이 쪼글쪼글하면 역시 위장 질환이다.
  - 손목부터 손바닥 전체가 노란색을 띠면 이것은 위장 질환이 아니라 피임기구(미레나, 팔에 심는 칩)로 인한 호르몬의 불균형으로 인해 발생하는 부작용이다.
  - 콧등(코끝부분)에 점이나 뾰루지가 생기는 것은 위장 내에 산도가 맞지 않아 조직이 변하고 있음을 나타낸다.

- 비익(콧망울)이 큰 것은 소화효소를 많이 분비하고 있음을 나타낸다. 즉 과식하고 있다는 증거다.
- 눈 밑에 퉁퉁하게 늘어진 주름은 과식을 하고 있다는 것이고 위장이 늘어진 것이다.(위하수)
- 발등이 아프면 위장이 약한 것이다.
- 손이 떨리면(수전증) 비장이 약한 것이다.
- 눈 밑이 검은 빛이 반달형인 경우는 위장이 차가운 경우로서 냉한 음식을 과식하고 있고 설사를 자주 한다.
- 머리털이 나는 부위를 빙 둘러 사마귀나 종기 뾰루지가 나는 것은 위장 기능이 약할 때 나타난다.
- 혓바닥이 갈라지는 것은 영양실조로서 보신을 하면 좋아진다.
- 발뒤꿈치 외측에 각질이 생기는 것은 호르몬의 불균형이다.
- 발 2지가 굽는 것은 혈당이 상승되고 있는 전조 증상이다.
- 족삼리 혈을 눌렀을 때 압통이 심하면 선천성 당뇨를 가지고 있다.

39교시
육체적 증상 실습(학생 실습/토의) 병행

1. 체질을 고려하여 실습조를 편성하여 교육을 진행하는 방법

1) 얼굴이 직사각형인 목형 얼굴을 찾아서 A조로 편성하고 신맛의 비타민C를 먹이고, 다른 사람들은 B조로 편성하여 단맛의 꿀물을 먹인다.

2) 10분 정도 상생상극도표의 토기능이 약해지는 원인을 설명하고, 토기능이 강할 때는 A조와 같은 현상이 발생하지 않는 것을 실습한다.

3) A조 인원들에게 설문지를 작성하게 하면서 동시 효과를 얻는다.

4) A조와 B조가 상호 토의를 통해 체험하는 시간을 갖게 한다.

2. 맛으로 체질을 고려하여 실습조를 편성하여 교육을 진행하는 방법

1) 또 다른 진행은 좋아하는 음식과 싫어하는 음식을 통해 토기능이 약한 사람을 선별하여 실습조를 편성하여 교육을 진행한다.

   예를 들면 단맛을 좋아하는 사람들은 토기능이 약한 증상들을 가지고 있다.

2) 상극되는 맛을 좋아하는 사람들끼리 조편성을 하여 싫어하는 맛을 먹여 실습효과를 높게 하는 방법도 병행 진행한다.

40교시
모맥 출현 시 정신적 증상

본래의 성격 (폐/대장이 건강할 때)	병든 성격 (폐/대장이 허약할 때)
- 의리가 있다 - 자존심이 강하다 - 준법정신이 있다 - 획일적이다 - 규칙적인 것을 좋아한다 - 승부욕이 강하다 - 지도력이 있다 - 다스리기를 좋아한다 - 상전/반장/우두머리가 되고자 하며 기상이 있다 - 결실하고 정리하며 숙살한다	- 동정심이 지나치다 - 슬퍼한다 - 눈물이 많다 - 창백한 얼굴이고 표정이 차갑다. - 염세적이고 비관하여 자살한다. - 징징 우는 곡소리(哭)로 말한다 - 독재한다 - 죽여서 다른 것이 되도록 유도한다 - 재채기를 잘한다 - 가을과 저녁에 더하다 - 건조한 것을 싫어한다 - 비린내/매운 것을 좋아한다 - 숨이 차서 헐떡거린다

Q. 왜 폐와 대장의 기운이 허약해지는가?

  그 이유를 설명하라.

  - 화극금이 강할 때

  - 금극목을 하지 못할 때

41~42교시
모맥 출현 시 육체적 증상

1. 증상이 나타나는 부위

폐/대장, 폐경/대장경, 임맥, 손목관절, 하완, 가슴통, 코, 피부, 체모, 맹장, 항문질환 등이 발생한다.

2. 상관관계를 보충 설명한다.

1) 경맥 주행상(폐경락/대장경락, 임맥) 통증이 있다.

2) 손가락 1, 2지에 이상이 생긴다.

3) 손목관절이 시리고 아프며 굳어 있다.

4) 하완통, 견비통이 생긴다.

5) 상치(윗니)에 통증이 생긴다.

6) 코피가 자주 나며, 콧물이 나거나 코가 막혀 찍찍거린다.

7) 피부 알레르기나 비염, 축농증이 있다.

8) 각종 피부병이 있고 몸에서 비린내가 난다.

9) 대변이 묽거나 설사를 자주 한다.

10) 배꼽 우측 유동기/적/취가 생긴다.

11) 변비, 치질(痔漏, 치핵)이 생긴다.

12) 체모가 적거나 없다.

13) 대장에서 꼬르륵꼬르륵 소리가 난다.

14) 폐병, 폐결핵, 폐암, 폐수축이 생긴다.

15) 대장무력, 대장암, 직장암, 피부암이 생긴다.

16) 기침이나 재채기를 한다. (해수/천식)

3. 각항별로 예를 들어 세부 내용을 보완 설명한다.

1) 손가락 1, 2지에 이상이 생긴다.

수태음폐경 11째를 보면 엄지손가락(소상)에서 마치고 수양명대장경락 1, 2항을 보면 둘째 손가락 끝 안쪽(상양)에서 시작하여 둘째손가락 안쪽 가장자리를 따라(이간, 삼간), 제 1, 2 장골 사이(합곡)에서 위로 나와 두 힘줄 가운데(양계)로 들어갔다가 위로 오른다.

여기서 폐와 대장의 기능이 차가워지면(혈액순환장애) 엄지손가락이 뭉툭해지든지 굽던지 하는 증상이 나타난다. 저림 증상이 나타나기도 하고 가렵기도 한다.

급한 대로 엄지손가락 소상혈과 2지의 상양혈을 사혈하라.

2) 하완통/ 목관절이 시리고 아프며 굳어 있다.

하완통은 아래 팔뚝을 가리킨다. 그리고 손목관절은 폐경의 어제와 태연혈과 대장경의 양 계혈이 손목에 걸려있다. 손목관절은 음양경락이 모두 차가워 졌을 때 나타나고 그리고 팔뚝 은 상렴, 하렴, 수삼리가 지난다. 이곳이 음양(陰陽)으로 보면 양(陽)경락이다.

우리 몸은 음이기에 양이 조금만 부족해도 통증이 발생한다. 다행하게도 음(陰)경락은 통증 이 발생하지 않는다. 그래서 팔뚝은 양(陽)경락의 대장경락이 차가워질 때 나타나는 증상이다.

찬 공기가 코를 통해서 흡입되는 찬 공기가 주원인이다. 찬 공기가 코를 통해서 들어오지 못하도록 하면 된다. 그것이 바로 마스크를 착용하는 것이다. 즉시 효과가 나타난다. 그리고 생강차를 즐겨 마시면 좋은 효과를 본다.

3) 견비통(肩臂痛: 어깨와 팔에 나타나는 통증)이 생긴다.

앞서 알아본 바와 같이 어깨가 통증이 생기는 것은 세 가지 경우다. 하나는 상화(相火)경락 의 삼초경락이, 하나는 화(火)경락의 소장경락이 차가워 질 때 그리고 금(金)경락의 대장경락 이 차가워질 때 통증이 나타난다. 이 차가워 질 때 나타난다. 세 경락이 모두 양(陽)경락이다.

견비통은 수양명대장경의 4, 5, 6, 7번째를 보면 상박의 바깥쪽(견우-거골)앞 가장자리를 따라 어깨에 올라가고 어깨위의 앞쪽으로 나왔다가 다시올라가 척추골의 대추(大椎)에 모였 다가 나와서 아래로 내려가서 결분에 들어간다. 7번째는 무혈경락이다.

견비통이 발생하면 손 2지 상양혈을 사혈하면 된다. 쓴 소주를 많이 먹거나 녹차, 커피와 같은 쓴맛의 음식을 많이 먹거나 차가운 맥주와 식초와 같은 신맛의 음식을 자주 먹으면 이런 견비통이 서서히 발생한다. 다른 하나는 매운 음식을 적게 먹을 때 나타나는 증상이다.

정리하면 신맛, 쓴맛을 줄이고, 매운맛의 음식을 자주 먹으면 해소된다. 그리고 뜨거운 물수건을 어깨 위에 올려라. 즉시 효과를 본다.

4) 상치통이 생긴다.

아래치통은 위장경락이 차가워지면 나타나는 증상이라고 토(土)편에서 알아보았다.

상치통, 즉 윗잇몸이 아픈 것은 수양명대장경 14-15항을 보면 뺨을 뚫고 아래 구각(口角)으로 들어가 다시나와 입술을 돌아 인중(人中)에 올라가 교차되어 왼쪽에서 온 것은 오른쪽으로 가고, 오른쪽에서 온 것은 왼쪽으로 가서 콧구멍(영향에서부터 족양명 위장경/승읍(承泣))을 끼고 올라갔다.

임맥을 보면 승장혈에서 입 구각을 돌아 은교(윗이빨 정중앙)를 돌아 눈 밑의 승읍까지 연결된다. 그래서 윗 이빨 정중앙의 은교혈과 여기서 윗잇몸을 좌우로 교행하는 폐/대장경락이 차가워지면 혈액순환장애가 발생하면 몸이 차가워지면서 싸늘함이 나타나는 것이 상치통으로 나타나는 것이다.

급한 대로 코 양옆의 영향혈과 엄지의 소상혈과 2지 손가락의 상양혈을 사혈하라. 그리고 발가락 2지의 여태혈도 같이 사혈하면 증상이 즉시 효과를 본다.

5) 코피가 자주 난다.

코피는 피곤해도 나고, 허약해도 나고, 심장과 폐 등 호흡기를 주관하는 몸의 시스템인 상초(上焦)에 열이 많아도 나고, 비염으로 코 점막이 부어 있고 코를 자주 풀어도 나고, 콧속이 건조해도 나타난다.

코의 점막 속에는 무수하게 많은 혈관이 분포해 있다. 그중 하비도에 있는 혈관들은 온도감지기 역할을 하고, 상비도에 있는 혈관들은 냄새감지기 역할을 한다. 그러나 어느 쪽이든 너무 무리하게 사용되면 과열돼서 터져 버린다. 그러면서 코피가 나게 된다. 또 온도변화를 너무 과도하게 느껴도, 작은 온도변화에 너무 과민하게 반응해도, 냄새에 민감해도, 냄새감각이 약해져 냄새감지에 너무 많은 양의 혈액이 소모되어도 코피가 난다.

특히 알레르기성비염이나 부비동염으로 인해 코의 기능이 약해지거나 이상과열이 되어도 코피가 나기 쉽다. 외부환경의 영향을 많이 받아 건조해도, 습도가 너무 높아도 쉽게 코피가 난다.

코피는 몸이 피곤해도 자주 난다.
피곤하면 폐기능에 열이 차서 머리 쪽으로 올라오는 열을 식히지 못해서 열을 배출하기 위해 코피로 표현되기도 한다.
그러므로 머리 쪽의 열을 식히는 처방을 쓴다. 특히 성장기 아이들은 몸이 빨리 피로해지기 때문에 코피가 더 자주 난다고 볼 수 있다.

이외에 가을이나 겨울철 건조한 날씨에 나는 코피는 대부분 코 안의 혈관 벽이 손상되었다고 볼 수 있다.
건조한 날씨에 코 혈관이 건조해지고 손가락으로 후비는 경우 콧벽이 헐게 된다. 또한 감기 뒤에 나는 코피는 생리적으로 감기가 풀리기 위해 열을 배출해서 몸을 회복하기 위한 코피이므로 정상적인 반응이니 걱정 안 해도 된다.

코피가 많이 나는 편일 경우 평소에 머리의 열기를 식히고 피로를 푸는 처방을 하는 것이 좋다. 피로를 풀어 주는 지압법이나 각종 보양식을 먹는 것도 좋다. 시장에서 연근을 사다가 음식을 만들어 먹든지 아니면 연근 즙을 마시면 효과가 빠르게 나타난다.

무엇보다도 규칙적인 생활과 영양을 골고루 섭취하는 것이 가장 효과적이라 볼 수 있다. 이럴 때는 차고 매운 음식이 효과를 나타낸다. 시원한 수정과나 율무차도 효과가 있다. 급한 대로 손 엄지와 2지를 사혈해도 효과가 빠르다.

6) 비염, 축농증, 콧물이 나거나 코가 막혀 찍찍거리고 콧물이 항상 있는 것 같은 증상이 있다.

① 비염(鼻炎)이란?

서양의학적 소견으로 비염 (rhinitis)이란? 코 점막에 생긴 염증(炎症)을 말하며, 비염은 크게 급성과 만성으로 나뉜다.

가) 급성비염은 흔히 코감기라고도 하는데, 원인균은 여과성세균으로 재채기나 비말접촉(飛沫接觸:기침이나 침으로 전파) 등으로 전파된다. 급성비염에 걸리면 2~3일 동안에 가장 전파가 잘되므로 사람이 많이 모이는 곳은 되도록 피하는 것이 좋다. 증상은 재채기·오한·근육통·미열·피로, 다량의 분비물 등이 있다. 합병증이 없는 한 투약 없이도 1주일 정도만 지나면 모든 증상이 사라진다. 증상에 따라 치료하며, 몸을 따뜻하게 하고 침상안정을 취하며 적절한 수분 섭취를 하면 된다.

나) 만성비염은 급성비염이 만성화된 것으로 먼지가 많은 작업장에서 일하는 사람, 허약체질이거나 알레르기 체질인 사람에게 빈발한다. 증상은 비폐색이 일어나 후각장애를 일으키고 콧소리를 내며 점액이 많은 콧물을 분비한다. 치료는 원인에 따라 차이가 있으며 중증인 경우 수술을 하기도 한다.

요약하면, 비염(鼻炎)이란 콧속 점막에 생기는 염증을 통틀어 이르는 말로서 급성 비염·만성 비염·알레르기성 비염 따위가 있는데, 코가 막히고 콧물이 흐르며 두통과 기억력 감퇴를 가져오기도 한다.

가) 비후성비염[肥厚性鼻炎]: 만성 비염의 하나로서 코 점막이 부어 코가 막히기 때문에 잘 때는 크게 코를 골게 되고, 콧물을 입 안으로 들이마셔 내뱉는 버릇이 생기게 된다.

나) 위축성비염[萎縮性鼻炎]: 코의 점막과 뼈가 위축됨으로써 생기는 병으로서 콧구멍과 목이 마르고, 진한 콧물이나 코딱지가 끼며, 머리가 무겁고 후각 감퇴 및 출혈 증상이 나타난다. 단순한 위축성 비염과 심한 악취가 나는 취비증(吹鼻症)이 있다.

다) 건조성전비염[乾燥性前鼻炎]: 코의 안쪽 점막 부근이 계속적인 자극을 받아 염증과 위축을 일으키는 병. 코 안의 가려움, 건조감 따위 증상이 나타나고 그 부위에 딱지

가 생기는데, 이를 벗겨 내면 코피가 나며 비중격(鼻中隔)에 구멍이 생기기도 한다.

라) 알레르기성비염[(독일어)Allergie性鼻炎]: 먼지, 꽃가루 따위의 항원에 대한 알레르기 반응으로 코 점막에 생기는 염증으로서 재채기, 콧물이 쉴 새 없이 나서 감기에 걸린 것 같은 상태가 된다. 흔히 천식이나 두드러기와 함께 일어나는 경우가 많다.

② 축농증(蓄膿症, empyema])이란?

신체의 강(腔)에 고름[膿]이 축적되는 현상으로서 주로 폐를 둘러싸고 있는 장막(漿膜 serous membrane)인 흉막(胸膜)에서 발생하며 이 경우 농흉(膿胸)이라고 한다.

축농증은 대부분의 경우 체강(體腔)이 미생물(주로 세균)에 의해 감염되어 발생한다. 농흉의 특징은 흉통·열·기침·체중감소 등이며 흉부 X선 사진으로 액체가 축적되어 있는 것을 확인할 수 있다. 치료는 소량의 고름은 바늘로 뽑아내고 다량의 고름은 배농관(排膿管)으로 뽑아낸다. 그밖에 축농증의 원인이 된 감염을 치료하기 위해 항생제를 사용한다. 폐쇄된 담낭이 세균에 감염되어 축농증이 발생할 수도 있는데, 이 경우 천공과 전신감염의 위험성이 크기 때문에 감염된 담낭을 즉시 제거해야 한다.

정리하면, 축농증은 코 안 체강(體腔) 안에 고름이 괴는 병으로, 원래는 늑막강, 부비강, 관절, 뇌강 따위에 고름이 괴는 것을 의미하지만 일반적으로 부비강 점막의 염증을 이른다. 두통, 협부 긴장 따위를 일으켜 건망증이 되고 때로는 악취가 나는 건락 같은 분비물이 코에서 나온다. (부비강염·상악동)

이와 같이 콧구멍에도 다양한 질환이 발생한다. 시도 때도 없이 콧물이 주르르 흐르는 경험을 해본 사람이 아니면 그 고충을 모를 것이다.

어디 이뿐인가. 냄새도 식별도 못하고 머리가 아파서 집중도 안 된다. 학생들은 성적이 오르지 않는다. 그리고 윗이빨(치아)이 변형되기도 한다.

왜 코의 비염과 축농증이 폐와 관련이 있는지 궁금하다. 이유는?

동양의학적으로 보면 수양명대장경의 13,14,15째를 보면 인중을 중심으로 좌우측으로 교차된다. 그리고 폐가 뜨거워진 상태라면 코 안의 혈관이 팽창되고 압력이 증가되어 파열되어 코피가 나오고, 차가워지면 수축되면서 습기가 생기는 현상이다.

예를 들면 추운 겨울 습기가 창밖과 안쪽 어느 곳에 서리는가를 보면 된다. 그렇다. 따뜻한

방 안쪽에 생긴다. 우리 몸도 자연과 동일하다. 폐는 차갑고 코 밖이 따뜻하면 비염이 생기고 오래되면 각종 병원균들이 생긴 것이 축농증이다. 이러한 증상의 맨 처음단계가 콧물이 찍찍 거리는 증상이 생기는 것이다.

그렇다면 에어컨이나 선풍기 등 냉방기를 자주 애용하다 보면 찬 공기가 콧구멍으로 호흡을 통하여 흡입하다 보면 폐가 차가워져서 비염이 생기는 것이다. 해결방법은 따뜻한 공기가 코로 들어가도록 하면 된다. 그것이 바로 마스크를 착용하고 생활하는 것이다.

급한 대로 폐 기능을 좋게 하는 음식을 매운맛의 음식을 자주 먹고, 손가락 소상과 상양혈을 사혈하면 된다.

7) 각종 피부병/피부암, 피부 알레르기가 있다.

① 서양의학적인 소견으로 보는 피부병(皮膚病, skin diseases)이란?

피부 및 피부에 관계하는 모발·땀샘·기름샘 등의 질병의 총칭하는 말로서 피부에 영향을 미치는 대부분의 질병은 피부 자체에서 시작하지만 이들 질병은 내부의 질병을 진단하는 데 있어서도 중요한 요소가 된다.

피부는 눈으로 보고 손으로 만질 수 있다는 점에서 내부의 병적 증세를 진단하는 첫 번째 신체기관이 된다. 따라서 피부의 이상은 종종 대사(代謝)나 샘[腺]에서의 병을 나타낸다.

다른 조직과 마찬가지로 피부도 유전, 염증, 양성 및 악성 종양, 호르몬, 외상, 퇴행변성(退行變性) 등의 병적 변화에 영향을 받는다. 또한 감정도 피부 건강에 작용한다.

하지만 이런 병과 이상에 대한 피부의 반응은 다른 조직의 그것과는 많은 점에서 차이가 난다. 예를 들어 피부의 광범위한 염증은 신체조직과 다른 기관 내의 대사 작용에 영향을 끼쳐 빈혈, 순환허탈(循環虛脫), 신체온도의 이상, 혈액 내의 수분과 전해질의 균형 파괴 등을 일으킨다. 또한 피부는 왕성한 치유력을 지니고 있어서 화상과 같은 광범위한 상처도 작은 흉터만을 남기고 재생된다.

피부병의 증상은 통증·가려움·작열감(灼熱感) 등의 자각증세가 있고 발진과 같은 피부 표면의 변화가 있으며 발열, 혈액 및 오줌의 변화 등과 같은 전신증세가 있다. 습진은 대표적인 피부병이고 피부의 육안적 병변의 총칭인 피진(皮疹)은 가장 잘 연구되어 있는 분야이다.

수두(水痘)·농가진·매독 등은 세균이나 바이러스 등이 원인이 된다.

펠라그라는 비타민 B2나 니코틴산·니코틴산아미드의 결핍, 각화증(角化症)은 비타민 A의 결핍으로 나타난다. 에디슨병·간반(肝斑)·점액수종·여드름 등은 내분비장애, 홍반성낭창·피부근염·공피증(鞏皮症) 등은 전신 콜라겐 조직의 침범, 어린선(魚鱗癬)·액취증·알비노증 등은 유전에 의해 각각 발병한다.

정리하면, 피부나 모발, 땀샘, 기름샘 따위에 생기는 병을 통틀어 이르는 말이며 선천적인 점이나 사마귀, 성병·급성 전염병·진균류(眞菌類)·결핵·나균(癩菌) 따위의 전염성의 것, 습진·염증 따위의 비전염성의 것이 있다.

전염성피부병(傳染性皮膚病): 세균, 바이러스, 사상균 따위의 감염으로 생기는 피부병. 주로 접촉으로 감염되며 무좀, 백선(白癬), 전염성 연속종, 농가진, 성병 따위가 있다.

이런 상태가 오랫동안 지속되다 보면 악성세포의 발현이 바로 피부암으로 발전되는 결과를 가져온다.

동양의학적으로 보면 피부를 금(金) 즉 폐기능이 약해서 나타나는 증상이라고 한다. 폐는 우리 몸에 호흡을 주관하는 장부로서 호흡은 코로만 하는 것이 아니라 피부를 통해서도 호흡을 하고 있다. 그래서 우리가 맨몸을 랩으로 싸면 죽고 화상을 입어서 피부가 상해도 죽는 것이 호흡량이 줄어들어 나타나는 현상이다.

피부에 산소공급이 줄어들면 차가워지면서 피부의 모공을 막아버리면 피부세포가 기능이 저하된다. 그러면 피부세포가 차가워지면서 허는 증상이 피부병이라는 이름으로 나타난다.

급한 대로 매운맛의 음식을 먹어서 속에서 열을 발상하여 피부세포에 따스함과 혈액순환이 잘 되도록 하면 된다.

쓴맛의 커피, 녹차, 술을 줄이고, 신맛의 비타민-C등을 줄이면 빠르게 효과를 볼 수 있다. 운동을 병행하면 좋은 효과를 볼 수 있다.

8) 배꼽 우측 유동기/적/취가 생긴다.

서양의학적으로는 설명할 수 없는 사항이다. 수양명 대장경9,10,11번째를 보면 횡격막을 뚫고 내려가 대장에 속한다. 이것을 보면 본인의 우측 배꼽주변에 냉기가 뭉치는 결과가 나타난다. 이는 모세혈관으로 냉기가 침습해온 결과 오장육부내로 들어와서 장부의 기능의 저하를 가져오고 있는 것이다. (화극금의 부조화가 주원인)

급한 대로 복부의 냉기는 뜸을 떠야 하고 복근운동을 병행해야 한다. 그리고 꾸준한 식이요법을 6개월 이상 실천해야 한다.

9) 변비(便秘)가 생기고 대장이 무력해진다.

① 서양의학적으로 보는 변비(便秘)[Constipation]란?

변비는 의학적으로 배변습관이 감소한 상태나 배변의 수분 량이 감소할 때를 말한다. 객관적으로 정의는 어렵다. 건강인 1일 분변량은 평균 150g이지만 개인차가 심하고 동일인인 경우에도 양에 따라 배변횟수가 1일에 1회이지만, 일반적으로는 1주일에 3회까지는 정상범위이다.

우리가 일반적으로 변비를 이완성변비, 경련성 변비, 장애성 변비로 분류한다.

가) 이완성 변비: 직장의 예민성 부족이나 활동의 느림으로 생기는 변비이다. 즉, 배변을 하기 위한 장의 운동이 부족하여 연동작용이 약해지고 변이 천천히 이동한다. 주요 원인으로는 부적당한 음식의 섭취, 불규칙한 식사, 불충분한 액체의 섭취와 배변을 할 규칙적인 시간을 갖지 못하기 때문이다.

섬유소가 필요하다. 그래서 매일 정상의 장운동을 위해 과일, 채소 및 덜 정제된 곡물 등의 섬유소를 공급해야 한다. 또 물은 매일 8~10컵 마신다. 아니면 요구르트를 마시면 된다. 왜냐하면 요구르트나 우유가 변비를 방지하는 역할을 하기도 한다. 영양불균형 상태의 환자의 경우 고지방식도 필요하다. 너무 많으면 설사를 일으키기도 한다.

나) 경련성 변비: 이완성 변비 형태와 반대이다. 장의 불규칙한 수축으로 인해 장의 신경 말단이 지나치게 수축하여 발생한다. 발생하는 이유는 매우 거친 음식의 섭취, 많은 양의 커피, 홍차, 알코올의 과음, 다량의 하제 복용, 지나친 흡연의 습관이 원인 때문에 긴장이나 정서적인 혼란, 전에 앓았던 위장병, 항생적인 치료, 장의 감염과 나쁜 환경 등이 원인이 되기도 한다.

환자는 장의 팽창에 대해 불쾌감을 가지며 속이 쓰리고 배가 불룩 나오고 심한 경련을 일으킨다. 또한 이들 환자에게는 흔히 체중 미달과 신경질적 증세가 나타난다.

경련성 변비는 이완성 변비와는 정반대로 장의 불규칙한 수축으로 인한 장의 신경말단의 지나친 수축으로 일어나 저 섬유소 식사를 하면 좋다.

다) 장애성 변비: 장(腸) 내용물의 이동이 방해되거나 막히는 것을 말한다. 암, 종양, 장의 점착 등은 이러한 장애를 일으키므로 수술 치료가 필요하다.

장애성 변비는 보통 수술을 요하며 식이요법으로는 치료될 수 없다. 하지만 환자에게 기본 영양은 공급할 수 있다. 변을 만드는 물질이 최소가 되도록 식사 구성을 해야 하며, 심할 경우 유동식으로 공급한다.

정리하면, 변비증[便祕症]이란? 대변이 대장 속에 오래 맺혀 있고, 잘 누어지지 아니하는 병을 말한다.

동양의학에서는 변비의 주원인을 대장의 수분조절능력이 저하되면서 나타나는 것으로 본다. 체질에 따라서는 대장근육의 굳어지면서 더욱 악화된다. 그래서 식초를 먹으면 변비가 해소되는 경우도 있다. 그러나 근본적인 것은 대장 근육이 정상적으로 연동운동과 분절운동을 할 수 있도록 혈액순환이 잘 되도록 하는 것이 중요하다. 혈액순환이 잘 되려면 충분한량의 산소공급이 필요하다. 그래서 산소를 주관하는 폐기능이 저하되면 대장근육이 제 기능을 못하기에 변비가 발생하는 것이다.

매운맛의 양파나 생강차류를 자주 먹어서 폐/대장기능을 활성화시키면 변비가 해소된다. 충분하게 섬유질을 섭취하던지 아니면 수분이 많은 음식을 먹으면 변비가 해소된다. 체질에 따라서는 식초를 자주 먹으면 변비에서 탈출할 수 있다. (간기능이 약한 변비인 경우에 한함)

10) 치질(痔漏, 치 핵)이 생긴다.

① 서양의학적으로 보는 치질(痔疾)[hemorrhoid, 치핵]이란?

haemorrhoid라고도 쓰며 치핵(痔核)이라고도 한다. 항문관(肛門管)을 둘러싸는 점막(粘膜)이나 항문의 외부를 덮는 피부 아래에 있는 정맥의 망상조직(網狀組織)이 부풀어서 생긴 덩어리다.

정맥류성 정맥의 한 형태인 치질은 항문감염 또는 임신 중 무거운 물건을 들거나 배변 시 힘을 줄 때 등과 같이 복부내압(腹部內壓)의 증가로 생길 수 있으며, 만성간질환이나 종양의 합병증으로도 생길 수도 있다. 혈관 벽이 약해서 생기는 치질은 유전되는 경우도 있다. 심하지 않은 치질은 좌약(坐藥), 무자극성 변비약, 좌욕 등으로 치료할 수 있다. 혈병이 생기거나 다른 합병증이 있을 때는 수술하여 제거하기도 하는 질환을 말한다.

정리하면, 치질(痔疾)이란 항문 안팎에 생기는 외과적 질병을 통틀어 이르는 말로서 치루, 치핵, 치열 따위가 있다.

　　- 속치질 또는 암치질[속痔疾]: 항문 속에 생긴 치질을 말한다.

　　- 숫치질 : 항문 밖으로 콩알이나 엄지손가락만 한 것이 두드러져 나오는 치질을 말한다.

동양의학적으로 보면 금(金)기능이 약해서 오는 질환으로 본다. 근본적인 것은 왜 폐/대장 기능이 약해지느냐 하는 것이다. 그것은 먼저 상극(相剋)관계를 보아야 한다. 금(金)과 연결된 나간 것은 목(木)으로 갔고 들어 온 것은 화(火)에서 왔다. 원인을 보면 나간 것보다는 들어온 것이 더 큰 영향을 미친다. 즉 화(火)의 기운이 강하면 금(金)의 기운이 약해진다. 그러면 폐/대장과 관련된 신체부위에서 질환이 발생한다. 그중에 하나 항문에 문제가 생긴 것이 치질이다.

그러면 해결 방법은 화(火)를 약하게 하고 금(金)의 기운을 높여 주면 된다. 음식으로 처방한다면 신맛과 쓴맛을 줄이고 금의 맛인 매운맛과 쓴맛을 억제하는 기능을 가진 짠맛을 먹으면 치질이 없어진다.

요즘 방송이나 신문에서 음양오행과 우리 몸의 상관관계를 알지도 못하면서 맵지 않고 짜지 않게 먹어야 한다고 떠들어 댄다. 이론상으로 방송에서 떠드는 대로 먹으면 아예 치질을 키워서 나중에는 어깨에 메고 다녀야 할 때가 올 것이다.

판단은 개인이 해야 한다. 병은 의사가 고쳐주지 않는다. 본인이 고치는 것이다. 아까 점심 시간에 동네 교회에 가서 점심 먹고 커피 한잔 하면서 손님들과 이야기한 것을 보면 어느 아주머니가 36년을 고혈압 약을 먹고 있다고 그래서 고혈압을 고쳤냐고 되물으니 아니요 하나도 못 고쳤어요! 하신다. 그러면 다양한 여러 가지 방법이 있으니 선택하셔서 고치고 건강하게 사세요! 하고 위로의 말씀을 드린다. 무조건 의사 말만 믿지 마시고 내 몸은 내가 고친다고 달려들 때 병이 물러갑니다 하면서 돌아왔다.

앞서 말한 것처럼 상극관계를 보고 주원인을 제거하고 부족한 부분을 보충해주는 것이 옳다고 본다.

미역이나 톳, 함초 같은 해조류 음식(섬유질 풍부)을 자주 먹으면 변비를 해소시킬 수 있는 것은 수극화(水克火)를 강하게 함으로써 화(火)기운을 억제시켜 화극금(火克金)으로 인해 금(金)기운이 약해져 발생하는 대장 항문질환을 개선시키는 효과를 얻는 것이다.

여기서 매운맛의 음식을 자주 먹어도 변비를 개선시킬 수 있으나 변비의 근원은 강한 화(火)기운에 있으니 이런 강한 화기운을 억제하는 데는 강한 수(水)기운이 더 효과적이기 때문이며 근원을 제거하는 효과도 병행하기 때문에 미역이나 함초를 활용하는 것이다.

이런 점들이 동양의학의 음양/오행론의 신비다.

• 민중의술로 전하는 금이 약한 육체적 증상에 대해 알아본다.

- 어제혈이 탄력이 없으면 폐기능이 저하된 것이다.
- 양손은 엇갈려 각지를 끼고 안에서 밖으로 뒤집을 때 잘 뒤집어지지 않으면 폐기능이 약하다. 이런 사람은 숨겨진 치질이 있다.
- 항상 입을 굳게 다문사람은 항상 항문이 긴장되어 있다.
- 항상 입을 헤 벌리고 있는 사람은 항문이 열려 있고 항문근육이 느슨하다.
- 우측 관자놀이부분에 핏줄이 구불구불하게 정맥류가 튀어나온 사람은 우측 아랫배부근 맹장부위에 대변이 막혀있는 것이다. 이렇게 대변이 막혀 있으면 남자는 우측손발이 마비가 오고, 여자는 좌측 손발이 마비가 온다.
- 발등에 회색빛이 돌며 모래알 같은 작은 점들이 나타나면 안 좋은 경우이므로 정밀 검사를 받아야 한다.
- 복통이 심하면서 움직이기 힘들 때 혀가 회색빛이면 장폐색(대장꼬임)이다.
- 아랫입술 좌측에 검은 점이 생기면 하행결장에 용종이 있는 것이고, 용종을 제거하면 검은 점이 사라진다.
- 좌우측 손등에 1, 2지 사이에 검버섯이나 쥐젖이 생기면 폐기능이 저하된 것이다.
- 어깨가 앞으로 굽어지면 폐가 차가워진 것이다.
- 엄지손가락이 있는 통통한 부분(어제혈 부분)이 탄력이 없으면 역시 폐기능이 약하다.
- 엄지손가락이 뭉툭한 사람 역시 폐기능이 약하다.
- 경추가 틀어진 사람은 흉추 1, 2, 3번이 틀어져 있고 폐기능이 약하다.
- 얼굴이 좌우가 비대칭인 사람은 경추가 틀어져 있다.
- 부정교합인 사람 역시 경추가 틀어져 있고, 근본적인 것은 골반~척추~경추가 틀어진 것이다.

- 하완 (아랫팔뚝)에 검을 모래알 같은 점이 있으면 어릴 적에 폐렴을 앓은 것이다.
- 발등이 회색이며 모래알 같은 점들이 나타나면 폐기능이 극도로 저하된 상태니 정밀 검사를 받아야 한다.
- 몸에 비듬이 잘 생기거나 목욕 후에도 비듬이 생기는 것은 폐기능이 약하다.
- 추우면 두드러기가 돋는 것은 폐기능 저하다.

43교시
육체적 증상 실습(학생 실습/토의) 병행

1. 체질을 고려하여 실습조를 편성하여 교육을 진행하는 방법

1) 얼굴이 역삼각형인 화형얼굴을 찾아서 A조로 편성하고 쓴맛의 커피를 먹이고, 다른 사람들은 B조로 편성하여 매운맛의 겨자나 고추장을 먹인다.

2) 10분 정도 상생상극도표의 금기능이 약해지는 원인을 설명하고, 금기능이 강할 때는 A조와 같은 현상이 발생하지 않는 것을 실습한다.

3) A조 인원들에게 설문지를 작성하게 하면서 동시 효과를 얻는다.

4) A조와 B조가 상호 토의를 통해 체험하는 시간을 갖게 한다.

2. 맛으로 체질을 고려하여 실습조를 편성하여 교육을 진행하는 방법

1) 또 다른 진행은 좋아하는 음식과 싫어하는 음식을 통해 금기능이 약한 사람을 선별하여 실습조를 편성하여 교육을 진행한다.

예를 들면 매운맛을 좋아하는 사람들은 금기능이 약한 증상들을 가지고 있다.

2) 상극되는 맛을 좋아하는 사람들끼리 조편성을 하여 싫어하는 맛을 먹여 실습효과를 높게 하는 방법도 병행 진행한다.

44교시
석맥 출현 시 정신적 증상

본래의 성격 (신장, 방광이 건강할 때)	병든 성격 (신장, 방광이 허약할 때)
- 저장성이 있다 - 동면한다 - 지구력이 강하다 - 참고 견딘다 - 내성적이다 - 한발 물러서서 기다린다 - 양보한다 - 지혜롭다 - 수학적이고 과학적이다 - 정력이 강하다 - 생식능력이 좋다 - 발전적이다 - 새로운 의견을 제시한다 - 연구 개발한다	- 부정적이다 - 반대한다 - 저항한다 - 반항한다 - 개혁한다 - 혁명한다 - 안 될 것을 된다고 생각하고 될 것은 안 된다고 생각한다 - 핑계 대며 감추며 뒤로 처진다. - 책임을 전가한다 - 공포증이 있다 - 무서워하며 겁이 많다 - 밤과 겨울에 심하다 - 짠 것을 좋아한다

Q. 왜 신장/방광의 기운이 허약해지는가?

그 이유를 설명하라.

- 토극수가 강할 때

- 수극화를 하지 못할 때

45~46교시
석맥 출현 시 육체적 증상

1. 증상이 나타나는 부위

신장, 방광, 생식기, 신경, 방광경, 음/ 양교맥, 발목관절, 허리, 정강이, 귀, 뼈, 골수, 힘줄, 치아, 음부, 머리털, 침 등에 이상이 생긴다.

2. 상관관계를 보충 설명한다.

1) 경맥 주행상(신징경락, 방광경락, 음/양교맥) 통증이 생긴다.

2) 얼굴이 검고 두 뺨에 검은색이 나타난다.

3) 하품을 잘하고, 식욕이 없다.(식욕부진)

4) 신음소리로 말한다.

5) 뒷목이 뻣뻣하고 굳는 증상이 나타나며(후두통), 정수리에도 통증이 생긴다. (정두통)

6) 오금(무릎 뒤쪽)과 종아리가 아픈 증상이 나타난다.

7) 소변빈삭(소변을 자주 보는 증상) 증상이 나타난다.

8) 귀울림(이명), 중이염이 잘 생긴다.

9) 뼈, 골수염, 힘줄 병(아킬레스건 염증)이 생긴다.

10) 잠을 잘 때 침을 흘리며, 거리에서 침을 뱉는 증상이 있다.

11) 허리가 묵직한 요통이 있다. (신허 요통이나 신장결석 증상)

12) 정신이 없고 날뛰며 미친 것같이 된다.

13) 적혈구 부족증으로 인한 빈혈증상이 나타난다.

14) 발목관절통, 즉 자주 삐끗하거나 시큰거림 증상이 생긴다.

15) 눈알이 빠질 듯한 증상이 나타난다.

16) 화가 나거나 신경이 날카로울 때 목 뒤가 뻣뻣해지는 증상(신장성 고혈압)이 생긴다.

17) 몸에서 썩은 내(입 냄새/발 냄새, 몸/겨드랑이 냄새)가 난다.

18) 신석증(콩팥에 돌)이 생긴다.

19) 배꼽 아래(단전 부위) 유동기/적/취가 생긴다.

20) 전신에 부종이 생기는 증상인 신부전증이 생긴다.

21) 신장암, 방광암, 부종, 부신 피질의 병(에디슨 병), 쿠싱 증후군이 생긴다.

22) 근시, 원시가 생긴다.

3. 각항별로 예를 들어 세부 내용을 보완 설명한다.

1) 얼굴이 검고 두 빰에 검은색이 나타난다.

길을 다니다 보면 얼굴은 예쁜데 양 볼에 종기 같은 부스럼이 모여 있는 것을 보면 가슴이 아파온다. 얼굴을 미인인데 속이 미인이 아니기 때문이다. 얼마 있으면 어디가 불편 할 텐데 하는 생각 때문이다.

양 볼은 음양/오행상으로 보면 아무 상관관계가 없는 것 같다. 그러나 무혈경락과 다른 경락의 상관관계를 살펴보면 알 수 있다.

족소음 신경 12, 13, 14항을 보면 발가락에서 시작하여 오르다가 가슴의 기관을 따라 올라 가서 혀 밑으로 가고 한 가닥은 폐에서 갈라져 나와 심장을 연결하고 가슴속으로 들어가서 수궐음 심포경락과 연결된다.

이때 수양명 삼초경 14항을 확인하면 빰 중앙에서 끝난다. 여기서 빰에 부스럼이나 종기가 가득한사람은 스트레스가 있으면서 호르몬의 불균형을 이루고 있는 사람이다. 여기다가 얼굴이 검은 빛은 띈다면 신장의 기능이 함께 저하되고 있다는 증거다.

그래서 얼굴 어디에 종기나 부스럼이 나느냐에 따라 장부의 허실을 구별할 수 있다. 그래서 얼굴이 깨끗한 사람이 오장육부가 건강함을 알 수 있다.

〈간단하게 장부가 질병이 발생 시 나타나는 신체의 색깔관계〉

구분	신체부위	나타나는 색깔
목 (木)	눈 주위	청색으로 변함
화 (火)	혀	적색으로 변함
토 (土)	입술	황색으로 변함
금 (金)	피부	백색으로 변함
수 (水)	귀	검은색으로 변함

외관상으로 나타나는 색깔을 보고 질병의 진행 상태를 보는 것이 동양의학(東洋醫學)의 묘미일 것이다.

색깔과 장부가 나타내는 관계를 정리해보자.

구분	목	화	토	금	수
장부	간장/담낭	심/소장	비/위장	폐/대장	신장/방광
색깔	푸른색	빨간색	노란색	하얀색	검은색

이것은 각 신체부위에서 기능에 이상이 발생했을 때 나타나는 색깔이다. 왜 이런 색깔이 나타나는가는 별도로 알아본다.

2) 하품을 잘하고, 식욕이 없다.

① 서양의학적 소견으로 보는 하품(yawn)이란?

입을 열고 깊이 들이마시는 불수의흡기(不隨意吸氣)를 말하며 입을 크게 벌리고 길고 깊게 숨을 들이마신 후 내쉬는데, 이때 대개 전신의 신근(伸筋)수축을 수반한다.

입을 크게 벌릴 때 상·하악골 사이에 붙어 있는 교근(咬筋)이 강하게 늘어나고 교근안의 근방추(筋紡錘)가 자극되어 신호가 뇌에 전달되며 그로써 뇌의 작용이 활발해진다. 또 숨을 깊이 들이마심으로써 흉강 내의 압력이 저하하여 심장으로 돌아오는 혈액의 흐름이 좋아지고 손발의 혈관수축이 일어난다. 일반적으로 졸릴 때 잘 일어나며 또 저혈압인 사람에게 일어나기 쉽다.(신장기능 저하 시 눈이 쑥 들어간 사람)

정리하면 졸리거나 고단하거나 배부르거나 할 때, 절로 입이 벌어지면서 하는 깊은 호흡을 말한다.

그러면 왜 졸리거나 고단할 때 또는 배부를 때 우리 몸에서는 어떤 현상이 발생하기에 하품이 나오는가 하는 의문이 생긴다. 밥을 많이 먹거나 하면 위장으로 혈액이 몰리는 증상이 나타나 다른 장부의 혈액이 부족 현상이 발생하면서 신장의 조혈기능이 갑자기 과하게 운용된다.

어느 정도는 견딜 수 있으나 과하면 조혈기능이 저하되면서 몸 안에 산소량이 부족해진다. 그러면 체내생산량이 부족하니 체외 즉 호흡을 통하여 부족량을 보충하기위해 입을 크게 벌리고 하품을 하면서 오염된 공기를 빨리 배출하고 많은 량의 산소를 흡입하고자 하는 행동이 하품이다.

하품을 자주 한다는 것은 첫째 신장기능이 저하되었다는 신호요, 다른 하나는 체내에 나쁜 공기들이 많이 정체되어 있다는, 즉 산소량이 부족하여 모든 세포들에게 영양분과 산소공급이 잘 안 되고 있다는 것이다. 그러다 보니 혈액순환이 잘 안되어 피곤합니다 하는 신호라고 보면 된다. 그것을 이겨 내려고 안간힘을 쓰는 것이 하품이다. 우리 몸 내부에 산소가 부족하면 산소와 영양분을 공급하는 적혈구가 부족하다는 것이다. 그러면 신장 기능 저하가 원인이라는 것을 알아야 한다.

이것을 빠르게 해결하는 것은 소금을 섭취하는 것이다. 한번 해보라. 졸음이 올 때 소금을 입에다 넣어보라. 잠이 확 달아날 것이다.

그렇다면 평상시에 짭짤하게 음식을 먹는 습관을 가진다면 신장 기능 저하도 예방하고 하품하는 습관도 막을 수 있을 것이다.

3) 신음소리로 말한다.

우리가 장부의 기능 저하에 따라 목소리가 다르게 난다는 것이다. 화가 날 때 목소리는 날카롭고 톤이 높고, 기분이 좋을 때는 밝고 환한 목소리가 난다. 이렇듯이 상황에 따라 즉 마음과 육체의 좋고 나쁨에 따라 목소리가 다르게 나타나는 것은 구분한다면 병 발견에 도움이 될 것이다.

구분	목	화	토	금	수	상화
장부	간장/담낭	심장/소장	비장/위장	폐/대장	신장/방광	심포/삼초
목소리	부르짖는 소리	웃음소리	중얼중얼, 노래목소리	곡소리	신음소리	흐느끼는 소리

예를 들어 신장/방광의 기능이 저하된 사람과 대화를 하거나 전화 통화를 하면 허리가 아파서 하는 끙끙 앓는 듯한 목소리를 한다. 앉을 때나 일어설 때나 끙 하는 소리가 난다. 이런 사람은 신장 기능 저하에서 오는 목소리다.

4) 뒷목이 뻣뻣하며 혈압이 오른다. (신장성 고혈압)

우리는 영화나 TV에서 사장들이 충격을 받으면 뒷목을 움켜쥐고 쓰러지는 것을 본 기억이 난다. 이런 현상은 고혈압이 진행되고 있기 때문이다. 서양의학적으로 보면 고혈압을 동일하게 취급하고 있지만 동양의학적으로는 다르게 보고 있다. 서양의학적으로는 혈관확장제나 혈압강하제를 사용하여 혈압을 내리고 있다. 그렇다고 약을 먹어서 고혈압을 낮게 하는 것이 아니라 관리하는 수준이다. 그러면 왜 약으로 못 고치고 관리만 하는 것일까? 이것은 근본 원인을 찾지 못하고 약을 처방했기 때문이라고 생각 된다.

① 서양의학적인 소견으로 보는 고혈압(高血壓, hypertension)이란?

high blood pressure라고도 한다. 동맥이나 정맥의 혈압이 비정상적으로 높은 상태를 말한다.

혈압이란? 혈액이 혈관 벽에 가하는 힘이다. 정상상태에서는 심장이 박동하면 혈액이 혈관 벽을 따라 혈관 벽에 대해 규칙적인 압력을 가하는데, 혈관은 수축하거나 이완하는 유연성이 있어서 압력을 일정하게 유지한다. 의사들은 건강한 성인의 혈압을 보통 120/80㎜Hg, 즉 심장이 수축하는 동안(심장수축기 systole)에는 120㎜ 높이의 수은관이 가하는 압력과 심장이 이완하는 동안(심장이완기 diastole)에는 80㎜ 높이의 수은관이 가하는 압력 정도라고 한다.

그러나 때로는 여러 가지 이유 때문에 혈관에 유연성이 없어지거나 혈관 주위의 근육이 혈관을 수축하게 한다. 그 결과로 좁아진 혈관을 통해서 같은 양의 혈액을 모세혈관으로 보내기 위해서는 심장이 더 세게 펌프질을 해야 하기 때문에 혈압이 올라간다.

고혈압이 지속되면 간, 신장, 뇌와 같은 기관의 소동맥(모세혈관으로 이어지는 동맥의 마지막 가지)에 손상이 생길 수 있고, 심장이 지나치게 많은 일을 해서 약해질 수도 있다. 고혈압으로 인해 발생하는 중요한 위험은 울혈성심부전(鬱血性心不全)이나 신부전, 뇌출혈발작증후군 등으로 사망률이 높아지는 것이다.

고혈압은 아무런 자각증상이 없이 몇 년씩 지낼 수도 있기 때문에 '소리 없는 살인자'라고도 하며 보통 혈압을 측정해 보면 고혈압이라는 것을 알 수 있다. 도시에 사는 성인에게는 매우 흔하며 치료하지 않으면 치명적일 수도 있지만, 고혈압은 약물요법이나 비약물요법으로 잘 조절된다.

고혈압은 보통 원인에 따라 본태성(本態性: 원인을 알 수 없음)과 2차성(특정한 질병이나 질환의 결과)으로 분류한다. 2차성고혈압은 여러 가지 원인으로 생긴다.

가) 신혈관성고혈압은 신장에 혈액을 공급하는 대동맥 분지인 신동맥의 고혈압 때문에 생기는 것으로 체순환에 영향을 미친다. 신장의 질병 또는 세동맥경화증(細動脈硬化症 arteriosclerosis) 등에 의해 동맥이 좁아지거나 막히는 데 원인이 있다. 고혈압은 또한 부신피질이 비정상적으로 과도한 호르몬을 분비하기 때문에 일어나기도 하고(쿠싱증후군, 알도스테론증), 부신수질에 종양이 생기는 갈색 세포종(pheochromocytoma) 으로 인한 호르몬 과다 또는 뇌하수체종양 때문에 과다하게 분비되는 호르몬 때문에 일어나기도 한다. 2차성고혈압의 또 다른 원인은 대동맥 축착(築窄): 부분적으로 좁아지는 것), 임신 등이다. 2차성고혈압은 원인질환을 치료함으로써 고혈압을 완화시킨다.

나) 본태성고혈압은 가장 흔한 고혈압 형태이다(90%). 이 경우 특정한 원인을 찾아낼 수 없지만, 몇 가지 관련되는 요인에 대해 집중적인 연구를 해 왔다.

이런 요인으로는 집안에 고혈압을 가진 사람이 있었는가의 여부, 비만과 과다한 염분섭취, 흡연, 감정적, 육체적 긴장 등이 있다. 경증고혈압은 대개 체중감소를 위한 식이요법을 하거나 담배를 끊거나 줄이기, 운동, 스트레스를 주는 상황에 잘 대처하기 등과 같이 생활양식을 조절하여 치료한다. 이러한 방법들로 환자의 혈압이 내려가지 않으면 의사는 보통 이뇨제와 교감신경차단제를 써서 처방한다.

이뇨제는 나트륨 분비를 증가시키므로 체내 수분 량을 줄일 뿐만 아니라 체내의 칼륨도 함께 배출하므로, 칼륨을 보충해주거나 칼륨을 보존하는 약품을 이뇨제와 함께 쓰기도 한다.

교감신경차단제는 보통 심박출량과 말초혈관 저항을 감소시키는 작용을 한다. 베타 차단제가 이러한 약품으로 가장 흔히 사용되는데, 메토프롤롤, 나돌롤, 프로프라놀롤 등이 있다.

고혈압이 심각할 때는 혈관을 확장시켜 혈압을 낮추는 혈관확장제를 사용할 필요가 있다. 하이드랄라진이나 미녹시딜 등 경구혈관확장제는 흔히 이뇨제나 교감신경차단제와 함께 사용하는데, 이는 동맥이 확장되면서 체액을 증가시키려는 신체의 자연스러운 경향으로 인해 혈액량이 증가하는 것을 막기 위해서이다. 본태성고혈압에 대해 약물치료를 일단 시작하면, 환자의 남은 생애 동안 계속해야 한다.

악성고혈압은 본태성이든 2차성이든 생명을 위협하는 심각한 상태를 말하는데, 보통 입원해서 빨리 치료해야 한다. 치료로는 디아족시드 같은 혈관확장제를 정맥 주사하는 것 등이 있다.

고혈압(高血壓)을 요약하면, 정상 상태보다 혈압이 높은 증상으로서 일반적으로 최고 혈압이 150~160mmHg 이상이거나 최저 혈압이 90~95mmHg 이상인 경우를 이른다.

② 동양의학적인 소견으로 보는 고혈압이란?

〈오장육부와 고혈압과의 상관관계〉

구분	심장성고혈압	신장성고혈압	심포/삼초성 고혈압	본태성고혈압
관련 장부	심장/소장	신장/방광	심포/삼초	원래부터 높음
주요 증상	얼굴이 붉어짐 가슴부터얼굴로 열기가 벌겋게 오르면서 뒤로 넘어가는 느낌	얼굴에 검은빛 뒷목이 뻣뻣함 열기와 통증이 앞으로 넘어오는 듯한 증상	혈압상승/저하 신경예민/ 불안초조	없음
식이 처방	수수가루를 매일 3회 3스푼씩 물에 타서 먹음	쥐눈이콩가루를 매일 3회 스푼씩 물에 타서 먹음	옥수수가루를 매일 3회 3스푼씩 물에 타서 먹음	아무거나 잘 먹음, 약을 먹음 안 됨
침 치료점	후계혈	신맥	외관/내관	
응급처방사혈	새끼손가락 좌우 사혈	새끼발가락 좌우 사혈	손3,4,5지 사혈	
추가병행사혈	엄지 외측사혈	새끼손가락 좌우 사혈	새끼발가락 좌우 사혈	

고혈압이 발생하는 이유를 따져 보면 다음과 같다.

가) 신장기능이 저하되어 조혈기능이 떨어질면 혈액량이 부족하여 몸이 차가워지면서 좁아진 혈관을 통하여 심장에서 혈액을 공급하려고 할 때 혈압이 오른다.(역삼투압 현상)

나) 혈액이 너무 뜨거워서 수분이 적어지면서 혈액의 점도가 높아지면 심장에서 혈액 공급이 힘들어 혈압이 오른다. (혈액점도 증가)

다) 손/발의 수족냉증 등으로 인해 모세혈관이 차가워져서 심장에서 혈액 공급이 힘들 때 혈압이 오른다. (수족냉증)

라) 운동부족으로 인하여 체내 혈관에 노폐물이 많아 혈액 공급이 힘들 때 혈압이 오른다. (고지혈증, 혈관경화현상 발생 시)

이렇듯이 고혈압의 원인을 하나씩 분석해보고 문제점을 해결해나간다면 서양의학에서 이야기하는 관리에 앞서 치료로 전환하여 정상의 혈압을 가지고 건강하게 살아갈 수 있다.

무엇보다 중요한 것은 병을 고치고자 할 때는 발이 차가운 상태에서는 어떠한 좋은 약과 치료도 소용이 없다는 것을 알아야 한다.

답은 하나뿐이다. 발을 따뜻하게 하면서 고쳐야 한다는 것이다. 그러면 발을 어떻게 따뜻하게 하느냐 하는 것이 문제다.

이정도 생각하고 있다면 어떤 병도 고칠 수 있을 것 같다. 하나는 음식을 맵고 짜게 먹는 것이요, 운동은 손끝과 발끝을 못살게 주물러주면 된다. 손으로 발가락을 마구 주물러대면 손과 발이 동시에 운동이 된다는 사실이다. 어려운 병일 수록 쉽게 처방하라는 원나라 고서 식경(食經)의 가르침이 맞는 것이다.

(경침베개 밟기, 발 관리, 발목펌프, 족욕, 반신욕 등)

그럼 고혈압도 문제될 것이 아니네 하고 말할 수 있을 것이다. 그러나 문제는 알고 있으면서 실제 행동으로 옮기지 않고는 고쳐지지 않는다는 것이다. 그래서 병을 고치려면 생활습관을 바꾸지 않으면 안 된다는 것이다. 지금부터 결심하고 행동으로 옮기면 지긋지긋한 병에서 벗어날 수 있다고 확신한다. 책 덮고 구체적인 실천방법을 적어 벽에 붙이고 시작하세요. 그래야 건강하게 삽니다.

5) 오금(무릎 뒤쪽)과 종아리가 아픈 증상이 나타난다.

족태양 방광경락14,15항을 보면 태양이니까 머리에서 아래로 내려오는 경락이다. 위에서 내려오다 오금패기(무릎 뒤편 접히는 부분)에서 먼저 내려온 경락과 합하여 다시 장딴지를 뚫고 내려간다.

족소음 신장경락 4, 5, 6항을 보면 소음이니까 발에서 위로 오른다. 발뒤꿈치 가운데(태종)로 들어가 장딴지 속(복류)으로 올라와 오금안쪽(음곡)으로 나와 허벅지로 오른다.

이곳이 방광경락이 차가워지면 위중과 위양주변의 모세혈관이 차가워지면서 통증이 생기고, 신장경락의 종아리에 있는 비양과 승산혈이 있는 곳의 모세혈관이 차가워지면서 종아리가 아픈 증상이 나타난다.

그러면 왜 이곳이 차가워지는가 하는 것이다. 그것은 수(水)기능이 저하되었기 때문이다. 왜 수(水)기능이 저하되었는가 하고 달려든다.

하나는 쓴맛과 단맛의 음식을 많이 섭취한 것이 원인이고, 또 하나는 맵고 짠맛의 음식이 부족한 것이 원인이다.

그리고 다른 하나는 운동부족으로 인한 수(水)기능 저하가 원인이다.

해결방법은 반대로만 하면 된다.

　① 쓴맛과 단맛을 먹지 않는다.
　② 맵고 짠맛의 음식을 많이 먹는다.
　③ 발목운동을 많이 하면 된다.

급한 대로 음식이나 죽염을 짜게 먹으면 잠시 후에 해소되는 결과를 본다. 그리고 이러한 통증이 나타나는 곳은 따뜻하게 소금물을 짙게 해서 수건을 적셔서 종아리나 오금에 따뜻하게 온(溫) 찜질을 해주면 통증이 해소된다. 그리고 아픈 곳을 밟아주거나 긁어주어도 해소된다. 사혈침이 있다면 발바닥의 용천혈과 발가락 5지 외측을 사혈해도 통증이 해소된다.

남자와 여자가 다리가 아픈 것이 다르다 특히 남자가 아픈 것은 전립선이 진행될 때 종아리가 당겨서 두 정거장을 올바르게 걷지를 못한다. 여자는 신장/방광기능이 저하되면서 종아리나 오금이 아파오는 것하고는 다르다.

6) 소변빈삭(小便-頻數: 소변을 자주 보는 증상)이 생긴다.

소변-빈삭(小便-頻數)이란, 오줌을 조금씩 자주 누는 증상을 말한다.

중요한 것은 왜? 소변을 자주 보느냐 하는 것이다.

소변에 관련된 장부는 방광이다. 그러면 방광의 구조와 기능을 알아야 왜 소변을 자주 보는지 원인을 찾을 수 있을 것 같다.

방광[膀胱, urinary bladder]이란, 조류를 제외한 대부분의 척추동물에서, 신장에서 걸러낸 소변을 일시적으로 저장하는 기관을 말한다.

수뇨관이라는 관 모양의 구조물을 통해 신장과 연결되어 있다. 어류의 방광은 팽창할 수 있는 수뇨관의 한 부분이고, 양서류와 방광을 갖고 있는 파충류(거북이, 옛도마뱀을 비롯한 대부분의 도마뱀)의 경우는 총배설강(cloaca) 안에 존재한다. 포유동물의 방광은 크게 확장될 수 있는 근육주머니이다. 평균 성인의 방광은 대략 약 350ml의 소변이 차면 불쾌감을 주면서 팽창된다. 방광의 용량을 사람마다 달라서 180cc인 사람이 있는가 하면 720cc 인 사람도 있다.

유태반(有胎盤) 포유동물은 요도를 통해 방광에서 외부로 소변을 배출한다. 즉 요도는 더 원시적 형태였던 총배설강의 배설 기능을 수행한다. 암컷은 요도가 생식관과 분리되어 있고, 수컷은 정관(精管: 정자를 운반하는 관)이 요도 속으로 내용물을 비우므로 소변과 정액 모두 요도를 통해 외부로 배출된다. 사람의 방광은 속이 비어 있는 근육성 기관으로 중요한 소변 저장고다. 골반바닥 중에서도 앞부분을 차지하며 치골결합의 바로 뒤, 복막 아래에 위치한다. 방광바닥, 방광몸통, 방광목, 방광꼭대기로 나뉘고, 윗면과 좌우의 아래외측면 등 모두 3개의 면으로 되어 있다. 방광목은 요도입구를 바로 둘러싸는 부위로 남자는 전립선에 굳게 붙어 있다. 방광의 윗면은 3각형 모양이고 복막으로 덮여 있다.

방광의 혈액 공급은 상-중-하 방광동맥에 의해서 이루어진다. 상방광동맥은 방광 윗부분에, 중방광동맥은 방광 바닥에, 그리고 하방광동맥은 아래외측면에 혈액을 공급한다. 방광의 신경지배는 자율신경계의 교감신경과 부교감신경에 의해 이루어진다.

교감신경은 방광의 팽만감을 중추신경계에 전달해 방광근육의 이완과 조임근(괄약근)의 수축에 관여함으로 소변을 참는 역할을 한다. 반면 부교감신경은 방광근육을 수축시키고 조임근을 이완시킴으로써 소변이 배설되도록 한다.

방광의 윗면에는 장막이 덮여 있고 이것은 복막과 연결되어 있다. 방광벽의 구조를 보면 가장 바깥의 판층, 근육층, 점막아래층, 가장 안쪽의 점막층으로 되어 있다.

판층은 근육층을 덮고 있는 얇은 결합 조직 층이다. 근육층은 근섬유의 방향에 따라 3개의 층으로 이루어지는데 안쪽과 바깥쪽에 있는 수직방향 근섬유와 중간층의 환형 근섬유가 있다. 이 근육들은 강력한 방광 수축근으로서 소변을 배출시키는 역할을 한다. 점막아래조직은 성긴 결합조직으로서 탄력섬유를 함유하고 있고, 점막조직은 방광 내피조직으로 소변이 침투할 수 없게 되어 있다.

요도를 통해 하루에 내보내는 오줌의 양은 0.5리터에서 7리터로 사람마다 다르다.

사람이 오줌을 배설할 때는 방광 윗부분에 있는 근육이 먼저 수축하고 그다음에 밑의 근육들이 가세하여 방광을 압박하게 된다.

배설횟수는 여러 가지 요인에 의해 결정된다. 근심, 걱정, 두려움은 혈압을 올라가게 하고 그에 따라 콩팥의 활동과 오줌이 생산된다. 또한 정신적인 스트레스와 운동경기로 인한 흥분 혹은 분노 등은 방광이 근육 벽을 압박한다. 그래서 오줌이 가득 차지 않았어도 오줌이 마려워 지는 것이다. 스트레스를 과도하게 받으면 교감신경과 부교감신경의 불균형이 이루어지면서 소변이 자주 마려운 것이다.

교감신경 → 소변을 참게 하고, 부교감신경 → 소변을 배출하는 기능인데 이 교감신경이 소변을 배출하게 바뀌니 소변이 더 많이 나오는 것이다.

동양의학적인 소견으로는 수(水)기능이 약할 때 나타나는 증상이라고 한다. 이는 신장뿐만 아니라 음양오행상 화(火)인 소장과도 밀접한 관계가 있다. 소변은 신장에서만 생산하는 것이 아니라 모든 신체 기관에서 노폐물이나 과잉생산물을 오줌으로 배설한다.

주로 많은 노폐물을 배설하는 기관이 소장이다. 영양분을 흡수하고 남는 노폐물은 방광으로 보내진다. 그래서 수극화(水克火) 의 불균형이 발생해도 소변 량이 많아진다. 수기능이 약해지는 경우를 보면 금생수(金生水)가 안 될 때도 있다. 이는 금기능이 약하다는 것이다.

금기능이 약하면 화(火)기능이 항진된 상태가 된다. 그러면 수극화(水克火)가 이루어지지 않아서 수(水)기능의 저하가 발생한다. 그래서 신장과 방관의 기능이 저하되어 정상적인 소변보다 소변을 자주 보는 현상이 발생하는 것이다.

여기서 기능이 저하 된다는 것은 그 장부가 차갑다는 것이며 차갑다는 것은 혈액순환이 잘 안 되는 것을 의미 한다. 그러면 우리 몸 안이 항상성(恒常性)을 자동적으로 조절하는 자율신경체계가 깨어지는 현상이 발생되어 다양한 형태의 질환이 발생하게 된다.

그래서 정상적인 건강한 성인의 1일 소변 배출횟수인 남자는 5~6회, 여자는 6~7회를 넘어서 1시간이나 30분 간격으로 소변을 보는 현상이 발생하는 것이다. 이는 근본적으로 스트레스를 적게 받고 설사 스트레스를 받는다 하더라도 이를 이겨낼 수 있는 능력을 가질 수 있도록 하려면 신장 기능(부신)이 좋아야 한다. 그러려면 짠맛의 음식을 자주 먹어서 신장의 기능을 향상시켜야 한다는 것이다.

그런데 방송에서 짜게 먹지 말고 싱겁게 먹어라 하고 방송을 해대는 판에 신장 기능의 저하로 인한 다양한 질병들이 무수히 증가하고 있는 것이다. 대표적인 것이 자궁에 물혹이나, 아이들의 충치율과 근시와 원시, 난시로 인한 저시력자들의 증가를 볼 수 있다. 이러한 질환들은 음식을 조금만 짭짤하게 먹으면 얼마든지 예방할 수 있는 질환들이다.

동의보감(東醫寶鑑)에 의하거나 일본인들이 쓴 자료들에 의하면 소금(천일염을 말함)은 잘 쓰면 혈액을 맑게 하고 혈행을 빠르게 하지만 과하면 피를 탁하게 한다고 하였다. 이는 소금이 따뜻한 성질을 가지고 있어 적당하게 먹으면 몸에 열을 주어 기혈(氣血)의 흐름을 원활하게 하여 오장육부의 기능을 정상적으로 가동하도록 한다.

그러나 따스한 것이 과하면 너무 뜨거워 혈액속의 수분을 증발시켜 피를 끈적끈적하게 만든다는 것이다. 이렇게 되면 신진대사작용의 저하로 인한 다양한 질병들이 발생한다.

원래로 돌아와서 적당한 염분의 섭취는 신장의 기능을 향상시켜 기혈의 흐름을 원활하게 하여 자율신경계의 균형을 유지하는 주요 기능을 담당한다.

그래서 수(水)기능이 좋아지면 소변을 자주 보는 현상을 줄일 수 있다.

· 민중의술로 보는 수기능 저하 시 육체적 증상을 알아본다.

- 양쪽 손목 안쪽을 부딪쳐 볼 때 깨질 듯이 아프면 자궁의 병이다.
- 눈꼬리가 푸른 기가 돌면 역시 자궁의 병이다.
- 여자의 코밑에 잔수염이 자라면 난소에 물혹이 생기고 있는 것이다.
- 손톱이 폭이 좁고 좁은 직사각형이면 결석이 잘 생긴다.
- 치아가 담배를 피우는 사람의 치아처럼 누렇고 회색을 띄면 신장 결석이 있다.
- 발뒤꿈치가 아프면 난소의 병이다.
- 발뒤꿈치 중앙에서 발가락 쪽으로 약 3Cm 정도 앞쪽이 아프면 자궁의 병이다.
- 발바닥이 아프면 신장기능이 약한 것이다.
- 회색 머리카락은 갑상선 질환이 진행되고 있는 것이다.
- 붉은색 머리카락은 납에 중독됐을 때 나타나는 증상이다.
- 흰 머리카락이 갑자기 검은색으로 변하면 암을 의심하라.
- 머리카락이 별다른 이유 없이 수시로 빠지는 것은 아연이 부족하다는 증거다. 경동맥이 경화되고 있다는 증거다. 소라/굴을 먹으면 좋다.
- 남자가 앞이마 대머리는 신장병을 앓고 있다.
- 여자에게 산발적으로 탈모가 진행되는 것은 신장기능 저하다.
- 정수리 부위 탈모는 결장염이나 담낭염이 있다.
- 전신에 탈모가 진행되는 것은 호르몬의 불균형이다.
- 손 5지가 짧거나 휘어 있다.
- 발 5지가 안으로 굽어 있다.
- 상안검(윗 눈꺼풀)이 쑥 들어가 있으면 신장 기능이 약하다.
- 상안검이 쑥 들어가 있고 마른체형이면 골다공증이 있다.
- 귀가 작으면 신장크기가 작다. 이때 신장 기능이 저하된 것은 아니다.
- 귀가 지저분하면 골수병이 있다.
- 생리할 때 입가에 뾰루지가 생기면 신장 기능이 저하된 상태다.
- 턱이 차가우면 신장 기능 저하다.
- 귀가 아프면 신장 기능 저하다.
- 발 4, 5지 사이에 무좀이 생기면 신장 기능 저하다.

- 어금니만 충치가 생기면 신장 기능 저하다.
- 근시/ 원시는 신장 기능 저하다.
- 어린아이들이 안경을 쓰는 것은 신장 기능 저하다.
- 입주변이 검은 빛이 도는 것은 자궁이 차가워지고 있는 것이다.
- 눈 밑에 다크서클이 길게 종으로 검게 보이는 것은 신장 기능 저하다.
- 코가 우측으로 휘면 섬유화증이 생기고 있다. 역시 우측 신장기능이 저하되면서 정신 질환이 진행되고 있음을 암시한다.
- 유방 안쪽에 종기나 뾰루지, 점이 생기면 신장 기능 저하다.
- 눈알이 빠질 듯이 아픈 것은 방광이 약한 것이다.
- 귀에 점이 생기면 신장에 물혹이 생기고 있다.
- 귀가 우그러져 있으면 신장이 찬 것이다.
- 발바닥에 불이 나는 듯한 작열감이 있으면 신장 기능이 약하다.
- 새끼발가락이 4지 쪽으로 오그라들면 방광기능이 약하다.
- 콧구멍 크기가 다른 거나 좌우가 수평이 안 맞으면 골반이 틀어져 있다.
- 눈이 쑥 들어가 있고 마른 체형은 골다공증이 진행되고 있다.
- 입술이 좌우가 수평이 맞지 않는 것은 골반이 틀어져 있다.

47교시
육체적 증상 실습(학생 실습/토의) 병행

1. 체질을 고려하여 실습조를 편성하여 교육을 진행하는 방법

1) 얼굴이 동그란 형인 토형얼굴을 찾아서 A조로 편성하고 단맛의 꿀을 먹이고, 다른 사람들은 B조로 편성하여 짠맛의 소금을 먹인다.

2) 10분 정도 상생상극도표의 수기능이 약해지는 원인을 설명하고, 수기능이 강할 때는 A조와 같은 현상이 발생하지 않는 것을 실습한다.

3) A조 인원들에게 설문지를 작성하게 하면서 동시 효과를 얻는다.

4) A조와 B조가 상호 토의를 통해 체험하는 시간을 갖게 한다.

2. 맛으로 체질을 고려하여 실습조를 편성하여 교육을 진행하는 방법

1) 또 다른 진행은 좋아하는 음식과 싫어하는 음식을 통해 수기능이 약한 사람을 선별하여 실습조를 편성하여 교육을 진행한다.

   예를 들면 짠맛을 좋아하는 사람들은 수기능이 약한 증상들을 가지고 있다.

2) 상극되는 맛을 좋아하는 사람들끼리 조 편성을 하여 싫어하는 맛을 먹여 실습효과를 높게 하는 방법도 병행 진행한다.

48교시
기미론과 맛의 특성 이해

맛과 색깔과 장부기능과 상관관계가 관계가 있다는 이론이다. 맛과 색깔이 상충될 때는 맛이 우선한다는 원칙을 적용한다.

이를 도표로 나타내보면 다음과 같다.

〈장부와 맛의 상관관계표〉

동양학 용어		목	화	토	금	수	상화
관 련 장 부		간장/담낭	심장/소장	비장/위장	폐장/대장	신장/방광	심포장/삼초부
기능을 활성화시키는 맛	진한맛	신맛	쓴맛	단맛	매운맛	짠맛	떫은맛
	순한맛	고소한맛 누린내맛	단내맛 불내나는맛	향내나는맛 곯은내맛	비린맛 화한맛	고린내나는맛 지린내나는맛	생내나는맛 아린맛

음식 분류표를 참고하면서 비교하라.

1. 서양의학적으로 본 맛에 관한 이론을 정리한다.

1) 서양학적으로 보는 맛에 관한 이론을 정리해 보면 다음과 같다.

우선 음식의 맛을 이야기 하고자 할 때는 맛과 향의 상관관계를 빼놓을 수 없는 관계가 있음을 알아야 한다. 맛은 언제나 식품 구매의 제1요소다. 전 세계를 불문하고 무조건 맛있는 식품이 잘 팔린다. 맛없는 식품이 잘 팔리는 경우는 없다.

그러다 보니 그에 따른 부작용도 만만치 않다. 그 중에 심각한 것이 비만이다. 왜냐하면 모든 생명은 먹어야 살기 때문이다. 먹는 것이 생명활동에 필요한 에너지와 자원을 공급하는 일이기 때문이다.

서양학적인 소견으로 보면 입으로 먹는 맛이라 하면 크게 5가지 바로 신맛, 쓴맛, 단맛, 짠맛, 감칠맛을 들 수 있다. 그러면 수 만 가지의 음식들이 가지는 다양한 맛은 어떻게 설명이 가능할까?

사실은 "향"일 뿐이다. 음식을 먹을 때 입 뒤로 코와 연결된 작은 통로를 통해 향기물질이 휘발하면서 느끼는 극소량의 향을 가지고 수 만 가지 맛을 느끼는 것이다.

그래서 비염(鼻炎)이라는 코에 염증(炎症)이 생기면 다양한 맛이 사라지는 것처럼 느껴지는 것이다.

인간의 뇌(腦)에서 후각에만 할당된 부위는 0.1%에 불과하다. 시각이 25%를 차지하는 것에 비하면 비율도 낮고 느리며 어눌한 감각이다. 그러나 동물에게는 후각이 가장 지배적인 감각이다.

그런데 우리는 어떻게 냄새를 맡을까? 당연히 코를 통해서다. 하지만 실제 냄새를 맡는 부위는 코 안쪽 상단에 위치한 동전크기의 정도에 불과하다.

이 부위에 존재하는 후각세포의 종류만도 약 400여종이다. 400종류의 유전자가 동원된 셈이다. 시각에는 단 3개, 단맛에 1개, 감칠맛에 2개가 존재하며 다른 중요한 대사 작용도 소수의 유전자가 동원되는 것에 비하면 엄청난 개수다. 인간의 유전자가 고작 2만 3000여개 인데 한가지 기능에 후각처럼 많은 유전자가 동원되는 경우는 없다.

이것만 봐도 후각이 우리 몸에서 얼마나 중요한 역할을 하는 지 알 수 있다.

맛에 관한 이론을 보면 오래전에는 맛을 4가지로 생각했다. 기원전 4세기경 사상가인 데모크리스토는 맛의 감각지각은 음식 입자의 모양이 가지는 효과라는 가설을 내놓았다.

즉 단맛은 원자가 둥글고 큰 모양이며, 신맛은 원자가 크지만 둥글지 아니하고 거칠고 각진 모양이고, 짠맛은 이등변 삼각형원자들이며, 쓴맛은 둥글고 부드럽고 부등변이며 작은 모양이라는 이론이다. 이런 데모크리스토의 가설을 믿은 플라톤은 맛의 차이는 원자들이 혀의 미세한 혈관으로 들어가면서 발생하며 그 혈관들은 심장까지 연결되어 있다고 주장했다.

뒤이어 아리스토텔레스는 그의 ≪영혼론≫에서 단맛, 신맛, 짠맛, 쓴맛이 4가지 기본 맛이라고 했다. 그 후로 천년의 세월이 흐르는 동안 이들의 이론은 별다른 도전을 받지 않았다. 혀는 맛을 느끼는 돌기들이 오톨도톨 솟아있는 기계적인 신체기관으로 여겨졌으며 음식의 각기 다른 막이 그 돌기 위에 찍힌다고 믿어온 것이다.

그런데 19세기에 실제로 미뢰(味蕾)가 발견되면서 이 이론은 한층 신빙성을 얻었다. 현미경으로 보면 이 세포들은 작은 열쇠구멍처럼 생겨서 안으로 우리가 씹는 음식이 맞춰 들어가고 그래서 맛을 느끼게 되는 것으로 보였다.

20세기 초에 과학자들은 4가지 맛을 혀의 특정부분에 할당하여 '맛의 지도'를 작성하기 시작했다. 혀끝은 단맛을 느끼고, 혀의 양옆은 신맛을 선호하며 혀의 뒷부분은 쓴맛에 민감하고 짠맛은 혀의 어느 곳에서나 느껴진다는 것이었다. 맛의 감각지각은 그토록 간단하게 여겨졌다.

최근 조사에 따르면 맛은 혀의 위치와 상관없이 균일하게 느껴진다고 밝혀졌다. 이 조사를 실시한 로버트 마골스키 교수는 "모든 미각은 맛 봉오리(미뢰)가 있는 혀의 모든 지점에서 감지 될 수 있다"면서 "혀의 맛 지도는 과학에서도 고정 관념을 버리기가 얼마나 어려운지를 잘 보여주는 사례"라고 꼬집었다.

잘못된 한 연구 결과를 별다른 검증 없이 진실로 받아들여 오랫동안 계속 인용해 왔다는 것이다. 그 후로 다섯 번째 맛인 감칠맛이 인정받기까지도 오랜 시간이 필요했다.

이후 감칠맛이란 어떤 맛인가를 증명하기 위해 일본인들이 연구한 결과를 보면 '우마미(감칠맛)'에 대한 궁금증에 대한 탐구를 시작하여 마침내 비밀스러운 성분을 찾아낸 것이다. 그 신비의 분자는 바로 '글루탐산'이었다. 1985년 이후에야 감칠맛이 어느 정도 제5의 맛으로 인정받기 시작했다.

맛은 사실 아주 복잡한 것이다. 이 세상에 맛이 5가지 뿐이라고? 사실이다. 하지만 세상에는 수 만 가지 요리가 있고 각각 요리마다 맛이 다르고 사과 맛, 딸기 맛 등 얼마나 종류가 많은데?

그러나 그것은 맛이 아니고 '향(Flavor:풍미, 향미)'이다. 우리가 입으로 느끼는 맛은 5 가지 뿐 이며, 나머지 맛이라고 느끼는 것들은 모두 코로 맡은 냄새, 즉 향인 것이다. 사실 우리는 사과의 맛을 단맛과 신맛에 향을 합해서 사과 맛이라고 인식하지 사과의 맛과 향을 따로 구분하여 인식하지 않는다.

우리가 말하는 맛(Taste)과 향(Flavor)의 합에서 끝나지 않는다. 맛은 식품을 섭취할 때 느끼는 감각의 총합이다.

원래 식품 성분의 98%는 무미, 무취, 무색이다. 2%는 결코 적은 양이 아니다. 식품의 98%를 차지하고 있는 물, 탄수화물, 단백질, 지방은 무미, 무색, 무취이고 우리는 고작해야 2%이하의 성분만 느끼는 것이다.

2. 동양의학적으로 본 맛에 관한 이론을 정리한다.

1) 동양의학의 경전인 황제내경(皇帝内徑)에 기초한 기미론(氣味論)이란?

한마디로 정리한다면 음식의 맛과 색깔이 오장육부가 상호 연관성을 가지고 있어 음식이 오장육부의 기능을 보강하기도 하고, 기능을 저해하기도 한다는 이론이다.

※ 단 음식의 맛과 색깔이 상충될 때는 맛을 우선시한다는 이론이다.

하나씩 알아보기로 한다.

동양학에서는 서양학에서 말하는 다섯 가지 맛과는 약간 다르게 구분한다. 도표를 통해서 맛에 관한 이론을 비교해 본다.

서양	신맛	쓴맛	단맛	짠맛	감칠맛	
동양	신맛	쓴맛	단맛	짠맛	매운맛	떫은맛

동/서양학에서 말하는 음식의 맛과 관련해서 차이점을 알아보면 서양학에선 단순하게 맛으로만 구분했다는 것이고, 동양학에서는 음식의 맛이 사람의 오장육부와 상관관계가 있다는 것이 다른 점이다.

서양에서는 5가지 맛으로 분류하고 있고, 동양에서는 6가지 맛으로 분류하여 사람의 오장육부와 연계하여 분류한 것이 또한 다른 점이다.

동양학에서 말하는 맛과 오장육부와의 상관관계를 보면 다음과 같다.

구분	신맛	쓴맛	떫은맛	단맛	매운맛	짠맛
관련장부	간장/담낭	심/소장	심포/삼초	비/위장	폐/대장	신장/방광

신맛의 음식들은 간장/담낭의 기능을 보강하는 효과가 있고, 쓴맛의 음식들은 심장과 소장의 기능을 보강하는 효과를, 단맛은 비/위장의 기능을 보강하는 효과를, 매운맛은 폐/대장의 기능을 보강하는 효과를. 짠맛은 음식은 신장/ 방광의 기능을 보강하는 효과를 주고, 떫은맛은 면역력(심포장/삼초부)을 보강하는 효과를 가지는 것을 분류한다.

동양에서는 인간의 모든 질병 발생중의 근원이 먹는 음식에서 발생한다는 이론이 지배적이다. 음양론(陰陽論)을 기본으로 하는 측면에서 보면 음식을 먹는 것 자체가 오장육부의 영양을 보강해주는 효과가 있어 건강을 유지할 수 있는 반면, 잘못 먹는다면 우리 몸의 기능을 저하시키는 효과도 병행한다는 것이 주 내용이다.
즉 올바른 섭생이 건강을 유지하는 기본이라는 말이다.

음식이 약이 되는 이런 이야기는 서양의학의 거성이라고 알려진 히포크라테스는 "음식으로 못 고치는 병은, 약으로도 못 고친다."고 강조한 것이다.

2) 맛의 분류와 기능을 알아본다.

동양에서는 음식의 맛을 그냥 먹는 것으로만 치부하는 것이 아니라 생명활동을 위해 중요한 기능을 하고 있다. 동양학에서 분류하고 있는 맛의 분류와 기능을 도표를 통해서 알아본다.

신맛	쓴맛	단맛	매운맛	짠맛
부드럽고 따뜻한 전진 또는 상승하는 기운	폭발적으로 확산하는 열 기운	끈적끈적 하여 서로 결합하려는 기운	순간적으로 결합하여 긴장시키고 단단하게 결정을 이루려는 기운	차고 연하고 미끄러운 기운으로서 분산/저장하는 기운

위와 같은 음식의 맛이 가지는 기본속성을 올바르게 알고 각자가 요구하는 맛의 음식을 섭취한다면 역시 생명활동을 유지하는 등 다양하게 활용 할 수 있다고 본다. 동양학에서 말하는 음양오행의 상생(相生)/상극(相剋)의 원리에 맞게 활용하여 건강을 유지하는 점이 동/서양에서 보는 음식의 맛 차이점이라 할 수 있다.

3) 음식이 가지는 진한 맛과 순한 맛의 기능과 역할을 알아본다.

황제내경에서 말하는 음식의 맛을 크게 진한맛과 순한 맛으로 분류하여 인간의 건강에 활용하고 있다.

· 동양학 용어에서 진한 맛이란?

그 음식이 가지는 고유 성분이 약 **80%** 이상을 함유하고 있는 경우로서 6가지 맛으로 분류하고 있다.

순한 맛도 기능은 진한 맛과 같으나 농도가 **80%** 이하로 구성된 음식의 맛을 의미한다.

도표를 통해서 오장육부와의 상관관계를 알아보기로 한다.

〈장부와 맛의 상관관계표〉

동양학 용어		목	화	토	금	수	상화
관 련 장 부		간장/담낭	심장/소장	비장/위장	폐장/대장	신장/방광	심포장/삼초부
기능을 활성화시키는 맛	진한맛	신맛	쓴맛	단맛	매운맛	짠맛	떫은맛
	순한맛	고소한 맛 누린내맛	-단내맛 -불내 나는맛	-흙내나 는맛 곯은내맛	비린맛 화한맛	-꼬랑내 나는맛 -지린내 나는맛	생내나는맛 아린맛

① 도표에서 제시되었듯이 간장 담낭의 기능을 활성화시키는 맛으로는 진한 맛은 신맛의 음식이고, 순한 맛은 고소한 맛이나 누린내 나는 맛이 간장/담낭의 건강을 보강한다.

이런 간장/담낭의 기능을 보강하는 음식들을 알아보면 다음과 같다.

〈간장/담낭을 영양하는 식품(신맛의 음식)〉

식품(맛)	신맛, 고소한 맛, 누린내 나는 맛
곡식	팥, 밀, 귀리, 메밀, 보리, 동부, 강낭콩, 완두콩
과일	귤, 딸기, 포도, 모과, 사과, 앵두, 유자, 매실
야채	부추, 신 김치, 깻잎
육류	개, 닭고기, 계란, 메추리알, 동물의 간/쓸개
조미료	식초, 참기름, 들기름, 마가린
차	오미자차, 땅콩 차, 유자차, 들깨 차, 오렌지주스
근과류	땅콩, 들깨, 잣, 호두

② 심장과 소장의 기능을 보강하는 맛 중에서 진한 맛은 쓴맛이고, 순한 맛은 단내 나는 맛, 불내 나는 맛이다. 심장/소장의 기능을 보강하는 음식들을 알아보면 다음과 같다.

〈심장/소장을 영양하는 식품(쓴맛의 음식)〉

식품(맛)	쓴맛, 단내/ 불내 나는 맛
곡식	수수
과일	살구, 은행, 해바라기 씨, 자몽
야채	풋고추, 냉이, 쑥갓, 상추, 샐러리, 취나물, 고들빼기
육류	염소, 참새, 칠면조, 메뚜기, 동물의 염통/곱창/피
조미료	술, 짜장, 면실류
차	홍차, 녹차, 커피, 영지 차, 쑥차
근과류	더덕, 도라지

③ 비장과 위장의 기능을 보강하는 맛 중에서 진한 맛은 단맛이고, 순한 맛은 곯은 내 나는 맛, 흙내 나는 맛이다. 비장/ 위장의 기능을 보강하는 음식들을 알아보면 다음과 같다.

〈비장/위장을 영양하는 식품(단맛의 음식)〉

식품(맛)	단맛, 향내 나는 맛, 곯은 내 나는 맛
곡식	기장, 피, 찹쌀
과일	참외, 호박, 대추, 감
야채	고구마 줄기, 미나리, 시금치
육류	소고기, 토끼, 동물의 비장/ 위장/ 췌장
조미료	엿기름,꿀,설탕,잼,우유,버터,포도당
차	인삼차,칡차,식혜,두충차,구기자차,대추차
근과류	고구마, 칡, 연근

④ 폐장과 대장의 기능을 보강하는 맛 중에서 진한 맛은 매운맛이고, 순한 맛은 비린내 나는 맛, 화한 맛이다. 폐장/대장의 기능을 보강하는 음식들을 알아보면 다음과 같다.

〈폐장/대장을 영양하는 식품(매운맛의 음식)〉

식품(맛)	매운맛, 비린내 나는 맛, 화한 맛
곡식	현미, 율무
과일	배, 복숭아
야채	파, 마늘, 고추, 달래, 무, 배추, 겨자추
육류	말, 고양이, 조개, 생선류, 동물의 허파/대장
조미료	고춧가루,고추장,후추,박하,생강,겨자,와사비
차	생강차, 율무차, 수정과
근과류	양파, 무릇

신장/방광의 기능을 보강하는 음식들을 알아보면 다음과 같다.

요즘 들어 방송이나 신문에서 또는 의사들이나 요리연구가, 식품영양학자들이 떠들어 대는 소리가 있다. 이구동성으로 소금이 고혈압의 주범이라고 싱겁게 먹으라고 하고 있다. 체질에 맞는 음식을 연구하는 한사람으로서 참으로 어리석은 사람도 이 세상에 많구나 하는 것을 느낀다. 좋은 대학을 나왔다고 해서 지혜가 많은 것은 아니구나 하는 것을 새삼 느끼게 된다.

하긴 우리네 할머니들은 무학자이면서도 자식들을 건강하게 키우셨는데 요즘은 뭐 유명한 대학에서 박사학위를 받았으면서도 본인이 암에 걸려서 내일을 기약할 수 없는 지경이 되는 것을 보면 아는 것과 건강을 지키는 지혜하고는 별개의 것인 것 같다.

좋은 대학을 나온 것은 지식을 많이 축적한 것이지 삶의 지혜를 얻은 것은 아니라는 점이다. 사람들이 잘못알고 있는 것 중에 하나가 좋은 대학을 졸업하면 모든 것을 다 알고 있는 것처럼 알고 있는 것과 또 다른 하나는 박사라고 하면 모든 것을 다 아는 것처럼 인식하고 있다는 것이다.

더욱더 잘못하고 있는 것은 의사라고 하면 우리 인체의 질병에 모두 다 알고 있는 것처럼 알고 있는 것과 의사들이 그렇게 행동하고 있는 것이 얼마나 무지하고 겸손하지 못한 처사인가를 알아야 한다.

의사나 박사, 대학을 졸업하면 해당 분야에 대하여 남보다 좀 더 일찍 책을 보고 지식을 쌓았다는 것이지 다른 모든 분야에서 지식을 알고 있는 것이 아니다. 자기가 연구한 분야 이외는 우리가 알고 있는 일반적인 지식을 가지고 있을 뿐이다. 알지도 못하면서 아는 척하는 겸손하지 못한 처사다.

옛말에 '벼는 익을수록 고개를 숙인다.'는 말이 있듯이 많이 배워 지식과 지혜가 가득차면 저절로 겸손해진다. 그러나 지혜가 없는 놈들은 즉 지식만 가지고 있는 놈들은 뭐든지 다 아는 것처럼 떠들어 댄다. 한심한 놈들이다. 그런데 이런 놈들은 자기가 무식하고 지혜가 없는 놈이라는 것조차도 모르기에 무식한 놈이라는 것이다.

왜냐하면 이 세상은 학교에서 배운 지식을 사회를 살아가면서 지혜를 배우는 밑바탕으로 활용해야 하는데 그런 노력을 하지 않기에 그런 놈들이 TV나 신문 잡지에 이런 저런 글을 쓰고 하다 보니 일반인들은 이 사람은 이 말을 하고 저 사람은 저 말을 하고 중심을 잃고 어지러운 세상을 살아가고 있다.

· 소금이 혈압을 올리는 원인이라고 떠들어 대는 모 대학의 어느 자연치유 교수나 한의사도 꼭 읽고 반성해야 할 내용을 정리한다.

인간이 병 없이 건강하게 살아가려면 알칼리성 음식(천일염)을 섭취하여 혈액순환을 원활하게 하고, 정상 체온을 유지하며 면역력을 증강시켜 건강을 유지하고 질병으로부터 예방해야 한다는 점이다.

동양의학에서 강조하고 있는 몸이 차가워지면 생활습관병이 발생한다고 하는 것도 과학적(科學的)으로도 밝혀지고 있다.
또한 몸이 차가워진 사람들은 체액(體液)이 산성화되어 가고 있다고 지적하고 있다. 그러므로 생활습관병 발생을 예방(豫防)하는 1차적인 방법은 산성화되어가는 체액을 알칼리성으로 전환하도록 조치하면 된다.

이런 음식들이란 바로 알칼리성이 짙은 음식들로서 바닷물에서 얻을 수 있는 천일염과 바닷물 속에서 생장하는 해초류들인 미역이나 다시마, 미역, 톳 같은 음식들이다. 이런 먹을거리들을 자주 먹거나 이런 것들이 살아가는 환경인 바닷가에서 생활하는 것도 도움이 된다.

또한 바다에서 생산되는 천일염을 재료로 하는 음식들도 알칼리성을 나타낸다. 우리 고유의 김치, 간장, 된장 등과 새우젓과 같은 젓갈류의 음식들과 장아찌류도 알칼리성이 높다고 할 수 있다.
부산대 식품영양학과 박건영 교수의 소금에 관한 연구 결과를 인용하면 다음도표와 같다.

구분	죽염	천일염	정제염
ph	11.04	9.13	6.29
비고	강알칼리성	알칼리성	산성

우리 몸은 ph가 7.35~7.45가 되어야 정상 체온을 유지할 수 있고, 건강하게 살아갈 수 있다. 대개 ph가 7.35 이하인 사람들이 순환장애로 인한 질병이 많이 발생한다. 따라서 우리는 생활습관병을 이겨내려고 한다면 천일염이나 죽염을 먹어야 건강해질 수 있다는 결론이 나온다. 그래서 천일염이나 죽염으로 만든 음식들을 보약(補藥)이라고 하는 것이다.

그러나 정제염은 산도가 ph 6.29로서 질환(疾患)발생을 더 부추기는 역할을 하기에 사실상 정제염은 독(毒)으로 작용하는 것이다.

일반적으로 "짜게 먹지 말라"고 하는 것은 소금(천일염)에 관한 연구부족의 소치라고 말하고 싶다.

연구 결과에서 보는 것처럼 우리 몸은 음식물이 들어가면 대개 산성을 띄기에 질병(疾病)이 발생하는데, 이런 질병을 예방(豫防)하거나 치유(治癒) 할 수 있는 방법 중의 하나가 바로 알칼리성의 천일염이 들어간 음식을 자주 먹어 중화시키라고 강조하는 것이다.

예를 들어 질병이 있거나 체액이 산성도가 높아지면 혈액순환장애가 발생하면서 다양한 질환이 발생하게 된다. 질병을 치유하거나 체액의 산성도를 중화시키면 질병을 예방할 수 있다.

어찌하면 되는가? 하는 의문이 생긴다. 알기 쉽게 알칼리성음식을 먹어 중화시키면 된다. 알칼리성 음식이 바로 소금(천일염이나 죽염을 말하며 정제염이 아님을 밝힌다.)이다.

수소이온농도는 0~14까지 존재한다. 0~7까지는 산성 기운을 띄고 7~14까지는 알칼리성을 띈다.

예를 들면 건강한 우리 몸은 PH를 보면 7.35~7.45 사이에 있어 약 알칼리성을 띈다. 그러나 질병이 있는 사람들은 대개 PH가 7.35 이하에 있다. 질병을 치유하려면 PH가 높은 음식을 먹으면 된다.

알기 쉽게 설명하면 PH가 6.0이라면 천일염을 먹으면 어찌되는가?

6.0 +천일염 PH 9.13=15.13이다. 둘로 나누어 평균치를 내보면 약 7.565가 나온다.

그렇다면 우리 몸의 건강한 체액의 범위에 들어갈 수 있는 PH가 되기 때문에 건강을 회복하게 되는 것이다. 그래서 질병이 있는 사람들은 천일염이 들어간 음식을 먹거나 바다에서 생산되는 알칼리성 음식을 먹어야 질병을 치유할 수 있다고 강조하는 것이다.

질병이 오래되고 몸이 차고 PH가 낮고 한 사람들은 PH가 11.04인 죽염을 먹는 것도 바람직한 치유 방법이다.

예를 들면 6.0+11.04=17.04가 된다. 이것을 둘로 나누어 평균치를 구하면 8.52가 나온다. 건강한 몸의 PH 7.45보다 높은 알칼리성을 나타낸다.

그래서 오랜 구병(久病)인 생활습관병이라 불리는 암이나 고혈압, 당뇨병, 고지혈증, 치매, 관절염 등에 효과적인 치유를 가져온다.

이런 결과를 보면 무조건 소금이 성인병을 발생시키고 고혈압을 발생시키는 원인이라고 말하는 사람들은 정제염과 천일염, 죽염에 대한 특성과 효능에 대하여 전혀 알지 못하고 연구도하지 않은 사람들이다. 어찌 보면 굉장히 어리석고 불쌍한 사람들이다. 이런 사람을 일컬어새가 거꾸로 난다고 하는 사람들이라 할 수 있다.

예를 들면 바닷가 사는 사람들은 피부나 호흡을 통해서 천일염분을 섭취(攝取)하고, 염전(鹽田)에서 소금을 생산하는 인부들은 업무가 힘들 때면 하루에도 몇 번씩 천일염 소금을 한줌씩 입에 털어 넣고 일을 한다.

천일염이나 짠 것이 몸에 나쁘다면 이런 바닷가에서 사는 사람들이나 특히 배를 타는 선원들과 염전의 인부들은 벌써 모두 하늘나라로 여행을 떠났어야 할 것이다. 그러나 이런 사람들이 오히려 육지 사람들보다 더 건강하고, 질병 없이 잘 살아가고 있다는 점에 주목해야 할 것이다.

육지에서는 해풍을 맞을 기회가 없으니, 알칼리성을 풍부하게 지니고 있는 천일염으로 만든 음식들을 자주 먹으면 될 것이다. 바로 우리 고유의 김치, 간장, 된장, 고추장, 장아찌, 젓갈류 등의 음식들이고, 내륙지역인 안동의 간고등어 음식들이다.

방송에서 누구는 우리의 김장 김치가 최고의 항암식품이라 하여 세계화를 해야 한다고 하면서, 모 의사는 김치는 염기가 많아서 싱겁게 만들어 먹어야 한다고 말을 한다. 하지만 염기(鹽氣)가 적으면 김치가 맛이 들기 전에, 즉 숙성되기도 전에 배추가 썩어버린다. 이런 사실을알고나 있는지 의문이 간다. 그것도 대학 교수네 무슨 전문의네 하고 가슴에 명찰을 달고 나와서 방송에서 하는 말이 앞뒤가 맞지를 않는다. 창피하지 않은가!

김치를 짜게 먹으면 위장이 상하네! 혈압이 오르네 뭐네! 하고 말을 하지만 우리네 할아버지 할머니들은 짭짤한 김치만 드시고도 장수(長壽)만 하신다.

우리나라 장수촌(長壽村) 사람들의 식습관에 대해 정리해 본다.

우리나라의 장수촌 중에 한 곳인 순창 고추장으로 유명한 순창 지역의 식습관을 파헤쳐보라. 그곳에 사는 분들의 식습관을 보면 밥에다 김치 넣고 비벼 먹는 것과 된장찌개를 짭짤하게 끓여 먹고 장아찌 한두 종류 놓고 드시는 것이 전부다. 그리고 후식으로 컵에 고추장을 풀어서 차처럼 마시는 것이다. 그런데도 대도시에 사는 사람들보다 질병(疾病)도 적게 걸리고 훨씬 오래 사는 장수(長壽)하시는 분들이 많다는 것이다.

방송에서 짜게 먹지 말라 짜게 먹으면 위암이 걸린다느니 떠들어 대고 있는데 정작 순창 지역에 사시는 분들은 김장김치에 된장찌개에 고추장차(식후에 물에 고추장을 타서 마시는 것을 의미함)까지 마시니 얼마나 짜겠는가? 그런데도 위장질환 없이 오래 사시는 장수마을이라니! 이것은 뭔가 방송이 잘못되었다는 것을 증명해 보이는 것이리라.

왜냐하면 소금을 먹으면 생활습관병(성인병)에 걸린다고 떠들어 대고 있지만, 순창 지역사람들은 우리나라에서 아마도 제일 짜게 먹고도 오래 사는 장수촌이라는 것을 증명해 보이고 있는 것이다.

그렇다면 방송에서 하는 이야기가 잘못된 내용이라는 것이고, 천일염 소금에 관하여 의사들도 잘 모르고, 연구도 하지 않고, 앵무새처럼 남의 이야기를 반복해서 말 하고 있는 것이리라.

짜게 먹지 말라고 떠들어 대면서, 짠 음식의 대표 격인 고추장 생산지이며 장수촌인 순창은 뭣 하러 조사는 가는가! 가서 조사를 했으면, 있는 그대로 사실을 밝혀야지 갔다 와서는 본인들이 말한 짜게 먹으면 생활습관병(성인병)에 걸린다고 했던 내용들과는 전혀 다른 결과가 나타나니, 본인들의 내용이 잘못된 것을 알면서도 진실을 밝히면 자신이 지금까지 외치던 내용에 대해 명성이 한순간에 허물어지는 결과가 무서워서 누구도 용기 있는 일을 하지 못하는 것이다.

진실을 밝히는 것에 겁을 먹고 있는 비겁자들일 뿐이다.

정리해 보면, 싱겁게 먹는 것보다, 천일염을 주재료로 하는 음식들이라면 짜게 먹는 것이 더 장수하고 있다는 것이니 현재의 싱겁게 먹는 것보다 조금 짭짤하게 먹는 것으로 식습관의 변화를 가지는 것도 생활습관병을 예방 및 치유하기도 하지만, 장수(長壽)의 길로 들어서는 것이라 말하고 싶다.

일본에서는 당뇨병환자들에게 알칼리성이 강한 물(소금물)을 처방하여 당뇨병을 고치고 있다는 사례들도 있다. 이는 임상학적으로, 당뇨병을 앓고 있는 사람들의 체액을 분석해 보면, 산성화 되어 있기에 알칼리성이 강한 물을 처방함으로써 체액을 중성화시켜 병을 치료케 하는 것이다. 소금 또한 산성화된 체액을 알칼리성 체액으로 바꾸는데 큰 영향을 미치기 때문이다.

또한 생활습관병(성인병)환자들은 당수치가 증가되어 있음을 누구나 알 수 있다. 즉 혈액순환이 안 된다는 증거이기도 하다. 그렇다면 산성화된 것을 알칼리성으로 변화시키면 되는 간단한 일이 아닌가!

"소금 먹지 말라"고 하는 의사의 말을 듣고 평생을 생활습관병과 친구하며 살아가던지, 아니면 좋은 소금을 먹고 생활습관병(성인병)을 치료하고 건강하게 살아가던지 선택은 본인의 몫이다.

어떻게 억지로 강요하겠는가? 알아서 결정하고 실천하여 건강한 삶을 살아가길 바란다.

외국의 사례도 하나 소개해 본다.

2011년 5월4일자 미국의학학회지에 실린 논문 한 편을 소개한다.

(5/23일 중앙일보)

【미국의학 협회지(JAMA)게재 내용 요약】

벨기에 뢰벤 대학 의대 잔 스탠슨 교수팀의 논문 발표 내용 요지임

"소금을 적게 섭취하는 저염다이어트가 심장마비, 뇌졸중 사망위험을 높이고, 고혈압을 예방하지도 못한다! 는 것이다.

더 자세히 소개하면 이렇다.

연구팀은 고혈압이나 심혈관질환이 없는 건강한 중년 유럽인 3,681명을 7.9년간 추적 조사했다. 약 8년 기간에 심장병으로 84명이 숨졌다.

- A: 소금을 가장 적게 섭취한 그룹(하루 약 6.3 g)에서 50명 사망
- B: 중간 섭취자 그룹(하루 약 9.8 g)에서 24명 사망
- C: 가장 많이 섭취한 그룹(하루 약 15 g)에서 10명이 사망했다고 논문은 전한다.

구분	A 그룹	B 그룹	C 그룹
1일 소금 섭취량	6.3 g	9.8 g	15 g
8년 뒤 사망자 수	50명	24명	10명

도표의 내용을 보면 싱겁게 먹는 것보다는, 짭짤하게 먹는 우리 고유의 전통 음식섭생법인 밥+김치+고추장에 비벼 먹고, 된장찌개를 곁들여 먹는 것처럼 적당히 짜게 먹는 것이, 최고의 보약음식이라는 것을 알 수 있다.

이에 유럽 의사회에서도 소금(천일염)을 적게 먹으면 오히려 심혈관질환이 짭짤하게 먹는 사람보다 사망률이 4배가 높다고 발표하기도 했다. 이를 뒷받침이라도 하듯이 염기가 부족하면 체액이 산성도를 나타내고 혈액순환 장애가 발생한다. 결국 다양한 질환이 발생하여 무병장수할 수 없는 원인이 되기 때문이다.

의심할 게 뭐 있나!
짜게 먹고라도 건강하게 오래 살면 되는 것이 장땡이제!

·소금에 관한 진귀한 이야기를 하나 더 소개한다.

식물은 제외하고 동물을 기준으로 볼 때 하나는 야생동물과 하나는 인위적으로 키우는 애완동물이나 사람과의 비교다.

결론은 "야생동물일수록 소금기기 많다는 점이고, 병이 없다."는 점이다. 모든 생명이 바다(짠물)에서 태어나 환경에 적응하면서 변해가고 있는 것이 생명들의 피다. 그들의 피를 분석하면 아주 재미있는 결과가 나오는데 염소의 중량을 100으로 했을 때 나트륨의 수치변화이다.

바닷물 56, 전갈 57, 천일염 66, 생소금(간수를 제거하지 않은 소금) 79, 사람 89, 소 93, 여우 100 이다.

여기서 나타난 나트륨이 수치가 사람보다 소가 많고, 소보다 여우가 많다. 이것은 저항력의 비율이라고 보면 된다. 여우는 야생이다. 그러므로 강인한 체력을 소유해야 한다. 강인한 체력을 소유하려면 나트륨이 많아야 한다. 쉽게 말하면 소가 사람보다 병이 덜 걸린다는 것은 상식이다. 따라서 염소와 나트륨이 많은 피가 건강한 피인 것을 우리는 알 수 있다.

그런데 보통 소금을 분석하면 66정도 나오는데 생소금은 분석결과 79정도의 나트륨의 수치가 올라가고 염소도 보통 소금이 100이라면 130정도 높아짐을 확인할 수 있다. 우리들의 피는 결국 바닷물의 연장인데 그 바닷물에 불순물들이 많아지면 자연적으로 염소와 나트륨 등 순수 소금의 양이 떨어지게 되는 것이다. 그렇게 되면 건강한 세포가 자랄 수 없는 것이다.

마치 더러운 바다에서 건강한 생명이 태어날 수 없듯이 건강치 않은 피에서 건강한 세포는 태어나지 않을 것이다.

바닷물에는 무수히 많은 생명들이 살아가고 있다. 그러기에 맑고 깨끗해야 한다. 그런데 피가 소금물이 아니고 설탕물이라든가 그밖에 다른 성분이 많다면 그 피는 부패하고 만다. 싱겁게 먹자고 떠들어대는 사람들아 자연의 순리를 따르라. 고인 물은 썩는다. 그러나 소금이 있는 고인 물은 썩지 않는다. 바다도 맑은 바다도 이스라엘의 사해도 결국은 소금이 있는 고인 물이다. 바다가 태양의 순수한 소금을 받아들이듯 우리도 천일염으로 피를 건강하게 하여 저 야생 여우처럼 저항력과 생명력이 강한 생명이 되어 120세의 천수를 다하는 수명을 다해야 할 것이다.

다양한 영양성분을 함유하고 있는 천일염의 복용이 곧 장수로 가는 첫 번째 방법이다. 앞서 알아봤듯이 모든 동물의 붉은 피는 바닷물보다 염소와 나트륨이 많은 소금물이 분명하다.
과거로부터 우리의 조상들은 동물의 피는 먹지 않았고 성경에도 언급하고 있다. 왜냐하면 짐승이 인간에게 죽임을 당할 때 많은 독소를 배출하기 때문에 피를 먹는 사람은 결국 독소를 먹는 것과 같기 때문이다.

몸 안에 염기 농도가 풍부한 사람들은 따스한 마음을 가진 사람들이다. 왜냐하면 염기농도가 부족해지면 혈액순환 장애가 발생하면서 수족 냉증이 발생하고 이어서 다양한 질환이 발생하게 된다. 내 몸이 아프면 따스한 사랑하는 마음이 나오지 않기 때문이다. 그러기에 싱겁게 먹자! 짜게 먹지 말라! 고 하는 것은 사랑하는 마음이 싹트는 것을 없애는 처사이고, 있던 마음도 사라지게 하는 인생에서 죄를 짓는 행위라는 말하고 싶다.

내 건강은 내가 책임지고, 내가 지키는 것이지 의사가 지켜주지 않는다. 내 입맛에 맞게, 우리 땅에서 생산되는 토속음식이 보약음식임을 알아야한다.

　⑤ 신장과 방광의 기능을 보강하는 맛 중에서 진한 맛은 짠맛이고, 순한 맛은 꼬랑내 나는 맛, 지린내 나는 맛이다. 신장/ 방광의 기능을 보강하는 음식들을 알아보면 다음과 같다.

〈신장/방광을 영양하는 식품(짠맛의 음식)〉

식품(맛)	짠맛, 고린내 나는 맛, 지린내 나는 맛
곡식	콩, 서목태(쥐눈이콩)
과일	밤, 수박
야채	미역, 다시마, 김, 파래, 각종 해초류, 콩떡 잎
육류	돼지, 해삼, 개구리, 지렁이, 동물의 신장/방광/생식기, 굼벵이, 뱀, 새우젓, 명란젓, 조개젓, 기타젓갈류
조미료	소금, 된장, 두부, 간장, 치즈, 젓갈류
차	두향 차, 두유
근과류	마

⑥ 심포장/삼초부의 기능을 보강하는 맛 중에서 진한 맛은 떫은맛이고, 순한 맛은 담백한 나는 맛, 생내 나는 맛이다. 심포장/삼초부의 기능을 보강하는 음식들을 알아보면 다음과 같다.

〈심포장/삼초부를 영양하는 식품(떫은맛의 음식)〉

식품(맛)	떫은맛, 생내 나는 맛, 아린 맛
곡식	옥수수, 녹두, 조
과일	오이, 가지, 바나나, 토마토, 덜 익은 감, 생밤, 도토리
야채	콩나물,고사리,우엉,버섯,양배추,우무,아욱
육류	양고기, 오리/알, 꿩, 번데기
조미료	된장, 케첩, 마요네즈
차	요구르트,코코아,덩굴차,로열젤리,알로에,이온음료
근과류	감자, 토란, 죽순, 당근

음식의 맛이 어느 장부의 기능을 보강하는 기능이 있다면 음양론으로 본다면 어느 장부의 기능을 저해할 수도 있다는 이론이 음양/오행론이다. 이것이 바로 우리가 먹는 음식으로 인해 질병이 발생할 수 있고, 예방할 수 도 있다는 이론이 된다. 이것이 바로 기미론(氣味論)의 기초다.

마. 자연의 색깔과 오장육부와의 상관관계에 대하여 알아본다.

구분	푸른색	붉은색	노란색	하얀색	검은색
기능보강 장 부	간장/담낭	심/소장	비/위장	폐/대장	신장/방광

자연은 우리 인간에게 맛으로만 선물을 준 것이 아니다. 혀 기능 이상으로 인해 맛을 보지 못하는 경우를 대비하여 두 가지를 혼용해서 준 지혜의 선물이다. 그것이 바로 색깔이다.

푸른색의 먹을거리들은 간장/담낭의 기능을 보강하고, 붉은색은 심장/소장의 기능을 보강하고, 노란색의 먹을거리들은 비/위장의 기능을 보강하고, 하얀색은 폐/대장의 기능을 보강하고, 검은 색의 먹을거리들은 신장/방광 기능을 보강한다. 중요한 것은 이렇게 자연이 인간에게 준 고마운 선물인 맛과 색깔로 가르쳐준 것을 지혜롭게 활용하여 건강한 인생을 살아가는 것이 중요하다.

49교시
음식과 질병과의 상관관계

1. 얼굴 생김과 질병과의 상관관계에 대하여 알아본다.

얼굴 형태	직사각형	역삼각형	동그란형	정사각형	사다리형	계란형
체질용어	목형체질	화형체질	토형체질	금형체질	수형체질	상화형 체질
선천적으로 기능이 활성화 된 장부	간장/담낭	심장/소장	비장/위장	폐/대장	신장/방광	심포장/ 삼초부
후천적으로 기능이 약한 장부	비/위장	폐/대장	신장/방광	간장/담낭	심장/소장	
좋아하는 음식 맛	단맛/ 매운맛	매운맛/ 짠맛	짠맛/신맛	신맛/쓴맛	쓴맛/단맛	골고루/ 떫은맛

※ 음식 분류표를 참고하면서 알아본다.

1) 얼굴이 직사각형인 목형체질은 선천적으로 간장과 담낭이 기능이 활성화있어 비/위장 기능을 억제하여 비/위장 질환을 유발케하는 원인이 된다. 이런 목형체질을 가진 사람들이 간장과 담낭의 기능(목기운)을 보강하는 신맛의 음식을 먹으면, 후천적으로 비/위장 기능(토기운)을 약하게 하여 비/위장 질환을 더 빠르게 유발시킨다.(목극토)

그래서 이런 목형체질은 가능한 신맛의 음식을 줄이고, 비/위장 기능을 보강하는 단맛/매운맛의 음식을 먹는 것이 비/위장 질환의 발생을 줄이는 효과를 얻게 된다.

단 체질에 관계없이 간장/담낭에 질환이 있다면 신맛의 음식을 섭취하되 간장과 담낭의 기능이 정상화되면 신맛의 음식을 줄이고 체질에 맞는 음식을 섭취하여야 한다.

2) 얼굴이 역삼각형인 화형체질은 선천적으로 심장과 소장의 기능이 활성화있어 폐/대장
　기능을 억제하여 폐/대장 질환을 유발케하는 원인이 된다. 이런 화형체질을 가진 사람들
　이 심장과 소장의 기능(화기운)을 보강하는 쓴맛의 음식을 먹으면, 후천적으로 폐/대장
　기능(금기운)을 약하게 하여 폐/대장질환을 더 빠르게 유발시킨다.(화극금)

그래서 이런 화형체질은 가능한 쓴맛의 음식을 줄이고, 폐/대장 기능을 보강하는 매운맛과
짠맛의 음식을 먹는 것이 폐/대장 질환의 발생을 줄이는 효과를 얻게 된다.

단 체질에 관계없이 심장/소장에 질환이 있다면 쓴맛의 음식을 섭취하되 심장과 소장의 기
능이 정상화되면 쓴맛의 음식을 줄이고 체질에 맞는 음식을 섭취하여야 한다.

3) 얼굴이 동그란 형인 토형체질은 선천적으로 비장과 위장의 기능이 활성화있어 신장/방
　광 기능을 억제하여 신장/방광 질환을 유발케하는 원인이 된다. 이런 토형체질을 가진
　사람들이 비장과 위장의 기능(토기운)을 보강하는 단맛의 음식을 먹으면, 후천적으로 신
　장/방광 기능(수기운)을 약하게 하여 신장/방광질환을 더 빠르게 유발시킨다.(토극수)

그래서 이런 토형체질은 가능한 단맛의 음식을 줄이고, 신장/방광 기능을 보강하는 짠맛과
신맛의 음식을 먹는 것이 신장/방광 질환의 발생을 줄이는 효과를 얻게 된다.

단 체질에 관계없이 비장/위장에 질환이 있다면 단맛의 음식을 섭취하되 비장과 위장의 기
능이 정상화되면 단맛의 음식을 줄이고 체질에 맞는 음식을 섭취하여야 한다.

4) 얼굴이 정사각형인 금형체질은 선천적으로 폐장과 대장의 기능이 활성화있어 간장/담낭
　기능을 억제하여 간장/담낭 질환을 유발케하는 원인이 된다. 이런 금형체질을 가진 사람
　들이 폐장과 대장의 기능(금기운)을 보강하는 매운맛의 음식을 먹으면, 후천적으로 간장
　/담낭 기능(목기운)을 약하게 하여 간장/담낭질환을 더 빠르게 유발시킨다.(금극목)

그래서 이런 금형체질은 가능한 매운맛의 음식을 줄이고, 간장/담낭 기능을 보강하는 신맛
과 쓴맛의 음식을 먹는 것이 간장/담낭 질환의 발생을 줄이는 효과를 얻게 된다.

단 체질에 관계없이 폐장/대장에 질환이 있다면 매운맛의 음식을 섭취하되 폐장과 대장의
기능이 정상화되면 매운맛의 음식을 줄이고 체질에 맞는 음식을 섭취하여야 한다.

5) 얼굴이 사다리형인 수형체질은 선천적으로 신장과 방광의 기능이 활성화있어 심장/소장 기능을 억제하여 심장/소장 질환을 유발케하는 원인이 된다. 이런 수형체질을 가진 사람들이 신장과 방광의 기능(수기운)을 보강하는 짠맛의 음식을 먹으면, 후천적으로 심장/소장 기능(화기운)을 약하게 하여 심장/소장질환을 더 빠르게 유발시킨다.(수극화)

그래서 이런 수형체질은 가능한 짠맛의 음식을 줄이고, 심장/소장 기능을 보강하는 쓴맛과 단맛의 음식을 먹는 것이 심장/소장질환의 발생을 줄이는 효과를 얻게 된다.

단 체질에 관계없이 신장/방광에 질환이 있다면 짠맛의 음식을 섭취하되 신장과 방광의 기능이 정상화되면 짠맛의 음식을 줄이고 체질에 맞는 음식을 섭취하여야 한다.

6) 얼굴이 계란형인 상화형체질은 선천적으로 심포장/삼초부(면역력)의 기능이 활성화있어 육장 육장육부에 고루 순환 즉 상생상극을 원활하게 한다. 그러나 스트레스나 특히 신장 기운의 저하로 인하여 발생하는 호르몬의 불균형으로 인해 혈액순환장애가 발생하면서 면역력이 저하 된다. 이럴 때는 떫은맛의 음식을 주로 먹으면서 시고 쓰고 달고 맵고 짠맛을 편식하지 말고 골고루 먹는 것이 좋다.

단 체질에 관계없이 오장육부 중에서 기능이 약해진 장부의 정신적·육체적 증상이 나타날 때는 그에 맞는 음식을 더 많은 비율로 섭취하면 된다. 약해졌던 장부의 기능이 정상화되면 체질에 맞는 음식을 섭취하여야 한다.

50교시
질병별 음식 치유 방법 개요(대화식으로 강의 진행)

서양의학의 거성이라고 하는 히포크라테스는 "음식으로 못 고치는 병은, 약으로도 못 고친다."라고 강조했다. 이 말은 음식의 범위가 넓고 약의 범위는 좁다는 의미와 음식은 부작용이 없는 반면 약은 부작용이 있을 수 있다는 의미, 그리고 음식은 오랫동안 먹으면서 고칠 수 있는 반면 약을 오랫동안 먹을 수 없다는 점들을 모두 포함하는 말이다. 물론 가장 중요한 의미는 음식에서 모든 병이 발생할 수 있다는 의미가 숨어 있다.

1. 음식이란?

여기서 말하는 음식이란 어떤 음식을 말하는가? 여기에 관심을 가져야 할 것이다. 우리는 음식이라 하면 먹고 마시는 것으로만 생각할 수 있다. 그리고 어떤 이는 약선 요리도 있는데요? 하고 생각할 수 있다.

• 약선(藥膳) 요리란?

사전적 의미를 보면 '한약재를 사용하여 만든 건강식(健康食)'이라고 표현하고 있다. 근본은 식약동원(食藥同源)이라고 하는 말에서 파생됐다. 요리를 만들어 먹으니 어떤 질병을 예방하고 치유하는 효과가 나는 음식을 말한다. 이 말은 음식에 중점을 둔 말이다.

어떤 학자는 열이 많은 사람은 냉성 음식을 만들어 먹고, 몸이 차가운 사람은 열성음식을 먹는 것이 약선 요리라고 말하고 있다.

진정한 약선 요리는 선천적으로 각자가 가지고 태어난 체질에 맞게, 후천적으로 살아가면서 발생하는 병증을 예방하는데 중점을 둔 음식이라야 한다.

즉 각 개인의 타고난 체질을 기준으로 하여 ① 육장육부의 상태, ② 음양(陰陽), ③ 한열

(寒熱), ④ 허실(虛實)에 맞게 먹는 것이 진정한 약선 요리라 할 수 있다.

간단하게 요약하면 다음과 같다.(예)

음식의 배합 비율은 각 개인의 상태에 따라 다를 수 있다.

구분	건강을 지키는 음식	질병을 유발하는 음식
직사각형 얼굴	단맛, 매운맛, 짠맛	신맛
역삼각형 얼굴	매운맛, 짠맛, 신맛	쓴맛
동그란 얼굴	짠맛, 신맛, 쓴맛	단맛
정사각형 얼굴	신맛, 쓴맛, 단맛	매운맛
사다리형 얼굴	쓴맛, 단맛, 매운맛	짠맛

음식의 중점은 건강유지에 두고 있다. 건강한 정신과 육체를 가질 수 있는 음식을 먹으면 질병을 예방하고 질병을 이겨낼 수 있기에 그런 음식을 찾아야 한다. 히포크라테스가 말한 "음식으로 못 고치는 병은, 약으로도 못 고친다."고 한 말은 예방에 중점을 둔 의미도 있고, 치료에 중점을 둔 의미도 있다.

여기서는 두 가지 측면에서 알아본다.

하나는 예방(건강유지)을 위한 음식의 섭생이고, 다른 하나는 치유나 치료를 위한 음식인 경우로 알아본다.

1) 먼저 예방(건강유지)을 위한 음식이다.

예방을 위한 음식을 먹으려 한다면 어떠한 사람이 앞으로 어떤 질병이 발생할 것인가를 예측하는 방법이나 어떤 증상과 현상들을 알아야 예측 할 수 있다. 서양의학적으로는 알 수 있는 방법이 한계가 있다.

동양의학에서는 서양의학에서 알지 못하는 진단 방법을 연구했던 것이다. 바로 음양/ 오행론이다. 음양 기운의 다소에 따라 장차 어떠한 질병이 발생할 것을 판단할 수 있다.

예를 들면 음성 기운을 가진 사람들이 음성 기운이 가득한 음식을 먹으면 음과 음이 겹치면서 음성관련 질병이 발생하고, 양성기운이 많은 사람들이 양성 기운이 많은 음식을 먹으면 양성관련 질환이 발생한다. 그래서 음성기운이 있는 사람들은 양성기운이 있는 음식을 자주 먹는 것이 질병을 예방하는 식습관이고, 양성 기운이 있는 사람들은 음성 기운이 있는 음식을 먹어 음양의 기운이 어느 한쪽으로 기울지 않도록 조화와 균형을 맞추어 먹는 것이 질병 발생을 예방하는 올바른 섭생법이라 할 수 있다.

2) 두 번째는 오행론적인 면으로 보는 치유음식 섭생법이다.

우리 몸에서 음식물을 소화하고 영양물질을 변화시켜 각 세포에게 공급하기 위한 주요임무를 수행하는 일은 오장육부가 기본적으로 담당한다. 이런 중요한 임무를 수행하는 오장육부의 조화와 균형을 맞추는 것이 질병 발생을 예방하는 효과를 얻는다.

오장육부는 서로 돕고 도움을 받기도 하지만 서로 견제하는 기능도 함께 가지고 있어 조화와 균형을 유지할 때 건강을 지킬 수 있다. 이러한 오장육부가 어느 장부가 기운(활성도)이 넘치고 부족한지를 식별할 수 있어야 넘치는 것은 억제하고 부족한 것은 보충함으로써 조화와 균형을 유지할 수 있다. 이것이 바로 건강을 유지하는 방법이고 질병을 예방하는 길이다. 이것을 식별하는 기본이 되는 것이 바로 체질이다.

사람의 체질을 연구하고 체질에 맞게 오장육부의 넘치고 부족한 부분을 사(瀉)하고 보(補)하는 것을 음식으로 하는 것이 바로 황제내경에서 말하는 기미론(氣味論)이다.

기미론을 바탕으로 하여 체질에 맞게 음식을 먹는 것이 바로 미래의 질병 발생을 예방할 수 있고, 현재 가지고 있는 질병을 몰아내어 치유하는 이론이다.

기미론에서는 음식을 분류할 때 색깔과 맛으로 구분하되 오장육부와 연관 지어 분류하고 활용하고 있어 하나씩 알아본다.

동양의학에서는 음식의 색깔과 맛을 사람의 오장육부와 연관이 있다고 본다. 색깔과 맛이 상충될 때는 맛을 우선시한다.

예를 들면 고추의 색깔은 붉은색을 띤다. 붉은색은 오행상 화(火)로 분류하고, 고추의 맛은 매운맛을 낸다. 이럴 때는 금(金)으로 분류한다는 것이다.

그렇다면 어떻게 하는 것이 개인 체질(각자의 특질)에 맞게 음식을 먹는 것인가요?
개인 체질에 맞게 먹는 것이란? 아래 도표를 참고하면 된다.

체질	얼굴 생김	자주 먹어야 할 음식	적게 먹어야 할 음식
간장과 담낭의 기능이 좋은 체질	직사각형의 긴 얼굴	달고 매콤한 음식들	신맛의 음식들
심장과 소장의 기능이 좋은 체질	이마는 넓고 턱이 좁은 얼굴	맵고 짭짤한 음식들	쓴맛의 음식들
비장과 위장의 기능이 좋은 체질	동그란 느낌이 드는 얼굴	짜고 시큼한 음식들	단맛의 음식들
폐장과 대장의 기능이 좋은 체질	정사각형의 느낌이 드는 얼굴	시고 쓴맛의 음식들	매운맛의 음식들
신장과 방광의 기능이 좋은 체질	턱이 넓으며 사다리형의 얼굴	쓰고 달콤한 음식들	짠맛의 음식들
면역력(심포장과 삼초부)의 기능이 좋은 체질	계란형의 미인/ 미남형 얼굴	골고루 /떫은 음식들	

2. 음양/오행론적으로 알아본 음식

1) 얼굴이 직사각형으로 생긴 사람은 달콤하고 매콤한 맛의 음식을 자주 먹어야 건강하고 신맛이 나는 음식을 가능한 적게 먹어야 한다.
   신맛의 음식을 자주 먹으면 비/위장 질환이나 폐/대장질환이 발생하기 때문이다.

2) 얼굴이 이마는 넓고 턱이 뾰족한 얼굴은 맵고 짠맛의 음식을 자주 먹어야 건강하고 쓴맛의 음식들은 가능한 적게 먹어야 한다.
   쓴맛의 음식을 자주 먹으면 폐/대장 질환이나 신장 /방광질환이 발생하기 때문이다.

3) 동그란 얼굴은 짠맛과 신맛의 음식을 자주 먹어야 건강하고 단맛의 음식은 적게 먹어야 한다.
   단맛의 음식을 자주 먹으면 신장/ 방광질환이나 간장/담낭질환이 발생하기 때문이다.

4) 정사각형의 얼굴은 신맛과 쓴맛의 음식을 자주 먹어야 건강하고, 매운맛의 음식은 가능한 적게 먹어야 한다.

매운맛을 자주 먹으면 간장/담낭 질환이나 심/소장 질환이 발생하기 때문이다.

5) 턱이 넓고 이마가 좁은 얼굴은 쓴맛과 단맛의 음식을 자주 먹어야 건강하고 짠맛의 음식을 적게 먹어야 한다.

짠맛을 자주 먹으면 심/소장 질환과 비/위장 질환이 발생하기 때문이다.

이렇듯이 얼굴 생긴 형태에 따라 음식을 다르게 먹어야 함에도, 엄마 입맛을 기준으로 준비를 하여 온 식구가 모여 앉아서 오랜 시간을 같이 먹다보니 어느 식구한테는 보약음식이 되는 반면 어느 식구에게는 독으로 작용하여 다양한 질환이 발생하는 것이다.

예를 들면 엄마가 유방암이 있다면 엄마의 입맛대로 먹고 살아온 식습관과 생활습관으로 인하여 딸도 유방암이 발생하기 쉽다는 것이다.

물론 밖에서는 남이 맛있다고 하니까, 마구잡이식으로 먹어 결국에는 병이 발생하는 것이다.

3. 건강을 위한 음식

요즘 건강검진 결과나 개인이 가지고 있는 병증 개선을 위해서 어떻게 먹어야 항암음식이고, 발암음식이 되는지 알 수 있나요?

체질	적게 먹어야 할 음식	자주 먹어야 할 음식
간장과 담낭의 질환	매운맛, 짠맛 음식들	신맛, 쓴맛, 단맛의 음식들
심장과 소장의 질환	짠맛, 신맛 음식들	쓴맛, 단맛, 매운맛의 음식들
비장과 위장의 질환	신맛, 쓴맛 음식들	단맛, 매운맛, 짠맛의 음식들
폐장과 대장의 질환	쓴맛, 단맛 음식들	매운맛, 짠맛, 신맛의 음식들
신장과 방광의 질환	단맛, 매운맛 음식들	짠맛, 신맛, 쓴맛의 음식들
면역력이 약한 질환	ㅡ	골고루 / 떫은 음식들

1) 간장과 담낭 질환이 있거나 기능이 약한 사람들은 신맛, 쓴맛, 단맛의 음식을 자주 먹어야 하고, 매운맛, 짠맛 음식은 적게 먹어야 한다.

이유를 오행상으로 알아본다.

① 간장/담낭질환이 발생한 이유

    가) 금극목이 강해서: 폐/ 대장 기운이 간장 담낭의 기운을 억제하기 때문이다.(금 20+, 목20-)

    나) 목극토를 못해서: 폐/ 대장 기운이 강하여 목기운을 억제하기 때문에 목극토를 하지 못해서 발생한다.(목20-, 토20+)

    다) 토극수가 강해서: 토기운이 수기운을 억제해 수극화를 하지 못하기 때문이다. (화 기능 항진)

    라) 수극화가 강해서: 수기운이 강하여 화기운이 약화되면서 화극금을 못하여 금기운인 폐/대장이 강하여 금극목을 강하게 하여 목기운이 약해진 것이다.

    마) 화극금을 못해서: 화기운이 약해진 이유는 수극화가 강하게 억제했기 때문이다. (수극화, 화극금)

    바) 수극화가 강한 이유는 토극수를 하지 못하기 때문이다.(토20-,수20+)

    사) 목기운이 강해 목생화가 너무 강한 경우다. (목 기능 항진)

② 식이 처방으로서 자주 먹으면 좋은 음식으로서는 신맛, 쓴맛, 단맛음식을 보강하는 것이 좋다.

신맛을 먹는 이유는 신맛이 간장 담낭의 기운을 보강하기 때문이다.

    가) 쓴맛의 음식을 먹는 이유는 간장/담낭의 기운을 억제하여 질병을 발생케 한 금기운을 억제하기 위함이다. 그래서 쓴맛의 음식을 신맛보다 더 많이 먹는 것이 바람직하다.그러나 증상이 발현된 지금은 신맛을 2배로 하고, 쓴맛을 1배로 한다면 동시에 간장 질환을 개선하면서 금기운을 억제하는 효과를 얻을 수 있다.

    나) 단맛의 음식을 먹는 이유는 수기능을 억제하기 위함이다.

    그 이유는 수기능이 강하여 화기운을 억제하면(수극화), 화기운이 약하여 금기운을 억제하지 못하면(화극금), 금기운이 강하여 목을 너무 강하게 억제하는 관계를 해소하는 열쇠음식이기 때문에 단맛의 음식을 먹는 것이다. 발현되는 증상에 따라 배합비율이 달라질 수 있다.

③ 적게 먹어야 할 음식으로는 매운맛과 짠맛의 음식들이다.
　가) 매운맛의 음식은 폐/대장 기운을 보강하여 금극목하여 목기운을 더욱 약하게 만들기 때문이다.(금20+목20-)
　나) 짠맛을 먹으면 수기능이 강하여(수20+) 화기운을 억제(20-)하여 화극금을 하지 못하여 결국은 금기운을 보강(금20+)하는 격이 되기에 짠맛을 먹지 않는 것이 좋다.(금20+목20-)

　위에서 알아본 것과 같이 질환은 간장/담낭 질환 한가지로 나타나지만 우리 몸에서 관련된 장부는 결국 오장육부 모두가 연관되어 있음을 알 수 있다. 그렇다고 간질환인데 다른 장부의 약을 먹을 수도 없는 노릇이다. 다른 장부의 기능이상이 발생하지 않았기 때문이다.

　결국 우리 몸의 어느 한 곳에 이상이 발생한 것은 오장육부가 상호 상생상극의 부조화와 불균형이 발생했기 때문이다.

　이렇게 이지러진 오장육부에 대하여 항시 조화와 균형을 유지할 수 있고, 부조화를 조화롭게 할 수 있는 방법 중에 하나가 바로 오장육부의 상태에 따라 1:1맞춤식으로 체질(오행)생식을 맞춰 먹는 것이 효과적이다. 이것이 바로 음양/오행론에 입각한 체질별(오행생식) 식이요법이요 자연치유법이라 할 수 있다.

　이렇게 하여 간장과 담낭의 질환이 정상으로 돌아오면 각자의 타고난 체질에 맞는 식이요법을 실천하면 무병장수할 수 있을 것이다.

2) 심장과 소장의 질환이 있거나 기능이 약한 사람들은 쓴맛, 단맛, 매운맛의 음식을 자주 먹어야 하고, 짠맛, 신맛의 음식을 적게 먹어야 한다.

이유를 오행상으로 알아본다.
① 심장/소장질환이 발생한 이유
　가) 수극화가 강해서: 신장/방광 기운이 심장/소장 기운을 억제하기 때문이다.(수20+, 화20-)

나) 화극금을 못해서: 수기운이 강해서 화기운을 억제하기에 화극금을 못하기 때문이다. (화20-, 금20+)

다) 금극목이 강해서: 금기운이 목기운을 억제하여 목생화를 하지 못하기 때문이다.

라) 목극토가 강해서: 목기운이 강하여 토기운이 약화되면서 토극수를 못하여 수기운인 신장/방광이 강하여 수극화를 강하게 하여 화기운이 약해진 것이다.

마) 토극수를 못해서: 토기운이 약해진 이유는 목극토가 강하게 억제했기 때문이다.

② 식이 처방으로서 자주 먹으면 좋은 음식으로서는 쓴맛, 단맛, 매운맛의 음식을 보강하는 것이 좋다.

가) 쓴맛을 먹는 이유는 쓴맛이 심/소장의 기운을 보강하기 때문이다.

나) 단맛의 음식을 먹는 이유는 비/위장의 기운을 보강하여 질병을 발생케 한 수기운을 억제하기 위함이다. 그래서 단맛의 음식은 쓴맛보다 더 많이 먹는 것이 바람직하다. 그러나 증상이 발현된 지금은 쓴맛을 2배로 하고, 단맛을 1배로 한다면 동시에 심/소장질환을 개선하면서 수기운을 억제하는 효과를 얻을 수 있기 때문이다.

다) 매운맛의 음식을 먹는 이유는 목기능을 억제하기 위함이다.

그 이유는 금기능이 강하여 목기운을 억제하면(금극목), 목기운이 약하여 토기운을 억제하지 못하면(목극토), 토기운이 강하여(토극수) 화를 너무 강하게 억제하는(수극화) 관계를 해소하는 열쇠음식이기 때문에 매운맛의 음식을 먹는 것이다.

③ 적게 먹어야 할 음식으로는 짠맛, 신맛의 음식들이다.

가) 짠맛의 음식은 신장/방광 기운을 보강하여 수극화하여 화기운을 더욱 약하게 만들기 때문이다.(수20+화20-)

나) 신맛을 먹으면 목기능이 강하여(목20+) 토기운을 억제(토20-)하여 토극수를 하지 못하여 결국은 수기운을 보강(수20+)하는 격이 되기에 신맛을 먹지 않는 것이 좋다.(토20- 수20+)

위에서 알아본 것과 같이 질환은 심장/소장 질환 한가지로 나타나지만 우리 몸에서 관련된 장부는 결국 오장육부 모두가 연관되어 있음을 알 수 있다. 그렇다고 심장질환인데 다른 장부의 약을 먹을 수도 없는 노릇이다. 다른 장부의 기능이상이 발생하지 않았기 때문이다.

결국 우리 몸의 어느 한 곳에 이상이 발생한 것은 오장육부가 상호 상생상극의 부조화와 불균형이 발생했기 때문이다.

　이렇게 이지러진 오장육부에 대하여 항시 조화와 균형을 유지할 수 있고, 부조화를 조화롭게 할 수 있는 방법 중에 하나가 바로 오장육부의 상태에 따라 1:1맞춤식으로 체질별(오행)생식을 맞춰 먹는 것이 효과적이다. 이것이 바로 음양/오행론에 입각한 체질별(오행생식) 식이요법이요 자연치유법이라 할 수 있다.

　이렇게 하여 심장과 소장의 질환이 정상으로 돌아오면 각자의 타고난 체질에 맞는 식이요법을 실천하면 무병장수할 수 있을 것이다.

3) 비장과 위장 질환이 있거나 기능이 약한 사람들은 단맛과 매운맛, 짠맛의 음식을 자주 먹어야 하고, 신맛, 쓴맛의 음식은 적게 먹어야 한다.

이유를 오행상으로 알아본다.

　① 비장/위장질환이 발생한 이유

　　가) 목극토가 강해서: 간장/담낭 기운이 비/위장기운을 억제하기 때문이다.(목 20+ 토 20-)

　　나) 토극수를 못해서: 목기운이 강해서 토기운을 억제하여 토극수를 못하기 때문이다.(토20-, 수20+)

　　다) 수극화가 강해서: 수기운이 화기운을 억제하여 화생토를 하지 못하기 때문이다.

　　라) 화극금이 강해서: 화기운이 강하여 금기운이 약화되면 금극목을 못하여 목기운인 간장/담낭이 강하여 목극토를 강하게 하여 토기운이 약해진 것이다.

　　마) 금극목을 못해서: 금기운이 약해진 이유는 화극금이 강하게 억제했기 때문이다.

　② 식이 처방으로서 자주 먹으면 좋은 음식으로서는 단맛, 매운맛, 짠맛의 음식을 보강하는 것이 좋다.

　　가) 단맛을 먹는 이유는 단맛이 비/위장의 기운을 보강하기 때문이다.

　　나) 매운맛의 음식을 먹는 이유는 폐/대장의 기운을 보강하여 질병을 발생케 한 목기운을 억제하기 위함이다. 그래서 매운맛의 음식은 단맛보다 더 많이 먹는 것이 바람직하다.

　　그러나 증상이 발현된 지금은 단맛을 2배로 하고, 매운맛을 1배로 한다면 동시에 비/위장 질환을 개선하며 목기운을 억제하는 효과를 얻을 수 있기 때문이다.

다) 짠맛의 음식을 먹는 이유는 화기능을 억제하기 위함이다.

그 이유는 수기능이 강하여 화기운을 억제하면(수극화), 화기운이 약하여 금기운을 억제하지 못하면(화극금), 금기운이 강하여(금극목) 목이 토를 너무 강하게 억제하는(목극토) 관계를 해소하는 열쇠음식이기 때문에 짠맛의 음식을 먹는 것이다.

③ 적게 먹어야 할 음식으로는 신맛, 쓴맛의 음식들이다.

가) 신맛의 음식은 간장/담낭 기운을 보강(20+)하여 목극토하여 토기운을 더욱 약하게 만들기 때문이다.(목 20+토20-)

나) 쓴맛을 먹으면 화기능이 강하여(화20+) 금기운을 억제(20-)하여 금극목을 하지 못하여 결국은 목기운을 보강(금20+)하는 격이 되기에 쓴맛을 먹지 않는 것이 좋다.(금20-목20+)

위에서 알아본 것과 같이 질환은 비장/위장 질환 한가지로 나타나지만 우리 몸에서 관련된 장부는 결국 오장육부 모두가 연관되어 있음을 알 수 있다. 그렇다고 위장질환인데 다른 장부의 약을 먹을 수도 없는 노릇이다. 다른 장부의 기능이상이 발생하지 않았기 때문이다.

결국 우리 몸에 어느 한곳이 이상이 발생한 것은 오장육부가 상호 상생상극의 부조화와 불균형이 발생했기 때문이다.

이렇게 이지러진 오장육부에 대하여 항시 조화와 균형을 유지할 수 있고, 부조화를 조화롭게 할 수 있는 방법 중에 하나가 바로 오장육부의 상태에 따라 1:1맞춤식으로 체질(오행)생식을 맞춰 먹는 것이 효과적이다. 이것이 바로 음양/오행론에 입각한 체질별(오행생식) 식이요법이요 자연치유법이라 할 수 있다.

이렇게 하여 비장과 위장/췌장의 질환이 정상으로 돌아오면 각자의 타고난 체질에 맞는 식이요법을 실천하면 무병장수할 수 있을 것이다.

4) 폐장과 대장의 질환이 있거나 기능이 약한 사람들은 매운맛, 짠맛, 신맛의 음식을 자주 먹어야 하고, 쓴맛, 단맛의 음식은 적게 먹어야 한다.

이유를 오행상으로 알아본다.

① 폐장/대장질환이 발생한 이유

　가) 화극금이 강해서: 심장/소장 기운이 폐/대장 기운을 억제하기 때문이다.(화20+금 20-)

　나) 금극목을 못해서: 목기운이 강해서 금기운을 억제하기에 금극목을 못하기 때문이다. (금20- 목20+)

　다) 목극토가 강해서: 목기운이 토기운을 강하게 억제하여 토생금을 하지 못하기 때문이다.

　라) 토극수가 강해서: 토기운이 강하여 수기운이 약화되면 수극화를 못하여 화기운인 심장/소장이 강해져 화극금을 강하게 하여 금기운이 약해진 것이다.

　마) 수극화를 못해서: 수기운이 약해진 이유는 토극수가 강하게 억제했기 때문이다.

② 식이 처방으로서 자주 먹으면 좋은 음식으로서는 매운맛, 짠맛, 신맛의 음식을 보강하는 것이 좋다.

　가) 매운맛을 먹는 이유는 매운맛이 폐/대장 기운을 보강하기 때문이다.

　나) 짠맛의 음식을 먹는 이유는 신장/ 방광 기운을 보강하여 질병을 발생케 한 화기운을 억제하기 위함이다. 그래서 짠맛의 음식은 매운맛보다 더 많이 먹는 것이 바람직하다. 그러나 증상이 발현된 지금은 매운맛을 2배로 하고, 짠맛을 1로 한다면 동시에 폐/대장 질환을 개선하며 화기운을 억제하는 효과를 얻을 수 있기 때문이다.

　다) 신맛의 음식을 먹는 이유는 토기능을 억제하기 위함이다.

　그 이유는 목기능이 강하여 토기운을 억제하면(목극토), 토기운이 약하여 수기운을 억제하지 못하면(토극수), 수기운이 강하여(수극화) 금기운을 너무 강하게 억제하는(화극금) 관계를 해소하는 열쇠음식이기 때문에 신맛의 음식을 먹는 것이다.

③ 적게 먹어야 할 음식으로는 쓴맛, 단맛의 음식들이다.

　가) 쓴맛의 음식은 심장/소장 기운을 보강(화20+)하여 화극금하여 금기운을 더욱 약

하게 만들기 때문이다. (화20+금20-)

나) 단맛을 먹으면 토기능이 강하여(토20+) 수기운을 억제(수20-)하여 수극화를 하지 못하여 결국은 화기운을 보강(20+)하는 격이 되기에 단맛을 먹지 않는 것이 좋다. (수20-화20+)

위에서 알아본 것과 같이 질환은 폐장/대장 질환 한가지로 나타나지만 우리 몸에서 관련된 장부는 결국 오장육부 모두가 연관되어 있음을 알 수 있다. 그렇다고 폐장질환인데 다른 장부의 약을 먹을 수도 없는 노릇이다. 다른 장부의 기능이상이 발생하지 않았기 때문이다.

결국 우리 몸에 어느 한곳이 이상이 발생한 것은 오장육부가 상호 상생상극의 부조화와 불균형이 발생했기 때문이다.

이렇게 이지러진 오장육부에 대하여 항시 조화와 균형을 유지할 수 있고, 부조화를 조화롭게 할 수 있는 방법 중에 하나가 바로 오장육부의 상태에 따라 1:1맞춤식으로 체질(오행)생식을 맞춰 먹는 것이 효과적이다. 이것이 바로 음양/오행론에 입각한 체질별(오행생식) 식이요법이요 자연치유법이라 할 수 있다.

이렇게 하여 폐장과 대장의 질환이 정상으로 돌아오면 각자의 타고난 체질에 맞는 식이요법을 실천하면 무병장수할 수 있을 것이다.

5) 신장과 방광의 질환이 있거나 기능이 약한 사람들은 짠맛, 신맛, 쓴맛의 음식을 자주 먹어야 하고, 단맛, 매운맛의 음식을 적게 먹어야 한다.

이유를 오행상으로 알아본다.

① 신장/방광질환이 발생한 이유

가) 토극수가 강해서: 비장/위장 기운이 신장/방광 기운을 억제하기 때문이다.(토20+수20-)

나) 수극화를 못해서: 화기운이 강해서 수기운을 억제하기에 수극화를 못하기 때문이다.(수20-화20+)

다) 화극금이 강해서: 화기운이 금기운을 강하게 억제하여 금생수를 하지 못하기 때문이다.

라) 금극목이 강해서: 금기운이 강하여 목기운이 약화되면 목극토를 못하여 토기운인 비장/위장이 강하여 토극수를 강하게 하여 수기운이 약해진 것이다.

마) 목극토를 못해서: 토기운이 약해진 이유는 목극토가 강하게 억제했기 때문이다.

② 식이 처방으로서 자주 먹으면 좋은 음식으로서는 짠맛, 신맛, 쓴맛의 음식을 보강하는
것이 좋다.
가) 짠맛을 먹는 이유는 짠맛이 신장/방광 기운을 보강하기 때문이다.
나) 신맛의 음식을 먹는 이유는 간장/담낭 기운을 보강하여 질병을 발생케 한 토기운
을 억제하기 위함이다. 그래서 신맛의 음식은 짠맛보다 더 많이 먹는 것이 바람직
하다.

그러나 증상이 발현된 지금은 짠맛을 2배로 하고, 신맛을 1로 한다면 동시에 신장/방광질환
을 개선하면서 토기운을 억제하는 효과를 얻을 수 있기 때문이다.

다) 쓴맛의 음식을 먹는 이유는 금기능을 억제하기 위함이다.
그 이유는 화기능이 강하여 금기운을 억제하면(화극금), 금기운이 약하여 목기운
을 억제하지 못하면(금극목), 목기운이 강하여(목극토) 수기운을 너무 강하게 억제
하는(토극수) 관계를 해소하는 열쇠음식이기 때문에 쓴맛의 음식을 먹는 것이다.

③ 적게 먹어야 할 음식으로는 단맛, 매운맛의 음식들이다.
가) 단맛의 음식은 비장/위장기운을 보강(토20+)하여 토극수하여 수기운을 더욱 약하
게 만들기 때문이다.(토20+수20-)
나) 매운맛을 먹으면 금기능이 강하여(금20+) 목기운을 억제(목20-)하여 목극토를 하
지 못하여 결국은 토기운을 보강(토20+)하는 격이 되기에 매운맛을 먹지 않는 것
이 좋다.(목20-, 토20+)
위에서 알아본 것과 같이 질환은 신장/방광 질환 한가지로 나타나지만 우리 몸에서 관련된
장부는 결국 오장육부 모두가 연관되어 있음을 알 수 있다. 그렇다고 신장질환인데 다른 장부
의 약을 먹을 수도 없는 노릇이다. 다른 장부의 기능이상이 발생하지 않았기 때문이다.
결국 우리 몸에 어느 한곳이 이상이 발생한 것은 오장육부가 상호 상생상극의 부조화와 불
균형이 발생했기 때문이다.
이렇게 이지러진 오장육부에 대하여 항시 조화와 균형을 유지할 수 있고, 부조화를 조화롭

게 할 수 있는 방법 중에 하나가 바로 오장육부의 상태에 따라 1:1맞춤식으로 체질(오행)생식을 맞춰 먹는 것이 효과적이다. 이것이 바로 음양/오행론에 입각한 체질별(오행생식) 식이요법이요 자연치유법이라 할 수 있다.

이렇게 하여 신장/장광, 생식비뇨기계 질환이 정상으로 돌아오면 각자의 타고난 체질에 맞는 식이요법을 실천하면 무병장수할 수 있을 것이다.

6) 면역력이 낮은 사람들은 떫은맛의 음식을 자주 먹어야 한다.

① 이유를 오행상으로 설명해 본다.

위에서 알아본 것처럼 체질에 맞게, 병중에 맞게 먹으면 보약으로 작용하여 건강을 유지할 수 있고, 그렇지 아니하면 다른 질병이 발생하여 고생을 한다.

짜게 먹지 말라고 하는 것은 체질에 따라서는 병을 부추기는 원인이 된다. 우리 몸은 대단하다. 개인이 체질에 맞지 않게 먹는다 하더라도 즉시 질환이 발병하여 나타나지 않는다. 다만 오랜 시간이 지나면서 더 이상 버틸 수 없는 상태가 되면 몸의 어느 부분인가 불편함을 표시하게 된다. 이것은 우리 몸이 가지는 중화력이요, 항상성 때문이다.

이 불편함을 지혜롭게 알아차리면 질병을 미연에 예방이 가능하고, 알아차리지 못하면 결국에는 질병이 발생하여 병원신세를 져야만 하는 것이다.

앞서 음식의 맛을 중심으로 얼굴의 형태에 따라 다르게 먹어야 한다고 강조했는데 우리가 먹는 음식의 맛이 오장육부의 기능을 향상시키는 역할을 하기도 한다.

신맛	간장, 담낭을 이롭게 하는 맛
쓴맛	심장과 소장을 이롭게 하는 맛
단맛	비장과 위장을 이롭게 하는 맛
매운맛	폐와 대장을 이롭게 하는 맛
짠맛	신방과 방광을 이롭게 하는 맛
떫은맛	면역력을 보강하는 맛

가) 신맛의 음식들은 간장, 담낭을 이롭게 하고, 질환을 개선시키기도 한다.
나) 쓴맛의 음식들은 심장, 소장을 이롭게 하고, 질환을 개선시키기도 한다.

다) 단맛의 음식들은 비장, 위장을 이롭게 하고, 질환을 개선시키기도 한다.

라) 매운맛의 음식들은 폐장, 대장을 이롭게 하고, 질환을 개선시키기도 한다.

마) 짠맛의 음식들은 신장, 방광을 이롭게 하고, 질환을 개선시키기도 한다.

바) 떫은맛의 음식들은 면역력을 강화시키고, 질환을 개선시키기도 한다..

② 음식의 맛과 장부의 기능 향상에 대한 관계를 좀 더 알아본다.

가) 신맛의 음식들은 주로 구연산, 사과산, 주석산 등 산 성분은 체내의 피로 물질인 젖산을 분해/배출하는 기능이 있어 체내의 독소를 해독하는 효과를 가진다. 해독 기능을 담당하는 간기능이 향상되는 효과를 가진다.

예) 간경화 등 간질환이 있는 사람들은 신맛의 음식을 먹어야 하나 매운맛이나 짠맛을 먹으면 간경화증상이 더 깊어진다.

나) 쓴맛의 음식들은 주로 혈액응고를 방지하는 효과를 가지며 혈액 내에 축적되어 있는 찌꺼기를 배출하는 기능과 내리는 기능을 가지기에 혈관을 뚫는 역할과 혈관에 탄력을 주는 등 심혈관 질환을 담당하는 심/소장 질환을 보강하는 효과를 가진다.

예) 심장성 고혈압이 사람들은 쓴맛의 음식을 먹어야 하나 짠맛이나 신맛을 먹으면 심장성 고혈압이 더 깊어진다.

다) 단맛의 음식들은 주로 당질로서 혈액 내 당분을 조절하는 비장/ 췌장기능을 보강 하여 소화에 관여하는 소화효소와 인슐린, 글루카곤 등 호르몬 조절을 통하여 소화기능에 관여하고 있는 비/위장 기능을 보강하는 효과를 가진다.

예) 위장 질환이 있는 사람들은 단맛의 음식을 먹어야 하나 신맛이나 쓴맛을 먹으면 위장질환이 더 깊어진다.

라) 매운맛의 음식들은 알리신이나 캡사이신, 퀘르세틴 등으로서 이러한 성분들은 몸 안에서 흡수 시 열을 발생하는 효과를 가지기에 몸 안에서 열을 발산 시에 피부의 모공을 열어 피부호흡을 향상시켜 몸 안의 호흡을 주관하는 폐 기능을 보강하는 효과를 가진다.

예) 축농증이 있는 사람들은 매운맛의 음식을 먹어야 하나 쓴맛이나 단맛을 먹으면 축농증이 더 깊어진다.

마) 짠맛의 음식들은 염분을 포함한 먹을거리들로서 주로 바다에서 생산한다. 이러한 먹을거리들은 몸 안에서 수분을 머금는 효과를 가지며 수분이나 체액을 조절하고 체온 조절에 관여하고 있는 신장 기능을 보강하는 효과를 가진다.

예) 신부전증이 있는 사람들은 짠맛의 음식을 먹어야 하나 쓴맛이나 단맛을 먹으면 신부전증이 더 깊어진다.

이렇듯이 결국에는 음식을 체질과 병중에 맞게 먹으면 항암식품이요, 보약음식이라 할 수 있다. 이런 체질과 병중을 알지 못하고 마구잡이식으로 먹으면 다양한 질환에 시달리고 결국에는 암까지 발생하게 되는 발암식품이라 할 수 있다.

그런데 지금까지 특이한 점은 영양소를 들춰내지 않고 있다는 것이다.

무슨 이유가 있나요?

음식 소재들의 영양소 한가지만을 강조하는 것은 독(毒)이요, 음식 전체를 말하는 것은 보약(補藥)이라 할 수 있다. 예를 들면 마늘을 먹으면 보약이지만 마늘속의 알리신만 별도로 추출해서 먹는다면 독약중의 독약을 먹는 격이다. 음식 중에 영양소를 강조하는 것은 지혜롭지 못한 처사다.

우리는 음식을 먹는 것이지 영양소를 먹는 것이 아니다. 체질에 맞게 먹으면 항암 식품이고 체질에 맞지 아니하면 발암식품이라고 말을 하는 것이다. 이제는 자신의 건강을 위해서 현재의 사랑도 없고 식품첨가물로 만든 마구잡이식 식습관에서 체질을 알고, 사랑이 풍부한 음식을 먹는 식습관으로 변해야 건강한 인생을 살아갈 수 있을 것이다.

정리해 보면

개인별 타고난 체질과 병중에 맞게 배합비율을 맞게 먹는다면

모든 음식이 항암음식이 될 수 있고, 자연치유 음식이 될 수 있으나

마구잡이식으로 체질과 다르게 먹으면 발암식품일 수 있다는 결론이다.

그렇다. 사랑이 가득한 음식이 항암식품이요, 개인의 체질에 맞게 먹는 것 역시 항암음식이다. 이래서 음식이 보약이라고 말을 하는 것이다.

체질에 맞게, 병증에 맞게 소식하는 것과 사랑이 가득한 음식이 항암음식이라는 것을 알아야 한다. 아무리 맛있고 좋은 음식이라 할지라도 사랑이 없으면 발암음식이라는 것을 잊으면 안 된다. 과거 온 식구가 모여 앉아 깔깔거리며 살아온 대가족시대에는 암, 고혈압, 당뇨병 등 만성질환이 별로 없었다는 점을 감안하면 지금부터라도 과거로 돌아가고픈 마음이 가득하다.

51교시
질병 예방 및 치유를 위한 음식 처방법

1. 체질별 식이요법

정경의 병인 경우는 체질 처방을 우선으로 하되, 발열, 부종, 통증이 발현될 경우는 증상에 우선을 두고 식이 처방을 한다.

구분	자주 먹어야 할 음식	적게 먹어야 할 음식
목 기운이 약한 증상 발현 시	①시고 〈② 쓰고, 달고	①맵고 〈② 짜고
화 기운이 약한 증상 발현 시	①쓰고 〈② 달고, 맵고	①짜고 〈② 시고
상화기운이 약한 증상 발현 시	①쓰고 〈② 떫고	①짜고 〈② 시고
토 기운이 약한 증상 발현 시	①달고 〈② 맵고, 짜고	①시고 〈② 쓰고
금 기운이 약한 증상 발현 시	①맵고 〈② 짜고, 시고	①쓰고 〈② 달고
수 기운이 약한 증상 발현 시	①짜고 〈② 시고, 쓰고	①달고 〈② 맵고

예) 목기운이 약해 나타나는 근육이 쥐나고 혀가 백태가 있을 때는 매운맛을 줄이고 신맛의 음식을 많이 먹도록 조치하면 근육이 쥐나는 증상이 사라지고 혀에 끼었던 백태가 사라지면 신맛의 음식을 그만 먹고 본래의 체질에 맞는 음식을 먹도록 처방하는 것이다. 증상이 사라졌는데도 계속해서 신맛의 음식을 먹으면 위장 질환이 발생하기 때문이다

다음 식이 처방에 대한 이유를 음양/오행론적으로 알아본다.

1) 목 기운이 약한 증상 발현 시 식이요법

① 현맥이 발현되며 다음과 같은 증상이 나타난다.

　　가) 얼굴이나 콧잔등이 푸른빛이 돌며 혀에 백태가 끼고 근육경련이나 쥐가 나고 근

　　　　육통 등의 증상이 나타난다.

　　나) 목(木)기능이 약한 정신적·육체적 증상이 나타난다.

② 발병 원인을 음양/오행상으로 알아본다.

사람은 배꼽을 중심으로 상체는 양이요, 하체는 음이라 분류한다.

이때 경락은 팔은 양팔을 든 것을 기준으로 한다. 손에서 시작되는 경락을 양경락이라 하고, 발에서부터 시작되는 경락을 음경락이라고 한다. 음장부는 목(간장/담낭), 토(비/ 위장), 수(신장/ 방광)이다.

목 기운이 약한 증상이 발현된 것은 음에 해당한다. 또한 음장부에서 질병이 발생했다면 원인은 양 부분에 있다는 것이 음양론의 기준이다. 일반적인 질환은 팔을 내린 현 상태에서 배꼽을 중심으로 하체를 음, 상체를 양으로 분류한다.

양 부분인 머리에서 원인을 제공한 것이다. 즉 간기능이 저하된 주원인을 보면 육체적인 음기에서 발현된 것보다 양기부분이 스트레스 누적으로 인해 목기능 저하로 인해 발생한 것이다.

오행상으로 다음과 같다.

　　가) 금극목이 강해서 목기운이 약한 상태(현맥이 나타남)

　　나) 목극토를 하지 못할 때

　　다) 수생목을 못할 때

　　라) 목생화가 지나칠 때

③ 식이 처방

　　가) 자주 먹어야 할 음식: ① 시고 < ② 쓰고, 달고

　　나) 적게 먹어야 할 음식: ① 맵고 < ② 짜고

④ 간장/담낭질환이 발생한 이유

　　가) 금극목이 강해서: 폐/대장 기운이 간장 담낭의 기운을 억제하기 때문이다.

나) 목극토를 못해서: 폐/대장 기운이 강하여 목기운을 억제하기 때문에 목극토를 하지 못하기 때문이다.

다) 토극수가 강해서: 토기운이 강하면 수기운을 억제하여 수생목을 하지 못하기 때문이다.

라) 수극화가 강해서: 수기운이 강하여 화기운이 약화되면서 화극금을 못하여 금기운인 폐/대장이 강하여 금극목을 강하게 하여 목기운이 약해진 것이다.

마) 화극금을 못해서: 화기운이 약해진 이유는 수극화가 강하게 억제했기 때문이다. (수극화, 화극금)

바) 수극화가 강한 이유는 토극수를 하지 못하기 때문이다.(토극수)

⑤ 식이 처방으로서 자주 먹으면 좋은 음식으로서는 신맛, 쓴맛, 단맛이 음식을 보강하는 것이 좋다.

가) 신맛을 먹는 이유는 신맛이 간장 담낭의 기운을 보강하기 때문이다.

나) 쓴맛의 음식을 먹는 이유는 간장/담낭의 기운을 억제하여 질병을 발생케 한 금기운을 억제하기 위함이다. 그래서 쓴맛의 음식은 신맛보다 더 많이 먹는 것이 바람직하다.

여기서 증상이 약하게 발현된 지금은 신맛을 1로 하고, 쓴맛을 2배로 한다면 동시에 간장/담낭질환을 개선하면서 간장/담낭질환을 발생케 한 원인인 금기운을 억제하는 효과를 얻을 수 있기 때문이다.

다) 단맛의 음식을 먹는 이유는 수기능을 억제하기 위함이다.

그 이유는 수기능이 강하여 화기운을 억제하면(수극화), 화기운이 약하여 금기운을 억제하지 못하면(화극금), 금기운이 강하여 목을 너무 강하게 억제하는 관계를 해소하는 열쇠음식이기 때문에 단맛의 음식을 먹는 것이다.

⑥ 적게 먹어야 할 음식으로는 매운맛과 짠맛의 음식들이다.

가) 매운맛의 음식은 폐/대장 기운을 보강하여 금극목하여 목기운을 더욱 약하게 만들기 때문이다.

나) 짠맛을 먹으면 수기능이 강하여(수극화) 화기운을 억제하여 화극금을 하지 못하여 결국은 금기운을 보강하는 격이 되기에 짠맛을 먹지 않는 것이 좋다.

위에서 알아본 것과 같이 질환은 간장/담낭 질환 한가지로 나타나지만 우리 몸에서 관련된 장부는 결국 오장육부 모두가 연관되어 있음을 알 수 있다. 그렇다고 간질환인데 다른 장부의 약을 먹을 수도 없는 노릇이다. 다른 장부의 기능이상이 발생하지 않았기 때문이다.

결국 우리 몸에 어느 한곳이 이상이 발생한 것은 오장육부가 상호 상생상극의 부조화와 불균형이 발생했기 때문이다.

이렇게 이지러진 오장육부에 대하여 항시 조화와 균형을 유지할 수 있고, 부조화를 조화롭게 할 수 있는 방법 중에 하나가 바로 오장육부의 상태에 따라 1:1맞춤식으로 오행생식을 맞춰 먹는 것이 효과적이다. 이것이 바로 음양/오행론에 입각한 오행생식 식이요법이요 자연치유법이라 할 수 있다.

이렇게 하여 간장과 담낭의 질환이 정상으로 돌아오면 각자의 타고난 체질에 맞는 식이요법을 실천하면 무병장수할 수 있을 것이다.

2) 화 기운이 약한 증상 발현 시 식이요법

① 구맥이 발현되며 다음과 같은 증상이 나타난다.

가) 얼굴이 붉어지거나 심계항진(가슴이 벌렁거림 증상), 머리에 땀이 흐르는 등의 증상이 나타난다.

화(火)기능이 약한 정신적·육체적 증상이 나타난다.

② 발병 원인을 음양/오행상으로 알아본다.

사람은 배꼽을 중심으로 상체는 양이요, 하체는 음이라 분류한다.

이때 경락은 팔은 양팔을 든 것을 기준으로 한다. 손에서 시작되는 경락을 양경락이라 하고, 발에서부터 시작되는 경락을 음경락이라고 한다. 양장부는 화(심장/소장), 상화(심포/ 삼초), 금(폐/ 대장)이다.

화 기운이 약한 증상이 발현된 것은 양에 해당한다. 또한 양장부에서 질병이 발생했다면 원인은 음 부분에 있다는 것이 음양론의 기준이다. 일반적인 질환은 팔을 내린 현 상태에서 배꼽을 중심으로 하체를 음, 상체를 양으로 분류한다.

음 부분인 발에서 원인을 제공한 것이다. 즉 화기능이 저하된 주원인을 보면 정신적인 양기에서 발현된 것보다 음기부분인 혈액과 관련된 순환 장애로 인해 화기능 저하로 인해 발생한 것이다.

오행상으로 다음과 같다.

가) 수극화가 강할 때(구맥이 발현됨)

나) 화극금을 못할 때

다) 목생화를 못할 때

라) 화생토가 강할 때

③ 식이 처방

가) 자주 먹어야 할 음식: ① 쓰고 < ② 달고, 맵고

나) 적게 먹어야 할 음식: ① 짜고 < ② 시고

④ 심장 / 소장질환이 발생한 이유

가) 수극화가 강해서: 신장/ 방광 기운이 심장/소장 기운을 억제하기 때문이다.

나) 화극금을 못해서: 수기운이 강해서 화기운을 억제하기에 화극금을 못하기 때문이다.

다) 금극목은 정상인 경우: 금기운과 목기운은 조화를 이루는 상태이나 목생화를 하지 못하기 때문이다.

라) 목극토가 강해서: 목기운이 강하여 토기운이 약화되면서 토극수를 못하여 수기운인 신장/방광이 강하여 수극화를 강하게 하여 화기운이 약해진 것이다.

마) 토극수를 못해서: 토기운이 약해진 이유는 목극토가 강하게 억제했기 때문이다.

⑤ 식이 처방으로서 자주 먹으면 좋은 음식으로서는 쓴맛, 단맛, 매운맛의 음식을 보강하는 것이 좋다.

가) 쓴맛을 먹는 이유는 쓴맛이 심/소장의 기운을 보강하기 때문이다.

나) 단맛의 음식을 먹는 이유는 비/위장의 기운을 보강하여 질병을 발생케 한 수기운을 억제하기 위함이다.

그래서 단맛의 음식은 쓴맛보다 더 많이 먹는 것이 바람직하다.

그러나 증상이 약하게 발현된 지금은 쓴맛을 1로 하고, 단맛을 2배로 한다면 동시에 심/소

장질환을 개선하면서 심/소장 질환을 발생케 한 원인인 수기운을 억제하는 효과를 얻을 수 있기 때문이다.

다) 매운맛의 음식을 먹는 이유는 목기능을 억제하기 위함이다.

그 이유는 금기능이 강하여 목기운을 억제하면(금극목), 목기운이 약하여 토기운을 억제하지 못하면(목극토), 토기운이 강하여(토극수) 화를 너무 강하게 억제하는(수극화) 관계를 해소하는 열쇠음식이기 때문에 매운맛의 음식을 먹는 것이다.

⑥ 적게 먹어야 할 음식으로는 짠맛, 신맛의 음식들이다.

가) 짠맛의 음식은 신장/방광 기운을 보강하여 수극화하여 화기운을 더욱 약하게 만들기 때문이다.

나) 신맛을 먹으면 목기능이 강하여(목극토) 토기운을 억제하여 토극수를 하지 못하여 결국은 수기운을 보강하는 격이 되기에 신맛을 먹지 않는 것이 좋다.

위에서 알아본 것과 같이 질환은 심장/소장 질환 한가지로 나타나지만 우리 몸에서 관련된 장부는 결국 오장육부 모두가 연관되어 있음을 알 수 있다. 그렇다고 심장질환인데 다른 장부의 약을 먹을 수도 없는 노릇이다. 다른 장부의 기능이상이 발생하지 않았기 때문이다.

결국 우리 몸에 어느 한곳이 이상이 발생한 것은 오장육부가 상호 상생상극의 부조화와 불균형이 발생했기 때문이다.

이렇게 이지러진 오장육부에 대하여 항시 조화와 균형을 유지할 수 있고, 부조화를 조화롭게 할 수 있는 방법 중에 하나가 바로 오장육부의 상태에 따라 1:1맞춤식으로 오행생식을 맞춰 먹는 것이 효과적이다. 이것이 바로 음양/오행론에 입각한 오행생식 식이요법이요 자연치유법이라 할 수 있다.

이렇게 하여 심장과 소장의 질환이 정상으로 돌아오면 각자의 타고난 체질에 맞는 식이요법을 실천하면 무병장수할 수 있을 것이다.

3) 토 기운이 약한 증상 발현 시 식이요법

① 홍맥이 발현되며 다음과 같은 증상이 나타난다.

얼굴이 노란색을 나타나며 위궤양, 당뇨병, 위산과다, 구취 등의 증상이 나타난다.

토(土)기능이 약한 정신적·육체적 증상이 나타난다.

② 발병 원인을 음양/오행상으로 알아본다.

사람은 배꼽을 중심으로 상체는 양이요, 하체는 음이라 분류한다.

이때 경락은 팔은 양팔을 든 것을 기준으로 한다. 손에서 시작되는 경락을 양경락이라 하고, 발에서부터 시작되는 경락을 음경락이라고 한다. 음장부는 목(간장/담낭), 토(비/위장), 수(신장/방광)이다.

토 기운이 약한 증상이 발현된 것은 음에 해당한다. 또한 음장부에서 질병이 발생했다면 원인은 양 부분에 있다는 것이 음양론의 기준이다. 일반적인 질환은 팔을 내린 현 상태에서 배꼽을 중심으로 하체를 음, 상체를 양으로 분류한다.

양 부분인 머리에서 원인을 제공한 것이다. 즉 토기능이 저하된 주원인을 보면 육체적인 음기에서 발현된 것보다 양기부분이 스트레스 누적으로 인해 토기능 저하로 인해 발생한 것이다.

오행상으로 다음과 같다.
　　　가) 목극토가 강할 때(홍맥이 발현됨)
　　　나) 토극수를 못할 때
　　　다) 화생토를 못할 때
　　　라) 토생금이 강할 때

③ 식이 처방
　　　가) 자주 먹어야 할 음식: ① 달고 < ② 맵고, 짜고
　　　나) 적게 먹어야 할 음식: ① 시고 < ② 쓰고

④ 비장 / 위장질환이 발생한 이유

가) 목극토가 강해서: 간장/담낭 기운이 비/위장기운을 억제하기 때문이다.

나) 토극수를 못해서: 목기운이 강해서 토기운을 억제하기에 토극수를 못하기 때문이다.

다) 수극화는 정상인 경우: 수기운과 화기운은 조화를 이루는 상태이나 화생토를 하지 못하기 때문이다.

라) 화극금이 강해서: 화기운이 강하여 금기운이 약화되면 금극목을 못하여 목기운인 간장/담낭이 강하여 목극토를 강하게 하여 토기운이 약해진 것이다.

마) 금극목을 못해서: 금기운이 약해진 이유는 화극금이 강하게 억제했기 때문이다.

⑤ 식이 처방으로서 자주 먹으면 좋은 음식으로서는 단맛, 매운맛, 짠맛의 음식을 보강하는 것이 좋다.

가) 단맛을 먹는 이유는 단맛이 비/위장의 기운을 보강하기 때문이다.

나) 매운맛의 음식을 먹는 이유는 폐/대장의 기운을 보강하여 질병을 발생케 한 목기운을 억제하기 위함이다. 그래서 매운맛의 음식은 단맛보다 더 많이 먹는 것이 바람직하다.그러나 약한 증상이 발현된 지금은 단맛을 1로 하고, 매운맛을 2배로 한다면 동시에 비/위장 질환을 개선하며 비/위장 질환을 발생케 한 원인인 목기운을 억제하는 효과를 얻을 수 있기 때문이다.

다) 짠맛의 음식을 먹는 이유는 화기능을 억제하기 위함이다.
그 이유는 수기능이 강하여 화기운을 억제하면(수극화), 화기운이 약하여 금기운을 억제하지 못하면(화극금), 금기운이 강하여(금극목) 목이 토를 너무 강하게 억제하는 (목극토) 관계를 해소하는 열쇠음식이기 때문에 짠맛의 음식을 먹는 것이다.

⑥ 적게 먹어야 할 음식으로는 신맛, 쓴맛의 음식들이다.

가) 신맛의 음식은 간장/담낭 기운을 보강하여 목극토하여 토기운을 더욱 약하게 만들기 때문이다.

나) 쓴맛을 먹으면 화기능이 강하여(화극금) 금기운을 억제하여 금극목을 하지 못하여 결국은 목기운을 보강하는 격이 되기에 쓴맛을 먹지 않는 것이 좋다.

위에서 알아본 것과 같이 질환은 비장/위장 질환 한가지로 나타나지만 우리 몸에서 관련된 장부는 결국 오장육부 모두가 연관되어 있음을 알 수 있다. 그렇다고 위장질환인데 다른 장부의 약을 먹을 수도 없는 노릇이다. 다른 장부의 기능이상이 발생하지 않았기 때문이다.

결국 우리 몸에 어느 한곳이 이상이 발생한 것은 오장육부가 상호 상생상극의 부조화와 불균형이 발생했기 때문이다.

이렇게 이지러진 오장육부에 대하여 항시 조화와 균형을 유지할 수 있고, 부조화를 조화롭게 할 수 있는 방법 중에 하나가 바로 오장육부의 상태에 따라 1:1맞춤식으로 오행생식을 맞춰 먹는 것이 효과적이다. 이것이 바로 음양/오행론에 입각한 오행생식 식이요법이요 자연치유법이라 할 수 있다.

이렇게 하여 비장과 위장/췌장의 질환이 정상으로 돌아오면 각자의 타고난 체질에 맞는 식이요법을 실천하면 무병장수할 수 있을 것이다.

4) 금 기운이 약한 증상 발현 시 식이요법

① 모맥이 발현되며 다음과 같은 증상이 나타난다.

얼굴이 하얀색을 나타나며 폐렴, 치질, 축농증, 기침, 천식 등의 증상이 나타난다.

금(金)기능이 약한 정신적·육체적 증상이 나타난다.

② 발병 원인을 음양/오행상으로 알아본다.

사람은 배꼽을 중심으로 상체는 양이요, 하체는 음이라 분류한다.

이때 경락은 팔은 양팔을 든 것을 기준으로 한다.

손에서 시작되는 경락을 양경락이라 하고, 발에서부터 시작되는 경락을 음경락이라고 한다. 양장부는 화(심장/소장), 상화(심포/삼초), 금(폐/ 대장)이다.

금 기운이 약한 증상이 발현된 것은 양에 해당한다. 또한 양장부에서 질병이 발생했다면 원인은 음 부분에 있다는 것이 음양론의 기준이다. 일반적인 질환은 팔을 내린 현 상태에서 배꼽을 중심으로 하체를 음, 상체를 양으로 분류한다.

음 부분인 발에서 원인을 제공한 것이다. 즉 금기능이 저하된 주원인을 보면 정신적인 양기에서 발현된 것보다 음기부분인 자연환경인 호흡과 관련된 호흡기순환 장애로 인해 금기능 저하로 인해 발생한 것이다.

오행상으로 다음과 같다.

가) 화극금이 강할 때(모맥이 발현됨)

나) 금극목을 못할 때

다) 토생금을 못할 때

라) 금생수가 지나칠 때

③ 식이 처방

가) 자주 먹어야 할 음식: ① 맵고 < ② 짜고, 시고

나) 적게 먹어야 할 음식: ① 쓰고 < ② 달고

④ 폐장 / 대장질환이 발생한 이유

가) 화극금이 강해서: 심장/소장 기운이 폐/대장 기운을 억제하기 때문이다.

나) 금극목을 못해서: 목기운이 강해서 금기운을 억제하기에 금극목을 못하기 때문이다.

다) 목극토는 정상인 경우: 목기운과 토기운은 조화를 이루는 상태이나 토생금을 하지 못하기 때문이다.

라) 토극수가 강해서: 토기운이 강하여 수기운이 약화되면 수극화를 못하여 화기운인 심장/소장이 강하여 화극금을 강하게 하여 금기운이 약해진 것이다.

마) 수극화를 못해서: 수기운이 약해진 이유는 토극수가 강하게 억제했기 때문이다.

⑤ 식이 처방으로서 자주 먹으면 좋은 음식으로서는 매운맛, 짠맛, 신맛의 음식을 보강하는 것이 좋다.

가) 매운맛을 먹는 이유는 매운맛이 폐/대장 기운을 보강하기 때문이다.

나) 짠맛의 음식을 먹는 이유는 신장/ 방광 기운을 보강하여 질병을 발생케 한 화기운을 억제하기 위함이다. 그래서 짠맛의 음식은 매운맛보다 더 많이 먹는 것이 바람직하다. 그러나 약한 증상이 발현된 지금은 매운맛을 1로 하고, 짠맛을 2로 한다면 동시에 폐/대장 질환을 개선하면서 폐/대장 질환을 발생케 한 주 원인인 화기운을 억제하는 효과를 얻을 수 있기 때문이다.

다) 신맛의 음식을 먹는 이유는 토기능을 억제하기 위함이다.

그 이유는 목기능이 강하여 토기운을 억제하면(목극토), 토기운이 약하여 수기운을 억제하지 못하면(토극수), 수기운이 강하여(수극화) 금를 너무 강하게 억제하는(화극

금) 관계를 해소하는 열쇠음식이기 때문에 신맛의 음식을 먹는 것이다.

⑥ 적게 먹어야 할 음식으로는 쓴맛, 단맛의 음식들이다.
가) 쓴맛의 음식은 심장/소장 기운을 보강하여 화극금하여 금기운을 더욱 약하게 만들기 때문이다.
나) 단맛을 먹으면 토기능이 강하여(토극수) 수기운을 억제하여 수극화를 하지 못하여 결국은 화기운을 보강하는 격이 되기에 단맛을 먹지 않는 것이 좋다.

위에서 알아본 것과 같이 질환은 폐장/대장 질환 한가지로 나타나지만 우리 몸에서 관련된 장부는 결국 오장육부 모두가 연관되어 있음을 알 수 있다. 그렇다고 폐장질환인데 다른 장부의 약을 먹을 수도 없는 노릇이다. 다른 장부의 기능이상이 발생하지 않았기 때문이다.

결국 우리 몸에 어느 한곳이 이상이 발생한 것은 오장육부가 상호 상생상극의 부조화와 불균형이 발생했기 때문이다.

이렇게 이지러진 오장육부에 대하여 항시 조화와 균형을 유지할 수 있고, 부조화를 조화롭게 할 수 있는 방법 중에 하나가 바로 오장육부의 상태에 따라 1:1맞춤식으로 오행생식을 맞춰 먹는 것이 효과적이다. 이것이 바로 음양/오행론에 입각한 오행생식 식이요법이요 자연치유법이라 할 수 있다.

이렇게 하여 폐장과 대장의 질환이 정상으로 돌아오면 각자의 타고난 체질에 맞는 식이요법을 실천하면 무병장수할 수 있을 것이다.

5) 수 기운이 약한 증상 발현 시 식이요법
① 석맥이 발현되며 다음과 같은 증상이 나타난다.
얼굴이 검은색을 나타나며 소변빈삭, 신부전증, 골수염, 방광염 등의 증상이 나타난다.
수(水)기능이 약한 정신적·육체적 증상이 나타난다.

② 발병 원인을 음양/오행상으로 알아본다.
사람은 배꼽을 중심으로 상체는 양이요, 하체는 음이라 분류한다.

이때 경락은 팔은 양팔을 든 것을 기준으로 한다. 손에서 시작되는 경락을 양경락이라 하고, 발에서부터 시작되는 경락을 음경락이라고 한다. 음장부는 목(간장/담낭), 토(비/위장), 수(신장/방광)이다.

수 기운이 약한 증상이 발현된 것은 음에 해당한다. 또한 음장부에서 질병이 발생했다면 원인은 양 부분에 있다는 것이 음양론의 기준이다. 일반적인 질환은 팔을 내린 현 상태에서 배꼽을 중심으로 하체를 음, 상체를 양으로 분류한다.

양 부분인 머리에서 원인을 제공한 것이다. 즉 수기능이 저하된 주원인을 보면 육체적인 음기에서 발현된 것보다 양기부분이 과도한 스트레스 누적으로 인해 수기능 저하로 인해 발생한 것이다.

오행상으로 다음과 같다.
      가) 토극수가 강할 때(석맥이 발현됨)
      나) 수극화를 못할 때
      다) 금생수를 못할 때
      라) 수생목이 강할 때

③ 식이 처방
      가) 자주 먹어야 할 음식: ① 짜고 < ② 시고, 쓰고
      나) 적게 먹어야 할 음식: ① 달고 < ② 맵고

④ 신장 / 방광질환이 발생한 이유
      가) 토극수가 강해서: 비장/위장 기운이 신장/방광 기운을 억제하기 때문이다.
      나) 수극화를 못해서: 화기운이 강해서 수기운을 억제하기에 수극화를 못하기 때문이다.
      다) 화극금은 정상인 경우: 화기운과 금기운은 조화를 이루는 상태이나 금생수를 하지 못하기 때문이다.
      라) 금극목이 강해서: 금기운이 강하여 목기운이 약화되면 목극토를 못하여 토기운인 비장/위장이 강하여 토극수를 강하게 하여 수기운이 약해진 것이다.
      마) 목극토를 못해서: 토기운이 약해진 이유는 목극토가 강하게 억제했기 때문이다.

⑤ 식이 처방으로서 자주 먹으면 좋은 음식으로서는 짠맛, 신맛, 쓴맛의 음식을 보강하는 것이 좋다.

가) 짠맛을 먹는 이유는 짠맛이 신장/방광 기운을 보강하기 때문이다.

나) 신맛의 음식을 먹는 이유는 간장/담낭 기운을 보강하여 질병을 발생케 한 토기운을 억제하기 위함이다. 그래서 신맛의 음식은 짠맛보다 더 많이 먹는 것이 바람직하다.

그러나 약한 증상이 발현된 지금은 짠맛을 1로 하고, 신맛을 2로 한다면 동시에 신장/방광질환을 개선하면서 신장/ 방광질환을 발생케 한 주 원인인 토기운을 억제하는 효과를 얻을 수 있기 때문이다.

다) 쓴맛의 음식을 먹는 이유는 금기능을 억제하기 위함이다.

그 이유는 화기능이 강하여 금기운을 억제하면(화극금), 금기운이 약하여 목기운을 억제하지 못하면(금극목), 목기운이 강하여(목극토) 수기운을 너무 강하게 억제하는 (토극수) 관계를 해소하는 열쇠음식이기 때문에 쓴맛의 음식을 먹는 것이다.

⑥ 적게 먹어야 할 음식으로는 단맛, 매운맛의 음식들이다.

가) 단맛의 음식은 비장/위장기운을 보강하여 토극수하여 수기운을 더욱 약하게 만들기 때문이다.

나) 매운맛을 먹으면 금기능이 강하여(금극목) 목기운을 억제하여 목극토를 하지 못하여 결국은 토기운을 보강하는 격이 되기에 매운맛을 먹지 않는 것이 좋다.

위에서 알아본 것과 같이 질환은 신장/방광 질환 한가지로 나타나지만 우리 몸에서 관련된 장부는 결국 오장육부 모두가 연관되어 있음을 알 수 있다. 그렇다고 신장질환인데 다른 장부의 약을 먹을 수도 없는 노릇이다. 다른 장부의 기능이상이 발생하지 않았기 때문이다.

결국 우리 몸에 어느 한곳이 이상이 발생한 것은 오장육부가 상호 상생상극의 부조화와 불균형이 발생했기 때문이다.

이렇게 이지러진 오장육부에 대하여 항시 조화와 균형을 유지할 수 있고, 부조화를 조화롭게 할 수 있는 방법 중에 하나가 바로 오장육부의 상태에 따라 1:1맞춤식으로 오행생식을 맞춰 먹는 것이 효과적이다. 이것이 바로 음양/오행론에 입각한 오행생식 식이요법이요 자연치유법이라 할 수 있다.

이렇게 하여 신장/장광, 생식비뇨기계 질환이 정상으로 돌아오면 각자의 타고난 체질에 맞는 식이요법을 실천하면 무병장수할 수 있을 것이다.

6) 상화 기운이 약한 증상 발현 시 식이요법

① 구삼맥이 발현되며 다음과 같은 증상이 나타난다.

얼굴이 붉은색과 짜증난 얼굴을 가지며 손발 저림, 각종 신경성질환, 한열왕래조절 불가, 집중력이 부족한행동 등의 증상이 나타난다.

상화(相火)기능이 약한 정신적·육체적 증상이 나타난다.

② 발병 원인을 음양/오행상으로 알아본다.
　　가) 음양론상으로 설명하라.
　　나) 오행상으로 설명하라.

③ 식이 처방
　　가) 자주 먹어야 할 음식 : ① 쓰고 < ② 떫고
　　나) 적게 먹어야 할 음식 : 화난채로 식사하지 말라.

52교시
간장/담낭질환이 있을 시 음식 처방법

1. 체질별 음식 처방법을 알아본다.

구분	생식처방	보조 식품 처방(셀렌)
금형체질 식이 처방	목화토 상화2 표준	화, 목
금극목이 강한 경우	-목목 화토 상화,표준 -목 화화토 상화,표준	목, 화
목극토를 못하는 경우	-수수목화 상화,표준 -수목목화 상화,표준	크/수, 목

※ 셀렌은 각 기능을 보강하는 보조 식품이름이다.

2. 상생상극화도 활용 보충설명

음양/오행론적으로 설명하라.

1) 금형체질 식이 처방(금기운 20+, 목기운 20-, 화기운 20-)

① 금극목하여 정상적으로 현맥이 촉지되면서 간장/담낭기능이 저하되는 상태를 말한다. 이때는 간장/담낭기능이 저하되어 나타나는 정신적·육체적 증상이 나타난다.
육체적 증상으로는 간혹 화기운이 약한 증상이 나타날 수 있으나 구맥상이 숨겨져 있어 식별하기 어렵다.

② 식이 처방은 상생으로 하는 것을 원칙으로 하기에 목+화+토+상화2+표준으로 처방하면 된다.

③ 보조 식품으로는 목기운을 보강하기 위해서는 목 셀렌을 처방하여 목셀렌은 오전에, 금기운을 억제하기 위해 화셀렌 오후에 10~15알씩 식간에 먹는 것이 효과적이다. 금을 오후에 먹는 이유는 오후가 금기운이 약해지는 시기에 화를 보강하여 화극금을 강하게 억제하기 위함이다.

2) 금기운이 목기운을 억누른 경우(금기운20+, 목기운20-, 화기운20)

① 금기운이 강하면 그 팽팽한 기운이 목으로 전달되어 나타나는 것이 현맥이다. 이때는 화기운은 정상적이나 금기운의 항진으로 인해 목기운이 저하된 경우로서 육체적 증상이 바로 나타나기에 식별하기가 쉽다.

예를 들면 혀를 보면 백태가 낀 것을 식별할 수 있고, 팔과 다리가 저림증상이 나타난다.

② 이런 경우의 식이 처방은 우선적으로 이런 증상을 줄이기 위해 목2+화+토+상화+표준으로 처리하면 된다.

③ 보조 식품으로는 목셀렌과 화 셀렌을 처방하여, 목 셀렌은 오전에 화셀렌은 오후에 10~15알씩 식간에 먹도록 처방하면 된다.

이런 처방법은 현재 나타나는 증상을 바로 해소시킬 수는 있으나 근원적인 금기운의 항진을 잠재우는 데는 오랜 시간이 소요된다. 이 처방은 얼마간의 시간이 지나면 다시 재발할 수 있는 여건이 있다.

3) 금기운이 목기운과 화기운을 억누른 경우(금기운20+, 목기운20, 화기운20-)

① 금기운이 항진되어 목기운을 누르는 경우는 맞으나 이번의 경우는 앞에 설명한 것과는 다르다.

금기운과 목기운은 정상이나 화기운이 저하로 인해 금기운이 항진된 경우를 의미한다.

② 이런 경우의 식이 처방은 서서히 이런 증상을 줄이지만 현맥 발생의 근원이 된 화기운을 보강해야 하기에 목+화2+토+상화+표준으로 처리하면 된다.

③ 보조 식품으로는 목셀렌과 화 셀렌을 처방하여, 목 셀렌은 오전에 화셀렌은 오후에 10~15알씩 식간에 먹도록 처방하면 된다.

이런 처방법은 현재 나타나는 증상을 서서히 해소시키나 근원적인 화기운을 보강함으로써 금기운의 항진을 잠재우는 데는 바람직한 처방이다. 이러한 식이 처방을 하면 재발이 없는 것이 특징이다.

물론 두 가지 경우 모두 정상적인 체질 맥상이 돌아오면 체질 처방을 한 뒤에 장수 처방을 하면 된다.

4) 목극토를 못하는 경우(금기운20, 화기운20, 목기운20-,수기운 20-)

① 이 경우는 금기운이 강한 경우는 아니지만 목기운이 약해진 경우다. 이런 경우는 수생목이 안 되는 경우는 수기운의 저하로 인해 목기운이 저하된 경우다.

② 이런 경우의 식이 처방은 수2+목+화+상화+표준을 처방하면 된다. 또는 수+목2+화+상화+표준을 처방해도 된다.

③ 보조 식품으로는 수기운을 보강하는 크리스탈정이나 수 셀렌을 보강하면서 목 셀렌을 보강하면 된다. 목셀렌은 오전에, 크리스탈정(20~30환씩)이나 수 셀렌은 오후에 10~15알씩 먹으면 된다.

53교시
심장/소장질환이 있을 시 음식 처방법

1. 체질별 음식 처방법을 알아본다.

구분	생식처방	보조 식품 처방(셀렌)
수형체질 식이 처방	화토금 상화2, 표준	화, 토
수극화가 강한 경우	-화화 토금 상화,표준 -화 토토 금 상화,표준	토, 화
화극금을 못하는 경우	-목목화토 상화,표준 -목 화화토 상화,표준	목, 화

※ 셀렌은 각 기능을 보강하는 보조 식품이름이다.

2. 상생상극화도 활용 보충설명

음양/오행론적으로 알아본다.

1) 수형체질 식이 처방(수기운 20+, 화기운 20-, 토기운20)

① 수극화하여 정상적으로 구맥이 촉지되면서 심장/소장기능이 저하되는 상태를 말한다. 이때는 심/소장기능이 저하되어 나타나는 정신적·육체적 증상이 나타난다.
육체적 증상으로는 간혹 토기운이 약한 증상이 나타날 수 있으나 홍맥상이 숨겨져 있어 식별하기 어렵다.

② 식이 처방은 상생으로 하는 것을 원칙으로 하기에 화+토+금+상화2+표준으로 처방하면 된다.

③ 보조 식품으로는 화기운을 보강하기 위해서는 화기운이 보강되어야 화기에 화 셀렌을 처방하고, 토 셀렌을 처방하여 화셀렌은 오전에 토셀렌은 오후에 10~15알씩 식간에 먹는 것이 효과적이다.

2) 수기운이 화기운과 토기운을 억누른 경우(수기운20+, 화기운20-, 토기운20-)

① 수기운이 강하면 그 팽팽한 기운이 화로 전달되어 나타나는 것이 구맥이다. 이때는 화기운은 정상적이나 수기운의 항진으로 인해 화기운이 저하된 경우로서 육체적 증상이 바로 나타나기에 식별하기가 쉽다.

예를 들면 심계항진 증상이나 얼굴이 붉어지고 땀이 흐르는 것을 식별할 수 있고, 팔꿈치에 통증이 나타난다.

② 이런 경우의 식이 처방은 우선적으로 이런 증상을 줄이기 위해 화2+토+금+상화+표준으로 처리하면 된다.

③ 보조 식품으로는 화셀렌과 토 셀렌을 처방하여, 화 셀렌은 오전에 토셀렌은 오후에 10~15알씩 식간에 먹도록 처방하면 된다.

이런 처방법은 현재 나타나는 증상을 바로 해소시킬 수는 있으나 근원적인 수기운의 항진을 잠재우는 데는 오랜 시간이 소요된다. 이 처방은 얼마간의 시간이 지나면 다시 재발할 수 있는 여건이 있다.

3) 수기운이 화기운과 토기운을 억누른 경우(수기운20+, 화기운20, 토기운20-)

① 수기운이 항진되어 화기운을 누르는 경우는 맞으나 이번의 경우는 앞에 설명한 것과는 다르다.

수기운과 화기운은 정상이나 토기운이 저하로 인해 수기운이 항진된 경우를 의미한다.

② 이런 경우의 식이 처방은 서서히 이런 증상을 줄이지만 구맥 발생의 근원이 된 토기운을 보강해야 하기에 화+토2+금+상화+표준으로 처리하면 된다. 수기운을 억제하여 수극화를 조화롭게 한다.

③ 보조 식품으로는 화 셀렌과 토셀렌을 처방하여, 화 셀렌은 오전에 토셀렌은 오후에 10~15알씩 식간에 먹도록 처방하면 된다.

이런 처방법은 현재 나타나는 증상을 서서히 해소시키나 근원적인 토기운을 보강함으로써 수기운의 항진을 잠재우는 데는 바람직한 처방이다. 이러한 식이 처방을 하면 재발이 없는 것이 특징이다.

물론 두 가지 경우 모두 정상적인 체질 맥상이 돌아오면 체질 처방을 한 뒤에 장수 처방을 하면 된다.

4) 화극금을 못하는 경우(수기운20, 금기운20, 목기운20−, 화기운 20−)

① 이 경우는 수기운이 강한 경우는 아니지만 화기운이 약해진 경우다. 이런 경우는 목생화가 안 되는 경우는 목기운의 저하로 인해 화기운이 저하된 경우다.

② 이런 경우의 식이 처방은 목2+화+토+상화+표준을 처방하거나 또는 목+화2+토+상화+표준을 처방하면 된다.

③ 보조 식품으로는 목기운을 보강하는 목 셀렌을 보강하면서 화 셀렌을 보강하면 된다. 목셀렌은 오전에 화셀렌은 오후에 10~15알씩 먹으면 된다.

54교시
비장/위장질환이 있을 시 음식 처방법

1. 체질별 음식 처방법에 대하여 알아본다.

구분	생식처방	보조 식품 처방(셀렌)
목형체질 식이 처방	토금수 상화2 표준	토, 금
목극토가 강한 경우	-토토 금수 상화,표준 -토 금금 수 상화,표준	금, 토
토극수를 못하는 경우	-화화토금 상화,표준 -화토토금 상화,표준	화, 토

※ 셀렌은 각 기능을 보강하는 보조 식품이름이다.

2. 상생상극화도 활용 보충설명

음양/오행론적으로 알아본다.

1) 목형체질 식이 처방(목기운 20+, 토기운 20-, 금기운 20-)

① 목극토하여 정상적으로 홍맥이 촉지되면서 비/위장기능이 저하되는 상태를 말한다.
이때는 비/위장기능이 저하되어 나타나는 정신적·육체적 증상이 나타난다.
육체적 증상으로는 간혹 금기운이 약한 증상이 나타날 수 있으나 모맥상이 숨겨져 있
어 식별하기 어렵다.

② 식이 처방은 상생으로 하는 것을 원칙으로 하기에 토+금+수+상화2+표준으로 처방하
면 된다.

③ 보조 식품으로는 토기운을 보강하고 목기운을 억제하기 위해서는 금기운이 보강되어
야 하기에 금 셀렌을 처방하고, 토 셀렌을 처방하여 토셀렌은 오전에 금셀렌은 오후

에 10~15알씩 식간에 먹는 것이 효과적이다.

2) 목기운이 토기운을 억누른 경우(목기운20+, 토기운20-, 금기운20)

① 목기운이 강하면 그 팽팽한 기운이 토로 전달되어 나타나는 것이 홍맥이다. 이때는 금기운은 정상이나 목기운의 항진으로 인해 토기운이 저하된 경우로서 육체적 증상이 바로 나타나기에 식별하기가 쉽다.

예를 들면 소화장애, 속이 더부룩한 증상이나 얼굴이 노란색을 나타나기에 쉽게 식별할 수 있고, 무릎에 통증이 나타난다.

② 이런 경우의 식이 처방은 우선적으로 이런 증상을 줄이기 위해 토2+금+수+상화+표준으로 처리하면 된다.

③ 보조 식품으로는 토셀렌과 금 셀렌을 처방하여, 토 셀렌은 오전에 금셀렌은 오후에 10~15알씩 식간에 먹도록 처방하면 된다.

이런 처방법은 현재 나타나는 증상을 바로 해소시킬 수는 있으나 근원적인 목기운의 항진을 잠재우는 데는 오랜 시간이 소요된다. 이 처방은 얼마간의 시간이 지나면 다시 재발할 수 있는 여건이 있다.

3) 목기운이 토기운과 금기운을 억누른 경우(목기운20+, 토기운20, 금기운20-)

① 목기운이 항진되어 토기운을 누르는 경우는 맞으나 이번의 경우는 앞에 설명한 것과는 다르다.

목기운과 토기운은 정상이나 금기운이 저하로 인해 목기운이 항진된 경우를 의미한다.

② 이런 경우의 식이 처방은 서서히 이런 증상을 줄이지만 홍맥 발생의 근원이 된 약한 금기운을 보강해야 하기에 토+금2+수+상화+표준으로 처리하면 된다.

③ 보조 식품으로는 토 셀렌과 금셀렌을 처방하여, 토 셀렌은 오전에 금셀렌은 오후에 10~15알씩 식간에 먹도록 처방하면 된다.

이런 처방법은 현재 나타나는 증상을 서서히 해소시키나 근원적인 금기운을 보강함으로써 목기운의 항진을 잠재우는 데는 바람직한 처방이다. 이러한 식이 처방을 하면 재발이 없는 것이 특징이다.

물론 두 가지 경우 모두 정상적인 체질 맥상이 돌아오면 체질 처방을 한 뒤에 장수 처방을 하면 된다.

4) 토극수를 못하는 경우(금기운20, 수기운20, 화기운20-, 토기운 20-)

① 이 경우는 목기운이 강한 경우는 아니지만 토기운이 약해진 경우다. 이런 경우는 화생토가 안 되는 경우는 화기운의 저하로 인해 토기운이 저하된 경우다.

② 이런 경우의 식이 처방은 화2+토+금+상화+표준을 처방하거나 또는 화+토2+금+상화+표준을 처방하면 된다.

③ 보조 식품으로는 화기운을 보강하는 화 셀렌을 보강하면서, 토 셀렌을 보강하면 된다. 화셀렌은 오전에 토셀렌은 오후에 10~15알씩 먹으면 된다.

55교시
폐/대장질환이 있을 시 음식 처방법

1. 체질별 음식 처방법에 대하여 알아본다.

구분	생식처방	보조 식품 처방(셀렌)
화형체질 식이 처방	금수목 상화2 표준	금, 수/크
화극금이 강한 경우	-금금 수목 상화, 표준 -금 수수 목 상화, 표준	수/크, 금
금극목을 못하는 경우	-토토금수 상화, 표준 -토금금수 상화, 표준	토, 금

※ 셀렌은 각 기능을 보강하는 보조 식품이름이다. 크리스탈정은 신장 기능을 보강하는 식품이다.

2. 상생상극화도 활용 보충설명

음양/오행론적으로 알아본다.

1) 화형체질 식이 처방(화기운 20+, 금기운 20-, 수기운 20-)

① 화극금하여 정상적으로 모맥이 촉지되면서 폐/대장기능이 저하되는 상태를 말한다.
이때는 폐/대장기능이 저하되어 나타나는 정신적・육체적 증상이 나타난다.
육체적 증상으로는 간혹 수기운이 약한 증상이 나타날 수 있으나 석맥상이 숨겨져 있어 식별하기 어렵다.

② 식이 처방은 상생으로 하는 것을 원칙으로 하기에 금+수+목+상화2+표준으로 처방하면 된다.

③ 보조 식품으로는 금기운을 보강하기 위해서는 금기운이 보강되어야 하기에 금 셀렌을 처방하고, 수 셀렌을 처방하여 금셀렌은 오전에 수셀렌은 오후나 저녁에 10~15알씩

식간에 먹는 것이 효과적이다.

크리스탈정은 수시로 1일 3회 20~30환씩 먹으면 좋다. 수극화요, 화극금의 균형을 맞추는 역할을 한다.

2) 화기운이 금기운을 억누른 경우(화기운20+, 금기운20−, 수기운20)

① 화기운이 강하면 그 발산하는 기운이 금으로 전달되어 나타나는 것이 모맥이다.

이때는 수기운은 정상이나 화기운의 항진으로 인해 금기운이 저하된 경우로서 육체적 증상이 바로 나타나기에 식별하기가 쉽다.

예를 들면 기침, 콧물, 알레르기, 치질 증상이나 얼굴이 백색을 나타나기에 쉽게 식별할 수 있고, 손목에 통증이 나타난다.

② 이런 경우의 식이 처방은 우선적으로 이런 증상을 줄이기 위해 금2+수+목+상화+표준으로 처리하면 된다.

③ 보조 식품으로는 금셀렌과 수셀렌/크리스탈정을 처방하여, 금셀렌은 점심후 수셀렌은 오후에 10~15알씩/ 크리스탈정은 20~30환씩 식간에 먹도록 처방하면 된다.

이런 처방법은 현재 나타나는 증상을 바로 해소시킬 수는 있으나 근원적인 화기운의 항진을 잠재우는 데는 오랜 시간이 소요된다. 이 처방은 얼마간의 시간이 지나면 다시 재발할 수 있는 여건이 있다.

3) 화기운이 금기운과 수기운을 억누른 경우(화기운20+, 금기운20, 수기운20−)

① 화기운이 항진되어 금기운을 누르는 경우는 맞으나 이번의 경우는 앞에 설명한 것과는 다르다.

화기운과 금기운은 정상이나 수기운이 저하로 인해 화기운이 항진된 경우를 의미한다.

② 이런 경우의 식이 처방은 서서히 이런 증상을 줄이지만 모맥 발생의 근원이 된 수기운을 보강해야 하기에 금+수2+목+상화+표준으로 처리하면 된다.

③ 보조 식품으로는 금 셀렌과 수셀렌/크리스탈정을 처방하여, 금 셀렌은 오전에 수셀렌은 오후에 10~15알씩/크리스탈정은 20~30환씩 식간에 먹도록 처방하면 된다.

이런 처방법은 현재 나타나는 증상을 서서히 해소시키나 근원적인 수기운을 보강함으로써 화기운의 항진을 잠재우는 데는 바람직한 처방이다. 이러한 식이 처방을 하면 재발이 없는 것이 특징이다.

물론 두 가지 경우 모두 정상적인 체질 맥상이 돌아오면 체질 처방을 한 뒤에 장수 처방을 하면 된다.

4) 금극목을 못하는 경우(금기운20−, 수기운20, 목기운20, 토기운 20−)

① 이 경우는 화기운이 강한 경우는 아니지만 토기운이 약해진 경우다. 이런 경우는 토생금이 안 되는 경우는 토기운의 저하로 인해 금기운이 저하된 경우다.

② 이런 경우의 식이 처방은 토2+금+수+상화+표준을 처방하거나 또는 토+금2+수+상화+표준을 처장하면 된다.

③ 보조 식품으로는 토기운을 보강하는 토 셀렌을 보강하면서, 금 셀렌을 보강하면 된다. 토셀렌은 오전에 금셀렌은 오후에 10∼15알씩 먹으면 된다.

56교시
신장/방광질환이 있을 시 음식 처방법

1. 체질별 음식 처방법에 대하여 알아본다.

구분	생식처방	보조 식품 처방(셀렌)
토형체질 식이 처방	수목화 상화2 표준	크/수, 목
토극수 강한 경우	-수수 목화 상화,표준 -수 목목 화 상화,표준	크/수, 목
수극화를 못하는 경우	-금금수목 상화,표준 -금수수목 상화,표준	금, 수

※ 셀렌은 각 기능을 보강하는 보조 식품이름이다. 크리스탈정은 신장 기능을 보강하는 식품이다.

2. 상생상극화도 활용 보충설명

음양/오행론적으로 알아본다.

1) 토형체질 식이 처방(토기운 20+, 수기운 20-, 목기운 20-)

① 토극수하여 정상적으로 석맥이 촉지되면서 신장/방광기능이 저하되는 상태를 말한다. 이때는 신장/방광기능이 저하되어 나타나는 정신적·육체적 증상이 나타난다.
육체적 증상으로는 간혹 목기운이 약한 증상이 나타날 수 있으나 현맥상이 숨겨져 있어 식별하기 어렵다. 자세하게 촉지할 경우 석맥이 현맥과 혼용되어 촉지 될 수 있다.

② 식이 처방은 상생으로 하는 것을 원칙으로 하기에 수+목+화+상화2+표준으로 처방하면 된다.

③ 보조 식품으로는 수기운을 보강하기 위해서는 수기운이 보강되어야 하기에 수셀렌/크리스탈정을 처방하고, 목 셀렌을 처방하여 목셀렌은 오전에 수셀렌/크리스탈정은 오

후에 10~15알/20~30환씩 식간에 먹는 것이 효과적이다.

2) 토기운이 수기운을 억누른 경우(토기운20+, 수기운20-, 목기운20)

① 토기운이 강하면 그 모으려는 기운이 수로 전달되어 나타나는 것이 석맥이다.

이때는 목기운은 정상적이나 토기운의 항진으로 인해 수기운이 저하된 경우로서 육체적 증상이 바로 나타나기에 식별하기가 쉽다.

예를 들면 소변빈삭, 방광염, 신부전증 증상이나 얼굴이 검은색을 나타나기에 쉽게 식별할 수 있고, 발목에 통증이 나타난다.

② 이런 경우의 식이 처방은 우선적으로 이런 증상을 줄이기 위해 수2+목+화+상화+표준으로 처리하면 된다.

③ 보조 식품으로는 수셀렌과/크리스탈정, 목 셀렌을 처방하여, 목 셀렌은 오전에 수셀렌은 오후에 10~15알씩/크리스탈정은 20~30환씩 식간에 먹도록 처방하면 된다.

이런 처방법은 현재 나타나는 증상을 바로 해소시킬 수는 있으나 근원적인 토기운의 항진을 잠재우는 데는 오랜 시간이 소요된다. 이 처방은 얼마간의 시간이 지나면 다시 재발할 수 있는 여건이 있다.

3) 토기운이 수기운과 목기운을 억누른 경우(토기운20+, 수기운20, 목기운20-)

① 토기운이 항진되어 수기운을 누르는 경우는 맞으나 이번의 경우는 앞에 설명한 것과는 다르다.

토기운과 수기운은 정상이나 목기운의 저하로 인해 토기운이 항진된 경우를 의미한다.

② 이런 경우의 식이 처방은 서서히 이런 증상을 줄이지만 석맥 발생의 근원이 된 목기운을 보강해야 하기에 수+목2+화+상화+표준으로 처리하면 된다.

③ 보조 식품으로는 수 셀렌과크리스탈정, 목셀렌을 처방하여, 목 셀렌은 오전에, 오후에 수셀렌은 10~15알씩/ 크리스탈정은 20~30황씩 식간에 먹도록 처방하면 된다.

이런 처방법은 현재 나타나는 증상을 서서히 해소시키나 근원적인 목기운을 보강함으로써 토기운의 항진을 잠재우는 데는 바람직한 처방이다. 이러한 식이 처방을 하면 재발이 없는 것이 특징이다.

물론 두 가지 경우 모두 정상적인 체질 맥상이 돌아오면 체질 처방을 한 뒤에 장수 처방을 하면 된다.

4) 수극화를 못하는 경우(수기운20-, 목기운20, 화기운20-, 금기운 20-)

① 이 경우는 토기운이 강한 경우는 아니지만 금기운이 약해진 경우다. 이런 금생수가 안 되는 경우는 금기운의 저하로 인해 수기운이 저하된 경우다.

② 이런 경우의 식이 처방은 금2+수+목+상화+표준을 처방하거나, 또는 금+수2+목+상화+표준을 처방하면 된다.

③ 보조 식품으로는 금기운을 보강하는 금 셀렌을 보강하면서, 수 셀렌을 보강하면 된다. 금셀렌은 오전에, 수셀렌은 오후에 10~15알씩 식간에 먹으면 된다.

57교시
면역력이 약할 시 음식 처방법

1. 상생상극화도 활용 보충설명 1

음양/오행론적으로 알아본다.

동양의학을 하는 한 사람으로서 면역력을 한마디로 말한다면 면역력은 "정상 체온이다."라고 말할 수 있겠다.

서양의학에서는 백혈구의 과립구와 림프구, 매크로파지의 수치의 (백분율)비율로 말을 하지만 일반인들이 알아보기 힘들다.

의료인들도 원인을 잘 모르거나 의심스러울 때는 누구나 하는 말이 면역력이 떨어져서 그렇다고 말을 한다.

예를 들어 감기가 걸려서 병원에 가면 전문의라고 하는 의사도 면역력이 떨어져서 감기가 걸렸네요! 하는 것이다. 그렇다면 면역력이 어디서 나무에 달리는 과일인가 떨어졌으면 줏으면 안 되는가 하는 웃긴 생각도 들곤 한다.

만병의 근원인 감기도 그렇고 무섭다는 암도 그렇고 치매도 그렇고 정신적·육체적으로 발생하는 질환들은 모두가 내 /외적으로 침입하는 사기(邪氣)나 병원균이 발생할 때 신속하게 처리하지 못한 결과로서 나타나는 증상일 뿐이다.

대개 이런 증상을 가진 사람들의 체온을 체크해 보면 정상 체온인 36.5℃보다 낮은 경우가 대부분이다.

건강한 사람(젊은 사람)과 아픔을 가진(노약자/성인병을 가진 사람들)사람들을 놓고 비교해 보면 쉽다.

건강한 사람들은 대체적으로 몸이 따뜻하다. 그러나 아픈 사람들은 몸이 차갑다는 것이다.

무엇인지 잘 모르지만 면역력이 풍부한 사람들은 병에 안 걸리고 면역력이 떨어진 사람들은 병에 걸린다는 이론을 보면 체온이 바로 면역력이라는 말이 된다.

나이가 들어 아픔 없이 살아가는 사람들을 보면 무엇인 정상 체온을 유지할 수 있는 두 가지를 항상 하고 있다는 것이다.

하나는 몸 안에서 열을 낼 수 있는 좋은 식습관을 가지고 있다는 것이요, 다른 하나는 몸이 따뜻해질 수 있는 운동을 꾸준하게 하고 있다는 것이다.

몸에서 열나는 음식을 먹든 운동을 하던 두 가지 모두를 행한다면 금상첨화로 무병 100세를 살 수 있는 것이고, 어느 한가지라도 실천한다면 그런대로 살아갈 수 있다. 그러나 두가지 중 어느 것 하나라도 실천하지 않으면 질병이 발생하게 되는 것이다.

왜냐하면 우리 몸의 신장은 25세를 기준으로 최고조에 있다가 1년이 경과함에 따라 약 1%씩 기능이 저하되기에 혈액생산기능이 저하되어 적혈구의 공급기능이 저하되면서 몸이 차가워지기 때문이다.

다시 정리하면 신장이 관여하는 골수에서 혈액을 생산해서 산소와 영양소를 운반하는 일을 담당하는 적혈구가 활발하게 제 기능을 다해야 60조개에 달하는 세포가 일을 열심히 하여(에너지 생산으로 몸이 따뜻한 상태를 유지하는 기능) 각 곳곳이 모든 기능들이 원활하게 순환활동을 하게 되는 것이다.

이런 것은 동양의학에서는 기(氣)와 혈(血)의 순환이 좋다 하고, 서양의학에서는 혈액순환이 좋다고 표현한다. 어쨌든 우리 몸은 순환이 제대로 되면 정상 체온을 유지할 수 있다.

순환활동이 제대로 되게 하려면 앞서 말한 두 가지 올바른 식습관이나 올바른 생활습관을 가져야 한다는 것이다. 올바른 식습관이란 체내에서 열을 발생할 수 있는 음식을 자주 먹는 것이다. 어떤 음식을 먹으란 말인가?

1) 매운맛의 음식과 짠맛의 음식을 먹으라는 것이다.

① 매운맛의 음식

<매운맛의 음식들 모음>

식품(맛)	매운맛, 비린내 나는 맛, 화한 맛
곡식	현미, 율무
과일	배, 복숭아
야채	파, 마늘, 고추, 달래, 무, 배추, 겨자추
육류	말, 고양이, 조개, 생선류, 동물의 허파/대장
조미료	고춧가루,고추장,후추,박하,생강,겨자,와사비
차	생강차, 율무차, 수정과
근과류	양파, 무릇

동양인은 근본적으로 비/위장 기능이 약하게 태어났고 그런 상태를 유지하면서 살아간다. 그래서 곡물을 주식으로 살아가는 생활방식을 가졌던 것이다. 왜냐하면 곡물의 주성분들은 탄수화물로서 비/위장의 기능을 보강하는 효과를 가진다. 그리고 여러 가지 곡물 중에서 유독 쌀을 주식으로 하면서 살아간다.

그 이유 역시 쌀은 단맛의 성분들이 주성분을 이루고 있기 때문이다.

두 번째는 매운맛의 음식을 즐겨하는 민족이다. 왜냐하면 비/위장이 약하기 때문에 위장내의 산도조절을 하지 못하면 바로 위장 장애가 발생한다.

이런 매운맛은 위산분비를 촉진하는 효과를 가지기 때문에 자연스럽게 매운맛을 음식을 즐겨 먹고 있는 것이다. 그리고 모든 음식의 소재에는 매운 성분들이 함유되도록 음식도 연구되고 발전해 왔다.(금극목)

예를 들면 마늘의 알리신, 양파속의 퀘르세틴, 고추속의 캡사이신 등이고, 기타 매운맛을 가진 소재로서 후추, 고추냉이, 달래, 생강, 파 등 다양하다. 그런데 이러한 매운맛의 음식들이 가지는 공통점이 있다. 먹으면 몸 안에서 열이 난다는 것이다.

② 짠맛의 음식

〈신장/방광을 영양하는 식품(짠맛의 음식)〉

식품(맛)	짠맛, 고린내 나는 맛, 지린내 나는 맛
곡식	콩, 서목태(쥐눈이콩)
과일	밤, 수박
야채	미역, 다시마, 김, 파래, 각종 해초류, 콩떡 잎
육류	돼지, 해삼, 개구리, 지렁이, 동물의 신장/방광/생식기, 굼벵이, 뱀, 새우젓, 명란젓, 조개젓, 기타젓갈류
조미료	소금, 된장, 두부, 간장, 치즈, 젓갈류
차	두향 차, 두유
근과류	마

짠맛의 음식들을 먹으라 하면 모두가 소금만을 생각할 수 있는데 잘못된 이해다. 짠맛의 음식들이라는 것은 어떠한 음식을 먹었을 때 신장 / 방광 기능 즉 수(水)기능을 보강하는 기운과 효과를 내는 음식들을 의미한다.

위의 분류표에서 보는 것처럼 콩이나 밤, 두부, 개구리, 지렁이 등이 무슨 짠맛이 나겠는가. 이런 음식들을 먹으면 몸속에서 신장 기운에 영향을 주어 수(水) 기능을 보(補)하는 효과를 가진다는 의미다.

이러한 음식들 중 진한 맛을 가지고 있으며 비교적 높은 농도를 가지고 있는 음식 중에 대표적인 먹을거리가 소금이기 때문에 짠맛의 음식이라 하면 소금을 떠올리게 되는 것이다.

이러한 짠맛의 음식을 먹으면 신장 기운이 보강되어(활성화되어) 신장이 관여하고 있는 골수에서 맑은 피를 생산하는 기능이 활성화되어 즉 적혈구를 생산하여 적혈구가 온몸 구석구석에 분포되어 있는 60조개의 세포에 산소와 영양소를 공급해 줌으로서 세포들이 분해 활동을 활발하게 함으로 우리 몸은 정상 체온을 유지할 수 있을뿐더러 면역력을 보강할 수 있어 건강하게 살아갈 수 있다는 것이다.

그래서 짠맛의 음식들을 먹으면 좋다는 의미이고 수(水)기능이 약해지는 겨울철에는 짠맛의 음식을 더 많이 섭취해야 하는 것이다.

그래서 겨울철에는 매운맛을 가진 재료인 무/배추를 짠맛을 가진 천일염에 절여서 만든 음식인 김장 김치를 먹은 것이 우리 동양인에게는 무병장수 음식이라 할 수 있다.

2) 양기가 그득한 음식을 먹는 것이다.

양기가 많은 음식들이란? 앞서 알아본 내용을 다시 정리한다.

① 동물의 음기와 양기(예)

음기가 있다.	양기가 있다.
행동이 느리다	행동이 빠르다
뚱뚱하다	말랐다
덩치가 크다	덩치가 적다
날지 못한다.	날아다닌다.

동물의 음양도 상대성을 가진다. 치타가 빠른 동물이라 할지라도 새보다 느리다. 동물끼리 음양을 논할 때는 치타가 양으로 분류되지만 조류와 비교 시는 음으로 분류된다. 동종의 경우를 비교 시는 빠르고 느린 것 것에 대해 음양을 구분하기 쉽지만, 다른 종과 비교 시는 다른 상대적인 음양론을 가지고 비교해야 한다.

즉 크게 음양으로 구분하고 음 중에서도 음양이 또 나뉠 수 있고, 양 중에서도 또다시 음양으로 나뉠 수 있다는 점을 알아야 한다.

동물의 체형을 가지고 음양을 구분할 때는 체형이 작은 것이 양으로 분류한다. 많은 움직임을 가지기 때문이다. 많은 움직임을 가진다는 것은 그만큼 에너지가 많이 소비되고 열이 발생할 수 있기 때문이다.

열이 발생한다는 것은 항상 따스함을 유지할 수 있어 사람이 먹을시 몸에서 체온을 빼앗아 가지 않기 때문에 정상 체온을 유지할 수 있는 여건이 된다.

그래서 사람의 체온을 빼앗아가지 않는 먹을거리는 양기가 많다 하고, 먹었을 때 사람의 체온을 빼앗아 가는 먹을거리는 음기운이 많은 먹을거리로 분류하는 기준이 된다.

② 식물의 음기와 양기(예)

음기가 있다.	양기가 있다.
곧게 자란다.	넝쿨로 자란다.
잎이 넓다.	잎이 좁다.
지상으로 생장한다.	땅속으로 생장한다.
둥글다.	길죽하다.

식물은 크게 네 가지 유형으로 분류할 수 있다.

가) 음지식물과 양지식물로 구분한다.

음지에서 생장하기 위해서는 화기운을 많이 가지고 있어야 한다. 그래서 양기가 많은 식물로 구분한다.

예를 들면 높은 산 추운 곳에서 자라는 식물은 강한 생명력과 양기를 가지고 있다.

예를 들면 깊은 산속 높은 고도에서 캐는 산삼이, 고도가 낮은 밭에서 생장한 인삼보다 값이 비싼 이유다. 인삼이 가지고 있는 주성분인 사포닌의 함량을 보면 밭에서 재배한 인삼이 산삼보다 훨씬 많다.

그런데도 굳이 산삼을 찾는 이유는 보이지 않게 가지고 있는 양기운이 있기 때문이다. 이러한 양기운은 우리 몸속에 들어가면 몸을 따뜻하게 하는 기운이 작용하기 때문이다.

한가지 더 예를 들면 음으로 분류되는 물에서 생장하며 밤에 피는 연꽃은 열상 장비로 보면 붉은 빛의 열을 발생하고 있는 것을 알 수 있다. 그러나 낮에 육지에서 피는 꽃은 열을 발생하지 않는다. 그래서 음지에서 생장하는 식물은 양기운을 가지고 있고, 양지에서 자라는 식물은 음기운을 가지고 생장한다. 그래서 자연은 음양의 조화를 이룬다고 할 수 있다.

나) 직선으로 곧게 자라는 식물과 곡선/ 덩굴로 자라는 식물로 구분한다.

식물은 두 가지 형태로 자란다. 하나는 곧게 하늘을 향해 자라고 다른 하나는 옆으로 또는 하늘을 향해 자라지만 덩굴형태로 줄기를 감아 오르면서 자라는 식물이 있다.

곧게 오르는 것은 음기가 많은 것이요, 줄기나 덩굴을 형성하면서 자라는 식물은 양기를 가진다고 분류 한다.

왜냐하면 곧게 자라는 성질의 식물은 음성기운이 많기에 햇빛을 받고자 곧바로 자라기 때문이다.

양기가 많다	음기가 많다
곡선/덩굴로 자란다.	직선으로 자란다.

그러나 옆으로 자라는 식물도 햇빛을 필요로 하지만 직선으로 자라는 식물에게 햇빛을 양보해도 살아갈 만큼 양기운을 가지고 있다고 보는 것이다. 그래서 실제로 보약으로 활용하는

식물들 중에는 줄기나 덩굴로 자라는 식물들이 많다. 물론 직선식물도 약재로 활용한다.

이것은 음성기운이 있는 사람은 양성기운(덩굴식물)이 있는 약재를 쓰고, 양성기운이 있는 사람은 음성기운(직선식물)이 많은 약재를 활용하기 때문이다.

다) 잎이 좁은 식물과 잎이 넓은 식물로 구분한다.

잎이 넓은 식물과 잎이 좁은 식물역시 상대성을 가진다. 잎이 좁은 것은 양기운이 많고, 잎이 넓은 것은 음기운이 많다고 분류한다.

예를 들면 솔잎에 비하면 부추 잎은 넓다. 부추 잎에 비하면 솔잎이 양기가 많다고 할 수 있다. 그러나 넓적한 호박잎에 비하면 부추 잎이 좁아 양기가 많다.

구분	양기가 많다	음기가 많다
뾰족한 잎의 음양구분	솔잎	부추 잎
넓은 잎과 뾰족한 잎의 비교	부추 잎(뾰족하다)	호박잎(넓다)

위의 도표에서 보는 것처럼 상대성을 가진다는 것이다. 단일적인 성격으로 단정 지으면 안된다는 점이다. 가장 중요한 것은 사람의 음양성질을 판단하는 것이 우선이고, 이러한 음양에 맞게 식물의 음양기운을 고려하여 음양의 조화가 이루어지도록 조치하는 것이 건강을 유지하는 것이다.

라) 땅에 바짝 붙어서 자라는 식물(질경이)과 지상으로 높게 성장하는 식물(해바라기)로 구분한다.

지표면을 기준으로 지상으로 높이 오를수록 음기가 강해진다.

반대로 땅속으로 자라는 뿌리는 양기운이 많다. 그래서 지상으로 생장하는 거의 모든 식물들은 땅에 뿌리를 내리고 생장하기에 음양의 기운을 모두 가지고 있다.

그래서 어떤 식물이든 간에 사람이 먹을 수 있다. 그러나 사람의 음양 기운의 많고 적음에 따라 식물의 음양을 고려하여 음양의 조화와 균형을 유지할 수 있도록 음식을 섭취하는 것이 건강을 지키는 것이다.

다시 돌아와서 땅에 납작하게 붙어서 옆으로 생장하는 식물일수록 사람에게 유익하다 할수 있다. 모두가 그런 것은 아니다.

음성기운이 많은 사람에게는 좋은 먹을거리지만 양성 기운이 많은 사람에게는 반대의 효과를 가진다. 항상 음양론은 양면성이 있기에 사람의 음양을 고려하여 활용하는 것이 최선의 지혜라 할 수 있다.

예를 들면 질경이, 오행초(쇠비름), 토끼풀, 할미꽃 같이 땅에 착 달라 붙어 자라는 것은 양기가 많은 식물이다. 그러나 해바라기처럼 키가 큰 식물들은 음성기운을 가진다. 양기가 많은 식물은 바로 조리해서 먹을 수 도 있지만 음성 기운을 가지는 식물들은 양기를 보충(건조)해서 먹는 것이 좋다.

2. 상생상극화도 활용 보충설명 2

음양/오행론적으로 알아본다.

여기서 잠깐!
일반적으로 면역력을 높인다는 우유의 허(虛)와 실(實)에 대하여 알아본다.

1) 우유(오행상 토로 분류)에 관한 진실을 바로 알자.

어떤 사람들은 우유가 완전식품이라 하여 성인이 되어서도 500~ 1000ml씩 먹고 있는데 과연 그렇게 먹는 것이 내 건강을 위해서 얼마나 바람직한지 알아본다.

우리 인간은 왜 젖 먹는 시기를 지난 이후에도 우유를 먹는 유일한 종이 되었는지 의문이다. 만물의 영장이라고 하는 사람이 말이다. 우유가 완전식품이라는 말 때문인가, 그렇다면 계란도 완전식품이라고 하는데 생각을 해보라. 계란에서 병아리가 되기까지 외부에서 아무런 영양 공급을 받을 수 없으니 병아리가 될 때까지 모든 영양을 가지고 있어야 한다.

계란만 그런 것이 아니다. 모든 조류의 알은 완전식품이다. 또한 소젖만 완전식품이 아니다. 모든 포유류의 젖은 완전식품이다. 그런데 포유류 동물들은 총수명의 1/5만 젖을 먹인다. 그런데 사람은 어째서 평생을 우유를 마시는지 이해가 가지 않는다.

그리고 인간이 평생 우유를 섭취해야 한다면 여성들은 평생 젖을 분비해야 하지 않을까? 하는 의문을 가져왔다. 우유 속에는 비타민 B군, 단백질, 기타 이로운 포화지방의 환상적인 공급원이다.

문제는 우유가 아니다. 우리가 우유에다 하는 짓이 문제일 뿐이다.

우리가 가축에게 주입하는 약물을 통해 우유로 흘러들어가는 스테로이드와 호르몬, 항생제를 제외하더라도 저온살균 역시 문제가 된다.

저온 살균은 우유 속 '세균'을 모두 죽이니 좋은 것 같은데, 과연 그럴까? 그렇기도 하고 그렇지 않기도 하다. 생우유, 즉 소나 염소에서 갓 짜낸 우유 속에는 이로운 균이 가득하다. 이 균은 우유의 천연보존료 역할을 하며 해로운 세균이 증식하려 하면 맞서 싸운다. 생우유는 우리 몸에 영양분을 공급하는데 필요한 모든 성분이 갖추어진 완전식품인 것이다.

그러나 우리가 먹고 있는 우유제품을 들여다보면 놀라운 점을 발견한다.

우유의 살균방법으로는 초고온 살균법, 고온 단시간 살균법, 저온 살균법등 세 가지 방법이 있다.

① 우유의 저온 살균은 화씨 161도는 섭씨 71.6℃ (대략 60~80℃, 일반적으로 63℃에서 30분간 살균한다.)까지 가열된 관에 우유를 통과 시키는 것으로 진행된다.

② 초고온 순간 살균법(일반적으로 130~150℃에서 1~3초간 살균)에서는 우유를 화씨 280도 까지(137.7℃) 가열한다. (섭씨온도: 물의 어는점과 물의 끓는점을 100등분한 온도단위. 화씨온도: 물이 어는점은 32도f, 끓는점은 212도f 로 정하고 이 구간을 180 등분한 온도단위)우유를 살균하는 것은 인체에 항생제를 투여하는 것과 동일한 효과를 낸다.

③ 고온 단시간 살균은 72~75℃에서 15초간 살균한다.

항생제가 그랬던 것처럼 몸에 이로운 균과 해로운 세균을 구분하여 살균 할 수 없다. 그냥 모두 사멸시킨다. 일단 그 같은 일이 벌어지면 '악당'이 존재를 계속해서 감시 할만한 '우리 편'이 더 이상 존재하지 않게 되므로 우유는 훨씬 더 쉽게 부패한다.

생우유는 실온에 두면 층이 분리 되지만 시중에서 파는 우유는 같은 조건에서 그냥 부패하는 것도 바로 이 때문이다. 또한 초고온 살균법은 우유에 함유된 유용성분인 비타민과 단백질의 완전성을 망가뜨리며 유지 가능성에도 영향을 준다.

날 음식, 덜 익힌 음식들이 모두 그러하듯 우유에도 인체 내에서 적절히 소화되고 영양분이 흡수되는데 필요한 효소가 함유 되어 있다. 하지만 어떤 음식이든 110℃ 이상 가열되면 그 속에 함유된 소화효소는 파괴된다. 우유를 소화시키지 못하는 유당불내증 환자가 왜 그토록 많은지 이상하다고 생각해 본적 없는가?

정리하면
"우유를 살균하는 것은 인체에 항생제를 투여하는 것과 동일한 효과를 낸다."

외국의 발표 자료를 인용하면 다음과 같다.

하루 우유 3잔 조기사망 위험 높다.
하루 우유 세 잔 이상 마시면 조기 사망 위험 높아져… 충격적인 연구 결과 '당혹'스럽다.

하루 우유 세 잔 이상을 마시면 심장병 등으로 인한 사망 위험이 높아진다는 연구 결과가
나왔다. 영국 일간 인디펜던트 등은 28일(현지시각) 스웨덴 웁살라대학 연구진이 지난 20년간
여성 6만1천명과 11년간 남성 4만5천명을 추적 조사한 결과를 발표했다.

이에 따르면 하루에 3잔(680㎖) 이상의 우유를 마시는 사람은 심장병 등으로 사망할 위험
이 그보다 적게 마시는 사람에 비해 높은 것으로 조사됐다. 특히 하루 세 잔 이상의 우유를
마시는 여성의 경우 조기 사망 위험이 그렇지 않은 사람의 두 배에 달했다.

이어 연구진은 우유를 많이 마시는 여성은 그렇지 않은 여성에 비해 엉덩이 골절이 더 많
이 발생했다고 밝혔다. 이는 많은 나라가 뼈 건강을 위해 칼슘과 단백질을 함유한 우유 등
유제품을 많이 먹을 것을 권고하고 있는 것과는 상반된 것이라 충격을 더했다.

연구진은 "취약성 골절을 막기 위해 우유를 많이 마시라는 권고의 타당성에 의문이 제기된
다."며 "우유를 많이 마신다고 해서 골절 위험이 낮아지는 것은 아니며, 대신 사망률이 높아
지는 것과 연관이 있을 수 있다"고 설명했다. 다만, 연구진은 이번 연구 결과가 기존의 식품
섭취 방침을 바꾸기에는 취약하다는 점을 인정했다.

조사대상자들의 의료 기록과 식습관에 대한 문답을 조사하는 방식으로 연구가 진행됐지만,
흡연이나 음주 여부, 체중 등의 요소를 충분히 고려하지 못했다는 이유에서다. 또한 영국의
전문가들은 스웨덴에서 생산되는 우유는 비타민 A가 첨가돼 있어 조사 결과에 영향을 줬을
수 있다고 지적했다고 텔레그래프는 전했다.

많은 네티즌들은 하루 우유 세 잔 이상 섭취와 관련해 "하루 우유 세 잔 이상을 마시는 것

은 안 좋군요.", "하루 우유 세 잔 이상 꼭 마셔야 하는 줄 알았는데", "하루 우유 세 잔 이상, 우리가 정말 잘못 알고 있었군요.", "하루 우유 세 잔 이상, 정말 충격적인 결과네요" 등의 반응을 보이고 있다.

동양의학적으로 우유는 오행상 토로 분류한다.

우유를 많이 과하게 마시면 토극수(土克水)가 강하게 되어(토20+) 수가 약하게 되어(20-) 신장 기능 저하를 발생케 한다. 뼈는 신장과 연관 있다고 분류하기에 우유를 자주 먹으면 골밀도가 낮아지고 골절이 자주 발생한다고 발표한 서양의학적인 소견이 있기에 일리가 있다.

동/서양의학이 표현은 다르지만 결과는 같음을 알 수 있다. 즉 토(단맛을 자주 먹거나 비/위장 기능이 항진되면)가 강하면 수가 약해진다(신장 기능 저하)는 결과다.

우유가 골다공증을 보강한다는 이야기는 우유를 많이 팔아먹고자 하는 상술일 뿐이다. 건강을 지켜준다는 것은 거짓이고 허상일 뿐이다.

58교시
5대 주요 암에 대한 식이 처방

1. 암의 발병 원인-증상-자연 치유에 관하여 알아본다.

구분	발병 원인 음식들과 잘못된 식습관	자주 먹어야 할 음식 (생식처방)
간/담낭 관련 암	매운맛과 짠맛의 음식의 과식/ 신맛을 적게 먹는 식습관	신맛, 쓴맛, 단맛의 음식들 목2+화+토+상화2+표준
비/위장, 유방관련 암	신맛/ 쓴맛의 음식의 과식/ 단맛을 적게 먹는 식습관	단맛과 매운맛, 짠맛의 음식들 토2+금+수+상화2+표준
폐/대장관련 암	쓴맛/단맛의 음식의 과식/ 매운맛을 적게 먹는 식습관	매운맛, 짠맛, 신맛의 음식들 금2+수+목+상화2+표준
신장, 방광관련 암	단맛, 매운맛의 음식의 과식/ 짠맛을 적게 먹는 식습관	짠맛, 신맛, 쓴맛의 음식들 수2+목+화+상화2+표준
전립선 관련 암	단맛의 음식과식/ 떫은맛의 음식이 부족한 식습관	짠맛, 신맛, 떫은맛의 음식들 토+금+수2+상화2+표준

2. 암에 관한 서양의학적인 소견을 알아본다.

1) 암(癌)이란?

암이 발생하는 원인은 아직도 정확히 밝혀진 바 없다. 하지만 지금까지 알려진 바에 따르면 정상적인 세포의 유전자나 암 억제 유전자에 돌연변이가 생겨서 나타난다고 알려져 있다.

대표적인 암 억제 유전자인 p53 유전자의 경우는 자연발생적인 원발성 종양의 약 50%에서 이 유전자의 돌연변이가 관찰되었다. 그러나 특정 유전자 몇 개의 변이로만 암이 일어나는 것이 아닌 것은 확실해 보인다. 유전자 치료를 통해 정상 p53 유전자를 암세포에 주입했을 경우 환자의 상태가 호전되지 않는다는 연구가 발표되어 있는 것을 봐도 복잡한 원인에 의해서 발생하는 것으로 사료된다.

다만 몇 가지 발암원들의 잠재적인, 또는 직접적인 위험성에 대하여 연구함으로써 그것들의 사용을 금지하고 있다.

폐암은 지속적인 흡연(간접 흡연 포함), 도시 공해 등이 발암원이라고 추정되며 간암은 지나친 음주 등이 원인으로 추정된다.

또한 벤젠과 같은 일부 방향족 탄화수소가 강력한 발암원임이 밝혀졌으며 폴리염화비닐을 태울 때 나오는 다이옥신 또한 발암원이다.

2) 암에 대한 또 다른 의견

신체를 구성하는 가장 작은 단위인 세포(cell)는 정상적으로는 세포 자체의 조절 기능에 의해 분열 및 성장하고, 수명이 다하거나 손상되면 스스로 사멸(죽어 없어짐)하여 전반적인 수의 균형을 유지한다.

그러나 여러 가지 원인에 의해 이러한 세포 자체의 조절 기능에 문제가 생기면 정상적으로는 사멸해야 할 비정상 세포들이 과다 증식하게 되며, 경우에 따라 주위 조직 및 장기에 침입하여 종괴(덩어리)를 형성하고 기존의 구조를 파괴하거나 변형시키는데, 이러한 상태를 암(cancer)으로 정의할 수 있다.

암은 혈액순환장애로 인해 발생한다. 혈액순환 장애가 발생하면 몸은 저체온이 발생한다. 우리는 쉽게 말한다. 모든 질병은 면역력이 낮아서 발생한다고 한다.

그러면 면역력을 어떻게 올리는 것이 좋은가요? 하고 질문한다. 이런 질문 이전에 면역력이 무엇인가요? 하는 질문이 먼저다. 쉽게 말해서 면역력이란? 바로 체온이다. 정상 체온(36.5℃~37.2℃) 을 유지하면 병이 발생할 수도 없고 암이 발생하지도 않는다.

3. 암 발생 시 나타나는 공통적인 증상

1) 이유 없이 체중이 감소한다.

빠르게는 1~6개월 이내에 원래 체중의 1/10 이상 갑자기 감소한다.

예를 들면 60㎏이었던 사람이 갑자기 6㎏ 정도 체중이 감소하면 암을 의심해 봐야 한다.

2) 설사를 하기 시작한다.

평상시는 설사를 하지 않았는데 언젠가부터 설사가 잦아지기 시작했다면 역시 암의 의심해 봐야 한다. 왜냐하면 몸 내부가 차가워지면 차가운 냉기를 밖으로 배출하고자 본능적으로 설사를 통하여 체온을 유지하려는 노력이다.

3) 불면증(不眠症)이 생긴다.

불면증이 생긴다는 것은 몸이 차가울 때 나타나는 증상이다. 그래서 우리 몸은 오후 5시~7시 사이에 체온을 최고조로 올려놓는다. 왜냐하면 저녁에는 체온을 올리는 원동력인 발을 움직이지 않기 때문에 체온이 내려간다. 그래서 오후에 체온을 최고로 올려놓고 저녁에 잠을 자는 것이다. 그런데 몸이 차가워져서 체온을 올려놓지 못하면 불면증이 발생하여 몸을 움직이도록 하여 정상 체온을 올리게 하려는 자연스러운 본능이다. 그래서 우리는 밤에 방을 따스하게 하고 이불을 덮어 정상 체온을 유지하려고 하는 것이다.

그런데 몸 안에서 암이 발생한다면 몸이 차가워져 체온을 올릴 수가 없기 때문에 불면증이 발생하는 것이다.

우리 몸에서 체온을 올리는 원동력인 발과 신장경락이 차가워지면 더욱 잠을 이룰 수가 없다. 불면증을 겪고 있는 사람들은 발이 냉골이라는 공통점이 있다. 동양의학의 기본이 두한족열(頭寒足熱)의 원칙을 이해하고 발을 따스하게 하려는 노력이 필수라고 할 수 있다. 발을 따스하게 하려면 발을 움직여야 하는 것이 바로 운동이다. 운동 여건이 안 되면 족욕이나 발관리(발마사지) 경침베개 밟기 등을 통하여 발을 따스하게 하여 면역력을 보강하는 노력이 있어야 암으로부터 벗어나고 건강을 되찾을 수 있을 것이다.

그러하다면 어떻게 면역력을 올리는가 하는 문제만 해결된다면 암도 쉽게 해결할 수 있을 것이다.

하나는 식습관을 개선함으로써 체온을 올리는 것이고, 다른 하나는 생활습관을 통해서 체온을 올리자는 것이다.

구분	에서	으로
식습관	쓰고/ 달고, 육류과식	맵고/ 짜고, 잡곡
생활습관	정적인 생활/ 상체위주 생활(손)	동적인 생활/ 하체위주 생활(발)

식습관은 매콤하고 짭짤하게 먹고, 우리의 주식이 곡물위주의 식습관으로 변하면 되고, 동적인 생활습관을 가지되 발을 자극(발관리/경침베개 밟기)하는 생활습관을 가진다면 면역력을 상승시킬 수 있고, 암을 예방하고 치유할 수 있다.

4. 음양/오행론적으로 알아본 암에 대한 식이 처방

1) 간/담낭 관련 암

① 강한 현맥이 발현되며 다음과 같은 증상이 나타난다.

얼굴이 검붉은색이 나타나고 마르는 증상이 나타나며

목(木)기능이 약한 정신적·육체적 증상이 나타난다.

② 음양론상으로 알아본다.

사람은 배꼽을 중심으로 상체는 양이요, 하체는 음이라 분류한다.

이때 경락은 팔은 양팔을 든 것을 기준으로 한다. 손에서 시작되는 경락을 양경락이라 하고, 발에서부터 시작되는 경락을 음경락이라고 한다. 음장부는 목(간장/담낭), 토(비/ 위장), 수(신장/ 방광)이다.

목 기운이 약한 증상이 발현된 것은 음에 해당한다. 또한 음장부에서 질병이 발생했다면 원인은 양 부분에 있다는 것이 음양론의 기준이다. 일반적인 질환은 팔을 내린 현 상태에서 배꼽을 중심으로 하체를 음, 상체를 양으로 분류한다.

양 부분인 머리에서 원인을 제공한 것이다. 즉 간기능이 저하된 주원인을 보면 육체적인 음기에서 발현된 것보다 양기부분이 스트레스 누적으로 인해 목기능 저하로 인해 발생한 것이다.

오행상으로 다음과 같다.

가) 금극목이 강해서 목기운이 약한 상태(현맥이 나타남)

나) 목극토를 하지 못할 때

다) 수생목을 못할 때

라) 목생화가 지나칠 때

③ 식이 처방에 대하여 알아본다.

가) 발병 원인 음식들: 매운맛과 짠맛의 음식의 과식에서 발생할 수 있다.

나) 잘못된 식습관: 신맛을 적게 먹는 식습관도 암 발생의 원인이 된다.

다) 자주 먹어야 할 음식: 신맛, 쓴맛의 음식들을 자주 먹는 것이 좋다.

④ 간장/담낭 관련 암이 발생한 이유를 알아본다.

　　가) 금극목이 강해서: 폐/ 대장 기운이 간장 담낭의 기운을 억제하기 때문이다.

　　나) 목극토를 못해서: 폐/ 대장 기운이 강하여 목기운을 억제하기 때문에 목극토를 하지 못하기 때문이다.

　　다) 토극수가 강해서: 토기운 강하고 수기운이 약하여 수생목을 하지 못하기 때문이다.

　　라) 수극화가 강해서: 수기운이 강하여 화기운이 약화되면서 화극금을 못하여 금기운인 폐/대장이 강하여 금극목을 강하게 하여 목기운이 약해진 것이다.

　　마) 화극금을 못해서: 화기운이 약해진 이유는 수극화가 강하게 억제했기 때문이다.
　　　(수20+, 화20-)

⑤ 식이 처방으로서 자주 먹으면 좋은 음식으로서는 신맛, 쓴맛, 단맛이 음식을 보강하는 것이 좋다.

　　가) 신맛을 먹는 이유는 신맛이 간장 담낭의 기운을 보강하기 때문이다.

　　나) 쓴맛의 음식을 먹는 이유는 간장/담낭의 기운을 억제하여 질병을 발생케 한 금기운을 억제하기 위함이다. 그래서 쓴맛의 음식은 신맛보다 더 많이 먹는 것이 바람직하다.

여기서 증상이 약하게 발현된 지금은 신맛을 1로 하고, 쓴맛을 2배로 한다면 동시에 간장/담낭질환을 개선하면서 간장/담낭질환을 발생케 한 원인인 금기운을 억제하는 효과를 얻을 수 있기 때문이다.

　　다) 단맛의 음식을 먹는 이유는 수기능을 억제하기 위함이다.

　　　그 이유는 수기능이 강하여 화기운을 억제하면(수극화), 화기운이 약하여 금기운을 억제하지 못하면(화극금), 금기운이 강하여 목을 너무 강하게 억제하는 관계를 해소하는 열쇠음식이기 때문에 단맛의 음식을 먹는 것이다.

⑥ 적게 먹어야 할 음식으로는 매운맛과 짠맛의 음식들이다.

　가) 매운맛의 음식은 폐/대장 기운을 보강하여 금극목하여 목기운을 더욱 약하게 만들기 때문이다.

　나) 짠맛을 먹으면 수기능이 강하여(수극화) 화기운을 억제하여 화극금을 하지 못하여 결국은 금기운을 보강하는 격이 되기에 짠맛을 먹지 않는 것이 좋다.

위에서 알아본 것과 같이 질환은 간장/담낭 질환 한가지로 나타나지만 우리 몸에서 관련된 장부는 결국 오장육부 모두가 연관되어 있음을 알 수 있다. 그렇다고 간질환인데 다른 장부의 약을 먹을 수도 없는 노릇이다. 다른 장부의 기능이상이 발생하지 않았기 때문이다.

결국 우리 몸에 어느 한곳이 이상이 발생한 것은 오장육부가 상호 상생상극의 부조화와 불균형이 발생했기 때문이다.

이렇게 이지러진 오장육부에 대하여 항시 조화와 균형을 유지할 수 있고, 부조화를 조화롭게 할 수 있는 방법 중에 하나가 바로 오장육부의 상태에 따라 1:1맞춤식으로 체질(오행)생식을 맞춰 먹는 것이 효과적이다.

이것이 바로 음양/오행론에 입각한 체질별(오행생식)식이요법이요 자연치유법이라 할 수 있다.

이렇게 하여 간장과 담낭의 질환이 정상으로 돌아오면 각자의 타고난 체질에 맞는 식이요법을 실천하면 무병장수할 수 있을 것이다.

2) 비/위장, 유방 관련 암

① 강한 홍맥이 발현되며 다음과 같은 증상이 나타난다.

　얼굴이 누런색이 나타나며 마르는 증상이 나타나며

　토(土)기능이 약한 정신적·육체적 증상이 나타난다.

② 음양론상으로 알아본다.

사람은 배꼽을 중심으로 상체는 양이요, 하체는 음이라 분류한다.

이때 경락은 팔은 양팔을 든 것을 기준으로 한다. 손에서 시작되는 경락을 양경락이라 하고, 발에서부터 시작되는 경락을 음경락이라고 한다. 음장부는 목(간장/담낭), 토(비/ 위장), 수(신장/ 방광)이다.

토 기운이 약한 증상이 발현된 것은 음에 해당한다. 또한 음장부에서 질병이 발생했다면 원인은 양 부분에 있다는 것이 음양론의 기준이다. 일반적인 질환은 팔을 내린 현 상태에서 배꼽을 중심으로 하체를 음, 상체를 양으로 분류한다.

양 부분인 머리에서 원인을 제공한 것이다. 즉 토기능이 저하된 주원인을 보면 육체적인 음기에서 발현된 것보다 양기부분이 스트레스 누적으로 인해 토기능 저하로 인해 발생한 것이다.

오행상으로 알아본다.
- 목극토가 강할 때(홍맥이 발현됨)
- 토극수를 못할 때
- 화생토를 못할 때
- 토생금이 강할 때

③ 식이 처방에 대하여 알아본다.

가) 발병 원인 음식들: 신맛/ 쓴맛의 음식들을 과식한 것이 병 발생의 원인이다.

나) 잘못된 식습관: 단맛을 적게 먹는 식습관도 병 발생의 원인이 된다.

다) 자주 먹어야 할 음식: 단맛과 매운맛, 짠맛의 음식들을 자주 먹으면 좋다.

④ 비장 / 위장관련 암이 발생한 이유를 알아본다.

가) 목극토가 강해서: 간장/담낭 기운이 비/위장기운을 억제하기 때문이다.

나) 토극수를 못해서: 목기운이 강해서 토기운을 억제하기에 토극수를 못하기 때문이다.

다) 수극화가 강해서: 수기운이 강하고 화기운이 약하여 화생토를 하지 못하기 때문이다.

라) 화극금이 강해서: 화기운이 강하여 금기운이 약화되면 금극목을 못하여 목기운인 간 장/담낭이 강하여 목극토를 강하게 하여 토기운이 약해진 것이다.

마) 금극목을 못해서: 금기운이 약해진 이유는 화극금이 강하게 억제했기 때문이다.

⑤ 식이 처방으로서 자주 먹으면 좋은 음식으로서는 단맛, 매운맛, 짠맛의 음식을 보강하는 것이 좋다.

가) 단맛을 먹는 이유는 단맛이 비/위장의 기운을 보강하기 때문이다.

나) 매운맛의 음식을 먹는 이유는 폐/대장의 기운을 보강하여 질병을 발생케 한 목기운을 억제하기 위함이다. 그래서 매운맛의 음식은 단맛보다 더 많이 먹는 것이 바람직하다.

그러나 약한 증상이 발현된 지금은 단맛을 1로 하고, 매운맛을 2배로 한다면 동시에 비/위장 질환을 개선하며 비/위장 질환을 발생케 한 원인인 목기운을 억제하는 효과를 얻을 수 있기 때문이다.

　　다) 짠맛의 음식을 먹는 이유는 화기능을 억제하기 위함이다.
　　　　그 이유는 수기능이 강하여 화기운을 억제하면(수극화), 화기운이 약하여 금기운을 억제하지 못하면(화극금), 금기운이 강하여(금극목) 목이 토를 너무 강하게 억제하는 (목극토) 관계를 해소하는 열쇠음식이기 때문에 짠맛의 음식을 먹는 것이다.

⑥ 적게 먹어야 할 음식으로는 신맛, 쓴맛의 음식들이다.
　　가) 신맛의 음식은 간장/담낭 기운을 보강하여 목극토하여 토기운을 더욱 약하게 만들기 때문이다.
　　나) 쓴맛을 먹으면 화기능이 강하여(화극금) 금기운을 억제하여 금극목을 하지 못하여 결국은 목기운을 보강하는 격이 되기에 쓴맛을 먹지 않는 것이 좋다.

위에서 알아본 것과 같이 질환은 비장/위장 질환 한가지로 나타나지만 우리 몸에서 관련된 장부는 결국 오장육부 모두가 연관되어 있음을 알 수 있다. 그렇다고 위장질환인데 다른 장부의 약을 먹을 수도 없는 노릇이다. 다른 장부의 기능이상이 발생하지 않았기 때문이다.

결국 우리 몸에 어느 한곳이 이상이 발생한 것은 오장육부가 상호 상생상극의 부조화와 불균형이 발생했기 때문이다.

이렇게 이지러진 오장육부에 대하여 항시 조화와 균형을 유지할 수 있고, 부조화를 조화롭게 할 수 있는 방법 중에 하나가 바로 오장육부의 상태에 따라 1:1맞춤식으로 체질(오행)생식을 맞춰 먹는 것이 효과적이다. 이것이 바로 음양/오행론에 입각한 체질별(오행생식)식이요법이요 자연치유법이라 할 수 있다.

이렇게 하여 비장과 위장/췌장의 질환이 정상으로 돌아오면 각자의 타고난 체질에 맞는 식이요법을 실천하면 무병장수할 수 있을 것이다.

3) 폐/대장 관련 암
① 강한 모맥이 발현되며 다음과 같은 증상이 나타난다.
　　얼굴이 회색이 나타나며 발등에도 작은 모래알 같은 점들이 생기며 바짝 마르는 증상

이 나타나며 금(金)기능이 약한 정신적·육체적 증상이 나타난다.

② 음양론상으로 알아본다.

사람은 배꼽을 중심으로 상체는 양이요, 하체는 음이라 분류한다.

이때 경락은 팔은 양팔을 든 것을 기준으로 한다. 손에서 시작되는 경락을 양경락이라 하고, 발에서부터 시작되는 경락을 음경락이라고 한다. 양장부는 화(심장/소장), 상화(심포/ 삼초), 금(폐/ 대장)이다.

금 기운이 약한 증상이 발현된 것은 양에 해당한다. 또한 양장부에서 질병이 발생했다면 원인은 음 부분에 있다는 것이 음양론의 기준이다. 일반적인 질환은 팔을 내린 현 상태에서 배꼽을 중심으로 하체를 음, 상체를 양으로 분류한다.

음 부분인 발에서 원인을 제공한 것이다. 즉 금기능이 저하된 주원인을 보면 정신적인 양기에서 발현된 것보다 음기부분인 자연환경인 호흡과 관련된 호흡기순환 장애로 인해 금기능 저하로 인해 발생한 것이다.

* 오행상으로 알아본다.
 - 화극금이 강할 때(모맥이 발현됨)
 - 금극목을 못할 때
 - 토생금을 못할 때
 - 금생수가 지나칠 때

③ 식이 처방에 대하여 알아본다.

가) 발병 원인 음식들: 쓴맛, 단맛 음식들의 과식이 병 발생의 원인이 된다.

나) 잘못된 식습관: 맵지 않게 먹는 식습관도 병 발생의 원인 된다.

다) 자주 먹어야 할 음식 : 매운맛, 짠맛의 음식들을 자주 먹으면 좋다.

④ 폐장 / 대장관련 암이 발생한 이유를 알아본다.

가) 화극금이 강해서: 심장/소장 기운이 폐/대장 기운을 억제하기 때문이다.

나) 금극목을 못해서: 목기운이 강해서 금기운을 억제하기에 금극목을 못하기 때문이다.

다) 목극토가 강해서: 목기운이 강하고 토기운이 약하여 토생금을 하지 못하기 때문이다.

라) 토극수가 강해서: 토기운이 강하여 수기운이 약화되면 수극화를 못하여 화기운인 심장/소장이 강하여 화극금을 강하게 하여 금기운이 약해진 것이다.

마) 수극화를 못해서: 수기운이 약해진 이유는 토극수가 강하게 억제했기 때문이다.

⑤ 식이 처방으로서 자주 먹으면 좋은 음식으로서는 매운맛, 짠맛, 신맛의 음식을 보강하는 것이 좋다.

가) 매운맛을 먹는 이유는 매운맛이 폐/대장 기운을 보강하기 때문이다.

나) 짠맛의 음식을 먹는 이유는 신장/ 방광 기운을 보강하여 질병을 발생케 한 화기운을 억제하기 위함이다. 그래서 짠맛의 음식은 매운맛보다 더 많이 먹는 것이 바람직하다.

그러나 약한 증상이 발현된 지금은 매운맛을 1로 하고, 짠맛을 2로 한다면 동시에 폐/대장 질환을 개선하면서 폐/대장 질환을 발생케 한 주 원인인 화기운을 억제하는 효과를 얻을 수 있기 때문이다.

다) 신맛의 음식을 먹는 이유는 토기능을 억제하기 위함이다.

그 이유는 목기능이 강하여 토기운을 억제하면(목극토), 토기운이 약하여 수기운을 억제하지 못하면(토극수), 수기운이 강하여(수극화) 금를 너무 강하게 억제하는(화극금) 관계를 해소하는 열쇠음식이기 때문에 신맛의 음식을 먹는 것이다.

⑥ 적게 먹어야 할 음식으로는 쓴맛, 단맛의 음식들이다.

가) 쓴맛의 음식은 심장/소장 기운을 보강하여 화극금하여 금기운을 더욱 약하게 만들기 때문이다.

나) 단맛을 먹으면 토기능이 강하여(토극수) 수기운을 억제하여 수극화를 하지 못하여 결국은 화기운을 보강하는 격이 되기에 단맛을 먹지 않는 것이 좋다.

위에서 알아본 것과 같이 질환은 폐장/대장 질환 한가지로 나타나지만 우리 몸에서 관련된 장부는 결국 오장육부 모두가 연관되어 있음을 알 수 있다. 그렇다고 폐장질환인데 다른 장부의 약을 먹을 수도 없는 노릇이다. 다른 장부의 기능이상이 발생하지 않았기 때문이다.

결국 우리 몸에 어느 한곳이 이상이 발생한 것은 오장육부가 상호 상생상극의 부조화와 불균형이 발생했기 때문이다.

이렇게 이지러진 오장육부에 대하여 항시 조화와 균형을 유지할 수 있고, 부조화를 조화롭게 할 수 있는 방법 중에 하나가 바로 오장육부의 상태에 따라 1:1맞춤식으로 체질(오행)생식을 맞춰 먹는 것이 효과적이다. 이것이 바로 음양/오행론에 입각한 체질별(오행생식)식이요법이요 자연치유법이라 할 수 있다.

이렇게 하여 폐장과 대장의 질환이 정상으로 돌아오면 각자의 타고난 체질에 맞는 식이요법을 실천하면 무병장수할 수 있을 것이다.

4) 신장/방광 관련 암

① 강한 석맥이 발현되며 다음과 같은 증상이 나타난다.

얼굴과 귀에 검은색이 나타나며 마르는 증상이 나타나고, 설근이 검게 변하기 시작한다. 수(水)기능이 약한 정신적·육체적 증상이 나타난다.

② 음양론상으로 알아본다.

사람은 배꼽을 중심으로 상체는 양이요, 하체는 음이라 분류한다.

이때 경락은 팔은 양팔을 든 것을 기준으로 한다. 손에서 시작되는 경락을 양경락이라 하고, 발에서부터 시작되는 경락을 음경락이라고 한다. 음장부는 목(간장/담낭), 토(비/ 위장), 수(신장/ 방광)이다.

수 기운이 약한 증상이 발현된 것은 음에 해당한다. 또한 음장부에서 질병이 발생했다면 원인은 양 부분에 있다는 것이 음양론의 기준이다. 일반적인 질환은 팔을 내린 현 상태에서 배꼽을 중심으로 하체를 음, 상체를 양으로 분류한다.

양 부분인 머리에서 원인을 제공한 것이다. 즉 수기능이 저하된 주원인을 보면 육체적인 음기에서 발현된 것보다 양기부분이 과도한 스트레스 누적으로 인해 수기능 저하로 인해 발생한 것이다.

* 오행상으로 설명하라.
    - 토극수가 강할 때(석맥이 발현됨)
    - 수극화를 못할 때
    - 금생수를 못할 때
    - 수생목이 강할 때

③ 식이 처방에 대하여 설명하시오.

가) 발병 원인 음식들/먹지 말아야 할 음식: 단맛, 매운맛의 음식들

나) 잘못된 식습관: 짠맛의 음식을 먹지 않는 식습관

다) 자주 먹어야 할 음식: 짠맛, 신맛의 음식들

④ 신장 / 방광 관련 암이 발생한 이유

가) 토극수가 강해서: 비장/위장 기운이 신장/방광 기운을 억제하기 때문이다.

나) 수극화를 못해서: 화기운이 강해서 수기운을 억제하기에 수극화를 못하기 때문이다.

다) 화극금이 강해서: 화기운이 강해서 금기운이 약화되어 금생수를 하지 못하기 때문이다.

라) 금극목이 강해서: 금기운이 강하여 목기운이 약화되면 목극토를 못하여 토기운인 비장/위장이 강하여 토극수를 강하게 하여 수기운이 약해진 것이다.

마) 목극토를 못해서: 토기운이 약해진 이유는 목극토가 강하게 억제했기 때문이다.

⑤ 식이 처방으로서 자주 먹으면 좋은 음식으로서는 짠맛, 신맛, 쓴맛의 음식을 보강하는 것이 좋다.

가) 짠맛을 먹는 이유는 짠맛이 신장/방광 기운을 보강하기 때문이다.

나) 신맛의 음식을 먹는 이유는 간장/담낭 기운을 보강하여 질병을 발생케 한 토기운을 억제하기 위함이다. 그래서 신맛의 음식은 짠맛보다 더 많이 먹는 것이 바람직하다.

그러나 약한 증상이 발현된 지금은 짠맛을 1로 하고, 신맛을 2로 한다면 동시에 신장/방광 질환을 개선하면서 신장/ 방광질환을 발생케 한 주 원인인 토기운을 억제하는 효과를 얻을 수 있기 때문이다.

다) 쓴맛의 음식을 먹는 이유는 금기능을 억제하기 위함이다.

그 이유는 화기능이 강하여 금기운을 억제하면(화극금), 금기운이 약하여 목기운을 억제하지 못하면(금극목), 목기운이 강하여(목극토) 수기운을 너무 강하게 억제하는 (토극수) 관계를 해소하는 열쇠음식이기 때문에 쓴맛의 음식을 먹는 것이다.

⑥ 적게 먹어야 할 음식으로는 단맛, 매운맛의 음식들이다.

가) 단맛의 음식은 비장/위장기운을 보강하여 토극수하여 수기운을 더욱 약하게 만들기 때문이다.

나) 매운맛을 먹으면 금기능이 강하여(금극목) 목기운을 억제하여 목극토를 하지 못하여 결국은 토기운을 보강하는 격이 되기에 매운맛을 먹지 않는 것이 좋다.

위에서 알아본 것과 같이 질환은 신장/방광 질환 한가지로 나타나지만 우리 몸에서 관련된 장부는 결국 오장육부 모두가 연관되어 있음을 알 수 있다. 그렇다고 신장질환인데 다른 장부의 약을 먹을 수도 없는 노릇이다. 다른 장부의 기능이상이 발생하지 않았기 때문이다.

결국 우리 몸에 어느 한곳이 이상이 발생한 것은 오장육부가 상호 상생상극의 부조화와 불균형이 발생했기 때문이다.

이렇게 이지러진 오장육부에 대하여 항시 조화와 균형을 유지할 수 있고, 부조화를 조화롭게 할 수 있는 방법 중에 하나가 바로 오장육부의 상태에 따라 1:1맞춤식으로 체질(오행)생식을 맞춰 먹는 것이 효과적이다. 이것이 바로 음양/오행론에 입각한 체질별(오행생식)식이요법이요 자연치유법이라 할 수 있다.

이렇게 하여 신장/장광, 생식비뇨기계 질환이 정상으로 돌아오면 각자의 타고난 체질에 맞는 식이요법을 실천하면 무병장수할 수 있을 것이다.

5) 전립선 관련 암

① 강한 구삼맥/구맥이 발현되며 다음과 같은 증상이 나타난다.

얼굴에 붉은색이 나타나며 마르는 증상이 나타나고, 신경질적이며 소변보기가 어렵다. 화(火)/상화(相火)기능이 약한 정신적·육체적 증상이 나타난다.

② 음양론상으로 알아본다.

음양의 부조화로 인해 기와 혈의 순환장애로 인해 발생한다. 저체온증이 나타나며

행동이 부산하고 집중력이 없다. 성격의 기복이 심하고 짜증이 심하다. 각종 신경성 질환이 병행하여 나타난다. 전립선의 위치는 음 부분에 위치해 있으나 원인은 양으로 분류하는 정신적으로 과도한 스트레스의 누적으로 인한 상화기능이 저하되면서 발생한다.

오행상으로 다음과 같다.

오장육부의 상생상극의 조화와 균형이 이루어지지 않아서 발생한다. 이러한 상화 기능의

저하는 오장육부의 어느 한 장부의 기능 저하로 인해 발생하는 질환이 아니다. 오장육부 모든 장부의 기능 저하가 원인이 되어 발생하는 것이 전립선 질환이다.

우선적으로 양 부분의 과도한 스트레스를 줄이고 육체적으로 긍정적인 활동을 통한 상하 기혈의 순환이 원활하게 되도록 하는 것이 우선이라 하겠다. 즉 혈액순환을 원활하게 하기 위해서 두한족열의 건강 원칙을 지키는 노력이 필요하다. 무릎 꿇고 앉아서 엉덩이를 좌우로 흔들흔들하는 운동을 하면 전립선을 보강 할 수 있고, 다른 하나는 계단 같은 모서리에 발끝으로 올라서서 발뒤꿈치를 위로 아래로 올리고 내리고 하는 운동을 하면 전립선기능을 보강할 수 있다. 양손은 벽을 잡고 서서 해도 된다.

③ 식이 처방에 대하여 알아본다.
　　가) 발병 원인 음식들/먹지 말아야 할 음식: 단맛의 음식들을 과식하게 되면 혈액의 점도가 높아져 혈액순환장애로 이어져 저체온증이 나타나면서 면역력이 저하되어 전립선 질환이 서서히 발생하게 된다.
　　나) 자주 먹어야 할 음식: 짠맛, 신맛, 떫은맛의 음식들을 자주 먹어 충분한 혈액 공급과 혈관의 탄력성을 유지시켜 기혈의 순환을 원활하게 하여 전립선 질환을 개선시키면 된다.

④ 심포/삼초 관련 암이 발생한 이유를 알아본다.
　　(화/상화기운이 약해지면서 기와 혈의 순환장애로 발생한다.)
　　가) 수극화: 불균형
　　나) 화극금: 불균형
　　다) 금극목: 불균형
　　라) 목극토: 불균형
　　마) 토극수: 불균형으로서 오장육부의 불균형이 나타나면 발생하는 질환이다.

⑤ 식이 처방으로서 자주 먹으면 좋은 음식으로서는 골고루 먹어 오장육부의 기능을 보강하는 것이 좋다.
　　가) 신맛을 먹는 이유는 체내의 노폐물을 해독함으로서 혈액순환을 원활하게 하고, 누적된 스트레스를 해소하는 효과를 가진다.

나) 쓴맛을 먹는 이유는 쓴맛이 심/소장의 기운을 보강하고 막힌 곳을 소통케하여 혈액 순환을 원활하게 하여 기혈의 순환을 보강하여 면역력을 보강하고 정상 체온을 유지시키기 위함이다.

다) 단맛의 음식을 먹는 이유는 비/위장의 기운을 보강하여 체내의 에너지를 보강하여 활력을 되찾기 위함이다.

라) 매운맛의 음식을 먹는 이유는 몸 안의 따뜻하게 만들어 노폐물을 배출시키고 체내 산소량을 확보하여 혈액순환을 원활하게 하면서 정상 체온을 유지시키기 위함이다.

마) 짠맛의 음식을 먹는 이유는 신장 기능을 보강하여 골수기능을 튼튼하게 하여 적혈구 생산량을 증가시켜 체액을 조절하고 혈압을 조절하는 기능을 보강하고 정상 체온을 조절하며, 신경계와 호르몬계를 정상화하기 위함이다.

그러나 증상이 약하게 발현된 지금은 짠맛을 2로 하고, 신맛을 1배, 떫은맛을 2로 하는 배합비율로 음식을 먹으면서 정신적인 스트레스를 해소하기 위한 충분한 휴식을 하는 것이 암을 이기는 길이다.

위에서 알아본 것과 같이 질환은 전립선암이라는 질환 한가지로 나타나지만 우리 몸에서 관련된 장부는 결국 오장육부 모두가 연관되어 있음을 알 수 있다. 그렇다고 전립선질환인데 다른 장부의 약을 먹을 수도 없는 노릇이다. 다른 장부의 기능이상이 발생하지 않았기 때문이다.

결국 우리 몸에 어느 한곳이 이상이 발생한 것은 오장육부가 상호 상생상극의 부조화와 불균형이 발생했기 때문이다.

이렇게 이지러진 오장육부에 대하여 항시 조화와 균형을 유지할 수 있고, 부조화를 조화롭게 할 수 있는 방법 중에 하나가 바로 오장육부의 상태에 따라 1:1맞춤식으로 체질(오행)생식을 맞춰 먹는 것이 효과적이다. 이것이 바로 음양/오행론에 입각한 체질별(오행생식)식이요법이요 자연치유법이라 할 수 있다.

이렇게 하여 전립선 질환이 정상으로 돌아오면 각자의 타고난 체질에 맞는 식이요법을 실천하면 무병장수할 수 있을 것이다.

머리 좀 식히고 갑시다.

암(癌)! 왜 그렇게 고치기 어려운 질환인가?
이제는 암을 극복할 때도 됐는데-

민중의술로 바라보는 암에 대하여 암을 중심으로 생활습관병들의 특성과 치유하는 방법을 기대해 본다.

암에 대한 특성과 자연 치유방법에 대해 현대의학과 다른 의견에 고개를 돌려본다.

암(癌)이제는 극복할 수 있다
생활습관병(암, 혈압, 당뇨병, 고지혈증, 비만)에 대하여

한 달에 한두 번은 요양병원에 다녀온다. 그럴 때마다 가슴이 너무 아파온다.

암을 치료 중인 환우들이 암에 대해 너무나 모르고 있다는 사실에 답답할 뿐이다. 암(癌)이라 하는 것은 단시간에 발생한 것이 아니므로 천천히 인내심을 가지고 싸워야 함에도 불구하고, 마구잡이식으로 덤비고 있어 결과는 불 보듯이 뻔하다.

무엇보다 중요한 것은, 암이 발생한 근원이, 마음에서부터 생긴 병이라는 사실을 모르고 있다는 점이다. 마음으로 부터 생긴 병이라면, 마음부터 고치려고 해야 함에도 약물(항암제), 수술, 방사선이 병을 고쳐줄 것 같이 생각하고 덤비고 있다는 점에 안타깝기만 하다. 다시 말하면, 자신의 병에 대하여 원인을 모르고 있다는 점이다.

모든 것이 약물(항암제), 수술, 방사선 치료를 하면 다 나을 것 같이 말하는 사람도 잘못이지만, 그 말을 하늘처럼 믿고 치료하는 사람도 문제다. 즉 병을 고치는 주체는 본인이 되어야 함에도 다른 이에게 내 몸을 내 맡기고 있다는 점이 가장 큰 문제점이다. 병의 원인을 모르는데 어찌 올바른 처방이 나올 수 있겠는가? 말이다.

손자병법(孫子兵法)에 보면 "선승이 후구전"이라 하여 "이겨놓고 싸운다."는 말과 "지피지기(知彼知己)면 백전백승(百戰百勝)"이라는 말이 있다. 즉 "적을 알고 싸우면 백번 싸워도 모두 이긴다."는 말이다.

이런 말은 상대를 알고, 그에 대한 대비책을 세워서 싸우라는 것이다. 예를 들면, 상대편이 칼을 들고 싸운 다는 것을 알면, 나는 그보다 강한 총을 갖고 싸우면 이길 수 있다는 것이고, 또한 상대방이 어깨가 아픈 것을 사전에 안다면, 상대방과 싸울 때 어깨를 집중해서 공격하면 이길 수 있는 것처럼 말이다.

더구나 어깨도 양쪽 어깨가 있으니, 좌우 어느 쪽 어깨인지를 알아서, 우측어깨라면 우측 어깨를 집중공격 할 수 있는, 맞춤식 싸움도구를 갖추고 충분한 타격연습을 한다면, 반드시 싸워서 이길 수 있을 것이다.

그런데 암과 싸우고 있는 환우들은 자신의 암 발생에 대한 원인을 모르고 싸우고 있으므로, 암과 싸워 이겨 낼 수가 없는 것이다.

암 발생의 원인을 알아야, 거기에 대한 대비책을 세우고, 철저한 준비를 갖추고 전투를 해야 이길 수 있는데, 적에 대해서 적이 얼마나 많은 규모고, 어느 방향에서 공격해 오고 있는지, 어떤 무기를 가지고 있는지, 어떻게 싸워야 적을 이길 수 있는지 싸우는 방법도 모르고 있으면서, 무작정 싸워서 이기려만 하고 있으니 이길 수 있는 확률은 0%다.

환자 누구도 자신의 암 발생에 대하여 잘 알지 못하고, 또한 암과 싸울 준비가 되어 있지 않다는 것이다.

의사가 항암제를 맞으라고 하니 항암제 맞고, 방사선 치료하자고 하면 방사선치료하고, 수술하라고 하니 수술하는 등 의사가 고쳐주겠지 하는 마음뿐이다.

본인이 암과 싸울 전투준비를 하고, 싸움의 방법을 계획하고 싸워야 하는데 왜? 의사라는 사람을 앞장세워서 싸우려 하느냐는 것이다. 말 그대로 의사는 싸우다가 질 것 같으면 도망가거나 그 자리를 피해도 아무런 피해를 받지 않는 다는 것이다. 그러니 어찌 암으로부터 이겨 낼 수 있겠는가? 걱정이 된다.

결과는 백전백패(百戰百敗)다.

이해는 간다. 평상시 의학상식이 없는 상태에서 암이 발생하였다면, 나라도 의사의 처방에 전적으로 의존했을 것이다.

어느 유방암 환우는 방사선치료 후 1년이 되도록 우측 팔을 잘 사용하지 못하고 있다. 처음에는 팔에 부종이 심해서 팔을 들 수도 없는 상황이었고, 1년이 지난 지금 올리고 내리고를 못하면서 통증과 함께 아픔을 달고 살다가 고통 속에 삶을 마감하는 것을 보니 가슴이 아프다.

우리는 건강하게 살아가려고 수많은 노력을 하는데도, 환자는 점점 더 늘어만 간다. 어찌된 일인가? 점점 더 살기 좋은 세상이 되어야 할 텐데, 아픔이 늘어만 가는 세상을 어찌 하란 말인가.

의료기술과 의약기술이 그렇게 발달했는데도 --------

흔히들 말하는 생활습관병(성인병: 암, 고혈압, 당뇨병, 고지혈증 등)에 대하여 몇 가지 정리해 본다.

쉽게 들지도 않지만 쉽게 고쳐지지도 않고, 그리고 슬그머니 들어와서 집주인 마냥 나가지도 않는 이런 생활습관병(성인병)의 특징과 치유방법에 대하여 하나씩 설명하기로 한다.

1. 생활습관병의 특징에는 어떤 것이 있는가.

1) 병(病)이 언제부터 시작되었는지 정확한 시기를 알 수가 없다는 것이다.

평상시에는 아이들 뒷바라지에다 남편 뒷바라지며, 먹고 살려고 하는 정신없는 삶을 살다 보니, 어느덧 나이는 중년을 지나가고 있을 무렵, 몸이 어딘가 불편함을 느껴도 "피곤해서 그렇겠지 뭐!" 하고 대수롭지 않게 지나쳐 버린다.

그렇게 열심히 인생살이를 하던 중 어느 순간에, 뚜렷한 증상이 나타나면 왜? 나만 생기는 거야! 하고 겁이 덜컥 난다. 난 죄 진 것 없이 열심히 살아 온 것 밖에 없는데 하며, 인생을 한탄한다. 그래도 소용없다. 몸에 이상 증상이 나타나서 병원의 진단을 받는다면, 그 병은 이미 오랜 시간 전부터 진행되어 왔다는 것을 의미한다.

고혈압(高血壓)이니 당뇨병(糖尿病)이니 암(癌)이니 하는 것들을 조용히 생각해 보면 오랜 시간이 지난 후에 나타나는 질환이라는 것을 알 수가 있다. 그래서 어떤 이는 만성병이라고도 부른다.

우리 몸은 이런 증상들을 나타내기 전에, 여러 가지 다양한 방법을 통하여 "당신의 몸속에 이런 증상들이 일어나고 있으니 관심을 가져 주세요!" 하고 경고(전조증상)를 보냈으나, 먹고 살기 바빠서 무시한 채로 오랜 시간을 경과한 후에, 알아채는 어리석음의 결과물이라는 것이 다. 또한 정확한 원인을 찾지 못하고 이럴 것이다? 하고 원인과 다른 약을 처방 받는다든가, 다른 운동을 통하여 더 악화시킨 결과를 초래하고야 만다.

병원에서 정기 검진을 받든지, 아니면 다양한 방법들, 즉 대체 의학적이든 한의학적이든 간에, 수단과 방법을 가리지 말고 원인을 찾아서 예방하는 지혜를 가져야 할 것이다.

굳이 서양의학적인 결과에만 의존할 필요는 없을 것 같다. 그때는 이미 치유나 치료시기를 놓치는 경우를 자주 보기 때문이다.

예를 들면, 남자들의 경우 종아리가 아파서 걷는 것이 불편한 경우 서양의학적으로 검사를 해도 아무런 결과를 찾지 못한다. "6개월 관찰을 한 후에 다시 봅시다!" 하는 결과만 믿고 방치하다가는 낭패를 보는 경우를 종종 본다.

대체 의학적으로 보면, 그것은 전립선질환이 진행되고 있는 것이다. 그래서 미리 알고 예방하는 것이 가장 좋은 것이고, 발병된 후라면 대증요법이 아닌 원인요법을 통하여 치유하는 것이 최우선임을 자각해야 한다.

2) 무엇이 원인이 되어 성인병(생활습관병)이 발생했는지 정확하게 가려내기가 힘들다는 것이다.

지난 시간들을 돌이켜 보면, 어느 것이 원인이 되었는지를 정확하게 집어낼 수가 없다는 것이다.

예를 들면 술을 계속 먹는 사람이 있는가 하면, 술을 끊은 사람도 있고, 흡연도 계속하는 사람이 있고, 금연을 한 사람이 있고, 스트레스를 받다가 안 받는 사람이 있고, 다양한 원인들이 있을 수 있으나, 그런 원인들이 계속되는 사람도 있고, 중단된 사람도 있는데 똑같이 병이 발생한 경우를 보면 어느 것이 원인으로 작용되었는지를 명확하게 집어낼 수가 없다는 것이다. 이런 이유가 아니더라도 하다가 중단한 것도 있고, 새로운 것을 시작한지도 꽤 오랜 시간이 지났는데도 병이 발생하고 있다는 점이다. 그래서 어느 것이 원인이 되었는지 정확하게 집어내기가 어렵다는 것이다. 병은 복잡하고 다양하게 얽히고설킨 결과물이라는 것이다.

어떤 사람은 유전이라고만 둘러대는 사람도 있다. 서양의학적으로 보면 유전은 약 3%만 진행된다고 하는 이들도 있다. 그리고 보면 유전도 그리 비중을 많이 둘 것은 아니라는 것이다.

자신의 지난 시간들을 돌이켜 볼 때는, 자신에게 유리한 방향으로만 생각을 하기 때문에, 나쁜 점(식습관과 생활습관을 중심으로) 즉 병 발생의 원인을 간과해 버린다는 점이다. 그래서 제3자 즉 전문가의 도움을 받아서 원인을 찾는데, 노력을 하라는 것이다. 원인도 모르고, 노력도 하지 않고, 치료부터 하려고 하니 돈은 돈대로 버리고 몸은 몸대로 지쳐버리고 마는 것이다.

동의보감에서도 경고하고 있다.

유병불치득중의(有病不治得中醫)라는 말이 있다. 이 말은 "병은 병자가 이겨내야 한다."는 말이다.

"병은 자연이 고치고, 돈은 의사가 번다."는 말이 있다. 그야 말로 병을 치료하느라고 고생하는 의사나 약사가 들으면 화를 낼 이야기다.

그러나 사실 병은 환자가 가지고 있는 '자연요능(自然療能: 몸이 가지고 있는 치료본능이 병을 치료한다는 의미)'에 의해서 낫는 것이고, 치료는 이를 도와주는 역할을 하는 것이라는 것 또한 사실이다.

그래서 의사라고 하는 영어 doctor의 원어를 보면 '가르치다'라는 의미다. '치료하다' 라는 의미가 아니다. 병을 예방하고 스스로 치유할 수 있는 방법을 가르쳐주는 사람이 의사라는 것이다.

병은 병자가 이겨내는 것이지 대리전쟁에 의해서 병이 물러가는 것이 아니다. 아무리 균을 잘 죽이는 항생제를 물 쓰듯이 하더라도 환자체내에서 균과 싸워 이기려는 백혈구의 식균작용이라든가 면역성이 생기지 않으면 균을 소탕할 수 없는 것이다.

치료를 잘못 하거나 적당치 못한 약을 쓰면 자연치료본능을 도리어 방해하여 나을 수 있는 병을 잡쳐 버릴 수 있다.

　예를 들면 미국, 독일, 스웨덴의 의사들은 감기 환자에게는 약을 처방하지 않는다. 약은 감기가 걸렸을 때 스스로 면역력을 길러 이겨내려는 자연 치유능력을 저해하는 것이기 때문에 약을 처방하지 않는다. 그런데 우리나라 의사들은 감기약과 항생제 까지 처방하고 있으니 어찌된 일인지 의문투성이다.

　옛날 후한시대 역사가인 반고라는 사람이 말하기를 병이 생겼을 때 차라리 고치지 않고 그대로 놔두는 것이 중의(中醫: 중간급 의사)의 치료를 받은 셈쯤은 된다. 중의란 아주 고명한 의사는 못되고 어중간하여 무해무득한 의사라는 정도의 뜻이 된다. 만약 약을 써서 한가지라도 잘못되면 그야 말로 후회막급이 아니겠는가.

　옛사람들이 말하기를 서투른 의사의 치료는 받지 않느니만 못하다고 한 것이 바로 같은 뜻이 되겠다.

　아무리 약이 좋다 하더라도 환자의 체질과 그때의 병증에 맞아야만 효과를 나타낼 것은 정해 논 이치인데 무턱대고 치료를 서두르다가는 도리어 병에 해롭게 된다는 말이다.

　약을 근거 없이 함부로 쓰면 병을 낫게 하기는커녕 도리어 원기를 해치는 독이 된다는 말이다. (약용무거(藥用無據) 반위기적(反爲氣賊)

　서양의학이던 동양의학이던 대체의학이던 간에 사람을 살리는 일에 최선을 다하는 진정한 의료가 행해져야한다.

　그러려면 다양하고 폭넓게 연구해야 하는데 혼자서는 깊이 있게 연구할 수 있는 시간과 한계에 부딪치게 된다. 그래서 같이 가야 한다는 말이다. 각 분야에서 깊이 있게 연구된 전문가들에게 협조를 구하고 조언을 받는 자세가 필요하다. 내 분야만이 최고인양 남의 것은 무시하고 인정하지 않는 정신(마음)의 중풍이 든 사람들은 절대로 진정한 의료인이 될 수 없다. 이런 마음을 가진 사람들은 의료인이 되어서는 안 된다.

　병이 발생하기 전에는 반드시 전조증상을 통해서 지나온 과거(마음가짐, 생활습관, 식습관)를 돌아보라는 경고메시지다.

　지난 시간이라고 하는 것은, 살아오면서 누구나 가지고 있는 마음을 우선적으로 돌아보되,

미워하는 마음이 사랑하는 마음보다 더 많지는 않았는지 (미워하는 마음>사랑하는 마음) 돌아보는 것이 제일 중요한 마음자세다. 예를 들면 미움이 가득한 마음, 분노, 스트레스가 누적되는 생활, 갈등, 이혼, 별거, 사별, 억눌린 그리움 등 마음의 갈등을 분석해 보는 것이다.

여기쯤서 옛 성현들은 어떻게 건강을 지켜 왔고 치유를 위한 노력을 경주했는지 알아보고 넘어 가는 것도 좋겠다.

요약정리하면
고대 의서가 말하는 건강 100세를 위한 '건강은 건강할 때 지켜야 하는 이유'를 알아보기로 한다.

중국 최고의 의서인 황제내경에 의하면 여자는 49세를 전후해서 폐경이 되면서 호르몬의 변화로 인해 살이 찌거나 혈액순환장애로 인해 암을 비롯한 당뇨병 같은 질환이 발생하는 것은 자연스러운 현상이다. 이런 자연의 현상을 막기 위해 호르몬 주사를 맞거나 보톡스 주사를 맞는다는 것은 우리 몸에 이물질을 주입하여 오히려 면역력만 저하시키는 결과를 초래하게 된다.

지금 당장의 멋과 아름다움을 위하여 무병장수 100년의 기초가 되는 건강을 해치는 일을 아무 거리낌 없이 행하는 것이 안타깝기만 하다.

또한 남자들은 64세를 기점으로 하여 정(精)을 고갈시키지 말라고 경고했다. 이렇게 남자와 여자의 나이를 다르게 정했던 것에는 나름대로 이유가 있다. 여자들은 아이를 49세에 임신을 하면 50세에 이 세상에 생명을 가지고 태어나서 질병 없이 건강하게 살아갈 수 있는 기초를 다지는 기간이 14년이 지나야 되기 때문이다.

그러면 왜 14년을 제시했는지 알아본다.
서양의학적으로 보면 14세를 기준으로 태어나서부터 14세까지 림프구 수치가 우위에 있는 반면에 15세가 되면서 림프구(면역력이라고도 함) 수치는 줄어들고 과립구의 수치가 증가하기 시작한다. 과립구가 증가 한다는 것은 활성산소가 발생하면서 혈액순환 장애가 발생하기 시작하는 시점이라고 보면 된다.

또한 혈액순환 장애가 시작 된다는 것은 질병이 발생하기 시작하는 시점이기도 하다. 그래서 14세 이전에는 대개 외상에 의한 질병이지 내부의 문제로 질병이 발생하는 일이 드물다. 그래서 젊은이들은 병 없이 건강하게 살아가는 것이다.

남자는 여자보다 일찍 수명을 다한다. 왜냐하면 주로 외부에서 생활을 하다 보니 본의 아니게 스트레스가 자신도 모르게 누적되어 혈액순환장애가 발생하기 때문이다.

또한 종족을 많이 생산하고 보호해야 하는 사명이 잠재되어 있기 때문이기도 하다. 그래서 남자는 64세까지를 기준으로 했고, 여자는 49세를 기준으로 하여 14세가 될 때까지는 의무적으로 보호를 해야 한다는 것이 삶의 저변에 깔려 있다.

서양의학적으로 보면 남자 64세, 여자 49세 이후에 태어나는 아이들의 건강은 보통 젊은이들에게서 태어나는 아이들과 비교 할 수도 없을 만큼 나약하고, 다른 질환에 시달릴 수 있다고들 한다.

이것은 자연이 우리 인간에게 준 보호 장치를 벗어났기 때문이다.

그러다 보니 남녀 공히 64세를 기준으로 하여, 64세 이전부터 건강에 관심을 가져야 나머지 시간을 건강하게 살아갈 수 있다는 것을 강조했던 것이다.

한마디로 정리하면

64세 이전에 기본체력을 길러야 100세까지 건강할 수 있다고 정리할 수 있다. 몸에 병이 없는 사람은 없다. 그리고 몸에 병이 없다면 다른 욕심이 생기기 때문에 약간의 질병을 준 것이 자연의 지혜라 할 수 있다.

우리는 현재의 건강 정도를 측정하고 남은 시간을 예측해 보고자 하는 것이다. 현재 건강의 수준을 자연의 계절 구분(봄-여름-가을-겨울)과 같이 네 가지로 분류해보기로 한다. 고대 의서에서 제시하고 있는 질병의 정도는 다음과 같다.

① 외감: 외부 환경에 따라 감기나, 배탈 등 잔병치레를 하는 단계로서 아픈 정도가 가볍고, 아픈 상태가 1년 중 3개월 이내의 건강 상태를 말한다.
② 내상: 내부 장기가 손상을 입은 상태, 아파서 자리에 눕거나 활동에 지장이 있는 기간이 1년 중 3~6개월 이내인 건강 상태를 말한다.

③ 뇌옥: 병이 몸속 깊이 자리를 잡아 몸이 감옥에 갇힌 상태, 1년 중 건강한 기간보다 아픈 기간이 긴 상태를 말한다.

④ 위경: 생명이 위태로운 상태로서 1년 내내 아픈 상태를 말한다.

위의 네 가지 상태를 분류해 보면서 64세 이전에는 생명력을 스스로 보(補)할 수 있는 힘이 있기에 회복이 가능하다.

그러나 64세가 지나면서부터 남은 수명이 결정되기 시작 한다.

지금부터 64세를 기점으로 하여 남은 수명을 알아보기로 한다.

구분	외감	내상	뇌옥/위경
여명나이	80세까지	70세까지	불투명

① 외감 : 외부 환경에 따라 감기나, 배탈 등 잔병치레를 하는 단계로서 아픈 정도가 가볍고, 아픈 상태가 1년 중 3개월 이내의 건강을 가지고 있는 사람들은 약 80세까지 살아갈 수 있을 것이다.

② 내상: 내부 장기가 손상을 입은 상태, 아파서 자리에 눕거나 활동에 지장이 있는 기간이 1년 중 3~6개월 이내인 건강을 가지고 있는 사람들은 약 70세까지 살아갈 수 있을 것이다.

그러나

③ 뇌옥: 병이 몸속 깊이 자리를 잡아 몸이 감옥에 갇힌 상태로서 1년 중 건강한 기간보다 아픈 기간이 긴 상태인 사람이나,

④ 위경: 생명이 위태로운 상태로서 1년 내내 아픈 상태인 사람들은 나이와 관계없이 수명을 보장할 수 없다는 점이다.

그렇다면 건강을 회복하는 방법은 없는 것일까? 이 세상에 어느 곳이든 반드시 길이 있다는 것 역시 자연에서 찾아야 한다. 알기 쉽게 도표로 알아본다.

구분	아픈 상태	치유 방법
외감	3개월 이내 잔병치레	식습관과 운동으로 회복
내상	3~6개월 이내 잔병치레	생활습관을 바꾸고, 보조 약을 써라.
뇌옥	아픈 기간이 길다.	약을 쓰고, 마음을 다스려라
위경	1년 내내 아프다.	마음을 다스려라

① 외감: 외부 환경에 따라 감기나, 배탈 등 잔병치레를 하는 단계로서 아픈 정도가 가볍고, 아픈 상태가 1년 중 3개월 이내의 건강 상태를 가지고 있는 사람들은 <u>약이 필요 없다.</u>
<u>체질에 맞는 식습관과 운동을 하면 손상된 생명력을 회복 할 수 있다. 그러나 현대인들은 조금만 아파도 병원에 달려가서 치료받고, 이름도 알지 못하는 약을 타 먹는 것으로 인해 면역력을 저하시켜 결국은 자신의 건강 수명을 단축시키는 결과를 초래하고 있다. 그래서 '약을 좋아하는 사람들은 결국 약으로 망한다.'는 속담도 있다.</u>

② 내상: 내부 장기가 손상을 입은 상태, 아파서 자리에 눕거나 활동에 지장이 있는 기간이 1년 중 3~6개월 이내인 건강 상태인 사람들은 <u>생활습관을 바르게 바꿔야 하며, 보조 약을 복용하면서 손상된 생명력을 보강해야 한다. 운동부족 역시 건강을 위협하고 있다는 것이다. 움직이기 싫어하는 이유가 있다. 이런 사람들의 생활을 보면 전자기기를 좋아하고, 전자기기를 잘 활용하여 생활하는 사람들이다. 그러다 보니 몸속의 장부들은 서서히 혈액순환장애가 발생하면서 저체온이 발생하고, 결국은 다양한 질환들이 여기저기 발생하게 되는 것이다.</u>

③ 뇌옥: 병이 몸속 깊이 자리를 잡아 몸이 감옥에 갇힌 상태, 1년 중 건강한 기간보다 아픈 기간이 긴 상태인 사람들은 <u>약을 위주로 치료하되, 마음을 다스리는 것을 병행해야 한다.</u>
<u>면역력이 저하되어 외부로 또는 내부에서 발생하는 세균이나 염증에 대항하는 자연지유력이 없는 경우다. 급한 것은 약으로 처방하고 오랜 기간 동안 식습관</u>

이나 생활습관의 잘못으로 인한 만성병으로 발전했기 때문이다.

이러한 질병 발생의 원인을 남에게 돌리지 말고 자신한테 있다는 것을 반성하는 것으로부터 시작해야 한다.

④ 위경: 생명이 위태로운 상태로서 1년 내내 아픈 상태를 말한다.

약을 쓰지 않고 마음부터 다스려야 한다. 마음의 병인 스트레스를 해소하기 위해 자연과 대화하는 것부터 시작해야 한다. 내 마음의 병은 타인에게서 온 것이 아니라 자신에게서부터 시작된 것임을 깨닫고 '모든 것이 내 탓이오'라는 마음과 내 일상과 주변에 있는 모든 작은 것들에게도 항상 감사하는 마음을 가지는 것부터 시작해야 한다.

병이 깊을수록 원인은 마음에 있다는 것을 깨닫고, 항상 즐거운 마음과 건강한 마음을 가질 수 있도록 스스로 노력해야 장수 할 수 있다는 점을 알아야 한다.

깊은 병인 암은 약으로 고칠 병이 아니다. 마음의 병을 우선적으로 치유시켜야 하는 질환임을 알아야 한다. 독한 약물의 투약으로 치료할 병이 아니기에 치료가 안 되는 것이리라.

마음의 병부터 고치는 것이 암을 극복할 수 있는 길임을 강조해 본다.

이쯤에서 우리나라 장수촌의 이야기를 소개한다.

전남 순창의 귀주마을과 곡성의 봉림 마을이다. 이 두 마을에 사시는 노인 분들은 대개가 95세 이상 100세를 사시는 분들이다. 봉림 마을에는 아예 암 환자는 한 사람도 없다. 이곳에는 다른 마을에 비해 고혈압, 당뇨질환자들이 훨씬 적고 증상도 경미하다는 점이다.

이들의 생활을 보면 항상 자연과 함께하고, 농사지으면서 자연의 24절기 기운에 순응하면서 살아왔고, 욕심내지 않고, 남과 비교하지 않으면서 자신들이 노력한 만큼만 거두는 것은 기본으로 하며 살아 왔다는 것이다.

이것이 자연과 함께하는 100세 장수비결이다.

서양의학적으로 90세 노인의 면역력을 검사하니 젊은 사람보다 좋은 수치를 나타낸다. 이게 무슨 일이란 말인가? 이유는 바로 자연과 함께 생활하면서 욕심내지 않는 생활로 인해 자연치유력이 항상성을 가지고 있었던 결과인 것이다.

현대인들은 병이 깊을수록 자연과 대화하고, 함께하고, 더 가까이 다가가야 함에도 즉 마음의 병부터 고쳐야 함에도 불구하고 병원에서 수술요법, 약물요법, 방사선요법으로 육체의 병부터 치료하려 하고 있으니 생명력이 단축될 수밖에 없는 것이다.

방송에도 자주 등장한다. 암을 진단받고서 또는 암 치료를 하던 중에, 시골로 내려가서 산속에서 생활하면서 자연과 함께 자연의 혜택을 맘껏 누리면서 암을 치유하고 있는 사례를 얼마든지 볼 수 있다.

이들이 한결같이 말하는 것이 있다. 자연에서 배우는 것이 너무 많고 감사 하다고, 눈이 오면 눈 오는 대로, 바람 불면 바람 부는 대로 자연과 함께하다 보니 스트레스가 발생할 일이 없다고, 또한 욕심도 생기지 않았다고 체험담을 털어 놓으면서 나는 자연과 함께하면서 암을 극복했노라고 건강하게 웃는 얼굴을 보여준다.

100세를 살아가려면 마음을 바르게 하며 살아야 한다는 점이다. 남과 비교하지 말고, 욕심 내지 말고, 내가 노력한 만큼만 가지려는 마음이라면 스트레스가 발생하지 않을 것이다. 물론 지금 가지고 있는 질병도 스스로 사라지게 되는 것은 당연한 일이다.

이것이 바로 100세를 살아가는 첫 번째 문제다. 이 문제를 풀지 못하면 건강 100세는 공염불에 불과한 것이다.

두 번째는 체질에 맞는 좋은 먹을거리를 먹어 건강을 유지하는 것이고, 세 번째는 우리 몸속의 모든 부분을 녹슬지 않게 항상 갈고 닦는 운동을 하여 가동시킴으로서 장수 유전자는 활성화시키고, 노화유전자를 억제시켜 노화를 늦추도록 한다면, 건강 100세는 결코 남의 일이 아닐 것이다.

그래서 옛말에 '사람은 심보를 바로 써야 한다'는 말이 있다. 모든 병의 시작은 마음에서 비롯되고, 마음을 바로 쓰면 병을 치유할 수 있다고 하는 말이다. 또한 개심치병(開心治病)이란 의미도 '마음을 열어야 병을 고칠 수 있다'는 말이다. 그만큼 병의 치유는 마음에서부터 시작 한다는 것을 강조하는 말일 것이다.

그다음은 건강한 먹을거리가 건강한 육체를 만드는 것은 당연한 일일 것이다. 건강한 먹을거리가 어떤 먹을거리냐고 물으면 어떤 이는 비싼 음식, 호텔 뷔페 음식을 말하는 이도 있고, 글쎄요! 라고 하는 사람도 있다. 유명한 셰프가 만든 음식을 말하는 사람도 있다. 모두가 아니다.

건강한 먹을거리는 자연에서 준 자연 그대로의 먹을거리를 말한다. 조리하지 않고 자연 그대로 먹는 음식이다.

이러한 자연의 음식들은 과식을 할 수가 없다. 왜냐하면 맛이 없기 때문이다. 맛이 없게 만든 것도 역시 과식(過食)이 만병의 근원이 되는 시대가 올 것이라는 것을 예견하고 미연에 방지하려는 자연의 지혜에 감탄 할 뿐이다.

그러나 현대인들의 삶을 보라.

이러한 자연의 가르침을 무시한 채로 지지고, 볶고, 튀기면서 요리연구가네 식품연구가네 하면서 각종 식품첨가물을 첨가하여 사람들의 입맛을 어지럽게 하여 과식하게 만들고 있는 것을 보면 자연의 순리를 역행하는 길로 들어서고 있어 과거에 60세 이상이 되어야 나타나던 질병들이 이제는 30~40대가 되어 발병하고 있어 가슴이 아플 뿐이다.

일부 의사들이나 방송에서 맵지 않게 먹어라 싱겁게 먹어라 하고 떠들어 대는 바람에 전문적인 지식이 없는 사람들로서는 그대로 행하고 있다. 외부 식당에서 식사를 하다보면 싱거워서 먹을 수가 없다. 소금을 달라고 하면 미개인 취급을 받는다. 짜게 먹으면 안 된다고 서비스하시는 분들이 이상한 눈초리로 처다보기까지 한다.

소금에 관한 현대의학을 연구한 서양의학자의 의견을 들어 본다.

통합의학의 최고 권위자인 미국 하버드 의대 앤드류 와일 박사는 그가 쓴 ≪자연치유≫에서 다음과 같이 현대의학의 한계를 지적하고 있으며 대체의학의 시대를 예고하고 있다.

① 감기나 병에 걸렸거나 난치병에 걸렸을 때 환자와 가족이 우선적으로 해야 할 일은 서양의학적인 어떠한 치료도 받지 않는 것이다.

그리고 여유가 되면

② 파, 마늘, 생강, 현미 등 이런 것을 열심히 먹어 면역 능력이 되살아나게 해주어야 한다.

③ 항생제를 투약하다 보면 인체의 생명력을 약화시키고 면역력을 현저하게 저하시키기 때문에 궁극적으로 더 위험해진다.

절대로 해서는 안 된다고 강조하고 있다.

④ 소금 섭취를 제한할 필요가 없다.

소금의 역할은 피가 맑아지고 면역체계가 정상으로 돌아오고 군살도 빠진다.

역사가 시작된 이래 가장 오래된 살균제, 소화제, 소독제다. 화학적 용도로만 14,000 여 가지나 된다는 소금이 나쁘다고 하는 것은 세균들한테 뇌물 먹은 사람들이나 할 수 있다.

세균은 소금을 제일 무서워한다.
만고불변(萬古不變)의 진리는 소금을 제 식성대로 먹는 것이다. 이를 등지고 양을 제한하면 득 될 게 뭐 있겠나 하는 것이다.
결론은 질이 좋은 소금을 찾아서 충분한 양을 섭취하는 것이다.

병의 근본 치료효과를 거두려면 어떻게 해야 하나?

나무가 꽃이 안 피고 가지가 시들면 뿌리를 봐야 한다. 가지를 자른다고 해결되지 않는다. 뿌리에 물을 주고 거름을 쳐야 한다. 우리 몸에 병이 생겼을 때 뿌리는 생명이다. 생명력이 강하면 병은 없다.

여기서 생명력이란?
우리 몸의 정상 체온이다. 정상 체온을 유지하는데 절대적인 물질이 바로 소금이다. 소금이 없이는 면역력을 유지할 수 없기 때문이다.

음식에는 주식, 부식, 후식의 다양한 재료들이 있다. 이런 음식들을 항상 찾아 먹기도 힘들다. 대형 마트를 운영한다고 해도 찾아 먹기가 힘들다.
하루에 먹는 양도 만만치가 않다. 결국에는 귀찮아서 도중이 그만두게 된다. 그래도 세상에 죽으란 법은 없다. 이런 자연의 먹을거리들을 간편하고 먹기 쉽고, 칼로리는 낮고영양은 골고루 풍부하게 만드는 생식을 생산하는 곳이 있어 다행이다.
그것도 사람의 얼굴 생김생김을 기준으로 한 각자의 타고난 특성에 맞게 먹을 수 있는 즉 체질에 맞게 먹을 수 있도록 간편하게 만든 체질(오행)생식이 있어 다행이다. 아니 행복해야 할 일이다.

이런 체질(오행)생식의 체질에 맞는 먹을거리가 없었다면 무병장수의 꿈은 허황된 꿈이었을지도 모른다.

왜냐하면 서양의학자들이 제시하고 있는 장수 식품을 보면 이해가 간다. 이들은 두 가지를 제시하고 있다.

하나는 **저칼로리 고영양식**이다. 이런 먹을거리가 바로 생식이다. 그런데 그들이 제시하고 있는 것보다 한발 더 나아가 체질에 맞게 먹을 수 있는 1:1맞춤식 체질(오행)생식이 있다니 행복한 웃음이 저절로 나온다.

다른 하나는 **라스베라트롤이 풍부한 먹을거리**를 자주 먹는 것이다. 우리의 산야에 널려 있는 산머루는 최고의 장수 식품들이다.

이러한 음식들을 먹는다면 잠자고 있는 장수 유전자인 시르투인(sirtuin)을 활성화시키고, 노화촉진 유전자인 daf-2를 억제시키기 때문에 100세를 살아갈 수 있는 여건이 된다.

우리나라에 이런 100세 장수 식품들이 있다는 것에 감사해야 한다. 다른 나라에서는 이런 장수 식품들이 없어 연구에 연구를 거듭하고 있으니 우리는 얼마나 행복한 나라에서 살아가고 있는가! 하고 감사하는 마음을 가진다.

<u>건강은 지키는 것이지, 아픈 다음에 고치는 것이 아니다.</u> 우리 몸은 아픔의 흔적이 반드시 남기 때문이다. 이 이야기는 건강은 건강할 때 지키라는 말과 같다. 가능한 젊은 시절부터 체질(오행)생식으로 건강을 지키는 것이 가장 현명한 선택일 것이다.

건강을 지키기 위한 가장 쉽고도 튼튼한 방법은 지금 바로 체질에 맞게 1:1 맞춤식 생식을 실천하는 것이다. 왜 자신의 건강을 지키는 일에 머뭇거리는지 모르겠다. 머뭇거릴 일이 아니다.

왜냐하면 **건강은 저축할 수 없기 때문이고, 설사 저축한다 하더라도 이자가 붙지 않기 때문이다.**

이제는 1:1 맞춤식 체질(오행)생식을 하루 한 끼라도 실천하고, 가을에 생산되는 산머루는 발효액을 만들어 1년 내내 몸에 맞게 음용한다면 무난하게 무병 100세를 살아갈 수 있을 것이다.

그러기에 우리는

건강 100세를 살아가려면 자연이 부르기 전에 자연으로 돌아가는 길 뿐이다.

자연으로 돌아간다는 것은 '개가 달을 보고 해라고 한 들 우리는 아무도 무어라고 하는 사람이 없다'는 의미로서 비교하거나 욕심내는 일이 없어야 한다는 것이다.

비교, 욕심이 없으면 마음의 병(스트레스)이 발생하지 않고, 나에게 주어진 그릇대로 살아가는 마음이 바로 건강한 자연인의 마음인 것이다.
한마디로 '그러려니' 하는 마음이면 된다.

다른 하나는, 생활 습관을 되돌아보는 것이다. 이것은 계절에 맞게 자연에 순응하면서 생활을 했는지, 아니면 자연과 관계없이, 나 편한 위주로 불규칙한 생활을 했는지를 돌아보라는 것이다. 생활습관의 잘못에서 오는 암 발생도 큰 비중을 차지하기 때문이다.

예를 들면 과음, 과식, 과로, 과섹스, 과한 운동 등 그리고 자신의 신체조건을 고려하지 않고 남이 좋다고 하는 운동을, 무조건적으로 따라하지는 않았는지 하는 것들이다.

제철에 생산되는 음식이었는지, 국내 생산품을 먹었는지, 냉동음식을 좋아 했는지, 좋아하는 부분만을 먹었는지 (배추는 겉에 있는 파란부분은 먹지 않고 노란 속만을 먹었는지), 전체 일물식이 아닌지, 편식은 하지 않았는지, 맛 위주의 식품 첨가물이 듬뿍 들어간 음식을 즐겨 먹었는지, 인스턴트 음식을 즐겨 먹었는지, 만든 시간이 오래 경과된 음식을 먹지는 않았는지 등을 꼼꼼하게 분석해 보라는 것이다.
특이한 것은 혈액순환장애의 원인이 되는 음식을 즐겨 먹지는 않았는지, 내 몸이 요구하는 음식과 정 반대로 먹지는 않았는지, 과식을 하지 않았는지, 즐겁지 못한 채로 음식을 먹지는 않았는지 등을 되돌아보면서 병 발생의 원인을 찾아보라는 것이다.

• **참고**
어떤 식품치고 몸에 필요한 성분과 영양을 가지고 있지 않은 식품이 없고, 그렇다고 한가지 식품으로 완벽한 식품 또한 없다. 주변에서 흔히 말하는 만병통치약이나 음식인 것처럼 선전하는 달콤한 말에 현혹되지 말아야 한다.

외국에서 들여왔고 외국에서 뭐 유명한 무슨 박사가 연구 개발하여 미국 **FDA**의 승인을 받았다고, 입에 침을 튀기면서 선전하는, 값비싼 건강식품에서 식보(食補)를 찾을 것이 아니라, 값싸고 평범한 식품을 여러 가지 배합하여 먹는 가운데, 필요한 영양소가 모두 보충된다는 것을 알아야 한다. (개인별 1:1 맞춤식 체질(오행)생식)

왜 건강식품이라 하면, 외국의 박사가 연구한 것이 최고인양, 선전하는지 이해가 가지 않는다. 우리나라 박사가 연구 개발한 것은 좋지 않다는 말인가?

신토불이를 부르짖는 것은 또 뭐란 말인가?

나 원 참! 별꼴이야! (이상하네?)

그러면 어찌 좋은 음식만을 찾아 먹을 수가 있나요? 하고 질문을 던진다. 우리가 먹는 음식에는, 좋고 나쁜 성분들이 함께 섞여 있다. 좋은 성분은 좋은 대로, 나쁜 성분은 좋은 성분과 함께 어우러져 중화됨으로서, 먹어도 문제가 되지 않는다.

먹어도 좋은 음식과 먹으면 나쁜 음식을 어디 구분해 좋은 것은 없나요? 하고 급한 성격으로 들이댄다.(이런 사람은 간장의 기능이 저하되어 있음을 밝힌다.)

뒤에 언급된다. 사람마다 체질에 맞는 음식을 어찌 찾을 수 있는가는 시간을 내어 연구해야 되는 문제다.

우리는 음식을 먹을 때 주식, 부식, 후식으로 구분해서 먹는다. 여기서 가장 중요한 점은 주식을 체질에 맞게 잘 먹어야 함에도 후식을 즐기는 사람이 있어 안타깝기만 하다.

(경고: 후일에 반드시 질병에 시달리게 됨을 알아야 한다.)

예를 들면 야채나 과일로만 끼니를 해결하는 사람들을 말하는 것이다.

3) 한가지 질환을 진단받은 경우라면, 정도의 차이가 있지만 다른 질병도 같이 진행되고 있다는 것이다.(합병증을 말함)

이러한 생활습관병(성인병)은 우리 몸의 신진대사가 원활하지 않아서 발생하기에, 만성병이라 할 수 있다. 홍 문화박사님의 말씀을 인용하면 "사회기강이 문란해지면, 여러 가지 범죄가 한꺼번에 발생하는 것"이라고 하셨듯이 한가지 질환이 발생했다면 다른 질환이 같이 진행되고 있음을 알아야 한다.

예를 들면

당뇨병이 있으면, 당뇨병성 망막증, 당뇨병성 신증, 당뇨병성 신경증 등이 동시에 합병증으로 진행되고 있고, 심장도 커지는 심근 비대증도 동시에 진행된다는 것이다.

　- 관상동맥질환, 뇌혈관질환, 말초혈관 질환, 미세혈관 합병증이 진행하고 있다는 점을 알아야 한다.

심혈관질환을 진단받았다면 뇌졸중, 뇌경색, 뇌출혈, 심근경색, 고혈압, 당뇨병, 발기부전, 뇌동맥류, 정맥 혈전증 등이 병행 진행되고 있다는 점을 모르고 진단된 병명에만 집착하고 있다는 것이 너무 안타까울 뿐이다. 혈액순환장애라는 진단을 받으면 우리 몸의 모세혈관이 많이 분포되어 있는 부분부터 장애가 발생하게 된다.

모세혈관(머리털 굵기의 1/300 정도)이 많이 분포되어 있는 부분이란 뇌, 눈, 심장, 췌장, 신장, 생식비뇨기계, 피부, 손과 발부분에 많이 분포되어 있다. 그러나 우리 몸에 이러한 장애가 있음을 밖으로 나타내고 있는 증상은 수족냉증과 발기부전 등이다.

그런데 우리 몸은 가장 불편한 것에만 신경이 집중되어 그것만 불편한 것이라고 생각하고 있는 것이다. 불편함이 적은 것들은, 아무렇지 않게 넘어가고 있다는 점이다.

우리는 병원에서 어떠한 진단을 받으면, 그것이 전부인 것처럼 그 질환을 고치는데 전력을 다한다.

그런데 어느 기간 동안 전력을 다해 고쳤으면 다른 질환이 발생하지 않아야 함에도, 또 다른 질병이 발생하는 경우를 자주 본다.

주증(主症)이 발생하면서, 다른 질환도 같이 진행하고 있었다는 것을 모르고, 주증에 대해서만 치료를 하고 있었다는 결론이다.

예를 들면 서양의학적인 처방으로 항암치료를 받으면서, 면역제제 약을 먹거나 주사를 맞으면, 신장이 힘들어 결국에는 신장 기능에 이상이 생긴다. 유방암 치료 시에 먹는 타목시펜이 그럴 수 있다고 의학전문지에 데이터를 제시하고 있다.

또 다른 경우는 2011.9.13일 아침마당에서 방송된 내용이다.

어떤 남자분이 간(肝)에 이상이 발생하여 면역억제제를 먹다보니 신장(腎臟)이 망가져서 신장 기능의 이상이 발생했다는 것이다. 이 경우는 그 남자분의 아내가 신랑이 간이 망가지자 간을 이식해 주었고, 이어 신장이 상하자 신장을 이식해준 특이한 경우다.

생체조직이 남편과 아내가 일치 않는데도 이식해서 성공한 경우는 국내에서 세 번째라고 하여 방송된 내용이다.

중요한 것은 간(肝)에 관련된 약을 먹었는데, 왜 신장의 기능이 손상당하는 것이냐 하는 것이다. 이렇듯이 어느 한곳이 병이 들면, 다른 곳도 병행하여 손상당하고 있다는 것을 알아야 한다.

일본이 낳은 세계적인 면역학자인 아보 도오루 교수는 ≪약을 끊어야 산다≫라는 책을 내기도 했다.

동양의학적으로 설명하면 다음과 같다.

동양의학에서는 음양오행적으로 설명을 하기에 다소 의아해 할 수 있다.

예를 들면 여자의 경우 커피나 녹차를 자주 마시면, 피부병과 폐질환, 대장질환이 주로 발생하고, 부가적으로 신장, 방광, 자궁, 난소의 기능이 저하되고, 이어서 위장기능이 저하된다고 설명한다. 수극화(水克火: 신장과 심장의 부조화)가 안 되고, 화극금(火克金:심장과 폐기능을 부조화)의 불균형이라 할 수 있다.

실제 커피를 자주 애용하는 여자들의 대부분은 피부가 좋지 않고, 생식/비뇨기계 질환을 가지고 있다. 서양의학적으로 커피를 먹으면 심혈관질환을 예방할 수 있다고 하여, 누구나 먹고 있다니 가슴이 아프다. 이렇듯 우리가 무심코 먹는 것들이, 이런 무서운 결과를 가져온다. 그래서 내 몸에 맞는 음식을 먹어야 한다고 강조하고 싶은 것이다.

그래서 모든 음식은 약(藥)도 되고, 독(毒)도 된다고 말하는 것이다. 한자에 약(藥)자를 보면, 잘 쓰면 약(藥)이 되고, 잘못 쓰면 독(毒)이 된다고 하는 것이리라. 이 말은 체질에 맞게 활용하면 약이요, 체질에 맞지 않게 활용하면 독이 된다는 의미다.

어찌 되었든 약이든 음식이든 간에 한곳에만 집중하지 말고 골고루 먹는 지혜를 가지는 것이 중요하다 하겠다.

속담에 "병으로 사람이 죽는 것이 아니라 약으로 사람이 죽는다."라는 말이 있다. 또 "병은 한 사람만 죽이지만, 약은 여러 명을 죽인다."라고 한 말도 있다. 깊이 새겨야 할 교훈이라 생각한다.

4) 생활습관병(성인병)이 발생하면 원래의 상태로 원상복구하기가 힘도 들지만, 오랜 시간이 되어야 복구가 가능하다는 것이다.

어떠한 질병을 진단받으면, 허겁지겁 이 병원 저 병원 다니면서, 치료와 약을 복용하지만, 우리 몸은 약이나 수술로 원래의 상태로 되돌려 놓기가 어렵다는 것이다. 왜냐하면 수술이나 약으로는 우리 몸의 자연치유력 즉 피지스(physis)를 보충하기보다는, 더 망가트리고 있기 때문이다. 앞에서도 언급했지만 원인을 찾지 못하는데, 어찌 올바른 처방이 나오는가 말이다.

서양의학적으로 말하면, 치료는 현재의 진행속도를 느리게 하거나 통증을 조금 완화케 하는 조치일 뿐이다. 그리고 어떤 질환이 발생했다 하더라도, 합병증이 발생하지 않게 관리를 잘하면, 건강하게 장수할 수도 있다.

여기서 말하는 일시적인 치료 방법인 대증요법(현재 나타난 증상만을 제거하거나 완화시키는 방법)으로는, 원래의 상태로 되돌려놓기 어렵고, 동양의학적인 원인요법(병 발생의 근원을 제거하여 현재 나타난 증상을 제거하거나 관련된 합병증을 예방하는 방법)으로 치유가 가능하며, 식생활과 생활습관을 개선시켜서, 원래의 상태로 되돌려놓는 지혜로운 조치라고 할 수 있다.

발생한 질환의 원인을 알지 못하고, 약이든 뭐든 간에 성급한 조치를 취한다면, 다른 쪽에 또 다른 이상이 발생하기 때문이다.

2. 생활습관병(암)을 치유(治癒)하려면 이렇게 변하라.

생활습관병(성인병)은 흔히 말하기를, 현대문명이 발달하면서 증가해 왔기에 현대병이라고 하며, 문화의 발달로 인해 발생한 병이라 하여 문화병(文化病)이라고 한다.

어찌 되었든 간에, 도시 생활을 하면서, 다양한 형태의 스트레스와 환경공해, 식생활의 간

편성과 편리성을 중심으로 한 즉석식품의 생활화와 피곤에 지친것을 잊기 위해, 높은 칼로리 위주의 음식섭취(저영양 고칼로리)로 인하여 체내의 노폐물이 점점 누적되고 있는 게 현실이다.

그리고 한술 더해 많은 기업들이 생존경쟁에서 살아남기 위해, 다양한 형태의 식품첨가물과 조미료를 사용하여 제조/생산한 음식물과 건강식품의 무차별 공급으로 인해, 우리 몸은 망가질 대로 망가져 가고 있다.

그래서 누구는 이런 일을 일컬어 자업자득인 인조병(人造病)이라고 말하고 있다.

어찌 하였든 간에, 질병을 예방하거나 치유를 위한 방법으로는, 그릇된 생활을 오랜 기간 반복해서 얻은 결과니 만큼, 변화를 가져보라는 것이다. 그 변화란? 아주 쉽게 반대로 해 보라는 것이다. 그리 어려운 사항들이 아니다.

예를 들면, 많이 먹던 것이라면 조금씩 먹고, 육류를 많이 먹던 습관이 있다면 적게 먹으면 될 것이고, 운동을 하지 않아 발생했다면 운동을 시작하라는 것이다.

쉽게 이야기해서 먹고, 입고, 자고 하는, 일상생활 속에서 바꾸는 결심이 필요하고, 생각과 행동이 실천되도록 변해야 한다.

1) 암을 비롯한 질병을 이기려면 꼭 변해야 하는 것들을 몇 가지 정리해 본다.

① 마음/성격(性格)이 변해야 하고, 편안한 휴식을 즐겨야 한다.

가) 마음/성격(性格)이 변해야 한다.

옛말에 모든 병은 마음의 병이라고 하는 말이 있다. 실제 그런지 알 수가 없다고 하지만 생활습관병을 가지고 있는 사람들의 마음을 보면, 어딘가가 날카롭고, 부드럽지 못한 까칠한 성격을 가진 점들이, 건강한 사람들보다 많다는 것을 볼 수 있다. 그리고 우리 몸은 신경계에 의해서, 모든 조직들이 움직이는 구조를 가지고 있기에, 마음의 병이라 해도 과언은 아닐 듯싶다.

우리는 이런 병들을 이야기할 때, 성질(性質)이 더러워서 발생한다고 말하고 싶다. 암이나 고혈압을 가지고 있는 사람들을 보면, 대개는 면역력이 저하되어 있고, 성격도 부산하고, 집중이 안 되고, 남과 타협을 잘 못하는 특징도 가지고 있다. 이런 것들을 품격 있게 말하면 성격(性格)이라 말한다.

그래서 성격이 좋은 사람은 대체적으로 건강하다고 볼 수 있다.

생활습관병(성인병)이 발생한 사람들의 성격을 보면, 무엇이든지 철저하고 완전무결하게 하려는 경향이 있어서, 지나친 경쟁심이 유발되고 그러다 보니, 마음은 항상 불안하고, 초조하고, 긴장된 생활의 연속이라고 밖에 할 수 없다. 매사의 일상생활 속에 여유가 없고, 시간에 쫓기는 생활을 하게 된다. 마음이 바쁘니 육체는 얼마나 바쁘고 과로하고 있는 것일까?

바쁘게 움직인다고 해결될 일이 아니다. 바쁘게 움직여서 해결 될 일이라면, 아예 병이 발생하지 말아야 했던 것이다.

마음을 편하게 가지고, 느긋하게 기다리는 마음을 갖는 것이 좋을 것이다. 양보하고, 부드럽고, 겸손하고, 배려하고, 용서하고, 사랑하고 하는 등의 마음을 가질 때, 마음의 변화가 발생하면서, 병이 치유되기 시작한다는 것이다.

제갈량이 "모사재인(謀事在人)이요 성사재천(成事在天)이라." 한 말이 생각난다. 이 말은 "최선을 다해서 일을 계획하고 추진하되, 성사되고 안 되고는 하늘의 운에 맡기라"는 뜻이다. 그만큼 넉넉하게 기다리는 마음을 가지라는 것이다. 어떤 일을 해놓고, 안달복달하면서 조바심 내고, 초조해 하고, 스트레스를 받는 마음이라면, 병을 고치지 못한다는 이야기다.

비슷한 이야기가 또 있다. "진인사대천명(盡人事待天命)"이라는 말처럼 느긋함을 지니는 것이 생활습관병(성인병)을 예방하는 지혜라고 말할 수 있을 것이다.

다른 면으로 보면, 가장 적극적이고 의욕적이며, 또한 완벽주의자들이고 업무를 잘하는 사람들이 대부분이기 때문에, 따라서 괜찮은 사람들이라 할 수 있다. 그러나 이런 성격이 너무 강하다 보니, 스트레스로 자극되어 몸을 상하게 하는 결과를 초래하고 있는 것이다.

이런 사람들은 업무를 하다가 조금만 잘못되면, 실패감과 좌절감에 더해 자존감마저 떨어져 간(肝)도 상하고 신장(腎臟)도 상하여, 혈액순환 장애를 가져와 생활습관병(성인병)이 발생하게 되는 것이다.

중요한 점은, 눈만 뜨면 경쟁해야 되는 현대사회 속에서, 자기의 능력과 태어나면서부터 주어진 인생주머니의 크기와 보폭에 맞게, 열심히 살아가는 것이 중요하다 하겠다.

동양의학적으로 변화를 꾀한다면, 평생학습을 통하여 마음을 변화시키라는 것이다. 경쟁심이 유발되지 않으며, 자신의 마음을 수양(修養)하고, 즐거우면서 다른 이들에게 나누어 줄 수 있는 그런 학습활동이면 족하다. 개인이 집에서 책을 통하여 할 수도 있고, 여럿이 모인 단체에 참여하여 활동을 할 수도 있다.

예를 들면, 암 환자들이 암에 관한 책을 본다고 도움이 되지 않는다. 오히려 마음을 가다듬을 수 있는, 따뜻한 마음이 가득담긴 수필이나 교양서적이 훨씬 도움이 된다. 암에 관한 서적은 오히려 암의 구렁텅이로 빠져들게 만들뿐이다.

불안, 초조, 긴장되고 차가운 마음을 버리고, 이제는 타인에 대해 사랑을 주고받는 것과 주고받는 법을 배우고, 실천하는 것으로 변화해야 한다는 것이다. 그러다 보면 기존의 불안, 초조, 긴장하는 마음에서 너그럽고 편안하고 시간에 쫓기지 아니하면서, 따스한 마음을 가질 수 있을 것이다. 이렇게 부드럽고 여유 있는 따스함이 가득할 때, 마음속의 암을 떨쳐 버리고 육체의 암도 떨쳐버릴 수 있는 것이다.

  나) 편안한 휴식이란 무엇을 말하는가.
편안한 휴식을 하라고 말들을 하는데, 우리는 그것을 "잘 먹고 잘 자면 되는 것"으로 이해하고 있다. **편안한 휴식에 대하여 사전적** 의미를 보면 다음과 같다.
  - 편안(便安) : 편안하고 걱정 없이 좋음이라 하고,
        영어로는 1. being well 2. safety 3. peace라고 표현한다.
  - 휴식(休息) : 하던 일을 멈추고 잠간 쉼이라 하고,
        영어로는 1. rest, 2. break이라고 쓰고 있다.
말 그대로 아무 걱정 없이 하던 일을 멈춘 것이라고 정의하고 있다.
생활습관병(성인병)의 발생을 보면, 다양한 스트레스와 정신적·육체적인 과로에서 발생한 것이니만큼 그런 일상에서 벗어나라고만 정의하고 있다.
그러나 육체적인 것은 하던 활동을 그만 두면 되는 것 같지만, 정신적인 그리고 마음의 휴식을 어찌하라고 명확하게 정의한 것이 없어 보인다.
동양의학적으로 보면 마음과 정신(精神)은 양(陽)으로 구분한다. 이런 것은 몸의 상체에 있는 머리를 말하며, 그렇다면 머리에 붙어 있는 부분들이 아무 걱정이 없어야 한다는 이야기가 된다.

머리에 붙어 있는 기관들이, 아무 걱정 없이 하던 일을 멈추는 것을 무얼 의미하는 것일까? 머리에 붙어 있는 입, 코, 눈, 귀 등이 현재의 하던 것을 잠깐이라도 멈추면 죽는다. 그런 의미가 아니라, 지금껏 해오던 것에 대하여, 좋은 방향으로 변화를 가져보라는 것이다.

도표를 통해서 설명한다.

구분	오행분류	현재의 생활(~에서)	이렇게 변하라(~으로)
입 (먹고)	토/ (비/위장)	즐겁지 아니하게 마구잡이식 식사를 해왔음	즐거운 마음으로 계절과 체질에 맞는 식사를 하자
입 (말하고)	화 (심/소장)	불평, 불만, 미움, 스트레스가 섞인 말을 하는 생활	좋은 말을 많이 하자
코	금 (폐/대장)	공해와 오염된 공기 흡입	좋은 공기를 마시자 (산소량이 풍부한 곳)
눈	목 (간장/ 담낭)	법과 규정에 어긋난 잘못된 것들을 보면서 생활함	기초질서가 지켜지고 남을 배려하는 생활을 하자 (남에게 불편함을 주지말자)
귀	수 (신장/ 방광)	좋은 것보다는 나쁜 것들을 더 많이 들으면서 생활함	좋은 이야기를 많이 듣자
마음	상화 (심포/ 삼초)	불만과 미움이 가득한 즐겁지 못한 생활의 연속	작은 것에 감사하는 마음과 살아 있다는 것에 감사하는 마음을 가지자

우리 인간은 태어나면서부터, 어떤 이는 "악하다"하여 성악설(性惡說)을 주장하였고, 또 다른 이는 아니다 "선하다"라고 하여 성선설(性善說)을 주장했다. 과연 어떤 것이 맞을까? 하고 답을 내는 것은, 어리석을 결론이다.

주변의 상황에 따라 악(惡)할 때와 선(善)할 때가 발생할 수 있다는 것이다. 이것이 자연의 음양론인 것이다.

모든 자연이 양면성을 가지고 있듯이 사람 역시 양면성을 가지는 것이 기본이다. 그러나 양면이 있다 하여도, 음(陰)적인 면(부정적인마음)이 많으냐! 양(陽)적인 면(긍정적인 마음)이 많으냐에 따라, 사람이 다른 인생과 서로 다른 결과를 가지게 된다는 것이다.

그러나 한 인생을 놓고 보면, 인생의 전반부는 착한 인생을 살아가고, 인생의 후반부는, 악한 인생을 살아가고 있다. 어린아이들을 보라. 말을 안 듣고 싸움을 하는 경우는 있어도, 남을 해(害)하거나 악(惡)하게 하지는 않는다. 학생 시절에는 열심히 공부하고, 공부를 마치면, 직장에서 열심히 직장 다니면서 생활을 하는 것이 전부다.

인생의 후반부를 보라. 더 나은 삶을 위해, 욕심내고, 시기하고, 누군가를 밟아야 내가 올라서는 등 여러 가지 복잡한 인생사에 꼬여서, 착한 것을 이야기하기 보다는 불평불만이 더 많은 시간의 삶을 살아가고 있다.

예를 들면 "왜 내가 산 주식을 또 바닥을 치는 거야 에이 씨발~~~" 하는 등의 매일매일을 불평과 불만 속에 살아가고 있는 것이다. 그러다 보니 본의 아니게 전반부보다 후반부를, 더 부정적인 생각이 가득한 인생으로 살아가고 있는 것이다. 그러다 보니 자연스럽게 스트레스가 쌓이게 되고, 그 결과 혈액순환 장애가 발생하게 되어, 다양한 질병이 발생하는 것이다.

인생이 즐겁지 못하고, 스트레스를 받는 상황을 살고 있으니, 식사인들 어디 즐겁겠는가? 몸에서 요구하는 음식을 먹어야 함에도 불구하고, 아무거나 마구잡이식으로 먹다보니, 영양의 불균형도 발생하고 비/위장의 기능이 일찍 저하되는 결과를 가져온 것이다.

그 결과 남자는 비장과 위장, 췌장과 관련된 질환인 위암이나 췌장암이 발생하는 결과를 맛보게 되고, 여자는 유방암이 발생하는 것이다.

암이 발생한 것을 어찌 하란 말인가? 이미 지난 것을~~~~

그렇다. 이겨나갈 방법을 찾는 것이 우선일 것이다.

・입의 두 가지 기능과 휴식에 관해 살펴본다.

1. 입의 기능

1) 먹는 것

　① 즐겁게 식사를 하는 것이다.

　　즐겁게 식사를 하면 위장의 기능이 활성화되어, 위장과 유방, 무릎 관련 질환들이 사라진다.

　② 계절에 생산되는 제철 음식을 먹는 것이다. 계절을 넘기거나 앞선 음식, 보관/저장, 제조, 가공식품들은 어딘가 모르게 영양소의 손실과 다양한 화학약품을 사용했기 때

문이다. (착색제, 방부제, 발색제 등 첨가)

③ 개인별 타고난 체질에 맞게 먹으라는 것이다. 개인별로 각자의 특성에 맞는 음식을 먹으라는 것이다. 각자의 특질을 어찌 아는가! 하는 것이 문제다. 도표를 통해서 간단하게 정리한다.

④ 오장육부의 상관관계를 정상적인 건강한 사람을 기준으로 하되 체질을 고려한 음식의 분류다.

구분		목형체질 직사각형 얼굴	화형체질 역삼각형 얼굴	토형체질 동그란 얼굴	금형체질 정사각형 얼굴	수형체질 턱이 넓은 얼굴
좋은 음식	맛	단맛의 음식	매운맛의 음식	짠맛의 음식	신맛의 음식	쓴맛의 음식
	좋아 지는 장부	비장/위장	폐/대장	신장/방광	간장/담낭	심장/소장
나쁜 음식	맛	신맛의 음식	쓴맛의 음식	단맛의 음식	매운맛음식	짠맛의 음식
	나빠 지는 장부	비장/위장	폐/대장	신장/방광	간장/담낭	심장/소장

도표를 통해서 한눈에 알아볼 수 있도록 7가지로 음식분류를 해놓았으니 개인이 찾아 먹으면 된다.

〈간장/담낭을 영양하는 식품(신맛의 음식)〉

식품(맛)	신맛, 고소한 맛, 누린내 나는 맛
곡식	팥, 밀, 귀리, 메밀, 보리, 동부, 강낭콩, 완두콩
과일	귤, 딸기, 포도, 모과, 사과, 앵두, 유자, 매실
야채	부추, 신 김치, 깻잎
육류	개, 닭고기, 계란, 메추리알, 동물의 간/쓸개
조미료	식초, 참기름, 들기름, 마가린
차	오미자차, 땅콩차, 유자차, 들깨차, 오렌지주스
근과류	땅콩, 들깨, 잣, 호두

〈심장/소장을 영양하는 식품(쓴맛의 음식)〉

식품(맛)	쓴맛, 단내/ 불내 나는 맛
곡식	수수
과일	살구, 은행, 해바라기씨, 자몽
야채	풋고추, 냉이, 쑥갓, 상추, 샐러리, 취나물, 고들빼기
육류	염소, 참새, 칠면조, 메뚜기, 동물의 염통/곱창/피
조미료	술, 짜장, 면실류
차	홍차, 녹차, 커피, 영지차, 쑥차
근과류	더덕, 도라지

〈비장/위장을 영양하는 식품(단맛의 음식)〉

식품(맛)	단맛, 향내 나는 맛, 곯은 내 나는 맛
곡식	기장, 피, 찹쌀
과일	참외, 호박, 대추, 감
야채	고구마 줄기, 미나리, 시금치
육류	소고기, 토끼, 동물의 비장/ 위장/ 췌장
조미료	엿기름,꿀,설탕,잼,우유,버터,포도당
차	인삼차,칡차,식혜,두충차,구기자차,대추차
근과류	고구마, 칡, 연근

〈폐장/대장을 영양하는 식품(매운맛의 음식)〉

식품(맛)	매운맛, 비린내 나는 맛, 화한 맛
곡식	현미, 율무
과일	배, 복숭아
야채	파, 마늘, 고추, 달래, 무, 배추, 겨자추
육류	말, 고양이, 조개, 생선류, 동물의 허파/대장
조미료	고춧가루,고추장,후추,박하,생강,겨자,와사비
차	생강차, 율무차, 수정과
근과류	양파, 무릇

〈신장/방광을 영양하는 식품(짠맛의 음식)〉

식품(맛)	짠맛, 고린내 나는 맛, 지린내 나는 맛
곡식	콩, 서목태(쥐눈이콩)
과일	밤, 수박
야채	미역, 다시마, 김, 파래, 각종 해초류, 콩떡 잎
육류	돼지, 해삼, 개구리, 지렁이, 동물의 신장/방광/생식기, 굼벵이, 뱀, 새우젓, 명란젓, 조개젓, 기타젓갈류
조미료	소금, 된장, 두부, 간장, 치즈, 젓갈류
차	두향차, 두유
근과류	마

〈심포장/삼초부를 영양하는 식품(떫은맛의 음식)〉

식품(맛)	떫은맛, 생내 나는 맛, 아린 맛
곡식	옥수수, 녹두, 조
과일	오이, 가지, 바나나, 토마토, 덜 익은 감, 생밤, 도토리
야채	콩나물,고사리,우엉,버섯,양배추,우무,아욱
육류	양고기, 오리/알, 꿩, 번데기
조미료	된장, 케첩, 마요네즈
차	요구르트,코코아,덩굴차,로열젤리,알로에,이온음료
근과류	감자, 토란, 죽순, 당근

이제 속이 시원하지요. 진단은 병원에서 받으시고 치유는 집에서 개인이 위에 있는 도표를 보고 아침- 점심- 저녁으로 3~6개월을 노력한다면 웬만한 질환을 떨쳐 버릴 수가 있다. 이것이 자연치유법이다.

이제는 완벽한 자연치유를 위해 이러한 음식을 먹는 방법을 알아본다. 자연이 인간에게 준 그대로 먹는 것이 가장 중요하다.

곡물은 곡물대로, 야채는 야채대로, 지상으로 성장한 부분(잎과 줄기)과 땅속으로 자라는 부분(줄기나 뿌리) 전체를, 같이 모두 먹어야 한다는 것이다. 이것이 일물전체식이다. 왜냐하면 지상으로 생장한 부분의 영양분과 땅속으로 생장한 부분의 영양분의 내용이 서로 다르기 때문에, 모두 먹어야 한다는 것이다.

곡물은 1년에 한 번만 생산이 되는 것이니, 이것을 자연풍으로 건조시켜 만든 생식으로 하고, 야채나 과일은 제철에 생산되는 것을 찾아서 먹으면 된다.

⑤ 개인의 병증(病症)에 맞게 음식을 먹자.

남이 먹어서 좋아졌다고 나도 따라 먹는 것이 되지 말고, 나의 체질과 병증에 맞는 음식을 먹자는 것이다. "어디 어디에 좋다" "누가 먹어서 효과를 봤다"라는 건강식품의 선전에 현혹되어, 먹어서 오히려 영양의 불균형을 초래하는 어리석음을 가지지 말라는 것이다.

예를 들면 **위장질환**에는 단맛이 나는 음식을 먹는다. 도표를 통해서 요약 정리해 본다.

구분(질환)	간장/담낭	심/소장	비/위장	폐/대장	신장/방광	면역력 저하
자주 먹으면 좋은 음식들	신맛의 음식	쓴맛의 음식	단맛의 음식	매운맛 음식	짠맛의 음식	떫은 맛 음식

※ 세부 음식은 음식분류표를 참고한다.(509쪽참고)

자신의 증상에 맞게 찾아서 먹는 지혜를 가지라는 것이다.

⑥ 개인의 음양(陰陽)을 고려하여 먹어라.

아무리 좋은 음식과 약이라 할지라도 자신의 음양을 고려하여 먹어야 한다는 것이다.

구분	약이 되는 음식	독이 되는 음식
음체질(뚱뚱한 사람)	마른음식/ 맵고 짠맛의 음식	수분이 많은 음식
양체질(마른 사람)	수분이 많은 음식	마른음식/ 맵고 짠맛의 음식

예를 들면 체형이 뚱뚱한 사람은, 음성 성질이 강하다. 그런데 남이 녹즙을 먹으면 좋다고 하여, 녹즙을 먹는 다는 것은 독을 먹는 것과 같다. 또한 맵고 짠 음식이 좋다고 하여, 마른사람이 매운 음식을 자주 먹으면 성질만 더 내는, 이상한 사람으로 변한다. 이렇듯이 남이 좋다고 내게도 좋은 음식이 아니라는 것이다.

나의 음양체질이 무엇인가를 아는 것부터 시작해야 한다.

(항상 예외가 있다는 것을 알아야 함)

⑦ 소식(小食)을 하라는 것이다.

저영양 고칼로리 음식을 과식(過食)하는 식습관에서, 고영양 저칼로리 음식을 소식하는 식습관으로 바꾸라는 것이다.

구분	저영양 고칼로리	고영양 저칼로리
혈당	고혈당	정상혈당
체액	산성화	알칼리화
체온	저체온	정상 체온
혈액순환	혈액순환장애	혈액순환 원활
음식	식품첨가물이 들어간 인스턴트 음식들	조리하지 않은 자연 음식

과식을 하면 도표에서 보는 바와 같이, 혈액순환장애가 발생하기 때문에 지속적이라면, 다양한 질환을 발생시키는 주요 원인이 되므로, 소식(小食)을 하라는 것이다.

여기서 강조하고 싶은 것은 일물전체식(一物全體食)을 하되 ①+②+③+④+⑤+⑥이 되도록 합성해서 먹어야 한다는 것이다.

앞 도표에서 보는 것처럼, 개인의 질병을 진단받고 나서, 크게 오장육부 중의 어느 장부의 병인가를 분류하고 나면, 처방은 도표를 보고 찾아서 먹으면 된다.

뭐야!

뭐가 이렇게 복잡한 것이야? 하고 짜증을 낼 만도 하다.

우리 몸이 지금까지 ①+②+③+④+⑤+⑥을 알지 못하고 마구잡이식으로 먹은 음식들에 대하여, 몸에 필요한 것은 소화시키고 불필요한 것은 내보내고 하느라고 지쳐있었다고 보면 된다. 지칠 대로 지쳐서 에라! 나도 모르겠다! 하고 뒤로 벌러덩 누워버린 것이 바로 질병이다.

그래서 병이 발생하는 주원인은 바로 식사법에서부터 시작된다고 하는 것이고, 식사법을 개선하면 병을 고칠 수 있다는 결론이 나온다.

왜냐하면 병 발생의 원인이 잘못된 식사에서부터 시작이니 이를 바로 잡으면 서서히 몸이 건강을 되찾는다는 이론이다.

식사는 곡식을 주식으로 하고, 천일염으로 만든 음식을 부식으로 하고, 차를 후식으로 하여 꾸준하게 실천하는 것이다.

개인별로 각자의 특성에 맞는 음식을 섭생하는 것이, 병 발생을 예방하고 건강장수의 길을 걷는 것임을 알아야 한다.

입에 관한 기능 중, 하나는 음식물을 먹는 것으로 위에서 언급한 내용이고, 다른 하나는 말을 밖으로 뱉어내는 것이다.

2) 말을 밖으로 뱉어내는 것

인간은 본래 악한 동물이라 하여, 좋은 말보다는 악(惡)한 말을 많이 하고 사는 편이다. 좋은 말을 자주 하는 사람은 좋은 결과를 얻고, 나쁜 말을 자주 하는 사람들은 정신적이든 육체적이든 나쁜 결과를 가지게 된다.

누구나 한쪽만을 선택해서 살수는 없기에, 좌우를 적절하게 가지고 살되, 가능한 좋은 쪽에 부등호가 많은 사람은 건강하게 사는 것이고(좋은 말 >나쁜 말), 나쁜 쪽에 부등호가 많은 사람(좋은 말 < 나쁜 말)은 건강하게 살지 못하는 것이다. 그 이유는, 살아가면서 타인과 나를 비교하기 때문에 발생하는 것이다. 자기에게 주어진 주머니를 아는 사람은, 착하게 사는 사람이고, 자기의 주머니를 모르는 사람들은 악하게 사는 것이다.

인간은 원래 악(惡)하기에 선(善)하고 좋은 말을 많이 하려고 노력해야 한다. 즉 남에게 아픔을 주는 말을 적게 해야 한다는 것이다. 그런데 어찌 된 일인지 그게 잘 안 된다는 것이다.

사람과 사람과의 대화 속에는 자연스럽게 악(惡)이 깔려있다. 단 악(惡)이 깔려있지 않는 사람은 오직 부모자식뿐이다. 형제들도 악을 가지고 있다는 것이다.

또 하나 순수하게 악(惡)이 없는 존재가 있다. 그 존재가 바로 자연이라는 것이다. 그래서 암 환자들이나 깊은 병을 가지고 있는 사람들은, 병원에 들어 누워서 의사나 간호사들, 요양보호사들과 대화를 한다고 하지만, 순수한 자연과의 좋은 대화보다 어찌 좋다고 할 수 있겠는가!

그래서 아픈 사람들이여! 자연으로 돌아가라는 자연의 충고를 받아들이고, 자연과 가까워지는 생활을 한다면, 자연치유가 가능한 것이고, 그렇지 아니한 사람들은 치료만으로 마감을 다하리라.

자연이란? 동물들도 있고 산과 나무, 풀 모든 것을 말한다. 이러한 자연들과 대화를 하다보면, 인간이 가지고 있던 악한 마음이, 잘못된 것임을 알고 서서히, 선한 마음으로 돌아서게 된다. 자연은 그 어느 누구에게도 나쁜 말을 하거나 시기하거나 질투, 비교를 하지 않기 때문에 인간도 서서히 자연 속에 물들어 가는 것이리라. 그래서 유유상종(類類相從)이란 속담도 있는 것이리라. 그래서 인간은 비교하면서 불행이 싹튼다고 말하고 있다.

인간들이 볼 때는 매일매일 자연이 그대로 인 것 같지만, 자연은 매일매일 변화를 하고 이런 것을 느끼면서, 이 변화에 대한 대화를 하면 되는 것이다. 자연과의 대화가 시작될 때, 비로소 인간의 몸에 들어 있던 정신적·육체적 아픔은 서서히 사라지기 시작한다.

자연과의 대화가 시작되면 마음과 몸이 즐거워지고 그러다 보면 몸이 따뜻해지고 혈액순환이 잘되어 정상 체온을 유지하면서 몸속의 나쁜 암이나 질병들이 사라지게 되는 것이다.

2. 휴식

1) 코에 관하여 휴식하는 면을 살펴본다.

코의 기능은 좋은 공기를 들이고, 나쁜 공기는 뱉어내는 역할을 하는 것이다. 그런데 현대사회가 발달하면서 각종 환경오염으로 인해 공기가 탁해졌다고 말하고 있다.

공기가 탁해 졌다고 하는 것은 자연의 공기 속에 포함되어 있는 산소의 비율인 20.99% 보다 낮아진 것을 의미한다. 대도시일수록 산소의 농도는 낮다. 그래서 탁해진 대도시에서 생활하는 사람들은 탁해진 공기 속에서 산소를 보충하려고 호흡을 자주하게 된다. 그 결과 우리 몸속에는 공기로부터 흡입한 나쁜 물질들이 폐에 누적되면서 폐암, 피부암, 대장암들이 발생하는 것이다.

그렇다면 맑은 공기만 많이 마셔도 폐암, 피부암, 대장암들을 예방할 수 있다는 말인가?

그렇다. 그렇다면 산소가 많은 곳을 찾아가서 생활하면 되는 것이다. 우리 주변에서 산소가 비교적 많이 분포되어 있는 곳은, 식물이 무성하게 자라고 있는 산속과 앞이 탁 트인 물 많은 바닷가다. 바닷가는 파도가 밀려오면서 알파파가 생성되어, 사람의 기분을 좋게 하는 기능도 있다.

어린 시절 부르던 노래가 생각난다. (제목: 섬집아기)

(배경음악)

쏴아 철썩~

갈매기 끼룩 끼룩~

엄마가 섬 그늘에~~

굴 따러 가면~~

아기는 혼자남아 집을 보다가~~

바다가 불러주는 자장노래에~~

팔 베고 스르르르 잠이 듭니다.~

아기는 잠을 곤히 자고 있지만~~

갈매기 울음소리 맘이 설레어~~

다 못 찬 굴 바구니 머리에 이고~~

엄마는 고갯길을 달려옵니다.~~~~~~

엄마는 굴 따러 가고 아이는 칭얼대다가 스르르 잠든다. 아이를 재운 것은 파도소리다. 파도소리가 천상의 화음을 가진 것은 하느님이 작곡한 자장가이기 때문이다. 그러나 굴 따던 엄마는 갑자기 아기 걱정에 마음이 급해진다. 그래서 다 못 찬 굴 바구니를 머리에 이고 모랫길을 달려 집으로 온다는 내용이다.

아이가 스스로 잠을 잘 수 있었던 것은 파도가 일면서 발생하는 알파파가 사람의 뇌파에 편안함을 제공해 주었기 때문이다.

또한 바닷물 속에서 생성되는 맑은 공기가 사람의 악한 마음을 따뜻하게 하여, 혈액순환을 촉진시켜 암을 몰아낸다. 그래서 바닷가로 여행을 간 경우나 산속을 거닐 때는 악한 사람도 짜증을 내지 않는 것이다. 우리 몸은 산소량이 부족해지면 짜증을 내는 특성을 나타낸다.

일례로 우리 몸에서 산소가 부족하면 몸이 차가워지고, 그러면 우리 몸은 몸에 열을 내기 위해 짜증을 낸다.

몸이 차가워지면서 짜증이 심하게 낸다는 것은 몸에 중병(重病)이 발생했음을 예고하는 것이다. 그래서 중풍이나 뇌경색을 발현되기 전 3개월 전 부터는 심한 욕설과 짜증을 낸다. 우리 몸에 저체온증이 오고 몸이 식어 갈 때, 우리는 산소를 보충해준다. 바다 속에서 업무를 하는 스쿠버요원들이나, 동굴탐험대들은 산소량이 부족하여, 저체온증이 오기에 항상 산소통을 메고 생활하는 것이다.

동굴탐험대들의 실화를 바탕으로 제작한 영화 【생탐 : SANCTUM】 이라는 영화를 보면 산소량이 부족하여 저체온증에 걸리고 혈액에서 공기거품이 발생하는 질환에 걸리는 것이다. 혈액에서 공기 거품이 나온다는 것은 혈액 속에 산소량이 부족하다는 것을 의미하며, 산소가 부족하면 몸이 차가워지면서 혈액순환이 안 된다는 것을 의미한다.

암(癌)을 이겨내려면 산속이나 바닷가에서 생활하는 것이 바람직한 자연치유의 길임을 알아야 한다. 대도시나 병원에서는 암을 이겨내기가 굉장히 어렵다는 것을 시사해 주는 것이다.
자연을 보면, 사람들의 활동량이 증가하면서 많은 오염된 공기를 배출하기 때문에 이를 정화하기위해, 식물들이 여름에는 이파리들을 더욱더 무성하게 생장시켜 오염된 공기를 정화하는 것이다. 우리는 이러한 자연에 감사하는 마음을 한 번도 가져본 적이 없다는 것이 문제다.
몸이 아파본 사람은 건강의 중요성을 안다고 하지만 아프기 전에 건강을 위해 사전에 예방하는 지혜를 갖는 것이 더 현명할 것이다.
오늘 부터라도 아주 작은 것에도 감사하는 마음을 가지고 살아가야 하지 않겠는가!

2) 눈으로 좋은 것을 보는 휴식에 관해 살펴본다.

이 세상의 모든 사물들을 보는 데 있어 좋게 보는 눈과 나쁘게 보는 눈 두 가지 눈으로 사물을 보게 된다. 우연하게도 아무리 아름다운 것이라도 인위적인 것에 대해서는 사람들이 반감을 가지고 보게 되고, 자연적으로 형성된 것에 대해서는 아름다운 그대로 보게 된다. 그래서 대도시에서 사는 사람들일수록 다양한 반감을 가지게 되다보니 다양한 질병이 발생하고 있는 것이다.

대도시에는 얼마나 많은 인조물이 많은가? 어찌 보면 하늘마저도 인조물같이 보인다.

에이! 어디 하늘을 인조로 만들 수 있겠는가 하고 의문을 가질 수 있다. 그러나 하늘을 인조로 만든 곳이 있다니 놀랍지 아니한가. 그곳은 1년 내내 매일매일이 해 떠 있는 낮이거나 아니면 항상 밤하늘의 별이 반짝이고 있다.

미국의 라스베이거스에 가보라.

라스베이거스는 건물내부에 들어가면 천장을 하늘처럼 인조로 하늘을 만들어 놓았다. 1년 내내 낮 12시인 곳도 있고, 밤 9시인 곳, 북두칠성을 언제나 볼 수 있는 곳도 있고 다양하다.

이런 곳에서 오랜 생활을 하다보면 우리 몸속의 생체시계가 변화를 일으켜 호르몬의 불균형을 가져와 다양한 질병이 발생하는 것이다. 그래서 미국이 의료산업이 발달한 것이다.

우리나라의 질병 발생 지역별 분포를 보면 대도시가 시골보다 훨씬 높은 것을 알 수 있다. 이것은 왜? 인가하고 보면 단순하다. 대도시는 인조물이 많기에 보는 것 또한 자연히 많아지고 이와는 반대로 시골은 인조물이 그리 많지 않고 천연의 모습을 더 많이 보게 된다. 그래서 대도시 사는 사람들보다 시골에 사는 사람들이 질병 발생률이 적은 것이다.

어느 지역은 시골인데도 질병 발생률이 높은 곳도 있다. 그런 곳은 시골이 지만 현대화 주택이나 현대화 시설물들이 다른 지역보다 많이 설치된 것을 알 수 있다.

따라서 우리는 자연을 많이 볼 수 있는 곳에서 생활을 하는 것이 암을 이겨내는 길이라고 말할 수 있다. 그러므로 시골이나 한적한 바닷가에서 생활을 하는 것이 최선의 선택이지만 그렇지 못할 상황이라면 자주 시골로 여행을 하면서 시야에 보이는 녹시율을 높이라는 것이다.(녹시율이란? 푸름을 보면서 마음의 안정을 갖는다는 의미)

그래서 여행을 자주 하는 사람은 독한 사람이 없다는 것을 알 수 있다. 만나보면 모두가 선한 사람들이다. 즉 마음이 따뜻하다는 것은 혈액순환이 잘되는 사람들이라는 것이다. 이런 사람들이 건강한 사람들이다.

몸이 아픈 사람들은 건강을 되찾고자 할 때, 자연으로 돌아가라고 말하는 것이다. 자연의 아름다움을 표현하고자 하는 사람들의 욕망이 처음에는 그림으로 표현했지만 어딘가 부족한 점을 보충하고자 사진을 연구 개발했다.

처음에는 흑백사진이었으나 연구에 연구를 거듭하여 칼라사진을 연구했고, 이것도 정지된 것이라 살아있는 생생한 자연을 그대로 보고 싶은 욕망에서 연구개발된 것이 동영상이고 그것을 상품화한 것이 바로 영화다. 영화도 인공적으로 만든 영화를 보면 감동이 크지 않다.

영화산업 중에서도 망하지 않는 것이 있단다. 그것은 자연을 주제로 한 것과 동물을 주제로 한 것, 그리고 어린아이를 주제로 한 영상산업은 망하지 않는 다는 것이다. 이런 것들이 바로 자연을 이루는 근본이고 아름다움과 순수함을 뿜어내는 영상이기 때문이다.

인위적으로 만든 것들은 그리 좋은 흥미를 끌지 못한다. 그러나 자연은 많은 흥미를 유발하지도 않지만 미워하지도 않는다. 때로는 담담한 아름다움으로, 때로는 경이로움으로 감동을 줄 뿐이다.

자연과 함께 한다는 것은 악한 마음을 모두 버리고 미워하지 않는 마음을 가지는 것이리라. 아픔을 가지고 있는 자들이여! 아픔에서 벗어나려면 자연으로 돌아가라! 하고 외치고 싶다.

3) 귀로 듣는 건강 휴식에 대해 살펴본다.

인위적인 소리는 우리의 마음을 불편하게 하고 때로는 분노하게 하는 것도 있다. 조용한 일요일에 옆집에서 드릴로 콘크리트 벽을 파쇄 하는 소리를 들어 보라. 얼마나 짜증나는 소리인가?

인간들은 근본이 악하기에 선할 수가 없다. 악한 곳에서 나는 소리는 아무리 아름다워도 악한 소리일 뿐이다.

뭐 소프라노 누가 부르는 소리가 아무리 아름답다 해도 자연이 내는 소리보다는 아름답지 못하다.

새가 노래 부르는 노래 소리, 철썩이는 파도소리, 특히 경남 거제시 학동리에 있는 몽돌해수욕장의 파도소리를 들어 보라. 밀려오는 파도가 몽돌(바닷가의 작은 조약돌)에 부딪는 소리(자그락~~~ 자그락~~~~)는 사람은 도저히 낼 수 없는 천상의 아름다운 소리다. 이런 자연의 소리를 듣고 있노라면 나도 어느 새 파도가 되고, 갈매기가 된 듯한 느낌에 젖어 든다.

파도가 밀려 올 때 마다 들리는 천상의 소리는 이곳이 바로 천국이구나! 하는 착각을 느끼게까지 한다.

그래서 그곳을 한번 구경 가는 사람들은 누구나 떠나오기가 싫다. 그곳이 좋다는 것은 나도 그만큼 인간사에 찌든 소리를 너무 많이 들으면서 생활하고 있다는 것이다.

자연의 소리를 듣고 있노라면 마음속의 고뇌가 모두 사라지고 편안함을 가질 수 있다. 마음이 편안하다는 것은 순환이 잘되고 있다는 것을 의미하기도 한다. 순환이 잘 된다는 것은 체온을 따뜻하게 하여 암을 몰아내는 것이다.

그래서 자연을 사랑하는 사람들은 아픈 사람들이 별로 없는 것이다. 정신적으로나 육체적으로 피곤에 지쳤을 때는 집에 있지 말고 나가라는 것이다. 어느 곳이든 간에 여행을 하면 피곤이 모두 사라지게 될 것이다. 피곤이 누적되어 발생하는 것도 암이라는 것이다.

자연의 소리를 많이 들을수록 질병으로부터 벗어나고, 치유할 수 있다는 것을 알고 암(癌)을 치유하려거든 자연으로 돌아가라.

4) 마음(心)에 관한 휴식에 관해 살펴본다.

좋은 마음을 가지고 있는지 아니면 나쁜 마음을 그대로 가지고 있는지 알 수가 없다. 기계로 수치를 잴 수도 없는 노릇이다. 마음속에 아름다운 생각을 글로 표현하는 것이다.

마음의 일기(日記)를 쓰라는 것이다.

어찌 보면 자신의 수양록(修養錄)이다. 남에게 보여주는 마음의 글이 아니라 자신의 글이기에 진솔하게 쓰라는 것이다. 형식에 얽매이지 말고 마음속에서 나오는 대로 쓰면 된다. 글을 쓰다보면 미운마음도 있고 좋은 마음도 있고 인생사가 뒤죽박죽이라는 것을 알 수가 있다. 이렇게 복잡한 인생사가 내게 있었다니 하고 새삼 놀랄 것이다. 그래서 복잡한 것을 단순하게 만드는 것이다. 단순하면 미움도 단순해진다. 그러다보면 암이라는 병도 단순하게 생각되고, 자연스럽게 이겨내게 되는 것이다. 공연스레 깊게 생각을 하게 되면 치료나 치유의 길도 깊고 어렵게만 느껴지게 된다.

어떤 때는 단순함이 간편하고 좋을 때가 있다. 이럴 때가 바로 암이 발생했을 때 가지는 마음일 것이다.

예를 들면 어린아이는 아주 단순하다. 엄마가 잔소리를 안 하면 된다. 미래가 어떻고 공부가 어떻고 하면 할수록 아이는 공부가 더 안 된다. 그리고 키도 잘 자라지 아니한다. 엄마의 잔소리가 왜소증(아이가 키가 자라지 않는 질환)을 발생하게 하는 것이다.

단순하게 아이는 학교 갔다 와서 밖에 놀이터에 가서 또래들과 어울려 싸우기도 하고 욕도 배우고 하면서 함께 어울리는 것을 알고 자연스럽게 성장을 하는 것이다. 그러다 보면 면역력도 길러지고 아무런 병 없이 잘 자라는 것이다. 그러나 엄마가 과잉보호하는 아이들의 1년 내내 병원을 제 집 드나들 듯이 하면서도 공부도 못하고 각가지 질병은 모두 가지고 있다니 너무 웃긴 일이 아닌가 한다.

그래서 자연과 함께하는 아이들일수록 건강 하다는 것이다. 이런 아이들일수록 단순하고 순수하다는 것을 알 수 있다.

마음의 글을 쓸 때도, 단순하게 쓰는 것도 무방하다. 남에게 보여주는 글이 아니기 때문이다.

① 단순한 마음이 암을 고치는 길이다.

마음이 복잡한 사람들이 암에 잘 걸린다. 하지만 단순하게 생각을 하다보면 마음속에서 스트레스가 발생하지 않는다. 스트레스가 발생하기 전에 벌써 다음의 일을 행하고 있기 때문이다. 이제는 복잡한 마음에서 단순한 마음으로 변하라는 것이다. 그래야 암으로부터 벗어나서 치유의 길을 가는 것이라 하겠다.

우리는 살아오면서 이것저것 복잡하게 생각을 하다 보니 불평불만이 많은 생활을 해오고 있다. 그래서 이런 마음에서 벗어나기 위한 노력을 해야 한다.

쉬운 일이다.

단순하게 살아 있다는 것에도 감사하고 숨 쉬는 것에도 감사하고 생각을 할 수 있다는 것에도 감사하고 내 주변에 있는 내가 만지고 볼 수 있고 느낄 수 있고 들을 수 있는 모든 것에 감사하는 마음을 가지면 단순해진다.

단순해지면 즐거워진다.

즐거우면 혈액순환이 잘 되고, 혈액순환이 잘되면 체온이 따뜻해진다. 그러면 몸 안의 병들이 모두 밖으로 나가는 이치다.

그래서 아이들은 암이 잘 발생하지 않는 것이다. 나이가 들면서 무슨 생각이 그리 많은지 잘 모르겠다.

② 생활습관(習慣)이 변해야 한다.

우리는 살아오면서 여러 가지 습관에 길들여져서 살아간다. 밤이 되면 자고, 아침이 되면 일어나는 것과 아침-점심-저녁을 먹어야 한다는 것 그리고 먹음만큼 용변을 보면서 살아가는 모든 것들이 오랜 시간 속에 반복되다보니 자연스럽게 굳어져서 습관이 되어 버린 것이다. 이런 것들이 처음에는 어색하고 부자유스러웠지만 반복하는 사이에 자신도 모르게 그냥 굳어져 버린 것 들이다.

예를 들면 담배 한 대(개피)가 두 대가 되고, 술 한 잔이 두 잔이 되고, 커피 한 잔이 두 잔이 되고, 한번 짜증이 두 번 짜증을 내게 되면서 굳어진 것이 습관이다. 이렇게 굳어진 것 (경화:硬化)은 나쁜 것들이다.

좋고 나쁨을 구별하기 전에 지금 당장 편리하고 간편하다 보니까 몸에 익숙해진 결과다. 몸에서는 이런 습관들이 처음에는 아주 작은 영향을 줄뿐이라 대수롭지 않게 거부하지 않고 받아들인 것이다. 그러나 이런 습관들이 오랜 시간 반복되면서 조금씩 커지고 있음을 느껴도 바꾸기에는 이미 습관이 굳어버린 뒤라 변화하기가 굉장히 힘들다는 것이다.

매일매일 반복되는 나쁜 습관 때문에 우리 몸속 내부에서는 불편함을 호소하고 있어도, 아주 조금씩만 느끼고 방치하면서 오랜 시간을 지나친다. 이런 것들이 오랜 시간 진행되면 오장육부에서 어느 한 장부의 기능 저하가 발생하고 있다는 것에 대하여 최후통첩(最後通牒)을 보내는 것이 병원에서 00질환으로 진단을 받는 것이다.

그러니 몸의 경고를 무시한 채로 기존의 습관을 그대로 답습해서는 결코 생활습관병(성인병)으로부터 벗어날 수가 없다는 것을 알아야 한다. 생각을 조금만 바꾸면 성인병으로부터 벗어날 수 있다는 이야기도 된다.

"세 살 적 버릇이 여든까지 간다."라는 속담을 생각해 본다.

이 속담도 동양의학적으로 보면 두 가지로 해석할 수 있다.

하나는 양(陽)적인 해석이고, 하나는 음(陰)적인 해석이다.

먼저 양(陽)적인 해석을 하면 마음과 육체에 도움이 되는 좋은 습관을 말하는 것이다. 예를 들면 양(陽)적인 해석을 보면 인사를 잘하고 부모를 공경하고 효도하고 하는 기초 생활 질서를 잘 준수하는 모범적인 생활을 하는 습관을 말한다.

음(陰)적인 해석을 하면 마음과 육체에 해(害)가 되는 습관을 말한다. 예를 들면 기본예의를 무시한 채로 생활하는 행동이나 음주, 흡연, 늦게 자기, 과식, 작은 일에 성질내기, 남을 의식하지 않는 머릿속에 돌이 가득한 말과 행동들(버스나 지하철 또는 공공장소에서 핸드폰이나 게임기로 뿡뿡거리면서 히~히덕 거리는 놈들, 차는 좋은데 교통법규나 신호규정도 지키지 않은 채 끼어들기하면서 꼴값 떨고 다니는 놈들과 누구 덕에 살아가는 머릿속에 똥만 가득한 놈들 등) 등의 다양한 행동들이 하나하나가 작은 것 같지만 이런 것들이 모이고 쌓이면 생각지도 못하는 다른 결과를 가져온다는 것이다.

높은 산도 한걸음 한걸음을 더해 갈 때 산 정상에 도착하고, 천리 길도 한 걸음 부터라는 말, 티끌모아 태산이라는 말 모든 것들이 작은 것들이 모여서 큰 것을 이룬다는 교훈을 주는 좋은 말들이다. 이런 좋은 말들을 음(陰)적인 습관이 많았던 사람들은 음(陰)의 결과인 질병이 발생하여 아픔을 겪고 있는 것이고, 양(陽)적인 습관을 가진 사람들은 건강하게 질적(質的)으로 한 차원 높은 풍요로운 삶을 살아가고 있는 것이다.

그래서 이런 음(陰)의 결과로 생긴 생활습관병(성인병)이 발생한 사람들은 자업자득(自業自得)이라고 말하는 이도 있다. 스스로 잘못된 생활습관을 고치지 아니하고 또한 충고도 듣지 아니한 결과라는 것이다.

이제는 **세 살쩍 버릇 여든까지 간다**는 말을 다시 되새겨 봐야 하는 시간이 된 것 같다. 무조건적인 습관보다는 이왕이면 양(陽)적인 습관을 가지도록 변하라는 말이다. 그리고 음(陰)적인 습관을 가진 결과인 질병에서 벗어나는 길은 변하는 것뿐이다.

다른 면으로 볼 때는 계절에 맞게 자연에 순응하면서 생활을 했는지, 아니면 자연과 관계없이, 나 편한 위주로 불규칙한 생활을 했는지를 돌아보라는 것이다. 생활습관의 잘못에서 오는 암 발생도 큰 비중을 차지하기 때문이다.

예를 들면 과음, 과식, 과로, 과섹스, 과한 운동 등 그리고 자신의 신체조건을 고려하지 않고 남이 좋다고 하는 운동을, 무조건적으로 따라하지는 않았는지 하는 것들이다.

그래서 "일신(日新) 일신(日新) 우일신(又日新)" 이라는 말처럼 나날이 호기심 많고 새롭게 변화하는 생동감(生動感)있는 생활을 하라는 것이다.

이렇게 양(陽)적인 변화 즉 올바른 생활습관을 시도할 때 우리 몸속의 질병은 사라질 것이다.

가) 올바른 생활습관이란?

- 개인별 체질에 맞는 운동(運動)을 하여 몸을 따뜻하게 만들자.

운동을 한다는 것은 몸이 차가워지면 모든 병이 시작되기 때문에 몸을 따뜻하게 만들기 위한 한 방법이다. 운동을 하자 하여 무작정 헬스클럽에서 뛰고, 무거운 것 들며 팔뚝 알통근육 올리는데 기를 쓰는 사람과 수영장을 10년 다녔다고 하는 사람, 골프를 10년 했다는 사람 등 각자 나름대로 운동은 한다.

그런데 이렇게 운동을 한 사람들이 갑자기 중풍을 맞아 반신불수(半身不隨)가 되는 것은 무슨 일이란 말인가?

남이 한다고 하여 자기 몸의 특질, 즉 체질을 고려치 아니하고 마구잡이식으로 운동을 했기 때문이다. 더구나 그렇게 운동을 하고 난 뒤에 혈당수치의 변화를 보면 별로 변화가 없다는 것을 알아야 한다. 운동 이야기를 하다가 왜 갑자기 혈당치를 이야기 하는가? 하고 의문을 가질 수 있다.

해답은 혈당치가 우리 몸속의 체온과 밀접한 관계가 있기 때문이다. 혈당이 높으면 정상 체온을 유지하기 어렵다는 것이다. 즉 혈당치가 높으면 혈액순환장애가 발생하여 다양한 질환을 발생케 하는 원인으로 작용하기 때문이다.

혈당의 변화를 가져오는 운동은 발과 발목을 움직이는 운동이다. 그래야 혈당의 수치가 내려간다.

발 마사지, 발목펌프, 경침베개 밟기, 발가락 앞으로 잡아당기기, 무릎 꿇고 엉덩이 좌우로 흔들기, 맨발로 자갈밭 밟기 등이 건강을 유지하기 위한 좋은 운동이다.

동양의학에서 말하는 두한족열(頭寒足熱)의 조건이 될 때만이 혈당의 수치가 내려간다는 것이다.

즉 발부분에 따스하게 열이 발생했을 때, 우리 몸속의 양기(陽氣)와 음기(陰氣)가 교류를 하면서 혈액순환이 되어 혈당수치가 내려간다.

이를 모르고서 상체 위주의 운동을 하거나 무작정 운동을 하는 사람들은 운동을 똥꼬가 빠지도록 하는데도(항문이 빠지도록 열심히 하는데도 결과가 좋지 않음을 비유한 속어임) 결과는 별로 없다.

• 건강을 위한 운동이란?
내 체질에 맞는 운동을 하되, 발을 따뜻하게 하는 운동이라는 것을 알고, 내게 맞는 운동법을 찾아서 실천하는 것이다.

간이 나쁜 사람은 간을 좋게 하는 운동을 하고, 신장이 나쁜 사람은 신장을 좋게 하는 운동을 해야지 남이 운동을 한다고 해서 무조건적으로 따라하는 어리석음을 범하지 말아야 할 것이다.

쉬운 예를 든다면 신장기능이 약한 사람은 물과 관련된 운동을 하면 오히려 해가 되는 것은 모르고, 누가 수영을 하니 몸이 좋아졌다고 해서 본인의 건강 상태를 모른 채 수영을 하다 보니 오히려 신장의 기능은 더 나빠지는 결과를 나타내고 있고, 또한 무거운 것을 오래 동안 지고 있거나 들고 있으면 신장의 기능이 저하되는데도 무거운 배낭을 지고 등산을 다닌 결과 신장 투석을 해야 하는 지경에 이른 사람들도 있다.

몸의 좌우 균형이 맞지 않는 사람이 남이 골프를 한다고, 한쪽 운동인 골프를 하다가 3개월 만에 중풍을 맞은 사례도 있다.

운동은 자기의 몸 상태와 증상에 맞게 하라는 것이다. 남이 이런저런 운동을 한다고 하여 무작정 쫓아하다가 오히려 화(禍)를 부르게 되는 우를 범하지 말아야 하겠다.

- 냉/온욕(冷溫浴)이나 피부를 자극하여 피부의 탄력성을 기르자.

피부의 탄력성을 기르자는 이야기는, 피부는 체온을 유지시키는데 중요한 역할을 하기 때문이다.

냉/온욕을 하면 피부가 파스칼의 원리에 의해 늘어났다 줄어들었다 하면서 혈관의 신축성이 좋아진다.

이러한 과정 속에서 혈관 내의 노폐물들이 배출되어 튼튼한 혈관을 가지게 되는 것이다.

찬물에 들어갔다 따스한 물에 들어 갔다가를 반복하여 피부속의 혈관, 즉 모세혈관을 튼튼하게 만드는 것이다. 모세혈관이 튼튼하면 혈액순환이 잘되고 정상 체온을 유지할 수 있다.

・물에 들어가는 순서: 냉탕-온탕-냉탕-온탕-냉탕 순으로 한다.

처음과 마무리는 냉탕으로 한다. 이유는 당뇨병이나 면역력이 낮은 사람들은 온탕부터 하면 피부의 모공을 통하여 병원균이 침입하는 것을 막지 못하기 때문에, 냉탕부터 실시하여 모공을 닫게 하여 병균의 침입을 막자는 것이다.

· 물의 온도는 냉탕은 15~20도정도가 좋고, 온탕은 40~42도 정도가 좋다. 냉탕이라 하며 얼음처럼 차가운 물속에 들어가는 것이 아니다.

· 목욕을 하고 나서는 바로 양말을 신고 하의를 착용하여, 체온을 유지시켜 두한족열(頭寒足熱)의 조건을 만들자.

· **피부를 자극하자.**

피부를 자극하라는 것은 우리 몸의 체온을 유지하는 기관 중에서 피부가 차지하는 비중이 굉장히 크기 때문이다.

피부 바로 밑에는 수많은 모세혈관이 형성되어 있어, 혈액순환이 잘 되는 사람은 정상 체온을 유지할 것이고, 혈액순환이 잘 안 되는 사람은 몸이 차가워져 암을 비롯한 다양한 질환들이 발생한다고 보면 된다.

그러나 우리 몸은 차가워지는 대로 그냥 놔두는 것이 아니라 글로뮈라고 하는 신생혈관을 생성하여 혈액순환을 돕고 체온을 유지하게 한다.

암 세포가 좋아하는 것은, 몸이 차가워져 혈액순환이 안 될 때 새로운 신생혈관을 만들어 활용한다는 것이다.

몸 구석구석 차가운 곳이라면 어느 곳이든지 신생혈관을 만들어 암세포가 돌아다니고 있다고 보면 된다. 또 암세포라는 놈은 자기들의 식량을 공급받을 신생혈관을 생성하여 영양분을 흡수하고 있다. 그래서 몸에서 암이 발생하고 있다는 증거 중에 하나가 아무런 이유 없이 2개월~6개월 사이 자기 체중의 1/10이 변화(체중감소)가 발생한다.

예를 들면 체중이 70kg인 사람이 2~3달 사이에 7kg가 감소했다면 암 발생을 의심해야 하는 것이다.

몸을 따뜻하게 하는 이유 중에 하나가 암세포가 신생혈관을 만들지 못하게 하는 데 있다. 피부를 자극하면 몸이 따뜻해지기 때문에 새로운 신생혈관을 만들지 아니한다.

얼마 전에 우리고유의 막걸리에 항암물질이 있다고 하여 불타나게 팔린 적이 있다.

그것은 막걸리에 있는 파나졸(farnesol)이라는 성분 때문이다. 이 성분이 우리 몸속에서 암세포의 신생혈관 생성을 억제하는 역할을 한다. 이러한 성분은 막걸리에만 있는 것은 아니다. 모든 발효주(醱酵酒:술)속에는 어디에든 있다.

또한 발효음식을 먹으면 풍부한 효소의 활동으로 인하여 신장과 간장의 기능이 좋아지고, 모세혈관을 포함한 모든 혈관 내의 노폐물을 밖으로 배출하여, 혈액순환이 원활해지면서 체온이 정상화 되어 암이 살수 없는 환경이 된다. 그래서 암이 사라지는 것이다. 암은 따뜻한 것을 싫어하기 때문이다.

이렇게 피부를 자극하는 운동을 하거나 발효음식들을 먹으면 체온이 상승하게 되어 암세포를 이겨내는 것이다. 암세포는 39℃가 10시간 이상 지속될 때 사멸되기 시작하기 때문에 지속적인 체온 유지가 필요한 것이다. 이러한 조건을 만들어 주는 것 중에 하나가 피부를 자극하여 혈액순환을 원활하게 만드는 것이다.

- 모관(毛管)운동을 하자.

원래는 「모세관현상 발현운동」을 줄여서 사용하는 말이다. 즉 모세관 현상이 발생하게 하는 운동을 말한다.

운동요령은 똑바로 누워서 양손과 발을 곧게 들어 올리고 흔들어 주는 것이다. 약 1~3분정도 흔들어 주다 보면 손과 발속에 있던 혈액이 모두 밑으로 내려가면서 아픈 증상이 나타난다.

이렇게 혈액이 빠져버리면 손끝과 발끝에서는 새로운 신생혈관을 생성하고 혈액을 흡입하려고 준비를 하고 있다. 이때 팔다리가 아파서 손과 발을 "툭"하고 내려놓는 순간 혈액이 공급되는 속도는 평상시보다 몇 배 빠르게 빨려 들어간다. 이런 운동을 계속하다 보면 모세혈관 내의 불순물이나 찌꺼기들이 빠져 나오고 혈관이 탄력성을 가지게 되는 것이다. 그래서 혈액순환이 빠르게 되는 것이다.

이런 운동을 규칙적으로 하다 보면 모세혈관이 좋아져서 우리가 말하는 생활습관병(성인병)이라 일컫는 암, 고혈압, 당뇨병들도 서서히 개선되는 결과를 가져오게 되는 것이다.

위에서 말하는 것을 규칙적으로 행한다면 누구나가 건강하게 살 수 있을 것이다. 그러나 이렇게 행한다는 것이 그리 쉬운 일은 아니다.

개인이 건강에 관심이 있다면 10년 뒤를 보고 매일매일 계획을 세워서 실천해 나가는 수밖에 없다. 머릿속에 들어 있는 건강법이 많다 해서, 그 사람이 건강해 지는 것은 아니다. 말 그대로 실천한 사람만이 건강함을 가질 수 있다.

- 발 위주 운동을 하여 체온을 올리자.

우리 인간이 정온동물(定溫動物)이라는 것은 누구나 다 아는 사실이다. 그러나 정온은 유지하는 방법을 아는 사람을 그리 많지 않다. 정온을 유지하려면 우리 몸의 혈액이 순환을 잘 해야 하는데 이러한 순환이 잘 되려면 물(혈액)의 성질상 따뜻하지 않으면 오르지 아니한다는 것이다.

두한족열(頭寒足熱:발을 따뜻하고 머리는 차갑게 해야 건강하다는 말임)이라는 말처럼 발이 따뜻한 사람은 병이 없다는 말이 사실이다. 고혈압이나 당뇨병 그리고 걸리면 죽는 것 같이 생각하는, 암이 발생한 사람들의 공통적인 사항을 보면 발이 차갑다는 것이다. 그렇다면 발이 따뜻한 사람들은 건강한지 어떻게 증명할 것인가? 어린아이들은 발이 따뜻하다 그래서 악성질환이 없는 것이다. 어른들이라 할지라도 발이 따뜻한 사람들은 건강하게 살아가고 있다는 사실이다.

발이 따뜻하면 정상 체온을 유지할 수 있고 정상 체온을 유지하면 암세포가 사멸되기 때문이다.

암 환자들의 발을 만져보면 발이 차디찬 것이 특징이다. 발이 차다는 것은 혈액순환이 안 된다는 것을 의미하고 몸 어느 곳인가 35℃보다 낮은 곳이 있고, 그곳에서 암이 발생한다고 보면 된다. 암으로부터 벗어나려면 발 운동을 열심히 하여 발을 따뜻하게 하는 것이다. 발이 따뜻하면 전신이 따스해지기 때문이다.

건강한 사람들이나 아이들의 발을 만져보면 따뜻하다. 그래서 발이 따뜻하면 병이 없다 하여 두한족열(頭寒足熱)이란 말을 강조하고 있는 것이다.

예를 들면 발마사지, 족탕, 반신욕, 발목 펌프 등 다양하게 실천할 수 있다. 어느 것 하나라도 꾸준하게 실천 한다면 좋은 결과를 가질 수 있다.

왜냐하면 발이 따뜻한 사람은 모세혈관이 좋고 모세혈관이 좋으면 암세포가 사라지기 때문이다.

나) 하루 세끼 먹는 식습관(食習慣)이 변해야 한다.

우리는 태어나면서부터 하루도 거르는 날이 없이 세끼의 식사를 하면서 살아간다. 이렇게 반복적으로 수없이 하는 일들은 아마도 세끼 식사 외엔 없을 것이다. 자연은 우리에게 사계절 모두 다르게 먹을거리를 제공해준다. 따라서 우리는 자연이 주는 제철에 생산되는 먹을거리를 먹으면서 살아가면 된다. 그러나 먹을거리가 생산되지 아니하는 계절에는 무엇을 먹고 살란 말인가? 하는 의문이 생긴다. 그것이 바로 저장시켜 먹으라는 자연의 지혜를 배우면서 살아가는 것이리라.

예를 들면 봄에는 새싹을 뜯어서 반찬으로 먹고 여름에는 풍성한 과일과 야채를 먹고 가을에는 과일과 곡식으로 풍성하게 먹고 겨울에는 먹을거리가 없으니 가을에 생산된 먹을거리를 저장하여 먹으라는 것이다. 지금이야 냉장고가 있어 저장을 하지만 옛날에는 저장시설이라고는 땅속에 묻는 것과 소금에 절이는 방법뿐이었다. 그러나 현대는 저온창고요 냉동 창고요 다양한 편의 시설들이 있어 오래도록 보관하여 먹을 수 있데 편리하게 되었다. 그러다 보니 어느 계절에 생산되는 먹을거리인지 알 수가 없을 정도다. 한겨울에도 수박이 나온다.

수박은 한여름에 먹는 과일임에도 불구하고 말이다. 이렇듯이 자연을 무시한 채로 계절을 뛰어 넘어 편리함을 추구하다보니 인간은 점점 더 다양한 질환에 물들어 가고 있는 것이다. 그래서 누구는 이러한 병들을 일컬어 현대인들의 사회구조에 의해 발생한 병이라 하여 현대병(現代病)이라고도 하고, 인간이 만들어낸 것들에 의해서 병이 든 것이라 하여 인조병(人造病)이라고도 한다.

비교해 보면 쉽게 이해가 간다.

우리나라의 장수촌 중에 한 곳인 순창고추장으로 유명한 순창 지역의 식습관을 파헤쳐보라. 그곳에 사는 분들의 식습관을 보면 밥에다 김치 넣고 비벼 먹는 것과 된장찌개를 끓여 먹는 것이 전부다. 그리고 후식으로 컵에 고추장을 풀어서 차처럼 마시는 것이다. 그런데도 대도시에 사는 사람들보다 질병도 적게 걸리고 훨씬 오래 사는 장수하시는 분들이 많다는 것이다.

방송에서 짜게 먹지 말라 짜게 먹으면 위암이 걸린다느니 떠들어 대고 있는데 정작 순창 지역에 사시는 분들은 김장김치에 된장찌개에 고추장차(식후에 물에 고추장을 타서 마시는 것을 의미함)까지 마시니 얼마나 짜겠는가? 그래도 장수마을이라니! 이것은 뭔가 방송이 잘못되었다는 것을 증명해 보이는 것이리라.

왜냐하면 소금을 먹으면 생활습관병(성인병)에 걸린다고 떠들어 대고 있지만 순창 지역사람들은 우리나라에서 아마도 제일 짜게 먹고도 오래 사는 장수촌이라는 것을 증명해 보이고 있는 것이다. 그렇다면 방송에서 하는 이야기가 잘못된 내용이라는 것이고, 의사들도 잘 모르고 떠들어 대는 꼴이 너무나 우스울 뿐이다.

짜게 먹지 말라고 떠들어 대면서, 짠 음식의 대표 격인 고추장 생산지인 장수촌인 순창은 뭣 하러 조사는 가는가! 가서 조사를 했으면, 있는 그대로 사실을 밝혀야지 갔다 와서는 본인들이 말한 짜게 먹으면 생활습관병(성인병)에 걸린다고 했던 내용들과는 전혀 다른 결과를 보니, 본인들의 내용이 잘못된 것을 알면서도 진실을 밝히면 자신이 지금까지 외치던 내용에 대해 명성이 한순간에 허물어지는 결과가 무서워서 누구도 용기 있는 일을 하지 못하는 것이다. 진실을 밝히는 것에 겁을 먹고 있는 비겁자들일 뿐이다.

정리해 보면, 싱겁게 먹는 것보다 짜게 먹는 것이 더 장수 하고 있다는 것이니 현재의 싱겁게 먹는 것보다 조금 짭짤하게 먹는 것으로 변화를 가지는 것이 좋겠다.

그리고 현대인들은 과식(過食:음식을 많이 먹는 것)이 질병 발생의 또 다른 원인으로 작용되고 있다는 것도 무시할 수 없는 것이니, 소식을 실천함으로 인해 현재의 잘못된 식습관을 올바른 식습관으로 변화해야 한다는 것도 중요함을 알아야겠다.

- 과식(過食)에서 소식(小食)으로 바꾸자.

잘 먹고 잘 사는데 왜? 병이 발생하는지를 모르겠다고 하는 사람들이 많다. 웰-빙 여파가 불기 시작한지도 여러 해가 지났다. 잘 먹는 것이, 좋은 고기 먹고, 야채위주로 먹고 하는 것(유기농 바람)으로 잘못 바람이 불어 다양한 질환들이 오히려 과거보다 더 증가했다고 보면 된다.

중요한 것은 고기를 먹든 야채를 먹든 간에, 과식을 하면 혈액순환 장애가 발생하여 생활습관병이 발생한다는 것이다.

- 건강한 식사습관이란?

자기 위장의 약 70~80% 정도만 먹는 것을 말한다. 평상시 먹는 습관에서 마지막에서 5숟가락을 덜 먹는다고 생각하면 된다.

우리는 평상시에 한 끼에 약 700~900kcal를 먹는다. 일반적으로 일일 먹는 칼로리는 700~

900kcal ×3끼= 2100∼2700kcal가 된다. 그러나 몸에서 필요로 하는 열량은 약 2000kcal 미만이다. 나머지 약 100∼700kcal가 남는 잉여kcal가 된다. 이런 것들은 우리 몸에 지방의 형태로 저장을 한다. 불필요한 것들이다. 이런 것들이 축적되면(비만의 원인) 여기에 새로운 신생 혈관이 생기게 된다. 우리 몸은 이런 곳에도 괴사시키지 않으려고 혈액을 공급하게 된다.

체중이 1kg 증가하면 모세혈관이 약 500m가 생겨난다. 이런 곳에 혈액을 공급하려면 심장 또한 무리가 간다. 이런 시간들이 오랜 동안 지나다 보면 피곤에 지친다. 피곤에 지친다는 것은 너무 많이 과도하게 순환을 해서 혈액 속에 불필요한 물질들이 쌓여 있다는 것을 의미한다.

이러한 찌꺼기들이 쌓여 있다는 것은 신장과 간이 피곤에 지쳐 있다는 것을 의미하기도 한다.

과식을 하면 이렇게 세 곳의 장부 신장, 심장, 간장이 힘들게 된다. 신장은 맑은 혈액을 생산하는 곳이고, 간장은 피를 신장으로부터 받아서 이를 정화/ 해독하여 심장으로 보내고 심장은 혈액을 순환시키는 일을 하는데 이런 세 기관이 피곤에 지쳐 제 일을 하지 못한다면, 우리 몸은 서서히 병이 발생하게 되는 것이다.

이런 병들이 바로 과식(過食)에서 오는 생활습관병이라고 하는 고혈압이요 당뇨병이고, 암, 고지혈증, 비만이라는 병들이다.

과식을 하게 되면 우리 몸은 이를 소화시키려고 과도하게 혈당을 높이게 되고 그러다 보면 체액이 산성화 된다. 우리 일반인들이 체액이 산성인지 알칼리화 되었는지 알 수 있는 것이 바로 혈당체크기로 혈당을 체크해 보면 된다. 기준치 이상의 혈당이라면 체액이 산성화 되고 있다는 증거다. 그러면 우리 몸은 서서히 혈관이 부식되고 있다고 보면 된다. 혈관이 부식되고 있다면 당연히 혈액순환장애가 발생할 것이고, 그 결과가 바로 생활습관병(성인병)이 발생한다는 것이다.

정리하면 소식을 하면 과식으로 인해서 발생하는 다양한 질병들을 예방 및 치유할 수 있는 장점이 있다는 것이다.

다 먹기 전에 5숟가락을 줄여라. 건강하게 살아갈 수 있는 비결이다. 물론 생활습관병(성인병)을 예방하고 치유할 수 있는 첩경(捷徑)이기도 하다.

다) 개인별 1:1 맞춤식 체질생식(生食)을 하자.

여기서 말하는 생식은 일본의 니시 건강법에서 말하는 생채식과는 근본이 다른 개념이다. 생식은 자연의 기운을 가득담은 생명력이 강한 음식이다. 생식이란? 사계절의 기운을 머금은 곡식, 과일, 야채, 근과류 등을 자연풍으로 수분을 제거하고 말려서 가루로 만들어 식사대용으로 먹을 수 있게 만든 음식이다.

여기에 누구나 마구잡이식으로 먹는 생식이 아니라 개인의 특성에 맞게(체질이라 함) 먹을 수 있게 만든 것을 말한다.

세계 60억 인구 중에서 똑같은 사람은 하나도 없다. 그러기에 개인별로 맞춤식으로 식사를 해야 한다는 것이다.

한의원이든 병원이던 간에 개인별로 진료를 하지, 가족단위로 진료를 하여 약을 처방하는 의사는 없을 것이다.

더구나 다른 것은 개인별로 활용을 하도록 하면서, 먹는 것은 공통적으로 한다는 것이 너무 이상한 일이 아닌가? 그래서 사람은 병이 발생하는 것이다.

예를 들면 부부는 오래 동안 같이 살면 닮아 간다고 하는 말이 있다. 그렇게 되면 둘 중의 하나는 어딘가에 병이 발생하고 있다는 점이다. 각 개인별로 다른 특성을 가지고 태어나서 살아가는데, 부부가 수 십 년을 같은 식사를 하다 보니 몸속의 장부가 식사에 적응되어 버린 것이다. 때문에 부부 중에서 많이 변한 사람이 병이 발생하는 것이다.

그렇다고 어찌 365일을 각자에 맞게 음식을 준비해서 먹을 수 있느냐고 반문할 수도 있을 것이다. 그래서 이런 불편함을 줄이고, 각자의 타고난 특성에 맞게 1:1 맞춤식의 식사를 할 수 있도록 한 것이 생식이라는 음식의 특징이다.

생식의 또 다른 특징은 일반음식을 먹으면 급격하게 혈당이 상승하지만, 생식을 하면 혈당이 서서히 상승하여 오장육부의 순환에 무리가 가지 않는다는 것이다. 급격히 혈당이 상승 한다는 것은, 혈액순환이 안 된다는 것을 의미한다.

예를 들어 일반식사는 식후 1시간 뒤의 혈당치가 약 180 전후가 된다. 그러나 생식은 120 전후가 된다. 120전후라는 것은 식후에도 평상시와 같이 혈액순환이 잘되고 있다는 것을 의미한다.

실례를 들어 설명한다.

실제 생식을 해보면 그 차이를 알 수 있다. 일반식(김치찌개+밥+반찬)을 먹을 때는 혈당이 보통 180전후가 된다. 그러나 생식을 하면 혈당이 약 120정도가 된다. 물론 식후 1시간 뒤의 혈당치를 말한다.

혈당이 높지 않다는 것은 몸 내부가 알칼리화 되어 있다는 것을 말하고 알칼리화 되었다는 것은 혈액순환이 잘되고 있다는 것을 의미한다. 물론 혈관이 깨끗하다는 것을 의미하기도 한다.

예를 들면 일반 김치찌개와 생식을 먹었을 때 혈당수치의 비교를 해보면 확연하게 알 수 있다.

구분	생식	일반식사
1시간 후의 혈당	120	180이하
2시간 후의 혈당	120	140이하

일반적인 식사인 김치찌개를 먹고 나면 1시간 후의 혈당치가 180, 2시간 후의 혈당은 140이 된다. 그러나 생식을 먹고 나면 1시간이나 2시간 뒤에도 항상 120을 유지한다. 여기서 120이라는 것은 우리 몸이 최적의 가동상태(에너지 생산)를 유지할 수 있는 혈당 보유량이라고 생각하면 될 것이다.

식후에 혈당이 오르지 않는다는 것은 노폐물이 적게 발생한다는 의미이고, 또 다른 의미로는 혈당이 오르지 않는 다는 것은 혈액순환이 잘 된다는 것을 의미하기도 한다. 혈액순환이 잘 된다는 것은 생활습관병을 예방 및 치유할 수 있다는 이야기도 된다.

왜냐하면 식사(食事)를 하면 위장(胃腸)이 차가워지기 때문에 팔, 다리, 머리등에 있는 혈액이 위장 부분으로 몰리는 현상이 발생하면서 손발이 차가워지고, 머리 부분의 혈액이 부족해지면 쉽게 피곤해지는 것이다. 예를 들어 과식(過食)을 하게 되면 하품이 나오고 수족 냉증이 발생하게 된다. 이렇게 과식(過食)을 하는 식습관은 바로 암(癌)이 발생할 수 있는 준비를 하는 것과 같다.

그렇다 보니 혈당(血糖)이 오르지 않는 식습관인 체질에 맞는 생식(生食)과 소식(小食)을 실천하는 사람들에게서는 생활습관병을 찾아볼 수 없는 것은 당연한 결과라고 말하고 싶다.

물론 생활습관병이 발생한 후에도 일반식에서 체질생식으로 식습관을 변화시켜야 하는 것은 당연한 일이다.

일반식을 먹으면 졸린 현상이 발생하지만, 생식을 먹으면 졸린 현상이 발생하지 않는다. 졸음이 온다는 것은, 한꺼번에 많은 소화효소를 분비하여 소화활동에 과부하가 걸려 몸 안의 오장육부가 피곤하다는 것을 의미하고, 피곤하다는 것은, 몸 안에 노폐물이 많이 축적되어 있는 것을 말한다. 노폐물이란 요산, 젖산, 황산 등의 노폐물을 말한다.

봄에 찾아드는 춘곤증은 몸 안에 이런 노폐물이 많을 때 발생하는 자연스러운 현상이다. 노폐물이 많다는 것은, 혈액순환이 잘 안되고 있다는 것을 말한다. 건강한 사람과 건강하지 않은 사람들의 혈액을 비교해 보면, 이러한 노폐물에서도 차이가 난다. 또한 산성화된 체액과 알칼리성체액을 가진 사람들을 비교해 봐도 알 수가 있다.

정리하면 1:1 맞춤식 생식을 먹으면 몸 안에 노폐물이 적게 남는 것을 말하고, 일반식을 하면 체내에 노폐물이 많이 남는다는 것을 의미하기도 한다.

생식으로 주식을 바꾸면 혈관이 튼튼해지고, 혈액은 깨끗해지고, 몸은 건강해 진다. 그래서 생활습관병(성인병)을 가지고 있는 사람들은 주식(主食)을 생식으로 바꿔야 한다는 결론이다. <u>개인별 1:1 맞춤식 체질생식은 실천해야 알 수 있는 자연의 힘이다.</u>

라) 좋은 소금(천일염이나 죽염)을 먹자.

일반적으로 소금을 먹으라고 하면 모두가 큰일 나는 줄 알고 있다. 방송에서 그렇게 말을 하고 있으니까 말이다. 뭐라나? 소금을 많이 먹으면 고혈압(高血壓)이요 당뇨병(糖尿病)이요 암(癌)이 발생한다고 호들갑을 떠는 바람에 모두가 그런 줄 알고 있다.

과연 그럴까? 하는 의문이 생기지 아니한가?

필자가 혈당체크기를 구입한 후 주기적으로 혈당을 측정해서 해서 확인한 결과를 제시한다.

구분	생식	일반식	비고
정상식사	110	184	74 차이 발생
식사 후 소금 섭취	110	134~150	24~40 차이 발생
비고		50~34 낮아짐	

위의 결과는 소금(오행 크리스탈정을 기준한 것임)을 먹으면 확실하게 혈당이 내려감을 체험한 결과다. 항간에 고혈압이나 당뇨가 있는 사람들은 소금을 먹으면 뭐 금방 죽는 것처럼 야단법석을 떨고 있지만, 먹어본 결과를 보면 죽지 않고 오히려 좋은 결과를 나타내고 있다.

일본에서는 당뇨병환자들에게 알칼리성이 강한 물을 처방하여 당뇨병을 고치고 있다는 사례들도 있다. 이는 임상학적으로, 당뇨병을 앓고 있는 사람들의 체액을 분석해 보면, 산성화되어 있기에 알칼리성이 강한 물을 처방함으로써 체액을 중성화시켜 병을 치료케 하는 것이다.

소금 또한 산성화된 체액을 알칼리성 체액으로 바꾸는데 큰 영향을 미치기 때문이다.

또한 생활습관병(성인병)환자들은 당수치가 증가되어 있음을 누구나 알 수 있다. 즉 혈액순환이 안 된다는 증거이기도 하다. 그렇다면 산성화된 것을 알칼리성으로 변화시키면 되는 간단한 일이 아닌가!

"소금먹지 말라"고 하는 의사의 말을 듣고 평생을 생활습관병(성인병)과 친구하며 살아가던지, 아니면 좋은 소금을 먹고 생활습관병(성인병)을 치료하고 건강하게 살아가던지 선택은 본인의 몫이다.

어떻게 억지로 강요하겠는가? 알아서 결정하고 실천하여 건강한 삶을 살아가길 바란다.

외국 것을 좋아 하니까 외국의 사례를 하나 소개한다.
- 2011년 5월4일자 미국의학학회지에 실린 논문 한편을 소개 한다.

(5/23일 중앙일보)

【미국의학 협회지(JAMA)게재 내용 요약】

벨기에 뢰벤 대학 의대 잔 스태슨 교수팀의 논문 발표 내용 요지임

"소금을 적게 섭취하는 저염다이어트가 심장마비, 뇌졸중 사망위험을 높이고, 고혈압을 예방하지도 못한다! 는 것이다.

더 자세히 소개하면 이렇다. 연구팀은 고혈압이나 심혈관질환이 없는 건강한 중년 유럽인 3,681명을 7.9년간 추적 조사했다. 이 기간에 심장병으로 84명이 숨졌다.

- 소금을 가장 적게 섭취한 그룹(하루 약 6.3 g)에서 50명 사망
- 중간 섭취자 그룹(하루 약 9.8 g)에서 24명 사망
- 가장 많이 섭취한 그룹(하루 약 15 g)에서 10명이 사망했다고 논문은 전한다.

구분	A 그룹	B 그룹	C 그룹
1일 소금 섭취량	6.3 g	9.8 g	15 g
8년 뒤 사망자 수	50명	24명	10명

도표의 내용을 보면 싱겁게 먹는 것보다는, 짭짤하게 먹는 우리 고유의 전통 음식섭생법인 밥+김치+고추장에 비벼 먹고, 된장찌개를 곁들여 먹는 것처럼 적당히 짜게 먹는 것이, 최고의 음식이라는 것을 알 수 있다.

<u>의심할게 뭐 있나!</u>
<u>짜게 먹고라도 병 없이 건강하게 오래 살면 되는 것이 장땡이제!</u>

마) 우리 고유 전통의 발효음식이나 발효액(醱酵液)을 먹자.

우리는 여름이 되면 봄철에 생산되는 다양한 열매를 가지고, 황설탕과 알맞은 비율로 섞어 발효시킨다. 100일이 지나면 걸러내고, 과육은 과육대로 원액은 원액대로 분리하여 숙성시키면서, 시원한 물에 한잔씩 타서 마시며 무더운 여름을 지낸다.

가을철에는 오디, 머루, 복분자, 매실, 산야초 등 다양한 원액들을 접할 수 있다. 이러한 원액들을 물에다 희석해서 (3:1이나 5:1) 먹으면 머리가 맑아진다. 그런데 당뇨병이 있으신 분들은, 이런 음료에는 설탕이 들어 있어, 혈당수치가 증가한다고 걱정이 많다. 좋아하면서도 입에 대지도 않는다. 이것은 소극적인 결정이다. 필자가 직접 머루 발효액을 먹어 봤더니, 발효

액은 "혈당이 오르지 않는다!"는 결론을 얻었다.

필자의 예로 아주 공복인 상태에서 먹은 경우와 다양한 경우를 비교한 결과다.(식후 1시간 후 결과임)

구분	공복 상태	생식 후	일반식사 후
기존	88	110	184
음용 후	89	104~106	125
비 고	변화 없음	변화 없음	-59 저하 효과

도표의 결과를 보듯이 발효원액은 혈당수치 증가와 별로 관계가 없는 결과가 나타났다. 발효원액은 당뇨수치를 증가시킨다고 말을 한 사람은 실제로 이런 발효원액을 먹어보지도 않고 그냥 머릿속으로 설탕이 들어갔으니까 혈당이 오를 것이다! 라고 추정한 결과를 말한 것이다. 아주 잘못된 추측을 말한 것뿐이다. 물론 사람의 건강이나 체질에 따라 결과가 다르게 나타날 수도 있다.

실제로 체험을 한 사람이라면 그런 결과를 도출할 수가 없다. 어찌 되었든 간에 발효액은 혈당상승에 그리 큰 영향을 미치지 않는다는 결론이다. 즉 당뇨병이 있으신 분들도 식전에 음용한다면 별문제가 없고 오히려 체액을 산성에서 알칼리로 만드는 역할을 하기에 당뇨병을 고치고 개선하는 좋은 음식이라는 것을 알아야 할 것이다.

구분	발효 원액	발효음식
내 용	매실, 머루, 오디, 복분자, 산야초 등	김치, 간장, 된장, 고추장, 장아찌류, 젓갈류

발효음식(원액)이라는 것은 우리 몸에서 필요로 하는 풍부한 효소를 가지고 있어, 몸속에서 간장의 기능을 보강하고, 체액을 알칼리 화하는데 중요한 역할을 하는 음식이다.

발효음식이라 하여 발효원액만을 고집하지 말라. 발효음식이라 하면 우리 고유의 간장, 된장, 고추장, 김치, 마늘짱아찌, 새우젓 등 우리 전통의 신토불이 효소음식들 모두 포함된다. 그래서 우리 선조들은 이런 음식을 먹고 생활을 하였기에 "무질이종(無疾以終) 고종명(考終命)"이라 하여 "질병 없이 살다가 잠자는 듯 생을 마감하는 아름다운 인생"을 살다가 가신 것이다.

현대인들의 인생을 보라. 의료사냥이라 하여 이 병원 저 병원을 하루에도 여러 곳을 다니면서 치료해 보지만 결국에는 병원신세를 지거나 요양원에서 외롭고 쓸쓸하게 생을 마감하는 것을 수 없이 볼 수 있다.

각자의 체질에 맞는 식습관으로 바꾸지 아니하면, 마무리 좋은 약이라 해도 병을 고칠 수 없다는 것을 모르니 안타깝기만 하다.

그래서 히포크라테스는 "음식으로 고치지 못하는 병은 의사도 못 고친다."라고 했으니 그 시절이나 지금이나 대단한 의성(醫聖)라 할 수 있겠다. 이제는 어느 것이나 맞춤식이다. 장가를 가는 것도 사주를 본다. 이런 것도 맞춤식장가를 가는 것이리라. 그런데 매일 먹고 살아가야 하는 일인데도 각자의 먹는 것에는 왜 맞춤식 식사를 하지 않는지 궁금하다. 그러다가 병이 나면 병원을 찾아가서 어느 병원 어느 과를 가야 하는지 몰라서 코디에게 물어보곤 하는 맞춤식 의료를 진행 하고 있다. 만약에 심장 전문의가 안과를 본다면 얼마나 우스운 결과가 나오겠는가 말이다.

한 집안의 음식 전문가인 엄마요 아내가 직장을 다니느라고 도우미 아줌마를 데려다가 음식을 준비하곤 하는 집을 보면 어김없이 몇 년 있다가는 탈(脫)이 난다.

이것은 지혜롭지 못한 엄마의 모습이다. 개인적으로는 직장에 다녀 바쁘고 힘들고 피곤하다고 하겠지만, 하나는 얻고 온 가족의 건강을 잃는 결과를 초래하곤 한다.

그러다 식구 중에 어느 한사람이 생활습관병(성인병)이 발생하면, 병의 원인을 다른 곳에서 찾고, 병원에 가서 고치라는 식의 마음을 가지고 있다.

음식 때문에 온 병인 데도 불구하고 다른 곳에서 원인을 찾으려 하니 얼마나 답답한 일인가 말이다.

생활습관병(성인병)이 발생하면 삶의 질이 떨어진다. 식구 중에 어떤 질환이 발생하던 간에 기본적인 원인은 식습관에 있다는 것을 알아야 한다. 과식을 하는 사람들도 집에서 식사를 하는 경우 병이 발생하지 아니한다. 그러나 밖에서 식사를 하면서 과식을 하면 어김없이 병이 발생한다. 그것은 아내가 준비하는 식단에는 가족을 사랑하는 마음이 가득한 상태라 약간 과식을 해도 탈이 발생하지 아니하는 것이리라.

왜냐하면 밖에서 만드는 음식물은 가족의 따뜻한 사랑이 부족한 음식물이기 때문에 음성기운이 많아 병이 발생하는 것이다.

그래서 가족 중에 어느 한사람이 병이 발생한다면 아내의 책임이 **60%**가 있다고 보면 된다. 모든 병의 발생은 **60%**가 넘으면서 발생하기 때문이다.

생활습관병(성인병)이 발생한 사람들을 보면 대개가 아내가 직장을 가지고 있는 사람들이거나 집에서 마련한 식사를 하지 않는 사람들이다. 그렇다고 해서 병발생의 책임을 아내에게 묻는 것은 아니다. 병발생의 책임은 전적으로 본인의 책임이다. 어찌하였든 간에 식사를 준비하는 사람도 사랑하는 마음을 가지고 만들어야 하고 먹는 사람도 준비한 사람에 대한 감사하는 마음을 가져야 하는 것이다. 이러한 기본적인 것이 없는 상태가 오랫동안 누적될 때 나타나는 것이 바로 생활습관병(성인병)이다. 그래서 생활습관병(성인병)은 자업자득(自業自得)인 셈이고 현대인들의 인조병이라고 하는 것이다.

다른 곳에 원인이 있는 것이 아니라 가족의 사랑이 부족한 탓을 해야 하는데도 다른 곳에서 원인을 찾으려 하니 치료가 되지 않는 것이다.

생활습관병(성인병)을 고치는 데는 가족의 사랑이 최고의 치료제요, 보약이라는 것을 우리는 알아야 한다.

2) 생활습관병(암) 이렇게 극복하라!

이제는 주변에 암(癌)에 관한 이야기들이 너무 많아 무덤덤하다. 주변을 돌아보면 암으로 고생하는 사람들을 흔하게 볼 수 있고, 암에 관한 이야기들을 쉽게 들을 수 있다. 한편 암 관련 의학(醫學)도 과거보다 눈부신 발전을 하고 있는 것도 사실이다.

특이한 점은 의학이 발달 했음에도 과거에 비해 암 환자가 점점 증가하고 있고, 사망률 또한 부동의 1위를 차지하고 있다는 점이다. 이와 함께 암에 관한 자료들도 넘쳐나고 있다. 그렇다면 그 수많은 암에 관한 자료들이 모두가 거짓이란 말인가?

이렇게 하라! 저렇게 하라! 여기저기에 수많은 방법들을 제시하고 있다. 그런데 암을 극복(克復)하고 완치(完治)했다는 소식은 아주 간혹 들려오곤 한다.

암을 극복한 사람들의 이야기를 들어 보면 지금까지 인터넷에 올라온 내용과는 다른 것들이다. 그래서 귀를 바짝 세우고 들어 보면 아주 평범한 이야기들이다.

어찌 보면 암 환자들이 암 치료 방법에 대하여 잘 모르고 있다는 것이다. 암 치료는 오직 화학요법(항암), 방사선요법, 수술요법이 전부인 것인 양 알고 있다는 점이다.

암(癌)은 원인(原因)을 정확하게 알고, 정확하고 적절한 처방을 한다면 얼마든지 극복할 수 있는 질환이다.

자연을 연구하는 한 사람으로서 암을 극복한 사람들을 보면, 자연의 순리에 따르면서 음식을 기본으로 운동을 병행하여, 자연과 가까이 하며 건강하게 살아가고 있다는 내용에 주목해 볼 필요가 있다.

암(癌)을 극복한 사람들의 대다수가 자연에서 채취한 자연의 먹을거리들로 만든 음식을 먹고, 암을 극복(克復)한 것이지, 체질을 고려하지 않은 식이요법이나 건강 기능식품, 저 염식 식이요법, 침, 척추교정, 발 마사지, 부항사혈, 단식, 기(氣)치료 등으로 암을 극복한 사람은 아직 한사람도 나타나지 않았다는 점이다. 아마도 아직 나타나지 않은 것이 아니라 고쳐지지 않았기 때문일 것이다.

암이라고 선고를 받은 사람들이 암을 이길 수 있는 다양한 대체요법들을 안 해본 것이 어디 있겠는가?

신기한 것은 암을 극복한 사람들의 음식을 보면 무심코 먹은 음식들일진대도 체질에 맞게 먹었다는 것에 놀라울 뿐이다.

요즘 현대 의학계에서는 암세포만 찾아서 사멸시킨다는 표적치료제가 개발되어 암 환우들에게 희망을 불어넣어 주고 있다. 과연 그럴까?

표적 치료제가 과연 어떤 것들인가 알아본다.

우리 몸은 몸 내부가 차가워지면 모세혈관이 많이 분포된 부분인 팔, 다리, 머릿속의 뇌 부분에 혈액순환 장애가 발생하면서 세포의 활동이 저하되어 순환장애로 인해 다양한 질환이 발생하게 된다.

그것이 바로 암, 고혈압, 당뇨병, 고지혈증, 비만이라는 질환이다. 고혈압 환자들이나 당뇨병 환자들은 죽음을 두려워하지 않으면서 약을 먹거나 식이요법이나 운동을 하면서 잘 살아가고 있는데, 왜 암이라는 진단을 받으면 얼마 못 살고 하늘나라로 가야야만 하는지 이해가 안 된다. 그것은 마음의 병이 깊어졌기 때문이다.

암, 고혈압, 당뇨병, 고지혈증 등 이런 순환장애로 발생하는 질환들은 모두 같은 성인 질환임에도 불구하고 암으로 진단 받은 사람들은 "나는 암이니까 얼마 있으면 죽겠구나!" 하는 마음가짐과 고혈압 진단을 받은 사람들은 "나는 고기 안 먹고 운동하면 별것 아니래!"하는 마음가짐의 차이일 것이다.

그래서 "모든 병은 마음의 병"이란 말이 맞는 것 같다.

암세포 특징은 정상세포와 다르게 새로운 신생혈관을 만들어 영양을 공급받는 체계로 구성되어 있다. 그러니까 암 환자들은 정상인보다 암세포에 연결된 신생혈관이 많다는 이야기다. 그러나 신생혈관 생성을 차단하면 암으로 가는 영양공급이 중단돼 암세포는 서서히 죽어간다. 표적 치료제는 바로 암 세포가 영양을 공급받기 위해 만드는 혈관을 억제(抑制)하는 역할을 한다.

미국의 하버드대학교 의과대학 주다 포크만 박사의 연구 결과 및 임상사례를 보면 토끼의 각막에 작은 종양(腫瘍)을 끼워 넣고 관찰한 결과, 며칠 후 놀랍게도 토끼의 각막에서 새로운 혈관이 나타나기 시작했다. 혈관은 자석에 이끌리듯 종양으로 직행했고, 종양은 빠른 속도로 성장하기 시작했다.

1991년 세계적인 의학 전문지인 《뉴잉글랜드 의학저널》에는 암세포 주변의 혈관수가 암의 진행과 밀접한 연관이 있다는 논문이 발표되었다.

유방암 환자 암 조직을 고배율 현미경으로 관찰한 결과, 혈관생성이 33개 이하인 경우 환자들은 대부분 생존한 반면, 혈관생성이 100개 이상인 환자들은 대부분 사망한 것으로 나타났다고 발표했다.

또 다른 한가지를 알아본다면 암세포 성장과정에서 포도당을 월등히 많이 소모한다. 그런 암세포의 특성을 이용하여 포도당의 이상분포를 보고 구석구석 퍼져 있는 각종 암을 찾아내기도 한다.

여기서 우리는 해답을 찾아야만 한다. 눈치 빠른 독자는 해답을 찾았을 것이다. 눈치가 조금 없는 독자를 위해서 해답을 제시해 본다.

1) 암이란?

몸이 차가워지면서 혈액순환장애가 원인이라니 체온을 올려 혈액순환을 잘되게 하는 여건을 만드는 것이 하나의 해답이다.

2) 암세포는 신생혈관을 생성하는 특성이 있으니, 암세포가 신생혈관을 생성하지 못하도록 차단하면 된다.

그러면 신생혈관은 왜 생기는가? 하는 것이다.

신생혈관은 모세혈관이 차가워지면서 적혈구가 통과하지 못하면 우리 몸은 다른 혈액이 흐르는 통로를 만들어 주는 기능이 있기 때문에 몸이 차가운 사람들은 신생혈관이 잘 생긴다. 그렇다면 모세혈관에 혈액이 잘 흐르도록 체온을 유지해주면 되는 것이다. 어떤 방법을 취하던 간에 몸을 따뜻하게 하면 된다.

하나씩 알아본다.

① 음식으로는 매운맛과 짠맛의 음식, 발효음식을 먹으면 몸 안에서 열이 발생하면서 정상 체온을 유지할 수 있어 암을 예방할 수도 있고, 암을 사멸시킬 수도 있다.

　가) 세계적인 의학자들이 성분을 분석한 결과 마늘이나 양파의 매운 성분인 알리신이나 퀘르세틴 같은 성분들이 우리 몸속에서 정상 체온을 유지토록 하는 역할을 하는 것을 밝혀냈다. 항암식품의 피라미드에서 가장 높은 곳에 위치하고 있어 그 만큼 항암효과가 높다는 것도 밝혀졌다.

　나) 방송에서 짜게 먹으면 고혈압이 발생한다고 먹으면 안 된다고 하지만 그것은 정제염을 말하는 것이고, 천일염인 경우는 고혈압이 발생하지 않는다. 오히려 혈압을 낮추는 효과가 있다는 결과들이 발표되고 있다.

사람이 죽고 사는 것은 하늘의 일이거늘 싱겁게 먹다가 아픔을 겪는 것보다는 천일염이나 죽염에 관한 관심을 가져 보는 것도 결코 손해 보는 일은 없을 것이라 확신한다.

② 혈당이 오르지 않는 음식인 생식(生食)을 하는 것이다.

그것도 개인 각자의 특성인 체질을 고려하여 체질에 맞는 1:1맞춤식 체질(오행) 생식을 먹는 것이 좋다. 왜냐하면 우리 몸에서 혈액이 탁해지면서 노폐물이 누적되어 다양한 성인병이 발생한다. 몸 안에 노폐물이 발생하지 않게 하면 된다는 결론이 나온다. 몸 안에서 노폐물이 적게 발생한다는 것은 먹은 음식 중에 혈당이 오르지 않는 다는 것을 의미한다. 그런 음식들이 바로 자연의 음식들이고 즉 생식과 야채, 과일들이다.

예를 들면 일반 김치찌개와 생식을 먹었을 때 혈당수치의 비교를 해보면 확연하게 알 수 있다.

구분	생식	일반식사
1시간 후의 혈당	120	180이하
2시간 후의 혈당	120	140이하

일반적인 식사인 김치찌개를 먹고 나면 1시간 후의 혈당치가 180, 2시간 후의 혈당은 140이 된다. 그러나 생식을 먹고 나면 1시간이나 2시간 뒤에도 항상 120을 유지한다. 식후에 혈당이 오르지 않는다는 것은 노폐물이 적게 발생한다는 의미이고, 또 다른 의미로는 혈당이 오르지 않는다는 것은 혈액순환이 잘 된다는 것을 의미한다.

왜냐하면 식사를 하면 위장이 차가워지기 때문에 팔, 다리, 머리등에 있는 혈액이 위장 부분으로 몰리는 현상이 발생하기 때문에 손발이 차가워지고 머리 부분에 혈액이 부족해지면서 쉽게 피곤해지는 것이다. 과식을 하게 되면 하품이 나오고 수족 냉증이 발생하게 된다. 이렇게 과식을 하는 식습관은 바로 암이 발생할 수 있는 준비를 하는 것과 같다.

그렇다 보니 혈당이 오르지 않는 식습관인 생식을 실천하는 사람들에게서는 암을 찾아볼 수 없는 것이 당연한 결과라고 말하고 싶다.

물론 암이 발생한 후에도 일반식에서 생식으로 식습관을 변화시켜야 하는 것은 당연한 일이다.

앞의 도표에서 보는 바와 같이 혈당치가 120이라는 것은 몸이 가볍고, 몸 안에서는 양기(陽氣)가 가득한 상태를 나타내는 것이고, 혈당치가 180이상이라는 것은 혈액이 끈적거리면서 혈액순환이 잘 안 되고 있다는 것을 의미한다.

③ 몸이 차가워지면 암이 발생한다고 과학적으로 밝혀지고 있다.

몸이 차가워진 사람들은 체액이 산성화되어 가고 있다고 지적하고 있다. 그러므로 암 발생을 예방하는 1차적인 방법은 산성화 되어가는 체액을 알칼리성으로 전환하도록 조치하면 된다. 알칼리성이 짙은 음식들은 바로 바닷물에서 얻을 수 있는 천일염과 바닷물 속에서 생장하는 해초류 들인 미역이나 다시마, 미역, 톳 같은 음식들이다.

또한 바다에서 생산되는 천일염을 재료로 하는 음식들도 알칼리성을 나타낸다. 우리 고유의 김치, 간장, 된장 등과 새우젓과 같은 젓갈류의 음식들도 알칼리성이 높다고 할 수 있다. 부산대 식품영양학과 박 건영 교수의 연구 결과를 인용하면 다음도표와 같다.

구분	죽염	천일염	정제염
Ph	11.04	9.13	6.29
비 고	강알칼리성	알칼리성	산성

우리 몸은 ph가 7.35~7.45가 되어야 정상 체온을 유지할 수 있고, 건강하게 살아 갈수 있다. 대개 ph가 7.35이하인 사람들이 질병이 많이 발생한다. 따라서 우리는 병마를 이겨내려고 한다면 천일염이나 죽염을 먹어야 건강해질 수 있다는 결론이 나온다. 그래서 천일염으로 만든 음식들이 보약이라고 하는 것이다.

그러나 정제염은 산도가 ph 6.29로서 질환발생을 더 부추기는 역할을 하기에 사실상 정제염은 독(毒)으로 작용하는 것이다. 일반적으로 짜게 먹지 말라고 하는 것은 소금(천일염)에 관한 연구부족의 소치라고 말하고 싶다.

연구 결과에서 보는 것처럼 우리 몸은 음식물이 들어가면 대개 산성을 띄기에 질병이 발생하는데 이런 질병을 예방하거나 치유할 수 있는 방법 중에 하나가 바로 알칼리성의 천일염을 자주 먹는 것이라고 강조하고 싶다. 그래서 바닷가 사는 사람들은 피부나 호흡을 통해서 천일염을 섭취하고, 염전에서 소금을 생산하는 인부들은 업무가 힘들 때면 하루에도 몇 번씩 천일염 소금을 한줌씩 입에 털어 넣고 일을 한다.

천일염이 몸에 나쁘다면 이런 사람들은 벌써 모두 하늘나라로 여행을 떠났어야 할 것이다. 그러나 이런 사람들은 오히려 육지 사람들보다 더 건강하게 질병 없이 잘 살아가고 있다는 점에 주목해야 할 것이다. 육지에서는 천일염으로 만든 음식이면 알칼리성을 풍부하게 지니고 있다고 봐도 좋다. 우리 고유의 김치, 간장, 된장, 고추장, 장아찌, 젓갈류 음식들이다.

④ 정상 체온을 유지할 수 있는 운동이면 어느 운동이라도 좋다. 운동을 한다면 매일 꾸준하게 15분 이상 하는 것이 좋다. 운동 효과는 48시간밖에 안되기 때문이다. 그래서 매일 운동을 하는 것이 좋다.

⑤ 모세혈관을 자극하는 운동 위주로 하는 것이 효과적이라 하겠다. 이런 운동은 발을 자극하는 발 관리나 족탕, 반신욕, 발목펌프, 경침베개 밟기 등이 있다.

동양의학에서 강조하는 말 중에 두한족열(頭寒足熱)이라고 "머리는 차고 발은 따뜻해야 건강하다."는 말이 있다.

실제로 상체운동을 했을 때보다 발 위주 운동을 했을 때가 체온 상승이 훨씬 빠름을 알 수 있다.

또한 모관운동이나 붕어운동, 박수치기, 노래 부르기, 산책하기, 수영 등 다양하게 본인이 취할 수 있는 운동을 선택해서 매일 꾸준하게 실천하면 된다.

동의보감에 하월감한(夏月感寒)이란 말처럼 "뱃속이 따뜻하면 병이 없다." 라는 말이 맞는 말인 것 같다. 실제 뱃속이 따뜻하면 손끝이나 발끝의 모세혈관이 확장 되면서 혈액이 잘 흐르는 것을 실험한 결과도 있다. 이 말은 오장육부가 따뜻하면 서로 돕고 도와 가면서 상생 상극관계가 원활해져서 즉 혈액순환이 원활해지면 정상 체온을 유지할 수 있다는 것이다. 반대로 보면 암 환자들은 몸이 차가운 것이 특징이다. 혈액순환이 안 되면서 저체온이 시작되고 이어서 암이 발생한다고 보면 된다.

⑥ 암세포 주변에 포도당이 많다고 하고 암세포가 당분을 좋다고 하니 적게 먹으면 된다. 우리가 먹는 단맛의 감미품(甘味品) 중에 발암 물질인 아스파탐이나 액상과당 등이 많이 들어간 음식을 먹지 않는 것이다. 청량음료, 과자류 등이다. 흔히 볼 수 있는 감미품의 대명사인 아스파탐은 우리 몸속에 들어가면 포름알데히드와 티케토피페라진이라는 1급 발암물질로 변한다. 그래서 아스파탐이 첨가된 감미품을 주의하라고 강조하는 것이다.

앞서 알아본 내용들을 꾸준하게 실천한다면 암을 예방할 수 있고, 치유할 수 있다. 기본적으로 해야 할 것이 있다.

  - 체질에 맞는 1:1 맞춤식 생식(生食)으로 식습관을 바꾸고, 천일염을 중심으로 한 다양한
    반찬들을 먹고, 발을 중심으로 꾸준하게 운동을 한다면 암을 극복할 수 있을 것이다.

한 가지 더 중요한 점을 정리해 본다.

어떠한 질환이라도 "예방이 최고의 치료"라는 말이 있듯이 질병을 치료하고자 할 때는 어려서부터 성장해온 자신의 생활습관과 식습관을 중심으로 하나하나 차근차근하게 분석해보는 것이 가장 중요하다 하겠다.

질병을 치료하거나 예방하는데 가장 중요한 것은 마음이기 때문이다. 성장환경 속에서 가족구성원이 어떻게 구성되었으며, 어떤 생활을 했는가를 모두 파악하고 분석해야 한다.

그 속에서 답을 찾으려 해야지 왜 병원에서 답을 찾으려 하는지 모르겠다. 그래서 답을 못 찾고 아픔을 겪고 있는지도 모른다.

3) 암 환자들은 가끔씩 단식원에서 며칠씩 단식(斷食)을 하면 어떤가?

쉽게 말해서 단식을 한다는 것은 체내의 나쁜 독소를 매출하고자 하는 노력이라 할 수 있다.

그렇다면 우리 몸에 왜 독소가 생기는가하는 점이다. 그것은 불에 튀기거나 굽거나 조리를 많이 하면 할수록 몸속에 들어가면 독소(毒素)를 많이 생성하게 된다. 체내에 독소가 많을수록 우리 몸은 혈액순환장애가 발생하여 다양한 질환이 발생하게 된다.

독소 발생의 주범이라고 한다면 단맛의 아스파탐이 첨가된 음식이나 육류나 유제품, 과식(過食)이 대부분을 차지한다. 그리고 산성성격을 가진 음식들도 포함된다고 할 수 있다.

그러면 독소가 생기지 않게 하려면 그런 음식을 먹지 않으면 되는 것이다. 독소가 생기더라도 적게 생기는 음식이 바로 생식(生食), 조리하지 않는 자연그대로의 야채와 과일, 그리고 바다에서 생장하는 해초류, 발효음식, 천일염으로 만든 음식인 간장, 된장, 고추장, 장아찌 등이다. 바로 우리의 토속음식들이다. 그래서 우리 고유의 음식들이 바로 항암식품 덩어리라고 하는 것이다. 시중에 나와 있는 건강식품이나 약국에서 판매하는 식품들을 보면 디톡스(해독) 제품이라고 하여 체내의 독소를 배출하는 효과가 있다고 선전하고 있다. 디톡스(해독) 하려고 돈들이지 말고 개인별 체질을 고려하여 1:1맞춤식 생식과 우리 고유의 음식들을 먹으면 쉽게 해결된다.

히포크라테스가 말했듯이 "음식으로 못 고치는 병은 약으로도 물론 못 고친다." 그렇다면 어차피 먹어야 할 음식이기에 내 체질에 맞게 먹는 것이 질병 발생을 예방하고 질병이 발생했다면 치유가 가능하리라 본다.

그런데 왜 암은 잘 안 고쳐지는가? 하는 점이다. 그것은 암 환자들이 앞서 말한 것들을 잘 알려하지도 않았지만, 안다고 하더라도 꾸준하게 실천하지 않았다는 점이다.

무조건 검사결과 의사가 이렇게 합시다! 저렇게 합시다! 하면 바로 의사 처방을 받고 따르다가 환자나 보호자들 사이에서 오가는 이야기들을 듣고 눈을 돌리기 시작한다. 그러나 이미 때를 놓치고 발버둥 치는 안타까운 사람들도 많이 봤다.

진단 결과 암이라 할지라도 성급한 결정을 내리지 말고 서양의학적인 방법이나 한의학적인 방법, 그리고 다양한 대체요법들을 연구 분석해 보고, 무엇보다도 암을 이겨낸 사람들의 이야기를 보고 듣고 실천하는 것이 가장 바람직하고, 옳은 결정이라 할 수 있다. 하늘나라로 가는 사람들의 이야기를 듣고 그대로 따라 한다면 무슨 소용이 있겠는가. 의사가 내 목숨을 지켜주지 않는다. 내 목숨은 내가 지키는 것이다.

그렇기에 진단은 의사에게 받고 치료 방법을 결정하는 것은 의사의 조언을 받되 최종 결정은 나 자신 본인이 하는 것이다.

정리해보면 간단하다.
1. 비교와 욕심이 없는 자연처럼 배려하는 마음을 가지고 살자.
2. 음양오행 체질을 고려하여 1:1 맞춤식 체질생식을 먹자.
3. 알칼리성 음식을 자주 섭취하자.
4. 발 위주의 운동을 매일 하자.
위에서 말한 4가지를 매일 꾸준하게 실천할 때 정상 체온 유지가 가능하고 또한 면역력이 강화되어 암을 극복하고 새로운 인생을 살아갈 수 있을 것이라 본다.

암을 극복한다는 것은 외롭고 힘든 일이다. 모든 것을 포기하고 하늘나라로 가는 것보다 그래도 참고 한번 시도해 볼 만한 가치 있는 일이라 생각된다.

다른 면을 더 알아본다.

암은 오장육부 중에서 한 가지 장부가 차가워져서 발생하는 질환이 아니다. 오장육부의 기능이 모두 저하되고 있으나 그중에 유난히 기능이 저하되었을 때 그곳에 암이 발생한다고 보면 된다. 그래서 병을 고치려 한다면 우선 오장육부의 기능이 정상적으로 돕고 돕는 체계인 상생 상극관계가 순행하도록 형성되어야 한다는 것이다. 그러기에 단일 음식이나 단일 처방으로는 치유하기 어려운 것이다. 물론 개인의 체질과 특성을 알지 못하고 남이 좋다고 하여 특정식품의 집중적 섭취는 오히려 모자람만 못한 결과를 초래하는 것이다.

두 번째는 치유기간이 궁금할 것이다.

자연이 봄-여름-삼복더위- 가을 -겨울 이렇게 다섯 계절로 구성되어 순환하듯이 우리 몸도 오장육부가 한번 순환 하려면 1년이 소요된다.

그러므로 1년이란 기간은 암을 치유하기 위한 준비(準備)기간으로 보면 된다. 아니 암세포들에게 "너희들을 몸 밖으로 내 쫓으려고 하노라" 하고 경고의 메시지를 보내는 시간이라고 보면 된다.

이후 약 4~ 5년 정도는 정말로

① 좋은 마음 갖고 즐거운 생활을 하자.

② 개인별 체질을 고려한 1:1 맞춤 체질(오행)생식을 강력 실천하자.

③ 천일염으로 만든 우리 고유의 전통음식을 먹자.

④ 발 위주 운동을 매일 15분 이상 꾸준히 실천하자.

⑤ 알칼리성 음식의 섭취하자는 굳은 결심을 하고, "내 병(病)은 내가 고친다."는 마음을 가지고 강력히 실천할 때 완치할 수 있는 조건이 된다. 본인 스스로가 이런 노력을 하지 않고, 약물이나 타인에게 의존한다면, 일시적인 효과는 있겠으나 반드시 재발이라는 아픔을 겪게 될 것이라고 말하고 싶다.

앞서 말한 5가지는 누가 해주는 것이 아니라 본인 스스로가 실천해야 하는 평범하지만 자연치유를 위한 필수적인 항목들이다. 이제는 암이라는 질환에 대해 치유 방법을 알고 있으니, 너무 조급하게 생각지 말고 준비(準備)부터 하나하나 차근차근 실천(實踐)하는 것이 무엇보다 중요하다 하겠다.

1톤의 아는 것보다 1g의 실천이 더 중요하고, 생명을 살리는 일이라는 것을 명심해야 한다.

이 짧은 글이 꺼져 가는 삶의 길목에서 길을 밝혀 주는 밝은 촛불이 되었으면 하는 바람이다.

59교시
고혈압에 대한 식이 처방

1. 발병 원인-증상-자연치유에 대하여 알아본다.

구분	발병 원인 음식들/ 잘못된 식습관	자주 먹어야 할 음식 (생식처방)
심장성 고혈압 (구맥 인영4~5성)	맵고, 짠맛의 음식들/ 쓴맛을 적게 먹는 식습관	쓴맛의 음식들 화2+토+금+상화+표준
신장성 고혈압 (석맥 인영4~5성)	쓴맛, 단맛의 음식들/ 짠맛을 적게 먹는 식습관	짠맛의 음식들 수2+목+화+상화+표준
신경성 고혈압 (구삼맥 인영4~5성)	과도한 스트레스 외골수 성격 쓴맛, 단맛의 음식들	떫은맛의 음식들 그러려니 하는 마음가짐 토+금+수+상화2+표준

50대가 되면 친구들 모임에 가면 슬그머니 무엇인가 먹는 친구들을 볼 수 있다.

야! 뭔 보약을 혼자 먹느냐! 하면

아니야, 혈압약이야! 당뇨약이야! 하면서 꿀꺽 삼킨다.

이런 모습을 볼 때마다 "나는 저런 것(고혈압 등)에 걸리지 말아야지" 하면서 잠깐 건강에 관심을 가져보곤 한다.

그러나 모임이 끝날 때면 언제 그랬냐는 듯이 까맣게 잊어버린다.

일반적으로 떠도는 이야기 같지만 고혈압 약 한번 먹기 시작하면 죽을 때까지 약을 끊지 못하고 계속 먹어야 하는지 이유를 알아보고 대책을 마련해 본다.

2. 서양의학적인 소견을 먼저 정리해 본다.

1) 고혈압이란?

① 고혈압(Essential (Primary) Hypertension)은 무증상, 두통, 피로감, 어지러움, 가슴 두 근거림이 생긴다.

② 관련 질병으로는 양성 종격동 종양, 악성 종격동 종양, 자발성 두개강 내 출혈, 뇌졸 중, 망막박리, 부신종양, 혈뇨, 임신중독증, 만성 신부전, 뇌경색, 전이성 신장암, 자간 증, 폐성 고혈압, 신우요관폐색, 갈색세포종, 뇌하수체 기능항진증이 있다.

혈압(血壓)이란? 동맥 혈관 벽에 대항한 혈액의 압력을 말한다. 심장이 수축하여 동맥혈관 으로 혈액을 보낼 때의 압력이 가장 높은데 이때의 혈압을 수축기 혈압이라 하고, 심장이 늘 어나서 혈액을 받아들일 때의 혈압이 가장 낮은데 이때의 혈압을 이완기 혈압이라고 한다.

이러한 혈압이 여러 가지 이유로 높아진 것을 고혈압이라고 하며 우리나라 성인 인구의 약 15%가 고혈압을 가지고 있는 것으로 추정되고 있다.

다음은 미국 국립보건원의 고혈압의 예방, 발견, 평가 및 치료에 관한 합동위원회 제7차 보 고서에 나온 혈압의 분류와 2007년 유럽 심장 학회(ESC)와 유럽 고혈압 학회(ESH) 가이드라 인에 의한 혈압 기준이다.

① 정상 혈압: 수축기 혈압 120mmHg 미만이고,
  확장기 혈압 80mmHg 미만
② 고혈압 전단계: 수축기 혈압 120~139mmHg이거나,
  확장기 혈압 80~89mmHg
③ 1기 고혈압(경도 고혈압): 수축기 혈압 140~159mmHg이거나,
  확장기 혈압 90~99mmHg
④ 2기 고혈압(중등도이상 고혈압): 수축기혈압 160mmHg 이상이거나
  확장기 혈압 100mmHg 이상

2) 고혈압 발생의 원인을 알아본다.

고혈압은 교감신경에 의한 신경성요인 및 레닌-안지오텐신 기전에 의한 체액성 요인에 의 해 발생되나 흡연, 남성, 노령화 및 유전에 의해서 유발이 촉진된다. (스트레스도 고혈압의 원

인이 된다.)

부모 한쪽이 고혈압이면 자녀의 약 50%가 고혈압에 걸릴 위험이 있고 부모 모두 고혈압이면 자녀의 70%에서 고혈압이 발생한다는 보고를 볼 때 유전은 고혈압 발생의 가장 중요한 요인이다.

흡연은 혈관을 수축시키고 혈소판 응집을 촉진함으로써 혈압을 상승시키고, 고지혈증은 동맥경화를 유발함으로써 고혈압의 발생에 관여한다. 이와 같이 고혈압을 발생시키는 요인들은 다음과 같다.

① 심혈관질환의 가족력(유전)
② 흡연
③ 고지혈증
④ 당뇨병
⑤ 60세 이후 노년층
⑥ 성별(남성과 폐경 이후 여성)
⑦ 식사성 요인 : Na, 지방 및 알코올의 과잉 섭취, K, Mg, Ca의 섭취부족
⑧ 약물요인 : 경구 피임약, 제산제, 항염제, 식욕억제제

3) 고혈압의 증상을 알아본다.

고혈압은 뚜렷한 증상이 없어 자신도 모르게 지내다가 우연히 신체검사나 진찰 중 발견되는 경우도 적지 않다. 고혈압은 '소리 없는 죽음의 악마'라고 할 정도로 증상이 없는 경우가 대부분이다. 간혹 증상이 있어서 병원을 찾는 경우는 두통이나 어지러움, 심계항진, 피로감 등의 혈압상승에 의한 증상과 코피나 혈뇨, 시력저하, 뇌혈관 장애증상, 협심증 등 고혈압성 혈관질환에 의한 증상에 의해서이며, 종종 이차성 고혈압의 경우 원인 질환의 증상 때문이다.

두통이 있는 경우에도 혈압이 올라갈 수 있으므로 두통이 있는 경우 혈압 때문에 두통이 생긴 것보다는 두통 때문에 혈압이 올라간 경우가 대부분이므로 두통을 먼저 조절하는 것이 혈압조절보다 우선이다. 흔히 뒷목이 뻣뻣하다고 혈압이 높다고 생각하는 경우가 많은데, 이는 과도한 스트레스로 인해 목이 뻣뻣한 증상이 있을 수 있고 그로 인해 혈압이 올라갈 수 있으므로, 먼저 다른 원인들을 고려해야 한다.

4) 고혈압을 진단하는 방법을 알아본다.

고혈압은 혈압을 1회 측정하여 진단하는 것은 바람직하지 않으며, 처음 측정한 혈압이 높은 경우에는 1일 간격을 두고 최소한 두 번 더 측정하여 이완기 혈압이 90mmHg 이상 또는 수축기 혈압이 140mmHg 이상이면 고혈압으로 진단한다.

혈압 측정은 앉은 자세에서 5분 이상 안정 후 왼쪽 팔을 걷고 심장 높이에 두고 해야 하며 측정 전 30분 이내에 담배나 카페인 섭취는 피해야 한다. 혈압은 2분 간격으로 2회 이상 측정하여 평균치를 구하는데 두 번의 기록이 5mmHg 이상 차이가 나면 한 번 더 측정하도록 한다. 고혈압 환자로 의심되면 소변검사, 혈색소검사(hematocrit), 혈당치, 혈청전해질(Ca, K), 요산, 콜레스테롤, 중성지방, 심전도, 흉부 X-선 검사를 기본적으로 시행한다. 또한 부종 여부를 알아내기 위한 신장 기능 검사와 몸무게 측정도 필요하며 안저 검사는 고혈압의 정도 및 예후 평가 시 중요하다.

5) 고혈압의 합병증을 알아본다.

고혈압의 경우 합병증이 생기기 전에는 별 증상이 없는 경우가 대부분이지만, 머리가 무겁고 두통, 이명, 현기증 및 숨이 차는 등의 증세가 일어날 수도 있다. 고혈압이 지속되면 인체 기관들에 손상을 일으키거나 관상동맥 및 뇌의 혈관 등에 죽상경화를 유발하며 합병증을 일으키는 경우가 있다.

합병증은 심부전, 협심증, 심근경색 등의 심장증세와 신경화, 신부전, 요독증 등의 신장증세, 시력저하, 뇌출혈, 뇌졸중, 혼수 등의 뇌신경증상으로 나타나게 된다.

① 뇌혈관 질환: 고혈압의 가장 심각한 합병증은 뇌출혈인데, 이는 고혈압으로 인해 미세한 뇌동맥이 파열됨으로써 피가 뇌조직을 손상시켜 일어나는 현상이다.

뇌출혈이 발생하면 심한 두통과 함께 의식의 혼미해지는 증상이 나타난다. 고혈압이 뇌출혈을 유발하여 뇌졸중을 발생하면 반신불수, 언어장애, 기억력 상실, 치매 등을 나타내게 되는데, 뇌졸중 환자의 약 80%가 고혈압이 원인으로 나타나므로 고혈압을 치료하는 것은 뇌졸중 예방에 매우 중요하다.

② 심부전증: 고혈압이 지속되면 심장근육이 비대해지고 기능이 저하된다. 그 결과 운동 시 호흡 곤란을 느끼게 되고 심지어는 휴식 시에도 숨쉬기가 어려워지며 부정맥이 나 타나기도 한다. 또한 발이나 폐에 부종이 생기기도 한다.

③ 관상동맥질환: 고혈압은 흡연, 고지혈증과 함께 동맥경화증의 3대 발생 위험인자로 꼽히는데, 고혈압에 의해 혈관이 손상되면 손상부위를 치료하기 위한 백혈구 및 혈소 판 등의 반응으로 인해 동맥경화를 유발하게 된다.

④ 신장질환: 고혈압을 치료하지 않고 방치하면 초기에는 단백뇨 등의 증상을 보이나 점 차 악화되어 신경화증, 신부전증, 요독증 등의 만성 신부전을 발생하게 된다.

⑤ 기타: 그 외에도 고혈압은 흉부 또는 복부에 동맥류를 유발하기도 하고 말초동맥질환 및 망막병을 나타내기도 한다.

6) 고혈압 관리 방법을 알아본다.

최근의 고혈압 관리에는 비약물적 요법과 약물적요법이 함께 포함되어 실시된다. 고혈압 전단계에서는 체중조절과 식사요법, 행동수정 및 규칙적인 운동 실시 등의 비약물적 요법을 먼저 시행하는 것이 권장되지만, 고혈압으로 진단받은 경우에는 약물로서 혈압을 정상으로 조절하여 주는 것이 필수적인 치료다.

흡연은 심혈관계질환의 주요 위험인자이므로 고혈압에서도 금연이 권장된다.

7) 고혈압 환자가 주의해야 할 사항을 알아본다.

대부분의 고혈압 환자는 복합적인 위험요소를 지니고 있으므로 고혈압에서 식사의 역할에 대해서는 아직 논란이 있으나, 식사요법은 고혈압 관리에 매우 중요하다.

고혈압 환자의 관리에서는 체중조절, 염분섭취 제한, 알코올 섭취 제한 등의 생활수정이 우선적으로 시행되어야 한다. 특히 체중조절은 가장 중요한 요소인데, 과체중이나 비만환자의 경우에는 저열량식 실시로 체중을 감량하여 심혈관계 위험인자를 줄이고 약물요법의 강압효 과를 증가시키는 것이 필요하다.

그러나 열량을 제한 시 단백질 섭취도 제한될 수 있는데, 신장기능이 정상으로 유지되는 한 단백질은 체중 kg당 1~1.5g으로 양질의 단백질을 충분히 공급하도록 한다. 과도한 알코올 섭취는 고혈압 및 뇌졸중의 중요한 위험인자가 되고 약물요법의 효과를 약화시키므로 피하도록 한다. 또한 칼슘 섭취량을 증가시키고 섬유소와 불포화지방산의 섭취비율을 증가시키며 카페인을 적절히 제한하도록 권장하고 있다.

〈도표로 보는 서양의학적 혈압기준치〉

구분	수축기 혈압 (최고혈압)	확장기 혈압 (최저혈압)
정상 혈압	120	80
전 고혈압	121~139	81~89
고혈압1기 (경증)	140~159	90~99
고혈압2기 (중증)	160이상	100이상

・**최근 고혈압 약의 효과에 관한 내용을 정리해 본다.**

(출처: 중앙일보/2015. 6. 22)

고혈압을 치료하기 시작한 것은 지금으로부터 약 70여 년 전으로 거슬러 올라간다. 1945년 중중의 고혈압을 앓고 있던 미국의 루즈벨트 대통령이 심장마비로 사망하자 이를 계기로 혈압과 심장마비와의 상관관계에 관하여 연구하기 시작했다.

이뇨제가 혈압 강하제로 처음 사용됐던 해가 1958년이다.

이후 혈압은 떨어트리는 다양한 방식의 고혈압 치료제가 나왔다.

우후죽순처럼 쏟아지는 고혈압약이라 할지라도 약의 가치는 "뇌졸중과 관상동맥질환을 얼마나 효과적으로 줄여주는지에 대한 효과로 판명된다."

이것이 바로 약효의 안전성과 지속성이다. 혈압 약은 혈압을 무조건 떨어뜨리는 것만이 능사가 아니다. "완만하게 혈압을 떨어뜨리면서 1일 1회 복용으로 24시간 약효를 안정적으로 유지시키는 것이 좋은 약"이다.

2015년 6월12~15일 까지 이탈리아 밀라노에서 유럽전역의 약 7000여 명의 전문의가 모여서 한국인이 개발한 고혈압 치료제 "카나브(성분명: 피마살탄)"에 대한 임상 결과를 발표하였다.

고혈압 치료제의 약효 지속효과는 크게 두 가지로 측정 된다.

첫째는 떨어뜨린 혈압이 얼마나 효과적으로 유지되는지 24시간 측정하는 것이다.

서울대 병원 순환기 내과 이 해영교수의 발표 자료에 의하면 "카나브"를 투약한 고혈압 환자는 투약 5시간 만에 이완기 혈압이 가장 낮은 수치를 기록했다. 이후 완만한 상승곡선을 그리다가 18시간 후 다시 혈압이 떨어지기 시작했다.

반면 "발사르탄" 성분을 사용한 다른 고혈압 약은 투약 후 카나브보다 혈압을 적게 떨어뜨린 채로 유지되다가 10시간째부터 남은 시간 동안 지속적으로 상승했다.

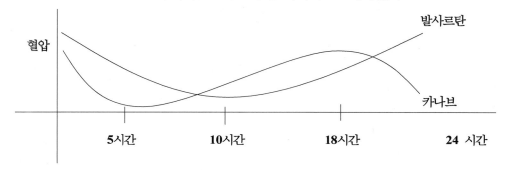

둘째는 투약 후 혈압이 가장 많이 떨어졌을 때와 가장 적게 떨어졌을 때와의 차이다.

차이가 적을수록 혈압의 변동 폭이 작아 혈압을 안정적으로 유지할 수 있다. 이 차이는 숫자로 환산하면 0~1이 나오는데 0.5를 넘으면 24시간 약효가 지속되고 1에 가까울수록 효과가 안정적으로 유지되는 것을 의한다.

카나브는 이완기 혈압기준으로 0.74로 발사르탄의 0.51보다 0.23이 높았다.

그렇다면 혈압 강하 효과는 어느 정도일까?

복용 후 혈압이 많이 떨어질수록 좋은 약이다. 카나브는 투약 후 24시간 평균 혈압강하 폭이 수축기 혈압 14.4 ㎜Hg, 이완기 혈압10.3㎜Hg였다.

대조군인 발사르탄은 수축기 혈압 10.7㎜Hg, 이완기 혈압 6.7㎜Hg씩 떨어져 카나브 보다 약 4㎜Hg 작았다. 이것은 카나브가 발사르탄 보다 혈압을 보다 낮고 오래 유지한다는 것을 나타낸다.

구분	수축기	이완기
카나브	14.4 mmHg	10.3mmHg
발사르탄	10.7mmHg	6.7mmHg
비고	카나브가 혈압을 평균 4 mmHg 더 낮춘다.	

특히 24시간 지속 효과와 혈압 강하 효과는 용량을 절반으로 줄였을 때도 유효한 것으로 나타났다.

고혈압 환자 중에서 2기 고혈압 환자는 고 위험군으로 분류된다. 좋은 치료제라도 약효가 나타나지 않아 의사가 당황한다. 수축기 혈압160mmHg, 이완기 혈압100mmHg 이상이면 2기 고혈압에 해당한다.

전문가들은 이들 환자들에게 둘 이상의 단일제를 복합 처방한다. 다른 치료원리를 가진 단일제를 합쳐 치료효과를 높이려는 전략이다. 즉 골키퍼가 두 명인 셈이다.

세브란스병원 순환기 내과 박성하 교수는 카나브+ 노바스크(성분명: 암로디핀)복합제의 효과를 발표했다.

412명을 대상으로 카나브와 노바스크를 별도로 투약한 환자 군과 복합제를 처방한 그룹과 결과를 비교했다.

구분	카나브/노바스크 각각 단일처방 시	카나브+노바스크 복합처방 시
혈압 강하 효과	13.0 mmHg / 15.9mmHg	21.5mmHg
비고	복합처방이 단일처방보다 약 7mmHg 더 낮춘다.	

그 결과 카나브는 13.0mmHg, 노바스크는 15.9mmHg 씩 떨어졌고, 카나브+노바스크를 복합 처방한 그룹은 21.5mmHg 떨어뜨린 것을 측정치를 발표했다.

문제는 근본적인 원인을 제거하지 않고 약만 복용한다면 약효가 떨어지면 또다시 약을 복용해야하고 평생을 반복적으로 약을 먹어야 한다는 점이다. 근본 원인을 제거하지 않고는 약을 끊을 수가 없는 구조다.

고혈압 약을 복용하면

위의 도표에서 보는 바와 같이 혈압이 높아지는 시간과 낮아지는 시간이 일정하게 반복 주기를 갖는다. 이러한 반복주기를 외부의 힘에 의해서 우리 몸내부가 움직이고 있으니 우리 몸 내부의 세포들이 움직이지 않아도 높여주고 낮추어 주고 하기에 세포들이 아예 혈압을 높이는 시기와 낮추는 시기를 인식조차 하지 않으려 하기 때문이다.

혈압을 높이고 낮추는 일이란?

에너지 소비가 많은 업무를 할 때는 혈압을 높이고, 편안한 휴식을 하는 시간이면 혈압을 낮추는 역할을 해야 하는데, 스스로 이러한 조절을 하는 기능이 퇴화한다는 것이다. 아니 고혈압 약이 이런 기능을 퇴화시키는 역할을 하기 때문이다. 사람이 살면서 혈압을 일정하게만 유지하면서 살수는 없는 일이 아닌가?

그래서 혈압 약을 한번 먹기 시작하면 위와 같은 혈압을 높이고 낮추는 기능과 역할이 손상시키기에 평생 약으로 이러한 기능을 해야 하기 때문에 죽을 때까지 약을 먹어야 한다는 것이다.

그렇다면 고혈압 약을 끊으려면 어떻게 해야 한단 말인가?

우리 몸 스스로 혈압을 높이고 낮추는 기능과 역할을 할 수 있도록 여건을 만들어 주어야 한다는 것이다.

무엇으로 그러한 여건을 만들어 준단 말인가?

바로 식습관의 변화와 생활습관의 변화만이 가능한 일이다.

즉 식습관과 생활습관을 변화시키지 않고는 불가능한 일이기에 두 가지를 과감하게 변화시켜 자생력을 기르는 것이 고혈압 약을 끊고 건강하게 살아가는 유일한 방법이기 때문이다.

식습관과 생활습관을 변화시키는 방법을 요약하면 다음과 같다.
- 음식은 맵고 짠맛의 음식을 주로 먹어 체내의 열을 발생시키자는 것이고, 쓴맛과 단맛의 음식을 줄인다.(체질을 고려하여 먹는 가장 바람직하다.)
- 생활습관은 발을 항상 따뜻하게 하여 정상 체온을 유지시켜 면역력을 보강하는 대책인 것이다.

자세한 내용은 뒤에서 하나씩 세부적으로 알아본다.

※ 병은 의사가 고쳐주는 것이 아니라 나 스스로가 고치는 것이라는 인식을 가지고 치유를
   위한 노력을 강력히 실천할 때만 고혈압 약을 끊을 수 있다는 것을 명심해야한다.

3. 인체 해부학적으로 보는 고혈압 발생 메커니즘을 정리해 본다.

우리는 방송이나 지면을 통하여 소금이 고혈압의 주범이것처럼 세뇌당하며 살아가고 있다. 과연 그럴까? 하는 의문이 생긴다.

진실을 알지 못하는 방송이나 일부 몰지각한 의료인들은 "소금이 고혈압의 주범이다." 라고 떠들어 대고 있고, 자연의학이나 대체의학을 연구하는 사람들과 유럽의 고혈압학회나 심장학회에서는 **"소금을 고혈압의 주범이 아니다."**라고 발표하고 있어 어느 것이 진실인지 구분할 수 없어 전문지식이 없는 독자들로서는 우왕좌왕 할 수밖에 없다.

쉽게 얘기해서 고혈압의 원인은 소금이 아니다. 사람은 자기 식성대로 먹는 것이 가장 좋다. 짜면 뱉고 싱거우면 더 먹으면 된다.

고혈압의 진짜 원인은 스트레스에 있음을 파헤쳐 본다.

세상을 슬기롭게 살아가는 사람은 그 마음이 고요하여 설치지 않는다. 그러나 불안 초조한 사람들은 생사가 걸린 위협과 그로 인한 불안이 먹이 활동과 소화 작용을 억누르고(화가 나면 식욕이 저하되는 현상/ 오행상 수극화의 부조화) 모든 생물학적 역량을 총 동원해 도망을 치거나 난국을 헤쳐 나가려고 집중을 한다.

이런 역할을 하는 순간적인 작동 스위치가 호르몬이다. 까딱하면 죽거나 다칠 수 도 있는 상황에 처하면 위험에 대비해 근육에 산소와 영양분을 공급할 준비를 하게 되고, 혈압은 높아지며 강한 압력과 함께 심장에 들어간 혈액은 좌심실에 강하게 부딪친다.

이러한 압력을 버티기 위해 좌심실은 자체 근육을 발달시킨다. 이러한 역할을 하는 호르몬을 현대의학에서는 스트레스 호르몬이라고 하는데 이것이 반복되면 고혈압이 될 수밖에 없다.

1) 소금이 고혈압의 원인이라고 하는 말은 틀린 말이다.

왜냐하면 사람이 어찌 제정신을 가지고 소금을 과도하게 먹을 수 있단 말인가?

세 살짜리도 짜면 뱉어 낸다. 그리고 싱거우면 먹지 않는다. 정상대로 음식을 먹었다면 그 것은 자신의 체질과 식성에 따라 먹은 것이고, 초과됐다면 물을 먹어서 조절하게 된다. 이것 이 자연의 이치다.

정리하면 "소금이 고혈압의 원인이라고 하는 말은 거짓"일 뿐이다.

2) 고혈압은 혈액순환이 잘 안돼서 발생하는 질환 중의 하나다.

고혈압을 고치려면 어쨌든 혈액순환이 잘 되도록 조치를 취하는 것이 우선이다.

혈액순환이 잘되는 조건은 ① 혈액이 맑아야 하고, ② 신진대사의 산물인 노폐물과 찌꺼 기를 잘 배출되도록 하는 조치, ③ 그리고 항상 정상 체온이 되도록 하여 면역 력을 유지시켜야만 가능하고, ④ 혈관의 탄력성이 좋아야 한다.

혈액순환이 잘 안되면 ① 노폐물과 찌꺼기가 쌓이게 되고, ② 몸 안은 차가워지면서 저체 온이 오고 ③ 혈관의 탄력이 떨어지고 ④ 결과적으로 면역력이 낮아지면서 다 양한 질환이 발생하는 상관관계가 형성되기 때문이다.

3) 피를 맑게 하는 근본적인 문제부터 해결해야 한다.

이 문제의 해결은 맑은 피를 만들 수 있는 **오염되지 않은 먹을거리(좋은 원료: 자연그대 로 먹는 음식들)를 먹는 것이 유일**하다.

① 체질과 증상에 맞는 1:1 맞춤식 체질(오행)생식을 먹자.

② 신장 기능을 보강하는 짠맛이나 천일염으로 만든 절임음식을 먹으면(간장, 된장 등 장 류와 젓갈류, 장아찌류나 해조류 등) 신장과 골수기능이 보강되면서 조혈모세포가 맑 은 피를 생산할 수 있는 여건이 마련된다.

4) 서양의학적으로 본 고혈압의 주원인은 혈액순환장애라 할 수 있다.

그렇다면 **혈액순환장애는 왜 생기는가?**

① 몸 안의 노폐물과 찌꺼기가 누적되어 혈액의 흐름을 막기 때문이다.

고혈당, 고지혈증, 혈압, 혈관기능 저하, 고 콜레스테롤, 혈액생산기능 저하, 과식, 신

장 기능 저하 등

② 체내가 차가워지면서 근육과 혈관이 좁아지기 때문이다.

　　가) 냉한 여건에서 생활, 운동 부족

　　나) 매운맛과 짠맛의 음식의 부족

　　다) 쓴맛과 단맛의 음식의 과식

　　라) 발이 냉한 여건 등

위에서 알아본 것과 같이 혈액순환장애요인을 제거하는 것이 고혈압 약을 끊는 최우선적 과제다.

4. 동양의학적으로 보는 고혈압에 관해 정리해 본다.

(음양오행 체질을 고려한 식이요법을 중심으로)

1) 발병 원인-증상- 자연치유 방법 순으로 알아본다.

구분	증상	자주 먹어야 할 음식 (생식처방)
심장성 고혈압 (구맥 인영4~5성)	얼굴이 벌겋게 잘아 오른다.	쓴맛의 음식들 화2+토+금+상화+표준
신장성 고혈압 (석맥 인영4~5성)	뒷목이 뻣뻣해진다.	짠맛의 음식들 수2+목+화+상화+표준
신경성 고혈압 (구삼맥 인영4~5성)	스트레스를 받으면 혈압이 상승한다.	떫은맛의 음식들 그러려니 하는 마음가짐 토+금+수+상화2+표준

2) 음양/오행론적으로 본 고혈압의 종류와 특성은 다음과 같다.

고혈압이란 기(氣)와 혈(血)의 흐름이 원활하지 않아, 오장육부의 상생 상극이 잘 이루어지지 않음으로서 조화와 균형이 맞지 않아 발생하는 증상으로 본다.

또한 이렇게 오장육부의 조화와 균형이 이루어지지 않는 이유를 크게 두 가지로 보는 점이 서양의학과 다른 점이라 할 수 있다.

하나는 잘못된 식습관에서 고혈압이 발생할 수 있다는 점이고, 다른 하는 잘못된 생활습관에서 고혈압이 발생한다고 보는 것이다.

하나씩 알아보기로 한다.

혈압의 종류를 크게 4가지로 분류한다.

본태성 고혈압, 심장성 고혈압, 신장성 고혈압, 신경성 고혈압으로 구분한다.

① **본태성 고혈압**은 치료하지 않는다. 본시 혈압이 높은 상태로 정상이다. 황소를 때려 눕히는 등의 힘이 좋은 사람들이 가지는 혈압이다. 이런 본태성 고혈압을 가지고 있 는 사람들은 혈압 약을 복용해서는 안 된다. 약을 복용하면 오히려 이상 현상이 발생 하게 된다.

② **심장성 고혈압**의 특징은 얼굴이 붉어지고 숨이 차고, 혈압이 오를 때는 얼굴이 더욱 붉어지면서 얼굴을 들어 올리면서 뒤로 넘어가는 증상이 나타난다.

③ **신장성 고혈압**은 얼굴이 검은색을 띄기도 하고, 귀가 붉어지는 증상이 나타난다. 혈 압이 노르면 목뒤(목덜미)를 잡고 앞으로 넘어지는 증상이 나타난다.

④ **신경성 고혈압**은 평상시는 아무런 증상이(정상 혈압) 없다가 스트레스만 받으면 혈 압이 상승하는 특징이 있다.

3) 음양오행론적으로 본 고혈압에 대한 식이 처방과 음양/오행론적으로 설명하면 다음과 같다.

① 심장성 고혈압

가) 약한 구맥 인영4~5성이 발현(기경의 병으로 혈압이 발생한지 3~5년이 경과된 상태)되며 다음과 같은 증상이 나타난다.

나) 얼굴이 붉은색이 감돌며 가슴부터 시작하여 얼굴로 열기가 벌겋게 달아오르며 뒤 로 넘어가는 느낌이 있다.

다) 발병 원인을 음양/오행상으로 설명하면 다음과 같다.

먼저 음양론상으로 설명한다.

사람은 배꼽을 중심으로 상체는 양이요, 하체는 음이라 분류한다.

이때 경락은 팔은 양팔을 든 것을 기준으로 한다. 손에서 시작되는 경락을 양경락이라 하 고, 발에서부터 시작되는 경락을 음경락이라고 한다. 양장부는 화(심장/소장), 상화(심포/ 삼 초), 금(폐/ 대장)이다.

화(火) 기운이 약한 증상이 발현된 것은 양에 해당한다. 또한 양장부에서 질병이 발생했다면 원인은 음 부분에 있다는 것이 음양론의 기준이다. 일반적인 질환은 팔을 내린 현 상태에서 배꼽을 중심으로 하체를 음, 상체를 양으로 분류한다.

음 부분인 발에서 원인을 제공한 것이다. 즉 화기능이 저하된 주원인을 보면 정신적인 양기에서 발현된 것보다 음기부분인 혈액과 관련된 순환 장애로 인해 화기능 저하로 인해 발생한 것이다.

오행론적으로 설명한다.
- 수극화가 강할 때(구맥이 발현됨)
- 화극금을 못할 때
- 목생화를 못할 때
- 화생토가 강할 때

☛ 식이 처방에 대하여 설명하면 다음과 같다.
- 자주 먹어야 할 음식: ① 쓰고 < ② 달고, 맵고
- 잘못된 식습관: 쓴맛을 적게 먹는 식습관
- 적게 먹어야 할 음식: ① 짜고 < ② 시고

심장/소장이 약한 고혈압이 발생한 이유
- 수극화가 강해서: 신장/ 방광 기운이 심장/소장 기운을 억제하기 때문이다.
- 화극금을 못해서: 수기운이 강해서 화기운을 억제하기에 화극금을 못하기 때문이다.
- 금극목이 강해서: 금기운이 강해서 목기운을 억제하여 목생화를 하지 못하기 때문이다.
- 목극토가 강해서: 목기운이 강하여 토기운이 약화되면서 토극수를 못하여 수기운인 신장/방광이 강하여 수극화를 강하게 하여 화기운이 약해진 것이다.

☛ 토극수를 못해서: 토기운이 약해진 이유는 목극토가 강하게 억제했기 때문이다.
  식이 처방으로서 자주 먹으면 좋은 음식으로서는 쓴맛, 단맛, 매운맛의 음식을 보강하는 것이 좋다.
- 쓴맛을 먹는 이유는 쓴맛이 심/소장의 기운을 보강하기 때문이다.
- 단맛의 음식을 먹는 이유는 비/위장의 기운을 보강하여 질병을 발생케 한 수기운을 억

제하기 위함이다.

그래서 단맛의 음식은 쓴맛보다 더 많이 먹는 것이 바람직하다.

그러나 증상이 약하게 발현된 지금은 쓴맛을 1로 하고, 단맛을 2배로 한다면 동시에 심/소장질환을 개선하면서 심/소장 질환을 발생케 한 원인인 수기운을 억제하는 효과를 얻을 수 있기 때문이다.

- 매운맛의 음식을 먹는 이유는 목기능을 억제하기 위함이다.
  그 이유는 금기능이 강하여 목기운을 억제하면(금극목), 목기운이 약하여 토기운을 억제하지 못하면(목극토), 토기운이 강하여(토극수) 화를 너무 강하게 억제하는(수극화) 관계를 해소하는 열쇠음식이기 때문에 매운맛의 음식을 먹는 것이다.

☛ 적게 먹어야 할 음식으로는 짠맛, 신맛의 음식들이다.
  - 짠맛의 음식은 신장/방광 기운을 보강하여 수극화하여 화기운을 더욱 약하게 만들기 때문이다.
  - 신맛을 먹으면 목기능이 강하여(목극토) 토기운을 억제하여 토극수를 하지 못하여 결국은 수기운을 보강하는 격이 되기에 신맛을 먹지 않는 것이 좋다.

위에서 알아본 것과 같이 질환은 심장/소장 질환 한가지로 나타나지만 우리 몸에서 관련된 장부는 결국 오장육부 모두가 연관되어 있음을 알 수 있다. 그렇다고 심장질환인데 다른 장부의 약을 먹을 수도 없는 노릇이다. 다른 장부의 기능이상이 발생하지 않았기 때문이다.

결국 우리 몸에 어느 한곳이 이상이 발생한 것은 오장육부가 상호 상생상극의 부조화와 불균형이 발생했기 때문이다.

이렇게 이지러진 오장육부에 대하여 항시 조화와 균형을 유지할 수 있고, 부조화를 조화롭게 할 수 있는 방법 중에 하나가 바로 오장육부의 상태에 따라 1:1맞춤식으로 체질(오행)생식을 맞춰 먹는 것이 효과적이다. 이것이 바로 음양/오행론에 입각한 체질별(오행생식) 식이요법이요 자연치유법이라 할 수 있다.

이렇게 하여 심장과 소장의 질환이 정상으로 돌아오면 각자의 타고난 체질에 맞는 식이요법을 실천하면 무병장수할 수 있을 것이다.

② 신장성 고혈압

　　가) 약한 석맥, 인영 4~5성이 발현(기경의 병으로 혈압이 발생한지 3~5년이 경과된 상태)되며 다음과 같은 증상이 나타난다.

　　나) 얼굴에 검은 빛이 감돌며, 뒷목부터 열기와 통증이 치밀어 올라 앞으로 넘어오는 듯한 증상을 느낀다.

　　다) 발병 원인을 음양/오행상으로 설명하면 다음과 같다.

먼저 음양론상으로 설명한다.

사람은 배꼽을 중심으로 상체는 양이요, 하체는 음이라 분류한다.

이때 경락은 팔은 양팔을 든 것을 기준으로 한다. 손에서 시작되는 경락을 양경락이라 하고, 발에서부터 시작되는 경락을 음경락이라고 한다. 음장부는 목(간장/담낭), 토(비/ 위장), 수(신장/ 방광)이다.

수 기운이 약한 증상이 발현된 것은 음에 해당한다. 또한 음장부에서 질병이 발생했다면 원인은 양 부분에 있다는 것이 음양론의 기준이다. 일반적인 질환은 팔을 내린 현 상태에서 배꼽을 중심으로 하체를 음, 상체를 양으로 분류한다.

양 부분인 머리에서 원인을 제공한 것이다. 즉 수기능이 저하된 주원인을 보면 육체적인 음기에서 발현된 것보다 양기부분이 과도한 스트레스 누적으로 인해 수기능 저하로 인해 발생한 것이다.

오행상으로 설명한다.

　- 토극수가 강할 때(석맥이 발현됨)

　- 수극화를 못할 때

　- 금생수를 못할 때

　- 수생목이 강할 때

☞ 식이 처방에 대하여 설명한다.

　- 자주 먹어야 할 음식: ① 짜고 < ② 시고, 쓰고

　- 잘못된 식습관: 짠맛을 적게 먹는 식습관

　- 적게 먹어야 할 음식: ① 달고 < ② 맵고

- 신장 / 방광질환이 발생한 이유
① 토극수가 강해서: 비장/위장 기운이 신장/방광 기운을 억제하기 때문이다.
② 수극화를 못해서: 화기운이 강해서 수기운을 억제하기에 수극화를 못하기 때문이다.
③ 화극금이 강해서: 화기운이 강해서 금기운을 억제하여 금생수를 하지 못하기 때문이다.
④ 금극목이 강해서: 금기운이 강하여 목기운이 약화되면 목극토를 못하여 토기운인 비장/위장이 강하여 토극수를 강하게 하여 수기운이 약해진 것이다.
⑤ 목극토를 못해서: 토기운이 약해진 이유는 목극토가 강하게 억제했기 때문이다.

☛ 식이 처방으로서 자주 먹으면 좋은 음식으로서는 짠맛, 신맛, 쓴맛의 음식을 보강하는 것이 좋다.
- 짠맛을 먹는 이유는 짠맛이 신장/방광 기운을 보강하기 때문이다.
- 신맛의 음식을 먹는 이유는 간장/담낭 기운을 보강하여 질병을 발생케 한 토기운을 억제하기 위함이다. 그래서 신맛의 음식은 짠맛보다 더 많이 먹는 것이 바람직하다.

그러나 약한 증상이 발현된 지금은 짠맛을 1로 하고, 신맛을 2로 한다면 동시에 신장/방광질환을 개선하면서 신장/ 방광질환을 발생케 한 주 원인인 토기운을 억제하는 효과를 얻을 수 있기 때문이다.

- 쓴맛의 음식을 먹는 이유는 금기능을 억제하기 위함이다.
  그 이유는 화기능이 강하여 금기운을 억제하면(화극금), 금기운이 약하여 목기운을 억제하지 못하면(금극목), 목기운이 강하여(목극토) 수기운을 너무 강하게 억제하는(토극수) 관계를 해소하는 열쇠음식이기 때문에 쓴맛의 음식을 먹는 것이다.

☛ 적게 먹어야 할 음식으로는 단맛, 매운맛의 음식들이다.
- 단맛의 음식은 비장/위장기운을 보강하여 토극수하여 수기운을 더욱 약하게 만들기 때문이다.
- 매운맛을 먹으면 금기능이 강하여(금극목) 목기운을 억제하여 목극토를 하지 못하여 결국은 토기운을 보강하는 격이 되기에 매운맛을 먹지 않는 것이 좋다.

위에서 알아본 것과 같이 질환은 신장/방광 질환 한가지로 나타나지만 우리 몸에서 관련된 장부는 결국 오장육부 모두가 연관되어 있음을 알 수 있다. 그렇다고 신장질환인데 다른 장부의 약을 먹을 수도 없는 노릇이다. 다른 장부의 기능이상이 발생하지 않았기 때문이다.

결국 우리 몸에 어느 한곳이 이상이 발생한 것은 오장육부가 상호 상생상극의 부조화와 불균형이 발생했기 때문이다.

이렇게 이지러진 오장육부에 대하여 항시 조화와 균형을 유지할 수 있고, 부조화를 조화롭게 할 수 있는 방법 중에 하나가 바로 오장육부의 상태에 따라 1:1맞춤식으로 체질(오행)생식을 맞춰 먹는 것이 효과적이다.

이것이 바로 음양/오행론에 입각한 체질별(오행생식) 식이요법이요 자연치유법이라 할 수 있다.

이렇게 하여 신장/장광, 생식비뇨기계 질환이 정상으로 돌아오면 각자의 타고난 체질에 맞는 식이요법을 실천하면 무병장수할 수 있을 것이다.

③ 신경성 고혈압

가) 약한 구삼맥 인영4~5성이 발현(기경의 병으로 스트레스가 누적되어 혈압이 발생한 지 3~5년이 경과된 상태)되며 다음과 같은 증상이 나타난다.

나) 한열조절능력이 비정상적이어서 수시로 열이 올랐다 내렸다 하는 증상과 스트레스를 받으면 혈관이 좋아지면서 혈압이 상승하는 증상이 나타났다가 스트레스 요인이 없어지면 혈압이 정상치로 돌아온다.

다) 발병 원인을 음양/오행상으로 설명하면 다음과 같다.

먼저 음양론상으로 설명한다.

음양의 조화가 이루어지지 않고 기와 혈의 순환장애로 발생한다.

오행상으로 설명한다.

오장육부의 상생상극의 부조화로 인해 발생한다.

☛ 식이 처방에 대하여 설명한다.

- 발병 원인 음식들: 쓴맛, 단맛의 음식들

- 잘못된 식습관: 골고루 먹지 않고 편식하는 식습관
- 자주 먹어야 할 음식: 떫은맛의 음식들

  그러려니 하는 마음가짐

  (외관/내관 침 치료점)

신경성 고혈압이 발생한 이유는 다음과 같다.

(화/상화기운이 약해지면서 기와 혈의 순환장애로 발생한다.)

- 수극화: 불균형
- 화극금: 불균형
- 금극목: 불균형
- 목극토: 불균형
- 토극수: 불균형

☞ 식이 처방으로서 자주 먹으면 좋은 음식으로서는 골고루 먹어 오장육부의 기능을 보강
하는 것이 좋다.
- 신맛을 먹는 이유는 체내의 노폐물을 해독함으로써 혈액순환을 원활하게 하고, 누적된
스트레스를 해소하는 효과를 가진다.
- 쓴맛을 먹는 이유는 쓴맛이 심/소장의 기운을 보강하고 막힌 곳을 소통케하여 혈액순
환을 원활하게 하여 기혈의 순환을 보강하여 면역력을 보강하고 정상 체온을 유지시키
기 위함이다.
- 단맛의 음식을 먹는 이유는 비/위장의 기운을 보강하여 체내의 에너지를 보강하여 활
력을 되찾기 위함이다.
- 매운맛의 음식을 먹는 이유는 몸 안의 따뜻하게 만들어 노폐물을 배출 시키고 체내 산
소량을 확보하여 혈액순환을 원활하게 하면서 정상 체온을 유지시키기 위함이다.
- 짠맛의 음식을 먹는 이유는 신장 기능을 보강하여 골수기능을 튼튼하게 하여 적혈구
생산량을 증가시켜 체액을 조절하고 혈압을 조절하는 기능을 보강하고 정상 체온을 조
절하며, 신경계와 호르몬계를 정상화하기 위함이다. 그러나 증상이 약하게 발현된 지금
은 짠맛을 2배로 하고, 신맛을 1배, 떫은맛을 2배로 하는 배합비율로 음식을 먹으면서
정신적인 스트레스를 해소하기 위한 충분한 휴식을 하는 것이 신경성 고혈압을 이기는
길이다.

위에서 알아본 것과 같이 질환은 신경성 고혈압이라는 질환 한가지로 나타나지만 우리 몸에서 관련된 장부는 결국 오장육부 모두가 연관되어 있음을 알 수 있다. 그렇다고 신경성 고혈압인데 다른 장부의 약을 먹을 수도 없는 노릇이다. 다른 장부의 기능이상이 발생하지 않았기 때문이다.

결국 우리 몸의 어느 한곳에 이상이 발생한 것은 오장육부가 상호 상생상극의 부조화와 불균형이 발생했기 때문이다.

이렇게 이지러진 오장육부에 대하여 항시 조화와 균형을 유지할 수 있고, 부조화를 조화롭게 할 수 있는 방법 중에 하나가 바로 오장육부의 상태에 따라 1:1맞춤식으로 체질(오행)생식을 맞춰 먹는 것이 효과적이다. 이것이 바로 음양/오행론에 입각한 체질별(오행생식) 식이요법이요 자연치유법이라 할 수 있다.

이렇게 하여 신경성 고혈압 질환이 정상으로 돌아오면 각자의 타고난 체질에 맞는 식이요법을 실천하면 무병장수할 수 있을 것이다.

5. 고혈압을 예방하고 극복하는 자연치유법에 대하여 알아본다.

고혈압을 진단받고 나면 주변에서 이것이 좋다 저것이 좋다 하여 권하고 사들이고 하지만 쉽게 정상으로 돌아오지 않는다. 그러기를 수년이 흐르면 아예 포기를 하고 만다. 될 대로 되라는 마음으로 때로는 사는 날까지 약이나 먹고 살다가 죽자는 식으로 포기하고 만다.

이렇게 다양한 방법과 좋다는 약을 다 써 봤는데도 고혈압을 고치지 못한 것은 단 한가지다. **원인을 제대로 찾지 못한 것이다.** 원인을 제대로 찾고 그에 맞는 올바른 처방을 했더라면 고혈압이 평생 약을 먹어야 하는 불치병이 아니라는 것이다.

자신의 과거를 돌아보면서 병의 원인을 찾아야 한다.

어려서부터 고혈압이 생긴 것이 아니라 살면서 생긴 것이니 "살면서 에서 원인을 찾으라는 것이다."

"살면서"라면 우리는 두 가지 측면을 고려해 봐야 한다.

하나는 먹으면서 살았기에 식습관에서 문제점을 찾아내야 하고, 다른 하나는 움직이면서 살았기에 생활습관에서 문제점을 찾아내야 한다.

그런데도 불구하고 이 두 가지에서 문제점을 찾지 아니하고 고혈압 자체만 보고 약을 처방하니 치료나 치유는커녕 평생 관리해야 한다고 둘러대는 것이다.

평생 약을 먹으면서 살아야 한다는 것은 병의 원인을 모른다는 말과 같고 나는 이런 병에 대하여 알지 못하고 알지 못하니 치료할 수 없다는 말일 것이다. 병을 고치려면 병이 발생한 원인을 제거하는 것이 근본 일진대 병만 쳐다보고 있으니 어찌 답답하지 않으리요.

위에서 고혈압의 원인을 알고 그에 따른 올바른 음식 처방법에 대해 알아보았다. 많이 아는 것이 중요한 것이 아니라 실천이 중요하다.

6개월 이상 실천할 때 고혈압은 결코 평생 약을 먹어야 할 질환이 아님을 체감할 것이다. 왜냐하면 **고혈압이 정상으로 되돌아오기 때문이다.**

1) 고혈압 약을 끊고 무병장수를 위한 방법을 요약 정리하면 다음과 같다.

① 1:1 맞춤식(체질과 증상고려) 생식으로 맑은 혈액을 갖자.

   (혈액순환장애로 발생하는 다양한 성인 질환을 사전에 예방한다.)

② 체내 찌꺼기나 노폐물은 부항사혈로 배출하자.

   (혈관 내의 쓰레기를 청소하여 혈액순환을 원활하게 한다.)

③ 발을 따뜻하게 하여 정상 체온을 유지시키자.

   (정상 체온을 유지하여 혈액순환을 원활하게 하여 면역력을 향상시킨다.)

60교시
당뇨병에 대한 식이 처방

1. 발병 원인-증상 - 자연치유에 대하여 알아본다.

구분	증상	자주 먹어야 할 음식 (생식처방)
비장/ 췌장기능 저하 당뇨(약한 홍맥)	물을 적게 먹으며 살이 마른다.	단맛의 음식들 토2+금+수+상화+표준
신장 기능 저하 당뇨 (약한 석맥)	물을 자주 먹으며 퉁퉁한 체형이다.	짠맛의 음식들 수2+목+화+상화+표준
신경성 당뇨 (약한 구삼맥)	성격의 기복이 심하고 행동이 부산스럽다.	떫은맛의 음식들 그러려니 하는 마음가짐 토+금+수+상화2+표준

2. 서양의학적인 소견을 먼저 정리해 본다.

1) 당뇨병(糖尿病)이란?

① 당뇨병(Diabetes Mellitus)은 소변으로 포도당이 배출된다고 하여 이름 붙여진 병이다. 정상인의 경우 소변으로 당이 넘쳐나지 않을 정도로 좁은 범위에서 혈당이 조절되고 있는데, 여기에는 췌장에서 분비되는 '인슐린'이라는 호르몬이 중요한 작용을 하고 있다. 이러한 인슐린이 모자라거나, 인슐린이 제대로 일을 못하는 상태가 되면 혈당이 상승하게 되며 이로 인해 혈당이 지속적으로 높은 상태를 당뇨병이라고 부른다. 증상으로 다뇨, 시야장애, 다식, 다음, 체중 감소, 저림, 고혈당이 나타난다.

경제가 발전하고 생활양식이 서구화됨에 따라 우리나라의 당뇨병 유병률이 1970년에는 1% 미만으로 추정되던 것이 1980년대 3%, 1990년대 5~6%, 2000년대 8~10%로 급증하는 추세다.

② 관련 질병으로는 인슐린 의존성 당뇨병(1형 당뇨), 인슐린 비의존성 당뇨병(2형당뇨), 당뇨망막병증, 부신종양, 당뇨병성 족부, 임신성당뇨병, 당뇨병성 말초신경병증, 뇌하수체 기능항진 등이 있다.

2) 당뇨병의 원인을 알아본다.

당뇨병의 발생에 유전과 환경이 중요한 역할을 할 것으로 생각한다. 즉, 당뇨병에 걸리기 쉬운 유전적 체질을 부모로부터 물려받은 사람이 당뇨병을 유발하기 쉬운 환경에 노출될 때 발생할 수 있다. 하지만 현재까지 당뇨병을 일으키는 유전자의 이상을 찾을 수 있는 경우는 전체 당뇨병의 1% 미만에 불과하며, 대부분의 당뇨병에서는 원인이 되는 유전자가 명확히 밝혀져 있지 않다.

당뇨병을 유발할 수 있는 환경인자로는 고령, 비만, 스트레스, 임신, 감염, 약물(스테로이드 제제, 면역억제제, 이뇨제) 등이 있는데, 환경 인자는 유전 인자와는 달리 본인의 노력으로 어느 정도 피할 수 있다는 점이 중요하다.

최근 들어 당뇨병이 급증하는 이유는 유전적인 원인보다는 서구식 식습관이나 과도한 음식물 섭취와 운동량 감소로 인한 비만증의 증가 때문으로 생각하고 있습니다. 단것을 많이 먹는다고 당뇨병이 생기지는 않지만 단것을 많이 먹으면 체중이 늘어날 수 있으며, 비만증이 생기면 당뇨병이 생길 위험성이 증가한다.

3) 당뇨병 증상은 다음과 같다.

당뇨병에 걸리면 소변으로 포도당이 빠져나가는데, 이때 수분을 같이 끌고 나가기 때문에 소변양이 늘어나고, 그 결과 몸 안에 수분이 부족하여 심한 갈증을 느끼게 된다. 또한 영양분이 몸에서 이용되지 않고 빠져 나가기 때문에 피로감을 느끼고 잘 먹는데도 불구하고 체중이 감소한다.

당뇨병의 가장 대표적인 증상을 '삼다(三多)' 증상이라고 부르는데, 다음(多飮, 물을 많이 마심), 다뇨(多尿, 소변을 많이 봄), 다식(多食, 많이 먹음)을 말한다. 그 외의 당뇨병의 증상으로는 눈이 침침하고, 손발저림, 여성의 경우 질 소양증 등이 있을 수 있다. 하지만 혈당이 많이 높지 않은 경우에는 특별한 증상을 느끼지 못하는 경우가 대부분이다.

당뇨병의 진단은 혈당을 측정함으로써 이루어진다. 이때 혈당검사란 손가락 끝에서 채혈을 하는 전혈 포도당 검사가 아니고, 정맥혈을 채취하여 핏떡을 가라앉히고 상층의 맑은 혈장 성분만을 분리하여 포도당 농도를 측정하는 것이다. 과거에 많이 시행하던 요당검사는 당뇨병 환자에서도 음성으로 나올 수 있고, 당뇨병이 아닌 경우에도 양성으로 나올 수 있으므로 당뇨병의 진단검사로는 부적합하다.

현재 가장 널리 사용되고 있는 당뇨병의 진단기준은 1997년에 '당뇨병의 진단기준 및 분류에 관한 전문위원회'에서 제시한 것으로 다음과 같다.

① 당뇨병의 특징적인 증상인 물을 많이 먹고, 소변을 많이 보며, 다른 특별한 원인으로 설명할 수 없는 체중감소가 있으면서, 식사 시간에 관계없이 측정한 혈당이 200mg/dL 이상
② 8시간 동안 열량섭취가 없는 공복 상태에서 측정한 공복 혈당이 126mg/dL 이상
③ 경구당부하 검사에서 75gm의 포도당을 섭취한 뒤 측정한 2시간째 혈당이 200mg/dL 이상

위의 세 가지 조건 중 어느 한 조건만 만족하면 당뇨병으로 진단할 수 있으나, 명백한 고혈당의 증상이나 급성대사이상이 있는 경우를 제외하고는 다른 날에 반복 검사를 시행하여 두 번 이상 진단기준을 만족할 때 당뇨병으로 진단한다.

4) 당뇨병의 진행과 합병증은 다음과 같다.

당뇨병의 합병증에는 급성 대사성 합병증과 만성 합병증이 있다. 급성 합병증은 혈당이 너무 올라가거나 떨어져서 발생하는데, 적절한 조처를 취하지 않으면 의식의 이상이 발생하고, 적절한 치료를 받지 않을 경우 생명을 위협할 수 있다. 만성 합병증은 당뇨병이 오래 지속되어 큰 혈관과 작은 혈관에 변화가 일어나서 좁아지거나 막히면서 생긴다. 큰 혈관의 합병증을 흔히 동맥경화증이라 부르는데, 심장, 뇌, 하지에 혈액을 공급하는 혈관에 흔히 생긴다.

작은 혈관의 합병증은 주로 망막(눈의 일부분), 신장, 신경에 문제를 일으켜서 시력 상실, 만성 신부전, 상/하지의 감각 저하 및 통증 등을 유발할 수 있다.

최근 여러 대규모의 연구를 통하여 혈당조절을 철저히 할 경우 모세혈관에서 발생하는 당

뇨병의 합병증 즉 망막, 신장, 신경의 합병증은 예방하거나 진행을 막을 수 있음이 증명되었다. 그러나 심장혈관이나 뇌혈관에서 발생하는 대혈관 합병증은 혈당조절만으로는 예방효과가 적었으며, 혈당조절과 더불어 혈압, 고지혈증의 조절이 중요함을 알게 되었다.

① 당뇨병 진행 시 나타나는 주요 증상

가) 케톤산 혈증: 케톤산이란, 지방이 분해되는 과정에서 생성되는 생성물로서 혈액 내 산(酸)으로 작용되어 체액을 산성화시켜 몸은 경화시키며 결국에는 사망에 이르게 된다.

- 1형 당뇨병 환자에게서 발생한다.
  - 혈당이 500~1000까지 올라가고, 탈수가 심하다.
  - 인슐린과 수분을 다량 보충해야한다.
- 인슐린 분비기능 저하(거의 분비 안 됨)
  - 인슐린 주사를 중단한 경우 발생
  - 의식불명, 구토, 복통이 심하다.
  - 1분간 호흡수가 40~50회로 빨라진다.
- 심한 탈수로 인해 소변 양이 줄고 입술과 혀가 마른다.

나) 고삼투성 고혈당 증후군(비케톤성혼수)
- 탈수증상이 심해 소변 량이 증가하여 혼수상태가 온다.
- 인슐린 생산 부족
- 구토, 설사, 복통이 발생한다.

다) 저혈당 증상
- 혈당이 70 이하가 되면 증상이 나타나기 시작한다.
- 혈당이 60: 불안감, 가슴 두근거리는 증상, 손발에 식은 땀이 난다.
- 혈당이 55: 시력장애, 집중장애, 인지 장애
- 혈당 30~40: 행동변화(이상행동), 졸음
- 혈당이 30 이하: 무의식, 경련, 발작, 영구신경장애, 사망

사례) 모친, 여동생이 모두 당뇨를 가지고 있으나 본인은 당뇨증상이 있는 것을 모른 채 생
활하던 어느 여인의 사례를 소개한다.
- 50대 여인, 혈압 145/ 95, 심박동60
- 손발이 차가워지면서 식은땀이 난다.
- 의식이 흐려진다.
- 뇌에 압력이 오르는 것 같다고 느낌을 말한다.
- 가슴이 답답하다고 호소
- 손발이 뻣뻣해진다.
- 식후에는 혈장이 저하되고 2시간 후에는 오히려 혈당이 상승한다.

구분	정상	50대 여인
식후 1시간	180 이하	90
식후 2시간	140 이하	180 이상
2시간 이후	100~120	65

정상인인 경우는 혈압이 오르면 심박동도 함께 올라야 하는데 위의 여인은 혈압은 상승했
으나 심박동은 정상인 비정상적인 상태다.

조치: 응급조치로 초콜릿 3개를 먹은 후 정상혈당으로 회복됨
병원에서 간, 췌장, 신장 기능 검사와 식이요법으로 병행 치유함

② 주요 합병증
가) 관상동맥질환: 협심증, 심근 경색증(손바닥이 붉다)이 생긴다.
나) 뇌혈관질환: 뇌경색(혈전이 혈관을 막는 증상)이 발생한다.
다) 말초혈관 질환: 사지근육 저림 증상이 나타난다.
라) 미세혈관 합병증: 당뇨병성 망막증, 신증, 신경병증이 나타난다.
※ 족부궤사(발가락이 썩어 들어가는 증상)

5) 당뇨병의 치료는 다음과 같다.
당뇨병의 치료에는 식사요법, 운동요법, 약물치료가 있다. 경한 당뇨병은 식사요법과 운동

요법만으로도 효과적으로 치료할 수 있다. 식사요법과 운동요법만으로 만족할 만한 혈당조절이 이루어지지 않을 때 약물요법을 추가한다. 하지만 약물요법을 받는 중에도 반드시 식사요법과 운동요법을 병행하여야 한다.

약물요법에는 경구혈당강하제와 인슐린주사가 있는데, 당뇨병의 종류, 자신의 상태, 합병증의 유무에 따라 치료 약물의 선택이 달라질 수 있다. 혈당의 상승이 수년에 걸쳐 지속될 경우혈관에 염증이 생기고, 심해지면 혈관이 막히게 된다. 한편 혈당이 갑자기 심하게 상승하면무기력, 의식 저하, 더 심하면 사망에 이를 수도 있다. 따라서 당뇨병 치료의 목적은 혈당을정상치에 가깝게 유지하여 고혈당으로 인한 혈관 손상을 방지하고, 당뇨병을 가지고도 건강하게 살도록 하는 데 있다.

6) 당뇨병을 예방하는 생활습관을 가지자.

당뇨병을 예방하기 위해서는 일단 당뇨병을 유발할 수 있는 환경인자-비만, 좌식생활, 고지방 식사, 스트레스, 음주-등을 피하는 것이 최선이다. 특히 가족 중에 당뇨병 환자가 있는 사람은 비만증이 생기지 않도록 식사량을 적절히 조절하고, 운동을 규칙적으로 하는 것이 중요하다.

또한 무증상기의 당뇨병을 조기에 진단하기 위해서는 다음에 해당하는 사람들은 매년 혈당검사를 받을 것을 권장하고 있다.

① 45세 이상의 모든 성인

② 45세 미만이라도 과체중이거나 비만이면서 아래와 같은 위험요인이 있는 경우

　가) 부모, 형제, 자식 중에 당뇨병 환자가 있는 사람

　나) 고혈압(혈압 140/90mmHg 이상)이 있거나 항고혈압 약물을 복용중인 사람

　다) 이상지혈증을 가지고 있는 사람(HDL 콜레스테롤 35mg/dl 이하 또는 중성지방 250mg/dl 이상)

　라) 과거 내당능 장애 또는 공복혈당장애가 있었던 경우

　마) 임신성 당뇨병으로 진단받은 적이 있거나 4kg 이상의 거대아를 출산한 적이 있는 사람

　바) 심혈관질환(뇌졸중, 관상동맥질환, 말초혈관질환)을 경험한 사람

　사) 평소에 운동을 하지 않는 사람

위와 같은 사항에 연관이 있는 사람들은 서양의학적으로는 주의해야 하고 식습관과 생활습관을 바르게 가져야 한다.

"바르게 갖는다."는 것은 체질에 맞는 식습관과 생활습관을 가지라는 의미다.

문제는 근본적인 원인을 제거하지 않고 약만 복용한다면 약효가 떨어지면 또다시 약을 복용해야하고 평생을 반복적으로 약을 먹어야 한다는 점이다. 근본 원인을 제거하지 않고는 약을 끊을 수가 없는 구조다.

• 혈당을 낮추는 일이란?

무슨 이유에서인지는 잘 모르지만 몸속에서 먹는 음식을 통하여 당분이 들어오면 이러한 당분을 에너지로 전환하여 혈액 내에 혈당이 적당하게(과하지 않게) 흐르도록 하는 역할을 하는 인슐린이라고 하는 호르몬의 다소(多少), 또는 생산과 생산 불가에 의해서 혈당조절여부가 결정된다.

즉 이러한 인슐린의 기능과 역할에 따라 당뇨병이 발생하느냐 정상이냐를 식별할 수 있는 것이다.

사람이 살면서 당분을 먹지 않고 살 수 없다. 당분은 우리가 살아가는데 필요한 에너지원의 하나이기 때문이다.

문제는 우리 몸의 생리구조와 체질, 식습관과 생활습관 등을 골고루 분석하여 당뇨병이 왜 발생했는지 원인을 찾아서 원인을 제거하는 노력이 우선되어야 한다는 것이다. 당뇨병 약을 먹어 일시적으로 혈당치만 낮추는 조치만 취하고 있으니 평생 약을 먹어야 한다는 말이 나올 수밖에 없는 현실이다.

그렇다면 당뇨병 약을 끊으려면 어떻게 해야 한단 말인가?

우리 몸 스스로 혈당을 높이고 낮추는 기능과 역할을 할 수 있도록 여건을 만들어 주어야 한다는 것이다.

무엇으로 그러한 여건을 만들어 준단 말인가?

바로 식습관의 변화와 생활습관의 변화만이 가능한 일이다.

즉 식습관과 생활습관을 변화시키지 않고는 불가능한 일이기에 두 가지를 과감하게 변화시켜 자생력을 기르는 것이 당뇨병 약을 끊고 건강하게 살아가는 유일한 방법이기 때문이다.

식습관과 생활습관을 변화시키는 방법을 요약하면 다음과 같다.
- 음식은 맵고 짠맛의 음식을 주로 먹어 체내의 열을 발생시키자는 것이고, 신맛과 쓴맛, 단맛의 음식을 줄인다.(체질을 고려하여 먹는 가장 바람직하다.)
- 생활습관은 발을 항상 따뜻하게 하여 정상 체온을 유지시켜 면역력을 보강하는 대책인 것이다.

자세한 내용은 뒤에서 하나씩 세부적으로 알아본다.

3. 인체 해부학적으로 보는 당뇨병 발생 메커니즘(구조)을 정리해 본다.

1) 왜 당뇨병이 발생하는지 우리 몸의 구조를 알아본다.

당뇨병을 알려면 우선 인슐린 저항성에 대하여 알아야 한다.

① 인슐린 저항성: 혈당을 낮추는 인슐린의 기능이 떨어져 세포가 포도당을 효과적으로 연소하지 못하는 경우를 의미한다. 쉽게 말해서 혈관에 있는 포도당을 세포로 들어가도록 유도하는 기능을 말하며 이러한 역할을 하는 것이 인슐린이며 이러한 인슐린의 기능 저하를 인슐린 저항성이라 표현한다.

가) 인슐린 저항성이 높은 경우(1형 당뇨): 인슐린의 기능이 떨어지는 경우를 말한다. 즉 인슐린은 혈관 함유되어 있는 당 성분을 세포 속으로 집어넣어 주는 역할을 하는데 이러한 기능이 떨어진 상태를 말한다.

인체는 너무 많은 인슐린을 만들어 내고 고혈압, 고지혈증, 심장병, 당뇨병을 초래하게 된다. 고중성지방혈증, 낮은 HDL 콜레스테롤, 고요산 혈증, 동맥경화의 원인이 된다.

- 특히 2형 당뇨병에서는 근육과 지방 조직에서 인슐린의 증가를 알아채지 못하여 인슐린의 작용이 일어나지 않는 경우다.

- 간(肝)에서는 인슐린의 증가를 인식하고 포도당 생산을 중지하고, 포도당을 분해해야 하는데 이러한 작용이 나타나지 않게 된다. 따라서 혈당이 더욱 높아지게 되는 경우가 발생하게 된다.

이러한 구조의 결과로서 혈당의 증가는 다시 췌장에서 인슐린을 더욱 많이 만들게 하여 만들어진 인슐린은 작용이 안 되므로 상태는 더욱 악화되는 결과를 초래하게 된다.

인슐린 저항성이 생기는 이유는 잘 모르지만 인슐린 수용체의 부족을 원인으로 생각하고 있는 학자들도 있다. 인슐린 수용체는 인슐린이 결합되어 작용을 나타나게 하는 곳이다. 인슐린 수용체 부족 역시 잘 모르며 비만, 운동 부족이 수용체 감소 작용에 관여하는 것으로 알고 있다. 복부비만, 운동부족, 열량과잉 섭취 등이 인슐린 저항성을 부추긴다 하겠다.

우리는 방송이나 지면을 통하여 어떤 약이 당뇨병에 효과가 있다, 어떤 음식이 효과가 있다 하여 많은 혼란으로 주고 있다.

물론 의학이 발달한 현대사회 속에서 당뇨병 발생에 대한 생리구조나 췌장의 기능들에 대하여 세세하게 알고 있음에도 왜 당뇨병을 완치하지 못하고 평생 약을 복용해야 하는지 의문을 가져 본다.

그렇다면 방송이나 떠도는 이야기에서 회자되는 약이나 건강식품들이 근본적인 치료나 치유를 할 수 없다는 이야기가 된다.

병(病)이라고 하는 것은 병 발생의 원인을 알고 원인을 제거 하는 것이 기본일진대 당뇨병을 완치시키지 못하는 현대의학에서는 당뇨병 발생의 진짜 원인을 알지 못하고 있다는 말이 된다.

인체의 생리 구조를 보완하는 것만으로서는 당뇨병을 치료하지 못한다는 것이다. 여기서 생리구조를 보완한다는 것은 췌장에서 분비되는 인슐린을 공급하는 것을 의미한다.

그러하다면 당뇨병의 원인은 췌장 기능 저하로 인해 인슐린 공급 기능 저하로만 국한하여 치료하는 현대의학의 맹점이 노출되고 있는 것이다.

우리는 평생 약을 먹으면서 살아가는 것에 중점을 둔 것이 아니라 당뇨병을 치유시켜 약을 먹지 아니하고 건강한 인생을 살아가는 데 중점을 두고 원인을 찾아보는 데 관심을 가져야 한다.

앞서 언급했지만 "문제는 우리 몸의 생리구조와 체질, 식습관과 생활습관 등을 골고루 분석하여 당뇨병이 왜 발생했는지 원인을 찾아서 원인을 제거하는 노력이 우선되어야 한다는 것"에서 시작해야 할 것이다.

생리 구조는 서양의학적으로 깊이 이해가 갔을 것이다.

② 체질에 관해서 알아보는 것도 많은 도움이 될 것이다.

　　가) 외형상으로 보면 1형 당뇨병을 가지고 있는 사람은 마른 체형을 가진다. 그러나 2형 당뇨를 가지고 있는 사람은 비교적 뚱뚱한 체형을 가진다.

1형 당뇨	2형 당뇨
- 마른 체형, - 물을 적게 마신다. - 인슐린 주사를 맞는다.	- 뚱뚱한 체형, - 물을 많이 마신다. - 인슐린을 주사를 맞지 않는다.

　　나) 식습관을 보면 육식을 좋아하고 움직이기를 싫어한다.

　　다) 평소 단맛의 음식을 즐겨 먹는다. 단맛의 음식을 즐겨 먹는 이유는 비/위장이나 췌장 기능을 보강하려는 본능에서 단맛의 음식을 즐겨 먹는 것이다.

동양의학상으로 보면 단맛은 비/위장의 기능을 보강하는 효과를 가진다.

③ 식습관과 생활습관에서 원인을 찾아보아야 할 것이다.

왜냐하면 부모로부터 유전 받은 선천성소아 당뇨를 제외하고는 살면서 40~50대가 되면서 당뇨병이 발생한 점을 곰곰이 생각해보면 하나는 먹고 살았기에 먹는 식습관에서 원인을 찾아야 하고, 다른 하나는 움직이면서 즉 생활하면서 살아왔기에 생활습관에서 원인을 찾아야 한다는 것이다.

　　가) 당뇨병을 가지고 있는 사람들의 식습관을 보면 식사를 빨리 먹고 많이 먹는 식습관을 가지고 있다. 식사를 빨리 한다는 것은 식후 30분이 되면 분비되는 담즙이 분비되기도 전에 어떤 음식 종류인지 얼마만큼의 양을 먹었는지 또한 음식을 종류에 따라 소화효소를 분비해야 하는데 어떤 소화효소를 분비해야 하는지 식별하기가 어려워진다. 즉 호르몬계의 혼란이 발생하게 된다. 그것도 하루 3번을 오랜 기간 혼란이 반복되다보면 호르몬이 제 기능을 못하게 된다.

인슐린이라는 호르몬이 혈관 내에 함유되어 있는 당 성분을 세포 속으로 집어넣어 주어야 하는데 그 기능을 잃어버린 것이 바로 당뇨병이다. 그렇다면 당뇨병이 있는 사람들은 식습관을 천천히 하는 식습관으로 바꾸는 것부터 시작해야 한다.

나) 다른 하나는 체내에 머무는 시간이 긴 음식들을 주로 먹고 있다는 것이다. 주로 육류를 즐기고 있는 것이다. 이러한 육류를 자주 오랜 동안 먹으면 역시 췌장에서 분비되는 소화 효소가 고갈되면서 기능의 저하를 가져온다. 그러면 인슐린 호르몬의 분비기능도 저하되기 때문이다.

다) 섬유질이 적은 음식을 주로 많이 먹고 즐기고 있다는 점이다. 섬유질이 적다는 것은 부드럽고 탄수화물이 풍부한 음식들이라는 것이다. 먹으면 혈당량이 증가하는 음식들이다.

이렇듯이 무엇인가 췌장의 기능인 소화효소를 고갈시키거나 호르몬의 혼란을 초래하는 식습관도 당뇨병을 발생케 하는 중요한 원인으로 작용하고 있어 이러한 식습관을 개선하는 것도 당뇨병을 치유하는 중요사항이다.

라) 생활습관을 보면 먹고 운동해야 함에도 바로 자리에 눕는 습관을 가지고 있다.

당나라의 명의 손사막은 건강한 삶을 살아가려면 "식후서행백보다(食後徐行百步多)"를 실천하라고 말하고 있다. 즉 식사 후에는 천천히 백보 이상 걸음을 걸으라는 말이다.

이 말은 손과 발 부분에 있는 혈액이 위장으로 집중되기에 수족이 차가워지는 것을 방지하기 위한 조치라고 할 수 있다.

우리가 식사를 하면 위장이 차가워지면서 손과 발에 있는 혈액들이 위장 쪽으로 집중되기 때문에 손과 발부분에 혈액이 부족해지는 현상이 나타난다. 그런데 당뇨기가 있거나 당뇨병을 가지고 있는 사람들은 식습관이 빨리 먹고 과식하는 식습관을 가지고 있어 이를 소화하기 위해 전신에 있는 혈액을 위장으로 집중하므로 수족도 차가워지고 뇌에도 혈류량이 부족현상이 발생하면서 졸음이 쏟아지게 되는 것이다.

당뇨병이 있는 사람들은 식사 후에 바로 자리에 눕는 생활습관이 있다. 이런 식후에 눕는 생활습관을 개선하는 것도 당뇨병을 고치는 방법 중의 중요한몫을 차지하고 있다.

이러한 당뇨병을 고치기 위해서는 세부적인 원인을 제거하는 방법을 알고 치료해야 함에도 이러한 원인을 알지 못하여 "평생 약을 먹으면서 관리해야 합니다." 하고 말을 하는 것이다. 이런 처방을 내린다는 것은 "자세한 발생 원인을 모르니 관리나 잘하세요."라고 말하는 것과 같다.

여기까지 중간 정리를 해 보면, 당뇨병이라는 것은 혈액 내에 당성분이 많아서 발생하는 질환이다. 그리고 우리 몸은 36.5도의 체온을 가지고 있기 때문에 당성분이 높아지면 혈액의 점도가 높아져 끈적끈적해져 혈액순환장애가 발생하게 된다. 혈액순환을 원활하게 하기 위해 심장은 더 높은 압력으로 혈액을 공급하는 상태가 된다. 이런 생태가 오랜 시간 진행하면 발생하는 질환이 바로 고혈압이다. 그래서 고혈압과 당뇨병은 사촌지간이라는 말이 있다. 고혈압이 있다면 당뇨병을 주의해야 하고, 당뇨병이 있다면 역시 고혈압을 주의해야 한다.

어쨌든 간에 당뇨병이나 고혈압은 혈액순환이 잘 안돼서 발생하는 질환 중의 하나다. 당뇨병을 고치려면 어쨌든 혈액순환이 잘되도록 조치를 취하는 것이 우선이다.

혈액순환이 잘되는 조건은 ① 혈액이 맑아야 하고, ② 신진대사의 산물인 노폐물과 찌꺼기를 잘 배출되도록 하는 조치, ③ 혈관의 탄력성을 유지해야 하고 ④ 그리고 항상 정상 체온이 되도록 하여 면역력을 유지시켜야만 가능하다.

혈액순환이 잘 안되면 ① 노폐물과 찌꺼기가 쌓이게 되고, ② 몸 안은 차가워지면서 저체온이 오고 ③ 결과적으로 면역력이 낮아지면서 다양한 질환이 발생하는 상관관계가 형성되기 때문이다.

피를 맑게 하는 근본적인 문제부터 해결해야 한다. 이 문제의 해결은 맑은 피를 만들 수 있는 **오염되지 않은 먹을거리(좋은 원료: 자연 그대로 먹는 음식들) 를 먹는 것이 유일**하다.

서양의학적으로 본 당뇨병의 주원인은 혈액순환 장애라 할 수 있다.

그렇다면 **혈액순환장애는 왜 생기는가?**

첫째: 몸 안의 노폐물과 찌꺼기가 누적되어 혈액의 흐름을 막기 때문이다.
　- 고혈당, 고지혈증, 혈압, 혈관기능 저하, 고 콜레스테롤, 혈액생산기능 저하, 과식, 췌장/신장 기능 저하 등

둘째: 체내가 차가워지면서 근육과 혈관이 좁아지기 때문이다.
　- 냉한 여건에서 생활, 운동 부족,
　- 매운맛과 짠맛의 음식의 부족
　- 신맛과 쓴맛, 단맛의 음식의 과식
　- 발이 냉한 여건 등

위에서 알아본 것과 같이 혈액순환장애 요인을 제거하는 것이 당뇨병 약을 끊는 최우선적 과제다.

4. 동양의학적으로 본 당뇨병의 구분과 치유 방법에 대해 알아보자.

다음 당뇨질환에 대한 종류와 식이 처방을 음양/오행론적으로 알아본다.

발병 원인-증상-자연치유하는 방법을 알아본다.

구분	증상	자주 먹어야 할 음식 (생식처방)
비장/췌장기능 저하 당뇨(약한 홍맥)	물을 적게 먹으며 살이 마른다.	단맛의 음식들 토2+금+수+상화+표준
신장 기능 저하 당뇨 (약한 석맥)	물을 자주 먹으며 통통한 체형이다.	짠맛의 음식들 수2+목+화+상화+표준
신경성 당뇨 (약한 구삼맥)	성격의 기복이 심하고 행동이 부산스럽다.	떫은맛의 음식들 그러려니 하는 마음가짐 토+금+수+상화2+표준

1) 비/위장(췌장)에 원인이 있는 1형 당뇨병

① 증상을 알아본다.

　　가) 약한 홍맥이 발현된다.

　　나) 비장/췌장이 허약하여 인슐린을 생산하지 못함으로써 혈당 등을 조절하지 못하고 오줌으로 당분이 과도하게 배출되는 것을 말한다.

　　다) 물을 많이 먹지 않는 것이 특징이다.

② 발병 원인을 음양/오행상으로 알아본다.

　　가) 음양론상으로 설명한다.

1형 당뇨병은 음의 병으로서 양기가 부족해서 발생한 병이다. 여기서 양(陽)이라 함은 정신적인 면으로서 먼저 항상 스트레스가 누적된 생활을 하고 있고, 남과 타협하지 않고, 남의 이야기를 듣지도 않는 고집불통의 성격과 피해도 주기 싫고 도움도 받기 싫은 성격의 소유자다.

식습관을 보면 악이유식(樂而侑食)이 안 되는 식습관을 가지고 있다. 즉 식사는 즐겁게 웃으면서 해야 하는데 즐겁게 먹는 식사가 아니고 스트레스를 받는 상태에서 식사를 하든가, 때로는 혼자서 식사를 하는 경우는 식사가 오히려 독(毒)으로 작용한다.

또한 완벽한 성격이거나 외골수의 성격을 가진 사람들이 당뇨병이 잘 발생한다.

음식으로 양기(陽氣)를 가지고 있는 음식들인 견과류나 말린 음식, 바다에서 생산되는 먹을거리(알칼리성 음식들)나 땅속으로 생장하는 먹을거리들의 부족으로 인한 음양의 먹을거리들의 부조화가 원인으로 작용한 것이다.

현대인들의 입맛을 사로잡고 있는 식품첨가물이 들어간 먹을거리들은 체액을 산성화시켜 혈당이 높아져 혈액이 끈적거리면서 혈전이 생성되어 혈액순환장애를 발생케 하여 결국에는 당뇨병을 발생케 하는 원인이 된다.

　　나) 오행상으로 설명한다.

토(비/위장이 약한 상태)의 기능이 약한 이유는 목기운(간장/담낭)이 너무 강하게 토기운을 억누른 목극토(목20+, 토20-) 관계가 형성된 것이다.

다) 식이 처방에 대하여 설명한다.

- 발병 원인 음식들/먹지 말아야 할 음식: 신맛, 쓴맛의 음식들

· 신맛을 먹지 말아야 하는 이유는 신맛의 음식들(간장/담낭을 강하게 함)을 자주 많이 먹으면 비/위장기능의 저하를 가져와(목극토가 강하게 나타남) 당뇨병을 유발하는 원인으로 작용하게 된다.(목 20+ 토20-)

· 쓴맛(심장/소장기능을 강하게 함)을 자주 많이 먹으면 폐/대장 기능을 저하시키게 된다.(화극금)

금기운이 약해지면(화20+, 금20-) 금극목을 해야 하는데 금극목을 못하면(금20-, 목20+) 목기운이 강하게 발현된다. 이렇게 되면 목극토 상태(목20+, 토20-)가 되어 비/위장 기능의 저하로 인해 역시 1형 당뇨병을 유발하는 원인으로 작용하게 된다.

· 단맛의 먹을거리가 부족해도 혈당조절의 기능을 담당하는 비장/ 췌장 기능이 저하되어 1형 당뇨병이 발생하게 된다.

※ 자주 먹어야 할 음식: 단맛, (매운맛) 음식들

단맛은 비/위장의 기능을 보강하는 먹을거리들이다. 이와 함께 목기운을 억제하는 매운맛의 음식을 먹으면 1형 당뇨병의 근원을 제거하는 효과를 병행한다.

이때는 토생식(비/위장을 보강하는 생식)을 1일 3회 한 끼에 밥숟가락으로 4숟가락씩 물에 타서 먹으면서 토셀렌(비/위장의 기능을 보강하는 기능성 보조 식품)은 1일 3회 한번에 10～15알씩 생식 후에 먹으면 좋다. 이렇게 6개월 정도 먹으면 당뇨병이 개선된다.

생기장쌀을 가루로 내어 1일 3회 한 끼에 밥숟가락으로 4숟가락씩 물에 타서 먹으면 6개월 정도 먹으면 역시 당뇨병이 개선된다.

생식을 할 수 없는 여건이라면 주식(생기장쌀), 부식(인삼), 후식을 모두 단맛의 먹을거리를 집중해서 먹는 것이 가장 바람직한 식습관이다.

위와 같이 토생식이나 기장쌀을 생식하고, 단맛의 음식을 먹어 당뇨병이 사라지면 단맛을 집중해서 먹는 것을 중지하고 매운맛과 병행하고, 그다음에는 체질에 맞게 먹어야 한다.

당뇨병이 사라진 후에도 계속해서 단맛을 먹으면 토극수(토20+수20-) 하여 신장이나 방광에 또 다른 질환이 발생할 수 있어 주의해야 한다.

2) 신장에 원인이 있는 2형 당뇨병

① 증상을 알아본다.

가) 약한 석맥이 발현된다.

나) 신장에 원인이 있는 당뇨의 특징은 오줌에서 당분만 검출되는 것이 아니라 단백질, 지방, 혈액 등 여러 가지 물질이 배설되므로 변기에 오줌을 받아보면 하얗게 침전물이 생기는 것이다. 이것은 신장의 기능이 저하되어 배설물을 적절히 정뇨하지 못함으로써 당을 포함하여 여러 가지 물질을 배설하는 것인데 심할 때는 240여 종이나 배설된다고 한다. 이런 경우는 인슐린을 공급해도 아무런 효과가 없다.

다) 물을 자주 먹는 것이 특징이다.

② 발병 원인을 음양/오행상으로 설명한다.

가) 음양론상으로 설명한다.

2형 당뇨병은 음(陰)의 병으로서 양기가 부족해서 발생한 병이다. 여기서 양이라 함은 정신적인 면을 보면 과도한 스트레스로 인해 신장 기능이 저하되면서 호르몬의 불균형이 발생하여 수분조절과 혈액순환장애가 발생하면서 2형 당뇨병이 잘 발생한다.

음식으로 양기를 가지고 있는 음식들인 견과류나 말린 음식, 바다에서 생산되는 먹을거리나 땅속으로 생장하는 먹을거리들의 부족으로 인한 음양의 먹을거리들의 부조화가 원인으로 작용한 것이다.

음기가 많은 음식들을 자주 먹는 것도 당뇨병 발생의 원인으로 작용한다. 산성도가 높은 음식을 자주 먹는 것, 찬 음식, 냉동음식, 식품첨가물이 들어간 인스턴트 음식들도 발병의 원인이 된다. 당(糖)성분이 높은 음식을 과식하는 것도 역시 발병의 원인이 된다.

나) 오행상으로 설명한다.

- 수(신장/ 방광이 약한 상태) 기능이 약한 이유는 토기운이 너무 강하게 수기운을 억눌른 토극수(토20+,수20-) 관계가 형성된 것이다.

다) 식이 처방에 대하여 설명한다.

- 발병 원인 음식들/먹지 말아야 할 음식: 단맛, 매운맛의 음식들

· 단맛을 먹지 말아야 하는 이유는 단맛의 음식들을 자주 많이 먹으면 신장/방광기능의 저하를 가져와(토극수가 강하게 나타남) 당뇨병을 유발하는 원인으로 작용하게 된다.(토 20+ 수20-)

· 매운맛을 자주 많이 먹으면 간장/담낭기능을 저하시키게 된다.(금극목) 목기운이 약해지면(금20+, 목20-) 목극토를 해야 하는데 목극토를 못하면(목20-, 토 20+) 토기운이 강하게 발현된다. 이렇게 되면 토극수상태(토20+, 수20-)가 되어 신장/ 방광기능의 저하로 인해 역시 2형당뇨병을 유발하는 원인으로 작용하게 된다.

- 저염식을 해도 신장 기능이 저하되어 부종이나 신부전증, 방광염 등이 발생하면서 신장 기능이 저하되어 2형 당뇨병 발병의 원인이 된다.

※ 자주 먹어야 할 음식: 짠맛, (신맛) 음식들

- 짠맛은 신장/방광의 기능을 보강하는 먹을거리들이다. 이와 함께 수기운을 억제하는 신맛의 음식을 먹으면 2형 당뇨병의 근원을 제거하는 효과를 병행한다.

이때는 수생식(신장/방광 기능을 보강하는 생식)을 1일 3회 한 끼에 밥숟가락으로 4숟가락씩 물에 타서 먹으면서 수셀렌(신장/방광기능을 보강하는 기능성 보조 식품)은 1일 3회 한 번에 10~15알씩 생식 후에 먹으면 좋다. 이와 병행해서 크리스탈 정이나 함초정을 1일 5회 한 번에 20~30환씩 이렇게 6개월 정도 먹으면 당뇨병이 개선된다.(1주차는 1일 3회 2주차부터는 5회실시)

검은 쥐눈이콩을 가루로 내어 1일 3회 한 끼에 밥숟가락으로 4숟가락씩 물에 타서 먹으면 6개월 정도 먹으면 역시 당뇨병이 개선된다.

생식을 할 수 없는 여건이라면 주식(쥐눈이콩), 부식(함초나 다시마, 죽염), 후식을 모두 짠맛의 먹을거리를 집중해서 먹는 것이 가장 바람직한 식습관이다.

위와 같이 수생식이나 쥐눈이콩을 생식하고, 짠맛의 음식을 먹어 당뇨병이 사라지면 짠맛을 집중해서 먹는 것을 중지하고 신맛과 병행하고(신장기능을 억제하는 토기능을 조절하기 위해 목기능을 보강하기 위함) 그다음에는 체질에 맞게 먹어야 한다.

당뇨병이 사라진 후에도 계속해서 먹으면 짠맛을 먹으면 수극화(수20+화20-)하여 심/소장,

심혈관 질환이 발생할 수 있어 주의해야 한다.

3) 심포/삼초에 원인이 있는(신경성) 당뇨병

① 증상

가) 약한 구삼맥이 발현된다.

나) 심포/삼초가 허약하면 신진대사가 원활하지 못하여 흡수와 배설에 이상이 생기고 당(糖)이 기준치 이상으로 많이 배설되는 현상이다. 특징은 한열왕래증과 신경증이 있고 심포장 삼초부의 기능이 약할 때 나타나는 증상이 같이 나타난다.

② 발병 원인을 음양/오행상으로 설명한다.

가) 음양론상으로 설명한다.

신경성 당뇨병은 양의 당뇨병이다. 음이 부족해지면서 발생한 당뇨병이다. 건강한 정신은 건강한 먹을거리에서부터 시작된다. 오염된 먹을거리들을 먹다보면 혈액순환장애가 발생하고, 뇌에 산소공급량이 부족해지면서 신경계, 호르몬계가 비정상적으로 운영된다.

이런 상태가 계속되면 동양의학에서 말하는 신체의 상초- 중초- 하초의 순환 장애가 발생하면서 스트레스가 누적되어 결국에는 기와 혈의 순환 장애로 인해 신경성 당뇨병이 발생하게 된다.

서양의학적으로 보면 스트레스를 받으면 혈관이 수축하면서 혈액순환장애가 발생하는 것과 의미를 같이한다.

나) 오행상으로 설명한다.

오행상 상화로서 오장육부와 모두 연계되어 있다. 이런 상화는 어느 한 장부의 기능 저하로 인해 발생하는 것이 아니라 오장육부가 상생상극의 조화와 균형이 부조화를 이루면서 발생한다.

그런데 우리 몸은 음 부분에서는 어떠한 질병이 발생하고 있어도 외적으로 증상이 나타나지 않는 특징을 가지고 있다. 통증은 양 부분에서 주로 나타난다. 신경성 당뇨병은 양의 병이기에 원인을 음에서 찾아야 한다.

건강하지 않은 먹을거리가 마음의 병인 신경성 당뇨병의 원인이기에 음으로 분류하는 음식으로 고칠 수 있으니 이것이 바로 음식이 보약임을 확인하는 결과다.

③ 식이 처방에 대하여 설명한다.
    가) 발병 원인 음식들: 단맛, 매운맛의 음식들
    나) 잘못된 식습관: 즐겁지 못하고 편중된 식습관, 과도한 스트레스, 외골수, 완벽한 성격, 타협 없는 성격

- 단맛, 매운맛의 음식을 적게 먹어야 하는 이유는 다음과 같다.
단맛을 적게 먹어야 하는 이유는 단맛을 많이 먹으면 토극수하여 (토20+,수20-) 신장 기능이 약해져 원기가 약해지면서 신경계와 호르몬계가 약해지기 때문이다.

매운맛을 과하게 먹으면 금극목이 강하면 목기능이 약해져(금20+, 목20-) 목극토를 못하면서 토기능이 강해져(목20-, 토20+) 결국에는 토극수를 강하게 하여 신장 기능을 약하게(토20+ 수20-) 하는 결과를 초래하기 때문이다.

※ 자주 먹어야 할 음식: 떫은맛의 음식들
떫은맛을 자주 먹어야 하는 이유는 상초-중초-하초가 원활하게 소통해주는 역할을 하고 무엇보다도 면역력을 보강하는 효과를 가지기 때문이다. 면역력을 보강 한다는 것은 정상 체온을 유지할 수 있다는 것이다. 정상 체온을 유지할 수 있다는 것은 혈액순환이 잘 된다는 점이다.
신경성 당뇨병은 신맛+쓴맛+단맛+매운맛+짠맛이 모두 혼합된 맛인 떫은맛을 먹으면 오장육부의 상생 상극의 조화와 균형이 이루어지기 때문에 신경성 당뇨병이 개선되는 것이다.

살면서 그러려니! 하는 마음과 성실함을 버리면 기간을 개선 단축할 수 있다.

5. 당뇨병을 예방하고 극복하는 자연치유법에 대하여 알아본다.

당뇨병을 진단받고 나면 주변에서 이것이 좋다 저것이 좋다 하여 권하고 사들이고 하지만 쉽게 정상으로 돌아오지 않는다. 그러기를 수년이 흐르면 아예 포기를 하고 만다. 될 대로 되라는 마음으로 때로는 사는 날까지 약이나 먹고 살다가 죽자는 식으로 포기하고 만다.

이렇게 다양한 방법과 좋다는 약을 다 써 봤는데도 당뇨병을 고치지 못한 것은 단 한가지다. **원인을 제대로 찾지 못한 것이다.** 원인을 제대로 찾고 그에 맞는 올바른 처방을 했더라면 당뇨병이 평생 약을 먹어야 하는 불치병이 아니라는 것이다.

자신의 과거를 돌아보면서 병의 원인을 찾아야 한다.

앞에서도 잠깐 언급되었지만 어려서부터 당뇨병이 생긴 것이 아니라 살면서 생긴 것이니 "살면서 에서 원인을 찾으라는 것이다."

"살면서"라면 우리는 두 가지 측면을 고려해 봐야 한다.

하나는 먹으면서 살았기에 식습관에서 문제점을 찾아내야 하고, 다른 하나는 움직이면서 살았기에 생활습관에서 문제점을 찾아내야 한다.

그런데도 불구하고 이 두 가지에서 문제점을 찾지 아니하고 고혈압 자체만 보고 약을 처방하니 치료나 치유는커녕 평생 관리해야 한다고 둘러대는 것이다.

평생 약을 먹으면서 살아야 한다는 것은 병의 원인을 모른다는 말과 같고 나는 이런 병에 대하여 알지 못하고 알지 못하니 치료할 수 없다는 말일 것이다. 병을 고치려면 병이 발생한 원인을 제거하는 것이 근본 일진대 병만 쳐다보고 있으니 어찌 답답하지 않으리요.

위에서 당뇨병의 원인을 알고 그에 따른 올바른 음식 처방법에 대해 알아보았다. 많이 아는 것이 중요한 것이 아니라 실천이 중요하다.

6개월 이상 실천할 때 당뇨병은 결코 평생 약을 먹어야 할 질환이 아님을 체감할 것이다. 왜냐하면 당뇨병이 정상으로 되돌아오기 때문이다.

① **당뇨병 약을 끊고 건강한 삶을 살아가기 위한 방법을 요약 정리하면 다음과 같다.**
　　가) 1:1 맞춤식(체질과 증상고려) 생식으로 맑은 혈액을 갖자.
　　　　(혈액순환장애로 발생하는 다양한 성인 질환을 사전에 예방한다.)
　　나) 체내 찌꺼기나 노폐물은 부항사혈로 배출하자.
　　　　(혈관 내의 쓰레기를 청소하여 혈액순환을 원활하게 한다.)
　　다) 발을 따뜻하게 하여 정상 체온을 유지시키자.
　　　　(정상 체온을 유지하여 혈액순환을 원활하게 하여 면역력을 향상시킨다.)

61교시
관절염에 대한 식이 처방

1. 발병 원인-증상-자연치유에 대하여 알아본다.

구분	발병 원인 음식들/ 잘못된 식습관	자주 먹어야 할 음식 (생식처방)
고관절과 발전체 관절의 병(약한 현맥)	매운맛, 짠맛의 음식들/ 신맛을 적게 먹는 식습관	신맛의 음식들 목2+화+토+상화+표준
팔꿈치 관절의 병 (약한 구맥)	짠맛, 신맛의 음식들/ 쓴맛을 적게 먹는 식습관	쓴맛의 음식들 화2+토+금+상화+표준
견관절과 손 전체 관절의 병 (약한 구삼맥)	쓴맛, 단맛의 음식들/ 떫은맛을 적게 먹는 식습관	떫은맛의 음식들 토+금+수+상화2+표준
무릎관절의 병 (약한 홍맥)	신맛, 쓴맛의 음식들/ 단맛을 적게 먹는 식습관	단맛의 음식들 토2+금+수+상화+표준
손목관절의 병 (약한 모맥)	쓴맛, 단맛의 음식들/ 매운맛을 적게 먹는 식습관	매운맛의 음식들 금2+수+목+상화+표준
발목관절의 병 (약한 석맥)	단맛, 매운맛의 음식들/ 짠맛을 적게 먹는 식습관	짠맛의 음식들 수2+목+화+상화+표준
전관절의 병 (구삼맥 인영촌구4~5성)	쓴맛, 단맛의 음식들/ 떫은맛을 적게 먹는 식습관	떫은맛의 음식들 토+금+수+상화2+표준

2. 서양의학적으로 보는 관절염(關節炎)이란?

1) 관절염이란?

① 관절은 두 개 또는 그 이상의 뼈들이 맞닿는 곳을 말하며 관절을 이루는 뼈들의 끝은
연골이라는 부드러운 재질로 싸여 있다. 연골은 쿠션 역할을 하여 관절이 쉽게 움직

이도록 도와주는 역할을 하고, 활막이라 불리는 섬유질 막으로 싸여 마찰하는 것을 방지해 주는 활액을 분비한다. 이곳에 염증이 생기면 흔히 말하는 관절염이 되는 것인데, 관절인 경우에는 부종, 통증, 관절이 뻣뻣한 증상 등을 동반한다. 대개 관절염의 경우 생기는 염증은 일시적인 것이 많지만 때로는 장기적이면서 영구적인 문제를 일으키기도 한다.

이렇듯, 관절염이란 완충 역할을 해 주는 연골이 파괴되고 관절에 염증성 변화가 일어나는 질병이다. 증상으로는 뻣뻣함, 압통, 환부 부종, 발적이 나타난다.

② 다른 이름으로는 Arthrosis, Osteo-arthrosis, 골관절증, 관절의 염증, 관절증, 뼈마디염, 손가락관절염으로 불린다.

2) 관절염의 종류와 원인

관절열 중에서 가장 흔한 것은 골관절염(퇴행성 관절염)으로, 노화, 관절에 생기는 상처나 감염 등이 원인이 되어 발생한다. 주로 몸무게가 많이 실리는 무릎이나 엉덩이, 척추 관절에서 발생되고, 외상이나, 골절, 과도한 운동 등으로 인해 발생하는 경우에는 모든 관절 부위에 발생될 수 있다. 퇴행성 관절염의 경우, 뼈 끝을 감싸고 있는 연골이 닳아 발생하며 통증과 부종을 일으킨다.

두 번째로 많은 류마티스성 관절염은 자가면역성 질환으로 관절뿐만 아니라 인체 여러 부분에 영향을 주는 질병이다. 주로 손과 발의 관절에서 발생되고 엉덩이, 무릎, 팔꿈치 등의 관절에서 발생되기도 하며 부종, 통증, 뻣뻣한 증상이 나타난다.

3) 관련 질병

① 류마티스 관절염, 강직성 척추염, 골관절염, 슬관절 장애, 패혈성 관절염, 슬개건염 등이 있다.

② 발생 부위는 다리, 전신에 나타날 수 있다.

4) 관절염에 도움을 주는 음식을 살펴보면 다음과 같다.

① 칼슘

관절염 환자에게 튼튼한 뼈는 가장 중요한 것이기 때문에 칼슘이 매우 중요한 영양소다. 칼슘의 보고인 우유의 경우 실제로 일일 칼슘 섭취 권장량인 성인 1g 정도를 먹으려면 우유

1리터 한 팩을 다 먹어야 한다. 우유 먹기가 힘드신 분들은 유제품인 치즈와 떠먹는 요구르트가 일차적인 대용품이 될 수 있다. 만약 유제품 알레르기나 유당 불내성이 있는 경우에는 먹는 칼슘제제로 보충하는 것도 필요하다.

② 항산화 비타민

항산화 비타민은 퇴행성 관절염에 도움을 준다. 오렌지, 귤, 자몽 등과 같은 오렌지류의 과일들에 함유되어 있는 항산화제 성분은 무릎의 골관절염을 예방하는 데 효과가 있으며 비타민 C가 풍부하기 때문에 발암물질에 대한 저항력도 길러 준다. 다만 싸이클로스포린이나 고혈압약을 복용하는 분은 자몽을 피하는 것이 좋다.

③ 오메가-3 지방산

오메가-3 지방산은 류마티스 관절염의 염증과 통증을 완화해 주는 효과뿐만 아니라 성인병의 주범인 콜레스테롤을 제거하고 혈압도 낮춰 주는 다양한 효과를 갖는다. 오메가-3 지방산이 가장 많이 되어 있는 생선은 고등어, 청어, 연어 등등 푸른 생선류가 있으며, 등푸른 생선에서는 불포화지방산인 EPA가 있는데 이 성분은 염증을 촉진시키는 프로스타글란딘의 생산을 줄여 주어 관절염 염증을 조절하는 데 효과가 있다.

④ 야채류

야채 중에서도 브로콜리는 항산화제와 섬유소, 비타민이 풍부한 야채다. 또 칼륨이 많이 들어 있기 때문에 혈압을 낮추는 역할도 하고 항암 효과까지 갖고 있다. 가장 좋은 조리법은 살짝 찌는 것이다. 10분 이내로 숨이 살짝 죽을 정도로 찐다. 하루에 브로콜리 한 줌이 권장된다. 토마토의 빨간색은 리코펜(Lycopene)이라는 물질에서 나오는 것인데 이것은 가장 강력한 항산화제 중 하나다. 리코펜은 골관절염은 물론 여러 종류의 노화 질환과 암 예방에 효과가 있다고 보고되고 있다. 토마토는 익혀 드시는 것이 이런 효능을 가장 크게 하는 조리법이다.

시금치에는 철분과 엽산, 망간, 항산화성분이 많이 함유되어 있다. 시금치를 많이 먹게 되면 혈액 속의 항산화제 농도를 25%나 올리게 된다. 또 비타민 K도 풍부해서 골격을 튼튼하게 유지하는 데 도움이 된다. 당근도 강력한 항산화물질인 비타민 A와 섬유소를 다량 함유하고 있다. 따라서 간식으로 당근을 먹는 것이 권장된다. 단, 당근을 가열하는 것은 함유되어 있는 수용성 섬유소를 파괴하므로 좋지 않다.

⑤ 비타민 B군

현미와 같은 곡류, 우유, 참깨, 땅콩, 달걀 노른자와 같은 음식들에 들어 있는 비타민 B군은 부종을 가라앉혀 주고 혈액순환에 도움을 주며, 신경을 보호해 주는 기능을 하기 때문에 관절염에 좋다. 최근에 닭에게 오메가-3(omega-3) 지방산을 함유한 사료를 먹여 낳은 달걀이 나오고 있는데 오메가-3 지방산은 식품 성분으로는 유일하게 류마티스 관절염에 효과를 나타내는 물질이다.

반대로 피해야 할 음식으로는 자극적인 음식이나 인스턴트식품 등을 들 수 있다. 이는 짠 음식을 많이 섭취하거나 인스턴트 음식을 많이 먹게 되면 식품 속의 나트륨 성분이 칼슘과 같은 미네랄 성분을 체내에서 빼앗아 퇴행성관절염을 악화시키기 때문이다.

3. 동양의학적으로 보는 관절염(關節炎)이란?

1) 관절염이란?

동양의학적으로 본 관절염은 병명이 아니라 관절의 어떤 상태를 의미한다. 사람의 관절에는 6개의 큰 관절이 있는데 이 6개의 관절은 육장육부와 연관이 되어 있으며 염증이 있는 경우도 있고, 시리고 찬 경우도 있고, 통증이 있는 경우도 있고, 물이 괸 경우도 있는 등 다양한 증상이 나타난다.

2) 질환에 대한 식이 처방

음양/오행론적으로 설명한다.

① 고관절과 발 전체 관절의 병(오행상 목(木: 간장/담낭))
  가) 증상
  - 약한 현맥이 발현되며 다음과 같은 증상이 나타난다.
  - 환도 관절이라고도 하며 고관절과 발의 모든 관절은 간장 담낭과 연관이 있다고 본다. 고관절은 간경락이 허벅지 안쪽으로 통과하고, 엉덩이 (볼기짝)외부는 담낭 경락이 환도에서 꺾여 지나고 있기 때문이다.
  나) 발병 원인을 음양/오행상으로 설명한다.
  - 음양론상으로 알아본다.

고관절(허벅지 또는 넓적다리 관절을 말함)과 발의 병은 음의 병이다. 원인을 보면 양이 부족한 것이 원인이다. 양(陽)이라 하는 것은 운동이 부족한 경우를 말한다. 발은 두한족열을 할 수 있는 즉 몸 안의 에너지를 발생시키는 발전소 같은 역할을 하는 곳인데 이곳에서 열이 발생하지 못하고 있는 것이 주원인이다.

또한 고관절을 보면 상체 양과 하체 음이 교차되는 곳인데 음기가 오르지 못하고 양기가 내려오지 못하여 음기가 최대 오를 수 있는 곳인 허리부분까지 오르고 나서 더 이상 오르지 못하고 정체되어 있는 상태가 되면 고관절에 근육이 경화되기 시작하여 고관절 통증이 발생하게 된다.

경락상으로 보면 경락도에는 간 경락은 안쪽 허벅지를 타고 오르는 것으로 되어 있으나 세부적으로 보면 안쪽 허벅지에서 ㄷ 자 형태로 성기부분을 통과한다. 경락도 상으로 볼 때도 직선 구간은 질병이 잘 발생하지 않는다. 그러나 곡선 구간이 허벅지부분의 ㄷ 부분에 기의 순환과 혈액순환 장애가 발생하면서 관절가동이 어려워 관절염이 발생하는 것이다. 관절가동이 어려워진 이유는 몸이 차가워졌기 때문이다.

몸이 차가워지면 관절부분의 근육도 오그라들어 관절가동이 어려워지기 때문이다.

또한 담낭 경락을 보면 볼기짝 외부에서 쏙들어간 곳인 환도라는 혈 자리에서 곡선이 형상되어 있어 허벅지 안쪽으로는 간 경락이 ㄷ 자로 심한 곡선을 형성하고 있고, 외부로는 담경락이 곡선을 형성 하고 있어 목기능(간장/담낭)이 저하되면 고관절(股:넙쩍다리 고, 關節)이 발생하는 것이다.

- 오행상으로 설명한다.
  · 목기능이 약해서 발생하는 관절염이다.
  · 금기능이 너무 강하여 목기능을 억제하여 발생하는 관절염이다.
    (금극목 : 금20+, 목20-)
  · 수기능이 항진되어 수극화하면 화기능이 저하되어(수20+, 화20-) 화극금을 못하여 (화20-, 금20+) 금기능이 강화하는 결과를 초래하여 결국에는 금극목을 강하게 만들어 목기능의 저하를 가져온 것이다.

- 식이 처방에 대하여 설명한다.
  - 발병 원인 음식들: 매운맛, 짠맛의 음식들
    - 매운맛의 음식을 과식하면 간장, 담낭의 기능이 저하되면서 발생하는 관절염이기 때문에 매운맛을 적게 먹어야 한다. (금20+, 목20-)
    - 짠맛의 음식을 과식하면 신장 방광 기능이 항진되어 수극화하면 심장/소장기능이 저하되어 (수20+, 화20-) 화극금을 못하여 (화20-, 금20+) 폐/대장 기능을 보강하여 항진시키는 결과를 초래하여 결국에는 폐/대장의 기능이 항진되어 간/담낭 기능을 강하게 억제하여 고관절염을 발생하는 원인으로 작용하기에 적게 먹어야 한다.
  - 잘못된 식습관: 신맛을 적게 먹는 식습관
  - 자주 먹어야 할 음식: 신맛의 음식들
    - 신맛은 간장 담낭의 기능을 보강하는 효과를 가지기에 고관절염이나 발 전체의 관절염에 좋은 효과를 보게 된다.
    - 팥을 가루로 내어 한 끼에 3~4숟가락을 1일 3회 먹으면서 주식-부식-후식을 모두 신맛으로 먹으면 쉽게 치료된다.

이때 쓴맛을 병행한다면 화기운이 화극금하여(화 20+,금20-) 목기운을 억제하는 금기운을 억제하여 더 빠른 시간 내에 목기운을 보강하는 효과를 가진다.

고관절염이 사라진 뒤에도 계속해서 신맛의 음식을 먹으면 목극토하여 비/위장 기능이 약해져(목20+,토20-) 비/위장 질환이 발생하게 되기 때문에 중단하고, 체질에 맞는 처방을 하여야 한다.

② 팔꿈치 관절의 병(오행상 화(火: 심장/소장))
  가) 증상
  - 약한 구맥이 발현되며 다음과 같은 증상이 나타난다.
  - 팔꿈치 관절이라고 하며 심장과 소장경락이 팔꿈치를 통과하기 때문이다.
  나) 발병 원인을 음양/오행상으로 설명한다.
  - 음양론상으로 설명한다.

팔꿈치 관절을 주(肘: 팔꿈치 주) 관절이라고도 부른다. 배꼽을 중심으로 상체부분의 팔에서 발생했기에 양 중의 양의 병이다. 원인은 음(陰)에 있다. 즉 하체에 있다는 것이다. 음을 중심으로 원인을 찾아보면 음 중의 음에서 원인을 찾아야 한다. 즉 음 중의 음인 신장과 연관이 있음을 알 수 있다. 물과 불의 부조화로 인하여 팔꿈치 관절염이 발생한 것이다.

- 오행상으로 설명한다.

팔꿈치 관절은 오행상으로 화로 분류한다. 그러면 화와 연관이 있는 상극관계를 분석해보면 하나는 수극화요, 또 다른 하나는 화극금과의 관계다. 그런데 화기능의 저하되는 원인은 금극목보다 수극화가 우선하기에 수극화가 원인으로 작용되었다고 보는 것이 타당하다.

즉 수 기능의 항진으로 화기능이 저하되어 팔꿈치 관절염이 발생한 것이다.

- 식이 처방에 대하여 설명한다.
  · 발병 원인 음식들: 짠맛, 신맛의 음식들
    - 짠맛의 음식을 먹지 말아야 하는 이유는 짠맛을 과식하게 되면 신장 방광 기능이 항진되어 심장/소장의 기능을 억제하기 때문이다. 이 결과 심장/소장과 연관이 있는 팔꿈치 관절염을 발생시키는 원인으로 작용하기 때문이다. (수20+,화20-)
    - 신맛의 음식을 먹지 말아야 하는 이유는 목극토를 강하게 하면(목20+,토20-) 토극수를 하지 못하여 수기능이 항진되면서(토20-, 수20+) 화기능을 강하게 억제하기에 (수극화로서 수20+ 화20-) 관절분류 시 화와 상관관계가 있는 팔꿈치가 관절염이 발생하게 되는 것이다. 그래서 신맛의 음식을 적게 먹어야 하는 것이다.
  · 잘못된 식습관: 쓴맛을 적게 먹는 식습관
  · 자주 먹어야 할 음식: 쓴맛/단맛의 음식들

화기능이 저하되어 발생한 팔꿈치 관절염은 화기능을 보강하면 좋은 효과를 볼 수 있다. 쓴맛이 강한 곡물인 수수쌀을 가루로 내어 생으로 한 끼에 3~4숟가락을 먹고, 주식-부식-후식을 모두 쓴맛의 음식들로 먹는다면 약 2주~3주 정도 경과하면 좋은 효과를 얻을 수 있다.

이때 단맛을 병행해서 먹으면 토극수하여(토20+, 수20-) 화기운을 억누르는 수기운을 억제하여 더 빠른 시간 내에 화기운을 보강하는 효과를 가진다.

팔꿈치 관절이 사라진 후에도 쓴맛을 과식하면 화극금하여 (화20+, 금20-) 폐/대장 질환이 발생하기에 체질 처방을 해야 한다.

③ 어깨관절이나 손 전체 관절의 병(오행상 상화(相火: 심포/ 삼초))
  가) 증상
    - 약한 구삼맥이 발현되며 다음과 같은 증상이 나타난다.
    - 어깨관절과 손의 모든 관절은 심포/삼초와 연관이 있다. 즉 림프절이 분포되어 있고

심포 경맥과 삼초 경맥이 통과하기 때문이다.

- 손 관절과 어깨관절이 아프거나, 물이 괴거나 관절이 커지고 통증이 있으며 팔이 움직이지 않고, 팔이 빠지거나 부었거나 하는 증상이 나타난다.

나) 발병 원인을 음양/오행상으로 설명한다.

- 음양론상으로 설명한다.

배꼽을 기준으로 어깨의 질환이니 양의 질환이다. 이 관절의 원인은 음에 있다. 즉 목, 토, 수에서 그 원인을 찾아야 한다. 이런 관절염이 있는 사람들은 발가락과 발목이 경직되어 가동률이 떨어진다. 어깨만 굳은 것이 아니라 발목과 발가락 관절이 모두 오그라드는 증상이 나타난다. 즉 열을 발생하는 기본 부분이 발과 발목이 차가워지면서 반사구를 갖는 어깨도 차가워진 결과다.

즉 몸이 차가워지면 양기가 내려와야 음기가 상승하는 순환 장애가 발생하여 우리 몸에서 양기가 가장 많이 모여 있는 부분들인 관절 부분들이 주간에는 양 부분 관절이, 밤에는 음 부분의 관절들이 아픈 것이다. 왜냐하면 양기가 주간에는 몸의 양 부분에서 활동을 하고, 밤이 되면 발목을 통해 몸 안으로 들어가서 밤을 지내기에, 주간에는 상체 양 부분의 관절 중에 가장 큰 부분이 어깨관절이 아픔을 느낀다. 그러나 밤이 되면 음 부분의 큰 관절이 고관절과 허리부분이 아프지만 잠들어 통증을 잘 못 느끼는 것이다. 그러나 낮에는 어깨가 통증이 나타나기에 계속 어깨관절이 아프다고 하는 것이다.

뼈는 음 중의 음이요, 관절 부위는 양 중의 양이기에 서로 음양의 조화와 균형이 맞지 않을 때 나타나는 증상이다.

- 오행상으로 설명한다.

오행상 상생상극 관계가 조화와 균형이 모두 부조화를 이룰 때 나타나는 증상이다. 어느 한 장부의 기능 저하가 아니라 상극관계에 있어서 주로 목-토-수의 기능 저하로 인해 발생하는 증상이라 할 수 있다.

즉 목극토, 토극수, 수극화, 화극금, 금극목의 관계에서 서로 조화와 균형이 깨졌거나 때로는 역극관계가 발생하기 때문에 나타나는 현상이다.

경락상으로 보면 심포장 삼초부의 경락이 어깨를 통과한다. 그러나 어깨 부분 꺾이는 곳에서 혈액순환이 가장 심하게 나타나기에 어깨관절이 가장 아픈 것으로 느낀다.

- 식이 처방에 대하여 설명한다.
  - 발병 원인 음식들: 단맛, 매운맛의 음식들
    - 단맛을 적게 먹어야 하는 이유는 단맛을 과식하면 스트레스를 받아들이는 신장 기능을 저하시켜(토극수) 기혈의 순환장애 발생의 원인으로 작용하기에 단맛을 적게 먹어야 한다.
    - 매운맛을 적게 먹어야 하는 이유는 매운맛을 과식하면 스트레스를 저장하는 간 기능의 저하를 가져와 (금20+, 목20-) 결국에는 목극토를 못하여(목20-, 토20+) 토극수를 강하게 만드는 결과(토20+, 수20-)를 초래하게 된다. 이 결과 면역력이 저하되어 견관절의 통증을 유발하기 때문이다.
  - 잘못된 식습관: 떫은맛을 적게 먹는 식습관, 편중된 식습관
  - 자주 먹어야 할 음식: 떫은맛의 음식들
- 음식의 맛인 신맛, 쓴맛, 단맛, 매운맛, 짠맛의 혼합된 떫은맛을 먹는 이유다. 골고루 영양을 공급하여 오장육부의 기능을 보강해야 하기 때문이다. 단일 음식으로 보강을 하다 보면 역시 다른 극관계 장부의 불균형만 초래하기 때문이다.
- 떫은맛의 곡물인 옥수수를 가루로 내어 1일 3회 3~4순가락을 생으로 먹고, 주식(옥수수가루)-부식(콩나물/양배추)-후식을 떫은맛으로 먹으면 좋다.

견관절이나 손가락 관절의 통증이 사라진 뒤에는 체질에 관한 처방을 하여 한다.

④ 무릎관절의 병(오행상 토(土: 비/위장))
  가) 증상
  - 약한 홍맥이 발현되며 다음과 같은 증상이 나타난다.
  - 무릎관절에 통증이 있거나 물이 괴거나, 부종이 생기거나, 관절이 늘어나거나 하는 등의 무릎관절의 병이 발생한다. 비만으로 인한 무릎관절통증도 발생하기도 한다.
  나) 발병 원인을 음양/오행상으로 설명한다.
  - 음양론상으로 설명한다.
무릎관절은 음의 병이다. 원인을 양에서 찾아야 한다. 즉 몸의 앞쪽도 음이요, 몸의 하체도

음이다. 음이(수분과잉) 정체되어 있다고 보면 된다. 물론 양이(열기/체온이 낮음을 의미) 부족하다고 봐도 된다.

정리하면 기혈순환장애라고 말할 수 있다. 음의 변화는 양에 의해서 변화하기 때문에 기를 의미하는 체온을 향상시키는 것이 가장바람직하다 하겠다. 쉽게 말하면 운동부족으로 인해 몸이 냉해졌다는 것이다. 이를 해소하기 위해서는 운동을 통하여 체온을 올리도록 하는 것이 좋다. 즉 두한족열의 원칙을 준수하는 것이 음양의 조화를 꾀하는 일이다.

- 오행상으로 설명한다.
목 기운의 기능 항진으로 인해 토기운이 약해지면서 토와 연관이 있는 무릎관절염이 발생한다. (목극토: 목20+, 토20-)
경락상으로 보면 무릎의 종지뼈를 비장과 위장 경락이 지나간다. 그런데 비/위장 기능이 저하되면 무릎 위를 지나는 경락의 흐름에 장애가 발생하면서 무릎관절에 통증이 발생하게 된다.

- 식이 처방에 대하여 설명한다.
  · 발병 원인 음식들: 신맛, 쓴맛의 음식들
  - 신맛을 적게 먹어야 할 이유는 신맛이 과하면 비/위장을 약하게 만들기 때문이다. (목20+,토20-)
  - 쓴맛을 적게 먹어야 할 이유는 화극금으로 인해 금기능이 약해지면서(화20+, 금20-) 금극목을 하지 못해 (금20-, 목 20+)목의 항진으로 인해 토기능이 약해져 (목20+, 토20-) 무릎관절염이 발생하는 원인으로 작용되기 때문이다.
  · 잘못된 식습관: 단맛을 적게 먹는 식습관
  · 자주 먹어야 할 음식: 단맛의 음식들
단맛의 음식을 자주 먹어야 하는 이유는 단맛이 약해진 비/위장의 기능을 보강하기 때문이다. 여기서 단맛이란 백설탕을 의미하지는 않는다. 자연의 단맛이면 더욱 좋다. 단맛을 내는 먹을거리 중에서 곡물인 기장쌀을 생으로 가루로 내어 1일 3회 3~4숟가락을 먹고 주식-부식(생인삼)-후식을 모두 단맛으로 식사를 하면 빠른 시간 내에 개선시킬 수 있다. 병행해서 매운맛을 같이 먹으면 금극목을 하여(금20+, 목20-) 토기운을 억누르는 목기운을 억제하여(목20-, 토20+) 토기운을 보강하는 결과를 얻기 때문에 좋다.

무릎관절이 좋아졌는데도 단맛을 과식하면 토극수하여 신장/ 방광기능을 약하게 만들기 때문에 (토20+,수20-) 단맛음식을 먹는 것을 중단하고 체질에 맞게 처방하여 먹어야 한다.

⑤ 손목관절의 병(오행상 금(金:폐/대장))

　가) 증상

　- 약한 모맥이 발현되며 다음과 같은 증상이 나타난다.

　- 손목관절은 폐/대장 경락이 지나며 손목이 시리거나 차거나 약하거나 통증이 있거나 부었거나 물이 괴거나 관절이 굳는 것으로 인한 통증이 나타난다. 서양의학적으로는 손목터널증후군이라고 부르는 질환이다.

　나) 발병 원인을 음양/오행상으로 설명한다.

　- 음양론상으로 설명한다.

손목관절은 양의 병이다. 원인을 음에서 찾아야 한다. 손목이 차가운 사람을 보면 발목이 역시 차갑다는 것이다. 즉 수족 냉증을 같이 겪고 있다. 음의 대표격인 수기능이 저하를 주원인으로 볼 수 있다.

　- 오행상으로 설명한다.

손목관절은 금기능 저하로 인해 발생하는 관절염이다. 원인은 화극금이 강해서 나타나는 이유다.(화20+, 금20-) 또한 수기능이 저하되면 화기능이 항진되면서 (수20-, 화20+) 화극금을 강하게 하여 오행상 폐/대장과 연관이 있는 손목관절염이 발생한 것이다.

경락상으로 보면 폐경락은 손의 엄지손가락에서 끝나고, 대장 경락은 인지에서 시작한다. 이 두 경락은 손목을 통과하기 폐/대장 기능이 저하되면 손목관절염이 발생하게 된다.

신장 경락은 음경락으로 발 용천혈에서 시작하여 앞가슴 유부혈에서 마친다. 그러나 신장 기능이 저하되면 음기운이 상승하면서 신장의 음기운은 욱중에서 폐경락으로 분지(갈라짐)한다.

그래서 신장의 찬기운이 폐기능을 저하시키는 원인으로 작용하기 때문에 신장기능이 저하되면 역시 손목관절이 발생하는 원인으로 작용하기도 한다.

　- 식이 처방에 대하여 설명한다.

　· 발병 원인 음식들: 쓴맛, 단맛의 음식들

- 쓴맛을 적게 먹어야 할 이유는 쓴맛이 과하면 폐/대장을 약하게 만들기 때문이다.(화 20+,금20-)
- 단맛을 적게 먹어야 할 이유는 토극수로 인해 수기능이 약해지면서(토20+, 수20-) 수 극화를 하지 못해 (수20-, 화20+)화의 항진으로 인해 수기능이 약해져 (화 20+, 금 20-) 손목관절염이 발생하는 원인으로 작용되기 때문이다.
• 잘못된 식습관: 매운맛을 적게 먹는 식습관
• 자주 먹어야 할 음식: 매운맛의 음식들

매운맛을 먹어야 하는 이유는 매운맛이 폐/대장 기능을 보강하기 때문이다. (금20+) 매운맛 의 대표곡물인 현미를 가루로 내어 1일3회 한번에 3~4숟가락을 먹고 주식-부식(카레, 마늘, 고추장, 고춧가루)-후식(생강차)을 매운맛으로 먹으면 단시간에 좋은 효과를 얻는다.

병행해서 짠맛의 음식을 먹으면 수극화하여(수20+, 화20-) 화기운을 억제하면서, 동시에 화 극금을 하지 못하도록 (화20-,금20+)하여 금기운을 보강하는 결과를 얻어 손목관절염이 치료 된다.

손목관절염이 좋아진 후에도 매운맛을 과식하면 금극목하여 (금20+목20-) 간장/담낭 질환 이 발생하기 때문에 체질처방을 해야 한다.

⑥ 발목관절의 병(오행상 수(水: 신장/방광))
가) 증상
- 약한 석맥이 발현되며 다음과 같은 증상이 나타난다.
- 발목 내외로 신장/ 방광 경락이 발목을 통과하기 때문이다. 발목이 부었거나 물이 괴거나 시리거나 아프거나 염증이 있거나 할 때도 통증이 나타난다.
나) 발병 원인을 음양/오행상으로 설명한다.
- 음양론상으로 설명한다.

발목관절병은 음의 병이다. 원인을 양에서 찾아야 한다. 즉 스트레스가 누적되면 발목관절 염이 발생한다. 양기의 부족으로 인해 음양의 순환장애가 발생하기 때문이다. 양기는 주간에 는 피부 외부에서 순환을 하다가 밤이 되면 발목을 통하여 들어가서 몸 안에서 활동을 하고 새벽이 되면 눈으로 나오기에 눈이 떠지는 것이다. 그런데 신장 기능이 저하되면 이런 활동이 잘 이루어지지 않고 있다는 것이다. 즉 양기가 발목으로 들어가서 밤 동안 몸을 따뜻하게 해야 잠을 이룰 수가 있는데 양기가 들어가지 못하는 발목관절염을 가지고 있는 사람들 대개 불면증을 가지고 있다. 불면증을 가지고 있다는 것은 양기가 부족하다는 증거다. 양기가 많으면 잠을 충분하게 잘 자기 때문이다. 예를 들면 젊은 사람들은 양기가 많기에 머리를 베개에 대기가 무섭게 잠을 자는 것과 같다. 나이가 들고 몸이 차가워져서 발생한다는 암 환자들은 대개 불면증에 시달리는 것이 좋은 예다.

- 오행상으로 설명한다.

발목관절은 수기능 저하로 인해 발생하는 관절염이다. 원인은 토극수가 강해서 나타나는 이유다.(토20+, 수20-) 또한 목기능이 저하되면 토기능이 강화되면서 (목20-, 토20+) 토극수를 강하게 하여 오행상 신장 방광과 연관이 있는 발목관절염이 발생한 것이다.

신장 경락은 발바닥에서 시작하여 안쪽 복숭아뼈를 돌아 위로 오른다. 또한 방광 경락은 양 눈가에서 시작하여 발목 바깥 복숭아뼈 통과하여 새끼발가락으로 내려와서 멈춘다. 이 두 경락은 발목 복숭아뼈를 안팎으로 통과하기 신장 방광 기능이 저하되면 발목관절염이 발생하게 된다.

- 식이 처방에 대하여 설명한다.
· 발병 원인 음식들: 단맛, 매운맛의 음식들
  - 단맛을 적게 먹어야 하는 이유는 단맛을 과식하면 토극수하여 수기능의 저하가(토20+, 수20-) 발생하여 발목관절염을 발생시킨다.
  - 매운맛을 적게 먹어야 하는 이유는 매운맛을 과식하면 스트레스를 저장하는 간 기능의 저하를 가져와 (금20+, 목20-) 결국에는 목극토를 못하여(목20-, 토20+) 토극수를 강하게 만드는 결과(토20+, 수20-)를 초래하기 때문이다. 이 결과 수기능의 저하로 이어져 발목관절염이 발생하게 된다.
· 잘못된 식습관: 짠맛을 적게 먹는 식습관
· 자주 먹어야 할 음식: 짠맛의 음식들

짠맛을 먹는 이유는 약해진 짠맛이 신장/방광 기능을 보강하기 때문이다. (수20+) 짠맛의 대표곡물인 생 검은콩(살짝 비림)을 먹는 것이 좋고, 속이 불편하면 함초+죽염소금이나 다시마를 주식으로 해도 좋다. 주식-부식-후식을 모두 짠맛의 음식으로 먹으면 짧은 시간 내에 발목관절의 불편함이 사라질 것이다.

　병행해서 신맛의 음식을 먹으면 목극토하여(목20+, 토20-) 토기운을 억제하면서, 동시에 토극수를 약하게 하여 (토20-,수20+)하여 수기운을 보강하는 결과를 얻어 발목관절염이 치료된다.

　발목관절염이 좋아진 후에도 짠맛을 과식하면 수극화하여 (수20+화20-) 심장/소장 질환이 발생하기 때문에 체질처방을 해야 한다.

　⑦ 전관절의 병, 통증이 이동하는 관절의 병(견관절 설명부분 참조)
　　가) 증상
　　- 약한 구삼맥이 발현되며 다음과 같은 증상이 나타난다.
　　- 오늘은 어깨, 내일은 무릎관절에 통증이 생기는 듯 매일매일 통증이 발현하는 곳이
　　　여기저기 돌아다니면서 나타난다.
　　나) 발병 원인을 음양/오행상으로 알아본다.
　　다) 식이 처방에 대하여 알아본다.
　　- 발병 원인 음식들: 신맛, 쓴맛의 음식들
　　- 잘못된 식습관: 떫은맛을 적게 먹는 식습관
　　　　　　　　　　즐겁지 못한 식습관, 편중된 식습관
　　- 자주 먹어야 할 음식: 단맛의 음식들

62교시
비만(肥滿)에 대한 식이 처방

1. 발병 원인-증상-자연치유에 대하여 알아본다.

구분	발병 원인 음식들/ 잘못된 식습관	자주 먹어야 할 음식 (생식처방)
목 기능이 약한 비만 (현맥)	맵고, 짠맛의 음식들/ 신맛을 적게 먹는 식습관	쓴맛의 음식들 목2+화+토+상화+표준
토기능이 약한 비만 (홍맥)	시고, 쓴맛의 음식들/ 단맛을 적게 먹는 식습관	단맛의 음식들 토2+금+수+상화+표준
수기능이 약한 비만 (석맥)	단맛, 매운맛의 음식들/ 짠맛을 적게 먹는 식습관	짠맛의 음식들 수2+목+화+상화+표준
상화기능이 약한 비만 (구삼맥)	과도한 스트레스 외곬인 성격/ 떫은맛을 적게 먹는 식습관	떫은맛의 음식들 토+금+수+상화2+표준

2. 서양의학적으로 본 비만(肥滿)이란?

1) 비만(Obesity)이란, 단순히 체중이 많이 나가는 것을 의미하기보다 '체내에 과다하게 많은 양의 체지방이 쌓여 있는 상태'를 말한다. 즉, 근육량이 많고, 체지방의 증가는 없는 드문 경우에는 체중이 많이 나가더라도 비만이라고 할 수 없다. 또 전신의 체지방 축적보다는 '복부 비만'이 중요하다는 사실이 알려지게 되었고, 최근에는 피하지방보다는 복강 내 내장지방의 축적이 중요한 의미를 갖는다는 연구 결과들이 축적되면서 '내장지방형 비만'이라는 용어도 사용되고 있다.

1996년 세계보건기구가 '비만은 장기 치료가 필요한 질병'으로 규정한 이래로 현재 21세기 인류가 극복해야 할 중요한 질병 중 하나로 생각되고 있다.

2) 비만의 증상으로는 관절염, 불임, 고혈압, 심혈관계 증상, 이상지질혈증, 관절통, 수면 무호흡, 호흡곤란 등이 발생한다. 비만의 증상은 겉으로 드러나는 현상과 숨찬 증상, 관절통 이외에도 각종 합병증에 의해 매우 다양한 증상들이 나타날 수 있다.

3) 관련 질병으로는 간내 담석, 골관절염, 고혈압, 우울증, 당뇨병, 지방간, 다낭성난소증후군, 대사증후군, 수면 무호흡증, 여성불임을 발생시킨다.

4) 발생 부위는 전신에 나타날 수 있다.

5) 다른 이름으로는 내장지방형비만, 복부비만, 체지방 과잉으로 불린다.

6) 비만 발생의 원인을 알아본다.

비만은 만성적으로 섭취하는 영양분에 비해 에너지소비가 적을 때 여분의 에너지가 체지방의 형태로 축적되는 현상이다. 즉, 먹은 것에 비해 활동이 부족할 때 생기는 것이다. 그러나 이러한 단순한 개념에도 불구하고, 다양한 신경내분비학적 물질들과 에너지 대사에 관련되는 여러 요소들의 이상이 유전적 또는 현상적으로 아주 복잡하게 연관되어 나타난다. 불규칙한 식습관, 과다한 음식 섭취, 운동부족, 내분비계통 질환, 유전적 요인, 정신적 요인 및 약물 등이 현실적인 원인이 될 수 있다.

7) 비만의 진단 방법에 대해 알아본다.

① 체질량지수(Body Mass Index, BMI) 기준

체중(kg)을 신장(m)의 제곱으로 나눈 값을 체질량지수라고 하는데, 신장에 비해 체중이 적당한지를 파악하는 방법이다. 특별한 장비를 필요로 하지 않기 때문에 가장 많이 쓰이지만, 근육과 지방량을 구분하지 못하는 단점이 있다. 서양인에서와는 달리 동양인의 기준이 따로 마련되어 사용되는데, 체질량 지수가 25를 넘는 경우에 비만이라고 한다.(참고 : 18.5~22.9 정상, 23.0~24.9 과체중, 25.0~29.9 비만, ≤30 고도비만)

② 생체전기저항측정법(BIA; bioimpedence analysis)

생체전기저항측정법을 이용한 체성분 분석 결과를 사용하여 진단한다. 체지방율이 여성의 경우 30% 이상, 남성의 경우 25% 이상을 비만이라고 한다.

③ 허리둘레 기준

줄자로 허리둘레를 측정하여 복부 비만을 진단하는 것으로, 전신비만 이외에 복부비만을 진단하는 보조적인 수단이다. 동양인은 남성의 경우 90cm 이상, 여성의 경우

85cm(80cm를 기준으로 삼아야 한다고 주장하는 학회도 있음.) 이상을 복부비만이라고 한다.

④ 내장지방 기준

복부비만을 좀 더 자세히 분석하기 위한 정밀한 수단으로는 복부 지방 CT촬영을 들 수 있다. 촬영 결과 내장지방과 피하지방의 비율이 0.4 이상인 경우 내장지방형비만이라고 한다.

8) 비만으로 인해 나타나는 합병증에 대해 알아본다.

비만한 사람은 정상체중인 사람보다 2배 이상 높은 사망률을 보인다. 이는 주로 혈관동맥경화를 통한 심혈관질환(뇌졸중 및 허혈성심혈관 질환)에 의한 것이다. 비만은 이밖에도 고혈압, 당뇨병, 고지혈증, 지방간, 담석증, 폐쇄성 수면 무호흡증, 생리불순, 다낭성 난소질환, 불임증, 성욕 감퇴, 우울증, 퇴행성 관절염, 통풍과 관련되어 있다. 또한 대장암, 췌장암, 전립선암, 유방암 등의 각종 암이 생길 위험성도 증가시킨다.

9) 비만을 치료하는 방법에 대해 알아본다.

비만치료의 목적이란 비만과 연관된 합병증의 예방 및 치료를 말한다. 매우 드물게 호르몬 이상 등의 특별한 원인이 있는 경우에는 기저질환을 치료하면 되지만, 대부분의 비만은 유전적이거나 후천적인 요인에 의해 발생하는 복합적인 현상으로, 생활습관의 변화가 가장 기본이다. 일상생활에서의 활동을 최대한 늘리기 위해서 짧은 거리는 걸어 다니고, 승강기대신 계단을 이용하며, 텔레비전 시청을 피하고(특히 먹으면서 TV를 시청하는 것), 식이조절 및 운동을 규칙적이고도 꾸준하게 실천하는 것이 가장 중요하다. 약물치료로는 지방분해효소 억제제인 '올리스타스'를 사용하는데, 이는 체내 있는 지방의 일부를 몸 밖으로 배출되도록 하는 역할을 한다.

부작용으로는 설사 및 지방변이 있다. 현재 안전하게 사용할 수 있는 식욕억제제는 없는 상황이다. 합병증이 있는 고도비만환자의 경우에는 위장관에 대한 비만 수술이 도움이 될 수 있다.

10) 비만자들이 지켜야 할 주의사항을 알아본다.

단식같은 극단적인 수단에 의한 체중감량은 부작용을 가져올 수 있고, 체지방보다는 근육이 더 많이 소실된다. 또한 그러한 방법으로 갑자기 감량된 체중은 잘 유지되지도 않는다. 체중감량을 위해서는 장기적인 계획을 짜서, 꾸준히 노력하는 것이 가장 중요하다. 일단, 2~3 kg의 실현 가능한 체중감량 목표를 설정하여 실천하고, 여러 단계에 걸쳐서 서서히 감량하거나 유지하는 것이 중요하다.

비만을 탈출하려면 먹는 것을 줄이는 것이 최선의 방법이다. 먹는 것보다 소비하는 량이 부족하니 몸 안에 축적되는 것은 당연한일이다. 적게 먹는 것이고, 먹었으면 먹은 만큼 움직이면 비만에서 탈출할 수 있다. 약을 먹거나 또 다른 건강식품을 통해서 비만 탈출은 다른 장기의 손상을 가져와 결국에는 다른 질병을 얻는 결과를 초래할 뿐이다.

3. 동양의학적으로 본 비만(肥滿)이란?

1) 목기능이 약한 비만

① 발병 원인 음식들: 맵고, 짠맛의 음식들

선천적으로 금기운이 강하여 금극목(금20+, 목20-)을 한 상태이거나 매운맛의 음식을 과식하여 간 기능이(20-) 약해지면 몸 안의 노폐물 누적으로 인하여 혈액순환장애가 발생하고 근육이 차가워지면서 비만이 발생한다.

가) 매운맛의 음식을 과식하면 간장, 담낭의 기능이 저하되면서 발생하는 근육 속의 노폐물이 누적되어 비만이 발생하기 때문에 매운맛을 적게 먹어야 한다. (금20+, 목20-)

나) 짠맛의 음식을 과식하면 신장 방광 기능이 항진되어 수극화하면 심장/소장기능이 저하되어 (수20+, 화20-) 화극금을 못하여 (화20-, 금20+) 폐/대장 기능을 보강하여 항진시키는 결과를 초래하여 결국에는 폐/대장의 기능이 항진되어 간/담낭 기능을 강하게 억제하여 목기능이 약한 비만을 발생하는 원인으로 작용하기에 짠맛을 음식을 적게 먹어야 한다.

다) 잘못된 식습관: 신맛을 적게 먹는 식습관

라) 자주 먹어야 할 음식: 신맛의 음식들

신맛은 간장 담낭의 기능을 보강하는 효과를 가지기에 목기능이 약한 비만을 해소하고자 할 때는 신맛의 음식을 먹어 목기능을 보강하는 것이 좋다.(목 20+)

팥을 가루로 내어 한 끼에 3~4숟가락을 1일 3회 먹으면서 주식-부식-후식을 모두 신맛으로 먹으면 쉽게 치료된다.

이때 쓴맛을 병행한다면 화기운이 화극금하여(화 20+,금20-) 목기운을 억제하는 금기운을 억제하여 더 빠른 시간 내에 목기운을 보강하는 효과를 가진다.

비만이 사라지고 정상 체중을 유지한 뒤에도 계속 신맛을 먹으면 토기능이 약해져 (목20+, 토20-) 비/위장 질환이 발생하면서 다른 형태의 비만이 되기 때문에 중단하고, 체질에 맞는 처방을 하여야 한다.

2) 토기능이 약한 비만(맛을 모르는 대식가)

① 발병 원인 음식들: 신맛, 쓴맛의 음식들

선천적으로 목기능이 강하여 위산과다 등 목극토 한 경우(목20+, 토20-)나, 위장 질환을 잘못 치료한 경우, 신맛의 음식이나 약 복용이 과한 경우에도 토기능이 약해지면서 비만이 발생하게 된다.

가) 신맛을 적게 먹어야 할 이유는 신맛이 과하면 비/위장을 약하게 만들기 때문이다.(목20+,토20-)

나) 쓴맛을 적게 먹어야 할 이유는 화극금으로 인해 금기능이 약해지면서(화20+, 금20-) 금극목을 하지 못해 (금20-, 목 20+)목의 항진으로 인해 토기능이 약해져 (목 20+, 토20-) 비만이 발생하는 원인으로 작용되기 때문이다.

다) 잘못된 식습관: 단맛을 적게 먹는 식습관

라) 자주 먹어야 할 음식: 단맛의 음식들

단맛의 음식을 자주 먹어야 하는 이유는 단맛이 약해진 비/위장의 기능을 보강(20+)하기 때문이다. 여기서 단맛이란 백설탕을 의미하지는 않는다. 자연의 단맛이면 더욱 좋다. 단맛을 내는 먹을거리 중에서 곡물인 기장쌀을 생으로 가루로 내어 1일 3회 3~4숟가락을 먹고 주식-부식(생인삼)-후식을 모두 단맛으로 식사를 하면 빠른 시간 내에 개선시킬 수 있다.

병행해서 매운맛을 같이 먹으면 금극목을 하여(금20+, 목20-) 토기운을 억누르는 목기운을 억제하여(목20-, 토20+) 토기운을 보강하는 결과를 얻기 때문이다.

목기운을 잠재우기 위해 주식- 부식-후식을 모두 매운맛으로 먹으면 단시간 내에 비만을 개선시킬 수 있다.

비만이 해소되어 정상 체중을 유지하는데도 단맛을 과식하면 토극수하여 신장/ 방광기능을 약하게 만들기 때문에 (토20+,수20-) 단맛 음식을 먹는 것을 중단하고 체질에 맞게 처방하여 먹어야 한다.

• 이쯤에서 서양의학적으로 보는 비만의 세부적인 이유를 알아본다.

과식을 한다는 것은 영양의 불균형이 부른 결과이다. 현대인들이 왜 과식을 하게 되는지 알아보자.

사람은 살아가면서 음식물을 먹지 않고는 살아갈 수 없다. 그러나 얼마만큼 먹어야 하는지에 대한 기준도 개인마다 모두 다르다.

배고픈 사람들은 많이 먹을 것이고 배가 고프지 않는 사람은 적게 먹을 것이다. 그래서 많이 먹고 적게 먹는 것에 대한 정의는 사실 명확하게 내릴 수없는 사안이다. 현대인 식사의 특징을 보면 영양소은 낮고, 칼로리는 높은 구조로 되어 있어 부족한 영양소를 보충하려고 과식을 하게 된다.

다른 면으로 보면 식품첨가물이 들어간 음식들은 혀에 있는 미뢰(味蕾)세포의 기능을 저하시켜 맛을 식별하지 못하게 되어 자신도 모르게 과식(過食)을 하게 된다. 자신도 모르는 사이 자연의 변화에 위배되는 식습관을 가지게 되는 것이다.

오랜 동안 하루 세끼를 먹고 살아온 사람들이 때가 되면 "배가 고프다" 하고 느끼는 것과 식사를 하다보면 "아 배부르다" 하고 느끼는 경우를 과식과 연관해서 알아본다.

우리 몸에는 먹는 것에 관한 신경계가 존재하며 그 신경계에 의해서 "배가 고프다."는 것을 느끼고 "배부른 것"을 느낀다. 이런 신경계가 하나는 섭식중추이고, 다른 하나는 포만중추다. 이러한 섭식중추와 포만중추는 서로 반대의 작용을 한다.

우선 배가 고프면 공복감을 느끼고, 배가 부르면 포만감을 느낀다. 이 두 가지는 어떻게 다른 것인가?

공복감(空腹感)	포만감(飽滿感)
신체에 필요한 영양분을 섭취하도록 하는 신호	영양소를 충분히 섭취 했다는 신호

이러한 공복감과 포만감을 느끼게 하는 조직의 상부에는 시상하부라는 조직이 있어 관여한다. 이 조직에서 섭식중추와 포만중추를 조절한다.

섭식(攝食)중추	포만(飽滿) 중추
음식물이 필요할 때 자극을 받으면 활발해진다.	뇌나 몸의 각 부위에 신호를 보내 먹고 싶은 의욕을 높인다. 그래서 음식을 먹고 침이 나오게 한다. ※ 영양분을 충분히 섭취했다고 판단 되면 먹는 행동을 중지하라는 신호를 보내는 기능도 가지고 있다.

먹는 것에 대해 관여하는 또 다른 부분도 있다는 점이다.

뇌가 몸의 에너지 섭취와 저장에 대한 정보를 전달받는 통로중의 하나가 호르몬이다. 바로 렙틴이라는 호르몬과 크렐린이라는 호르몬이다. 두 호르몬을 비교해 본다.

렙틴 호르몬	크렐린 호르몬
지방 세포에서 만들어지는 호르몬이다. ※ 체지방량이 많아지면 렙틴 역시 증가해 시상하부에 보고된다. 그래서 식욕을 억제하라고 지시받고 에너지 소비가 증가되도록 한다.	위장에서 분비되는 것으로 허기를 느끼는 호르몬이다. ※ 배가 고플 때 분비량을 늘리다가 위가 차면 분비량이 급격히 줄어든다.

그러나 체지방이 증가하면 렙틴의 수치가 정상치를 벗어나면 뇌에서 "먹지 말라"는 신호를 보내도 반응하지 않고 계속 먹는다.

여기서 체지방의 정상치란?

남자(체중대비 체지방율)	여자(체중대비 체지방율)
21~23 (15~20%)	18.5~20 (20~25%)

복부 비만은 허리둘레가 남자는 90㎝ 이상, 여자는 80㎝ 이상을 말하고,

체지방 계산법은 체중을 키의(m) 제곱으로 나눈 수치를 말한다.

예를 들어 체중이 60㎏, 키 156㎝라면 60÷(1.56×1.56)=24로 과체중이다.

또한 스트레스호르몬인 코르티솔 같은 호르몬도 식탐과 밀접한 관계가 있다.

급성 스트레스	만성 스트레스
식욕을 떨어트리고 소화액 분비 및 위장운동 기능 저하로 입맛을 잃게 하고 먹지 못하게 한다.	체내의 스트레스 농도가 높아져 식욕조절이 힘들다.

실제 과다 분비된 코르티솔은 지방조직에 있는 수용체와 결합해 지방이 잘 저장되도록 만든다. 그래서 스트레스를 오랜 동안 받는 사람들은 비만 될 확률이 높아지는 것이다.

동양의학적으로 볼 때 우리 몸은 오행상 목극토(木克土: 목 20+, 토20-)를 강하게 하여 비/위장의 기능이 저하되면 "맛을 모르는 대식가" 즉 과식을 함으로 인해 비만이 될 수 있다고 본다.

우리 몸은 맛을 알고 먹어야 앞에서도 언급된 것과 같이 섭식중추와 포만중추가 상호 조화와 균형을 이루어 정상적인 체지방을 유지하여 혈액순환을 원활하게 만드는 역할을 하는데도 불구하고 두 렙틴과 크렐린 호르몬의 조화와 균형이 깨지는 경우 맛을 모르고 과식을 하게 되어 결국에는 혈액순환장애를 발생시키는 원인으로 작용하고 있다는 점이다.

이런 경우를 동양의학에서 오행론적으로 목극토를 강하게 하여 토기능이 저하되면 맛을 모르는 대식가가 된다고 표현하는 것이다.

이러한 원인에는 신맛의 음식을 과식하다 보면 자연스럽게 위장 내의 ph 농도조절이 안되어 위장기능이 저하되고, 이 결과 위장에서 분비되는 크렐린이라는 호르몬의 이상 현상이 발생하고 이어서 렙틴 호르몬과의 조화도 깨지면서 과식을 하게 되는 구조로 되어 있다.

과식을 하면 당연히 따르는 결과물이 바로 혈액순환장애라는 점이다.

이러한 "맛을 모르는 대식가"에서 벗어나려면 목기능을 억제하는 금기운을 보강하여 금극목(金克木: 금20+, 목20-)을 할 수 있도록 조절해주어야 한다. 이렇게 함으로써 금극목과 목극토의 상극관계의 조화와 균형을 유지하여 맛을 알고 필요한 만큼만 먹는 식습관을 가질 수 있을 것이다.

이런 음식이 바로 매운맛을 가진 우리 고유의 김장김치요 고추장이다. 그런데 맵게 먹으면 위암에 걸린다느니 짜게 먹으면 고혈압에 걸린다느니 하면서 방송이나 일부 몰지각한 의료인들이 말을 듣고 자연의 변화에 반하는 잘못된 식습관을 가지고 있어 앞으로 자연의 변화에 적응하지 못해서 발생하는 다양한 질병들이 창궐할 수밖에 없을 것으로 본다. 매운맛은 위산 분비를 촉진하여 렙틴과 크렐린의 조화를 이루게 하기도 한다.

3) 수기능이 약한 비만(불임 수술한 경우 포함)

① 발병 원인 음식들/먹지 말아야 할 음식: 단맛, 매운맛의 음식들

선천적으로 토형체질로 인하여 토기능이 항진되어 토극수(토20+,수20-)하여 비만증이 나타난다.

후천적으로는 단음식이 과식으로 인하여 토극수(토20+, 수20-)가 되는 경우다. 또 다른 경우는 스스로 싱겁게 먹는 식습관으로 인해 수기능이 약해진 (수20-)경우도 비만이 된다.

또한 생식비뇨기계 수술이나 복강경수술, 피임기구 삽입이나 피부 내 이식한 경우, 정관수술, 자궁적출 수술, 피임약 복용 등도 비만의 원인이 된다.

가) 매운맛을 적게 먹어야 할 이유는 매운맛이 과하면 폐/대장을 강하게 만들어 금극목하여 간기능을 약하게 하여 목극토를 못하여 토기능을 보강하기 때문이다.

나) 단맛을 적게 먹어야 할 이유는 토극수로 인해 수기능이 약해지면서(토20+, 수20-) 수극화를 하지 못해 (수20-, 화20+)화의 항진으로 인해 수기능이 약해져 (화 20+, 금 20-) 비만이 발생하는 원인으로 작용되기 때문이다.

다) 잘못된 식습관: 짠맛을 적게 먹는 식습관

라) 자주 먹어야 할 음식: 짠맛의 음식들

짠맛을 먹는 이유는 약해진 짠맛이 신장/방광 기능을 보강하기 때문이다. (수20+) 짠맛의 대표곡물인 생 검은콩(살짝 비림)을 먹는 것이 좋고, 속이 불편하면 함초+죽염 소금이나 다시마를 주식으로 해도 좋다. 주식-부식-후식을 모두 짠맛의 음식으로 먹으면 짧은 시간 내에 비만을 개선시킬 수 있다.

병행해서 신맛의 음식을 먹으면 목극토하여(목20+, 토20-) 토기운을 억제하면서, 동시에 토극수를 하지 못하도록 (토20-, 수20+)하여 수기운을 보강하는 결과를 얻어 비만증이 치료된다.

비만이 해소되어 정상체중을 유지한 후에도 짠맛을 과식하면 수극화하여 (수20+화20-) 심장/소장 질환이 발생하기 때문에 체질처방을 해야 한다.

4) 상화 기능이 약한 비만

가) 발병 원인 음식들/먹지 말아야 할 음식: 단맛, 쓴맛의 음식들

오생상 상생상극 관계가 조화와 균형이 모두 부조화를 이룰 때 나타나는 증상이다. 어느 한 장부의 기능 저하가 아니라 상극관계에 있어서 주로 목-토-수의 기능 저하로 인해 발생하는 증상이라 할 수 있다.

즉 목극토, 토극수, 수극화, 화극금, 금극목의 관계에서 서로 조화와 균형이 깨졌거나 때로는 역극관계가 발생하기 때문에 나타나는 비만현상이다. 한마디로 심포장 삼초부의 상초-중초-하초의 기혈순환장로 인해 발생한다.

나) 식이 처방에 대하여 설명한다.

- 발병 원인 음식들/먹지 말아야 할 음식: 단맛, 매운맛의 음식들
  · 단맛을 적게 먹어야 하는 이유는 단맛을 과식하면 스트레스를 받아들이는 신장 기능을 저하시켜(토20+수20-) 기혈의 순환 장애발생의 원인으로 작용하기에 단맛을 적게 먹어야 한다.
  · 매운맛을 적게 먹어야 하는 이유는 매운맛을 과식하면 스트레스를 저장하는 간 기능의 저하를 가져와 (금20+, 목20-) 결국에는 목극토를 못하여(목20-, 토20+) 토극수를 강하게 만드는 결과(토20+, 수20-)를 초래하게 된다. 이 결과 면역력이 저하되면서 기와 혈의 순환 장애로 인해 비만이 발생하기 때문이다.
- 잘못된 식습관: 떫은맛을 적게 먹는 식습관
- 자주 먹어야 할 음식: 떫은맛의 음식들
  · 음식의 맛인 신맛, 쓴맛, 단맛, 매운맛, 짠맛의 혼합된 떫은맛을 먹는 이유다. 골고루 영양을 공급하여 오장육부의 기능을 보강해야 하기 때문이다. 단일 음식으로 보강을 하다 보면 역시 다른 극관계 장부의 불균형만 초래하기 때문이다.

  · 떫은맛의 곡물인 옥수수를 가루로 내어 1일 3회 3~4숟가락을 생으로 먹고, 주식(옥수수가루)-부식(콩나물/양배추)-후식을 떫은맛으로 먹으면 좋다.

비만이 해소되고 정상 체중을 유지한 뒤에는 체질에 관한 처방을 하여야 한다.

63교시
심/뇌혈관 질환에 대한 식이 처방

1. 발병 원인-증상-자연치유에 대하여 알아본다.

1) 심뇌혈관질환이란, 심근경색, 심부전증 등의 심장질환, 뇌졸중 등의 뇌혈관질환, 고혈압,
   당뇨병, 고지혈증, 동맥경화증 등을 말한다.

보건복지부는 심근경색증, 뇌졸중 등 심뇌혈관질환 예방 및 관리를 강화하기 위해 심뇌혈
관질환 예방 생활 수칙 보급, 골든타임 이내에 적절한 응급조치, 초기 집중재활치료 지원 등
을 강화해나갈 계획이라고 밝혔다.

심근경색증, 뇌졸중 등 심뇌혈관질환은 암에 이은 주된 사망원인이다. 특히 심근경색증 등
허혈성 심장질환으로 인한 사망은 계속 증가 추세에 있다.

※ 주요 사망원인의 사망률 추이(심뇌혈관질환 25.8%, 암 27.6%, 2012, 통계청)
   심뇌혈관질환 발생의 주요 위험요인인 고혈압, 당뇨병, 이상지질혈증, 비만은 우리나라
   국민이 가장 많이 앓고 있는 질환이며, 특히 30세 이상 고혈압 또는 당뇨 환자는 2030
   년에 1,680만 명에 이를 것으로 추정된다.

※ 고혈압 또는 당뇨병 증가 추이
   1,070만 명(2011년) → 1,400만 명(2020년) → 1,680만 명(2030년)

※ 비만: 32.9%(2001) → 34.8%(2005) → 33.1%(2008) → 34.0%(2010) → 35.3%(2012)

국민들이 일상생활에서 심뇌혈관질환예방을 위해 실천할 수 있는 '심뇌혈관질환 예방과 관
리를 위한 9대 생활 수칙'을 만들어 보급하고, 고혈압 예방관리를 위한 '건강혈관 숫자 알기,
레드서클 캠페인'이라는 주제를 통해 국민 스스로가 자신의 혈압 수치를 올바르게 알고 예방·
관리될 수 있도록 다양한 캠페인 활동을 전개하고 있다.

2) 심뇌혈관질환 예방과 관리를 위한 9대 생활 수칙

① 담배는 반드시 끊습니다.

② 술은 하루에 한두 잔 이하로 줄입니다.

③ 음식은 싱겁게 골고루 먹고, 채소와 생선을 충분히 섭취합니다.

④ 가능한 한 매일 30분 이상 적절한 운동을 합니다.

⑤ 적정 체중과 허리둘레를 유지합니다.

⑥ 스트레스를 줄이고, 즐거운 마음으로 생활합니다.

⑦ 정기적으로 혈압, 혈당, 콜레스테롤을 측정합니다.

⑧ 고혈압, 당뇨병, 이상지질혈증(고지혈증)을 꾸준히 치료합니다.

⑨ 뇌졸중, 심근경색증의 응급증상을 숙지하고 발생 즉시 병원에 갑니다.

또한 '고혈압, 당뇨병, 이상지질혈증 등의 진료 수준 제고 및 표준화를 위한 일차의료기관 임상진료지침' 및 효과적인 일차의료기관 만성질환관리모형 개발도 지속적으로 추진할 계획이다.

늘어나는 소아비만과 관련해서 관계부처와 협의하여 달리기 동아리와 같은 소아청소년기 신체활동 장려 방안도 마련할 계획이다.

또한 급성심근경색증이나 뇌졸중이 발생 후 골든타임을 놓치지 않고 신속한 치료를 받을 수 있도록 권역심뇌혈관질환센터를 지정 운영하여 응급실 도착 후 치료까지 시간이 획기적으로 줄어드는 등 상당한 사업성과를 달성하고 있다.

아울러 급성심근경색증이나 뇌졸중 등 중증 질환 또는 외상 발생 초기에 집중적인 재활치료를 활성화하여 장애 예방, 후유증 감소 및 조속한 사회복귀가 이루어지도록 지원하고 있다.

현재 많은 환자들이 충분한 재활치료를 받지 못하고 2~3개월 간격으로 병원(특히 요양병원)을 전전하거나 입원이 장기화되는 경향이 있는 것으로 보고되고 있다.

3) 심뇌혈관 6대 질환 원인과 예방, 치유에 대해 알아본다.

지금의 나의 모습은 10년 전의 나의 행동에 대한 결과물이고, 미래의 나는 현재의 내 모습을 보면 안다! 이것은 건강한 지금의 나의 모습은 과거의 좋은 식습관과 생활습관의 결과라고 하는 말이 생각이 난다.

지금의 건강은 10년 전에 준비한 결과라고~~~~~~

고령화 사회에 접어들면서 노인성 질환이 많은 문제를 발생시키고 있다. 고령화라고 한다면 65세 이상인 사람들을 일컫는 말이다. 그런데 이런 사람들을 대상으로 노인성 질환이 점점 어려운 문제로 대두되고 있다. 젊어서는 먹고 사는데 온 힘을 쏟느라고 자신의 건강에 소홀했던 점도 없지 않다.

각종 성인병 즉 암, 고혈압, 당뇨병, 고지혈증, 치매 등 다양한 질환들이 많이 발생하여 사회적 문제로 대두되고 있는 것이다.

문제는 이런 질환들이 노인만의 문제가 아니라는 점이다. 과거 60대 이상에서 발견되던 성인병들이 이제는 30~40대에서 발생하고 또한 증가추세에 있다는 점이다. 그만큼 현대인들의 식습관관이나 생활습관이 과거보다 20~30년 전부터 무엇인가 잘못되고 있다는 것을 시사하고 있는 것이다. 잘되고 있다면 이와 같은 질병이 발생하지 말아야 할 것이다.

왜냐하면 이러한 성인병들은 하루아침에 발병하는 질환이 아니기 때문이다. 최소 10년이 소요되기 때문이다. 그렇다면 현대인들은 10대 때부터 식습관이나 생활습관이 잘못되고 있었다는 이야기가 된다. 대개 아이들이 10~20대 때는 주로 부모 밑에서 생활하는 시기다.

결국은 부모의 잘못된 식습관과 생활습관으로 인하여 30~40대가 되면서 다양한 성인 질환으로 아픔을 겪고 있다는 것이다.

그런데도 어느 부모가 자신의 잘못된 식습관이나 생활습관을 탓하는 사람은 하나도 없다. 왜? 하필이면 우리 아이가 이런 몹쓸 병에 걸렸나하고 세상을 원망만 한다.

앞서도 언급되었지만 성인 질환은 어제 오늘에 발생한 것이 아니라 10년 전의 잘못된 식습관과 생활습관이 서서히 진행되어 나타난다는 것을 알아야 한다. 그렇다면 가족의 건강을 책임지고 있는 주부들은 꼼꼼하게 생각하고 또 생각해야 한다.

맞벌이 부부로서 어릴 적부터 유아원이네 유치원에 맡기고, 초등학교, 중학교, 고등학교 모두가 학교 급식을 하는 과정 속에서 엄마의 사랑이 부족한 식사(양기 부족한 식사), 즉 고칼로리 저영양의 식사를 오랜 시간 해왔고, 또한 다양한 인스턴트 음식이나 감미료, 다양한 청량음료에 길들여져 있어 몸속의 산성도는 높아지고 혈액순환장애가 발생하면서 면역력도 저하되고, 결국에는 몸이 냉해지는 저체온증이 상존하게 되면서, 몸 안은 차가워지고 몸 밖은 열이 발생하여 냉방기에 의존하면서 살아가고 있는 것이 현실이다.

집집마다 에어컨 없는 집이 없고 버스나 지하철도 냉방기를 최대로 가동하고 조금만 낮추면 금방 죽을 것같이 더워 죽을 것 같다고 문자 보내고 소리 지르고 하는 판에 아예 최강으로 틀어 버린다.

젊은이들의 복장을 보면 30~40대에 질환이 발생할 수밖에 없는 복장이다. 아가씨들은 하의가 거의 노출된 채로 멋을 내고 다니지만 10년 뒤에는 아픔을 겪을 복장이고, 이에 질세라 남자들도 무슨 멋인지는 몰라도 발목이 훤히 내다보이는 짧은 패션으로 다닌다.

이런 복장에 가세하여 대중교통의 냉방기운은 하체를 차게 만들고 혈관을 수축시키는 최고의 조건이 된다. (발이 차가워지는 조건=질병 발생 조건)

이런 생활이 어려서부터 계속되는 상황에서 음식마저도 몸을 차게 만드는 냉 음식이나 음료를 즐기고, 몸은 따뜻하게 만드는 매운맛과 짠맛의 음식을 먹으면 고혈압이 발생한다고 의사나 방송에서 떠들어 대고 있어, 어려서부터 싱겁게 먹는 식습관을 가지고 성장한 한 결과가 30~40대가 되어 다양한 성인 질환으로 나타나게 되는 것이다.

젊은 세대 30~40대가 암이나 뇌경색, 고지혈증, 중풍 등이 발생했다고 해서 어느 누구도 자신의 잘못이라고 나서는 사람은 아무도 없다. 의사도 아니고 방송도 아니다.

결국은 나 자신이 무엇인가 잘못된 것으로 인해 암이 발생한 것이다. 그것이 어려서부터 잘못된 식습관과 생활습관 때문이라는 것을 엄마조차도 모르고 있어 안쓰럽다. 나이가 먹어서 암으로 아픔을 겪는 것은 그럴 수 있다고 넘길 수 있다. 그러나 젊은이가 암이 발병하면 어찌 100세를 장수한단 말인가? 참으로 어려운 일이기도 하지만 힘든 일이다. 아직 할 일이 많기 때문이다.

그러다 보면 결국 건강과 100세 장수는 자신의 몫이고, 본인이 선택하고 결과 역시 본인이 져야 한다는 것이다. 그런데도 의사가 싱겁게 먹으라고 한다고 맞지도 않는 의사 말을 하늘처럼 믿고 따르는 것을 보면 참으로 어리석기까지 하다. 이제부터는 자신의 건강은 자신이 책임진다는 생각으로 빨리 바꿀수록 건강하게 오래 살 수 있을 것이다.

사람은 노화하면서 혈관에 노폐물이 쌓이게 된다. 이렇게 되면 혈관을 통해 각종 영양소나 산소 공급이 원활하게 이루어지지 않아 퇴행변화가 온다. 이중 심혈관과 뇌혈관이 가장 큰 문제다.

그래서 동의보감에 보면 풍자백병지장(風者百病之長)이라고 하는 말이 있다. 이 말은 '사람은 혈관과 함께 늙어 간다.'는 말이다. 그 만큼 혈액순환이 잘되면 덜 늙는다는 말과 같다.

매년 9월 29일은 세계 심장의 날이다. 보건 복지부 질병 관리 본부는 뇌혈관과 심장혈관의 중요성을 알리는 '레드서클 캠페인'을 벌이고 있다. "당신의 심장, 아는 것만큼 건강해진다"고 계몽한다.

① 심장 질환을 의심하는 주요 증상을 알아본다.

　가) 가슴통증: 가슴이 뻐근하거나 짓누르는 느낌이 있거나 팔, 목, 등 쪽으로 뻗치는 듯한 방사통이 올 수 있다.

　나) 두근거림: 심장이 쿵쿵 뛰거나 벌렁거리는 느낌이 난다.

　다) 호흡곤란: 숨차고, 공기가 희박한 듯 답답하거나 가슴이 조이는 느낌이 든다.

　라) 어지럼증 또는 실신: 뇌에 산소가 공급되지 않아 어지럽거나 실신하기도 함

　마) 만성피로감: 신체 또는 정신적으로 일상생활이 힘들고 빨리 지치는 증상이 나타난다.

질병관리 본부가 발표한 자료에 의하면 우리나라의 심혈관질환을 보면 뇌혈관질환 사망률은 OECD국가 평균(10만 명 당 68.1명)보다 높은 수준(76.5명)이다. 반대로 심혈관질환 사망률은 OECD국가 (119.2명)에 비해 낮지만 느는 추세(43.2명)이다. (2014년 9월 1일)

국내 허혈성 심장질환 사망자 추이는 다음과 같다.

1988년	1997년	2003년	2008년	2012년
2421명	6360명	1만 1820명	1만 2700명	1만 4570명

심장질환으로 사망하는 환자의 수도 점점 증가추세를 보이고 있다. 의학은 발달했는데 왜 그런지 알아보기로 한다.

② 심뇌혈관질환이란 어떤 질환들을 말하는가?

　협심증, 심근경색, 심부전, 심장마비, 뇌출혈, 뇌경색을 말한다. 이런 질환의 발병 원

인을 보면 결국 혈액순환장애가 원인으로 등장한다.

각 질환별 특징을 알아본다.

구분	증상	발병원인
협심증	심장혈관이 막히다	관상동맥 혈관 벽에 붙은 콜레스테롤 등에 의해 혈관이 좁아져 혈액순환이 잘 이루어지지 않는 것이 원인이다.
심근경색	심장세포가 죽다	협심증의 상태가 더 진행돼 관상동맥 혈관이 70% 이상 막히면 심장세포의 괴사가 일어나면서 발생한다.
심부전	혈액 공급 안된다	심장기능 이상으로 심장이 힘차게 뛸 수 없어 몸 전체로 보내지는 혈액이 부족한 것이 원인이다.
심장마비	심장이 정지된다.	관상동맥질환, 심근병증이 원인의 95%를 차지한다. 가슴통증, 두근거림의 전조증상을 보인다.
뇌출혈	뇌동맥이 터지다	혈압이 높으면 동맥에도 높은 압력이 가해지고 이 압력이 계속 지속되면 혈관이 파열되고 출혈이 생긴다.
뇌경색	뇌 조직의 괴사	뇌혈관이 막히면 뇌에 산소와 영양분이 제대로 공급되지 않아 뇌 조직이 괴사한다.

이러한 특징을 아는 것이 중요한 것이 아니라 어떤 것이 원인이 되어 이런 질병이 발생하게 되었는가 하는 문제점을 파악하고 질병이 왔으니 어떻게 치료하거나 치유하는 방법을 제시하는 것이 중요하다 하겠다. 위 도표에서와 같은 심뇌혈관 6대 질환들이 왜 발생하는지 원인을 세세히 알아보면서 예방법도 알아본다.

주원인은 고혈압, 당뇨병, 고 콜레스테롤 등 3고(高)가 심장을 겨냥한다. 먼저 서양의학적인 면부터 정리한다.

가) 협심증

발생원인	예방/치유법
심장 내 3개의 관상동맥 중 한곳이라도 협착(혈관의 지름이 좁아짐)이 일어나면 산소 및 영양공급이 급격히 줄어 심장근육이 허혈 상태에 빠진 경우. (심장근육에 피가 부족함)	식습관과 생활습관을 과감하게 바꾸자. 부항사혈을 생활화하여 혈관의 탄력성을 가지자. 맨발로 걷는 운동을 하자. 위험인자의 철저한 예방이 필수, 규칙적인 운동, 금연을 한다.

나) 심근경색

발 생 원 인	예방/치유법
심장은 평소 3개의 관상동맥을 통해 산소와 영양분을 공급 받는다. 이중 하나라도 문제가 생기면 근육조직이나 세포가 죽는데 이런 현상이 심근경색이다.	식습관과 생활습관을 과감하게 바꾸자. 부항사혈을 생활화하여 혈관의 탄력성을 가지자. 맨발로 걷는 운동을 하자. 위험인자의 철저한 예방이 필수, 규칙적인 운동, 금연을 한다. 정밀 검사 후 필요한 조치를 받는다.

다) 심부전

발 생 원 인	예방법
심근경색 등 심장혈관 질환이나 심근병증 등 심장근육질환과 같은 심장의 구조적 혹은 기능적 이상 때문에 심장이 신체조직에 필요한 혈액을 제대로 공급하지 못하는 것을 말한다.	식습관과 생활습관을 과감하게 바꾸자. 부항사혈을 생활화하여 혈관의 탄력성을 가지자. 맨발로 걷는 운동을 하자. 위험인자의 철저한 예방이 필수, 규칙적인 운동, 금연을 한다. 이미 심부전 진단을 받았다면 부정맥, 진통소염제 과다 사용, 감염, 발열 등 주의

라) 심장마비

발 생 원 인	예방/치유법
증상이 나타난 후 1시간 이내에 심장 관련 이유로 사망하는 자연사(돌연 심장사)를 말한다. 목격자가 없으면 치명적 원인 없이 24시간 이내에 발생한 자연사를 포함한다.	심장관리를 철저히 하고 1주 3회 이상 유산소 운동을 한다. 단, 심장에 무리를 주는 과격한 운동을 피한다. 식습관과 생활습관을 과감하게 바꾸자. 부항사혈을 생활화하여 혈관의 탄력성을 가지자. 맨발로 걷는 운동을 하자. 위험인자의 철저한 예방이 필수, 규칙적인 운동, 금연을 한다.

마) 뇌출혈

발 생 원 인	예방/치유법
뇌 안의 혈관이 터져서 출혈이 일어나는 출혈성 뇌졸중을 말한다. 고혈압이 발생 원인의 절반 이상을 차지한다. 의식을 잃고 졸도하는 졸중 발작과 반신불수 증상이 흔하다.	최근 연구에서 뇌출혈을 포함한 뇌졸중 위험도와 음주 여부가 관련이 큰 것을 나타나고 있다. 흡연이 혈액의 점도를 높여 내출혈을 유발한다는 연구도 있다. 금주, 금연은 필수다. 식습관과 생활습관을 과감하게 바꾸자. 부항사혈을 생활화하여 혈관의 탄력성을 가지자. 맨발로 걷는 운동을 하자.

바) 뇌경색

발 생 원 인	예방법
평상시 뇌 조직은 많은 양의 혈액을 공급 받는데 다양한 원인으로 뇌혈관이 막혀 혈액 공급이 감소해 뇌 조직이 괴사한다. 이것이 회복 불가능한 상태가 되면 뇌경색이라 한다.	식습관과 생활습관을 과감하게 바꾸자. 부항사혈을 생활화하여 혈관의 탄력성을 가지자. 맨발로 걷는 운동을 하자. 고혈압, 당뇨병, 고지혈증, 심장부정맥이 있는 사람은 뇌졸중 발병위험이 크므로 적절한 운동과 식사요법 등 평소 건강관리에 힘쓴다.

정리하면

- 먹을거리가 오염되어 있다.

- 맑은 피를 생산하지 못하고, 피가 오염되어 있다.

- 순환이 잘 안된다.

- 혈관 내 찌꺼기가 많다.

- 혈관 근육이 신축성이 떨어진다.

- 몸이 차가워지면서 혈액순환 장애가 발생한다.

이러한 문제점을 해결하는 것이 심뇌혈관질환을 예방하거나 치유하는 방법이다.

위의 다양한 심혈관계 증상들을 보면 다음과 같은 예방 및 치유법을 공통으로 제시했다.

③ 심뇌혈관계질환의 예방 및 치유법을 알아본다.

　가) 식습관과 생활습관을 과감하게 바꾸자.

　　맑은 혈액과 혈관의 탄력성을 유지하기 위해 개인별 맞춤식 체질 생식을 하며, 발을 따뜻하게 하는 운동이나 생활습관으로 과감하게 변해야 한다.

　나) 부항사혈을 생활화하여 혈관의 탄력성을 가지자.

　　부항사혈을 통한 혈액순환장애를 해소시키는 것이 좋다. 혈관 내 노폐물제거로 혈액량증가와 혈관의 탄력성을 유지시켜야 한다.

　다) 맨발로 걷는 운동을 하자.

　　발에 분포되어 있는 63곳의 반사구를 자극함으로써 전신의 혈액순환을 촉진시켜 정상 체온 유지와 면역력을 증강시켜야 한다.

문제점	관련 장부	해결책
피가 맑지 못하다	신장, 간장, 위장	좋은 먹을거리를 먹자. (개인별 맞춤식 생식) 짠맛의 음식을 먹자. (신장/조혈기능 보강) 신맛의 음식을 먹자. (보관/해독기능 보강) 조리하지 않은 자연의 그대로의 음식을 먹자.
혈액순환이 잘 안 된다	간장, 심장, 폐	혈관근육을 따뜻하게 하여 탄력성을 주자. 정상 체온을 유지하자. 신소를 충분하게 공급하자. 부항사혈로 찌꺼기를 제거하자.
혈관 내 찌꺼기가 많다	심장, 폐, 신장	심장의 수축과 이완을 정상화하자. 몸은 따뜻하게 만들자. 부항사혈로 찌꺼기를 제거하자.
혈관 근육의 신축성이 떨어진다.	간장, 심장	혈관 내 노폐물을 분해/배출하도록 신맛의 음식을 먹자.
몸이 냉하다.	신장, 심장	양기가 가득한 음식을 먹자. 매운맛과 짠맛의 음식을 먹자. 차가운 음식을 멀리 하자. 맨발로 걷자.

　위의 도표에서처럼 모든 먹을거리는 가능한 조리하지 않고 전체를 먹는 식습관을 가지면 맑은 피 생산과 순환이 원활해지면서 심뇌혈관질환을 예방하거나 치유할 수 있다.

위의 도표에서 다양한 해결책을 제시하고 있는데 이러한 해결책의 공통적인 사항 역시 위에서 알아본 3가지 예방 및 치유법이면 모두 해결이 가능하다.

문제는 얼마만큼 자신의 건강을 위해 꾸준하게 실천하느냐에 따라 달라진다는 점이다.

2. 동양의학적인 소견으로 본 심뇌혈관질환이란?

1) 음양/오행론적으로 설명한다.

동양의학적으로는 기혈(氣血)의 순환장애, 냉증(저체온증), 면역력 저하가 원인이라고 말할 수 있다. 동/서양으로 공통사항은 혈액순환장애라는 점이다.

그러면 왜 혈액순환장애가 발생하는지를 찾아내면 예방 및 치유할 수 있는 길이 열릴 것이다. 크게 두 가지로 분류할 수 있다.

① 음양/오행론적인 면에서 문제점을 찾아본다.

② 식습관과 생활습관적인 면을 통해서 문제점을 알아본다.

① 음양/오행론적인 면을 세부적으로 알아본다.

동양의학에서는 심혈관 질환은 몸의 상체에서 발생한 질환이기에 이것은 양의 병이라 한다. 양의 병의 원인은 음에서 찾으라 했다. 음이라 하는 것은 몸의 하체를 말하고, 원인을 찾으려 한다면 경락의 구조와 소통관계를 이해해야 한다.

하체에서 시작하고 끝나는 경락을 보면 목, 토, 수로서 간장/담낭, 비/위장, 신장/ 방광 경락이 배치되어 있다.

이러한 목, 토, 수의 경락의 흐름이 원활하지 않아서 발생하는 질환이라는 것이다. 이들 경락의 관련된 위치를 보면 다음과 같다.

구분	간장	담낭	비장	위장	신장	방광
시점	대돈(발)	동자료(머리)	은백(발)	승읍(머리)	용천(발)	정명(머리)
종점	기문	규음	대포	여태	유부	지음

간장-비장-신장 경락은 음이라 하여 몸의 하체에서 흐르기 시작하여 상체를 향해 흐르고 이 기운을 받아서 머리 부분에서 담낭-위장-방광 경락이 흐름을 시작하여 이들 경락은 발끝까지 내려와 발끝에서 다시 상체로 향해 흐른다. 이렇듯이 이들 음양 경락은 항상 순환하면서 사람

이 살아간다. 그런데 어떤 사유인지는 몰라도 순환장애가 발생하면 머리와 발 부분에 이상 현상이 발생한다.

발 부분에서 나타날 때는 수족 냉증이나 부종으로 나타나고, 머리 부분에서 나타날 때는 냉통, 두통 등의 증상이 발생하게 된다.

두통이 있다는 것은 증상은 머리에서 나타나지만 발생 원인은 발에 있다는 점이다. 두통이 있다는 것은 머릿속의 수많은 모세혈관중의 한부분의 기능이 저하되어 혈액순환장애가 발생하면서 두통이 발생한다.

다른 면으로 보면 혈관이 좁아진 이유는 하나는 혈관 속에 다양한 노폐물들이 혈액의 흐름을 저해하는 요인이 될 수 있고, 다른 면으로 보면 몸이 차가워지면서 혈관이 차가워져 혈관 직경이 좁아져 혈액의 양과 흐름이 적어지기에 혈관이 수축되는 현상으로도 두통이 발생한다.

이러한 두 가지 원인을 동시에 해결할 수 있는 방법은 혈관을 따뜻하게 만드는 것이다. 그러면 어떻게 혈관을 따뜻하게 만드는가? 혈관을 따스하게 하려면 먼저 체온을 올려야 한다. 체온을 올리는 방법이 여러 가지가 있겠지만 적은 비용으로 최대의 효과를 볼 수 있는 방법은 발을 자극하는 것이다.

발 관리(발마사지), 경침베개 밟기, 반신욕, 족욕 등 다양한 방법이 있겠으나 가장 효과적인 방법을 제시하면 발 관리와 경침베개 밟기다. 발 관리나 발을 자극하면 앞서 말한 목(간장, 담낭), 토(비/위장), 수(신장/방광)의 경락에 열을 발생케 하여 막힌 부분을 소통케 하는 효과를 가진다. 왜냐하면 발에는 이들 경락과 연계하는 반사구가 분포되어 있기 때문이다.(서양의학적으로는 이해 못함)

그래서 머리가 아픈 두통 증상을 해소 할 수 있다. 두통 증상이 해소된다고 하는 것은 머릿속의 혈관이 신축성이 좋아지면서 혈액순환이 원활해지고 있다는 것을 의미하기 때문이다. 혈액순환이 원활해지면 심뇌혈관질환들이 서서히 개선되는 효과를 얻는다.

② 식습관과 생활습관의 문제점을 알아본다.

　　가) 중요한 해결책은 탁한 피를 맑게 하면 혈액순환장애를 해소시킬 수 있다. 맑은 피를 만들기 위해서는 오염되지 않은 먹을거리를 먹는 것이 우선이다.(생식, 생채식, 조리하지 않은 자연에서 얻은 음식들)

- 맑은 혈액을 만들려면 원료가 좋아야 하고, 비/위장 기능이 좋아야 한다.
- 맑은 혈액을 생산하기 위해 골수가 튼튼해야 하고, 신장 기능이 좋아야 한다.
- 생산된 혈액을 잘 보관하고 노폐물이나 독성을 제거하고 배출해야 한다. 간장/담낭의 기능이 좋아야 한다.

이러한 문제점을 개선하는 방법에는 여러 가지가 있겠지만 부작용이 없고 안전한 음식으로 개선시키는 방법을 정리하면 다음과 같다.

우선 음식과 장부와의 관계를 알아본다.

구분	간장/담낭	비장/위장	신장/방광
기능을 향상시키는 맛	신맛의 음식들	단맛의 음식들	짠맛의 음식들
기능을 저하시키는 맛	매운맛/단맛의 음식들	신맛/짠맛의 음식들	단맛/쓴맛의 음식들

- 장부의 기능을 향상시키는 음식을 자주 먹는 것이 좋고, 기능을 저하시키는 맛은 적게 먹는 것이 좋다.
- 이렇게 음식을 통하여 기능을 향상시키면 맑은 혈액을 생산할 수 있고, 혈액순환이 원활해지면 정상 체온을 유지할 수 있고, 면역력이 증강되어 기혈의 순환이 원활해진다.

혈액순환이 원활해진다는 것은 작은 모세혈관의 기능이 좋아져 혈액의 흐름이 빨라진다는 것을 의미한다. 이런 상태가 되면 심혈관질환의 원인이 제거되고 개선되어 예방/치유하는 결과를 얻는다.

나) 식습관을 오행론적으로 알아본다.
- 심혈관 질환은 오행상으로 화(火)로 분류한다. 오행상 화와 관련된 부분은 피, 혈관, 심장 질환 등이다.
- 수극화의 부조화가 화기능을 약하게 할 수 있고, 화극금을 못해도 화기능의 저하를 가져온다. (즉 신장기능이 너무 강해도, 폐기능이 너무 강해도 심장 기능이 저하됨을 의미함=조화와 균형이 깨진 상태)
- 음식의 맛으로 보면 다음과 같다.

짠맛과 쓴맛의 부조화와 쓴맛과 매운맛의 부조화가 화의 기능을 약하게 만들 수 있다. (화극금, 수극화의 부조화)

단맛의 음식을 과하게 먹으면 신장 기능이 저하되어 혈액이 탁해지면서 고혈압과 당뇨병,

고지혈증 같은 질환이 발생한다. 혈액속의 혈당 수치가 증가하면 혈액이 끈적끈적하여 모세혈관과 같은 가느다란 혈관부터 막히는 증상이 발생하면서 다양한 심혈관질환이 발생하게 되는 것이다.

정리하면 쓴맛과 단맛의 음식을 과식하면 혈액이 끈적거림 현상이 발생하여 신장 기능이 저하되면서 혈액순환장애가 발생하게 된다. 요즘 젊은이들이 즐겨 먹고 있는 커피나 녹차류, 액상과당이나 인공 감미료가 들어간 단맛의 식품(음료)들 역시 혈액을 탁하게 하는 원인으로 작용한다. 그래서 과거 60대가 넘어서 발생하던 심뇌혈관 질환들이 이제는 30~40대에서 발생하는 현상이 나타나게 된 것이다.

이런 현상으로 인해 심혈관 질환들이 증가하면서 심혈관 질환으로 인한 사망자가 해마다 증가하여 2013년보다 4배가 증가하고 있다는 결과를 발표하고 있고 점차적으로 증가 추세를 보이고 있다.

다) 혈액순환장애가 발생하는 식습관의 문제점을 알기 쉽게 정리한다.
- 쓴맛과 단맛의 음식을 과잉 섭취하는 것이다.
  쓴맛과 단맛의 과식은 토극수, 수극화의 불균형을 초래함으로써 신장 기능의 저하를 가져와 맑은 혈액을 생산할 수 있는 여건이 되지 않아 신체 각 곳에 산소와 영양소를 운반하기 어려워지면서 몸이 차가워지는 조건을 만들기 때문에 줄여야 한다.
- 매운맛의 음식을 먹지 않는 것이다.
  매운맛은 동양의학상으로 보면 폐/대장이 기운을 보강하는 효과를 가지고, 몸 안의 체온을 올려주고 정상 체온을 유지시켜 주는 효과를 가져다준다. 이유는 폐기능이 향상되면 체내의 산소량이 풍부하여 정상 체온을 유지할 수 있고, 혈액순환을 원활하게 하는 기초를 다지는 역할을 하기 때문이다.
  - 싱겁게 먹는 식습관도 혈액순환장애의 원인이 된다.

동양의학적으로 보면 짠맛의 음식들은 신장 기능을 보강한다. 신장은 체내의 염분을 조절함으로써 체온을 조절하는데 그 기능과 역할을 하기 어려워진다. 알칼리성인 염분이 부족해지면 체액이 산성화되면서 혈액순환장애가 발생하게 된다. 결국 음양의 조화가 깨지면서 순환장애로 인한 다양한 질환들이 발생하게 된다.

그중에서 모세혈관이 많은 부분인 뇌, 눈, 심장, 신장, 췌장 등의 모세혈관이 막히면서 뇌심혈관질환이 발생하게 되는 원인으로 작용하게 된다.

라) 현대인들의 생활습관에는 어떤 문제점이 있는지 알아본다.

- 두한족열의 원칙을 벗어난 생활을 한다.
  - 하의를 노출한 생활을 하다 보면 하체가 냉해지면서 음기운이 오르지 못해 뇌와 관련된 정신 질환이나 다양한 육체적 질환이 발생한다.
  - 발이 따뜻하면 열이 위로 상승하면서 정상 체온을 유지할 수 있고 원활한 혈액순환이 이루어지는데 반대로 생활하고 있다.

- 냉한 여건의 생활을 즐긴다.
  차가운 여건 속에서 생활을 하다 보면 우리 몸은 근육이 위축되면서 혈관 역시 지름이 좁아지면서 혈액순환장애가 발생하게 된다.

- 자연의 음양을 고려하지 않는 무질서한 생활을 즐긴다.
  주야가 바뀐 생활이나 앉은 채로 장시간 생활하거나 전자파에 장시간 노출된 생활이나 체질을 고려하지 않는 생활 등으로 인해 혈액순환 장애가 발생하게 된다.
  그러면 이렇게 많은 문제점을 해결하고 심뇌혈관질환을 예방하는 방법을 없는가?
  두 가지 측면으로 정리한다. 하나는 식습관을 개선하는 것이고, 다른 하나는 생활습관을 개선하는 것이다.

앞에서도 알아봤지만 이러한 질환들의 공통적인 특징은 혈액순환장애라는 점이다. 문제는 혈액순환 장애가 발생하지 않도록 하는 것이다. 혈액순환 장애가 발생하는 근본 원인들을 보면 식습관과 생활습관을 개선하는 것이 급선무다.

가장 중요한 것은 마음의 병이 들지 않도록 타인과 비교하거나 욕심을 내지 않고 상선약수(上善若水)라는 말처럼 물 흐르듯이 자연스럽게 인생을 살아가는 것이 중요하다 하겠다.

마) 심뇌혈관질환을 예방 및 치유하기 위해서 어떻게 식습관을 개선하자는 것인가?
- 체질에 맞는 자연식을 먹자.
  - 맑은 혈액을 만들자.

・자연 그대로의 영양소를 그대로 보존한 채로 먹자.

　(불에 지지고 굽고, 끓이고, 튀기고, 삶고를 하지 않는 식사법)

- 내 몸 안의 중화력을 기르자.

・좋은 물과 좋은 소금으로 만든 음식을 먹자.

・독소를 제거하고 혈액순환을 활성화시킨다.

- 발효음식과 효소음식을 자주 먹자.

각종 장류, 김치나 절임음식, 젓갈류를 먹자.

- 매운맛과 짠맛의 음식을 자주먹자.

체온을 올려 면역력을 상승시켜 혈액순환을 원활하게 한다.

・**매운맛의 건강효과 4가지**를 정리한다.

- 신진대사를 촉진시킨다.

고추의 캡사이신이 신진대사를 촉진시키고 약 8%의 칼로리를 소모시킨다. 또한 좋은 호르몬(엔도르핀) 분비를 왕성하게 해준다.

- 심장 건강에 좋다.

캡사이신이 나쁜 콜레스테롤을 낮추는 효과를 가진다. 동맥이 좁아지게 하는 유전자를 차단함으로써 혈액흐름을 증가시키며 나쁜 콜레스테롤 형성을 감소시킨다.(미국 화학학회 발표)

- 전립선 질환을 예방한다.

캡사이신이 전립선 암세포가 자라는 속도를 늦춘다. 강황의 커큐민도 항암 효과를 가진다.(미국 암학회 발표) 그래서 전립선을 가진 남자가 여자들보다 매운맛을 더 즐기는 것이다.

- 혈압을 낮춘다.

캡사이신이 혈액 속의 산화질소를 증가시켜 염증을 방지하고 혈압을 낮추는 효과를 가진다.

- 양기가 가득한 음식을 먹자.

뿌리 음식을 위주로 먹어 양기를 보충하여 적극적인 활성도를 증가시킨다.

위에서 말한 5가지 항을 골고루 갖춘 먹을거리가 **개인별 체질에 맞는 1:1맞춤식 체질(오**

행)생식과 음양을 고려하여 신장 기능을 보강하는 기운이 가득하도록 만든 크리스탈정을 먹는 식습관으로 개선하는 것이 가장 바람직할 것이다.

바) 그러면 생활습관은 어떻게 개선하자는 것인가?
- 두한족열(頭寒足熱)을 실천하자.
  · 기와 혈의 순환을 원활하게 만들자.
  · 경침베개를 밟거나 기타 발 관리(발 마사지)를 습관하자.
- 양기가 가득한 생활을 하자.
  적극적이고 긍정적인 마음으로 혈액순환을 활성화 시킨다.
- 규칙적인 하체위주 운동을 생활화하자.
  항상 정상 체온을 유지함으로써 면역력을 증강시켜 혈관을 튼튼하게 만들자.

위에서 말한 3가지를 고루 실행할 수 있고 비교적 적은 노력으로 높은 효과를 얻을 수 있는 운동이 경침베개 밟기와 발 관리(발마사지)다.

앞서 알아본 식습관과 생활습관을 변화시키는 것보다 우선하여 더 중요한 것은 적극적이고 긍정적인 마음을 가지는 것이 우선이라 할 수 있다. 위에서처럼 식습관과 생활습관을 변화하면 ① 정상 체온을 유지할 수 있고, 이와 함께 ② 혈액순환장애가 해소되면서 물론 ③ 면역력도 증강되어 다양한 ④ 성인병을 예방하거나 치유할 수 있다.

지금까지 알아본 내용들을 알고 있는 것이 중요한 것이 아니라 한 가지라도 실천하는 것이 6가지 심뇌혈관질환의 원인을 제거하고 예방 및 치유하는 길임을 강조해 본다.

☯ 중풍(中風)에 관하여 자세하게 알아보기로 한다.

1. 음양/오행론적으로 설명한다.

중풍이라 하면 어른들만 걸리는 그런 질환으로 알았었다. 그러나 요즘은 젊은이도 중풍에 걸려서 신체적인 불편함이나 경제적인 손실을 보는 것을 자주 볼 수 있다.

서양의학적으로는 뇌혈관 속에 있는 모세혈관이 좁아져서 혈액순환장애가 발생하여 장애를 받은 부분의 장기나 신체의 일부분이 운동장애를 받아 불편함을 초래 한다고 말하고 있다.

동양의학적으로 보면 몸이 차가워서 발생한다고 말하고 있다. 물론 몸이 차가워지면 혈액순환장애가 발생하는 것은 당연한 일이다.

동/서 의학을 공통적으로 종합해 보면 혈액과 관련된 말이 나오고, 다른 하나는 몸이 차다는 말이 나온다. 혈액이 차가워지면서 혈액이 흐르는 길인 혈관은 자동적으로 차가워지고, 몸이 차가워지면서 혈액순환장애가 발생한다는 말로 종합 된다.

중풍이 들고 나서 고치려면 굉장히 어렵고, 100% 완치도 어렵다. 중풍이 들기 전에 예방을 철저히 하는 것이 더 좋을 것 같다.

예방을 하고 싶은 데, 중풍이 다가오는 것을 알면 예방을 하지만 나도 모르게 슬그머니 다가오다가 갑자기 중풍을 맞으니까 어찌할 수가 없는 일 아닌가? 어느 병이든지 전조증상이 나타나게 마련이다. 그 전조증상을 알고 사전에 조치를 취하면 된다.

1) 중풍이 들기 전에 다음과 같은 몸의 변화(전조증상)가 생긴다.
① 혀가 한쪽으로 돌아간다. 본인 기준으로 혀가 좌측으로 돌아간다면 우측으로 중풍이 들어 있음을 나타낸다.
② 눈 좌우측이 불균형을 이룬다.(눈의 크기가 다르다.)
③ 평소와 다르게 욕을 심하게 자주 한다. (본인은 모름, 약 3개월 전/후 중풍)
④ 혀끝이 좁아지고 뾰족하게 된다.
⑤ 저녁에 팔다리가 자주 저리다.(특히 밤에)

⑥ 어느 땐가 물을 먹을 때 물이 입 밖으로 흘러나온다.

⑦ 혈압이 오르는 일이 자주 발생한다.

⑧ 가슴이 답답한 증상이 자주 발생한다.

⑨ 어지럼증이 생긴 것 같다.

이와 같은 증상들은 내 몸 안에 중풍의 기운이 들어 있음을 나타내는 육체적인 증상들이다. 이런 증상들이 나타나면 약 3년 이내에 중풍이 들게 된다.

이런 증상들은 왜 나타나는 것인가?

이것은 잘못된 식습관과 생활습관에서 비롯된다는 것이다. 우리 몸의 혈액이 차가워지면서 혈관이 차가워지고, 몸이 차가워지고 혈액순환장애가 발생한다면 그와 관련된 오장육부가 있을 것이다. 관련된 오장육부를 보면 그 기능이 저하되어 있다는 것을 알 수 있다.

2) 오장육부의 기능 저하에 대해 알아본다.

① 혈액이 차갑다 하였는데 혈액에 관련된 장부를 보면 신장에서는 혈액을 생산하고, 보관은 간(肝)에서 하고, 운용은 심장에서 한다. 혈액이 차갑다는 것은 세장부가 기능이 저하되었다는 것을 의미한다.

② 혈액순환 장애가 있다는 것은 좋은 피를 생산한다 하더라도 혈관이 좁아지고 낡고 부실하다면 나쁜 피가 된다. 부식된 수도 파이프에서 녹물이 나오는 것과 같다. 우리의 혈액 속 파이프의 내부를 깨끗하게 만드는 것은 간에서 담당을 하고 혈액이 잘 흐르도록 혈관의 신축성을 가지게 하는 것은 심장에서 담당을 한다.

구분	혈액생산	혈액보관	혈액/혈관운용
관련 장부	신장	간장	심장

그러다 보니 중풍이라고 하는 것이 어느 한 장부가 차가워져서 생기는 질환이 아니라는 점과 그래서 고치기가 어렵다는 것이다.

위의 도표에서 보는 것과 같이 신장, 간장, 심장이라는 장부가 공통으로 기능의 저하가 왔을 때 발생하는 것을 알 수 있다.

3) 중풍을 예방하는 법에 대해 알아본다.

해답은 하나다! 몸을 따뜻하게 만들면 되는 것이다. 하나는 음식으로 따뜻하게 만들고, 다른 하나는 발 관리나 경침베개를 밟는 것이고 시간이 된다면 불규칙한 운동이나 노동을 하는 것이다.

① 음식으로 몸을 따뜻하게 하려면 맵고, 짜고, 떫고, 쓴맛의 음식을 자주 먹으면 된다.

매운맛	짠맛	떫은 맛	쓴맛
몸속에서 열을 발생케 하는 기능	혈액생산 기능보강	상하 순환 기능 보강	막혀있는 부분을 뚫어 내리는 기능
고추가 듬뿍 들어간 음식 (고추장/김장김치)	콩/천일염이 듬뿍 들어간 발효음식 (된장, 고추장, 간장, 젓갈류)	물	생(生)은행, 솔잎/솔순을 먹어라

일반적으로 먹을 수 있는 음식으로는 밥+김장김치+고추장 넣고 비빔밥, 된장찌개, 간식으로는 1일 9알씩 생(生)은행을 먹는 것이 최고의 중풍 예방음식이기도 하지만 치유 음식이기도 하다.

② 발 관리나 집에서 또는 사무실에서 시간 나는 대로 경침베개를 밟는 것이다. 이렇게 하는 이유는 동양의학의 기본인 두한족열(頭寒足熱) 즉 정상 체온을 유지하기 위한 운동이다.

경추베개를 바닥에 놓고 열심히 밟으면서 귀의 온도를 확인해 보면 약 37.1℃가 됨을 알 수 있다. 귀의 온도가 37.1℃라는 것은 평상시 정상 체온을 나타내는 것이고 건강하다는 것을 의미한다.

③ 불규칙한 운동은 상체보다는 하체운동을 하는 것이 좋고, 무엇보다도 발을 따뜻하게 발마사지를 받거나 족욕이 좋고, 저녁에 잠을 잘 때 양말 속에 매운 고춧가루를 넣고 잠을 자면 밤새도록 발이 따뜻하여 혈액순환이 좋아진다.

아니면 무릎을 꿇고 앉아서 엉덩이를 좌우로 흔드는 운동을 하고, 발목펌프 운동을 하면 중풍을 예방할 수 있고 치유할 수 있다.

④ 또 다른 것은 무말랭이+고춧잎을 넣어서 만든 음식이 좋고, 파래, 깻잎 장아찌, 톳이나 미역국이 좋은 음식이라 할 수 있다.

알고 보면 우리의 고유 음식들이다. 늘 접해오고 먹어 왔던 음식들이다. 그래서 중풍을 예방하거나 기타, 다른 질병을 예방하는 길은 우리 고유의 음식을 자주 먹되 맵고, 짭짤한 음식을 자주 먹는 것이 건강을 지키는 길임을 알아야 한다.

⑤ 중풍을 앓고 있다면 흔들리는 부분을 자주 흔들어 주는 것도 치유하는 방법이다. 몸을 흔든다는 것은 차가워서 열을 내기 위한 몸부림이기 때문이다.

"백 가지 아는 것보다, 한 가지 실천하는 것이 중요"함을 알고 실천하면 예방할 수 있고 치유할 수 있다.

64교시
정신 질환에 대한 식이 처방

1. 발병 원인-증상-자연치유에 대하여 알아본다.

구분	발병 원인 음식들/ 잘못된 식습관	자주 먹어야 할 음식 (생식처방)
간담에 원인이 있는 미친병(현맥)	매운맛, 짠맛의 음식들/ 신맛을 적게 먹는 식습관	신맛의 음식들 목2+화+토+상화+표준
심/소장에 원인 있는 미친병(구맥)	짠맛, 신맛의 음식들/ 쓴맛을 적게 먹는 식습관	쓴맛의 음식들 화2+토+금+상화+표준
심포장 삼초부에 원인 있는 미친병(구삼맥)	단맛, 쓴맛의 음식들/ 떫은맛을 적게 먹는 식습관	떫은맛의 음식들 토+금+수+상화2+표준
비/위장에 원인이 있는 미친병(홍맥)	신맛, 쓴맛의 음식들/ 단맛을 적게 먹는 식습관	단맛의 음식들 토2+금+수+상화+표준
폐/대장에 원인이 있는 미친병(모맥)	쓴맛, 단맛의 음식들/ 매운맛을 적게 먹는 식습관	매운맛의 음식들 금2+수+목+상화+표준
신장 방광에 원인이 있는 미친병(석맥)	단맛, 매운맛의 음식들/ 짠맛을 적게 먹는 식습관	짠맛의 음식들 수2+목+화+상회+표준

2. 미친병과 정신 질환이란?

1) '미치다'라는 사전적 의미부터 알아본다.

'미치다'의 사전적 의미는

① 정신에 이상이 생겨서 정상적이지 않은 상태를 말한다.

② (사람이 무엇에) 관심을 보이는 정도가 정상적인 경우보다 지나치게 심하거나 비정상

적으로 열중하는 것이라는 의미다.

2) 정신 질환(精神疾患)이란?

정신 질환(精神疾患) 또는 정신 장애(精神障礙)는 보통 뇌에 문제가 생겨 나타나는 질환으로, 크게 정신증과 신경증으로 나뉜다.

정신증은 다른 사람이 이해할 수 없는 사고, 행동을 하는 것으로 사고 및 감각의 왜곡을 동반한다. 조현증, 조울증, 우울증 등이 여기에 속한다. 신경증은 사고는 정상이나, 정신에 문제가 있는 것으로 전환장애, 신체화 장애, 강박 장애 등이 있다.

그 밖의 정신 질환으로는 인격장애, 지적장애(정신지체), 자폐증 등이 있다. 대한민국의 보건복지법에서는 우울증, 조현병, 조울증을 정신장애로 인정하고 있다.

3. 동양의학적으로 본 정신 질환과 식이 처방에 대해 설명한다.

1) 간/담에 원인이 있는 미친병

① 증상

　가) 약한 현맥이 발현되며 다음과 같은 증상이 나타난다.

　나) 폭력적이고 사람을 때리고, 집을 부수고 욕을 하고, 소리를 지르면 잠을 자지 않고 더럽다고 침을 마구 뱉고, 음식을 먹지 않는 등의 증상이 나타난다.

② 발병 원인을 음양/오행상으로 설명한다.

　가) 음양론상으로 설명한다.

　- 간/담에 원인이 있는 미친병은 음의 병이다. 원인을 보면 양이 부족한 것이 원인이다. 양(陽)이라 하는 것은 과도한 스트레스 누적으로 인한 간 기능 저하가 주원인이다. 이러한 과도한 스트레스를 스스로 해소시킬 수 있으려면 발이 따뜻해야 한다. 발은 두한족열을 할 수 있는 즉 몸 안의 에너지를 발생시키는 발전소 같은 역할을 하는 곳인데 이곳에서 열이 발생하지 못하면 스트레스가 점차적으로 누적되고 있는 것이 주원인이다.

상체 양과 하체 음이 상호 순환되어야 하나 양기가 부족하여 내려오지 못하면 음기가 오르지 못하고 정체되어 있는 상태가 되면서 뇌수에 혈액순환 장애로 인해 신경계의 이상이 발생하여 미친병 증상으로 나타나게 된다.

간 경락을 보면 발의 엄지발가락안쪽에서 시작하여 상체로 흐른다. 그러나 담낭 경락은 눈가의 동자료에서 시작하여 발 4지에서 머무른다. 이렇게 상하 오르고 내리는 간장과 담낭의 경락이 상호 부조화를 이룬 것이 근본적인 문제다.

- 강한 금형체질의 금기능 항진으로 인해 목기능이 약한 경우다.(금20+목20-) 또 다른 경우는 매운맛의 음식을 과식하여 목기능이 저하된 경우와 신맛의 부족으로 인한 목기능 저하가 원인이 된다.

나) 오행상으로 설명한다.
- 목기능이 약해서 발생하는 미친병이다.
- 금기능이 너무 강하여 목기능을 억제하여 발생하는 미친병이다.
  (금20+, 목20-)
- 수기능이 항진되어 수극화하면 화기능이 저하되어(수20+, 화20-) 화극금을 못하여 (화20-, 금20+) 금기능이 강화하는 결과를 초래하여 결국에는 금극목을 강하게 만들어 목기능의 저하를 가져온 것이다.

③ 식이 처방에 대하여 설명한다.
　가) 발병 원인 음식들/먹지 말아야 할 음식: 매운맛, 짠맛의 음식들
- 매운맛의 음식을 과식하면 간장, 담낭의 기능이 저하되면서 간/담에 원인이 있는 미친병 발생하기 때문에 매운맛을 적게 먹어야 한다. (금20+, 목20-)
- 짠맛의 음식을 과식하면 신장 방광 기능이 항진되어 수극화하면 심장/소장기능이 저하되어 (수20+, 화20-) 화극금을 못하여 (화20-, 금20+) 폐/대장 기능을 보강하여 항진시키는 결과를 초래하여 결국에는 폐/대장의 기능이 항진되어 간/담낭 기능을 강하게 억제하여 간/담에 원인이 있는 미친병이 발생하는 원인으로 작용하기에 적게 먹어야 한다.
　나) 잘못된 식습관: 신맛을 적게 먹는 식습관
　다) 자주 먹어야 할 음식: 신맛의 음식들
　　신맛은 간장 담낭의 기능을 보강하는 효과를 가지기에 간/담에 원인이 있는 미친병에 좋은 효과를 보게 된다.
- 팥을 가루로 내어 한 끼에 3~4순가락을 1일 3회 먹으면서 주식-부식-후식을 모두

신맛으로 먹으면 쉽게 치료된다.

이때 쓴맛을 병행한다면 화기운이 화극금하여(화 20+,금20-) 목기운을 억제하는 금기운을 억제하여 더 빠른 시간 내에 목기운을 보강하는 효과를 가진다.

간/담에 원인이 있는 미친병이 사라진 뒤에도 계속해서 신맛의 음식을 먹으면 목극토하여 비/위장 기능이 약해져(목20+,토20-) 비/위장 질환이 발생하게 되기 때문에 중단하고, 체질에 맞는 처방을 하여야 한다.

2) 심/소장에 원인이 있는 미친병

① 증상

가) 약한 구맥이 발현되며 다음과 같은 증상이 나타난다.

나) 히죽히죽 웃고 옷을 벗으며, 얼굴과 몸에 붉은색이 나타나는데 대개 실연했을 때 발생하는 미친병이다. 심/소장에 영양을 주어 그 기능이 정상화 되면 미친병은 사라진다.

② 발병 원인을 음양/오행상으로 설명한다.

가) 음양론상으로 설명한다.

심/소장에 원인이 있는 미친병 화기운이 약해서 발생한 질환이기에 양 중의 양의 병이다. 원인은 음(陰)에 있다. 즉 하체에 있다는 것이다. 음을 중심으로 원인을 찾아보면 음 중의 음에서 원인을 찾아야 한다. 즉 음 중의 음인 신장과 연관이 있음을 알 수 있다. 물과 불의 부조화로 인하여 심/소장에 원인이 있는 미친병이 발생한 것이다.

나) 오행상으로 설명한다.

심/소장 원인이 있는 미친병은 오행상으로 화로 분류한다. 그러면 화와 연관이 있는 상극관계를 분석해보면 하나는 수극화요, 또 다른 하나는 화극금과의 관계다. 그런데 화기능의 저하되는 원인은 금극목보다 수극화가 우선하기에 수극화가 원인으로 작용되었다고 보는 것이 타당하다.

즉 수 기능의 항진으로 화기능이 저하되어 심/소장 원인이 있는 미친병이 발생한 것이다.

③ 식이 처방에 대하여 설명한다.

　가) 발병 원인 음식들/먹지 말아야 할 음식: 짠맛, 신맛의 음식들

- 짠맛의 음식을 먹지 말아야 하는 이유는 짠맛을 과식하게 되면 신장 방광 기능이 항진되어 심장/소장의 기능을 억제하기 때문이다. 이 결과 심장/소장과 연관이 있는 심/소장 원인이 있는 미친병을 발생시키는 원인으로 작용하기 때문이다. (수20+,화 20-)

- 신맛의 음식을 먹지 말아야 하는 이유는 목극토를 강하게 하면(목20+,토20-) 토극 수를 하지 못하여 수기능이 항진되면서(토20-, 수20+) 화기능을 강하게 억제하기에 (수극화로서 수20+ 화20-) 심/소장 원인이 있는 미친병이 발생하게 되는 것이다. 그래서 신맛의 음식을 적게 먹어야 하는 것이다.

　나) 잘못된 식습관: 쓴맛을 적게 먹는 식습관

　다) 자주 먹어야 할 음식: 쓴맛의 음식들

　화기능이 저하되어 발생한 심/소장 원인이 있는 미친병은 화기능을 보강하면 좋은 효과를 볼 수 있다. 쓴맛이 강한 곡물인 수수쌀을 가루로 내어 생으로 1일3회 한 끼에 3~4순가락을 먹고, 주식-부식-후식을 모두 쓴맛의 음식들로 먹는다면 약 2주~3주 정도 경과하면 좋은 효과를 얻을 수 있다.

　이때 단맛을 병행해서 먹으면 토극수하여(토20+, 수20-) 화기운을 억누르는 수기운을 억제하여 더 빠른 시간 내에 화기운을 보강하는 효과를 가진다.

　심/소장 원인이 있는 미친병이 사라진 후에도 쓴맛을 과식하면 화극금하여 (화20+, 금20-) 폐/대장 질환이 발생하기에 체질 처방을 해야 한다.

3) 심포/삼초(면역력저하)에 원인이 있는 미친병

　① 증상

　가) 약한 구삼맥이 발현되며 다음과 같은 증상이 나타난다.

　나) 새벽에는 폭언과 욕설을 하고 폭력적이며(목(木) 기능 저하증상), 아침에는 웃고 깔깔거리며(화(火) 기능 저하증상), 정오에는 심사숙고하여 고개를 끄덕거리고 공상 망상을 하며(토(土) 기능 저하증상), 오후에는 슬퍼서 울며(금(金)기능 저하증상), 저녁에는 무서워서 숨고(수(水) 기능 저하증상)하는 등의 증상들이 번갈아 나타난다. 이런 증상들이 심해지면 한 시간에 한 번씩 순환하고, 더욱 심해지면 약 10분에 한 번씩 다섯 가지 증상이 반복하여 나타난다.

② 발병 원인을 음양/오행상으로 설명한다.

　　　가) 음양론상으로 설명한다.

　육체의 병이 아닌 정신병이므로 양의 질환이다. 이 심포/삼초에 원인이 있는 미친병의 원인은 음에 있다. 즉 목, 화, 토, 금, 수에서 그 원인을 찾아야 한다. 이런 심포/삼초에 원인이 있는 미친병이 있는 사람들은 온몸이 경직되어 가동률이 떨어진다. 전신이 모두 차가워지고 순환 장애가 발생하면서 육체적인 음 부분의 순환장애가 발생한다. 즉 저체온증이 나타나는 것이 특징이다.

　즉 열을 발생하는 기본부분인 발이 차가워지면 체온이 낮아지면서 면역력역시 저하된다.

　즉 몸이 차가워지면 양기가 내려와야 음기가 상승하는 순환 장애가 발생하여 우리 몸에서 양기가 가장 많이 모여 있는 부분인 뇌 부분에 순환장애가 발생하게 된다.

　왜냐하면 양기가 주간에는 몸의 양 부분에서 활동을 하고, 밤이 되면 발목을 통해 옴 안으로 들어가서 밤을 지내기에, 주간에는 상체 양 부분인 머리에 이상이 발생하게 된다.

　음이 주관하는 뼈는 음 중의 음이요, 머리는 양 중의 양이기에 서로 음양의 조화와 균형이 맞지 않을 때 나타나는 정신 질환 증상이다.

　　　나) 오행상으로 설명한다.

　오행상 상생상극 관계가 조화와 균형이 모두 부조화를 이룰 때 나타나는 증상이다. 어느 한 장부의 기능 저하가 아니라 상극관계에 있어서 주로 목-토-수의 기능 저하로 인해 발생하는 증상이라 할 수 있다.

　즉 목극토, 토극수, 수극화, 화극금, 금극목의 관계에서 서로 조화와 균형이 깨졌거나 때로는 역극관계가 발생하기 때문에 나타나는 현상이다.

　심포장 삼초부는 우리 몸의 상초-중초-하초를 주관하면서 체온에 관여하기에 체온이 저하되면 기와 혈이 막히면서 심포/삼초에 원인이 있는 미친병(정신 질환)이 발생하게 된다.

　수기능이 저하되면 적혈구의 생산기능이 저하되어 혈액순환장애가 발생하면서 저체온증이 발생하기 때문이다.

③ 식이 처방에 대하여 설명한다.

　　가) 발병 원인 음식들: 단맛, 매운맛의 음식들

　- 단맛을 적게 먹어야 하는 이유는 단맛을 과식하면 스트레스를 받아들이는 신장 기능을 저하시켜(토극수) 기혈의 순환 장애발생의 원인으로 작용하기에 단맛을 적게 먹어야 한다.(토20+, 수20-)

　- 매운맛을 적게 먹어야 하는 이유는 매운맛을 과식하면 스트레스를 저장하는 간 기능의 저하를 가져와 (금20+, 목20-) 결국에는 목극토를 못하여(목20-, 토20+) 토극수를 강하게 만드는 결과(토20+, 수20-)를 초래하게 된다. 이 결과 면역력이 저하되어 심포/삼초에 원인이 있는 미친병을 유발하기 때문이다.

　　나) 잘못된 식습관: 떫은맛을 적게 먹는 식습관

　　다) 자주 먹어야 할 음식: 떫은맛의 음식들

　- 음식의 맛인 신맛, 쓴맛, 단맛, 매운맛, 짠맛의 혼합된 떫은맛을 먹는 이유다. 골고루 영양을 공급하여 오장육부의 기능을 보강해야 하기 때문이다. 단일 음식으로 보강을 하다 보면 역시 다른 극관계 장부의 불균형만 초래하기 때문이다.

　- 떫은맛의 곡물인 옥수수를 가루로 내어 1일 3회 3~4숟가락을 생으로 먹고, 주식(옥수수가루)-부식(콩나물/양배추)-후식을 떫은맛(덩굴차나 코코아)으로 먹으면 좋다.

심포/삼초에 원인이 있는 미친병이 사라진 뒤에는 체질에 관한 처방을 하여 한다.

4) 비/위장에 원인이 있는 미친병

　① 증상

　　가) 약한 홍맥(洪脈)이 발현되며 다음과 같은 증상이 나타난다.

　　나) 깊은 생각에 빠져 공상과 망상을 하며 방문을 잠그고 방안에서 나오지 않으며 노래를 부르고 나무 두드리는 소리를 싫어하며 남을 절대 믿지 않는 등의 증상이 생긴다.

　② 발병 원인을 음양/오행상으로 설명한다.

　　가) 음양론상으로 설명한다.

비/위장에 원인이 있는 미친병은 음의 병이다. 원인을 양에서 찾아야 한다. 즉 몸의 앞쪽도 음이요, 몸의 하체도 음이다. 음이(수분과잉) 정체되어 있다고 보면 된다.

정리하면 기혈순환장애라고 말할 수 있다. 음의 변화는 양에 의해서 변화하기 때문에 기를 의미하는 체온을 향상시키는 것이 가장바람직하다 하겠다.

먹는 음식물을 통한 양기 부족도 정신 질환을 발생케 한다. 위장 속의 양이 부족한 경우도 정신 질환을 발생케 할 수 있다. 건강한 먹을거리가 건강한 정신을 만든다. 위장의 산과 알칼리성의 음양역시 부조화를 이룰 때 비/위장이 원인이 있는 미친병이 발생할 수 있다.

나) 오행상으로 설명한다.

선천적으로 목체질인 경우 목기능의 항진으로 토기능의 저하가 발생한다.

후천적으로 신맛의 과잉으로 인해 목 기운이 항진되면서 토기운이 약해지고, 금기운의 부족으로 인해 목기운이 항진해도 목극토하여 토가 약한 질환이 발생하게 된다. (목20+, 토20-)

또한 화기능이 약해도 화극금을 못하면 (화20-금20+) 금극목을 목하여(금20- 목20+) 결국에는 목극토를 강하게 (목20+ 토20-)하는 결과를 초래하게 된다.

③ 식이 처방에 대하여 설명한다.

가) 발병 원인 음식들: 신맛, 쓴맛의 음식들

- 신맛을 적게 먹어야 할 이유는 신맛이 과하면 비/위장을 약하게 만들기 때문이다. (목20+,토20-)
- 쓴맛을 적게 먹어야 할 이유는 화극금으로 인해 금기능이 약해지면서(화20+, 금20-) 금극목을 하지 못해 (금20-, 목 20+)목의 항진으로 인해 토기능이 약해져 (목 20+, 토20-) 비/위장에 원인이 있는 미친병이 발생하는 원인으로 작용되기 때문이다.

나) 잘못된 식습관: 단맛을 적게 먹는 식습관

다) 자주 먹어야 할 음식: 단맛의 음식들

단맛의 음식을 자주 먹어야 하는 이유는 단맛이 약해진 비/위장의 기능을 보강하기 때문이다. 여기서 단맛이란 백설탕을 의미하지는 않는다. 자연의 단맛이면 더욱 좋다. 단맛을 내는 먹을거리 중에서 곡물인 기장쌀을 생으로 가루로 내어 1일 3회 3~4숟가락을 먹고 주식-부식(생인삼)-후식을 모두 단맛으로 식사를 하면 빠른 시간 내에 개선시킬 수 있다.

병행해서 매운맛을 같이 먹으면 금극목을 하여(금20+, 목20-) 토기운을 억누르는 목기운을 억제하여(목20-, 토20+) 토기운을 보강하는 결과를 얻기 때문이다.

비/위장에 원인이 있는 미친병이 좋아 졌는데도 단맛을 과식하면 토극수하여 신장/ 방광기능을 약하게 만들기 때문에 (토20+,수20-) 단맛음식을 먹는 것을 중단하고 체질에 맞게 처방하여 먹어야 한다.

5) 폐/대에 원인이 있는 미친병
① 증상
가) 약한 모맥이 발현되며 다음과 같은 증상이 나타난다.
나) 잘 울고 동정심이 지나쳐 주제넘게 남을 도와주려고 하고 자살을 기도하는 등의 증상이 나타난다.

② 발병 원인을 음양/오행상으로 설명한다.
가) 음양론상으로 설명한다.
폐/대에 원인이 있는 미친병은 양의 병이다. 원인을 음에서 찾아야 한다. 손목이 차가운 사람을 보면 발목이 역시 차갑다는 것이다. 즉 수족 냉증을 같이 겪고 있다. 음의 대표격인 수기능이 저하를 주원인으로 볼 수 있다.
나) 오행상으로 설명한다.
폐/대에 원인이 있는 미친병은 금기능 저하로 인해 발생하는 정신 질환이다. 원인은 화극금이 강해서 나타나는 이유다.(화20+, 금20-) 또한 수기능이 저하되면 수극화 할 때 화기능이 강화되면서 (수20-, 화20+) 화극금을 강하게 하여 오행상 폐/대장과 연관이 있는 폐/대에 원인이 있는 미친병이 발생한 것이다.(화20+금20-)

신장 경락은 음경락으로 발 용천혈에서 시작하여 앞가슴 유부혈에서 마친다. 그러나 신장기능이 저하되면 음기운이 상승하면서 신장의 음기운은 욱중에서 폐경락으로 분지(갈라짐)한다. 그래서 신장의 찬기운이 폐기능을 저하시키는 원인으로 작용하기 때문에 신장기능이 저하되면 역시 폐기능이 약한 미친병이 발생하는 원인으로 작용하기도 한다.

③ 식이 처방에 대하여 설명한다.
가) 발병 원인 음식들/먹지 말아야 할 음식: 쓴맛, 단맛의 음식들

- 쓴맛을 적게 먹어야 할 이유는 쓴맛이 과하면 폐/대장을 약하게 만들기 때문이다. (화20+,금20-)
- 단맛을 적게 먹어야 할 이유는 토극수로 인해 수기능이 약해지면서(토20+, 수20-) 수극화를 하지 못해 (수20-, 화20+)화의 항진으로 인해 수기능이 약해져 (화 20+, 금20-) 폐/대에 원인이 있는 미친병이 발생하는 원인으로 작용되기 때문이다.
  나) 잘못된 식습관: 매운맛을 적게 먹는 식습관
  다) 자주 먹어야 할 음식: 매운맛의 음식들

매운맛을 먹어야 하는 이유는 매운맛이 폐/대장 기능을 보강하기 때문이다. (금20+) 매운맛의 대표곡물인 현미를 가루로 내어 1일3회 한번에 3~4숟가락을 먹고 주식-부식(카레, 마늘, 고추장, 고춧가루)-후식(생강차)을 매운맛으로 먹으면 단시간에 좋은 효과를 얻는다.

병행해서 짠맛의 음식을 먹으면 수극화하여(수20+, 화20-) 화기운을 억제하면서, 동시에 화극금을 하지 못하도록 (화20-,금20+)하여 금기운을 보강하는 결과를 얻어 폐/대에 원인이 있는 미친병이 치료된다.

폐/대에 원인이 있는 미친병이 좋아진 후에도 매운맛을 과식하면 금극목하여 (금20+목20-) 간장/담낭 질환이 발생하기 때문에 체질처방을 해야 한다.

6) 신장/방광에 원인이 있는 미친병
① 증상
  가) 약한 석맥이 발현되며 다음과 같은 증상이 나타난다.
  나) 공포증에 사로잡혀 무섭다고 말하며 마귀나 귀신이 잡아간다고 무서워하고, 반항하고 항거하며 부정적인 말과 행동이 나타난다.
② 발병 원인을 음양/오행상으로 설명한다.
  가) 음양론상으로 설명한다.

신장/방광에 원인이 있는 미친병은 음의 병이다. 원인을 양에서 찾아야 한다. 즉 스트레스가 누적되면 신장/방광에 원인이 있는 미친병이 발생한다. 양기의 부족으로 인해 음양의 순환장애가 발생하기 때문이다.

양기는 주간에는 피부 외부에서 순환을 하다가 밤이 되면 발목을 통하여 들어가서 몸 안에서 활동을 하고 새벽이 되면 눈으로 나오기에 눈이 떠지는 것이다. 그런데 이런 활동이 잘 이루어지지 않고 있다는 것이다.

신장/방광에 원인이 있는 미친병을 가지고 있는 사람들 대개 불면증을 가지고 있다. 불면증을 가지고 있다는 것은 양기가 부족하다는 증거다. 양기가 많으면 잠을 충분하게 잘 자기 때문이다. 예를 들면 젊은 사람들은 양기가 많기에 머리를 베개에 대기가 무섭게 잠을 자는 것과 같다. 나이가 들고 몸이 차가워져서 발생한다는 암 환자들은 대개 불면증에 시달리는 것이 좋은 예다.

나) 오행상으로 설명한다.

선천적으로 토혈체질이 토기능의 항진으로 인하여 수기능이 저하돼도 신장/방광에 원인이 있는 미친병이 나타난다.(토20+ 수20-)

후천적으로는 단맛의 음식을 과식하여 토기능이 항진하면서 이로 인해 수기능 저하(20-)로 신장/방광에 원인이 있는 미친병이다.

원인은 토극수가 강해서 나타나는 이유다.(토20+, 수20-) 또한 목기능이 저하되면 토기능이 강화되면서 (목20-, 토20+) 토극수를 강하게 하여 (토20+수20-) 오행상 신장/방광에 원인이 있는 미친병이 발생한 것이다.

③ 식이 처방에 대하여 설명한다.

가) 발병 원인 음식들: 단맛, 매운맛의 음식들

- 단맛을 적게 먹어야 하는 이유는 단맛을 과식하면 토극수하여 수기능의 저하가(토20+, 수20-) 발생하여 신장/방광에 원인이 있는 미친병을 발생시키기 때문이다.
- 매운맛을 적게 먹어야 하는 이유는 매운맛을 과식하면 스트레스를 저장하는 간 기능의 저하를 가져와 (금20+, 목20-) 결국에는 목극토를 못하여(목20-, 토20+) 토극수를 강하게 만드는 결과(토20+, 수20-)를 초래하게 된다. 이 결과 수기능의 저하로 이어져 신장/방광에 원인이 있는 미친병이 발생하게 된다.

나) 잘못된 식습관: 짠맛을 적게 먹는 식습관

다) 자주 먹어야 할 음식: 짠맛의 음식들

짠맛을 먹는 이유는 약해진 짠맛이 신장/방광 기능을 보강하기 때문이다. (수20+) 짠맛의 대표곡물인 생 검은콩(살짝 비림)을 먹는 것이 좋고, 속이 불편하면 함초+죽염소금이나 다시마를 주식으로 해도 좋다. 주식-부식-후식을 모두 짠맛의 음식으로 먹으면 짧은 시간 내에 신장/방광에 원인이 있는 미친병의 불편함이 사라질 것이다.

병행해서 신맛음식을 먹으면 목극토하여(목20+, 토20-) 토기운을 억제하면서, 동시에 토극수를 하지 못하도록 (토20-,수20+)하여 수기운을 보강하는 결과를 얻어 신장/방광에 원인이 있는 미친병이 치료된다.

신장/방광에 원인이 있는 미친병이 좋아진 후에도 짠맛을 과식하면 수극화하여 (수20+화20-) 심장/소장 질환이 발생하기 때문에 체질처방을 해야 한다.

65교시
뇌전증(간질)에 대한 식이 처방

1. 발병 원인 - 증상 - 자연치유에 대하여 알아본다.

구분	발병 원인 음식들/ 잘못된 식습관	자주 먹어야 할 음식 (생식처방)
간담에 원인이 있는 뇌전증 (현맥이 급하다)	매운맛, 짠맛의 음식들/ 신맛을 적게 먹는 식습관	신맛의 음식들 목2+화+토+상화+표준
심/소장에 원인 있는 뇌전증 (구맥이 급하다)	짠맛, 신맛의 음식들/ 쓴맛을 적게 먹는 식습관	쓴맛의 음식들 화2+토+금+상화+표준
심포장 삼초부에 원인 있는 뇌전증 (구삼맥이 급하다)	단맛, 쓴맛의 음식들/ 떫은맛을 적게 먹는 식습관	떫은맛의 음식들 토+금+수+상화2+표준
비/위장에 원인이 있는 뇌전증 (홍맥이 급하다)	신맛, 쓴맛의 음식들/ 단맛을 적게 먹는 식습관	단맛의 음식들 토2+금+수+상화+표준
폐/대장에 원인이 있는 뇌전증 (모맥이 급하다)	쓴맛, 단맛의 음식들 / 매운맛을 적게 먹는 식습관	매운맛의 음식들 금2+수+목+상화+표준
신장 방광에 원인이 있는 뇌전증 (석맥이 급하다)	단맛, 매운맛의 음식들/ 짠맛을 적게 먹는 식습관	짠맛의 음식들 수2+목+화+상화+표준

2. 서양의학적으로 보는 뇌전증에 대하여 알아본다.

1) 뇌전증이란?

뇌에서 생기는 질환으로 뇌 신경세포가 일시적 이상을 일으켜 과도한 흥분 상태를 나타냄으로써 의식의 소실이나 발작, 행동의 변화 등 뇌기능의 일시적 마비의 증상을 나타내는 상태를 말한다. 이러한 경련이 만성적, 반복적으로 나타날 때 이를 뇌전증(간질)이라고 한다. 대뇌에는 신경세포들이 서로 연결되어 미세한 전기적인 신호로 정보를 주고받는다. 뇌에서 이러한 정상적인 전기신호가 비정상적으로 잘못 방출되기도 하는데 이때 발작이 일어난다.

2) 뇌전증(간질)의 발병 원인을 알아본다.

뇌전증은 다양한 원인에 의해 생길 수 있다. 출생 시 또는 출생 후에도 나타날 수 있으며 임신 중의 영양상태, 출산 시의 합병증, 두부외상, 독성물질, 뇌감염증 그리고 종양과 뇌졸중, 뇌의 퇴행성 변화에 의해 발생할 수 있지만 아직도 정확한 발생기전을 알 수 없는 경우도 많다. 또한 뇌전증 발작이 각종 심각한 뇌 질환에 의한 하나의 증상으로 발생될 수 있기 때문에 이 경우는 뇌전증도 중요하지만 그 원인이 되는 질환이 더욱 문제가 되는 수가 많다. 연령별로 뇌전증을 일으킬 수 있는 대표적인 질환은 다음과 같다.

① 영아기 : 주산기 뇌 손상, 선천성 기형, 저칼슘증, 저혈당증, 대사성 질환, 뇌막염 또는 뇌염 등
② 유아기 : 열성경련, 주산기 뇌 손상, 감염 등
③ 학동기 : 특발성, 주산기 뇌 손상, 외상, 감염 등
④ 청장년기 : 외상, 종양, 특발성, 감염, 뇌졸중 등
⑤ 노년기 : 뇌졸중, 뇌 외상, 종양, 퇴행성 질환 등

위에서 보듯이 뇌전증의 원인은 연령에 따라 다양하며, 뇌전증이 발생한 경우 그 원인에 대한 정확한 검사가 필요할 수 있다.

3) 뇌전증의 증상에 대하여 알아본다.

뇌전증에서 흔히 가장 많이 관찰되는 증상은 운동성 경련발작이지만, 이밖에도 다양한 양상으로 나타날 수 있다. 그 이유는 우리의 뇌는 영역과 위치에 따라 그 고유 기능이 모두 다르기 때문이다. 따라서 만약에 팔의 움직임을 조절하는 뇌 영역에서 발작 증상이 생기면 단지 한쪽 팔만 떠는 정도로 증상이 생길 수 있고, 측두엽 부분에서 간질 증세가 발생하면 멍해지면서 일시적으로 의식을 상실하면서 입맛을 다시거나 하는 증상이 생길 수 있다.

또한 양쪽 뇌에서 전체적으로 퍼지면 거품을 물고 온몸이 뻣뻣하게 되고, 떠는 전신 대발작이 발생할 수 있다. 따라서 발작 증상은 뇌에서 발생하는 위치와 강도에 따라 눈꺼풀은 가볍게 깜박이는 것부터 몸 전체를 격심하게 떠는 것까지 다양한 양상으로 나타날 수 있다.

4) 뇌전증 진단 방법을 알아본다.

뇌전증의 원인을 알기 위해서는 우선 발작이 언제, 어떻게 일어나고, 눈이나 손은 어떤 모양이었으며, 얼마나 지속되었는지, 그리고 환자는 반응을 했는지, 환자가 기억을 하는지에 대해 의사가 문진을 시행한 후 각각의 증상에 따라 뇌자기 공명영상(MRI), 뇌파검사(EEG), 양전자방출단층촬영법(PET) 등을 시행한다.

상기의 검사들은 뇌전증병소를 찾아내는 데 있어서 상호 보완적인 검사로서 그 성격이 조금씩 다르기 때문에 모든 검사에 다 이상이 나타날 수도 있고, 이 중 한가지에서만 이상이 나타날 수도 있기 때문에 정확한 진단을 위해서는 다수의 검사를 시행하는 것이 좀 더 정확하다고 하겠다. 이밖에 환자에 따라 추가적인 다양한 검사를 시행할 수 있다.

5) 뇌전증의 치료 방법에 대해 알아본다.

뇌전증의 치료는 크게 약물치료와 수술치료로 구분할 수 있으며, 약물치료가 우선이며 기본이다. 뇌전증은 10명 중 7~8명은 약으로 조절되고, 이 중 3명은 2~5년간의 약물 치료 후 약을 끊어도 경련의 재발이 없어 약물치료만으로도 조절할 수 있다. 약물로 조절되는 나머지 3~4명은 약을 끊으면 경련이 재발하기 때문에 장기간의 항경련제를 복용해야 한다.

기존의 약물로 뇌전증이 완전히 조절되지 않는 환자는 약 3명 정도로 이들 중 수술적 대상이 되는 경우 뇌전증 수술로 도움을 받게 된다.

① 약물치료
　　가) 고전적 항경련제 : 이전부터 많이 써오던 약물들로 페니토인(딜란틴, 히단토인), 발프로산(오르필, 데파킨, 데파코트), 카바마제핀(테그레톨), 페노바비탈(루미날, 페노바비탈), 클로나제팜(리보트릴), 클로바잠(센틸) 등이 있다.
　　나) 새로운 항경련제: 1990년대 이후 개발 및 상용화된 약물로 기존의 항경련제와는 다른 성질을 갖는 것이 많고, 심각한 부작용이 적으며 약물상호작용 측면에서도

우수한 점이 있어 처음에는 주로 추가약물요법으로 많이 쓰였으나 점차 단일요법 제로 많이 쓰이고 있다.

토피라메이트(토파맥스), 라모트리진(라믹탈), 비가바트린(사브릴), 옥스카바제핀 (트리렙탈), 레비티라세탐(케프라), 조니사마이드(엑세그란), 프레가바린(리리카), 가바펜틴(뉴론틴) 등이 있다.

다) 항경련제의 이용: 뇌전증발작의 종류와 뇌전증 증후군에 따라 사용하는 약물이 조금씩 차이점이 있으므로 전문의와 잘 상의해야 한다. 보통 초기 치료는 한 가지의 항경련제로 시작한다. 약물에 따라 소량부터 복용하여 점차 증량하는 경우가 있으며, 치료 반응에 따라 적절한 복용량을 결정하게 됩니다. 최대 용량까지 증량하여 복용하여도 만족스럽게 조절되지 않는다면 약물의 작용기전이 다른 항경련제를 추가해서 병용하거나 다른 항경련제로 바꾸어 치료하게 된다.

적절한 항경련제를 선택할 때 뇌전증의 형태 외에도 환자의 나이, 동반된 질환, 다른 항경련제와의 약물 상호작용, 복용 중인 다른 약물과의 약물상호작용 등을 잘 고려해야 한다. 특히 모든 항경련제는 부작용이 있을 수 있으므로 이에 대한 예비지식을 갖추고 있어야 하며, 부작용 또는 과민반응이 발생하면 바로 주치의에게 진료를 받아야 한다.

② 수술치료

약물에 완전히 조절되지 않는 약물 난치성 뇌전증에서 발작을 일으키는 뇌 조직(간질초점 부위)을 수술을 통해 제거하면 뇌전증은 치료될 수 있다. 이와 같은 제거술은 이미 약 50년 전부터 시행되어 왔다. 수술적 치료의 대상이 되는 환자는 다음과 같다.

가) 뇌전증이 약물로 조절되지 않는 환자
나) 약물요법으로 뇌전증이 조절되더라도 평생 약을 복용해야 하고, 수술적 요법으로 치료가 가능하며, 수술적 요법이 약물치료보다 유리한 경우
다) 난치성 뇌전증은 아니더라도 뇌전증의 원인이 뇌종양, 뇌혈관기형 등으로 종양의 진행이나 뇌혈관 기형에 의한 출혈의 위험성을 막기 위해 뇌전증 수술을 시행하는 경우
라) 드물지만 약에 대한 심각한 부작용으로 약물치료가 불가능한 경우

3. 동양의학적으로 본 뇌전증(간질)에 대하여 알아본다.

1) 음양/오행론적으로 보는 뇌전증(간질)이란?

전신의 경련 작용과 의식 상실을 가져오는 만성 질환으로 현대의학에서도 절대 불치병으로 간주되는 뇌전증은 육장육부의 허실에 따라 구분의 차이가 있는데 보통 몸이 냉해서 오는 질환으로 반드시 운동과 병행함이 좋다.

① 뇌전증(Epilepsy) 증상으로는 경련, 전조증상(aura)이 나타난다.

② 발생 부위는 머리(두개, 두피, 뺨, 턱)이다.

③ 다른 이름으로는 epilepticseizure, epilepticsyndrome, 간질, 간질발작, 간질병, 간질증후군이라 부른다.

2) 동양의학적으로 본 뇌전증(간질)은 다음과 같이 구분한다.

구분	증상
간담에 원인이 있는 뇌전증 (현맥이 급하다)	간질발작, 쥐나고, 근육경련이 심하다.
심/소장에 원인 있는 뇌전증 (구맥이 급하다)	간질발작, 졸도한다.
심포장 삼초부에 원인 있는 뇌전증 (구삼맥이 급하다)	수면장애, 이상감각, 발작 전 흐느낀다.
비/위장에 원인이 있는 뇌전증 (홍맥이 급하다)	발작 전 토할 것 같고, 뱃속이 울렁울렁 발작 시 입에서 거품 나고 / 구토한다.
폐/대장에 원인이 있는 뇌전증 (모맥이 급하다)	간질발작, 기절한다.
신장/방광에 원인이 있는 뇌전증 (석맥이 급하다)	공포에 떨며 정신적 장애가 발생한다.

① 간장/담낭에 원인이 있는 뇌전증

가) 증상

- 현맥이 급하게 발현되며 다음과 같은 증상이 나타난다.

- 발작은 뇌전증(간질)과 비슷하거나 쥐가 나는 것과 같이 근육 경련이 심한 것이 특징적이며 간장, 담낭으로 인한 모든 증상이 함께 나타난다.

나) 발병 원인을 음양/오행상으로 설명한다.

    - 음양론상으로 설명한다.

간/담에 원인이 있는 뇌전증은 음의 병이다. 원인을 보면 양이 부족한 것이 원인이다. 양(陽)이라 하는 것은 체온이 낮은 상태(36.5℃~37.2℃) 즉 저체온이거나 높은 경우를 말한다. 발은 두한족열을 할 수 있는, 즉 몸 안의 에너지를 발생시키는 발전소 같은 역할을 하는 곳인데 이곳에서 열이 발생하지 못하고 있는 것이 주원인이다.

또한 음양상으로 보면 상체 양과 하체 음이 상호 순환되어야 하나 양기가 부족하여 내려오지 못하면 음기가 오르지 못하고 정체되어 있는 상태가 되면 뇌수에 혈액순환 장애로 인해 신경계의 이상이 발생하여 뇌전증 증상으로 나타나게 된다.

간경락을 보면 발의 엄지발가락안쪽에서 시작하여 상체로 흐른다. 그러나 담낭 경락은 눈가의 동자료에서 시작하여 발 4지에서 머무른다. 이렇게 상하 오르고 내리는 간장과 담낭의 경락이 상호 부조화를 이룬 것이 근본적인 문제다.

두 번째는 강한 금형체질의 금기능 항진으로 인해 목기능이 약한 경우다.(금20+목20-) 또 다른 경우는 매운맛의 음식을 과식하여 목기능이 저하된 경우와 신맛의 부족으로 인한 목기능 저하가 원인이 된다.

    - 오행상으로 설명한다.
- 목기능이 약해서 발생하는 간장/담낭에 원인이 있는 뇌전증이다.
- 금기능이 너무 강하여 목기능을 억제하여 발생하는 간장/담낭에 원인이 있는 뇌전증이다. (금20+, 목20-)
- 수기능이 항진되어 수극화하면 화기능이 저하되어(수20+, 화20-) 화극금을 못하여 (화20-, 금20+) 금기능이 강화하는 결과를 초래하여 결국에는 금극목을 강하게 만들어 목기능의 저하를 가져온 것이다.

정리하면 어떤 이유든 간에 간/담낭이 차가워지거나 기능이 저하되면 뇌전증이 발생할 수 있다.

    다) 식이 처방에 대하여 설명한다.

      - 발병 원인 음식들: 매운맛, 짠맛의 음식들

· 매운맛의 음식을 과식하면 간장, 담낭의 기능이 저하되면서 간장/담낭에 원인이 있는 뇌전증이 발생하기 때문에 매운맛을 적게 먹어야 한다. (금20+, 목20-)

· 짠맛의 음식을 과식하면 신장/ 방광 기능이 항진되어 수극화하면 심장/소장기능이 저하되어 (수20+, 화20-) 화극금을 못하여 (화20-, 금20+) 폐/대장 기능을 보강하여 항진시키는 결과를 초래하여 결국에는 폐/대장의 기능이 항진되어 간/담낭 기능을 강하게 억제하여 간/담에 원인이 있는 뇌전증이 발생하는 원인으로 작용하기에 적게 먹어야 한다.

- 잘못된 식습관: 신맛을 적게 먹는 식습관

- 자주 먹어야 할 음식: 신맛의 음식들

신맛은 간장 담낭의 기능을 보강하는 효과를 가지기에 간/담에 원인이 있는 뇌전증에 좋은 효과를 보게 된다.

· 팥을 가루로 내어 한 끼에 3~4숟가락을 1일 3회 먹으면서 주식-부식-후식을 모두 신맛으로 먹으면 쉽게 치료된다.

이때 쓴맛을 병행한다면 화기운이 화극금하여(화 20+,금20-) 목기운을 억제하는 금기운을 억제하여 더 빠른 시간 내에 목기운을 보강하는 효과를 가진다. 6개월 정도면 좋은 효과를 얻을 수 있다.

간/담에 원인이 있는 뇌전증이 사라진 뒤에도 계속해서 신맛의 음식을 먹으면 목극토하여 비/위장 기능이 약해져(목20+,토20-) 비/위장 질환이 발생하게 되기 때문에 중단하고, 체질에 맞는 처방을 하여야 한다.

② 심/소장에 원인이 있는 뇌전증

가) 증상

- 급한 구맥이 발현되며 다음과 같은 증상이 나타난다.

- 발작 양상은 비슷하며 우리가 흔히 졸도라고 하는 증상이 나타난다. 그리고 심/소장으로 인한 모든 증상이 함께 나타난다.

- 졸도(卒倒): 충격, 과로, 일사병, 뇌빈혈 등으로 갑자기 정신을 잃고 쓰러짐. 주로 뇌빈혈이 원인이며, 충격, 과로, 일사병, 뇌진탕에 의하여도 일어난다.

나) 발병 원인을 음양/오행상으로 설명한다.

- 음양론상으로 설명한다.

심/소장에 원인이 있는 뇌전증은 화기운이 약해서 발생한 질환이기에 양 중의 양의 병이다. 원인은 음(陰)에 있다. 즉 하체에 있다는 것이다. 음을 중심으로 원인을 찾아보면 음 중의 음에서 원인을 찾아야 한다. 즉 음 중의 음인 수와(신장) 연관이 있음을 알 수 있다. 물과 불의 부조화로 인하여 심/소장에 원인이 있는 뇌전증이 발생한 것이다.

- 오행상으로 설명한다.

심/소장 원인이 있는 뇌전증은 오행상으로 화로 분류한다. 그러면 화와 연관이 있는 상극관계를 분석해보면 하나는 수극화요, 또 다른 하나는 화극금과의 관계다. 그런데 화기능의 저하되는 원인은 금극목보다 수극화가 우선하기에 수극화가 원인으로 작용되었다고 보는 것이 타당하다.

즉 수 기능의 항진으로 화기능이 저하되어 심/소장 원인이 있는 뇌전증이 발생한 것이다.

정리하면 어떤 이유든 간에 심/소장이 차가워지거나 기능이 저하되면 뇌전증이 발생할 수 있다.

다) 식이 처방에 대하여 설명한다.

- 발병 원인 음식들: 짠맛, 신맛의 음식들

· 짠맛의 음식을 먹지 말아야 하는 이유는 짠맛을 과식하게 되면 신장/ 방광 기능이 항진되어 심장/소장의 기능을 억제하기 때문이다.

이 결과 심장/소장과 연관이 있는 심/소장 원인이 있는 뇌전증을 발생시키는 원인으로 작용하기 때문이다. (수20+, 화20-)

· 신맛의 음식을 먹지 말아야 하는 이유는 목극토를 강하게 하면(목20+,토20-) 토극수를 하지 못하여 수기능이 항진되면서(토20-, 수20+) 수기능이 항진 되면서 (20+) 화기능을 강하게 억제하기에(수극화로서 수20+ 화20-) 심/소장 원인이 있는 뇌전증이 발생하게 되는 것이다. 그래서 신맛의 음식을 적게 먹어야 하는 것이다.

- 잘못된 식습관: 쓴맛을 적게 먹는 식습관
- 자주 먹어야 할 음식: 쓴맛의 음식들

화기능이 저하되어 발생한 심/소장 원인이 있는 뇌전증은 화기능을 보강하면 좋은 효과를 볼 수 있다. 쓴맛이 강한 곡물인 수수쌀을 가루로 내어 생으로 1일3회 한 끼에 3~4숟가락을 먹고, 주식-부식-후식을 모두 쓴맛의 음식들로 먹는다면 약 2주~3주 정도 경과하면 좋은 효과를 얻을 수 있다.

이때 단맛을 병행해서 먹으면 토극수하여(토20+, 수20-) 화기운을 억누르는 수기운을 억제하여 더 빠른 시간 내에 화기운을 보강하는 효과를 가진다. 6개월 정도면 좋은 효과를 얻을 수 있다.

심/소장 원인이 있는 뇌전증이 사라진 후에도 쓴맛을 과식하면 화극금하여 (화20+, 금20-) 폐/대장 질환이 발생하기에 체질 처방을 해야 한다.

③ 심포/삼초에 원인이 있는 뇌전증
가) 증상
- 급한 구삼맥이 발현되며 다음과 같은 증상이 나타난다.
- 새벽에는 폭언과 욕설을 하고 폭력적이며(木), 아침에는 웃고 깔깔거리며(火),정오에는 심사숙고하여 고개를 끄덕거리고 공상 망상을 하며(土), 오후에는 슬퍼서 울며(金), 저녁에는 무서워서 숨고(水)하는 등의 증상들이 번갈아 나타난다. 이런 증상들이 심해지면 한 시간에 한 번씩 순환하고, 더욱 심해지면 약 10분에 한 번씩 다섯 가지 증상이 반복하여 나타난다.

나) 발병 원인을 음양/오행상으로 설명한다.
- 음양론상으로 설명한다.
심포/삼초에 원인이 있는 뇌전증은 육체의 병이 아닌 정신병이므로 양의 질환이다. 이 심포/삼초에 원인이 있는 뇌전증의 원인은 음에 있다. 즉 목, 화, 토, 금, 수에서 그 원인을 찾아야 한다. 이런 심포/삼초에 원인이 있는 뇌전증이 있는 사람들은 온몸이 경직되어 가동률이 떨어진다. 전신이 모두 차가워지고 순환 장애가 발생하면서 육체적인 음 부분의 순환장애가 발생한다. 즉 저체온증이 나타나는 것이 특징이다.
즉 열을 발생하는 기본부분인 발이 차가워지면 체온이 낮아지면서 면역력 역시 저하된다.

즉 몸이 차가워지면 양기가 내려와야 음기가 상승하는 순환 장애가 발생하여 우리 몸에서 양기가 가장 많이 모여 있는 부분인 뇌 부분에 순환장애가 발생하게 된다.

왜냐하면 양기가 주간에는 몸의 양 부분에서 활동을 하고, 밤이 되면 발목을 통해 몸 안으로 들어가서 밤을 지내기에, 주간에는 상체 양 부분인 머리에 이상이 발생하게 된다.

음이 주관하는 뼈는 음 중의 음이요, 머리는 양 중의 양이기에 서로 음양의 조화와 균형이 맞지 않을 때 나타나는 뇌전증(정신 질환)증상이다.

- 오행상으로 설명한다.

오생상 상생상극 관계가 조화와 균형이 모두 부조화를 이룰 때 나타나는 증상이다. 어느 한 장부의 기능 저하가 아니라 상극관계에 있어서 주로 목-토-수의 기능 저하로 인해 발생하는 증상이라 할 수 있다.

즉 목극토, 토극수, 수극화, 화극금, 금극목의 관계에서 서로 조화와 균형이 깨졌거나 때로는 역극관계가 발생하기 때문에 나타나는 현상이다.

심포장 삼초부는 우리 몸의 상초-중초-하초를 주관하면서 체온에 관여하기에 체온이 저하되면 기와 혈이 막히면서 심포/삼초에 원인이 있는 뇌전증(간질)이 발생하게 된다.

수기능이 저하되면 적혈구의 생산기능이 저하되어 혈액순환 장애가 발생하면서 저체온증이 발생하기 때문이다.

정리하면 어떤 이유든 간에 심포/삼초가 차가워지거나 기능이 저하되면 뇌전증이 발생할 수 있다.

다) 식이 처방에 대하여 설명한다.
- 발병 원인 음식들: 단맛, 매운맛의 음식들
· 단맛을 적게 먹어야 하는 이유는 단맛을 과식하면 스트레스를 받아들이는 신장 기능을 저하시켜(토극수) 기혈의 순환 장애발생의 원인으로 작용하기에 단맛을 적게 먹어야 한다.(토20+, 수20-)
· 매운맛을 적게 먹어야 하는 이유는 매운맛을 과식하면 스트레스를 저장하는 간

기능의 저하를 가져와 (금20+, 목20-) 결국에는 목극토를 못하여(목20-, 토20+) 토극수를 강하게 만드는 결과(토20+, 수20-)를 초래하게 된다. 이 결과 면역력이 저하되어 심포/삼초에 원인이 있는 뇌전증을 유발하기 때문이다.

- 잘못된 식습관: 떫은맛을 적게 먹는 식습관
- 자주 먹어야 할 음식: 떫은맛의 음식들

· 음식의 맛인 신맛, 쓴맛, 단맛, 매운맛, 짠맛의 혼합된 떫은맛을 먹는 이유다. 골고루 영양을 공급하여 오장육부의 기능을 보강해야 하기 때문이다. 단일 음식으로 보강을 하다 보면 역시 다른 극관계 장부의 불균형만 초래하기 때문이다.

· 떫은맛의 곡물인 옥수수를 가루로 내어 1일 3회 3~4숟가락을 생으로 먹고, 주식(옥수수가루)-부식(콩나물/양배추)-후식을 떫은맛으로 먹으면 좋다. 6개월 정도 먹으면 좋은 효과를 얻을 수 있다.

심포/삼초에 원인이 있는 뇌전증이 사라진 뒤에는 체질에 관한 처방을 하여 한다.

④ 비/위장에 원인이 있는 뇌전증

가) 증상
- 급한 홍맥이 발현되며 다음과 같은 증상이 나타난다.
- 우리가 알고 있는 간질을 말한다. 간질 발작 전에 토할 것 같이 뱃속이 울렁거리고, 발작이 시작되면 입에서 거품이 나고 토하기도 한다. 이것은 찬 것을 먹었거나 과식하여 위경련이 일어나 혈액순환이 막힘으로서 전신 경련이 나타난다.

나) 발병 원인을 음양/오행상으로 설명한다.
- 음양론상으로 설명한다.

비/위장에 원인이 있는 뇌전증은 음의 병이다. 원인을 양에서 찾아야 한다. 즉 몸의 앞쪽도 음이요, 몸의 하체도 음이다. 음이(수분과잉) 정체되어 있다고 보면 된다.

정리하면 기혈순환장애라고 말할 수 있다. 음의 변화는 양에 의해서 변화하기 때문에 기를 의미하는 체온을 향상시키는 것이 가장바람직하다 하겠다.

먹는 음식물을 통한 양기 부족도 뇌전증 질환을 발생케 한다. 위장 속의 양이 부족한 경우도 정신 질환을 발생케 할 수 있다. 건강한 먹을거리가 건강한 정신을 만든다. 위장의 산과 알칼리성의 음양 역시 부조화를 이룰 때 비/위장이 원인이 있는 뇌전증이 발생할 수 있다.

- 오행상으로 설명한다.

선천적으로 목체질인 경우 목기능의 항진으로 토기능의 저하가 발생한다.

후천적으로 신맛의 과잉으로 인해 목 기운의 기능 항진으로 인해 토기운이 약해지고, 금기운의 부족으로 인해 목기운이 항진해도 목극토하여 토가 약한 질환이 발생하게 된다. (목20+, 토20-)

또한 화기능이 약해도 화극금을 못하면 (화20-금20+) 금극목을 목하여(금20- 목20+) 결국에는 목극토를 강하게 (목20+ 토20-)하는 결과를 초래하게 된다.

정리하면 어떤 이유든 간에 비/위장이 차가워지거나 기능이 저하되면 뇌전증이 발생할 수 있다.

다) 식이 처방에 대하여 설명한다.
- 발병 원인 음식들: 신맛, 쓴맛의 음식들
· 신맛을 적게 먹어야 할 이유는 신맛이 과하면 비/위장을 약하게 만들기 때문이다.(목20+,토20-)
· 쓴맛을 적게 먹어야 할 이유는 화극금으로 인해 금기능이 약해지면서(화20+, 금20-) 금극목을 하지 못해 (금20-, 목 20+)목의 항진으로 인해 토기능이 약해져 (목 20+, 토20-) 비/위장에 원인이 있는 뇌전증이 발생하는 원인으로 작용되기 때문이다.
- 잘못된 식습관: 단맛을 적게 먹는 식습관
- 자주 먹어야 할 음식: 단맛의 음식들

단맛의 음식을 자주 먹어야 하는 이유는 단맛이 약해진 비/위장의 기능을 보강하기 때문이다.(20+) 여기서 단맛이란 백설탕을 의미하지는 않는다. 자연의 단맛이면 더욱 좋다. 단맛을 내는 먹을거리 중에서 곡물인 기장쌀을 생으로 가루로 내어 1일 3회 3~4숟가락을 먹고 주식-부식(생인삼)-후식을 모두 단맛으로 식사를 하면 빠른 시간 내에 개선시킬 수 있다.

병행해서 매운맛을 같이 먹으면 금극목을 하여(금20+, 목20-) 토기운을 억누르는 목기운을 억제하여(목20-, 토20+) 토기운을 보강하는 결과를 얻기 때문이다.

비/위장에 원인이 있는 뇌전증이 좋아 졌는데도 단맛을 과식하면 토극수하여 신장/ 방광기능을 약하게 만들기 때문에 (토20+,수20-) 단맛음식을 먹는 것을 중단하고 체질에 맞게 처방하여 먹어야 한다.

⑤ 폐/대장에 원인이 있는 뇌전증
가) 증상
- 모맥이 급하게 발현되며 다음과 같은 증상이 나타난다.
- 간질 발작은 비슷하다. 우리가 흔히 기절한다고 표현한다.
  그리고 폐/대장으로 인한 모든 증상이 함께 나타난다.
- 기절(氣節): 뇌의 혈액순환 문제 또는 중추신경 이상으로 인해 일시적으로 의식을 잃는 상태를 말한다.

나) 발병 원인을 음양/오행상으로 설명한다.
- 음양론상으로 설명한다.
  폐/대에 원인이 있는 뇌전증은 양의 병이다. 원인을 음에서 찾아야 한다. 뇌전증을 가지고 있는 사람들은 손목이 차갑고, 또한 발목 역시 차갑다는 것이다. 즉 수족냉중을 같이 겪고 있다. 음의 대표격인 수기능이 저하를 주원인으로 볼 수 있다.
- 오행상으로 설명한다.
  선천적으로 화형체질인 사람이 화기능이 항진되면서 금기운을 억누르면 나타날 수 있는 질환이다.(금20-)

후천적으로 쓴맛을 과식하여 금기운을 약하게 만들면 폐/대장에 원인이 있는 뇌전증이 발생한다. 주원인은 화극금이 강해서 나타나는 이유다.(화20+, 금20-) 또한 수기능이 저하되면 수극화 할 때 화기능이 강화되면서 (수20-, 화20+) 화극금을 강하게 하여 오행상 폐/대장과 연관이 있는 폐/대에 원인이 있는 뇌전증이 발생한 것이다.(화20+금20-)

신장 경락은 음경락으로 발 용천혈에서 시작하여 앞가슴 유부혈에서 마친다. 그러나 신장기능이 저하되면 음기운이 상승하면서 신장의 음기운은 욱중에서 폐경락으로 분지(갈라짐)한다. 그래서 신장의 찬기운이 폐기능을 저하시키는 원인으로 작용하기 때문에 신장기능이 저하되면 역시 폐/대장에 원인이 있는 뇌전증이 발생하는 원인으로 작용하기도 한다.

정리하면 어떤 이유든 간에 폐/대장이 차가워지거나 기능이 저하되면 뇌전증이 발생할 수 있다.

다) 식이 처방에 대하여 설명한다.
- 발병 원인 음식들: 쓴맛, 단맛의 음식들
· 쓴맛을 적게 먹어야 할 이유는 쓴맛이 과하면 폐/대장을 약하게 만들기 때문이다.(화20+,금20-)
· 단맛을 적게 먹어야 할 이유는 토극수로 인해 수기능이 약해지면서(토20+, 수20-) 수극화를 하지 못해 (수20-, 화20+)화의 항진으로 인해 수기능이 약해져 (화 20+, 금20-) 폐/대에 원인이 있는 뇌전증이 발생하는 원인으로 작용되기 때문이다.
- 잘못된 식습관: 매운맛을 적게 먹는 식습관
- 자주 먹어야 할 음식: 매운맛의 음식들
매운맛을 먹어야 하는 이유는 매운맛이 폐/대장 기능을 보강하기 때문이다. (금 20+) 매운맛의 대표곡물인 현미를 가루로 내어 1일3회 한번에 3~4숟가락을 먹고 주식-부식(카레, 마늘, 고추장, 고춧가루)-후식(생강차)을 매운맛으로 먹으면 단시간에 좋은 효과를 얻는다.

병행해서 짠맛의 음식을 먹으면 수극화하여(수20+, 화20-) 화기운을 억제하면서, 동시에 화극금을 하지 못하도록 (화20-,금20+)하여 금기운을 보강하는 결과를 얻어 폐/대에 원인이 있는 뇌전증이 치료된다.

6개월 정도 먹으면 좋은 효과를 얻을 수 있다.

폐/대에 원인이 있는 뇌전증이 좋아진 후에도 매운맛을 과식하면 금극목하여 (금20+목20-) 간장/담낭 질환이 발생하기 때문에 체질처방을 해야 한다.

⑥ 신장/방광에 원인이 있는 뇌전증

가) 증상

- 급한 석맥이 발현되며 다음과 같은 증상이 나타난다.
- 공포증에 사로잡혀 무섭다고 말하며 마귀나 귀신이 잡아간다고 무서워하고, 반항하고 항거하며 부정적인 말과 행동이 나타난다.

나) 발병 원인을 음양/오행상으로 설명한다.

- 음양론상으로 설명한다.

신장/방광에 원인이 있는 뇌전증은 음의 병이다. 원인을 양에서 찾아야 한다. 즉 스트레스가 누적되면 신장/방광에 원인이 있는 뇌전증이 발생한다. 양기의 부족으로 인해 음양의 순환장애가 발생하기 때문이다.

양기는 주간에는 피부 외부에서 순환을 하다가 밤이 되면 발목을 통하여 들어가서 몸 안에서 활동을 하고 새벽이 되면 눈으로 나오기에 눈이 떠지는 것이다. 그런데 이런 활동이 잘 이루어지지 않고 있다는 것이다.

신장/방광에 원인이 있는 뇌전증을 가지고 있는 사람들 대개 불면증을 가지고 있다. 불면증을 가지고 있다는 것은 양기가 부족하다는 증거다. 양기가 많으면 잠을 충분하게 잘 자기 때문이다. 예를 들면 젊은 사람들은 양기가 많기에 머리를 베개에 대기가 무섭게 잠을 자는 것과 같다. 나이가 들고 몸이 차가워져서 발생한다는 암 환자들은 대개 불면증에 시달리는 것이 좋은 예다.

- 오행상으로 설명한다.

선천적으로 토형체질이 토기능의 항진으로 인하여 수기능이 저하돼도 신장/방광에 원인이 있는 뇌전증이 나타난다.(토20+ 수20-)

후천적으로는 단맛의 음식을 과식하여 토기능이 항진하면서 이로 인해 수기능 저하(20-)로 신장/방광에 원인이 있는 뇌전증이다.

원인은 토극수가 강해서 나타나는 이유다.(토20+, 수20-) 또한 목기능이 저하되면 토기능이 강화되면서 (목20-, 토20+) 토극수를 강하게 하여 (토20+수20-) 오행상 신장/방광에 원인이 있는 뇌전증이 발생한 것이다.

정리하면 어떤 이유든 간에 신장/방광이 차가워지거나 기능이 저하되면 뇌전증이 발생할 수 있다.

다) 식이 처방에 대하여 설명한다.

- 발병 원인 음식들: 단맛, 매운맛의 음식들
  - 단맛을 적게 먹어야 하는 이유는 단맛을 과식하면 토극수하여 수기능의 저하가(토20+, 수20-) 발생하여 신장/방광에 원인이 있는 뇌전증을 발생시키기 때문이다.
  - 매운맛을 적게 먹어야 하는 이유는 매운맛을 과식하면 스트레스를 저장하는 간 기능의 저하를 가져와 (금20+, 목20-) 결국에는 목극토를 못하여(목20-, 토20+) 토극수를 강하게 만드는 결과(토20+, 수20-)를 초래하게 된다. 이 결과 수기능의 저하로 이어져 신장/방광에 원인이 있는 뇌전증이 발생하게 된다.
- 잘못된 식습관: 짠맛을 적게 먹는 식습관
- 자주 먹어야 할 음식: 짠맛의 음식들

짠맛을 먹는 이유는 약해진 짠맛이 신장/방광 기능을 보강하기 때문이다. (수20+) 짠맛의 대표곡물인 생 검은콩(살짝 비림)을 먹는 것이 좋고, 속이 불편하면 함초+죽염소금이나 다시마를 주식으로 해도 좋다. 주식-부식-후식을 모두 짠맛의 음식으로 먹으면 짧은 시간 내에 신장/방광에 원인이 있는 뇌전증의 불편함이 사라질 것이다.

병행해서 신맛의 음식을 먹으면 목극토하여(목20+, 토20-) 토기운을 억제하면서, 동시에 토극수를 하지 못하도록 (토20-,수20+)하여 수기운을 보강하는 결과를 얻어 신장/방광에 원인이 있는 뇌전증이 치료된다. 6개월 정도 먹으면 좋은 효과를 얻을 수 있다.

신장/방광에 원인이 있는 뇌전증이 좋아진 후에도 짠맛을 과식하면 수극화하여 (수20+화20-) 심장/소장 질환이 발생하기 때문에 체질처방을 해야 한다.

66교시
치매에 대한 식이 처방

1. 발병 원인-증상-자연치유에 대하여 알아본다.

1) 서양의학적인 견해로 치매에 대하여 알아본다.

① 치매(Dementia) 증상으로는 건망증, 기억장애, 언어장애, 혼돈 등이 나타난다.

② 관련 질병으로는 파킨슨 증후군, 알츠하이머병, 혈관성 치매로 구분한다.

③ 다른 이름은 노인성 치매, 초기치매로 불린다.

치매는 후천적으로 기억, 언어, 판단력 등의 여러 영역의 인지 기능이 감소하여 일상생활을 제대로 수행하지 못하는 임상 증후군을 말한다. 치매에는 알츠하이머병이라 불리는 노인성 치매, 중풍 등으로 인해 생기는 혈관성 치매가 있으며, 이밖에도 다양한 원인에 의한 치매가 있을 수 있다.

2) 치매 발병의 원인을 알아본다.

전반적인 뇌기능의 손상을 일으킬 수 있는 모든 질환이 치매의 원인이 될 수 있다. 흔히 알고 있는 알츠하이머병은 원인 미상의 신경퇴행성 질환으로 전체의 50~60%를 차지하고, 뇌의 혈액순환장애에 의한 혈관성 치매가 20~30%를 차지한다. 나머지는 그 밖의 기타 원인에 의한 치매라고 볼 수 있다.

알츠하이머병은 두뇌의 수많은 신경세포가 서서히 쇠퇴하여 뇌 조직이 소실되고 뇌가 위축되게 된다. 이에 대해서는 뚜렷한 원인이 밝혀지지 않았고 뇌세포의 유전적 질환이 아닌지에 대한 연구도 지속적으로 이루어지고 있지만 유전적 이상이 없는 경우에도 발병하는 경우가 80% 이상이나 되므로 아직까지 알려진 것은 없다.

혈관성 치매란 뇌 안에서 혈액순환이 잘 이루어지지 않아 서서히 신경세포가 죽거나, 갑자기 큰 뇌혈관이 막히거나 뇌혈관이 터지면서 뇌세포가 갑자기 죽어서 생기는 치매를 말한다.

3) 치매의 증상을 알아본다.

치매와 건망증은 다르다. 일반적으로 건망증의 경우 기억력의 저하를 호소하지만 지남력이나 판단력 등은 정상이어서 일상적인 생활에 지장을 주지 않는다. 그리고 기억력 장애에 대해 주관적으로 호소를 하며 지나친 걱정을 하기도 한다. 하지만 잊어버렸던 내용을 곧 기억해 낸다거나 힌트를 들으면 금방 기억해 내는 모습을 보인다. 치매의 경우 가장 흔하게 나타나는 기억력 감퇴뿐 아니라 언어능력, 시공간 파악능력, 인격 등의 다양한 정신능력에 장애가 발생함으로써 지적인 기능의 지속적 감퇴가 초래된다.

① 기억력 저하 : 건망증이라면 어떤 사실을 기억하지 못하더라도 힌트를 주면 금방 기억을 되살릴 수 있지만 치매에서는 힌트를 주어도 모르는 경우가 많다.

② 언어장애 : 가장 흔한 증상은 물건의 이름이 금방 떠오르지 않아 머뭇거리는 현상인 '명칭 실어증'이다.

③ 시공간 파악능력 저하 : 길을 잃고 헤매는 증상이 나타날 수 있다. 초기에는 낯선 곳에서 길을 잃는 경우들이 나타나지만 점차 진행되면 자기 집을 못 찾는다거나, 심한 경우 집 안에서도 화장실이나 안방 등을 혼동하는 경우도 있다.

④ 계산능력의 저하 : 거스름돈과 같은 잔돈을 주고받는데 자꾸 실수가 생기고, 전에 잘하던 돈 관리를 못하게 되기도 한다.

⑤ 성격 변화와 감정의 변화 : 매우 흔하게 나타날 수 있는 증상으로, 예를 들어 과거에 매우 꼼꼼하던 사람이 대충대충 일을 처리한다거나 전에는 매우 의욕적이던 사람이 매사에 관심이 없어지기도 한다. 또한 감정의 변화도 많이 관찰되는데 특히 우울증이 동반되는 경우가 많다. 수면장애가 생길 수도 있어 잠을 지나치게 많이 자거나 반대로 불면증에 시달리기도 한다.

4) 치매의 진단 방법에 대해 알아본다.

치매의 진단은 먼저 환자와 보호자를 통해 간단한 병력을 청취하고 간단한 선별검사를 통해 인지 능력을 평가한다. 이를 통해 치매가 의심되면 인지 능력이 실제 저하되어 있는지 정밀검사를 받게 된다. 여기서 말하는 정밀검사란 환자의 인지 능력을 같은 연령, 학력, 성별의 정상군과 비교하여 얼마나 저하되어 있는지 신경심리 검사를 통해 확인하는 것을 말한다.

정밀검사에서 환자의 인지 능력이 저하된 것이 확인되면 치매라 진단할 수 있고, 치매의 여러 원인을 찾기 위한 혈액 검사, 뇌영상 검사(MRI 등)을 받게 됩니다. 이 검사를 통해 치매의 원인이 확인되면 비로소 원인에 맞는 치료를 하게 된다.

5) 치매 합병증에 대해 알아본다.

치매의 임상경과는 원인에 따라 매우 다양한 양상을 보이므로 일률적으로 기술하기는 무척 어렵다. 일부 치매(예: 영양 결핍, 염증에 의한 치매 등)의 경우는 적절한 치료를 받으면 이전의 상태로 돌아갈 수 있다.

하지만 치매 환자의 대부분을 차지하는 알츠하이머병의 경우에는 인지기능 장애가 서서히 일어나서 점점 심해지는 경과를 보인다. 따라서 호전을 기대하기는 어렵고 악화를 방지하는 것을 치료 목표로 삼아야 한다.

알츠하이머 치매는 시간에 따라 악화되는 경향을 보이지만 혈관성 치매에는 혈관 상태가 잘 유지된다면 호전을 기대하기는 어렵지만 악화도 되지 않을 수 있다.

일반적으로 치매는 초기에는 일상생활에 지장이 없고 단지 기억력 등의 인지 장애를 먼저 보인다. 하지만 시간이 지나면 일상생활에 지장이 생겨 직업을 유지하기 어렵고, 집안일을 하는 데 어려움이 생기기 시작한다. 좀 더 병이 진행되면 다양한 행동 증상 (예: 배회, 환각, 화를 냄, 불면)이 나타나기 시작한다. 치매환자가 사망하는 가장 흔한 직접적 원인은 폐렴, 요로감염증, 욕창성 궤양 등의 감염으로 인한 패혈증이다.

주로 치료 가능한 치매환자에게 적용시킬 수 있는 방법으로 뇌출혈이나 뇌종양, 정상압 수두증 등으로 인한 치매는 수술을 시행할 수 있다. 뇌경색으로 인한 혈관성 치매의 경우는 고혈압, 당뇨, 흡연, 고지혈증 등과 같은 위험요소를 사전에 제거하거나 지속적으로 치료함으로써 병의 진행을 지연시키거나 예방할 수 있다.

신경인지 기능 활성제인 콜린성약제, NMDA 수용체 차단제 등을 사용할 수 있으며, 현재도 다양한 약물이 연구진행 중에 있다. 또한 치매로 인해 나타나는 정신증상을 치료하기 위한 항우울제, 항정신병약물등을 사용하기도 한다.

치매는 신경인지기능의 점진적인 감퇴로 인한 일상생활 전반에 대한 수행능력 장애를 초래하는 질환으로 현재까지 발생기전이 확실히 규명되지 않았을 뿐 아니라 획기적 치료제도 개발되지 않고 있는 실정이다. 따라서 환자를 위해 기본적 일상생활이 최대한 스스로 유지할 수 있게 하는 작업요법, 인지기능 강화요법 등의 다양한 프로그램 등의 참여함으로써 삶의 질을 향상시킬 수 있다.

6) 치매 환자의 주의사항을 알아본다.

치매의 증상 및 종류는 다양하며 현재까지 발생기전이 확실히 규명되지 않았고 원인을 치료할 수 있는 치료법도 없는 상태다. 따라서 미리 예방하는 것이 중요한데 일반적으로 권장되는 것은 두뇌 회전을 많이 시킬 수 있는 놀이를 하거나 책을 읽는 것이 좋다.

건전한 수준의 게임, 바둑, 카드놀이와 같은 종합적인 인지 능력을 요구하는 놀이가 건망증 예방에 도움이 된다. 또한 신문이나 책을 읽거나 글을 쓰는 것이 효과적이다. 강한 식습관을 가지고 생선과 야채를 즐겨야 한다. 적절한 운동을 한다. 꾸준히 걷는 운동을 하면 인지기능을 유지하는 데 도움이 된다. 지나친 음주와 흡연을 삼가야 한다. 술과 담배는 기억력 등의 인지 기능에 나쁜 영향을 미친다. 충분한 수면을 취하는 것이 좋다. 수면부족은 기억력을 떨어뜨릴 수 있다. 또한 메모하는 생활을 습관화하는 것이 좋다.

·대화식으로 풀어본 초로기 치매(癡呆)에 좋은 음식

우리나라도 고령화 사회에 접어들면서 점점 증가하고 있는 노인성질환 중의 하나인 큰 걱정거리 치매에 대하여 알아본다.

치매라고 하면 별것 아닌 것처럼 생각을 하는 사람들이 많다.

그러나 가족 중에 치매환자가 있으신 분들은 죽을 맛이다. 간호하기가 굉장히 힘든 질환중의 하나다. 이 질환은 육신은 멀쩡하지만 정신적인 지능이 저하되어 있기에 힘들다. 육체는 성인인데 생각은 어린아이 수준이기에 힘들다.

이번에는 점점 증가하고 있는 초로기 치매에 좋은 음식에 대하여 알아보기로 한다.

1. 초로기 치매와 경도인지장애와는 무슨 차이가 있나요?

초로기 치매와 경도인지장애는 같은 말이다.

초로기 치매는 기억이 서서히 사라져 가족도 몰라보게 되는 질환을 말하며, 경도인지장애는 병적인 신경세포의 손상이 치매에 이를 정도는 아니나 정상을 벗어난 상태로서 정상화와 알츠하이머 치매와 중간 단계정도를 말한다.

우리는 나이가 들면서 깜빡깜빡 할 때가 있다. 나이가 들어서 그러려니 하는 경향이 많다. 이렇게 넘기다 보면 어느새 돌이킬 수 없는 단계까지 진행 할 수 있다.

어느 질환이든 간에 예방이 중요하지만 치매 역시 어느 질환보다도 초기에 나타나는 증상을 알아차리고 미연에 준비하는 것이 중요하다 하겠다.

우리가 알고 있는 외에도 치매의 형태가 너무나 다양하다.

- 집에 가고픈 치매, 계속 먹는 치매, 옷을 벗는 치매, 변을 보는 치매, 노래 부르는 치매, 욕하는 치매 등 너무도 다양하다.

2. 치매(癡呆)는 왜 생기는 것인가요?

치매는 가벼운 기억 장애로부터 시작한다. 서서히 인지력과 기억력이 떨어진다. 이후 뇌세포의 노화가 진행되면서 말이 어눌해지고 이해, 판단 능력이 떨어진다. 감정조절을 하지 못해 고집이 세지고, 작을 일에도 불같이 화를 낸다.

이는 동양의학적으로는 몸 내부에 음기(陰氣)가 가득차면서 기와 혈의 순환장애가 발생하고 있다는 증거다. 이렇게 되면 우리 몸은 음기를 밖으로 배출하려는 노력의 하나가 욕을 하거나 짜증이 심해지고 중얼거리기 시작한다. 시간이 지나면서 일상생활도 어려워진다. 이런 증상은 약 25년 전 부터 서서히 진행되기 때문에 잘 알아차리기가 어렵다. 그리고 뇌졸중 발병 후 2~3년 뒤에는 치매가 오기 쉽다는 결과들이 발표되고 있다.

3. 치매 초기에 나타나는 증상으로는 어떤 것들이 있나요?

초로기 치매 증상으로 나타날 수 있는 증상들은 다음과 같다.

1) 기억력 장애: 최근 사건, 만난 사람 기억을 못한다.

2) 언어능력 감퇴: 사람이름, 사물이름을 기억하지 못한다.

3) 날짜 감각 저하: 시간흐름 둔감, 날짜 기억을 못한다.

4) 수행능력 저하: 가전기기 사용법을 모른다.

5) 성격 변화: 짜증이 심하다.

6) 우울증: 만나기 싫고 대외 활동을 하지 않는 것이 초기의 증상이라 할 수 있다. 이런 증상들이 하나 또는 두 개 이상이 복합적으로 나타날 수 있다.

4. 경도인지장애 체크리스트 같은 것을 통하여 진행여부를 확인할 수 있는 방법은 없나요?

집에서 평상시에 관심을 가지고 살펴보면 찾을 수 있다.

국립 중앙 치매센터에서 활용하고 있는 자료를 보면 약 12가지 증상을 제시하고 있고 이중에서 5가지가 해당하면 치매예방을 위한 조치가 필요하다고 판단하고 있다.

1) 며칠 전에 한 약속을 기억하기 어렵다.

2) 물건을 둔 곳을 기억하지 못한다.

3) 이전에 비해 물건을 자주 잃어버린다.

4) 며칠 전에 나눈 대화를 기억하지 못한다.

5) 물건 이름을 기억하기 어렵다.

6) 전화번호나 사람 이름을 기억하기 어렵다.

7) 가스 불이나 전기 불 끄는 것을 잊어버린다.

8) 일상생활이 어렵다.

9) 집 근처에서 집을 못 찾고 배회한 적이 있다.

10) 뺄셈이 잘 안된다.

11) 자신의 기억력에 문제가 있다고 생각한다.

12) 또래들보다 기억력이 떨어진다고 생각한다.

※ 평상시에는 안 그랬는데 언제부턴가 잠을 험하게 자는 것도 치매가 진행하고 있는 증상 중의 하나이다. 또한 냄새를 맡지 못하는 것도 치매 진행을 식별할 수 있는 중요한 요소이다.

5개 이상 해당하면 인지력 관리가 필요(출처: 국립중앙치매센터)하다.

그렇기에 이러한 증상이 나타날 때는 나이가 들어서 그러는거야! 할 것이 아니라 세심하게 관찰을 하고 예방하는 적극성이 필요하다 하겠다.

5. 초로기 치매와 건망증은 어떻게 다른가요?

나이가 들면서 누구나 인지 능력이 저하되어 깜빡깜빡할 때가 있다. 그런데 이것이 건망증인지 초로기 치매인지를 어떻게 구분하는가? 어려운 문제다.

1) 건망증: 단순히 기억력이 떨어지는 현상(힌트 주면 기억한다.)이다.
2) 치매: 암시를 줘도 전혀 되살리지 못한다.

건망증은 일시적인 현상으로서 그것과 관련된 힌트를 주면 그것을 기억해 낸다. 이런 증상은 건망증이고, 그것과 관련된 암시를 줘도 알아차리지 못하는 것은 치매증상이다.

또한 치매는 단순한 홀수 뺄셈이 안 된다.

예를 들면 11-7이 잘 안 된다. 한참을 망설이다가 답을 내지 못하고 딴청을 부리거나 아니면 8이라고 아무거나 답을 댄다. 뺄셈이 안 되면 꽤 많이 진행되고 있다는 증거다.

좀 더 자세히 설명해주면 좋겠는데요?

 - 치매는 암시를 줘도 전혀 되살리지 못한다.
   기억을 담당하는 세포가 죽어 정보를 받아들이지 못하는 상태이기 때문이다.

치매는 25년 전부터 진행되고 뇌척수액에 변화가 시작된다. 경도인지 장애시기부터 식습관과 생활습관을 통하여 교정해야 한다.
 - 뇌 건강에 좋은 영양을 섭취하면 예방할 수 있다.
   (포스파티딜세린(PS): 식약처/미 FDA 효과 인정)

※ 포스파티딜셀린(PS)이란?

뇌세포가 망가지지 않도록 보호하면서 신경전달 물질을 활성화해 치매진행을 막는다. PS는 뇌의 세포막을 구성하는 중요한 성분이다. 몸속에서 뇌신경 세포 상호 간 신호전달매개체인 수상돌기 밀도를 높여주어 치매의 진행을 늦추거나 예방하는 효과를 가진다.

예를 들어 60세에 치매기가 있다고 하면 이미 40세 때부터 치매를 유발하는 아밀로이드가 뇌 속에 쌓이고 있었다는 것이다. 뇌 속에 독소 단백질인 아밀로이드가 쌓이면서 기억력, 판단력이 흐려진다. 점점 방치하면 경도인지장애로 발전할 수 있기 때문이다.

문제는 이런 치매 치료법이 별로 효과가 없다는 것이다. 단순하게 진행 속도를 조금 늦추는 정도뿐이다. 왜냐하면 25년 전부터 서서히 진행됐기 때문이다.

그러면 25년 전부터 진행되어온 치매를 왜 몰랐느냐고 반문할 것이다. 자기 몸을 자기가 아는 것이지 멀리 병원에 있는 의사가 내 몸을 어찌 알겠는가! 하는 답변만 돌아올 것이다. 그래서 병 발생도 내 몫이고 고치는 것도 내 몫이라는 것이다. 물론 이러한 치매 증상이 진행되면서 나타나는 전조증상을 알아차리고 예방하는 것도 내 몫이 될 것이다.

앞에서도 수차례 강조하지만 모든 질환은 원인은 혈액순환장애로부터 시작된다는 점이다. 최근에 밝혀진 의학적인 내용으로는 소혈관 질환이 치매를 발생시킨다고 밝히고 있다.

• 우리 몸에 있는 다양한 질환들 중에서 뇌혈관을 중심으로 발생하는 질환에 대하여 정리해 보기로 한다.

우리 몸에는 수많은 굵고 작은 다양한 형태의 혈관들이 얽히고 설켜 있어 복잡하기 그지없는 조직이다. 이러한 수많은 혈관들이 막힘이 없이 혈액이 흘러가고 있는 것을 알게 되면 인체의 신비 정도를 넘어서 경이롭기까지 하다.

그런데 이러한 혈관들 중에서 굵은 혈관이 정맥과 동맥의 막히는 증상은 극히 드물다. 예를 들면 동맥경화나 하지정맥류 등이 대부분이다. 그러나 종횡으로 분포되어 있는 모세혈관들이 주로 문제가 발생한다.

이러한 모세혈관들이 많이 분포되어 있는 뇌 속의 혈관에 국한해서 알아본다.

1. 뇌혈관 질환은 크게 두 가지로 분류할 수 있다.

대혈관과 소혈관 질환으로 구분해서 알아본다.

1) 먼저 대혈관 질환이라는 것은 문제발생시 즉각적으로 증상이 나타나는 질환으로서 대개 뇌출혈이나 뇌경색, 뇌졸중(중풍)같은 질환을 말한다.

우리는 대혈관이라고 하면 무슨 혈관이고 어디에 있는 것인지를 잘 식별하기 어렵다.

예를 들어 목에 있는 경동맥에 관하여 정리해 본다.

경동맥혈관이 두꺼워지면 치매발생 가능성이 높다고 연구 결과가 발표되었다.

2011년~2015년까지 연 평균 11.7%씩 증가 추세를 나타내고 있다. 2015년 치매 환자는 46만 명이다. 과거 70대에서 현대에 들어서는 40~50대로 연령대가 낮아지고 있다. 원인을 보면 흡연, 음주, 과도한 스트레스 등이다. 즉 건강한 식습관과 생활습관이 없다는 점이다.

여기서 치매 발생위험인자는 어떤 것들이 있는지 알아본다.

쉽게 말해 경동맥 혈관의 두께가 문제라는 점이다. 심장에서 뇌로 가는 통로가 경동맥이기 때문이다. 경동맥이 두꺼워지면 뇌로 가는 혈액량이 줄어들어 치매 같은 인지장애가 발생한다는 것이다.

물론 뇌로 가는 혈액량이 줄어들면 뇌졸중 발병 위험성도 증가한다.

국내 연구팀이 65세 이상 노인 348명을 5년간 추적 관찰한 결과 보통 정상인 경우 0.6~0.7㎜인 경동맥 혈관 두께가 0.825㎜이상 두꺼워지면 정상인보다 혈관성 치매가 2배 높다고 결과를 발표했다.

경동맥 혈관 벽의 두께가 0.1㎜ 두꺼워지면 5년 뒤에 치매 발병 위험은 25% 증가한다. 경동맥 두께가 1㎜ 이상일 때 정상인에 비해 3년 내 중풍 발생률이 남자는 3.6배, 여자는 5.5배가 증가한다고 발표했다.

경동맥 굵기	질병 발생 위험
0.6~0.7㎜	정상
0.825㎜	정상인보다 치매발병률 2배
0.1㎜ 증가 시	5년 뒤 치매 위험 증가 25%
1㎜ 이상 시	중풍 발생 위험 남자: 3.6배, 여자: 5.5배

여기서 한 가지 의문은 왜 경동맥이 두꺼워지며, 경동맥을 건강하게 하는 방법은 없는가 하고 고개를 갸웃거릴 것이다.

경동맥이 두꺼워지는 이유는 다음과 같다,

① 단맛의 과식에서 발생한다. 단맛을 과식하다 보면 혈액의 점도가 높아지면서 혈관 벽이 수축과 이완을 하기 어려워지면서 혈관의 탄력성을 잃기 때문이다.

② 기름진 음식의 과식이다. 혈액에 지질성분이 많아지면서 역시 혈액순환 장애가 발생하기 때문이다.

③ 몸이 차가워지는 생활습관이다. 몸이 차가워지면 우리 몸은 혈관도 수축하면서 혈액

순환 장애가 발생하기 때문이다.

④ 과도한 스트레스가 혈액순환 장애의 원인이라는 점이다.

해결책에는 어떤 것들이 있는지 알아본다.

① 단맛을 줄여 혈액의 흐름을 원활하게 만들면 좋다.

② 가능한 조리하지 않고 자연 그대로 먹는 식습관을 가지자.

생식을 주식으로 하고 생채식을 부식으로 하는 식습관을 가지면 맑은 혈액을 가질 수 있다.

③ 발을 따뜻하게 하는 운동이나 생활습관을 가지면 좋다.

④ 스트레스를 즐기거나 빠른 시간 내에 해소할 수 있는 대책을 강구하면 된다. 즉 주 1회 2시간 정도는 어느 누구의 관여 없이 자신이 좋아하는 운동이나 취미생활을 즐기라는 것이다.

⑤ 누워서 경침을 목 뒤에 놓고 머리를 좌우로 움직이는 운동을 하면 목에 있는 8개 경락이 자극을 받아 혈액순환이 원활해진다.

이렇게 스스로 혈관에 장애가 발생하는 원인을 제거하도록 노력해야 한다. 혈액순환장애가 발생한 후에 고치기는 매우 어려운 일이기 때문이다. 그래서 평상시에 자신의 식습관과 생활습관을 돌아보고 원인을 제거하는 것이 무엇보다 우선되어야 할 것이다.

2) 소혈관 질환은 서서히 오랜 시간을 두고 진행되면서 나타나는 특징이 있다. 금방 알아차리기가 어렵고 또한 다른 질환으로 오해하기 쉬운 다양한 증상으로 나타난다.

소혈관 질환으로 나타나는 질환은 인지기능 저하(치매), 보행 장애, 요실금, 우울증, 흡인성 폐렴(기도에 이물질이 들어갔을 때 빨리 배출하는 기능)이 떨어진다.

예를 들면 간혹 노인들이 찰떡이나 엿, 곶감을 먹다가 기도가 막혀서 사망했다는 방송들이다. 우리가 생각하기에는 찰떡을 먹다가 걸리면 캑하고 뱉어 내면 될 것인데 왜 죽나 하고 의아했던 일들이다.)이 발생한다.

대혈관 질환	소혈관 질환
뇌출혈, 뇌경색, 뇌졸중(중풍)	인지기능 장애(치매), 보행 장애, 우울증, 요실금, 흡인성 폐렴

〈질환별 인지기능 평가 결과(뇌혈관질환이 없을 때를 0으로 할 때)〉

소혈관 질환	대혈관 질환	소혈관 질환+ 대혈관 질환
-0.16	-0.1	-0.29

인지기능 평가 결과를 보면 소혈관 질환이 대혈관 질환보다 더 심각한 결과를 초래하는 것으로 나타났다. 대혈관 질환과 소혈관 질환을 복합적으로 가지고 있다면 더 심각한 결과를 초래하는 결과가 나타난다.

〈질환별 보행속도 측정 결과〉

소혈관 질환	대혈관 질환	소혈관 질환+ 대혈관 질환
-0.06	-0.04	-0.11

보행 장애에 대해서도 보행속도 평가 측정 결과를 보면 소혈관 질환이 대혈관 질환보다 더 장애가 높은 것으로 나타났다.

〈기대여명〉

소혈관 질환 발병 후 평균 생존 연수	대혈관 질환 발생 후 평균 생존 연수
8.3~8.7년	7.0~8.0년

소혈관 질환이나 대혈관 질환을 가지고 있는 사람들의 생존 기간을 보면 약 7년에서 8.7년 정도 살 수 있는 것으로 나타났다.

이런 점이 무서운 것이 아니라 이러한 소혈관이나 대혈관 질환이 있는 상태라면 다른 질환도 병행해서 진행되고 있다는 점을 감안한다면 보통 사람보다 수명이 단축될 수밖에 없다는 점이다.

100세 시대가 도래됐다고 나도 100세를 살 것이라는 기대감은 갖지 말아야 한다. 우리나라에 평균수명과 건강 수명을 보면 남자는 9년, 여자는 12년 정도 차이가 난다. 기 차이나는 시간동안 병원신세를 지거나 약을 복용하여야 하는 시간들이라는 것이다.

건강한 채로 100세를 산다면 행복이라 하겠지만 건강하지 못한 채로 100세를 살면 무슨 소용이 있겠는가 하는 생각이 든다.

이러한 소혈관 질환은 소리 없이 다가오고 있는 질환이다.

고혈압은 소리 없는 살인자라고 말을 하지만 모든 질환은 소리 없이 다가오는 살인자들이다. 왜냐하면 정상적인 사람들보다 소리 없이 수명을 단축시키는 원인으로 작용하기 때문이다. 그래서 옛말에 "병이 들어올 때는 걸어서 들어오고, 나갈 때는 기어서 나간다."라는 말이 있다.

이 말은 예방의 중요성을 강조한 말이기도 하다.

그렇다면 어떤 질환이든 간에 병이 발생하기 전에 예방이 중요하다 하겠다. 그중에서 비교적 우선순위를 꼽는다면 소혈관 질환도 1~3위 안에 드는 질환이다. 모든 질환의 원인을 제공하는 질환이기 때문이다.

우리는 살아가면서 기억력감퇴나 걸음걸이가 느려지는 것은 세월 탓으로 돌리면서 살아가고 있다. 그러나 좀 더 자세하게 알고 보면 인지기능 장애(치매나 기억력 감퇴), 우울증, 배뇨 장애가 뇌 속 모세혈관(소혈관)이상으로 발생한다는 것을 알 수 있다.

이런 것을 살다보면 누구나 나이 들면 나타나는 증상으로 말하기에 노인성 증후군으로 말하고 있으며 이런 질환들은 평상시에 식습관과 생활습관을 통하여 얼마든지 예방할 수 있다.

뇌 속의 소혈관 질환의 무서운 현상을 예방하지 못한다면 고령화 사회의 무서운 증가를 예고한다. 높은 혈압을 장시간 방치 시 노인증후군은 서서히 증가할 수밖에 없기 때문이다.

혈압 약을 먹는다 해도 합병증으로 인해 발생하는 노인 증후군을 피해 갈 수 없기 때문이다.

① 소혈관 질환이란?

동맥 중에서 소동맥에 문제가 발생하는 질환이다. 혈관은 나뭇가지와 같다. 심장에 가까울수록 혈관이 굵고 멀수록 가늘다.

소동맥은 줄기(소동맥)와 잎사귀(미세혈관) 사이의 가지에 해당한다. 심장이 분당 60~72회의 박동을 하면서 약 5리터의 혈액을 내뿜는다. 손/발끝까지 혈액을 공급하는 과정이다. 혈관 벽이 두껍고 튼튼한 대동맥은 압력을 잘 견디지만 소동맥은 압력을 이겨내지 못하고 서서히 망가진다. 소혈관이 문제되는 곳은 바로 뇌이기 때문이다.

2. 뇌 속의 소혈관이 문제가 되는 이유를 알아본다.

1) 뇌는 대동맥에서 소동맥으로 갈라지는 분지가 적다. 다른 곳은 대동맥에서 여러 개의 소동맥으로 분지되면서 압력을 분산시키지만 뇌는 대동맥에서 소동맥으로 바로 이어지기 때문에 혈관에 압력이 증가한다.

2) 뇌혈관은 우회로가 없다.

다른 곳은 소동맥이 막히거나 (경색) 터지면 (출혈) 근처의 다른 소동맥이나 미세혈관을 통해 혈액을 공급하는데 뇌는 각 부위에 들어가는 혈관이 소동맥 하나뿐이다. 이곳이 막히면 혈액 공급이 어렵기 때문이다.

3) 뇌세포는 작은 손상에도 예민하다.

혈액 공급이 5초만 중단돼도 기능이 저하된다.(부정맥 주의) 또한 미세한 상처만 나도 마비(痲痺), 장애(障碍), 사망(死亡)에 이를 수 있다. 반면 다른 장기는 세포 손상에 비교적 강하다. 간, 위장 등은 수술을 해도 다시 회복한다.

중요한 것은 손상 정도가 아니라 손상 부위다. 손상 부위에 따라 증상이 다르게 나타나기 때문이다.

망가진 소동맥의 위치가 인지기능 부위라면 인지기능 장애가 나타나고, 운동담당 부위라면 운동기능 장애(보행 장애)가 나타날 수 있다.

이외에도 우울증, 배뇨장애, 흡인성 폐렴(기도에 이물질이 들어갔을 때 배출하는 기능이 떨어지는 질환)이 소뇌혈관에 의해서 발생하는 것으로 보고되고 있다.

또한 손상 부위가 어디인지가 중요한 것은 경색이 어디에 생겼는지에 따라 혈관성 치매나 혈관성 파킨슨병이 올 수 있기 때문이다.

4) 소혈관 질환은 비교적 증상이 가벼운 편이다. 그러나 장기적으로 보면 대혈관 질환 못지않게 중요성을 갖는다.

대혈관 질환에서 발생한 뇌경색, 뇌출혈은 심각한 수준의 마비가 빠르게 온다. 후유증이나 사망 위험을 초래한다.

소혈관 질환에서 뇌경색이나 뇌출혈이 발생하면 진행 속도가 느리고 느리게 증상이 나타난다. 뇌에 전달되는 혈액이 부족해지면 영양분이 부족해진 뇌 세포가 죽기 시작하고 결국 회백질이 백질로 바뀌면서 각종 장애가 서서히 나타나게 된다.

예를 들면 무증상 뇌경색은 뇌경색과 마찬가지로 뇌의 혈관이 막혔지만 마비 같은 증상은 나타나지 않는다. 무증상 뇌경색이 있는 사람은 보통 사람에 비해 뇌졸중 발병 위험이 5배, 치매 발병(혈관성 치매)위험이 3배 높다는 연구 결과가 있다.

60세 이상 우울증 환자의 50%에서 "무증상 뇌경색"이 발견된다. 학계에서는 노인 10명중 2~3명은 무증상 뇌경색을 가지고 있다고 전망하고 있다.

평상시 무관심하면 장시간이 흐른 뒤에는 소혈관 질환을 대혈관 질환과 같이 취급할 것으로 본다.

미국의 노인병 학회지에 게재된 "하버드의대 연구팀 논문"을 보면 뇌혈관질환이 없는 사람은 0으로 할 때 인지기능 면을 보면 소혈관 질환은 0.16, 대혈관 질환은 0.1보다 낮다. 보행속도나 악력 역시 소혈관 질환이 있을 때가 예후가 더 나쁘다. 기대여명의 차이는 9~15개월에 불과하게 나타났다.

소혈관 질환은 진단이 어렵다. 뇌 MRI를 찍고서 우연히 발견되는 경우가 대부분이다.

3. 소혈관 질환이 발생하는 원인을 보면 다음과 같다.

1) 소혈관 질환은 높은 혈압이 오랫동안 지속될시 발생한다.

평상시 혈압을 관리하지 못하면 소혈관 질환 환자는 증가할 것으로 전망한다.

2) 나이가 들어가면서 혈관의 탄력성 저하가 원인으로 작용한다.

65세 이상 노인 10명중 3~5명 정도로 추정하고 있다.(약 30%)

소동맥이 노화하면 혈관의 탄력성이 떨어지는데 그치는 반면 소혈관 질환을 앓게 되면 혈관이 좁아지거나 막힌다.

4. 소혈관 질환 예방법을 알아본다.

1) 소혈관 질환 위험을 높이는 원인을 보면 나이, 고혈압, 음주, 흡연 등이 있는데 음주, 흡연 등을 5년 이상 했다면 MRI 점검을 받아보는 것이 좋다. 또한 65세 이상이라면 고혈압 유무를 살펴보는 것이 좋다.

2) 소혈관 질환이 의심스러울 때는 막힘(경색), 터짐(출혈), 좁아진 경우 뇌세포에 전달되는 영양분이 부족한 상태(백질변성)인지에 따라 약이 다르다.

아스피린은 심장 질환에 효과가 있으나 소혈관 질환에는 효과가 없다. 오히려 부작용을 유발할 수 있다.

항 혈전제 피를 묽게 만드는 효과를 가지나 사실 혈소판 기능을 감퇴시켜 혈전이 생기지 않게 하는 약이다. 소혈관 경색을 혈전과 아무런 관련이 없다. 미세출혈이 있다면 오히려 악화시킬 뿐이다.

네델란드의 에라스무스 대학 연구팀이 노인 1,062명을 대상으로 연구한 결과 아스피린을 꾸준히 복용한 사람이 뇌 속의 미세출혈이 더 심한 것으로 조사결과를 발표했다.

3) 소혈관 질환은 우선 목덜미가 결리고 눈이 침침하면 의심해 봐야 한다. 몸의 사소한 증상에 관심을 가져야 한다. 특히 눈의 변화에 신경을 써야 한다.

눈은 뇌, 신장과 함께 대동맥에서 소동맥으로 직접 연결되는 기관이기 때문에 증상이 쉽게 나타나는 곳이다. 그래서 뇌의 소혈관 질환을 발견 시는 망막질환이나 신장 질환을 동반하는 이유다.

5. 소혈관 질환에 대한 전조증상은 다음과 같다.
1) 눈이 침침해졌거나 상이 이중(겹쳐 보이는 복시)으로 보이는 증상
2) 이유 없이 목덜미가 결리는 증상
3) 술을 마시지 않는데도 비틀거리는 증상
4) 갑자기 말을 더듬거나 발음이 어눌해질 때
5) 웃을 때 한쪽 입가만 올라갈 때
이상과 같은 증상이 나타날 때는 점검을 받는 것이 좋다.

소혈관 질환의 이상 증상은 수축기 혈압에 관심을 가져야 한다. 왜냐하면 수축기 혈압이 이상 증가를 하기 때문이다. 이완기 혈압은 정상을 나타낸다. 고립성 수축기 고혈압은 주로 노인에게서 나타나는 증상들이기 때문이다.

수축기 혈압의 상승은 나이 들면서 서서히 증가를 하고, 이완기 혈압은 점점 증가하다가 50대 후반에 다시 낮아지는 현상이 나타난다. 이러한 경우는 노화로 인해 혈관이 굳어 딱딱해

진 경우이기 때문이다. 그래서 평상시에 수축기 혈압의 변화에 신경을 써야 한다는 것이다.

물론 금연은 기본이고, 정제염을 피하고, 주 4회 정도 운동을 하는 것이 좋다. 과도한 스트레스를 피하고, 음주/ 흡연은 고혈압이나 소혈관 질환을 발생시키는 위험인자들이기 때문이다.

6. 동양의학적 소견과 혈관질환에 대한 예방 및 치유법을 알아본다.

혈관이나 혈액질환은 오행상 화(火)로 분류하며 심장/소장과 연관이 있다.

오행상으로 보는 심/소장의 기능 저하는 정제염으로 만든 음식을 과식할 때 나타날 수 있다.

동의보감에 의하면 식염(食鹽) 소복위호(小服爲好)라는 말이 있다. 소금 섭취가 지나치면 만병의 근원이 된다. 인체 생리에 있어서 소금이 절대로 필요하며 소금을 섭취하지 못하면 생명을 유지할 수 없다. 우리의 혈청이 0.85%의 소금물로 되어 있기 때문이다. 피를 많이 흘려 위험할 때는 무엇보다도 우선 생리적 식염수나 링거액을 수액(輸液)해주는 이유도 여기에 있다. 그러나 소금(정제염) 섭취가 지나치면 만병의 근원이 된다.

적당한 소금의 섭취는 인간이 살아가는 기본이다. 또한 천연 소금을 전혀 모르고 살아가는 남미의 야노마모, 북극의 에스키모부족이다.

양식은 하루 평균 17 g 정도 섭취하고, 일본은 20 g 정도, 우리나라는 약 30 g 정도를 섭취하고 있다.

일부 방송이나 의사들의 잘못된 의학상식으로 인해 1일 6 g 이하고 싱겁게 먹자고 전개하고 있다. 이렇게 전개하고 있는 이유는 소금이 고혈압의 주범이라고 잘못알고 있기 때문이다.

· 고혈압 분야의 세계적인 석학인 마이클 H. 앨더만 교수

　(미국 앨버트 아인슈타인 의대 교수)와의 대담 내용을 요약, 인용한다.

(2015. 8. 26 소금박람회 천일염심포지엄)

주제: 소금 섭취량을 줄인다고 혈압이 낮아지지 않는다.

1. 소금은 사람이 살아가는 데 필수 영양소다. 전 세계 90% 사람들이 하루에 5~12.5g 의 소금을 섭취하고 있다. 이것은 하루 소금 섭취량 5~12.5g은 사람들이 건강을 유지하는 데 적당하다는 증거다. 우리가 지금까지 나트륨을 적게 섭취했다면 아마 살아남지 못했

을 것이다. 비타민, 미네랄, 나트륨 등 인체를 유지하는 데에 필요한 영양소는 많지만 그 중 가장 중요한 것이 나트륨이다.

2. 너무 적은 양의 소금 섭취는 교감신경에 작용하는 교감신경에 작용하는 호르몬 증가를 유발시켜 심혈관 건강을 위협한다. 이것은 신장에서 만들어지는 혈장 레닌이라는 효소가 호르몬을 활성화시켜 심혈관질환을 유발하는 것이다. 이것은 혈장의 여과율을 상승시키고 인슐린의 저항성을 높인다.

이렇듯이 나트륨을 적게 섭취하거나 지나치게 과도하게 섭취하면 질병에 걸린다. 혈압은 심혈관의 건강을 예상할 수 있는 여러 가지 항목 중의 하나일 뿐이다.

3. 나트륨은 필수 영양소이다. 전 세계 대부분의 사람들이 적당량의 나트륨을 섭취하고 있으며 이것을 바꿔서는 인된다. 설령 바꾼다 해도 이로 인한 혜택은 전혀 없다.

전 세계 인구의 90%에 달하는 사람이 현재 나트륨을 제대로 섭취하고 있다. 고혈압은 질병을 유발하는 원인일 수 있지만 질병은 아니다.

나트륨을 과다 섭취하고 있는 사람들에 대해서는 소금의 양을 줄이라고 할 수 있겠지만 한국인 전체에 저염식을 강요한다면 큰 실수를 하는 것이다. 왜냐하면 대부분의 사람들이 정상적으로 살아가고 있기 때문이다.

전체 사람들에게 저염식을 강요한다면 일부 사람들의 건강을 해칠 수 있다. 나트륨 섭취를 줄이는 것이 무조건 몸에 좋다는 근거도 없다. 이를 바꾸려 했을 때 어떤 부작용이 일어날지는 누구도 모를 일이다.

4. 나트륨은 혈압이 올라가고 내려가는데 영향을 주는 하나의 요소이지 직접적인 연관이 있는 것은 아니다. 또한 하루 5g이하로 소금 섭취량을 줄인다고 해서 혈압이 낮아지진 않는다.

만약 사람들에게 혈압을 낮추기 위해 나트륨 섭취량을 줄이라고 하면 혈장 레닌 수치가 올라가 교감신경계를 활성화 시킬 것이다. 이것은 심혈관질환을 야기하게 된다. 또한 신장에서 나트륨과 수분의 재흡수, 배설과 같은 생리적인 현상들을 조절하는 알도스테론을 증가시키고, 인슐린저항성을 높인다. 나트륨 줄이기 정책은 대단히 위험할 수 있다.

5. 한국인이든 미국인이든 아프리카인이든 실제로 소금 섭취량을 분석해 보면 비슷하다. 또한 1950~1960년대나 지금이나 소금의 섭취량은 비슷하다. 식습관이 달라졌는데도 말이다. 여기에는 신체의 생리적인 이유가 있을 것이다. 소금의 섭취량은 몸 안에서 생리적으로 조절하는 것이지 국가에서 정책적으로 조절 되는 게 아니다.

6. 소금은 인류에게 꼭 필요한 영양소다. 우리가 지금까지 나트륨을 적게 섭취했다면 아마 살아남지 못했을 것이다. 건강을 유지하는 데 필요한 것은 너무 많은 양도 아닌 너무 적을 양도 아닌 적당량을 섭취하는 것이다. 적당량이라고 하는 것인 개인의 입맛에 맞게 먹는 것이다. 인체가 필요로 하는 영양소는 많지만 그 중 가장 중요한 것은 나트륨이다. 만약에 전 세계 95%의 인구가 잘못된 양의 나트륨을 섭취하고 있다면 나트륨을 구할 수 없는 소수 인원을 제외하고는 모두 변화(사망) 했을 것이다.

나트륨 섭취량을 줄이면 좋은 면보다 안 좋은 면이 많을 것이다. 심혈관계 질환(뇌졸중, 뇌경색, 동맥경화, 심근경색 등)을 앓고 있는 사람들에게 저염식을 권한다면 그들의 수명은 짧아질 것이다.

몸 안에서 오히려 염기가 부족하면 염증, 부종, 세포 재생속도가 느려지고, 고혈압, 당뇨병, 발기부전, 탈모 등 만성병이 발생하며 피부노화현상도 빠르게 진행된다.

위의 내용에서 보면 방송이나 일부 몰지각한 의사들의 자기 전공분야도 아니면서 짜게 먹는 것이 고혈압을 올린다거나 고혈압의 원인이라고 떠들어대는 꼴을 보면 웃음만 퍼진다.

고혈압 분야의 세계적인 석학인 미국의 앨버트 아인슈타인 의과대학의 마이클 H. 앨더만 교수의 이론에 귀를 기울여야 할 것이다. 그리고 짜게 먹으면 고혈압의 원인이라고 떠들어 댄 자신들이 얼마나 무식했던가를 깨닫고 깊이 반성하는 계기로 삼아야 할 것이다.

그렇다면 싱겁게 저염식을 했을 경우 우리 몸에 나타나는 증상은 어떤 것들이 있는가 정리한다.

싱겁게 먹으면 안 되는 이유를 말한다.

요즘 현대 의학에서는 싱겁게 먹으라고 강조하고 있다. 물론 맵지 않게 먹으라고 역시 강조하고 있다. 이유를 물으면 짜게 먹으면 고혈압이 발생한다는 것이고, 맵게 먹으면 위장 질환이 발생한다는 것이다.

1. 그런데 이렇게 싱겁게 먹어도 되는 것인지 점점 궁금해진다.

두 가지 의문이 생긴다.

싱겁게 먹으라고 해도 기존의 입맛대로 짭짤하게 먹고 건강하게 살아가는 사람이 있는가 하면, 말 그대로 아주 저염식을 하는 사람이 있고, 맵지 않게 먹는 사람이 있는가 하면, 땀을 뻘뻘 흘릴 정도로 무척이나 맵게 먹고 아무 일없이 건강하게 살아가는 사람들이 있다. 어느 것이 맞는지 고개가 갸웃거려질 뿐이다.

어찌된 일인지는 잘 모르겠지만 저염식을 하는 사람들은 대체적으로 병원을 자주 들락거리고, 약(藥)을 달고 살아간다는 점이다. 또한 맵지 않게 먹으려고 김치도 물에 씻어서 먹는 식습관을 가진 사람들 역시 약을 좋아하는 사람들이 대체적으로 많다는 것에 눈 여겨 봐야 할 점이다.

싱겁게 먹고, 맵지 않게 먹는 사람들 이 두 부류의 사람들은 대체적으로 의사들의 말을 전적으로 믿고 실천하는 사람들이다. 어찌 보면 의사들과 친하다는 것은 그 만큼 질환이 많거나 질환에 걸릴 확률이 높다는 것을 잠재하고 있다고 봐도 될 것 같다.

의사와 별로 친하지 않는 사람들, 즉 과거 우리네 할머니들의 식사법을 그대로 고수하는 내 입맛에 맞게 맵고 짭짤한 음식을 즐기면서 살아가는 사람들은 대체적으로 건강하게 살아가고 있다는 점 또한 눈 여겨 봐야 할 것이다.

예를 들면 방송에 '전국의 맛집'이 소개되는 것을 보면 대체적으로 천일염을 소재로 적당하게 간을 맞춘 집이고, 천일염을 활용하여 만든 음식들이라는 점이다. 또한 아픔을 가지고 있다가 건강을 되찾은 사람들을 보면, 대체적으로 우리 고유의 발효 음식인 김치, 간장, 된장, 장아찌류 등을 자주 먹는 식습관이나, 바닷가에서 이것저것 조개, 톳, 미역, 파래 등 그대로 먹고 살아가는 사람이다.

얼마 전에 방송에서 매운 낙지요리점이 소개되었다. 요리 과정을 소개하는 데 특별한 것이 없다. 이렇게 손님이 항상 북적이는 비결이 무엇이냐? 하자 주방장의 대답은 의외로 소박하다.

조리는 천일염을 사용하여 간을 맞추고, 진실되게 하니 이렇게 손님들이 많다고 부끄러운 웃음을 보인다. 별의별 식품첨가물로 맛을 내어 손님을 유혹하는 요리점보다 얼마나 더 아름다운 모습인가!

사람들은 본능적으로 몸에 좋은, 몸에서 필요로 하는 음식들을 찾아가게 된다.

현대의학에서 말하는 것과는 반대로 내 입맛에 맞게 먹고 살아가는 사람들은 다양한 질병들을 치유시키며, 스스로 건강을 되찾고, 자연에 감사하면서 살아간다고 웃음을 보내는 사람들 또한 어떻게 설명한단 말인가?

2. 현대의학에서 잘못된 것 중의 하나가 획일적으로 싱겁게 먹고, 무조건 물을 많이 먹으라고 강조하는 것도 잘못된 것이다.

그 이유를 하나씩 알아본다.

염분과 수분에 관하여 일률적으로 싱겁게 먹고, 하루에 2리터를 먹어야 한다고 하여 수분을 많이 섭취한다면 수분 과잉이나 나트륨 부족으로 인한 또 다른 질병을 부르는 원인으로 작용하기 때문에 그다지 바람직한 처방이 아니다.

염분과 수분은 각 개개인의 건강 상태와 식습관이나 생활습관, 개인의 처한 상황이나 환경에 따라 몸이 원하는 대로 섭취하는 것이 가장 바람직하다고 하겠다.

예를 들면 방 안에서 가만히 앉아서 글 쓰는 사람과 태릉 올림픽 선수촌에서 뛰고 달리고 하는 선수들과 어떻게 같은 식습관을 가지란 말인가?

각자의 몸 상태가 모두 다른데 천편일률적으로 저염식을 하라, 1일 2리터 이상의 물을 먹으라 하는 것은 아주 잘못된 것이다. 각자의 입맛에 맞게 맡겨 두는 것이 가장 좋다. 이렇게 먹다 보면 우리 몸은 냉해지기 쉽다. 결국 혈액순환 장애를 발생케 하는 주원인이 된다는 점이다.

우리 사람들은 체력 소모가 많은 날에는 본능적으로 짠 음식을 찾게 된다. 한여름에 밖에서 운동을 하거나, 행군을 하거나, 막노동을 하는 등의 과도한 업무를 할 때나, 또한 짠 음식을 먹고 나면 자동적으로 물을 찾게 되고 물을 먹을 만큼 먹고 나면 그만 마신다.

이처럼 우리 몸은 알아서 염분과 물을 적당하게 흡수하고 조절한다. 염분이나 수분 과잉 또는 염분이나 수분 부족으로 인한 건강을 해지지 않도록 조절하기 때문에 걱정하지 않아도 된다. 입맛에 맡기는 것이 가장 좋다.

현대의학에서 염분을 줄이고 물을 많이 마시라고 하는 이유는 아마도 염분(정제염 Ph 6.29 의 산성식품)을 과잉 섭취하면 혈압이 상승하고, 수분 섭취량이 부족하면 체내에 혈전이 생기기 쉽기 때문이다. 자율 신경의 관점에서 보면 고혈압과 혈전은 교감신경의 긴장 상태에서 발생하는 질환이다. 따라서 극심한 가난 속에서 고난을 겪으며 체질적으로 교감신경이 우위에 있던 과거의 시대에는 이런 충고가 예방의학으로서 역할을 다했을 것이다.

그러나 앞에서도 언급했지만 현대의학에서 일괄적으로 염분을 줄이고 물을 많이 마시라고 하면 우리 몸은 어떤 현상이 나타나는지 알아본다.

만약에 현대의학에서 말하는 대로 염분량을 줄이거나 매일 지속적으로 2~3리터의 물을 먹는다면 우리 몸은 부교감신경 우위의 조건이 되면서 몸이 나른해지고 활력을 상실하는 무기력증이 나타나게 된다.

염분 섭취를 줄인다 해도 수분 섭취가 많지 않으면 소변 양이 줄고 농도가 높아지기 때문에 몸의 균형이 유지된다. 현대의학에서 말하는 대로 염분 섭취는 줄면서 물을 많이 마시면 소변이 많아지기 때문에 세포의 신진대사에 필요한 전해질도 함께 소실되어 컨디션 조절이 어려워진다.

여기서 전해질이 우리 몸에서 하는 역할을 알아보면 아찔해진다.

전해질이란? 체액에 녹아있는 전기를 잘 통하게 하는 이온으로서 나트륨, 칼륨, 칼슘 등이다.

이런 이온의 기능이란? 신경 자극의 전달이나 지혈, 근육의 수축 등과 같은 생리작용에 관여하는 물질이다.

1) 나트륨이 과잉인 경우에는 구토, 설사, 발한 등으로 인한 탈수, 당뇨병성 혼수, 쿠싱 증후군, 요붕증, 알도스테론증 등이 발생한다.

2) 그러나 나트륨이 감소하는 경우에는 급/ 만성 신부전증, 당뇨병성 신증, 신증후군, 에디슨병, 갑상선 기능 저하, 심부전증이 발생하게 된다.

3) 또한 칼륨 증가 시에는 악성 종양(암), 다발성 골수종, 갑상선기능 항진증, 구루병, 골연화증 등이 발생하게 된다.

예를 들면 과음 시에는 전해질이 부족해지고 수분과 같이 미네랄이 함께 배출되기 때문에 몽롱해지고, 무기력한 증상이 나타나게 되는 것이다. 쉽게 말해 전해질 부족 현상은 소금이 부족하면 발생하는 증상이라 보면 된다. 그래서 술꾼들은 과음한 다음날에는 매콤하고 짭짤하고 얼큰한 해장국으로 속을 달랬던 것이다.

우리 선조들은 전해질 부족이 무슨 말인지를 알지도 못했다. 이런 병은 보도 듣지도 못하던 질환이었다. 왜냐하면 과거에는 이런 질환들이 발생하지도 않았고 발생할 수 없었기 때문이다.
그 이유를 보면 반찬으로 올라오는 된장찌개요, 김치찌개, 국, 김치, 장아찌, 젓갈류는 전해질로 인해 발생할 수 있는 질환들을 예방하는 최고의 치료제였기 때문이다. 이것을 현대에서는 체질이라 말한다.
무조건 싱겁게 먹으라, 물을 많이 먹어라, 맵지 않게 먹으라고 말을 할 것이 아니라 개개인의 특성(체질)을 고려하여 조화와 균형을 이루도록 하라고 하는 것이 오히려 옳은 처방일 것이다.

우리 몸에서 필요로 하는 영양소의 조화와 균형은 입맛(미뢰세포)이 알아서 조절하는 기능을 가지고 있으니 남의 말을 들을 필요가 없을 것이다. 자신의 본능에 따른 식습관을 가지는 것이 가장 바람직하다고 말할 수 있다.
이제는 저염식을 하라, 물을 많이 먹어라, 맵지 않게 먹으라고 하는 말은 호소력도 없을 뿐만 아니라 먼 후일 다양한 질병 발생의 원인이라는 것을 명심하길 바란다.

남성들이여! 싱겁게 먹고 물 많이 먹으면 요실금과 발기부전이 발생한다는 것도 명심하시라. 입맛에 맞게 먹는 것이 보약이다.

이제부터는 싱겁게 먹으면 안 되는 이유를 좀 더 구체적으로 알아본다.
혈액이 맑으면 얼굴의 색깔이 투명하다. 즉 건강하다는 표현이다. 건강 상태를 알 수 있는 중요한 척도 중의 하나는 바로 맑은 혈액을 유지하는 것이다.

혈액은 우리 몸의 구석구석을 다니면서 산소와 영양을 공급하는 일을 담당한다. 하지만 혈액이 오염되면 점도가 높아져서 끈적끈적해지면서 좁은 혈관을 통과하기가 어려워진다. 혈관을 통과하지 못하면 혈액이 제 기능을 다하지 못하게 되므로 혈류 장애가 발생하면서 우리 몸은 서서히 차가워진다.

그러나 맑은 혈액은 혈관을 쉽게 통과하지만, 끈적끈적한 혈액은 혈관을 쉽게 통과하지 못해 몸이 냉(冷)해지는 원인이 된다. 이러한 혈액의 맑고 혼탁한 상태는 위상차 현미경을 통해서 확인할 수 있다.

위상차 현미경은 빛의 위상을 바꾸어 세포에 명암을 주고, 그 모습을 접속한 컴퓨터 화면에 나타나게 된다. 그래서 이러한 장비를 이용하면 손끝에서 채취한 한 방울의 피로도 적혈구나 백혈구 혈소판의 활성도를 직접 볼 수 있다.

가끔씩 방송에서 혈액검사 결과를 영상으로 보여주는 것을 보면 도넛 형태의 적혈구들이 서로 엉켜 있는 상태를 봤을 것이다. 이렇게 적혈구들이 엉켜 있으면 모세혈관을 통과하기 어려워진다. 이렇게 여러 개가 엉켜 있는 상태를 연전현상(連戰現狀)(rouleau, 피가 엽전 꾸러미처럼 엉겨 있는 상태)이라고 불린다.

도넛 형태의 적혈구는 탄력성이 좋기 때문에 자유자재로 형태를 바꾸어 가며 가느다란 모세혈관을 통과해 신체의 곳곳을 흘러 다니면서 산소와 영양소를 공급한다.

그렇기 때문에 깨끗한 혈액을 위상차 현미경으로 관찰해 보면 둥글고 깨끗한 적혈구가 하나씩 흩어져 있는 모습을 볼 수 있다. 이런 상태의 적혈구는 타고난 탄력성을 발휘하면서 막힘없이 온몸을 순환한다.

그러나 겹겹이 엉겨 있는 상태의 적혈구는 탄력성을 발휘하지 못한다. 즉 하나 이상의 여러 개의 엉겨 있는 적혈구는 가느다란 모세혈관 안으로 들어가지 못하고 정체되어 쌓이게 되면서 혈액순환의 흐름을 방해하는 주원인이 된다.

우리 몸의 모세혈관의 직경은 약 7.5미크론(0.0075㎜), 적혈구 직경도 약 7.5미크론이다. 즉 모세혈관은 적혈구 하나가 겨우 통과 할 수 있다. 적혈구가 연전현상으로 뭉쳐 있으면 모세혈관을 통과하기 어렵다.

또한 스트레스를 받아 교감신경이 긴장 상태에 있는 사람들의 혈액을 관찰해 보면 어김없이 적혈구가 엉겨 있는 것을 확인할 수 있다.

물론 교감신경이 긴장하면 혈관이 수축하므로 혈액의 흐름이 나빠지는 것은 당연하다. 그런데 왜 각기 떨어져 있어야 할 적혈구들이 서로 달라 붙어있는 것일까? 하는 의문이 생긴다. 그 원인은 바로 적혈구 세포 안팎의 전위차(전압의 차이)에 있다.

여기서 우리는 우리 몸속에서 혈액이 흐르는 원리를 알아볼 필요가 있다.

우리 몸의 세포내에서는 왕성한 대사 작용이 이루어지며 다양한 물질들이 드나든다. 세포 내에서 일어나는 물질의 출입은 세포의 외층을 형성하는 세포막이 조정하는데, 이 세포막의 기능은 세포 안팎에 있는 나트륨과 칼륨이 균형을 맞추면서 유지 된다.

칼륨과 나트륨은, 물에 녹았을 때 이온을 발생시키는 양성원소이다. 이 중에서 나트륨은 세포의 외액에, 칼륨은 세포의 내액에 많이 존재하는데, 이 두 요소는 함유량에 차이가 있기 때문에 세포막의 바깥쪽은 플러스(+)전기를, 안쪽은 마이너스(-) 전기를 띠게 된다.

플러스 전극과 플러스 전극을 접속시키면 전기가 흐르지 않는 것처럼, 플러스(+) 이온을 내보내는 세포끼리는 서로 반발하여 응집하기 않기 때문에 건강한 사람이 적혈구는 서로 응집하지 않아 제각기 독립된 세포로 혈액 속을 부드럽게 흐를 수 있다.

이때 세포막의 상호 반발이 정상적으로 이루어지려면 세포막 안팎의 75밀리볼트(mv)의 전위차가 있어야 한다. 이차이가 적어지면 적혈구의 반발력이 저하되기 때문에 막과 막이 서로 응집하기 쉬워진다.

세포막의 전위차가 저하되는 원리 역시 아주 간단하다. 세포 안에는 나트륨을 세포 밖으로 밀어 내기 위한 나트륨펌프(sodium pump가장 일반적이고 활동적인 이온펌프의 하나. 세포막의 단백질이 나트륨이온을 이동시키는 작용을 한다.) 기능이 갖추어져 있는데, 다른 대사 기능과 마찬가지로 이 기능이 활성화되려면 충분한 열에너지가 필요하다.

즉 혈액의 흐름에 장애가 생겨서 체온이 내려가면 나트륨 펌프를 가동시키는 힘도 부족해지고, 그 결과 세포 안팎에 있는 나트륨과 칼륨의 밸런스가 깨져서 막의 전위차가 감소하게 되어 반발력이 줄어드는 것이다.

사람의 혈류나 체온을 조절하는 기관이 자율 신경임을 감안해 보면, 스트레스 상태에 있는 사람들의 적혈구가 엉키는 이유를 찾을 수 있을 것이다.

적혈구가 엉기는 현상은 저체온에 그 원인이 있다. 그러므로 몸을 따뜻하게 해서 세포 안에 충분히 열이 전달되도록 하면 적혈구의 엉김현상은 쉽게 해결할 수 있다.

실제로 원적외선을 이용해 신체 내부까지 골고루 열을 가하면 불과 몇 분도 지나지 않아 엉켜 있던 적혈구들이 하나씩 떨어져 나가게 된다. 특별한 온열기기를 사용하지 않아도 입욕이나 찜질기, 경침베개 밟기, 발 관리(발마사지), 발목 펌프운동 등으로 보온 하거나, 열을 발생시키거나 땀을 가볍게 흘리는 정도의 체조를 하면 혈액순환이 촉진되어 온열기를 사용한 것과 같은 효과를 볼 수 있다.

지나친 활동이나 고민으로 스트레스 상태가 지속되고 있다면 식이섬유가 풍부한 식사를 해서 소화기 계통의 작용을 높이는 것도 좋다. 이것도 저체온에서 탈피해 맑은 혈액을 찾는 비결 중의 하나다.

또한 저체온을 해결하기 위해서는 땀을 흘리는 것도 좋다. 물론 운동으로 땀을 흘리는 것이 가장 좋다. 저체온인 사람들은 혈류가 저하되어 땀샘과 피지선이 모두 막힌 상태이기 때문에 운동을 해서 지한(脂汗, 지방분이 섞여 있는 땀)을 배출시키려면 많은 시간이 걸린다.

그러기에 따스한 입욕을 통하여 몸 안에서부터 따스한 기운을 느끼도록 반신욕을 생활화해야 한다. 현대인들은 모두가 행하고 있는 반신욕 이제는 모두가 일상생활화 되어가고 있는 건강법이다.

반신욕이란? 명치 아래쪽의 신체를 38~39℃ 또는 42℃의 따스한 물에 몸을 담그는 방법이다. 20~30분 정도 몸을 담그면 땀이 나기 시작 한다.

처음에 나오는 땀은 땀샘에서 나오는 것으로서 주로 수분이다. 이렇게 수분을 배출하고 나서도 계속해서 몸을 따스하게 하면 피지선(皮脂腺)이 활성화되어 유분을 포함한 땀이 나오기 시작한다.

이 피지선에서 나오는 땀에는 세포내에 축적된 중금속, 비소, 수은, 다이옥신 등의 화학물질이나 활성탄소 유해물 등의 독소가 포함되어 있다. 이렇게 독소의 배출이 촉진되면 세포들은 활기를 되찾게 되고 스스로 발열해서 열을 유지하는 힘 즉 자생력을 갖게 되는 것이다.

그래서 반신욕을 하고 나서는 바로 찬바람이나 에어컨, 선풍기 등을 쐬지 말고 2시간 정도 지난 후에 샤워를 하라고 강조하는 것이다. 반신욕이나 따스한 물에 목욕을 하고나서 찬물로 샤워를 하거나 선풍기를 이용해서 머리를 말리는 것은 어리석은 건강법이라 할 수 있다.

왜냐하면 피지선 땀이 배출되는 기회를 박탈하는 것이고, 수분만 배출하여 결국에는 신장 기능만 힘들게 하는 결과를 초래하기 때문이다.

또한 몸이 적당히 열이 가해지면 그것에 대항하여 열충격단백질(heat-shock protein, 온도 등의 스트레스가 가해졌을 때에 신체 내에서 일시적으로 증가하는 단백질)이라는 새로운 단백질이 증가되어 면역력이 높아지게 된다.

그러므로 꾸준한 반신욕이나 경침베개 밟기, 발 관리(발마사지), 발목펌프, 지압판 밟기나 저온 사우나를 이용하여 독소의 배출이나 열 충격단백질의 생산이 촉진되도록 하는 것이 건강을 유지할 수 있다.

그러면 얼마간의 주기가 좋은가 하고 질문을 한다면 주 1회나 2주 1회 정도 약 40분에서 1시간 정도 실시하되 충분히 땀을 흘려서 독소를 배출시키는 것이 건강하게 살아가는 방법이라 할 수 있다.

몸이 차가워지면 혈액순환장애가 발생하면서 혈관 내의 찌꺼기 등이 배출되지 않고 피부세포를 상하게 만든다. 상한 세포는 밖으로 배출 되어야 신생 세포가 새 피부를 만들고 몸을 따뜻하게 유지하는 역할을 해야 하는데 몸이 차가워지면 이러한 순환이 이루어지지 않아 결국은 이상세포로 발전하게 되어 암이 발생하게 되는 것이다.

짠맛의 먹을거리들이 우리 몸에서 하는 역할을 정리하면 신장 기능을 보강하여 골수 기능을 튼튼하게 하여 맑은 피를 생산하고 몸을 따스하게 정상 체온을 유지하는 근본인 것이다.

몸이 따스한 젊은이들은 병이 없고, 나이를 먹거나, 스트레스가 많은 중년이 되면 혈액순환이 안 되어 몸이 차가워지는 현상이 발생하면서 암 발생이 증가하는 이유일 것이다.

그렇다면 나이가 들어 갈수록 혈액순환이 원활해지도록 더욱더 짜게 먹어야하는데도 불구하고 저염식을 하라, 물을 많이 먹으라 하여 몸을 냉(冷)하게 만드는 것은 냉증이나 암, 고혈압 등을 포함한 혈관질환들의 발생을 부추기는 결과를 초래한다는 점이다.

우리나라 장수촌인 전라도 순창 지역의 어르신들의 식습관을 보면 밥+김치, 고추장을 넣고 벌겋게 비비고, 된장찌개, 장아찌와 양념간장으로 식사를 하신다. 식후에는 장수차라고 하여 물 한 컵에 고추장을 한 스푼 타서 마신다.

현대 의학적으로 말하면 이렇게 짜게 먹으면 벌써 돌아가셨어야 한다. 그러나 이런 식습관을 가지신 순창 지역 노인 분들은 90세 이상 장수하시는 분들이 대부분이다.

순창 지역 노인 분들이 장수하시는 이유는 나이가 들어가면서 짠맛의 먹을거리들을 섭취함으로 인해 신장 기능이 보강되고, 골수기능이 튼튼하여 맑은 피를 생산하는 기능이 좋아 혈액순환 장애가 발생하지 않았기 때문에 장수할 수 있었던 것이다.

나이가 들수록 짠맛의 먹을거리들이 보약임을 스스로 깨우치는 지혜를 가지셨던 것이다.

음식의 기본 맛은 짠맛이다. 기본이라고 하는 것은 말 그대로 살아가는데 없어서는 안 될 최소의 선이라는 것이다. 그런데 이 최소한의 선도 지키지 못한다는 것은 사람으로서 살아가기 힘들다는 것을 의미하기도 한다. 그렇다고 해서 모두가 질병에 걸린다는 것을 의미하는 것은 아니다.

짠맛의 기본은 소금이다. 소금을 먹지 않고는 살아가기 힘들다. 그런데 짜지 않게 먹도록 하면서 물을 1일 2리터이상 먹으라고 하는 것은 우리 몸속에 유지해야할 0.9%의 염분이 부족해지는 상태가 된다.

혹자는 의사들이 짜지 않게 먹으라고 하는데 오히려 잘된 것이 아니냐 하고 말을 할 것이다.

3. 싱겁게 먹으면 안 되는 진짜 이유를 밝힌다. 일본의 세계적인 면역학의 권위자인 아보 도오루 교수의 이론은 인용해 본다.

「칼륨과 나트륨은, 물에 녹았을 때 이온을 발생시키는 양성원소이다. 이 중에서 나트륨은 세포의 외액에, 칼륨은 세포의 내액에 많이 존재하는데, 이 두 요소는 함유량에 차이가 있기 때문에 세포막의 바깥쪽은 플러스(+)전기를, 안쪽은 마이너스(-) 전기를 띠게 된다.

플러스 전극과 플러스 전극을 접속시키면 전기가 흐르지 않는 것처럼, 플러스(+) 이온을 내보내는 세포끼리는 서로 반발하여 응집하지 않기 때문에 건강한 사람이 적혈구는 서로 응집하지 않아 제각기 독립된 세포로 혈액 속을 부드럽게 흐를 수 있다.」고 말하고 있다.

모두 이해가 됐을 것이다. 쉽게 정리하면 자석의 N극과 N극은 서로 밀어내는 현상이 발생하게 된다. 천일염이나 천일염이 들어간 음식들을 먹으면 세포와 세포끼리 +이온을 띠게 되어 세포가 서로 밀어내는 상태가 되게 된다.

즉 산소와 영양분을 운반하는 적혈구끼리 서로 떨어지는 현상을 유지하게 된다. 우리 몸속의 모세혈관은 적혈구가 겨우 하나 통과할 수 있기 때문에 짜게 먹을 때는 하나씩 떨어져 있는 상태의 적혈구가 모세혈관을 쉽게 통과 할 수 있어 혈액순환이 원활해지지만, 싱겁게 먹으면 적혈구의 연전현상(여러 개가 붙어있는 상태)이 발생하면서 혈액순환장애가 발생하게 된다.

싱겁게 먹으면 적혈구가 엉겨 붙어 혈액순환 장애가 발생하면서 바로 6대 냉증이 시작되는 것이다.

자연의 모든 먹을거리(동/식물)들은 자기종족 보존을 위해 독특한 독(毒)을 가지고 있다. 이 독을(독소) 중화시켜 사람이 먹어도 부작용이 발생하지 않도록 하는 중화제 역할을 하는 것이 바로 소금이기 때문이다. 또한 자연의 모든 먹을거리들은 정상적인 방법(자연사)이 아닌 타의 방법으로 자신의 생명이 다할 때는 빠르게 부패하여 상대방도 병들게 하는 해로움도 가지고 있다. 이러한 해로움을 최소화하기 위한 것이 바로 소금이다. 그래서 소금은 최고의 방부제 역할을 하는 것이 소금의 기능중의 하나다.

그러면 얼마나 짜게 먹어야 하는가? 하고 질문을 할 것이다.

어리석은 질문이다. ➡ 내 입맛에 맞으면 되는 것이다.

또한 자연의 먹을거리들을 부패하지 않게 하기 위하여 두 가지의 지혜를 주었다. 하나는 수분을 말려버려 건조시키는 것이고, 하나는 소금에 절이는 방법을 준 것이다. 그래서 자연의 열매나 씨앗이 다음해에 새 생명을 틔울 수 있도록 하기 위해 수분을 최소화하여 겨울을 지내는 것이다. 수분이 과잉이 되면 씨눈이 차가운 냉해로 인해 썩어버려 다음해에 새싹을 틔울 수 없기 때문이다.

이렇듯이 자연은 우리에게 말없이 지혜를 가르쳐 주고 있다. 그래서 자연으로 돌아가라고 강조하는 것이다.

말리는 것은 어느 정도 말리는 것이 좋은가 하고 반문을 할 것이다. 자연 씨앗들의 건조정도면 된다. 수분이 13~16% 이내이면 된다. 수분이 16% 이상이면 곰팡이가 생기고, 13% 이상이면 세균이 번식할 수 있기에 때문에 씨앗들은 13% 이내의 수분을 유지하면서 겨울을 지낸다. 그래서 간혹 건강을 위해서는 견과류를 많이 먹는 것이 좋다고 하는 것도 이와 같은 맥락이라 할 수 있다. 13% 이상의 수분을 지닌 견과류는 세균이나 곰팡이가 있을 수 있는 부패한 음식일 수 있으니 조심하면 된다.

짠맛은 오행상으로 수(水)에 해당한다. 즉 신장과 방광기능을 보강 한다. 그러나 싱겁게 먹는다면 신장방광 기능이 저하되면서 이와 연관이 깊은 우리 몸의 신체부분에 이상이 발생하게 된다.

신장과 관련된 신체 부위는 생식/비뇨기계, 뼈. 골수, 치아, 털, 힘줄(건), 정강이, 발목이 연관되어 있다.

짠맛이 부족하다면 즉 싱겁게 먹는다면 우리 몸에서 필요한 0.9%의 염분을 유지하지 못하고 결국 혈액순환 장애가 발생하게 된다.

1) 몸이 차가워진다. 몸이 차가워지는 근본 원인은 혈액순환이 정상적으로 이루어 지지 않는다는 것이다. 신장 기능과 혈액순환의 과정을 이해하는 것이 먼저일 것이다.

   우리 몸에서 혈액의 생산과 순행도를 보면 생산은 골수 속의 조혈세포에서 맑은 혈액을 생산하고, 생산된 혈액은 간(肝)에서 보관하면서 나쁜 이물질이나 독성을 해독하여 보다 맑은 혈액을 심장으로 보내어 혈관을 통해 전신으로 송출하도록 한다. 심장은 이러한 혈액을 운용하고, 동맥혈관, 정맥혈관, 말초혈관(모세혈관)을 조절하여 전신에 혈액을 공급하는 일을 한다. 이러한 과정이 순행한다면 정상 체온을 유지할 수 있으나 그렇지 않는다면 정상 체온을 유지할 수 없다.

이런 순행 과정에서 가장 눈여겨봐야 할 점은 적혈구와 모세혈관과의 관계다. 모세혈관의 굵기와 적혈구의 굵기가 같다는 점이다. 그래서 모세혈관에는 적혈구가 하나씩 낱개로 떨어져 있을 때가 통과하기가 쉽다. 그러나 스트레스를 받아서 과립구 우위에 있는 상태이거나, 몸이 차갑거나, 혈액이 끈적끈적한 상태(연전현상)가 되면 모세혈관을 통과하기가 어려워진다. 이렇게 되면 혈액순환 장애가 발생하기 시작하면서 우리 몸은 차가워지기 시작한다.

2) 짠맛이 부족하면 앞에서도 알아봤듯이 나트륨이온과 나트륨이온과의 관계가 무너지면서 나트륨과 칼륨의 길항작용이 순조롭지 못하게 되면서 자연스럽게 적혈구는 뭉쳐지게 되어 모세혈관을 통과하기 어려워지면서 혈액순환 장애가 발생하게 되는 것이다.

이뿐만이 아니다. 짠맛이 부족하면 신장과 관여가 있는 골수기능이 제 기능을 다하지 못하게 된다. 말을 쉽지만 제 기능을 다하지 못한다는 것은 조혈모세포가 맑은 혈액을 만들지 못한다는 것이다. 피가 맑지 못하다는 것은 결국 탁한 피가 우리 몸을 순환 한다는 것은 이물질이 많아 결국 피가 끈적끈적해지는 원인으로 작용된다는 것이다.

이렇듯이 동양의학적으로 보면 짠 것은 수(水)로 분류하고, 음식의 맛으로 분류 한다면 짠맛, 고린내 나는 맛, 지린내 나는 맛이 나는 음식들이 좋고, 색깔로는 검은색의 음식들이 주로 해당된다. 물론 양기가 가득한 음식도 신장 기능을 좋게 하는 음식으로 분류 할 수 있다. 이런 음식들은 신장 기능을 보강하기 때문이다.

주식, 부식, 후식으로 활용되고 있는 음식의 재료별로 구분하여 알아본다.

신장/방광을 영양하는 식품(짠맛의 음식)

식품(맛)	짠맛, 고린내 나는 맛, 지린내 나는 맛
곡식	콩, 서목태(쥐눈이콩)
과일	밤, 수박
야채	미역, 다시마, 김, 파래, 각종 해초류, 콩떡 잎
육류	돼지, 해삼, 개구리, 지렁이, 동물의 신장/방광/생식기, 굼벵이, 뱀, 새우젓, 명란젓, 조개젓, 기타젓갈류
조미료	소금, 된장, 두부, 간장, 치즈, 젓갈류
차	두향 차, 두유
근과류	마

함께 먹으면 좋은 음식들도 함께 정리한다.

심포장 / 삼초부를 영양하는 식품(떫은맛의 음식)

식품(맛)	떫은맛, 생내 나는 맛, 아린 맛
곡식	옥수수, 녹두, 조
과일	오이, 가지, 바나나, 토마토, 덜 익은 감, 생밤, 도토리
야채	콩나물,고사리,우엉,버섯,양배추,우무,아욱
육류	양고기, 오리/알, 꿩, 번데기
조미료	된장, 케첩, 마요네즈
차	요구르트,코코아,덩굴차,로열젤리,알로에,이온음료
근과류	감자, 토란, 죽순, 당근

위에서 알아본 음식들을 조리할 때 천일염으로 조리를 한다면 일석이조의 시너지효과를 얻을 수 있을 것이다.

다시 한 번 더 동양의학적으로 보는 혈액순환장애의 원인을 알아본다.

하나는 몸이 차갑다는 것이고

다른 하나는 혈액이 끈적끈적거린다는 점이다.

① 몸이 차가운 이유는 찬 음식을 좋아하고, 열나는 음식인 따스한 기운의 음식이나 매운 음식, 짠맛의 음식들을 멀리하고, 싱겁게 먹고, 물 많이 먹고 하는 식습관을 가지다 보니 몸 안이 냉해지는 결과를 초래하는 것도 몸을 차갑게 만드는 원인이 된다.

② 혈액이 끈적끈적하다는 것은 산소와 영양분이 공급이 제대로 이루어지 않아 혈액이 오염되면서 점성이 높아진 상태를 의미한다.

③ 또한 스트레스나 기타 이유로 인한 혈액순환장애로 인해 발생한다.

④ 혈액이 끈적거리는 다른 이유는 단맛의 음식들을 많이 먹어 혈액이 탁해진 결과다.

단맛을 가지는 식품첨가물의 종류로는 다음과 같다.

① 액상과당(fructose syrup/ ph 4.0이상 6.5이하: 설탕의 1.7배

　　→ 비만, 당뇨병, 지방간, 뇌기능 저하, 치아 부식, 노화 촉진)

② 아스파탐(aspartame:설탕의 200배 당도)

③ 사카린(saccharin: 설탕의 500배 정도의 당도)

④ 스테비오사이드(stevioside: 설탕의 250~300배 당도) 등이 들어간 식품첨가물로 만들어진 단맛의 음식은 신장 기능을 저하시키는 원인이 된다.

신장 기능이 저하되면 골수에서 맑은 피를 생산할 수 없어 현재 돌고 있는 혈액으로 계속 활용하다 보니 탁한 피가 순환 할 수밖에 없는 결과가 된다. 그러다 보면 자연스럽게 혈액이 끈적거려 순환 장애가 발생하게 되는 것이다.

예를 들면 당뇨병이 발생하는 원인도 췌장은 무수히 많은 모세혈관으로 구성되어 있고, 눈도 역시 많은 모세혈관으로 구성되어 있어 당뇨병이 있는 사람들이 오랜 시간 경과 후에는 당뇨병성 망막증(시력저하)을 앓게 되는 이유다.

또한 신장역시 무수히 많은 모세혈관으로 구성되어 있어 고혈압과 당뇨병이 발생하는 원인으로 작용하게 되는 것이다.

고혈압 또는 당뇨병이 있거나 고지혈증이 있는 사람들은 약으로 해결하려 한다면 먼 후일에 시력저하의 아픔을 가져올 수 있다는 것을 알아야 한다.

일본의 경우는 당뇨병 환자들에게 강알칼리성의 소금물을 먹여 당뇨병을 고치고 있다. 왜 일본 사람들이 단순하게 소금물을 당뇨병 치료제로 쓰고 있는가를 밝힌다.

대부분의 당뇨병 환자들의 체액은 수소이온농도(ph) 약 6.6±를 나타낸다. 물론 몸이 차갑고 혈액순환 장애가 있다. 천일염은 ph가 9.13으로서 6.6+9.13=15.7이다. 15.7을 2로 나누면 7.85가 된다. 우리 몸의 중성화라고 하는 약 알칼리성인 정상체액인 ph 7.35~7.45보다 약간 웃돈다. 이는 산성도가 높았던 체액을 정상보다 약간 웃도는 ph가 7.45보다 높은 알칼리성을 투입함으로써 정상적인 체액을 유지할 수 있는 여건을 만들어 주면 자연 치유력이 생기면서 정상 체온을 유지하면서 혈액순환장애를 해소시키는 역할을 하여 당뇨병을 낫게 하는 치유제의 역할을 하는 것이다.

우리가 말하는 혈액순환장애로 인해 발생하는 6대 냉증이나 암 고혈압 당뇨병 고지혈증 등 7대 성인병들을 가지고 있는 분들의 공통점은 ① 몸이 차갑고, ② 혈액이 끈적거리고(연전현상), ③ 스트레스를 항상 가지고 있어 결국에는 체액이 산성 쪽으로 기울어 있고, 혈관의 탄력성도 떨어져 결국에는 혈액순환 장애가 있다는 것이다.

동의보감에 의하면 풍자백병지장(風者百病之長)이라는 말이 나온다. 이것은 '사람은 혈관과 함께 늙어간다'는 말이다. 즉 혈액순환이 잘되는 사람은 장수하고 혈액순환이 잘 안 되는 사람은 그렇지 아니하다는 말이다.

4. 이런 혈액순환장애를 해소하는 방법은 의외로 쉽다.

몸을 따뜻하게 만들면 된다.
몸을 따뜻하게 만들려면 안팎으로 만들면 된다.

1) 몸 안을 따뜻하게 만드는 방법으로서 매운맛과 짠맛(천일염을 이용한 음식들이면 좋다. 해조류나 바다에서 생산되는 먹을거리들은 모두 좋다. 물론 지상에서 생산되는 검은색을 띄는 먹을거리나 또한 양기가 가득한 먹을거리도 좋다.)의 음식을 자주 먹는 것이고, 외적으로 따뜻하게 만들려면 발을 따뜻하게 만들면 된다.

2) 발을 따뜻하게 만드는 방법은 아주 쉽게 말해 따뜻한 물에 발을 담그는 것이다. 그다음은 발에서 열이 나도록 발을 자극하는 것이다. 발 관리(발마사지), 경침베개 밟기, 발목 펌프, 지압판 밟기 등 다양하게 개인의 취향에 맞게 실시하면 된다.

왜냐하면 우리가 집이 추울 때 불을 어디다가 때는가를 생각하면 된다. 부엌은 방바닥 밑에 있지 않는가? 우리 몸에서 부엌 같은 곳인 발을 따뜻하게 하면 우리 몸은 체온이 올라간다. 체온이 오르면 앞서도 말했지만 연전현상이 풀어지면서 적혈구들이 모세혈관을 쉽게 통과하게 되고 결국에는 혈액순환이 활발하게 이루어지면서 정상 체온을 유지할 수 있게 되고, 혈관 내의 노폐물로 빠르게 배출하게 되어 건강을 회복하게 되는 것이다.

3) 결국은 피를 맑게 하는 것이 최선의 해결방법이다. 발을 따뜻하게 하는 것이다.

피를 맑게 하는 식사는 어떤 것들이 있는가 알아본다. 어떻게 식사하는 것이 좋은가요? 하고 질문을 할 것이다.
① 통곡식과 생채소를 많이 먹는 것이 좋다.
② 녹황색 채소, 해조류, 된장 같은 발효식품을 자주 먹는 것도 좋다.

왜? 이런 음식들이 좋은 음식들인가 하고 의문이 생길 것이다.

이런 음식들은 콜레스테롤과 중성지방의 수치를 낮추는 동시에 호모시스테인을 환원시킬 수 있기 때문이다.

※ 호모시스테인이란?

단백질의 분해산물인 아미노산의 하나로서 신진대사 이상으로 혈류에 축적될 경우 동맥에 손상을 입히는 주요인이다.

쉽게 설명하면

- 혈관을 파괴하는 독성 아미노산으로서 혈관을 확장시키는 일산화질소를 억제시켜 혈관을 수축시키고, 체내 헤파린의 생리적 기능을 억제시켜 혈전 생성을 조장하고
- 혈전, 혈압 조절 물질인 프로스타사이클린(prostacycline)의 생성을 감소시킨다.
- 혈관 벽의 콜라겐을 증식시켜 혈관 벽을 두껍게 하여 탄력성을 감소시키고,
- 과산화지질을 증가시키고 혈관을 산화적으로 파괴시키고, 나아가 뇌졸중, 심장마비, 말초 (모세)혈관 순환장애를 일으킬 수 있다.

혈관의 수축은 장기적으로 동맥 혈관 벽을 크게 손상시키고, 관상동맥질환(죽상동맥경화, 산소 결핍)을 발생케 한다.

- 신경을 흥분시켜 신경을 상하게 하여, 뇌신경절에 산화 손상을 주어 기억력을 감퇴시키고, 해마 신경세포의 사멸을 부추기며, 뇌 단백질을 변성시켜 알츠하이머병을 발생케 하는 물질이기도 하다.
- 심장발작의 위험도를 증가시킨다.
- 염증성에 의해 노화 및 만성 퇴행성 질환을 촉진시킨다.

위에서 알아본 것과 같이 호모시스테인은 우리 몸의 혈액순환 장애 큰 요인이다.

그렇다면 이렇게 무서운 호모시스테인 발생을 해결 방법은 없는 것인가?

자연의 원리처럼 문제가 있으면 반드시 답이 있게 마련이다.

비타민 B군이 풍부한 음식을 자주 먹는 것도 좋다.

비타민-B군: 눈의 기능을 활성화시키고, 점막을 정상으로 유지시킨다.

(엽산: 닭, 소, 돼지 간에 풍부)

헤모글로빈의 생성에 관여하고,

장관 점막의 세포재생에 필수 성분

B12(시아노코발라민): 시신경의 작용을 정상으로 회복시킨다.

신경세포 내의 단백질, 세포, 핵산의 합성을 돕고 회복.

녹내장 예방에 좋다.

(조개류, 간, 등 푸른 생선에 풍부하게 함유)

B6(피리독신): 신경전달 물질 합성에 관여, 신경안정작용

치매 예방, 면역기능 보강

마그네슘의 흡수를 높여 호르몬 대사기능 정상화

(가다랑어, 연어, 멸치) 등을 자주 섭취하는 것이 좋다.

(호모시스테인 농도는 6.3이하로 관리할 수 있다.)

호모시스테인이 혈중에 쌓이면 우리 몸에서 다음 물질들의 고유 기능이 떨어지면서 혈액순환장애를 발생시키는데 어떤 기능이 저하되는가 알아본다.

- 간을 보호하는 해독물질로서 세포 신생작용에 중요한 물질인 메티오닌의 기능이 저하되어 혈액이 탁해지면서 혈액순환 장애가 발생한다.
- 항산화와 해독시스템에 관여하는 시스테인의 기능 저하가 발생하면서 혈액 내에 독성물질이 잔존으로 인해 근육과 혈관을 수축시켜 혈액순환 장애를 발생시킨다.
- 타우린의 기능을 저하시킨다.

타우린은 포유류의 경우 이자에서 합성하고, 타우린은 쓸개즙의 주요 구성성분으로 쓰인다. 실제로 타우린을 처음 분리한 곳이 소의 쓸개즙이기 때문에 '소' 를 뜻하는 그리스어에서 유래한 타우린이라고 이름을 붙였다. 오징어와 낙지 등의 신경섬유에도 타우린이 많이 들어 있다.

타우린은 쓸개즙을 만드는 것 외에도 많은 생물학적 기능을 한다. 타우린은 근/골격계를 만들고, 심혈관계가 제 기능을 유지하는데 필수적이다. 타우린은 뇌혈관장벽을 통과 할 수 있어서 신경전달물질을 막고, 해마의 기능을 강화시키는 등 중추신경계의 기능을 조절할 수도 있

다. 또한 체내 활성산소를 막고, 삼투압을 조절하며 칼슘의 항상성을 지킬 수 있고, 지방 조직을 조절해 비만을 억제하는 역할을 한다.

또한 타우린 부족 시 모세혈관이 많이 분포되어 있는 망막에 혈액순환이 제대로 이루어지지 않아 망막기능이 퇴화하여 실명에 이르게 한다.

이렇듯이 비타민 B군이 풍부한 먹을거리는 밥+해조류+천일염을 주재료로 한 김치, 간장, 된장 등 발효음식을 자주 먹는 것이 보약이다.

또 다른 시각으로는 어떻게 볼 수 있나?

- 짠맛은 수(水)로 분류한다. 즉 신장과 연관이 깊다는 것이다.

  왜냐하면 신장은 골수를 관여하면서 맑은 혈액을 생산하는 일을 하고,

  간은 신장에서 생산된 혈액과 혈액속의 노폐물을 걸러내고, 맑은 혈액을 보관하는 기능을 가지기 때문이다.

  싱겁게 먹는 식습관으로는 만병을 치유할 수 있는 맑은 혈액을 생산할 수 없기 때문에 현대인들이 말하는 6대 냉증이나 7대 악성 성인병을 치유할 수 없다고 보면 된다.

- 물과 불의 부조화이다.

  물 기운을 가지는 신장은 혈액을 만들고, 불기운을 가지는 심장은 혈관과 혈액을 순환하게 하는 기능을 담당하는데 이 두 장부의 조화와 균형이 깨지는 경우 발생한다.

  즉 물이 부족해도 혈액이 탁해지고 많아도 묽어지면서 혈액의 흐름이 탁해진다. 또한 열이 너무 많으면 혈액 내의 수분이 부족하여 끈적거리고 불이 적으면 물이 많아지면서 몸이 냉해지면서 역시 혈액순환 장애가 발생한다.

  물은 수(水)로서 음(陰)으로 나타내며, 불은 화(火)로서 양을 의미한다. 즉 물과 불의 과잉이나 부족 즉 부조화를 이룰 때 병을 치유하기 어렵다는 것이다.

오장육부의 상생상극관계를 정리하면,

신장, 간장, 심장의 기능이 서로 돕고 돕는 기운의 조화를 이룰 때 우리 몸의 질환을 치유할 수 있다는 말이다.

여러 가지 방향에서 볼 때 싱겁게 먹는 것이 건강에 도움이 되지 않는다는 것을 알아봤다. 물론 동양의학적이나 서양의학적으로도 싱겁게 먹는 것은 결코 건강에 도움이 되지 않는다는 것을 이론적으로 증명하였다

이제부터는 자신의 건강을 지키기 위해 자신의 입맛에 맞게 먹는 것이 가장 좋은 보약이라는 것을 알고 남의 말에 귀를 너무 기울여 자신의 건강을 해치는 일이 없어야 할 것이다.

한 가지만 더, 그럼 체질적으로는 어떻게 볼 수 있나?
혈액이 탁해지거나 혈관이 좁아지는 식습관으로는 쓴맛의 커피나 녹차류를 좋아하는 체질과 단맛의 케이크나 청량음료를 좋아하는 체질도 남보다 빠른 신장 기능 저하를 가져온다.
반면에 짠맛의 우리 토속음식을 좋아하거나 해조류를 즐겨 먹는 사람들은 신장과 간장이 좋아지면서 시력저하가 잘 오지 않는다.

이마가 넓고 턱이 좁은 얼굴은 선천적으로 신장과 간 기능이 약해기에 혈액이 탁해질 수 있다. 짠맛과 신맛의 음식을 자주 먹으면 예방 및 치유할 수 있다.

동그란 얼굴을 가진 사람은 체질적으로 신장과 간 기능이 약해지므로
단맛의 음식을 즐겨 먹는다면 당뇨병, 고지혈증, 고혈압 같은 질환이 발생하면서 다양한 혈액순환 장애가 발생할 수 있다.
- 꿀, 식혜, 우유, 인삼류 제품, 소고기 등

앞서도 알아봤듯이 짜지 않게 저 염식으로, 그리고 1일 2리터이상 억지로 물을 많이 마셔도 찬 음식을 즐겨 먹어도 몸이 냉해지면서 서서히 혈액순환 장애가 발생하게 하면서 역시 치매발생을 유도하는 원인이 되기도 한다.

그래서 음식은 각자의 입맛에 맞게 먹는 것이지, 맵거나 짜지 않게 먹는 식습관도 혈액순환 장애의 원인으로 작용할 수 있다.

내 체질에 맞게, 내 입맛에 맞게 먹는 것과 대체적으로 짭짤하고 시큼하고 쓴맛이 가미된

음식들을 자주 먹는 것이 점점 증가하고 있는 혈액순환 장애로 인해 발생하는 다양한 질환들을 예방/ 치유할 수 있는 보약이라 할 수 있다.

7. 대/소혈관을 질환을 예방하고 치유하는 방법에 대하여 요약, 정리하면 다음과 같다.

1) 1:1 맞춤식 체질생식을 먹자.

혈액을 맑게 하고, 고른 영양을 공급하고, 혈전 생성을 최소화하고, 혈액순환을 원활하게 하는 효과를 가진다.

2) 부항사혈을 실시하여 혈액순환을 원활하게 만들자.

체내의 혈전을 제거함으로써 혈압을 정상화시키고, 혈관의 탄력성을 유지시키며, 혈액순환을 원활하게 하여 정상 체온과 면역력을 향상시킨다.

3) 두한족열의 건강 원칙을 지키자.

① 기와 혈의 순환을 조화롭게 만들고 면역력을 증강시킨다.
② 주 1~2회 이상 발 관리, 족욕, 경침베개 밟기를 통한 기혈의 순환을 유도시킨다.
③정상 체온을 유지하자.

4) 올바른 식습관을 갖자.

① 쓴맛과 단맛을 줄이고 매운맛과 짠맛을 자주 먹는 식습관을 가지자.
② 양기가 가득한 음식을 자주 먹자.(근경식품이나 건조식품)
③ 알칼리성 식품을 자주 먹자.(바다에서 생산되는 먹을거리들)
④ 천일염으로 만든 먹을거리들이나 절임 음식을 자주 먹자.
⑤ 1:1 맞춤식 생식으로 혈액순환을 원활하게 하자.

5) 스트레스를 줄이고 건강한 생활습관을 가지자.

① 자연과 대화하는 시간을 가져라.
② 자연과 함께하는 시간을 가져라.

인생을 살아가면서 가장 많이 투자하고 관리품목은 바로 건강이다. 이러한 중요성은 50세가 넘어서 깨닫는 것이 사람들이다. 만물의 영장이라고 말하기 어렵다. 이 세상에 모든 동식물은 거짓말을 하지 않는다. 그러나 만물의 영장이라고 말하는 사람만이 유일하게 거짓말을 한다.

거짓말 중에 가장 큰 거짓말은 병들고 나서 나는 죄지은 것 없이 착하게 살아왔는데 왜 나한테 이런 몹쓸 병을 주시는 겁니까! 하고 세상을 원망하고 울고불고 한다.

바로 체질에 맞지 않는 식사를 했거나 올바르지 못한 생활을 한 결과다. 물론 타인과 비교하고 욕심을 낸 결과도 포함한다.

이제부터라도 올바른 체질에 맞는 식습관과 생활습관을 가진다면 과거의 건강한 모습으로 되돌려 놓을 수 있을 것이다.

이런 것들을 통틀어 자연치유라고 하는 것이다. 본인 스스로 부작용 없이 과거의 건강했던 모습으로 돌아가기 위해서는 꾸준하게 스스로 노력하는 길뿐이다. 누구도 나를 대신해 줄 수 없기 때문이다.

그래서 질병을 만든 것도 나 자신이고, 병을 고치는 것도 나 본인이라는 점을 알아야 한다. 병은 의사가 고쳐주는 것이 아니라는 의식을 가지고 노력 할 때 건강을 되찾을 수 있을 것이다.

앞에서 알아본 소혈관 질환(인지기능 장애/치매)은 소리 없이 다가오기 때문에 더욱더 신경써서 관리하고 예방해야 할 질환 중의 하나이다.

8. 치매를 막기 위해서는 경도인지장애 단계에서 이를 사전에 식별하고 예방하는 것이 중요하다. 이러한 질환을 예방하려면 뇌 세포의 노화를 늦추는 올바른 식습관과 생활습관을 가져야 한다는 점이다.

1) 올바른 식습관이란 무엇인가요?

뇌 건강에 좋은 영양성분인 포스파티딜세린(ps)을 꾸준히 섭취하는 것이다. PS는 뇌의 세포막을 구성하는 중요 물질이다. 나이가 들면서 인지질의 양이 줄면서 기억력과 인지력이 떨어진다. 이때 PS를 꾸준히 보충하면 몸속에서 뇌신경세포 간 신호전달 매개체인 수상돌기 밀도를 높여 신경전달 기능의 활성도를 돕는다.

어떻게 식습관을 개선하자는 것인가?

① 체질에 맞는 자연식을 먹자.

　　가) 맑은 혈액을 만들자.

　　나) 자연 그대로의 영양소를 그대로 보존한 채로 먹자.

　　　(불에 지지고 굽고, 끓이고, 튀기고, 삶고를 하지 않는 식사법)

② 내 몸 안의 중화력을 기르자.

　　가) 좋은 물과 좋은 소금으로 만든 음식을 먹자.

　　나) 독소를 제거하고 혈액순환을 활성화시킨다.

③ 발효음식과 효소음식을 자주 먹자.

　　각종 장류, 김치나 절임음식, 젓갈류를 먹자.

④ 매운맛과 짠맛의 음식을 자주먹자.

　　체온을 올려 면역력을 상승시켜 혈액순환을 원활하게 한다.

⑤ 양기가 가득한 음식을 먹자.

　　뿌리 음식을 위주로 먹어 양기를 보충하여 적극적인 활성도를 증가시킨다.

　위에서 말한 5가지 항을 골고루 갖춘 먹을거리가 개인별 체질에 맞는 1:1맞춤식 체질(오행)생식과 음양을 고려하여 만든 크리스탈정을 먹는 식습관으로 개선하는 것이 가장 바람직한 식습관이라 할 수 있다. (크리스탈정은 제품이름임)

어떤 음식 속에 많이 들어 있나요?

PS는 콩, 감자, 우유, 달걀노른자, 당근 속에 많이 들어 있다.

식약처에서도 PS를 꾸준히 섭취하면 인지기능 개선에 도움이 된다고 승인했다.

　이스라엘 연구팀은 40세 이상의 성인 18명을 대상으로 ps 300㎎을 매일 1회씩 12주 동안 섭취하도록 했다. 결과는 많이 호전 되었다.

구분	에서	으로
학습, 인지력	66.9%	77.95% 로 향상
이름, 얼굴 연계 인식능력	2.53점	3.61점으로 향상

이러한 ps의 효과는 미국의 FDA도 승인을 했다. 레이건 전 대통령도 알츠하이머 치매에 걸렸을 때 치료를 받으면서 PS를 함께 섭취했다.

일반적으로는 호두, 은행, 인삼, 노루궁뎅이 버섯(헤리세논, 에리나신 성분)이 좋다고 하는 사람도 있다.

2) 치매 예방을 위한 생활습관을 어떻게 개선하자는 것인가요?

① 두한족열(頭寒足熱)을 실천하자.

　기와 혈의 순환을 원활하게 만들자.

② 양기가 가득한 생활을 하자.

　가) 스트레스를 적게 받는 생활을 하자. 그러려니 하는 마음!으로 살아간다.

　나) 적극적이고 긍정적인 마음으로 혈액순환을 활성화 시킨다.

③ 규칙적인 하체위주 운동을 생활화하자.

　항상 정상 체온을 유지함으로써 면역력을 증강시켜 혈관을 튼튼하게 만들자.

　혈액순환장애 해소하고 질병을 예방하고 건강을 유지하는 효과를 가진다.

위에서 말한 3가지를 고루 실행할 수 있고 비교적 적은 노력으로 높은 효과를 얻을 수 있는 운동이 경침베개 밟기와 발 관리(발마사지)다.

위에서처럼 식습관과 생활습관을 변화하면 ① 정상 체온을 유지할 수 있고, 이와 함께 ② 혈액순환장애가 해소되는 것은 물론 ③ 면역력도 증강되어 ④ 다양한 성인병을 예방하거나 치유할 수 있다.

9. 동양의학적으로는 초로기 치매를 어떻게 볼 수 있나요?

1) 겨울은 음의 계절이며 음 중의 음인 신장기능이 저하되는 계절이다.

또한 추위도 신장 기능을 저하시킨다. 그래서 겨울은 몸을 따듯하게 하려고 옷을 두껍게 입고, 불을 가까이 하는 생활을 하는 것이다.

이때 신장 기능을 관리하지 못하면 양 중의 양인 정신/뇌 부분에 역시 질환이 발생한다. 그래서 겨울철에 치매질환이 증가하는 이유다.

동양의학적으로는 정신적인 병은 양의 병, 육체의 병은 음의 병으로 분류한다. 그러므로 치매는 정신적인 면에서 발생한 것이기에 양(陽)의 병이라 한다. 양의 병은 원인을 음(陰)에서 찾으라 했다. 상체의 병은 하체에서 찾는 것이 음양의 조화다.

치매는 정신적인 양 중의 양의 병이기에 원인을 육체의 음 중의 음인 신장에서 찾아야 한다. 치매는 신장 기능 저하 시 발생하는 질환 중의 하나다. 우리 신체는 크게 상체를 양, 하체를 음으로 나눈다. 상체는 경락 상으로 화(火), 상화, 금(金)으로 하체는 목(木), 토(土), 수(水)로 나눈다.

치매는 상체의 병이기에 하체에 관련된 경락의 순환장애로 인해 발생한 병이다.

서양의학적으로 보아도 콩 속에 치매를 예방하는 PS가 들어 있는 것은 우연의 일치가 아니다.

오행상 분류 시 콩은 수(水)로서 신장/ 방광 기능을 보강하는 음식으로 분류한다. 또한 감자, 우유, 달걀노른자, 당근 등 모두가 음의 성질을 가진 먹을거리고 치매에 좋은 영양성분이 들어 있다는 것은 동양의학에서 말하는 음양의 조화일 것이다. 결코 우연의 일치가 아니다.

구분	달걀	우유	콩	감자	당근
오행분류	목	토	수	상화	상화

2) 체질적으로는 어떻게 볼 수 있나요?

치매는 건강관리를 하지 못하면 어느 체질이나 발생할 수 있는 질환이다. 스트레스가 오랜 동안 누적된 사람, 외곬인 성격, 남과 타협하지 않는 사람, 너무 성실한 사람, 신경질적인 사람, 집중력이 없는 사람이나 뚱뚱한 비만 체질인 사람, 건강검진 상으로 간장, 위장, 신장 기능이 저하된 사람, 귓불 부분이 딱딱한 사람/주름이 깊게 파인 사람이나 뇌졸중이 왔었던 사람은 2~3년 뒤에는 치매 발병이 높다.

※ 치매가 많이 진행된 증상으로는 혀가 떨리는 사람, 언젠가부터 냄새를 맡지 못하는 사람, 잠자는 시간이 길어진 사람, 혀 밑 부분의 혈관이 부풀어 오르는 사람들이 치매가 잘 발생하거나 진행 중인 사람들이다.

① 직사각형 얼굴은 선천적으로 신장 기능이 약하기에 치매발생의 위험도가 높다. 흑임자를 자주 먹으면 치매를 예방할 수 있다.

② 이마가 넓고 이 좁은 얼굴은 후천적으로 신장 기능이 저하될 수 있다. 쓴맛의 소주를 즐기거나 커피 녹차를 자주 먹으면 신장 기능 저하로 인해 정신 질환이 발생할 수 있다. 콩으로 만든 음식이나 미역국을 자주 먹는 것이 도움이 된다.

③ 동그란 얼굴은 후천적으로 신장 기능의 저하를 가져올 수 있다. 특히 단맛의 음식이나 쓴맛의 음식을 즐기면 다른 체질보다 빨리 치매가 올수 있어 주의해야 한다. 미역국이나 젓갈류 음식, 호두, 흑임자를 자주 먹는 것이 치매를 예방할 수 있다.

④ 정사각형 얼굴이나 사다리형 얼굴은 치매가 잘 발생하지 않는다. 이런 얼굴은 마, 옥수수, 우엉, 은행, 노루궁뎅이 버섯 등을 먹는 것이 치매를 예방할 수 있는 음식들이다.

치매를 예방하는 가장 좋은 것은 체질에 맞게 고른 영양섭취(1:1맞춤식 체질(오행)생식)가 치매를 예방하는 올바른 식습관이다. 식습관보다 더 중요한 것은 적극적이고 긍정적인 마음을 가지는 것이 우선이라 할 수 있다.

※ 치매가 걸리는 사람들의 특징을 보면 어깨가 굳어 있다는 것이 공통점이다. 또한 목이 일자목을 가지고 있어 경항부(목부분)에서 혈액순환 장애로 인해 양기(陽氣)가 내려오지 못하고, 음기(陰氣)가 오르지 못해 결국은 기혈(氣血)의 순환 장애로 인해 발생하는 질환이다.

운동으로 경직된 근육을 이완시키는 운동도 치매를 예방하고 치유하는 좋은 방법이라 하겠다.

또한 항상 등을 긁어주는 습관도 치매를 예방할 수 있다. 등을 따뜻하게 잠을 자는 습관(재래식 구들장 방)도 치매를 예방할 수 있다. 동양의학상으로 등은 양으로 분류하여 양기가 부족하면 역시 치매가 발생하기 때문이다.

현대에 들어와서 치매질환이 많이 발생한 이유 중의 하나도 침대생활을 하다 보니 등이 차가워져 기혈의 순환이 잘 이루어지지 않는 것 또한 원인이라 할 수 있다.

탁틸 요법이라 하여 등을 지그재그로 두드리는 운동법과 마사지가 있는데 치매를 예방하거나 치유하는 데 효과적인 방법으로서 서양에서는 자주 활용하고 있다.

동양의학상으로 밤은 음으로 분류한다. 물론 밤에는 저체온증이 오기에 방을 따뜻하게 자거나 등을 따뜻하게 해야 한다. 우리 고유의 한식 구들장 방이 치매를 예방하는 가장 좋은 처방이다. 이런 생활습관을 가지면 등이 항상 따뜻하여 즉 양기가 가득하여 기혈순환이 순조로워 면역력도 보강되어 어떠한 질병도 발생하지 않거니와 있던 질환도 모두 사라지는 효과를 얻을 것이다.

결국 치매는 부자 병에 속하는 질환이다. 가난한 사람들은 침대생활을 하지 못하고 맨 바닥에 보일러 틀고 잠을 자는 생활습관을 가지기에 척추를 곧게 펴주기에 척추질환도 예방하고, 등이 따뜻해서 면역력도 보강하고 치매도 예방하는 효과를 가진다.

그래서 가난한 사람들은 치매질환이 없다. 관광지에 가면 효자손이라고 하는 관관상품이 있다. 이 효자손도 치매를 예방하는데 굉장히 많은 도움을 주는 도구다. 항상 가지고 다니면서 시간 나는 대로 등을 긁어주면 좋다. 건강은 내가 스스로 지키는 것이다.

또한 노래를 흥얼거리는 생활습관이나 노래방을 자주 활용하는 것도 치매에 많은 도움을 준다. 왜냐하면 우리의 입은 먹는 기능도 있지만 말하는 기능도 있다. 우리 몸으로 먹는 것은 음(陰)이요 밖으로 내보내는 것은 양(陽)이다. 그래서 노래를 부르면 말을 내보내는 효과를 가지기에 또한 스트레스를 해소하는 효과도 병해하기에 치매를 예방하고 치유할 수 있는 좋은 방법이라 하겠다.

67교시
요통에 대한 식이 처방

음양오행론적으로 보는 요통은 원인별로 분석하면 약 10개 정도 된다. 척추 사진을 찍어보면 척추염이니 뭐니 하는데, 그렇게 된 데는 이유가 있을 것이니 그 원인을 제거하면 척추염이나 척추 측만은 정상이 될 것이다. 또 척추가 아닌 부위에 통증이 있는 요통도 있다. 이와같은 원인은 육장 육부에 있으므로 요통의 원인을 분석하고 식이 요법을 하나씩 알아본다.

1. 요통별로 나타나는 증상은 다음과 같다.

구분	증상
간담에 원인이 있는 요통(현맥)	굽혔다 폈다하기가 불편한 요통
심/소장에 원인 있는 요통 (구맥이 급하다)	좌골 신경통
심포장 삼초부에 원인 있는 요통(구삼맥)	-허리 하단부 넓게 통증 -등 윗부분이 무겁게 짓누르는 통증
비/위장에 원인 요통	없음
폐/대장에 원인이 있는 요통 (모맥)	허리아래 움푹패인 요안부분 통증
신장/방광에 원인이 있는 요통 (석맥)	등 뒤 허리부분 신장 부위 통증 (신허요통)
대맥 요통 (현맥 인영4~5성)	배꼽을 중심으로 복부와 등을 한 바퀴 돌아서 아프다.
독맥 요통 (구맥인영4~5성)	척추 전체에 통증
양유맥 요통 (구삼맥 인영4~5성)	허리측면에 통증
양교맥 요통 (석맥 인영4~5성)	허리 옆 부분에 통증

2. 요통을 발생시키는 음식과의 상관관계는 다음과 같다.

구분		발병 원인 음식들/ 잘못된 식습관	자주 먹어야 할 음식 (생식처방)
간담에 원인이 있는 요통 (현맥이 급하다)		매운맛, 짠맛의 음식들/ 신맛을 적게 먹는 식습관	신맛의 음식들 목2+화+토+상화+표준
심/소장에 원인 있는 요통 (구맥이 급하다)		짠맛, 신맛의 음식들/ 쓴맛을 적게 먹는 식습관	쓴맛의 음식들 화2+토+금+상화+표준
심포장 삼초부에 원인 있는 요통 (구삼맥이 급하다)		단맛, 쓴맛의 음식들/ 떫은맛을 적게 먹는 식습관	떫은맛의 음식들 토+금+수+상화2+표준
폐/대장에 원인이 있는 요통 (모맥이 급하다)		쓴맛, 단맛의 음식들/ 매운맛을 적게 먹는 식습관	매운맛의 음식들 금2+수+목+상화+표준
신장/ 방광에 원인이 있는 요통 (석맥이 급하다)		단맛, 매운맛의 음식들/ 짠맛을 적게 먹는 식습관	짠맛의 음식들 수2+목+화+상화+표준
기경 팔맥 요통	대맥요통 (현맥 인영4~5성)	매운맛, 짠맛의 음식들/ 신맛을 적게 먹는 식습관	신맛의 음식들 목2+화+토+상화+표준
	독맥요통 (구맥 인영4~5성)	짠맛, 신맛의 음식들/ 쓴맛을 적게 먹는 식습관	쓴맛의 음식들 화2+토+금+상화+표준
	양유맥 요통 (구삼맥인영 4~5성)	단맛, 쓴맛의 음식들/ 떫은맛을 적게 먹는 식습관	떫은맛의 음식들 토+금+수+상화2+표준
	양교맥 요통 (석맥 인영4~5성)	단맛, 매운맛의 음식들/ 짠맛을 적게 먹는 식습관	짠맛의 음식들 수2+목+화+상화+표준

3. 요통이란?

1) 요통(Low back pain)이란, 허리 부위에서 다리까지 광범위하게 나타나는 통증을 말한다.

의학 보고서에 의하면 직장 생활하는 남성의 1/4은 1년 동안 한 번 이상 요통 경험을 갖고 있고, 그들 중 1/12은 직장 근무를 못하고 휴식을 취해야 할 정도다. 따라서 직장 남성의 60%는 요통을 경험하게 되며, 45세 이상의 연령층에서 심장질환과 류머티스 관절염 다음으로 요통 환자가 많은 것으로 보고되고 있다. 증상으로는 요통, 저림증상이 나타난다.

2) 발생 부위는 척추, 등, 허리 부분에 나타난다.

3) 다른 이름으로는 lumbago, 아래허리통증, 저배통, 허리통, 허리통증으로 불린다.

4) 서양의학적인 소견으로 요통에 대하여 알아본다.

① 요통 발생의 원인을 알아본다.

가) 긴장된 자세: 구부정한 자세는 요추의 정상적인 곡선을 사라지게 하여 평평한 허리가 되게 합니다. 오래 서 있으면 허리가 뒤로 젖혀지는 상태가 되어 허리 뒤쪽으로 통증이 유발된다.

나) 근력의 불균형: 허리와 복부근육의 불균형은 허리의 통증을 유발시킨다.

다) 근육경련(좌상이나 염좌): 주로 운동부족으로 허리 근력이 약하거나 피로가 지나칠 때 또는 갑작스럽게 무거운 부하를 감당하지 못할 때 발생한다. 이것은 척추에 가해지는 과도한 힘에 의해 불안정한 힘의 균형을 유지하려고 척추를 지지하는 인대와 근육이 늘어나거나 파열되어 생긴다.

라) 골다공증에 의한 척추 손상: 노화현상과 신체활동의 부족은 인체 내 뼈를 생성하는 반응이 느려져서 뼈의 무게를 정상적으로 유지하지 못하게 된다. 이러한 골다공증의 경우 척추는 다른 뼈와는 달리 부러지기보다는 눌려서 찌그러지는 경우가 많다. 이럴 경우 통증은 곧바로 일어나지 않고 몇 시간이 경과한 후에 심하게 나타나게 된다.

마) 척추질환을 가지고 있거나 생리통이나 골반 내에 염증이 있거나 스트레스, 긴장, 불안 등이 있을 때도 요통이 생길 수 있다.

② 요통의 증상에 대하여 알아본다.

요통은 심한 통증으로 움직이지 못하거나 심하게 움직이지 않으면 별 다른 이상 증상이 없는 경우 등 증상은 매우 다양하다. 그리고 요통이 나타난 원인에 따라 증상이 다르게 나타난다.

가) 허리가 아닌 다리에 저림이나 통증이 나타날 수 있다.

나) 체중감소나 발열 등 전신적인 증상이 나타날 수 있다.

③ 요통의 진단 방법에 대해 알아본다.

가) 환자의 병력

나) 엑스레이

다) 정밀검사-척추강내 조영술, 컴퓨터단층촬영, 자기공명영상(MRI)

라) 전기생리학적검사-근전도와 피부체성 감각 유발전위 등의 검사를 할 수 있다.

요통은 대부분 자연 치유고, 보존적 치료로 통증이 완화될 수 있으며, 요통환자 중 2% 정도만 수술적 치료를 필요로 한다.

보존적 치료로는 급성기에는 물리치료나 약물치료를 할 수 있으며, 만성요통일 경우에는 올바른 자세와 허리를 강화시키는 운동이 필요하다.

5) 동양의학적인 소견으로 요통에 대한 식이 처방을 설명한다.

① 간/담에 원인이 있는 요통

가) 음양/오행론적으로 설명한다.

- 현맥이 약하게 발현되며 다음과 같은 증상이 나타난다.

- 간장/담낭에 병이 있으면 모든 근육이 긴장한다. 고관절이 약해지면 고관절의 움직임이 부자유스러워진다.

허리를 구부정하게 앞으로 굽혀서 행동함으로써 요통이 발생한다. 즉 아침에 일어나 뻣뻣한 허리를 두드리는 등 운동을 하면서 얼마 동안 움직이면 허리가 부드러워지면서 긴장감이 풀려 통증이 가라앉는 요통을 의미한다.

허리를 두드리는 것은 근육에 따스함을 주는 행위다. 이런 증상을 전후굴신 불가요통이라고 표현하며 이런 증상은 간장/담낭의 기능이 허약하여 나타난다.

나) 음양론상으로 설명한다.

간/담에 원인이 있는 요통은 음의 병이다. 원인을 보면 양이 부족한 것이 원인이다. 양(陽)이라 하는 것은 체온이 낮은 상태(36.5℃～37.2℃) 즉 저체온이거나 높은 경우를 말한다. 발은 두한족열을 할 수 있는 즉 몸 안의 에너지를 발생시키는 발전소 같은 역할을 하는 곳인데 이곳에서 열이 발생하지 못하고 있는 것이 주원인이다.

분노가 과다 누적되면 혈액순환장애가 발생하면서 몸 안은 차가워진다. 이렇게 몸 안이 차가워지면 근육 중에서 비교적 튼튼한 장요근과 연계된 고관절부분에 혈액순환장애가 발생하면서 허리근육이 경직되는 현생이 발생하게 된다. 이런 현상이 허리를 굽혔다 폈다 하는데 불편함이 발생하는 허리통증으로 나타나게 되는 것이다.

또한 음양상으로 보면 상체 양과 하체 음이 상호순환 되어야 하나 양기가 부족하여 내려오지 못하면 음기가 오르지 못하고 정체되어 있는 상태가 되면 뇌수에 혈액순환 장애로 인해 신경계의 이상이 발생하여 요통 증상으로 나타나게 된다.

간 경락을 보면 발의 엄지발가락안쪽에서 시작하여 상체로 흐른다. 그러나 담낭 경락은 눈가의 동자료에서 시작하여 발 4지에서 머무른다. 이렇게 상하 오르고 내리는 간장과 담낭의 경락이 상호 부조화를 이룬 것이 근본적인 문제다.

두 번째는 강한 금형체질의 금기능 항진으로 인해 목기능이 약한 경우다.(금20+목20-) 또 다른 경우는 매운맛의 음식을 과식하여 목기능이 저하된 경우와 신맛의 부족으로 인한 목기능 저하가 원인이 된다.

다) 오행상으로 설명한다.

선천적으로는 금형체질 중에서 금기능의 항진으로 인해 목기능이 저하되면서 발생하는 간장/담낭에 원인이 있는 요통이다.

- 금기능이 너무 강하여 목기능을 억제(금극목)하여 발생하는 간장/담낭에 원인이 있는 요통이다. (금20+, 목20-)
- 후천적으로는 매운맛의 과식으로 목기능이 저하되어 간장 담낭의 기능에 원인이 있는 요통이 발생하게 된다.(금20+, 목20-)
- 수기능이 항진되어 수극화하면 화기능이 저하되어(수20+, 화20-) 화극금을 못하여 (화 20-, 금20+) 금기능이 강화하는 결과를 초래하여 결국에는 금극목을 강하게 만들어 목기능의 저하를 가져온 것이다.

정리하면 어떤 이유든 간에 간/담낭이 차가워지거나 기능이 저하되면 요통이 발생할 수 있다.

라) 식이 처방에 대하여 설명한다.
- 발병 원인 음식들: 매운맛, 짠맛의 음식들
  • 매운맛의 음식을 과식하면 간장, 담낭의 기능이 저하되면서 간장/담낭에 원인이 있는 요통이 발생하기 때문에 매운맛을 적게 먹어야 한다. (금20+, 목20-)
  • 짠맛의 음식을 과식하면 신장/ 방광 기능이 항진되어 수극화하면 심장/소장기

능이 저하되어 (수20+, 화20-) 화극금을 못하여 (화20-, 금20+) 폐/대장 기능을 보강하여 항진시키는 결과를 초래하여 결국에는 폐/대장의 기능이 항진되어 간/담낭 기능을 강하게 억제하여 간/담에 원인이 있는 요통이 발생하는 원인으로 작용하기에 적게 먹어야 한다.

- 잘못된 식습관: 신맛을 적게 먹는 식습관
- 자주 먹어야 할 음식: 신맛의 음식들

  신맛은 간장 담낭의 기능을 보강하는 효과를 가지기에 간/담에 원인이 있는 요통에 좋은 효과를 보게 된다.(목20+)
  - 신맛의 대표곡물인 팥을 가루로 내어 한 끼에 3~4숟가락을 1일 3회 먹으면서 주식-부식-후식을 모두 신맛으로 먹으면 쉽게 치료된다.

이때 쓴맛을 병행한다면 화기운이 화극금하여(화 20+,금20-) 목기운을 억제하는 금기운을 억제하여 더 빠른 시간 내에 목기운을 보강하는 효과를 가진다. 빠른 시간 내에 좋은 효과를 얻을 수 있다.

간/담에 원인이 있는 요통이 사라진 뒤에도 계속해서 신맛의 음식을 먹으면 목극토하여 비/위장 기능이 약해져(목20+,토20-) 비/위장 질환이 발생하게 되기 때문에 중단하고, 체질에 맞는 처방을 하여야 한다.

② 심/소장에 원인이 있는 요통

　가) 증상

　　- 구맥이 약하게 발현되며 다음과 같은 증상이 나타난다.
　　- 좌골신경통이라고 표현한다. 초기에는 엉덩이가 시리고 멍멍하다가 아프고, 그 다음에는 통증이 다리 아래쪽으로 내려가는 요통을 말한다. 이런 요통은 심장과 소장의 기능이 허약할 때 나타난다.

　나) 음양론상으로 설명한다.

심/소장에 원인이 있는 요통은 화기운이 약해서 발생한 질환이기에 양 중의 양의 병이다. 원인은 음(陰)에 있다. 즉 하체에 있다는 것이다. 음을 중심으로 원인을 찾아보면 음 중의 음에서 원인을 찾아야 한다. 즉 음 중의 음인 수와(신장) 연관이 있음을 알 수 있다. 물과 불의 부조화로 인하여 심/소장에 원인이 있는 요통이 발생한 것이다.

다) 오행상으로 설명한다.

선천적으로 수형체질 중에서 수기능의 항진으로 인해 화기능이 약해지면서 심/소장 원인이 있는 요통이 발생한다. 오행상으로 화로 분류한다.

후천적으로는 짠맛 음식의 과식으로 인하여 수극화하여(수20+화20-) 화기능이 약해 발생한다.

여기서 화와 연관이 있는 상극관계를 분석해보면 하나는 수극화요, 또 다른 하나는 화극금과의 관계다. 그런데 화기능의 저하되는 원인은 금극목보다 수극화가 우선하기에 수극화가 원인으로 작용되었다고 보는 것이 타당하다.

즉 수 기능의 항진으로 화기능이 저하되어 심/소장 원인이 있는 요통이 발생한 것이다.

정리하면 어떤 이유든 간에 심/소장이 차가워지거나 기능이 저하되면 요통이 발생할 수 있다.

라) 식이 처방에 대하여 설명한다.
- 발병 원인 음식들: 짠맛, 신맛의 음식들
· 짠맛의 음식을 먹지 말아야 하는 이유는 짠맛을 과식하게 되면 신장/ 방광 기능이 항진되어 심장/소장의 기능을 억제하기 때문이다. 이 결과 심장/소장과 연관이 있는 심/소장 원인이 있는 요통을 발생시키는 원인으로 작용하기 때문이다. (수20+,화20-)
· 신맛의 음식을 먹지 말아야 하는 이유는 목극토를 강하게 하면(목20+,토20-) 토극수를 하지 못하여 수기능이 항진되면서(토20-, 수20+) 수기능이 항진 되어 (20+) 화기능을 강하게 억제하기에(수극화로서 수20+ 화20-) 심/소장 원인이 있는 요통이 발생하게 되는 것이다. 그래서 신맛의 음식을 적게 먹어야 하는 것이다.
- 잘못된 식습관: 쓴맛을 적게 먹는 식습관
- 자주 먹어야 할 음식: 쓴맛의 음식들

화기능이 저하되어 발생한 심/소장 원인이 있는 요통은 화기능을 보강하면 좋은 효과를 볼 수 있다. 쓴맛이 강한 곡물인 생으로 수수쌀을 가루로 내어 1일 3회 한 끼에 3~4순가락을 먹고, 주식-부식-후식을 모두 쓴맛의 음식들로 먹는다면 약 2주~3주 정도 경과하면 좋은 효과를 얻을 수 있다.

이때 단맛을 병행해서 먹으면 토극수하여(토20+, 수20-) 화기운을 억누르는 수기운을 억제하여 더 빠른 시간 내에 화기운을 보강하는 효과를 가진다. 빠른 시간 내에 좋은 결과를 얻을 수 있다.

심/소장 원인이 있는 요통이 사라진 후에도 쓴맛을 과식하면 화극금하여 (화20+, 금20-) 폐/대장 질환이 발생하기에 체질 처방을 해야 한다.

③ 심포/삼초에 원인이 있는 요통
　가) 증상
　　- 구삼맥이 약하게 발현되며 다음과 같은 증상이 나타난다.
　　- 허리 하단 부위에 넓게 통증이 있으며 등 윗부분이 무겁게 짓눌리는 듯한 증상이 나타난다. 심포/ 삼초(면역력) 기능이 약한 증상이 나타난다.
　나) 음양론상으로 설명한다.
심포/삼초에 원인이 있는 요통의 원인은 음에 있다. 즉 목, 화, 토, 금, 수에서 그 원인을 찾아야 한다. 이런 심포/삼초에 원인이 있는 요통이 있는 사람들은 온몸이 경직되어 가동률이 떨어진다. 전신이 모두 차가워지고 순환 장애가 발생하면서 육체적인 음 부분의 순환장애가 발생한다. 즉 저체온증이 나타나는 것이 특징이다.

즉 열을 발생하는 기본부분인 발이 차가워지면 체온이 낮아지면서 면역력역시 저하된다.

즉 몸이 차가워지면 양기가 내려와야 음기가 상승하는 순환 장애가 발생하여 우리 몸에서 양기가 가장 많이 모여 있는 부분인 뇌 부분에 스트레스 과다 누적으로 인한 순환장애가 발생하게 된다.

왜냐하면 양기가 주간에는 몸의 양 부분에서 활동을 하고, 밤이 되면 발목을 통해 몸 안으로 들어가서 밤을 지내기에, 주간에는 상체 양 부분인 머리에 이상이 발생하게 된다.

음이 주관하는 뼈는 음 중의 음이요, 머리는 양 중의 양이기에 서로 음양의 조화와 균형이 맞지 않을 때 나타나는 요통이다.

다) 오행상으로 설명한다.
오생상 상생상극 관계가 조화와 균형이 모두 부조화를 이룰 때 나타나는 증상이다. 어느 한 장부의 기능 저하가 아니라 상극관계에 있어서 주로 목-화-토-금-수의 기능 저하로 인해 발생하는 증상이라 할 수 있다.

즉 목극토, 토극수, 수극화, 화극금, 금극목의 관계에서 서로 조화와 균형이 깨졌거나 때로는 역극관계가 발생하기 때문에 나타나는 현상이다.

심포장 삼초부는 우리 몸의 상초-중초-하초를 주관하면서 체온에 관여하기에 체온이 저하되면 기와 혈이 막히면서 심포/삼초에 원인이 있는 요통이 발생하게 된다.

수기능이 저하되면 적혈구의 생산기능이 저하되어 혈액순환 장애가 발생하면서 저체온증이 발생하기 때문이다.

정리하면 어떤 이유든 간에 심포/삼초가 차가워지거나 기능이 저하되면 요통이 발생할 수 있다. 가장 크게 작용하는 원인은 스트레스의 과다 누적이다.

라) 식이 처방에 대하여 설명한다.
- 발병 원인 음식들: 단맛, 매운맛의 음식들
• 단맛을 적게 먹어야 하는 이유는 단맛을 과식하면 스트레스를 받아들이는 신장 기능을 저하시켜(토극수) 기혈의 순환 장애발생의 원인으로 작용하기에 단맛을 적게 먹어야 한다.(토20+, 수20-)
• 매운맛을 적게 먹어야 하는 이유는 매운맛을 과식하면 스트레스를 저장하는 간 기능의 저하를 가져와 (금20+, 목20-) 결국에는 목극토를 못하여(목20-, 토20+) 토극수를 강하게 만드는 결과(토20+, 수20-)를 초래하게 된다. 이 결과 면역력이 저하되어 심포/삼초에 원인이 있는 요통을 유발하기 때문이다.
- 잘못된 식습관: 떫은맛을 적게 먹는 식습관
- 자주 먹어야 할 음식: 떫은맛의 음식들
떫은맛을 먹는 이유는 막혔던 상초-중초-하초의 순환을 위한 보강이다. 음식의 맛인 신맛, 쓴맛, 단맛, 매운맛, 짠맛의 혼합된 떫은맛을 먹는 이유다. 골고루 영양을 공급하여 오장육부의 기능을 보강해야 하기 때문이다. 단일 음식으로 보강을 하다 보면 역시 다른 극관계 장부의 불균형만 초래하기 때문이다.
• 떫은맛의 곡물인 생옥수수를 가루로 내어 1일 3회 3~4순가락을 생으로 먹고, 주식(옥수수가루)-부식(콩나물/양배추)-후식을 떫은맛으로 먹으면 좋다. 단시간 내에 좋은 효과를 얻을 수 있다.

심포/삼초에 원인이 있는 요통이 사라진 뒤에는 체질에 관한 처방을 하여 한다.

④ 비/위장에 원인이 있는 요통은 없다.

⑤ 폐/대장에 원인이 있는 요통
　가) 증상
　　- 모맥이 약하게 발현되며 다음과 같은 증상이 나타난다.
　　- 허리 약간 아래쪽에 요안이라고 하는 움푹파인 곳이 양쪽에 있는데 그곳에 통증이 나타난다. 또한 폐/대장의 기능이 약한 증상들이 나타난다.
　나) 음양론상으로 설명한다.

폐/대에 원인이 있는 요통은 양의 병이다. 원인을 음에서 찾아야 한다. 요통을 가지고 있는 사람들은 손목이 차갑고, 어깨도 무거워 한다. 또한 발목 역시 차갑다는 것이다. 즉 수족 냉증을 같이 겪고 있다. 음의 대표격인 수기능의 저하를 주원인으로 볼 수 있다.

체내에 산소량이 부족할 때 나타나는 질환으로서 체내에 산소를 공급하는 기관은 폐가 주관하는 코와 피부 호흡이 있고 혈액속의 적혈구가 산소에 관여한다. 그래서 폐질환이 있을 때는 반드시 신장 기능의 저하가 발생하게 된다. 즉 무형적인 양의 산소부족과 유형적인 음의 혈액속의 산소량의 부족으로 인해 발생하는 요통이라 보면 된다.

　다) 오행상으로 설명한다.

선천적으로 화형체질인 사람이 화기능이 항진되면서 금기운을 억누르면 나타날 수 있는 질환이다.(금20-)

후천적으로 쓴맛을 과식하여 금기운을 약하게 만들면 폐/대장에 원인이 있는 요통이 발생한다. 주원인은 화극금이 강해서 나타나는 이유다.(화20+, 금20-) 또한 수기능이 저하되면 수극화 할 때 화기능이 강화되면서 (수20-, 화20+) 화극금을 강하게 하여 오행상 폐/대장과 연관이 있는 폐/대장에 원인이 있는 요통이 발생한 것이다.(화20+금20-)

신장 경락은 음경락으로 발 용천혈에서 시작하여 앞가슴 유부혈에서 마친다. 그러나 신장 기능이 저하되면 음기운이 상승하면서 신장의 음기운은 욱중에서 폐경락으로 분지(갈라짐)한다. 그래서 신장의 찬기운이 폐기능을 저하시키는 원인으로 작용하기 때문에 신장기능이 저하되면 역시 폐/대장에 원인이 있는 요통이 발생하는 원인으로 작용하기도 한다.

정리하면 어떤 이유든 간에 폐/대장이 차가워지거나 기능이 저하되면 요통이 발생할 수 있다.

라) 식이 처방에 대하여 설명한다.
- 발병 원인 음식들: 쓴맛, 단맛의 음식들
- 쓴맛을 적게 먹어야 할 이유는 쓴맛이 과하면 폐/대장을 약하게 만들기 때문이다.(화20+,금20-)
- 단맛을 적게 먹어야 할 이유는 토극수로 인해 수기능이 약해지면서(토20+, 수20-) 수극화를 하지 못해 (수20-, 화20+)화의 항진으로 인해 수기능이 약해져 (화 20+, 금20-) 폐/대에 원인이 있는 요통이 발생하는 원인으로 작용되기 때문이다.
- 잘못된 식습관: 매운맛을 적게 먹는 식습관
- 자주 먹어야 할 음식: 매운맛의 음식들

매운맛을 먹어야 하는 이유는 매운맛이 폐/대장 기능을 보강하기 때문이다. (금20+) 매운맛의 대표곡물인 생현미를 가루로 내어 1일3회 한번에 3~4숟가락을 먹고 주식-부식(카레, 마늘, 고추장, 고춧가루)-후식(생강차)을 매운맛으로 먹으면 단시간에 좋은 효과를 얻는다.

병행해서 짠맛의 음식을 먹으면 수극화하여(수20+, 화20-) 화기운을 억제하면서, 동시에 화극금을 하지 못하도록 (화20-,금20+)하여 금기운을 보강하는 결과를 얻어 폐/대에 원인이 있는 요통이 치료된다. 짧은 시간 내에 좋은 효과를 얻을 수 있다.

폐/대장에 원인이 있는 요통이 좋아진 후에도 매운맛을 과식하면 금극목하여 (금20+목20-) 간장/담낭 질환이 발생하기 때문에 체질처방을 해야 한다.

⑥ 신장/방광에 원인이 있는 요통
가) 증상
- 석맥이 약하게 발현되며 다음과 같은 증상이 나타난다.
- 신허요통이 나타난다. 허리 중앙의 약간 잘록한 부분에 통증이 나타난다. 신장 방광의 기능이 약할 때 증상이 나타난다.
나) 음양론상으로 설명한다.

신/방에 원인이 있는 요통은 음의 병이다. 원인을 양에서 찾아야 한다. 즉 스트레스가 누적되면 신/방에 원인이 있는 요통이 발생한다. 양기의 부족으로 인해 음양의 순환장애가 발생하기 때문이다.

양기는 주간에는 피부 외부에서 순환을 하다가 밤이 되면 발목을 통하여 들어가서 몸 안에서 활동을 하고 새벽이 되면 눈으로 나오기에 눈이 떠지는 것이다. 그런데 이런 활동이 잘 이루어지지 않고 있다는 것이다.

신장/방광에 원인이 있는 요통을 가지고 있는 사람들 대개 불면증을 가지고 있거나 얼굴이 검은색을 띈다. 불면증을 가지고 있다는 것은 양기가 부족하다는 증거다. 얼굴이 검은 색을 나타내는 것은 신장 기능 저하 시에 나타나는 증상이고, 척추와 연관이 있는 질환시도 허리에 통증이 나타난다. 또한 신장에 결석이 생길 때도 요통이 생긴다. 신장에 결석이 생기는 것은 음의 병이다. 그러면 신장결석이 왜 생기는가하는 이유를 알아보면 오랫동안 스트레스 누적으로 인한 혈액순환장애의 결과물이 신장 결석이기 때문이다. 그래서 증상은 음으로 나타나지만 원인은 양에 있다는 이론이다.

다) 오행상으로 설명한다.

선천적으로 토형체질이 토기능의 항진으로 인하여 수기능이 저하돼도 신장/방광에 원인이 있는 요통이 나타난다.(토20+ 수20-)

후천적으로는 단맛의 음식을 과식하여 토기능이 항진하면서 이로 인해 수기능 저하(20-)로 신장/방광에 원인이 있는 요통이다.

원인은 토극수가 강해서 나타나는 이유다.(토20+, 수20-) 또한 목기능이 저하되면 토기능이 강화되면서 (목20-, 토20+) 토극수를 강하게 하여 (토20+수20-) 오행상 신/방에 원인이 있는 요통이 발생한 것이다.

정리하면 어떤 이유든 간에 신장/방광이 차가워지거나 기능이 저하되면 요통이 발생할 수 있다.

라) 식이 처방에 대하여 설명한다.
- 발병 원인 음식들: 단맛, 매운맛의 음식들
  • 단맛을 적게 먹어야 하는 이유는 단맛을 과식하면 토극수하여 수기능의 저하가(토20+, 수20-) 발생하여 신장/방광에 원인이 있는 요통을 발생시킨다.

· 매운맛을 적게 먹어야 하는 이유는 매운맛을 과식하면 스트레스를 저장하는 간 기능의 저하를 가져와 (금20+, 목20-) 결국에는 목극토를 못하여(목20-, 토20+) 토극수를 강하게 만드는 결과(토20+, 수20-)를 초래하게 된다. 이 결과 수기능의 저하로 이어져 신장/방광에 원인이 있는 요통이 발생하게 된다.
- 잘못된 식습관: 짠맛을 적게 먹는 식습관
- 자주 먹어야 할 음식: 짠맛의 음식들

짠맛을 먹는 이유는 약해진 짠맛이 신장/방광 기능을 보강하기 때문이다. (수20+) 짠맛의 대표곡물인 생 검은콩(살짝 비림)을 먹는 것이 좋고, 속이 불편하면 함초+죽염소금이나 다시마를 주식으로 해도 좋다. 주식-부식-후식을 모두 짠맛의 음식으로 먹으면 짧은 시간 내에 신장/방광에 원인이 있는 요통의 불편함이 사라질 것이다.

병행해서 신맛의 음식을 먹으면 목극토하여(목20+, 토20-) 토기운을 억제하면서, 동시에 강하게 토극수를 하지 못하도록 (토20-,수20+)하여 수기운을 보강하는 결과를 얻어 신장/방광에 원인이 있는 요통이 치료된다. 짧은 시간 내에 좋은 효과를 얻을 수 있다.

신맛을 잘못 이해하여 약국에서 구입하는 비타민-C(신맛은 인공적으로 만든 아스콜부산이다. 천연 비타민-C는 아무 맛도 안 난다.)먹으라는 것이 아니다. 자연의 먹을거리들에서 음식을 통해서 보충하라는 의미다. 시중에서 구입하는 비타민-C는 장시간 복용을 하면 위궤양같은 위장 질환(목극토가 강하고)이나 아토피(금극목을 못하고)가 발생하며 신장 결석이 발생하는 원인이 되기 때문이다.

신장/방광에 원인이 있는 요통이 좋아진 후에도 짠맛을 과식하면 수극화하여 (수20+화20-) 심장/소장 질환이 발생하기 때문에 체질처방을 해야 한다.

⑦ 대맥요통
가) 증상
- 현맥이 약하게 발현되며 인영 4~5성이 촉지되고, 다음과 같은 증상이 나타난다.
- 배꼽을 중심으로 하복부와 등을 한 바퀴 돌아서 아픈 것이 특징적 증상이고 간장, 담낭이 허약할 때 증상이 나타난다.
나) 발병 원인을 음양/오행상으로 설명한다.

목기능이 약한 상태로 3~5년을 경과하여 나타난 요통이다.

※ 정경의 병인 간장/담낭의 원인이 있는 요통을 참고한다.

　　다) 식이 처방에 대하여 설명한다.

　　　- 잘못된 식습관: 오랫동안 신맛을 적게 먹거나 매운맛을 과식하는 식습관

　　　- 자주 먹어야 할 음식: 신맛의 음식들

　　　· 붉은빛의 팥을 섭취하라.

　　　　신맛은 간장 담낭의 기능을 보강하는 효과를 가지기에 간/담에 원인이 있는 요통에 좋은 효과를 보게 된다.(목20+)

　　　· 신맛의 대표곡물인 생팥을 가루로 내어 한 끼에 3~4순가락을 1일 3회 먹으면서 주식-부식-후식을 모두 신맛으로 먹으면 쉽게 치료된다.

이때 쓴맛을 병행한다면 화기운이 화극금하여(화 20+,금20-) 목기운을 억제하는 금기운을 억제하여 더 빠른 시간 내에 목기운을 보강하는 효과를 가진다. 빠른 시간 내에 좋은 효과를 얻을 수 있다.

간/담에 원인이 있는 요통이 사라진 뒤에도 계속해서 신맛의 음식을 먹으면 목극토하여 비/위장 기능이 약해져(목20+,토20-) 비/위장 질환이 발생하게 되기 때문에 중단하고, 체질에 맞는 처방을 하여야 한다.

　⑧ 독맥요통

　　가) 증상

　　　- 구맥이 약하게 발현되며 인영 4~5성이 촉지되고, 다음과 같은 증상이 나타난다.

　　　- 척추 전체에 통증이 있으며 심장, 소장이 허약할 때 증상이 나타난다.

　　　- 그리고 생각과 행동을 반대로 하는 등의 성격의 변화가 나타난다.

　　나) 발병 원인을 음양/오행상으로 설명한다.

화기능이 약한 상태로 3~5년을 경과하여 나타난 요통이다.

※ 정경의 병인 심장/소장의 원인이 있는 요통을 참고한다.

다) 식이 처방에 대하여 설명한다.
- 잘못된 식습관: 오랫동안 쓴맛을 적게 먹거나 너무 짜게 먹는 식습관
- 자주 먹어야 할 음식: 쓴맛의 음식들
· 쓴맛의 수수쌀을 섭취하라.

화기능이 저하되어 발생한 심/소장 원인이 있는 요통은 화기능을 보강하면 좋은 효과를 볼 수 있다. 쓴맛이 강한 곡물인 생수수쌀을 가루로 내어 생으로 1일 3회 한 끼에 3~4순가락을 먹고, 주식-부식-후식을 모두 쓴맛의 음식들로 먹는다면 약 2주~3주 정도 경과하면 좋은 효과를 얻을 수 있다.

이때 단맛을 병행해서 먹으면 토극수하여(토20+, 수20-) 화기운을 억누르는 수기운을 억제하여 더 빠른 시간 내에 화기운을 보강하는 효과를 가진다. 빠른 시간 내에 좋은 결과를 얻을 수 있다.

심/소장 원인이 있는 요통이 사라진 후에도 쓴맛을 과식하면 화극금하여 (화20+, 금20-) 폐/대장 질환이 발생하기에 체질 처방을 해야 한다.

⑨ 양교맥 요통
가) 증상
- 석맥이 약하게 발현되며 인영 4~5성이 촉지되고, 다음과 같은 증상이 나타난다.
- 허리 옆부분에 통증이 있으며 신장, 방광이 허약할 때 증상이 나타난다. 이때는 인영의 맥이 4~5배 확장되어 있기 때문에 성격에도 변화가 나타난다. 안 되는 것은 것이 된다고 하고 되는 것은 안 된다고 하는 이율배반적인 성격이 동시에 나타난다.
나) 발병 원인을 음양/오행상으로 설명한다.
수기능이 약한 상태로 3~5년을 경과하여 나타난 요통이다.
※ 정경의 병인 신장/ 방광의 원인이 있는 요통을 참고한다.
다) 식이 처방에 대하여 설명한다.
- 잘못된 식습관: 오랫동안 싱겁게 먹거나 단맛을 과식하는 식습관
- 자주 먹어야 할 음식: 짠맛의 음식들

· 짠맛의 음식이나 쥐눈이콩을 섭취하라.

짠맛을 먹는 이유는 약해진 짠맛이 신장/방광 기능을 보강하기 때문이다. (수20+) 짠맛의 대표곡물인 생 검은콩(살짝 비림)을 먹는 것이 좋고, 속이 불편하면 함초+죽염소금이나 다시마를 주식으로 해도 좋다. 주식-부식-후식을 모두 짠맛의 음식으로 먹으면 짧은 시간 내에 신장/방광에 원인이 있는 요통의 불편함이 사라질 것이다.

병행해서 신맛의 음식을 먹으면 목극토하여(목20+, 토20-) 토기운을 억제하면서, 동시에 강하게 토극수를 하지 못하도록 (토20-,수20+)하여 수기운을 보강하는 결과를 얻어 신장/방광에 원인이 있는 요통이 치료된다. 짧은 시간 내에 좋은 효과를 얻을 수 있다.

신장/방광에 원인이 있는 요통이 좋아진 후에도 짠맛을 과식하면 수극화하여 (수20+화20-) 심장/소장 질환이 발생하기 때문에 체질처방을 해야 한다.

⑩ 양유맥 요통
　가) 증상
　　- 구삼맥이 약하게 발현되며 인영 4~5성이 촉지되고, 다음과 같은 증상이 나타난다.
　　- 허리 측면에 통증이 있으며 심포장, 삼초부가 허약할 때 증상이 나타난다. 성격에도 변화가 일어나 추운 것을 덥게 느끼고 더운 것을 춥게 느끼거나, 즐거운 것을 슬프게 느끼고 슬픈 것을 즐겁게 느끼는 등의 감정적 이상 현상도 함께 나타난다.
　나) 발병 원인을 음양/오행상으로 설명한다.
　　면역력(상화)기능이 약한 상태로 3~5년을 경과하여 나타난 요통이다.
　　※ 정경의 병인 심포장 삼초부의 원인이 있는 요통을 참고한다.
　다) 식이 처방에 대하여 설명한다.
　　- 잘못된 식습관: 오랫동안 떫은맛을 적게 먹거나 편식하는 식습관
　　- 자주 먹어야 할 음식: 떫은맛의 음식들
　　· 떫은맛의 음식을 섭취하고 노란옥수수를 섭취하다.
떫은맛의 음식을 먹는 이유는 막혔던 상초-중초-하초의 순환을 위한 보강이다. 음식의 맛으

로 보면 신맛, 쓴맛, 단맛, 매운맛, 짠맛의 혼합된 떫은맛을 먹는 이유다. 골고루 영양을 공급하여 오장육부의 기능을 보강해야 하기 때문이다. 단일 음식으로 보강을 하다 보면 역시 다른 극관계 장부의 불균형만 초래하기 때문이다.

- 떫은맛의 곡물인 노란옥수수를 생으로 가루로 내어 1일 3회 3~4숟가락을 먹고, 주식(옥수수가루)-부식(콩나물/양배추)-후식을 떫은맛으로 먹으면 좋다. 단시간 내에 좋은 효과를 얻을 수 있다.

심포/삼초에 원인이 있는 요통이 사라진 뒤에는 체질에 관한 처방을 하여야 한다.

68교시
두통에 대한 식이 처방

두통(頭痛)은 병이 아니라 증상이다. 그러나 서양의학적으로는 통증만을 해소시키는 치료의 중점을 둔다. 근본적인 원인을 제거해야함에도 증상만 해소시킴으로써 만성적인 두통으로 고생하는 사람들이 점차 증가하고 있다.

1. 서양의학적인 소견으로 두통에 대하여 알아본다.

1) 두통이란?

① 두통(Headache)은 증상명이자 질환명이다. 전체 인구의 90% 이상은 두통을 경험한다고 하며, 두통으로 인한 고통은 비일비재하다. 특정 질병에 의한 두통을 이차성 두통이라고 하며 특별한 원인을 찾지 못하는 두통을 일차성 두통이라고 한다. 증상은 눈이 무거운 느낌, 뇌압 상승 증상, 박동성 통증이 발생한다.

두통 자체가 질병일 수도 있으나 특정 질병에 의한 증상일 수도 있으므로 이에 따른 진단과 치료를 받아야 한다.

② 관련 질병으로는 울혈성 심부전, 악성 뇌종양, 양성 뇌종양, 뇌동맥류, 뇌혈관 기형, 자발성 두개강 내 출혈, 수두증, 인슐린 의존성 당뇨병, 인슐린 비의존성 당뇨병, 범혈구 감소증, 생식선 및 생식 세포의 신생물, 사시, 고혈압, 부비동염, 처그 스트라우스 증후군, 봉와직염, 근단주위 농양, 턱관절 장애, 뇌하수체 종양, 저혈당증, 바이러스성 뇌수막염, 급성 신우신염, 지역사회성 폐렴, 말라리아, 쯔쯔가무시병, 골수로성 빈혈, 미세혈관병성 용혈성 빈혈, 감기, 다태아, 임신중독증, 전이성 신장암, 감염성 홍반, 수족구병, 렙토스피라증, 광견병, 풍진, 수두, 효모균증, 대장균 감염, 인플루엔자, 원충성 질환, 방선균증, 브루셀라증, 리스테리아, 라임병, 신종플루, 스파르가눔증, 결핵성 수막염, 새집증후군, 골수염, 악성신경교종, 수막종, 편두통, 근육 긴장성 두통, 자간 전증, 외상성 경막

하 출혈, 지주막하출혈, 원발성 월경곤란, 희발월경, 배란통, 월경전 증후군, 급성 B형 간염, 급성 C형 간염, 심내막염, 저혈압, 심낭염, 신증후성 출혈열, 미세변화신증후군, 난시, 근시, 노안, 갈색세포종, 말단비대증, 보툴리즘 중독, 단독, 고나트륨혈증, 저나트륨혈증, 호흡성 산증, 독성 쇼크 증후군, 대사성 산증, 일산화탄소중독, 고산병, 이하선염, 원발성 중추신경계 림프종, 턱관절 탈구, 일본뇌염, 뇌염, 뎅기열, 넬슨 증후군 등 약 90여 종의 질환과 연관되어 있다.

③ 신경계 질환으로서 발생 부위는 머리(두개, 두피, 뺨, 턱)에 나타난다.

2) 두통 발생의 원인을 알아본다.

두통은 수많은 원인이 있고, 이 중 뇌종양, 뇌혈관질환, 뇌염, 뇌막염 등 뇌질환은 그 원인 중 일부다. 두통의 가장 흔한 원인은 감기처럼 열이 있는 경우나 정신적 스트레스를 많이 받을 때 나타나는 긴장성두통(때로는 신경성 두통이라고도 함.)이다. 그러나 두통은 감기 등 아주 경미한 질환에서부터 뇌염, 뇌막염, 뇌종양 등 매우 위중한 병에 이르기까지 그 기질적 원인이 너무나 다양하다.

3) 두통의 증상을 알아본다.

두통은 원인에 따라 양상이 조금씩 다르며 머리 통증 이외 부가적인 증상이 동반될 수 있다. 뇌막염이나 뇌염의 경우는 열이 나거나 구토 등의 증상이 동반되면서 두통이 지속적인 경향이 있다. 뇌종양의 경우는 두통 이외에도 구토 등의 증세가 있을 수 있는데 이렇게 구토 등의 증상이 지속되는 경우에는 뇌 안에 기질적인 문제가 있을 가능성이 높아 주의해야 한다.

4) 두통 진단 방법에 대해 알아본다.

증상만으로 이차성 두통 여부를 알기 어려우므로 자세한 병력과 정확한 진찰로 이차성 두통의 가능성을 검토하고 조금이라도 뇌질환이 의심되면 CT나 MRI 등 적절한 검사가 필수적이다. 일반적으로 뇌출혈을 제외한 두통의 원인 검사로 MRI를 시행한다. 그밖에 뇌막염, 지주막하출혈 등의 진단을 위해 뇌척수액 검사나 뇌혈관검사를 시행한다.

5) 두통 치료 방법에 대해 알아본다.

원인에 따라 치료는 달라진다. 일차성 두통인 긴장성 두통은 약을 사용하거나 정신 치료,

바이오피드백, 이완 요법 등을 이용하여 치료한다.

일차성 두통인 편두통의 경우에는 안정된 분위기에서 푹 자게 해 주어야 하면 방은 어둡게 하고 잠들게 해 주면 증세가 좋아지며 초콜릿이나 땅콩은 두통을 심하게 하므로 먹어서는 안 된다.

이차성 두통의 경우는 원인을 치료하는 것이 우선이며 뇌막염, 뇌출혈, 뇌종양, 납중독이 의심되면 당장 병원에 가서 조속한 치료를 해야 한다. 코를 많이 흘리거나 코피가 자주 나는 아이라면 축농증을 의심해 축농증 검사를 받아야 하며, 책을 보거나 텔레비전을 볼 때 가까이서 혹은 눈을 찡그리면서 보면 눈의 질환을 의심해 시력검사를 받아야 한다.

6) 두통 시 주의사항을 알아본다.

특히 구토 증세가 있다거나 하면 주의를 기울여야 한다.

의식이 떨어지거나, 보는 것에 문제가 생기거나, 감각에 이상이 있거나, 열이 있거나, 마비 혹은 힘이 떨어지거나 하면 즉시 병원을 찾아야 한다.

2. 동양의학적인 소견으로 두통의 원인을 알아보고 식이요법으로 치유하는 방법에 대하여 알아본다.

1) 요통별로 나타나는 증상은 다음과 같다.

구분	증상
간/담에 원인이 있는 두통 (현맥-인영 -大)	편두통 (머리 측면에 두통)
비/위장에 원인이 있는 두통 (홍맥-인영 -大)	전두통 (앞이마에 통증)
심포장 삼초부에 원인 있는 두통 (구삼맥-인영 -大)	미릉골통 (관자놀이에 통증)
심/소장과 폐/대장으로 인한 두통	없음
머리로 공급되는 혈액량 부족 시 두통	두무냉통
신장 방광에 원인이 있는 두통 (석맥-인영/촌구-大)	후두통과 정수리통증 -뒷목이 위로 치미는 듯한 통증(인영-大) -머리의 상단중앙에 열이 확확 오르는 통증(촌구-大)
대맥 두통 (현맥 인영4~5성)	머리전체가 깨질 듯한 통증 위로 뻗치는 통증
독맥 두통 (구맥 인영4~5성)	골이 쪼개지는 듯한 통증
양유맥 두통 (구삼맥 인영4~5성)	머리에 전기가 짝짝 뻗치는 두통
양교맥 두통 (석맥 인영4~5성)	골속이 아프다는 통증

2) 두통을 발생시키는 음식과의 상관관계는 다음과 같다.

구분		발병 원인 음식들/ 잘못된 식습관	자주 먹어야 할 음식 (생식처방)
간담에 원인이 있는 두통 (현맥-인영 -大)		매운맛, 짠맛의 음식들/ 신맛을 적게 먹는 식습관	신맛의 음식들 목2+화+토+상화+표준
비/위장에 원인이 있는 두통 (홍맥-인영 -大)		신맛, 쓴맛의 음식들/ 단맛을 적게 먹는 식습관	단맛의 음식들 토2+금+수+상화+표준
심포장 삼초부에 원인이 있는 두통 (구삼맥-인영 -大)		단맛, 쓴맛의 음식들/ 떫은맛을 적게 먹는 식습관	떫은맛의 음식들 토+금+수+상화2+표준
심/소장, 폐/대장에 원인이 있는 두통은 없다		-	-
머리로 공급되는 혈액량이 부족한 두통		머리를 차게 하는 생활습관	매운맛/짠맛의 음식들 금+수2+목+상화+표준
신장/ 방광에 원인이 있는 두통 (석맥-인영/촌구-大)		단맛, 매운맛의 음식들/ 짠맛을 적게 먹는 식습관	짠맛의 음식들 수2+목+화+상화+표준
기경 팔맥 요통	대맥두통 (현맥 인영4~5성)	매운맛, 짠맛의 음식들/ 신맛을 적게 먹는 식습관	신맛의 음식들 목2+화+토+상화+표준
	독맥 두통 (구맥 인영 4~5성)	짠맛, 신맛의 음식들/ 쓴맛을 적게 먹는 식습관	쓴맛의 음식들 화2+토+금+상화+표준
	양유맥 두통 (구삼맥 인영 4~5성)	단맛, 쓴맛의 음식들/ 떫은맛을 적게 먹는 식습관	떫은맛의 음식들 토+금+수+상화2+표준
	양교맥 두통 (석맥 인영 4~5성)	단맛, 매운맛의 음식들/ 짠맛을 적게 먹는 식습관	짠맛의 음식들 수2+목+화+상화+표준

3) 동양의학적으로 본 두통에 대한 식이 처방을 설명한다.

두통은 서양의학적으로 보면 병이라 하겠지만 동양의학적으로 보면 오장육부의 조화와 균형이 깨진 경우 나타나는 증상으로 보는 것이 타당하다 하겠다.

① 간/담에 원인이 있는 두통(편두통)

　가) 증상

　　- 현맥이 약하게 발현되며 인영이 크게 촉지되며, 다음과 같은 증상이 나타난다.

　　- 머리 측면에 두통이 나타나는 증상을 말하며 그 원인은 담경맥이 머리의 측면을 통과하기 때문이다. 또한 간장/담낭의 기능이 허약하여 나타나는 증상들이 함께 나타난다.

　나) 발병 원인을 음양/오행상으로 설명한다.

　　- 음양론상으로 설명한다.

담낭에 원인이 있는 두통은 양의 병이다. 원인을 보면 음이 부족한 것이 원인이다. 음이라 하는 것은 음장부인 간장과 양장부인 담낭과의 부조화가 우선적인 원인이다. 즉 스트레스를 받으면 근육과 연관이 있는 간장의 기능이 저하되면서 혈관근육도 수축되면서 혈액순환장애로 인해 저체온이나 수분 과잉현상이 나타나면서 머리 부분에 수많이 분포되어 있는 담낭 경혈들 사이에 기와 혈이 잘 흐르지 않으면서 편두통이 발생하는 것이다. 이중에 발은 저체온이나 수분과잉을 해소 할 수 있는 경제적인 신체부분이다. 두한족열을 할 수 있는 즉 몸 안의 에너지를 발생시키는 발전소 같은 역할을 하는 곳인데 이곳에서 열이 발생하지 못하고 있는 것이 주원인이다.

또한 음양상으로 보면 상체 양과 하체 음이 상호순환 되어야 하나 양기가 부족하여 내려오지 못하면 음기가 오르지 못하고 정체되어 있는 상태가 되면 뇌수에 혈액순환 장애로 인해 신경계의 이상이 발생하여 두통 증상으로 나타나게 된다.

간경락을 보면 발의 엄지발가락안쪽에서 시작하여 상체로 흐른다. 그러나 담낭 경락은 눈가의 동자료에서 시작하여 발 4지에서 머무른다. 이렇게 상하 오르고 내리는 간장과 담낭의 경락이 상호 부조화를 이룬 것이 근본적인 문제다.

두 번째는 강한 금형체질의 금기능 항진으로 인해 목기능이 약한 경우다.(금20+목20-) 또 다른 경우는 매운맛의 음식을 과식하여 목기능이 저하된 경우와 신맛의 부족으로 인한 목기능 저하가 원인이 된다.(목20-)

　　- 오행상으로 설명한다.

선천적으로는 금형체질 중에서 금기능의 항진으로 인해 목기능이 저하되면서 발생하는 간장/담낭에 원인이 있는 두통으로서 편두통이라 부른다. 근육을 주관하며 혈관근육을 관여하는 간 기능이 저하되면서 혈관이 좁아지면서 혈액순환 장애로 인해 발생하는 두통중의 하나가 편두통이다.

- 금기능이 너무 강하여 목기능을 억제하여 발생하는 간장/담낭에 원인이 있는 두통이다. (금20+, 목20-)
- 후천적으로는 매운맛의 과식으로 금기능이 항진되면서 금극목하여 목기능이 저하되어 간장/담낭의 기능에 원인이 있는 두통이 발생하게 된다.(금20+, 목20-)
- 수기능이 항진되어 수극화하면 화기능이 저하되어(수20+, 화20-) 화극금을 못하여 (화20-, 금20+) 금기능이 강화하는 결과를 초래하여 결국에는 금극목을 강하게 만들어 목기능의 저하를 가져온 것이다.

정리하면 어떤 이유든 간에 간/담낭이 차가워지거나 기능이 저하되면 편두통이 발생할 수 있다.

다) 식이 처방에 대하여 설명한다.
- 발병 원인 음식들: 매운맛, 짠맛의 음식들
- 매운맛의 음식을 과식하면 간장, 담낭의 기능이 저하되면서 간장/담낭에 원인이 있는 편두통이 발생하기 때문에 매운맛을 적게 먹어야 한다. (금20+, 목20-)
- 짠맛의 음식을 과식하면 신장/ 방광 기능이 항진되어 수극화하면 심장/소장기능이 저하되어 (수20+, 화20-) 화극금을 못하여 (화20-, 금20+) 폐/대장 기능을 보강하여 항진시키는 결과를 초래하여 결국에는 폐/대장의 기능이 항진되어 간/담낭 기능을 강하게 억제하여(금20+,목20-) 간/담에 원인이 있는 편두통이 발생하는 원인으로 작용하기에 적게 먹어야 한다.
- 잘못된 식습관: 신맛을 적게 먹는 식습관
- 자주 먹어야 할 음식: 신맛의 음식들

신맛은 간장 담낭의 기능을 보강하는 효과를 가지기에 담낭에 원인이 있는 편두통에 좋은 효과를 보게 된다.(목20+)
- 신맛의 대표곡물인 생팥을 가루로 내어 한 끼에 3~4순가락을 1일 3회 먹으면서 주식-부식-후식을 모두 신맛으로 먹으면 쉽게 치료된다.
  이때 쓴맛을 병행한다면 화기운이 화극금하여(화 20+,금20-) 목기운을 억제하는 금기운을 억제하여(금20-, 목20+) 더 빠른 시간 내에 목기운을 보강하는 효과를 가진다. 빠른 시간 내에 좋은 효과를 얻을 수 있다.

간/담에 원인이 있는 편두통이 사라진 뒤에도 계속해서 신맛의 음식을 먹으면 목극토하여 비/위장 기능이 약해져(목20+,토20-) 비/위장 질환이 발생하게 되기 때문에 중단하고, 체질에 맞는 처방을 하여야 한다.

② 심/소장에 원인이 있는 두통은 없다

③ 심포/삼초에 원인이 있는 두통(미릉골통)
　가) 증상
　　- 구삼맥이 약하게 발현되며 인영이 크게 촉지되며 다음과 같은 증상이 나타난다.
　　- 미릉(眉陵)이라 함은 양 눈썹을 연결하는 능선을 말하는데 미릉골통은 눈썹의 양 끝부분, 즉 관자놀이(사죽공혈)에서 통증이 시작되어 오래되면 미릉골까지 아파지는 것으로서 음장부인 심포장보다 양장부인 삼초부가 냉해질 때 나타나는 증상이다. 심포/삼초부는 무형의 장부이므로 현대 의학적으로는 원인을 알 수 없는 통증이라 한다. 양장부인 삼초부는 스트레스를 발산하는 역할을 담당하는 데 스트레스를 해소하지 못하고 울화증이 계속될 때 나타나는 증상이 미릉공통증이다.
　나) 발병 원인을 음양/오행상으로 설명한다.
　　- 음양론상으로 설명한다.

심포/삼초에 원인이 있는 두통인 미릉골통은 양의 병이다. 이러한 양의 병에 대한 원인은 음에 있다. 즉 목, 화, 토, 금, 수에서 그 원인을 찾아야 한다. 양장부인 삼초부는 스트레스를 발산하는 역할을 담당하는 데 스트레스를 해소하지 못하고 울화증이 계속될 때 나타나는 증상이 미릉공통증이다.

이런 삼초에 원인이 있는 미릉골통이 있는 사람들은 온몸이 경직되어 가동률이 떨어지고 신경과 연관된 통증이 발생하는 것이 특징이다. 서양의학적으로 말하는 삼차 신경통도 이중의 하나이다. 오랫동안 스트레스가 누적되면 교감신경 우위에 있으면서 전신의 근육이 수축하면서 차가워지고 한열왕래가 불가하여 즉 추웠다 더웠다 하는 증상이 발현되며 기혈의 순환장애가 발생하면서 육체적인 음 부분의 순환장애가 발생한다. 즉 저체온증과 열 발생이 번갈아 나타나는 것이 특징이다. 즉 열을 발생하는 기본부분인 발이 차가워지면 체온이 낮아지면서 면역력역시 저하된다.

양 부분이 삼초부가 기능이 저하되면서 몸이 차가워지고 양기가 내려가지 못하여 음기가 상승하지 못하는 순환 장애가 발생하여 생기는 두통이다.

- 오행상으로 설명한다.

오행상 상생상극 관계가 조화와 균형이 모두 부조화를 이룰 때 나타나는 증상이다. 어느 한 장부의 기능 저하가 아니라 상극관계에 있어서 주로 목-화-토-금-수의 기능 저하로 인해 발생하는 증상이라 할 수 있다.

즉 목극토, 토극수, 수극화, 화극금, 금극목의 관계에서 서로 조화와 균형이 깨졌거나 때로는 역극관계가 발생하기 때문에 나타나는 현상이다.

심포장 삼초부는 우리 몸의 상초-중초-하초를 주관하면서 체온에 관여하기에 체온이 저하되면 기와 혈이 막히면서 삼초에 원인이 있는 미릉골통이 발생하게 된다.

정리하면 스트레스가 오랫동안 누적됨으로 인한 울화중과 심포/삼초의 음양의 부조화로 인한 상호기능이 저하되면 미릉골통이 발생한 것이다.

다) 식이 처방에 대하여 설명한다.
- 발병 원인 음식들/먹지 말아야 할 음식: 단맛, 매운맛의 음식들
- 단맛을 적게 먹어야 하는 이유는 단맛을 과식하면 스트레스를 받아들이는 신장 기능을 저하시켜(토극수) 기혈의 순환 장애발생의 원인으로 작용하기에 단맛을 적게 먹어야 한다.(토20+, 수20-)
- 매운맛을 적게 먹어야 하는 이유는 매운맛을 과식하면 스트레스를 저장하는 간 기능의 저하를 가져와 (금20+, 목20-) 결국에는 목극토를 못하여(목20-, 토20+) 토극수를 강하게 만드는 결과(토20+, 수20-)를 초래하게 된다. 이 결과 면역력이 저하되어 심포/삼초에 원인이 있는 미릉골통을 유발하기 때문이다.
- 잘못된 식습관: 떫은맛을 적게 먹거나 편식하는 식습관
- 자주 먹어야 할 음식: 떫은맛의 음식들

떫은맛을 먹는 이유는 막혔던 상초-중초-하초의 순환을 위한 보강이다. 음식의 맛인 신맛, 쓴맛, 단맛, 매운맛, 짠맛의 혼합된 떫은맛을 먹는 이유다. 골고루 영양을 공급하여 오장육부의 기능을 보강해야 하기 때문이다. 단일 음식으로 보강을 하다 보면 역시 다른 극관계 장부의 불균형만 초래하기 때문이다.

- 떫은맛의 곡물인 노란옥수수를 가루로 내어 1일 3회 3~4숟가락을 생으로 먹고, 주식(옥수수가루)-부식(콩나물/양배추)-후식을 떫은맛으로 먹으면 좋다. 단시간 내에 좋은 효과를 얻을 수 있다.

심포/삼초에 원인이 있는 두통이 사라진 뒤에는 체질에 관한 처방을 하여야 한다.

④ 비/위장에 원인이 있는 두통(전두통)

　가) 증상

　　- 홍맥이 약하게 발현되며 인영에서 크게 촉지되며, 다음과 같은 증상이 나타난다.

　　- 앞이마에 통증이 있는 것을 전두통이라 하며, 그 원인은 앞이마 양측에 위경맥이 통과하기 때문이다. 이런 두통은 위장의 기능이 허약할 때 나타난다. 그러므로 과식하거나 위경련(체한증상)이나 곽란이 있으면 앞머리가 싸늘해지고 두통이 발현한다.

　나) 발병 원인을 음양/오행상으로 설명한다.

　　- 음양론상으로 설명한다.

위장에 원인이 있는 전두통은 양의 병이다. 원인을 음에서 찾아야 한다. 위장은 먹은 음식물을 모아두고 소화활동을 돕는 역할을 하는 곳이다. 그런데 이러한 위장이 음식을 먹으면 담낭에서 담즙과 비장에서 음식물의 종류에 따라 트립신, 아밀라제, 리파제 등의 소화효소가 분비되어야 하지만 비장의 기능 저하로 인한 소화효소의 장애는 위장장애로 나타나게 된다. 음식물을 먹은 후 소화 장애는 음장부인 비장에서 소화효소분비 기능 장애임에도 불구하고 나타나는 증상은 위장 장애로 나타난다는 점이다.

이것은 음장부인 비장과 양장부인 위장과 음양의 부조화로 인해 나타나는 증상인데 이마에는 양장부인 위장 경락이 분포되어 있어 기와 혈의 순환장애로 인해 발생하는 앞이마에 통증으로 나타나는 것이 전두통이다.

경락상으로 보면 앞이마 머리 부분과 경계선에서 양경락인 위장 경락이 시작하여 내려오기 시작하는데 음경락의 기운은 머리까지 올라서 양경락을 타고 내려와야 하지만 양경락이 무슨 이유인지는 몰라도 양기가 부족(몸이 차거나 혈관탄력소실현상)하여 위장 경락의 시점인 두 유혈 부분이 차가워져서 하강하지 못할 때 두통이 생기는 것이다.

먹는 음식물을 통한 양기 부족(과식이나 찬음식)도 전두통 질환을 발생케 한다. 위장 속의 양이 부족한 경우(소화장애로 인한 음식물 과다 누적 시)도 전두통을 발생케 할 수 있다. 건강한 먹을거리가 건강한 정신을 만든다. 위장의 산과 알칼리성의 음양 역시 부조화를 이룰 때 비/위장이 원인이 있는 전두통이 발생할 수 있다.

- 오행상으로 설명한다.
선천적으로 목체질인 경우 목기능의 항진으로 토기능의 저하가 발생한다. (목20+토20-)

후천적으로 신맛의 과잉으로 인해 목 기운의 기능 항진으로 인해 토기운이 약해지고, 금기운의 부족으로 인해 목기운이 항진해도(금20-,목20+) 목극토하여 토가 약한 질환이 발생하게 된다. (목20+, 토20-)

또한 화기능이 약해도 화극금을 못하면 (화20-금20+) 금극목을 목하여(금20- 목20+) 결국에는 목극토를 강하게 (목20+ 토20-)하는 결과를 초래하게 된다.

정리하면 어떤 이유든 간에 비/위장이 차가워지거나 부조화를 이루거나 기능이 저하되면 전두통이 발생할 수 있다. 스트레스 누적 시 위장도 기능이 저하되면서 나타나는 증상이 전두통이다. 인상을 쓰면 위장도 찡그리기 때문이다.

다) 식이 처방에 대하여 설명한다.
- 발병 원인 음식들/먹지 말아야 할 음식: 신맛, 쓴맛의 음식들
· 신맛을 적게 먹어야 할 이유는 신맛이 과하면 비/위장을 약하게 만들기 때문이다.(목20+,토20-)
· 쓴맛을 적게 먹어야 할 이유는 화극금으로 인해 금기능이 약해지면서(화20+, 금20-) 금극목을 하지 못해 (금20-, 목 20+)목의 항진으로 인해 토기능이 약해

져 (목 20+, 토20-) 비/위장에 원인이 있는 두통이 발생하는 원인으로 작용되기 때문이다.

- 잘못된 식습관: 단맛을 적게 먹는 식습관
- 자주 먹어야 할 음식: 단맛의 음식들

단맛의 음식을 자주 먹어야 하는 이유는 단맛이 약해진 비/위장의 기능을 보강하기 때문이다.(20+) 여기서 단맛이란 백설탕을 의미하지는 않는다. 자연의 단맛이면 더욱 좋다. 단맛을 내는 먹을거리 중에서 곡물인 기장쌀을 생으로 가루로 내어 1일 3회 3~4숟가락을 먹고 주식-부식(생인삼)-후식을 모두 단맛으로 식사를 하면 빠른 시간 내에 개선시킬 수 있다.

병행해서 매운맛을 같이 먹으면 금극목을 하여(금20+, 목20-) 토기운을 억누르는 목기운을 억제하여(목20-, 토20+) 토기운을 보강하는 결과를 얻기 때문이다.

비/위장에 원인이 있는 두통이 좋아졌는데도 단맛을 과식하면 토극수하여 신장/ 방광기능을 약하게 만들기 때문에 (토20+, 수20-) 단맛음식을 먹는 것을 중단하고 체질에 맞게 처방하여 먹어야 한다.

⑤ 폐/대장에 원인이 있는 두통은 없다.

⑥ 신장/방광에 원인이 있는 두통(후두통과 정수리통)
가) 증상
- 석맥이 약하게 발현되며 인영과 촌구가 모두 크게(大)촉지되고 다음과 같은 증상이 나타난다.
- 후두통은 뒷목이 위로 치미는 듯한 통증을 말하며, 정수리통은 머리의 상단 중앙에 열이 확확 나면서 나타나는 통증을 말한다.
후두통은 방광이 약할 때 나타나고, 정수리통은 신장이 약할 때 나타나는 두통이다.

나) 발병 원인을 음양/오행상으로 설명한다.
- 음양론상으로 설명한다.

신장/방광 모두에 원인이 있는 두통이다. 다른 두통은 양장부의 기능 저하로 두통이 발생하고 있지만 방광 기능 저하에서 발생하는 후두통과 신장 기능 저하에서 발생하는 정수리 두통 즉 스트레스가 누적되면서 신장/방광의 두 장부가 모두 기능이 저하되면서 나타나고 있는 것이다.

이러한 두통은 근본의 원인은 크게 음장부인 목, 토, 수의 기능 저하에서 발생하는 두통이라 한다. 신장은 음 중의 음인 장부로서 이 장부의 기능 저하의 원인은 양장부인 심장과의 부조화에서 비롯된다고 보면 된다. 심장과 연관이 있는 강하고 오랜 동안 지속되는 스트레스는 전신의 혈액 공급 장애를 초래하고, 수분을 조절하는 신장이 저하되면서 때로는 수분이 과잉되고 때로는 수분이 고갈되는 현상이 나타나기도 한다. 이러한 증상이 나타나면서 방광의 수분저장 기능에 이상 현상이 나타나면서 방광 기능에 이상이 생기면 목뒤가 뻣뻣해지는 후두통이 생기고, 수분이 고갈되는 이상 현상이 생기면 신장 기능에 이상이 생기면서 정수리에 통증이 발생한다. 후두통과 정수리 통증은 음양의 부조화뿐만 아니라 기능 저하가 동시에 나타날 때 생긴 두통이라 하겠다. 우리가 열 받으면 뚜껑이 열린다고 하는 곳이 정수리통증이다.

- 오행상으로 설명한다.
선천적으로 토형체질이 토기능의 항진으로 인하여 수기능이 저하돼도 신장/방광에 원인이 있는 두통이 나타난다.(토20+ 수20-)
후천적으로는 단맛의 음식을 과식하여 토기능이 항진하면서(토20+, 수20-) 이로 인해 수기능 저하(20-)로 신장/방광에 원인이 있는 두통이다.

원인은 토극수가 강해서 나타나는 이유다.(토20+, 수20-) 또한 목기능이 저하되면 토기능이 강화되면서 (목20-, 토20+) 토극수를 강하게 하여 (토20+수20-) 오행상 신/방에 원인이 있는 두통이 발생한 것이다.

정리하면 어떤 이유든 간에 신장/방광이 차가워지거나 기능이 저하되면 두통이 발생할 수 있다.

다) 식이 처방에 대하여 설명하시오.
- 발병 원인 음식들/먹지 말아야 할 음식: 단맛, 매운맛의 음식들
• 단맛을 적게 먹어야 하는 이유는 단맛을 과식하면 토극수하여 수기능의 저하가(토20+, 수20-) 발생하여 신장/방광에 원인이 있는 두통을 발생시킨다.
• 매운맛을 적게 먹어야 하는 이유는 매운맛을 과식하면 스트레스를 저장하는

간 기능의 저하를 가져와 (금20+, 목20-) 결국에는 목극토를 못하여(목20-, 토20+) 토극수를 강하게 만드는 결과(토20+, 수20-)를 초래하게 된다. 이 결과 수기능의 저하로 이어져 신장/방광에 원인이 있는 두통이 발생하게 된다.

- 잘못된 식습관: 짠맛을 적게 먹는 식습관
- 자주 먹어야 할 음식: 짠맛의 음식들

짠맛을 먹는 이유는 약해진 짠맛이 신장/방광 기능을 보강하기 때문이다. (수20+) 짠맛의 대표곡물인 생 검은콩(살짝 비림)을 먹는 것이 좋고, 속이 불편하면 함초+죽염소금이나 다시마를 주식으로 해도 좋다. 주식-부식-후식을 모두 짠맛의 음식으로 먹으면 짧은 시간 내에 신장/방광에 원인이 있는 두통의 불편함이 사라질 것이다.

병행해서 신맛의 음식을 먹으면 목극토하여(목20+, 토20-) 토기운을 억제하면서, 동시에 강하게 토극수를 하지 못하도록 (토20-,수20+)하여 수기운을 보강하는 결과를 얻어 신장/방광에 원인이 있는 두통이 치료된다. 짧은 시간 내에 좋은 효과를 얻을 수 있다.

신장/방광에 원인이 있는 두통이 좋아진 후에도 짠맛을 과식하면 수극화하여 (수20+화20-) 심장/소장 질환이 발생하기 때문에 체질처방을 해야 한다.

⑦ 대맥두통

가) 증상

- 담낭이 허약하여 현맥이 인영 4~5성이 촉지되고, 다음과 같은 증상이 나타난다.
- 두통이 머리의 일정한 부위에만 있는 것이 아니라 머리 전체가 아프거나 깨질 듯하고, 무엇이 위로 뻗치는 것과 같은 강렬한 통증이 있으며 진통제도 별로 효과가 없는 두통을 말한다.

나) 발병 원인을 음양/오행상으로 설명한다.

담낭기능이 약한 상태로 3~5년을 경과하여 나타난 두통이다.

※ 정경의 병인 간장/담낭의 원인이 있는 두통을 참고한다.

다) 식이 처방에 대하여 설명한다.

- 잘못된 식습관: 오랫동안 신맛을 적게 먹는 식습관
- 자주 먹어야 할 음식: 신맛의 음식들
· 신맛의 푸른빛의 팥을 섭취하라.

신맛은 간장 담낭의 기능을 보강하는 효과를 가지기에 간/담에 원인이 있는 두통에 좋은 효과를 보게 된다.(목20+)

- 신맛의 대표곡물인 팥을 가루로 내어 한 끼에 3~4숟가락을 1일 3회 먹으면서 주식-부식-후식을 모두 신맛으로 먹으면 쉽게 치료된다.

이때 쓴맛을 병행한다면 화기운이 화극금하여(화 20+, 금20-) 목기운을 억제하는 금기운을 억제하여(금20-, 목20+) 더 빠른 시간 내에 목기운을 보강하는 효과를 가진다. 빠른 시간 내에 좋은 효과를 얻을 수 있다.

담낭에 원인이 있는 두통이 사라진 뒤에도 계속해서 신맛의 음식을 먹으면 목극토하여 비/위장 기능이 약해져(목20+,토20-) 비/위장 질환이 발생하게 되기 때문에 중단하고, 체질에 맞는 처방을 하여야 한다.

⑧ 독맥두통

    가) 증상

      - 구맥 인영 4~5성이 촉지되고, 다음과 같은 증상이 나타난다.

      - 골이 쪼개진다는 표현을 한다.

    나) 발병 원인을 음양/오행상으로 설명한다.

      소장기능이 약한 상태로 3~5년을 경과하여 나타난 두통이다.

      ※ 정경의 병인 심장/소장의 원인이 있는 두통을 참고한다.

    다) 식이 처방에 대하여 설명한다.

      - 잘못된 식습관: 오랫동안 쓴맛을 적게 먹는 식습관

      - 자주 먹어야 할 음식: 쓴맛의 음식들

      - 쓴맛의 수수쌀을 섭취하라.

쓴맛을 먹는 이유는 심/소장 원인이 있는 두통에 화기능을 보강하면서 좋은 효과를 볼 수 있다. 쓴맛이 강한 곡물인 수수쌀을 가루로 내어 생으로 1일 3회 한 끼에 3~4숟가락을 먹고, 주식-부식-후식을 모두 쓴맛의 음식들로 먹는다면 약 2~3주 정도 경과하면 좋은 효과를 얻을 수 있다.

이때 단맛을 병행해서 먹으면 토극수하여(토20+, 수20-) 화기운을 억누르는 수기운을 억제하여(수20-, 화20+) 더 빠른 시간 내에 화기운을 보강하는 효과를 가진다. 빠른 시간 내에 좋은 결과를 얻을 수 있다.

소장에 원인이 있는 두통이 사라진 후에도 쓴맛을 과식하면 화극금하여 (화20+, 금20-) 폐/대장 질환이 발생하기에 체질 처방을 해야 한다.

⑨ 양교맥 두통

　가) 증상

　　- 석맥 인영 4~5성이 촉지되고, 다음과 같은 증상이 나타난다.

　　- 골속이 아프다고 표현한다.

　나) 발병 원인을 음양/오행상으로 설명한다.

　　방광기능이 약한 상태로 3~5년을 경과하여 나타난 두통이다.

　　※ 정경의 병인 신장/ 방광의 원인이 있는 두통을 참고한다.

　다) 식이 처방에 대하여 설명한다.

　　- 잘못된 식습관: 오랫동안 짠맛을 적게 먹는 식습관

　　- 자주 먹어야 할 음식: 짠맛의 음식들

　　· 짠맛의 음식이나 쥐눈이콩을 섭취하라.

짠맛을 먹는 이유는 약해진 짠맛이 신장/방광 기능을 보강하기 때문이다. (수20+) 짠맛의 대표곡물인 생 검은콩(살짝 비림)을 먹는 것이 좋고, 속이 불편하면 함초+죽염소금이나 다시마를 주식으로 해도 좋다. 주식-부식-후식을 모두 짠맛의 음식으로 먹으면 짧은 시간 내에 신장/방광에 원인이 있는 두통의 불편함이 사라질 것이다.

병행해서 신맛의 음식을 먹으면 목극토하여(목20+, 토20-) 토기운을 억제하면서, 동시에 강하게 토극수를 하지 못하도록 (토20-,수20+)하여 수기운을 보강하는 결과를 얻어 신장/방광에 원인이 있는 요통이 치료된다. 짧은 시간 내에 좋은 효과를 얻을 수 있다.

신장/방광에 원인이 있는 두통이 좋아진 후에도 짠맛을 과식하면 수극화하여 (수20+화20-) 심장/소장 질환이 발생하기 때문에 체질처방을 해야 한다.

⑩ 양유맥 두통

　가) 증상

　　- 구삼맥 인영 4~5성이 촉지되고, 다음과 같은 증상이 나타난다.

- 머릿속에 전기가 쫙쫙 뻗친다는 표현을 한다.
나) 발병 원인을 음양/오행상으로 설명한다.
  삼초부기능이 약한 상태로 3~5년을 경과하여 나타난 두통이다.
  ※ 정경의 병인 심포장/삼초부의 원인이 있는 두통을 참고한다.
다) 식이 처방에 대하여 설명한다.
  - 잘못된 식습관: 오랫동안 떫은맛을 적게 먹는 식습관
  - 자주 먹어야 할 음식: 떫은맛의 음식들
  · 떫은맛의 음식을 섭취하고 노란옥수수를 섭취한다.
    떫은맛의 음식을 먹는 이유는 막혔던 상초-중초-하초의 순환을 위한 보강이다.
    음식의 맛으로 보면 신맛, 쓴맛, 단맛, 매운맛, 짠맛의 혼합된 떫은맛을 먹는
    이유다. 골고루 영양을 공급하여 오장육부의 기능을 보강해야 하기 때문이다.
    단일 음식으로 보강을 하다 보면 역시 다른 극관계 장부의 불균형만 초래하기
    때문이다.
  · 떫은맛의 곡물인 옥수수를 가루로 내어 1일 3회 3~4숟가락을 생으로 먹고,
    주식(옥수수가루)-부식(콩나물/양배추)-후식을 떫은맛으로 먹으면 좋다. 단시간
    내에 좋은 효과를 얻을 수 있다.

심포/삼초에 원인이 있는 두통이 사라진 뒤에는 체질에 관한 처방을 하여야 한다.

⑪ 냉두통
  가) 증상
    - 머리가 차서 발생하는 두통을 말한다.
    - 머리로 공급되는 피의 양이 지극히 부족하여 머리의 모든 기관들이 냉해지고,
      또 냉함으로 인해 수축하여 통증이 나타난다.
      이때 찬 약을 주면 점점 악화되므로 주의해야 한다. (따뜻한 모자를 씌워라.)
  나) 식이 처방에 대하여 설명한다.
    - 발병 원인 음식들: 단맛, 매운맛의 음식들
    · 단맛을 적게 먹어야 하는 이유는 단맛을 과식하면 토극수하여 수기능의 저하
      가(토20+, 수20-) 발생하여 신장/방광에 원인이 있는 두통이나 냉두통을 발생

시킨다.

· 매운맛을 적게 먹어야 하는 이유는 매운맛을 과식하면 스트레스를 저장하는 간 기능의 저하를 가져와 (금20+, 목20-) 결국에는 목극토를 못하여(목20-, 토20+) 토극수를 강하게 만드는 결과(토20+, 수20-)를 초래하게 된다. 이 결과 수기능의 저하로 이어져 신장/방광에 원인이 있는 두통이나 냉두통이 발생하게 된다.

- 잘못된 식습관: 싱겁게 먹는 식습관
- 자주 먹어야 할 음식: 짠맛의 음식들

짠맛을 먹는 이유는 약해진 짠맛이 신장/방광 기능을 보강하기 때문이다. (수20+) 짠맛의 대표곡물인 생 검은콩(살짝 비림)을 먹는 것이 좋고, 속이 불편하면 함초+죽염소금이나 다시마를 주식으로 해도 좋다. 주식-부식-후식을 모두 짠맛의 음식으로 먹으면 짧은 시간 내에 신장/방광에 원인이 있는 두통이나 냉두통의 불편함이 사라질 것이다.

병행해서 신맛의 음식을 먹으면 목극토하여(목20+, 토20-) 토기운을 억제하면서, 동시에 강하게 토극수를 하지 못하도록 (토20-,수20+)하여 수기운을 보강하는 결과를 얻어 신장/방광에 원인이 있는 두통이나 냉두통이 치료된다. 짧은 시간 내에 좋은 효과를 얻을 수 있다.

신장/방광에 원인이 있는 두통이나 냉두통이 좋아진 후에도 짠맛을 과식하면 수극화하여 (수20+화20-) 심장/소장 질환이 발생하기 때문에 체질처방을 해야 한다.

69교시
견비통(肩臂痛)에 대한 식이 처방

어깨에 통증이 있는 것과 어깨관절이 잘 움직이지 않는 것을 견비통이라고 한다. 이러한 병들은 대개 한 번에 잘 치료되지 않고 오래간다. 주로 50세에 많이 발생한다고 하여 오십견이라고 부르기도 한다. 그러나 현대는 20대부터 발생한다.

동양의학적으로 보면 5종류로 분류할 수 있고, 어깨 부분이 혈액순환이 안 되어 차가워지면서 발생한다고 보고 있다. 그래서 어깨의 통증이 생기면 우선적으로 어깨를 따뜻하게 해주라고 하는 것이다. 대부분의 사람들이 잘 때 어깨 부분이 밖으로 내놓고 잔다. 젊을 때는 혈액순환이 잘되어 별 문제가 발생하지 않으나 나이가 들면서 혈액순환이 잘 안되면서 조금만 어깨가 차가워져도 어깨 통증이 발생한다. 어깨를 따뜻하게 하는 것이 우선되어야 할 것이다.

1. 서양의학적인 소견으로 견비통에 대하여 정리한다.

1) 견비통(肩: 어깨 견, 臂: 팔 비, 痛: 아플 통)이란?

어깨에서부터 팔까지 저리고 아파서 팔을 잘 움직이지 못하는 신경통, 오십견, 회전근개 파열, 염증, 석회질 뭉침 등으로 인해 어깨에서 발생하는 통증을 통칭하는 말이다.

어깨 통증이라 하면 흔히 오십견을 떠올린다. 하지만 상당수는 어깨 힘줄이 손상되거나 찢어진 '회전근개 파열'이다. 예를 들면 어깨가 뻐근하고, 나중에는 드라이기 들기도 힘들다.

무엇보다도 어깨 힘줄이 파열되는 회전근개 파열을 오십견으로 오인하고 방치하는 경우가 대부분이다. 2013년 건강보험심사평가원의 통계자료를 보면 어깨질환으로 진료받은 약 190만 명 가운데 44%가 충돌증후군 및 회전근개 파열 등 어깨 힘줄이 손상된 질환이었다.

회전근개 파열은 어깨 너머에 있는 네 개의 힘줄(회전근개) 일부가 손상된 것이다. 어깨관절을 무리하게 사용하면 이를 지지하는 회전근개에 염증이 생기고 파열된다. 어깨는 아프지만 팔을 들 수 있으니 회전근개 파열이 아니라고 생각하는 사람이 대다수다. 하지만 힘줄이

파열돼도 팔을 들 수 있는 경우가 많아 그냥 지나쳐서는 안 된다.

회전근개 파열은 시간이 지나면 범위가 넓어지고 근육이 지방으로 변한다. 이렇게 되면 힘줄을 봉합해도 다시 회복하기 힘들다. 정확한 진단을 하고 적절한 치료를 하는 것이 좋다.

어깨관절치료는 회전근개 파열, 석회성 건염, 견관절 탈구, 오십견, 충돌증후군, 초기 관절염 등 대부분의 어깨질환은 국소마취로 진행하는 내시경치료로서 가능하다.

수술 후에는 적절한 운동으로 어깨관절 기능을 회복시킨다.

2) 회전근개 질환의 자가진단 테스트

① 어깨가 아픈 팔로 머리를 말리거나 옷을 입고 벗기가 힘들다.

② 어깨 통증으로 밤잠을 설치고, 아픈 쪽으로 눕기 힘들다.

③ 팔을 들거나 멀리 뻗을 때도 통증이 있다.

④ 등, 목, 팔꿈치, 손까지도 통증이 뻗친다.

⑤ 무거운 물건을 들어올리기 어렵고 어깨에 힘이 없다.

※ 두 가지 이상 해당되면 전문의 진단을 받아라.

2. 동양의학적으로 본 견비통의 원인-증상-식이 처방에 대하여 알아본다.

어깨에 통증이 있는 것과 관절이 움직이지 않는 것을 견비통이라 한다. 대부분의 사람들은 잠을 잘 때 어깨를 내놓고 자는 것이 보통이다. 나이가 들면 내부에서 생성되는 열이 부족하여 어깨로 보내지는 열이 부족하여 어깨가 냉해지고 차가워지면서 혈액순환 장애가 발생하면서 통증이 발생하는 것이 견비통이다.

우리 몸은 오후가 되면 몸의 온도를 최대로 올려놓고 저녁을 보내려고 한다. 왜냐하면 저녁을 움직이지 않기에 저체온현상이 나타난다. 저체온 현상이 나타나면서 혈액순환장애가 발생하기 때문이다. 이런 현상을 최소화하기 위하여 따뜻하게 이불을 덥고 잠을 자는 이유다.

견비통은 어깨를 따뜻하게 하는 것이 좋다.

1) 일반적으로 쉽게 구분하는 방법에 대하여 알아본다.

① 팔을 들거나 내릴 때도 아프면 오십견 증상이다.

② 팔을 들고 있으면 한쪽 팔이 먼저 떨어지면 중풍증상이다.

③ 팔을 들고 내릴 때나 항상 콕콕 쑤시는 것은 염증이나 회전근개파열 증상이다.

④ 팔을 들어 수건 털듯이 털 때 통증이 심하면 석회질 뭉침 증상이다.

2) 견비통의 종류와 증상에 대하여 알아본다.

구분	증상
간/담에 원인이 있는 견비통	없음
심/소장에 원인이 있는 견비통 (구맥)	어깨 넘어 등 쪽의 견갑골에 통증
심포장 삼초부에 원인이 있는 견비통 (구삼맥)	어깨가 짓눌리는 견비통
비/위장으로 인한 견비통	없음
폐/대장으로 인한 견비통 (모맥)	어깨정상 뻐근하고 쑤시는 통증
신장 방광에 원인이 있는 견비통	없음
양유맥 견비통(구삼맥 인영4~5성)	고질적인 견비통 약 효과 없는 견비통
양교맥 견비통(석맥 인영4~5성)	어깨관절이 빠지는 통증 진통제 효과 없음

3) 견비통을 발생시키는 음식과의 상관관계는 다음과 같다.

구분		발병 원인 음식들/ 잘못된 식습관	자주 먹어야 할 음식 (생식처방)
간담으로 인한 견비통		없음	없음
심/소장에 원인이 있는 견비통 (구맥)		짠맛, 신맛의 음식들/ 쓴맛을 적게 먹는 식습관	쓴맛의 음식들 화2+토+금+상화+표준
심포장 삼초부에 원인이 있는 견비통 (구삼맥)		단맛, 쓴맛의 음식들/ 떫은맛을 적게 먹는 식습관	떫은맛의 음식들 토+금+수+상화2+표준
폐/대장에 원인이 있는 견비통(모맥)		쓴맛, 단맛의 음식들/ 매운맛을 적게 먹는 식습관	매운맛의 음식들 금2+수+목+상화+표준
비/위장으로 인한 견비통		없음	없음
신장/방광으로 인한 견비통		없음	없음
기경 팔맥 요통	양유맥 견비통 (구삼맥 인영 4~5성)	단맛, 쓴맛의 음식들/ 떫은맛을 적게 먹는 식습관	떫은맛의 음식들 토+금+수+상화2+표준
	양교맥 두통 (석맥 인영 4~5성)	단맛, 매운맛의 음식들 / 짠맛을 적게 먹는 식습관	짠맛의 음식들 수2+목+화+상화+표준

① 간/담에 원인이 있는 견비통은 없다.

가) 견비통이 없는 이유를 음양/오행상으로 설명한다.

간장/담낭의 경락의 흐름이나 반사구가 어깨에는 분포되어 있지 않기 때문이다.

② 심/소장에 원인이 있는 견비통

가) 증상

- 구맥이 발현되며 다음과 같은 증상이 나타난다.

- 견비통이라기보다는 어깨너머 등 쪽의 견갑골에 통증이 발생한다. 이유는 소장의 경맥이 견갑골을 통과하기 때문에 소장 기능의 약하면 견비통이 발생한다. 어깨를 따뜻하게 하는 것이 우선이다.

나) 발병 원인을 음양/오행상으로 설명한다.

- 음양론상으로 설명한다.

심/소장에 원인이 있는 견비통은 화기운이 약해서 발생한 질환이기에 양의 병이다. 원인은 음(陰)에 있다. 즉 하체에 있다는 것이다. 음을 중심으로 원인을 찾아보면 음 중의 음에서 원인을 찾아야 한다. 즉 음 중의 음인 수와(신장) 연관이 있음을 알 수 있다. 물과 불의 부조화로 인하여 심/소장에 원인이 있는 견비통이 발생한 것이다.

수극화를 강하게 하면 화기능이 저하되면서 견비통이 발생한다.

또한 음경락인 심장경락과 양경락인 소장 경락이 모두 어깨 견갑골을 경유하고 있기 때문이기도 하다. 심장 경락보다는 소장 경락의 굴곡이 다수 있으므로 인해 기혈의 순환 장애가 견갑골 통증 발생 원인의 비중을 많이 차지한다. 견갑골 통증은 소장 기능 저하로 인해 발생한다고 보면 된다.

- 오행상으로 설명한다.

선천적으로 수형체질 중에서 수기능의 항진으로 인해 화기능이 약해지면서 심/소장에 원인이 있는 견비통이 발생한다.

후천적으로는 짠맛 음식의 과식으로 인하여 수극화하여(수20+화20-) 화기능이 약해 발생한다.

여기서 화와 연관이 있는 상극관계를 분석해보면 하나는 수극화요, 또 다른 하나는 화극금과의 관계다. 그런데 화기능의 저하되는 원인은 금극목보다 수극화가 우선하기에 수극화가 원인으로 작용되었다고 보는 것이 타당하다.

즉 수 기능의 항진으로 화기능이 저하되어 심/소장 원인이 있는 견비통이 발생한 것이다.

정리하면 어떤 이유든 간에 심/소장이 차가워지거나 기능이 저하되면 견비통이 발생할 수 있다.

다) 식이 처방에 대하여 설명하시오.
- 발병 원인 음식들: 짠맛, 신맛의 음식들
· 짠맛의 음식을 먹지 말아야 하는 이유는 짠맛을 과식하게 되면 신장/ 방광 기능이 항진되어 심장/소장의 기능을 억제하기 때문이다. 이 결과 소장과 연관이 있는 견비통을 발생시키는 원인으로 작용하기 때문이다. (수20+,화20-)
· 신맛의 음식을 먹지 말아야 하는 이유는 목극토를 강하게 하면(목20+,토20-) 토극수를 하지 못하여 수기능이 항진되면서(토20-, 수20+) 수기능이 항진 되어 (20+) 화기능을 강하게 억제하기에(수극화로서 수20+ 화20-) 소장에 원인이 있는 견비통이 발생하게 되는 것이다. 그래서 신맛의 음식을 적게 먹어야 하는 것이다.
- 잘못된 식습관: 쓴맛을 적게 먹는 식습관
- 자주 먹어야 할 음식: 쓴맛의 음식들

화기능이 저하되어 발생한 심/소장 원인이 있는 견비통은 화기능을 보강하면 좋은 효과를 볼 수 있다. 쓴맛이 강한 곡물인 수수쌀을 가루로 내어 생으로 1일 3회 한 끼에 3~4숟가락을 먹고, 주식-부식-후식을 모두 쓴맛의 음식들로 먹는다면 약 2주~3주 정도 경과하면 좋은 효과를 얻을 수 있다.

이때 단맛을 병행해서 먹으면 토극수하여(토20+, 수20-) 화기운을 억누르는 수기운을 억제하여 더 빠른 시간 내에 화기운을 보강하는 효과를 가진다. 빠른 시간 내에 좋은 결과를 얻을 수 있다.

심/소장 원인이 있는 견비통이 사라진 후에도 쓴맛을 과식하면 화극금하여 (화20+, 금20-) 폐/대장 질환이 발생하기에 체질 처방을 해야 한다.

③ 심포/삼초에 원인이 있는 견비통
가) 증상
- 구삼맥이 발현되며 다음과 같은 증상이 나타난다.

- 심포장 삼초부는 손, 어깨, 얼굴표정들과 관여되어 있다. 이 기능이 약하면 견 관절의 움직임이 부자유하고 무거운 것을 올려놓은 것처럼 어깨에 짓눌리는 감이 있으며 어깨를 관통하는 삼초 경맥상에 통증이 나타난다. 주로 삼초부가 약할 때 나타나는 증상이 동반되기도 한다.

나) 발병 원인을 음양/오행상으로 설명한다.

- 음양론상으로 설명한다.

심포/삼초에 원인이 있는 견비통은 양의 병이다. 원인은 음에서 찾아야 한다. 즉 목, 화, 토, 금, 수에서 그 원인을 찾아야 한다. 이런 심포/삼초에 원인이 있는 견비통이 있는 사람들은 스트레스가 오랫동안 누적되고 있는 것이 특징이다. 성격의 기복이 심하고, 행동이 부산하고 집중력이 떨어진다.

스트레스가 오랫동안 누적되면 울화증이나 우울증 등이 겹치면서 혈액순환장애가 발생하게 된다. 혈액순환 장애가 발생하게 되면 뇌에 공급되는 혈액량도 줄어들게 되어 신경이 예민해지고 성격이 날카로워진다. 견비통은 발생되고 있지만 원인은 양으로 분류되는 스트레스가 주원인이라는 점이다.

이럴 때는 양의 기운을 보강하는 여행을 하거나 따뜻한 숯가마사우나를 다니거나 웃음을 자아내는 코미디 프로를 보면서 활짝 웃으면 적체되었던 스트레스가 해소되면서 자연스럽게 견비통이 사라진다.

- 오행상으로 설명한다.

오행상 상생상극 관계가 조화와 균형이 모두 부조화를 이룰 때 나타나는 증상이다. 어느 한 장부의 기능 저하가 아니라 상극관계에 있어서 주로 목-화-토-금-수의 기능 저하로 인해 발생하는 증상이라 할 수 있다.

즉 목극토, 토극수, 수극화, 화극금, 금극목의 관계에서 서로 조화와 균형이 깨졌거나 때로는 역극관계가 발생하기 때문에 나타나는 현상이다.

심포장 삼초부는 우리 몸의 상초-중초-하초를 주관하면서 체온에 관여하기에 체온이 저하되면 기와 혈이 막히면서 삼초에 원인이 있는 견비통이 발생하게 된다. 즉 스트레스를 해소하지 못하고 가슴속에 꿍하고 담아두면 발생하는 견비통이라는 의미다.

정리하면 어떤 이유든 간에 심포/삼초가 차가워지거나 기능이 저하되면 견비통이 발생할 수 있다.

다) 식이 처방에 대하여 설명한다.
  - 발병 원인 음식들: 단맛, 매운맛의 음식들
  • 단맛을 적게 먹어야 하는 이유는 단맛을 과식하면 스트레스를 받아들이는 신장 기능을 저하시켜(토극수) 기혈의 순환 장애발생의 원인으로 작용하기에 단맛을 적게 먹어야 한다.(토20+, 수20-)
  • 매운맛을 적게 먹어야 하는 이유는 매운맛을 과식하면 스트레스를 저장하는 간 기능의 저하를 가져와 (금20+, 목20-) 결국에는 목극토를 못하여(목20-, 토20+) 토극수를 강하게 만드는 결과(토20+, 수20-)를 초래하게 된다. 이 결과 면역력이 저하되어 심포/삼초에 원인이 있는 견비통을 유발하기 때문이다.
  - 잘못된 식습관: 떫은맛을 적게 먹는 식습관
  - 자주 먹어야 할 음식: 떫은맛의 음식들
    떫은맛을 먹는 이유는 막혔던 상초-중초-하초의 순환을 위한 보강이다. 음식의 맛인 신맛, 쓴맛, 단맛, 매운맛, 짠맛의 혼합된 떫은맛을 먹는 이유다. 골고루 영양을 공급하여 오장육부의 기능을 보강해야 하기 때문이다. 단일 음식으로 보강을 하다 보면 역시 다른 극관계 장부의 불균형만 초래하기 때문이다.
  • 떫은맛의 곡물인 옥수수를 가루로 내어 1일 3회 3~4숟가락을 생으로 먹고, 주식(옥수수가루)-부식(콩나물/양배추)-후식을 떫은맛으로 먹으면 좋다. 단시간 내에 좋은 효과를 얻을 수 있다.

심포/삼초에 원인이 있는 견비통이 사라진 뒤에는 체질에 관한 처방을 하여야 한다.

③ 비/위장 원인이 있는 견비통은 없다.
  가) 견비통이 없는 이유를 음양/오행상으로 설명한다.
견비통은 공교롭게도 양의 병이다. 앞은 음이요 등 쪽은 양으로 분류한다. 그러나 다른 경락의 흐름을 보면 음양의 한조를 이루어 음경락은 음으로 분류되는 앞으로(배쪽) 흐르고, 양경락은 양 부분으로 분류하는 뒤쪽(등쪽)으로 흐른다. 그러나 비/위장 경락은 모두 음 부분인 앞쪽으로만 흐르도록 되어 있다. 그래서 음양의 부조화라 할지라도 견비통이 발생하지 않게 되어 있다.

그러나 서양의학적으로 보는 연관통을 보면 위장 기능이 저하 시에는 등 가운데 날개 뼈 중앙부분 척추가 아프다고 발표하고 있고, 간장/담낭/췌장 기능이 저하되면 본인 기준 등 쪽 우측신장부분과 간이 위치한 부분, 그리고 어깨 부분에도 통증이 발생한다고 발표하고 있다.

연관통이란 통증의 문제가 발생한 곳에만 나타나는 것이 아니라 전혀 다른 곳에서도 나타나는 것을 말한다. 우리 몸에는 수많은 말초신경들이 분포되어 있다. 이런 신경들은 2~4개씩 짝을 이루어 척추내의 척수에서 모인다. 이렇게 짝을 이룬 신경 중에 한 가닥은 뇌로 이어진다. 이때 뇌는 2~4가지 신경 중에서 가장 익숙한 신경 하나만 선택하여 통증을 인지한다. 이렇게 연관통을 모르면 무심코 넘겨 만성 통증을 달고 살아가는 것이다.

이러한 서양의학적으로는 연관통이라고 표현하지만 동양의학적으로 보면 경락상의 기혈순환 장애가 발생하면 나타나는 통증이다. 그래서 내 몸에 어떠한 증상이 나타날 때는 한가지 의학에만 국한하지 말고 서양의학, 동양의학, 대체 의학적으로 원인을 찾고 처방하는 것이 필요하다. 앞으로는 모든 질환에 대하여 원인을 찾고 1:1 맞춤식으로 치료하거나 치유해야 한다고 강조하는 것이다. 원래는 이런 의미로 출발한 것이 통합의학임에도 서양의학이 주축을 이루고 동양의학이나 대체의학적인 면을 배척하고 있어 허울뿐인 통합의학으로 빛을 바래가고 있어 아쉽기만 하다.

④ 폐/대장에 원인이 있는 견비통
　가) 증상
　　- 모맥이 발현되며 다음과 같은 증상이 나타난다.
　　- 대장경맥이 어깨 정상으로 통과한다. 대장기운이 허약하면 어깨가 뻐근하고 쑤시는 통증이 발생한다.
　　- 어깨를 따뜻하게 하라.
　나) 발병 원인을 음양/오행상으로 설명한다.
　　- 음양론상으로 설명한다.

폐/대장에 원인이 있는 견비통은 양의 병이다. 원인을 음에서 찾아야 한다. 견비통을 가지고 있는 사람들은 손목이 차갑고, 어깨도 무거워 한다. 또한 발목 역시 차갑다는 것이다. 즉 수족 냉증을 같이 겪고 있다. 음의 대표격인 수기능의 저하를 주원인으로 볼 수 있다.

　　- 오행상으로 설명한다.
선천적으로 화형체질인 사람이 화기능이 항진되면서 금기운을 억누르면 나타날 수 있는 질

환이다.(금20-)

후천적으로 쓴맛을 과식하여 금기운을 약하게 만들면 폐/대장에 원인이 있는 견비통이 발생한다. 주원인은 화극금이 강해서 나타나는 이유다.(화20+, 금20-) 또한 수기능이 저하되면 수극화 할 때 화기능이 강화되면서 (수20-, 화20+) 화극금을 강하게 하여 오행상 폐/대장과 연관이 있는 폐/대장에 원인이 있는 견비통이 발생한 것이다.(화20+금20-)

신장 경락은 음경락으로 발 용천혈에서 시작하여 앞가슴 유부혈에서 마친다. 그러나 신장 기능이 저하되면 음기운이 상승하면서 신장의 음기운은 욱중에서 폐경락으로 분지(갈라짐)한다. 그래서 신장의 찬기운이 폐기능을 저하시키는 원인으로 작용하기 때문에 신장기능이 저하되면 역시 폐/대장에 원인이 있는 견비통이 발생하는 원인으로 작용하기도 한다.

정리하면 어떤 이유든 간에 폐/대장이 차가워지거나 기능이 저하되면 견비통이 발생할 수 있다.

다) 식이 처방에 대하여 설명한다.
- 발병 원인 음식들: 쓴맛, 단맛의 음식들
  · 쓴맛을 적게 먹어야 할 이유는 쓴맛이 과하면 폐/대장을 약하게 만들기 때문이다.(화20+,금20-)
  · 단맛을 적게 먹어야 할 이유는 토극수로 인해 수기능이 약해지면서(토20+, 수20-) 수극화를 하지 못해 (수20-, 화20+)화의 항진으로 인해 수기능이 약해져 (화 20+, 금20-) 폐/대에 원인이 있는 견비통이 발생하는 원인으로 작용되기 때문이다.
- 잘못된 식습관: 매운맛을 적게 먹고 쓴맛을 과식하는 식습관
- 자주 먹어야 할 음식: 매운맛의 음식들

매운맛을 먹어야 하는 이유는 매운맛이 폐/대장 기능을 보강하기 때문이다. (금20+) 매운맛의 대표곡물인 현미를 가루로 내어 1일3회 한번에 3~4숟가락을 먹고 주식-부식(카레, 마늘, 고추장, 고춧가루)-후식(생강차)을 매운맛으로 먹으면 단시간에 좋은 효과를 얻는다.

병행해서 짠맛의 음식을 먹으면 수극화하여(수20+, 화20-) 화기운을 억제하면서, 동시에 화극금을 하지 못하도록 (화20-,금20+)하여 금기운을 보강하는 결과를 얻어 폐/대에 원인이 있는 견비통이 치료된다.

짧은 시간 내에 좋은 효과를 얻을 수 있다.

폐/대에 원인이 있는 견비통이 좋아진 후에도 매운맛을 과식하면 금극목하여 (금20+목20-) 간장/담낭 질환이 발생하기 때문에 체질처방을 해야 한다.

⑤ 신장/방광에 원인이 있는 견비통은 없다.
　가) 견비통이 없는 이유를 음양/오행상으로 설명한다.
경락상으로 어깨를 통과하거나 반사구가 어깨와 연관이 없기 때문이다.

⑦ 양교맥 견비통
　가) 증상
　　- 석맥 인영 4~5성이 촉지되고, 다음과 같은 증상이 나타난다.
　　- 현대 의학으로는 불치병이라 하며 진통제도 효력이 없는 견비통을 말한다. 이 병은 방광기능의 저하를 오랫동안 방치 시 기경의 병으로 넘어간 상태로서 어깨관절이 자주 탈구되는 것을 말한다.
　　- 신맥에 침을 놓아도 좋다.
　나) 발병 원인을 음양/오행상으로 설명한다.
　　수기능이 약한 상태로 3~5년을 경과하여 나타난 견비통이다. 방광 경락의 기경 팔맥이 어깨를 통과하기 때문에 양교맥 견비통이 발생하게 된다.
　다) 식이 처방에 대하여 설명한다.
　　- 잘못된 식습관: 오랫동안 싱겁게 먹고 단맛을 과식하는 식습관
　　- 자주 먹어야 할 음식: 짠맛의 음식들
　　· 짠맛의 음식이나 쥐눈이콩(약콩)을 섭취하라.
짠맛을 먹는 이유는 약해진 짠맛이 신장/방광 기능을 보강하기 때문이다. (수20+) 짠맛의 대표곡물인 생 검은콩(살짝 비림)을 먹는 것이 좋고, 속이 불편하면 함초+죽염소금이나 다시마를 주식으로 해도 좋다. 주식-부식-후식을 모두 짠맛의 음식으로 먹으면 짧은 시간 내에 신장/방광에 원인이 있는 기경팔맥의 견비통의 불편함이 사라질 것이다.

병행해서 신맛의 음식을 먹으면 목극토하여(목20+, 토20-) 토기운을 억제하면서, 동시에 강하게 토극수를 하지 못하도록 (토20-,수20+)하여 수기운을 보강하는 결과를 얻어 신장/방광에 원인이 있는 기경팔맥의 견비통이 치료된다. 짧은 시간 내에 좋은 효과를 얻을 수 있다.

신장/방광에 원인이 있는 기경팔맥의 견비통이 좋아진 후에도 짠맛을 과식하면 수극화하여 (수20+화20-) 심장/소장 질환이 발생하기 때문에 체질처방을 해야 한다.

⑧ 양유맥 견비통

　가) 증상

　　- 구삼맥 인영 4~5성이 촉지되고, 다음과 같은 증상이 나타난다.

　　- 고질적인 신경통이라 할 수 있다. 심포장, 삼초부가 오랫동안 방치하여 기경의 병으로 넘어간 상태다. 어깨 조금 아래 팔뚝 중간부위에 통증이 극심하며 특히 한열에 대한 감각이 반대로 나타나는 증상이 있다. 장기간 스트레스로 인한 경우나 몸 안에 악성 신생물이 잠복된 경우에도 이와 같은 증상이 나타난다.

　　- 외관에 침을 놓아도 좋다.

　나) 발병 원인을 음양/오행상으로 설명한다.

　　상화기능이 약한 상태로 3~5년을 경과하여 나타난 기경팔맥 견비통이다.

　　※ 정경의 병인 심포장/삼초부의 원인이 있는 견비통을 참고한다.

　다) 식이 처방에 대하여 설명한다.

　　- 잘못된 식습관: 오랫동안 떫은맛을 적게 먹거나 편식을 하는 식습관

　　- 자주 먹어야 할 음식: 떫은맛의 음식들

　　·떫은맛의 음식을 섭취하고 노란옥수수를 섭취한다.

　　　떫은맛의 음식을 먹는 이유는 막혔던 상초-중초-하초의 순환을 위한 보강이다. 음식의 맛으로 보면 신맛, 쓴맛, 단맛, 매운맛, 짠맛의 혼합된 떫은맛을 먹는 이유다. 골고루 영양을 공급하여 오장육부의 기능을 보강해야 하기 때문이다. 단일 음식으로 보강을 하다 보면 역시 다른 극관계 장부의 불균형만 초래하기 때문이다.

　　·떫은맛의 곡물인 옥수수를 가루로 내어 1일 3회 3~4숟가락을 생으로 먹고, 주식(옥수수가루)-부식(콩나물/양배추)-후식을 떫은맛으로 먹으면 좋다. 단시간 내에 좋은 효과를 얻을 수 있다.

심포/삼초에 원인이 있는 기경팔맥 견비통이 사라진 뒤에는 체질에 관한 처방을 하여 한다.

70교시
음식과 약의 차이점 비교

1. 음식과 약의 차이점을 알아본다.

구분	음식(飲食)	약(藥)
유효성분	80% 미만	80% 이상
부작용	없다	있다
주의 사항	없다	있다
영양소	고르게 분포, 함유	단일성분 함유
취급자	누구나 할 수 있다.	전문가만 한다.(의사/약사)
비 고	오랫동안 먹을 수 있다.	짧은 기간 먹는다.

동양의학이나 대체의학을 공부하다 보면 식약동원이란 말이 나온다. "음식과 약의 근원은 같다."라는 의미이며 고유 성분 함유량에 따라 음식과 약으로 구분할 수 있다.

음식	약
고유 성분이 80% 이하이며 부작용 없는 먹을거리를 말한다. (영양소의 고른 분포)	고유 성분 중에서 사람에게 필요한 유용한 성분만 80% 이상 추출하여 분말, 액상, 정 등으로 만든 것으로서 복용 시 부작용이 발생한다.

음식과 약의 근원은 같다. 이 말은 약식동원(藥食同源)이라 하여 유효성분의 농도에 따라 다르다는 의미이다. 자연의 먹을거리들은 음양론처럼 약이 되는 성분도 있고, 독이 되는 성분도 함께 가지고 있다.

그래야 먹을거리가 존재하는 이유일 것이다.

약(藥)이라 함은 우리가 먹는 먹을거리에서 유용한 고유 성분을 함축시켜서 먹을 수 있도록 만든 것이며 유용한 성분만 추출했기에 몸 안에서는 이와 반대되는 성분이 없기에 반드시 부작용이 발생한다.

그러나 음식은 약(藥)도 있고 독(毒)도 있기에 상호 간에 조화와 견제를 하기에 부작용이 발생하지 않는 것이 음식과 약의 가장 큰 특징이라 할 수 있다.

예 1) 겔포스라고 하는 위장약의 원료는 양배추즙이다. 그래서 비/위장 기능이 약한 사람들은 양배추를 먹으면 속이 편해지는 것을 느낀다.

예 2) 마늘 속에 있는 알리신 성분은 우리 몸에서는 열을 발생시키는 유효 성분으로서 암세포의 생성을 억제하고 사멸시키는 효과를 가지고 있어 항암식품 1위를 차지하고 있다. 마늘을 음식으로 먹을 때는 항암식품이 되지만 알리신 성분만 별도로 추출해서 먹는다면 독극물이다.

그렇다면 병을 치료하기 위해 부작용을 감수하면서 약을 먹을 것이 아니라 체질에 맞게 부작용 없는 음식을 약보다 좀 더 오래 먹는 것이 나을 것이다. 음식물로 활용할 때 농도가 엷은 이유는 부작용을 없애기 위한 자연의 지혜라고 할 수 있다.

약은 먹으면 관련 분야는 개선될 수 있으나 반대편 장부에 반드시 부작용이 발생한다. 그래서 약을 좋아하는 사람은 평생 약을 먹어야 하고 결국에는 약으로 죽는다는 말이 사실이다.

병이 발생하기 전에 체질에 맞게 음식을 찾아 먹는다면 질병 발생도 예방하고 병이 있었다면 치유할 수 있는 두 가지를 동시에 가지고 있는 점이 약과 다른 점이다.

약이란 대개 우리가 먹을 수 있는 음식물속에서 몸에 유효한 성분만 추출한 것으로서 농도가 짙을 뿐이다. 앞서 말한 겔포스처럼 약을 사먹을 것이 아니라 평소 위장 기능이 저하된 사람은 양배추를 즐겨 먹으면 된다.

이것이 바로 약과 음식의 차이점이고, "음식으로 못 고치는 병은 약으로도 못 고친다."라는 말의 속뜻이다.

그렇다면 체질을 어떻게 아는가가 관건이다. 음양오행체질론을 조금만 공부하면 쉽게 익힐 수 있다. 그리고 먹을거리의 음양오행성질만 연구하면 나 스스로가 체질에 맞는 먹을거리들을 찾아 먹을 수 있는 능력을 갖출 수 있을 것이다.

공부하라, 공부해서 남 주나!

나와 가족의 건강을 위해서 체질을 공부하는 데 투자하는 것을 아까워하지 마라. 무엇을 망설이는가, 투자도 시기를 놓치면 할 수 없다는 것을 알아야 한다.

71교시
감기에 대한 식이 처방

1. 감기와 항생제에 대하여 알아본다.

1) 감기

계절이 바뀔 때마다 찾아오는 불청객인 감기에 대하여 알아본다.

감기는 과거나 현재나 치료법이 없는 국민 질환 중의 하나다. 의료산업이 눈부시게 발전했는데도 과거나 현재나 감기는 치료법이 똑같다니 이해가 안 간다.

2) 항생제

감기에 걸리면 병원에 가서 항생제를 얼마나 강한 것을 맞느냐 안 맞느냐에 따라 치료기간이 달라진다. 어느 의원에 가면 한 번에 낫고, 어느 의원은 여러 번 가도 잘 낫지 않는다고 불평이 많다. 한 번에 낫는 병원의 의사는 항생제를 강하게 처방했기 때문이다.

사실은 여러 번 가도 잘 낫지 않는 의원이 환자에게는 좋은 의사다.

또한 전 세계적으로 감기에 남녀노소 관계없이 항생제를 주사하는 나라는 우리나라뿐이다. 얼마 전 방송에서 어린아이들에게 감기 걸렸다고 항생제 처방하는 우리나라 의사들을 보고 외국의 의사들은 말한다. 아직도 어린아이들에게 항생제를 주사하는 그런 미개한 나라가 있느냐고!!!!!!!!

항생제는 우리 몸에 들어가서는 안 되는 약물 중에 하나다. 최악의 상황에 써야 하는 약물이다. 이렇게 몸에 나쁜 항생제의 폐해를 우리 일반인들은 잘 모르기 때문이기도 하다. 서양의학적으로는 감기 바이러스가 침투해서 그렇다고 한다. 모든 병은 원인을 알지 못하면 바이러스 때문이라든지 아니면 면역력이 낮아서 그렇다고 말한다. 웃긴 이야기지만 당뇨바이러스가 있나요? 고혈압바이러스가 있나요? 하고 고개를 갸웃거린다.

항생제 알면 약(藥)이고 모르면 독(毒)이다. 현재 우리나라에서는 약 100여 가지의 항생제를 활용하고 있다. 종류도 많다.

우리나라의 감기 환자의 **45%**는 항생제를 처방받는다는 자료가 있다. 그런데 실체를 알고 나면 세상이 무서워진다. 감기는 세균이 아닌 바이러스에 의해 발생하는 질환이고, 항생제는 세균을 죽이는 용도로 쓰이는 약물이다. **감기와 항생제는 아무런 연관성이 없다.** 즉 감기에는 항생제 투여가 불필요하다. 외국의 의사들은 감기 환자에 대하여 항생제처방을 하지 않는다. 미국이나 영국의 경우는 어린아이들에게는 항생제를 처방하지 못하도록 법으로 규정하고 있는데 우리나라는 왜 처방하는 것일까? 의문이다.

대답은 세균이 침투할 것을 대비하여 항생제를 처방한다고 말한다. 이게 말이 되는가?

감기에 항생제를 먹으면 정상 세균이 항생제 내성균으로 돌변한다. 그렇기 때문에 감기가 걸리면 3일 동안은 그냥 놔둬라. 3일 후에 약을 먹어도 된다.

그러나 항생제를 먹어야 할 질환이 있기도 하다.

요로감염(방광염이나 신우염), 중이염, 세균성 부비동염, 인두염, 폐렴 등은 세균이 원인이기에 항생제를 먹어야 한다. 목이 붓는 편도선염은 대부분 바이러스가 원인이지만 일부 사스알균이라는 세균이 원인일 때는 항생제를 먹기도 한다.

항생제가 꼭 필요한 질환 및 기간은 다음과 같다.

방광염	중이염	세균성인두염	세균성폐렴	세균성부비동염
3일	5~10일	10일	1~2주	10일~3주

또한 항생제 복용 중에 증상이 완화됐다고 임의로 중단하면 항생제 내성균의 증가를 부추기는 꼴이 된다. 그 이유는 항생제를 먹는 도중 중단 시 마지막 균을 죽이지 못해 살아남은 균이 내성이 강해지기 때문이다.

감기에 항생제를 먹어 유익균이 줄어들면 시간이 경과한 후에도 유익균의 종류와 수가 회복되지 않아 면역력이 저하된다. 항생제를 7일 정도 복용하면 면역력이 **50%** 저하된다고 어느 의사는 말하고 있다.

국가별로 항생제 내성률을 보면 다음과 같다.

구분	한국	일본	프랑스	영국
내성률	67.7%	53%	20.1%	13.6%

(출처: 보건복지부 감염질환자중 메티실린 내성을 가진 포도상구균 보유비율)

영국에서는 2050년이 되면 슈퍼 박테리아로 인해 전 세계 약 1000만 명이 사망할 것이라고 예고하고 있다.

항생제에 관하여 경고하는 현대의 바람직한 의사가 있어 소개한다.

통합의학의 최고 권위자인 미국 하버드 의대 앤드류 와일 박사는 그가 쓴 ≪자연치유≫에서 다음과 같이 현대의학의 한계를 지적하고 있으며 대체의학의 시대를 예고하고 있다.

① 감기나 병에 걸렸거나 난치병에 걸렸을 때 환자와 가족이 우선적으로 해야 할 일은 서양의학적인 어떠한 치료도 받지 않는 것이다.

그리고 여유가 되면

② 파, 마늘, 생강, 현미 등 이런 것을 열심히 먹어 면역 능력이 되살아나게 해주어야 한다.

③ 항생제를 투약하다 보면 인체의 생명력을 약화시키고 면역력을 현저하게 저하시키기 때문에 궁극적으로 더 위험해진다.

항생제는 절대로 해서는 안 된다고 강조하고 있다.

④ 소금 섭취를 제한할 필요가 없다.

소금의 역할은 피가 맑아지고 면역체계가 정상으로 돌아오고 군살도 빠진다.

역사가 시작된 이래 소금은 가장 오래된 살균제, 소화제, 소독제다. 화학적 용도로만 14,000여 가지나 된다는 소금이 나쁘다고 하는 것은 세균들한테 뇌물 먹은 사람들이나 할 수 있다.

세균은 소금을 제일 무서워한다. 만고불변(萬古不變)의 진리는 소금을 제 식성대로 먹는 것이다. 소금을 멀리하고 먹는 양을 제한하면 득 될 게 뭐 있겠나 하는 것이다.

결론은 질이 좋은 소금(천일염이나 죽염)을 찾아서 입맛에 맞게 충분한 양을 섭취하는 것이라고 강조하고 있다.

1일 섭취량을 6g 이하로 먹으라고 떠들어 대는 우리나라 의사들은 무슨 말을 하고 있는지 도대체 알 수가 없다.

그렇다면 의사들이나 방송 또는 잡지에서 짜게 먹는 것이 고혈압의 주범이니 뭐니 하면서 떠들어 대는 것과는 전혀 다른 의견을 제시하고 하고 있다. 매운 것을 먹으면 위암이 걸린다느니 하는 것도 잘못된 것임이 하나둘씩 밝혀지고 있다.

• 2015. 8. 16 MBC 8시 저녁뉴스에서 방송한 내용이다.

미국의 하버드 의대와 옥스퍼드대에서 연구한 결과를 보면 매운 음식이 사망위험률을 낮춘다는 결과를 발표하였다.

주 1~2회 이상 매운 음식을 먹은 사람은 매운 음식을 전혀 먹지 않는 사람보다 사망률이 10% 낮고, 주 3회 이상 먹는 사람은 사망률이 14% 이상 낮다고 발표했다.

1. 소금에 절여 짭짤하고 매콤한 김장김치와 고추장에 비벼 먹는 것이 얼마나 장수 음식이란 말인가?

우리나라의 장수촌인 순창 지역의 노인분의 식사습관을 보면 사시사철 김장 김치에 고추장을 듬뿍 넣고 쓱쓱 비벼서 된장찌개와 장아찌를 곁들여 드시는 식습관이야말로 최고의 장수 식품이라 할 수 있다.

우리나라 의사들이 말하는 것과는 정반대로 드시고 있지만 우리나라 제일의 장수촌이다. 물론 이렇게 드시는 노인 분들은 감기도 잘 걸리지 않으신다.

결국 우리나라의 의사들이 말하고 있는 내용이 어딘가 잘못되고 있음을 알려주고 있고, 병은 예방이 중요하고 또한 의사가 고치는 것이 아니라는 것을 암암리에 시사하고 있는 것이다.

2. 우리가 병의 근본 치료효과를 거두려면 어떻게 해야 하나?

예를 들어 나무가 꽃이 안 피고 가지가 시들면 뿌리를 봐야 한다. 가지를 자른다고 해결되지 않는다. 뿌리에 물을 주고 거름을 쳐야 한다. 우리 몸에 병이 생겼을 때 그 근본 원인을 알고 원인을 제거하면 병은 쉽게 치유할 수 있다.

감기 발생의 원인은 몸이 차가운 것이 근원이다. 몸이 차가워진 이유를 알고 해결하면 쉽게 치유할 수 있다. 몸이 차가워진다는 것은 체온을 조절하는 면역력이 저하되면 체/내외 체온을 조절하는 기능이 저하되어 감기가 발생하게 되는 것이다.

3. 동양의학적으로 보는 감기의 종류, 원인과 자연치유법을 알아본다.

구분	맥상(맥상의 크기)	증 상	음식처방
3) 위장/대장	홍맥/모맥(인영3성)	기침, 토하고, 설사, 살이 아프다. 몸살감기	흑설탕+생강차
2) 소장/방광	구맥/석맥(인영2성)	기침, 땀, 뼈통, 오줌 찔끔거리고 삭신이 쑤신다.	커피+소금
1) 담낭/삼초	현맥/구삼맥(인영1성)	기침, 가래, 목쉬고, 편도선 붓고, 목감기	요구르트
1) 간장/심포	현맥/구삼맥(촌구1성)	약한 열과 목감기	요구르트
2) 심장/신장	구맥/석맥(촌구2성)	약하게 삭신이 쑤신다.	커피+소금
3) 비장/폐장	홍맥/모맥(촌구3성)	약한 몸살감기	흑설탕+생강차

위의 도표를 보면서 한 가지 특이한 점을 찾을 수 있을 것이다.

1) 간장/심포, 담낭/삼초라는 장부는 인영과 촌구가 다르지만 맥상의 크기가 1성이라는 공통점을 가지고 있다.

    그리고 음식처방을 보면 요구르트를 먹으라고 처방하고 몸에서 나타나는 증상으로는 기침, 가래, 목이 아프고 약한 열이 나는 일반적으로 목감기 증상이 나타난다는 것이다.

    말이 어렵지만 목감기가 걸리면 요구르트를 먹으면 목감기를 개선시킬 수 있다는 점이다.

2) 심장/신장, 소장/방광이라는 장부는 인영과 촌구는 다르지만 맥상의 크기가 2성이라는 공통점을 가진다.

    그리고 음식처방을 보면 커피+소금을 타서 먹으라고 처방하고 몸에서 나타나는 증상으로는 기침, 땀, 뼈가 아프고, 오줌 찔끔거리고, 삭신이 쑤시는 증상이 나타난다. 일반적으로 관절이 사근사근 쑤시는 몸살감기 증상이 나타난다는 것이다.

    믿기 어렵지만 삭신 감기가 걸리면 커피에 소금을 타서 먹으면 삭신 감기를 개선시킬 수 있다는 점이다.

3) 비장/폐장, 위장/대장이라는 장부는 인영과 촌구는 다르지만 맥상의 크기가 3성이라 공통점을 가진다.

그리고 음식처방을 보면 흑설탕+생강차를 타서 먹으라고 처방하고 몸에서 나타나는 증상으로는 기침, 토하고, 설사, 콧물이 흐르고 살을 만지면 아픈 증상이 나타난다. 일반적으로 살이 아픈 몸살감기 증상이 나타난다는 것이다.

말이 어렵지만 몸살감기가 걸리면 생강차에 흑설탕을 타서 먹으면 몸살감기를 개선시킬 수 있다는 점이다.

그러면 감기의 증상별로 오장육부와의 어떠한 상관관계가 있는지 감기를 치유하는 방법을 알아보기로 한다.

1) 목(간장/담낭)+상화(심포/삼초)에 동시에 냉기가 침입한 감기

① 맥상: 현맥/구삼맥(인영 1성)

맥상이 인영이 큰 것은 몸 안이 차가워져서 냉기를 밖으로 내보려고 인영 맥상이 1의 크기로 뛴다.

② 증상: 목이 붓고, 가래가 나오며 기침이 나고 목이 쉰다.

열이 오르락내리락 거린다. (목감기) 목만 아프다.

③ 처방: 한 번에 요구르트 5병을 약간 데워서 먹고 땀을 푹 낸다.

· 몸을 덥게 땀을 내는 방법

머리까지 이불을 뒤집어쓰고 땀을 내라.

이불을 뒤집어쓰고 나면 약 15분 정도 지나면 이마와 전신에서 땀이 나기 시작한다. 2시간 정도 이불 속에서 땀을 푹 낸다.

땀에 젖은 옷을 이불속에서 땀을 씻고 마른 옷으로 갈아입고 나서 밖으로 나와서 가벼운 운동을 하면 된다.

감기가 도망간 것을 느낄 수 있다.

처음에 불편했던 증상들이 사라진 것을 알 수 있다.

아직 냉기가 좀 더 남아 있는 것 같다면 한 번 더 반복하면 깔끔하게 감기를 떨쳐버릴 수 있다.

※ 주의사항

땀에 젖은 채로 이불 밖으로 나와서 샤워를 하거나 찬바람을 쐬면 다시 감기에 걸린다.

2) 화(심/소장)+수(신장/방광)에 동시에 냉기가 침입한 감기

① 맥상: 구맥/석맥(인영 2성)

맥상이 인영이 큰 것은 몸 안이 차가워져서 냉기를 밖으로 내보려고 인영 맥상이 2의 크기로 뛴다.

② 증상: 땀이 많이 나고, 뼈가 쑤시고 나른한 것이 특징이다.

삭신이 쑤신다고 표현 (팔꿈치나 무릎관절이 쏙쏙 쑤신다.) (삭신 감기)

③ 처방: 뜨거운 물(200cc)에 커피와 소금을 6:4로 넣고 차처럼 마신다.

(종이컵 물+커피 티스푼 2개+소금 티스푼 1.5정도)

· 몸을 덥게 땀을 내는 방법 전과 동일

이 삭신감기는 커피에 소금을 타서 목에 넘기는 순간에 팔꿈치나 무릎이 쏙쏙 쑤시던 증상이 즉시 사라짐을 체험한다.

3) 토(비/위장)+금(폐/대장)에 동시에 냉기가 침입한 감기

① 맥상: 홍맥/모맥(인영 3성)

맥상이 인영이 큰 것은 몸 안이 차가워져서 냉기를 밖으로 내보려고 인영 맥상이 3의 크기로 크게 뛴다.

② 증상: 콧물이 나고, 토하고, 메스껍고, 살이 아프고, 재채기가 나며 피부가 으슬으슬 춥다. 이런 증상을 몸살감기라고 한다.

③ 처방: 뜨거운 물(200cc)에 진한 생강차와 흑설탕을 5:5로 넣고 차처럼 마신다.

· 몸을 덥게 땀을 내는 방법 전과 동일

서양의학적으로는 불치의 병이라 하는 감기도 앞에서처럼 세 가지 중의 한가지 방법으로 처방하면 쉽게 고쳐진다. 항생제라는 독물을 맞지 않아도 된다.

면역력이 약한 어린이나 노약자들은 감기에 무심코 맞는 항생제가 독으로 작용한다는 것을 알고 자연치유의 방법으로 자신의 몸을 지키기를 기대한다.

처방한 내용물들이 모두 주방에 있는 내용물(조미료)들을 활용하라.

만병의 근원이라는 감기를 치유하는 음식들이 특별한 것이 아니다.

모두 우리의 주방에 항상 있는 음식재료들이다.

신맛	쓴맛	단맛	매운맛	짠맛	떫은 맛
식초	커피	설탕	고춧가루	소금	물

이들을 적절히 배합하여 먹으면 되는 것이다. 그래서 강조하는 것이다.

엄마는 우리 집의 주치의가 되어야 한다고~

가족이 감기 걸리면 바로 병원으로 달려가는 어리석은 엄마가 되지 말라고 강조해 본다.

·감기 내버려 두면 한 주 만에 낫는 이유를 밝힌다.

감기란 약을 먹으면 7일 걸리고 그냥 놔두면

일주일이 걸린다는 말이 있다.

감기 걸리면 병원에 가서 주사 한 방 맞으면 되는 것 아닌가요?

하는 사람도 있을 것이다. 약국에서 약 사 먹으면 되는데~~~~~

우리는 감기 걸려서 병원에 가면

"면역력이 약해서 그래요." 하는 말과 함께

주사 맞고 3일치 약 받아서 먹고 다시 한 번 오세요! 하는

처방받고 집에서 열심히 약을 먹고 하면 낫는다고 생각한다.

반면 어떤 이는 감기 ! 그냥 뭐 콩나물국에 고춧가루 듬뿍 넣고

이마에 땀나도록 먹고 잠을 푹 자면 낫는다는 사람도 있다.

어떤 이는 약을 먹고 7일 만에 낫고

어떤 이는 얼큰한 콩나물국 먹고 낫는다니 어찌 된 일인가

만병의 근원이라는 감기가 약으로도 낫고

콩나물국으로도 낫는다면 굳이 약을 먹거나 병원에 갈 필요가 없다는 말도 된다.

왜? 일주일이 돼야 감기가 소멸되는지 과학적으로 밝혀진 내용들이 있나요?

우리는 감기가 걸리면 면역력이 떨어졌다고 말을 한다.
면역이라는 것은 쉽게 말을 하지만 눈으로 볼 수 있는 것도 아니고 만져지는 것도 아니다.

우리가 쉽게 말하는 면역이라 함은 과학으로 규명할 수 없는 신비로운 영역이다.
쉽게 말하면 정상 체온이 바로 면역력이다.

※ 우리 몸은 인체에 세균이 침입하면
초당 2,000개의 항체가 만들어져 세균에 대항한다.
약 3일째가 되는 날에 항체생산은 극에 달하게 되고,
7일 정도가 지나면서 면역세포인 T-세포 생산이 최고조에 달한다.
그래서 대부분의 가벼운 질병들은 7일을 전후로 해서 낫게 된다.

이렇게 대량으로 만들어져 세균을 이겨낸 T-세포는
스스로 사라지지만 일부는 몸속에 남아
다시 침입하는 동일한 세균을 인식하고 공격한다.
따라서 병을 한번 이겨낸 사람은 다시는 같은 병에는 걸리지 않게 된다.
예를 들면 후두염과 중이염, 기관지염에 걸렸을 때
항생제를 복용하면 일주일 만에 낫고,
항생제를 복용하지 않으면 7일 만에 낫는다는 말이 있다.
면역체계가 강한 사람은 새로운 형태의 바이러스가 등장해도
일정한 시간이 지나면 항체를 만들어 낼 수 있다.

서양의학적으로는 면역력이 약해서 감기 바이러스가 침입한 것이라 하고
주로 바이러스로 말미암아 걸리는 호흡기 계통의 병이다. 보통 코가 막히고 열이 나며 머리
가 아프다.

동양의학적으로는 폐기능이 저하되었을 때 발생한다고 본다.

감기는 몸이 차가워지는 데서 시작된다고 한다. 몸 안에 냉기가 들어와서 자리 잡고 있는 상태가 감기다. 만병의 원인인 감기를 콩나물 국밥으로 이겨낼 수 있다.

감기(感氣)란? 말 그대로 자연의 변화를 느끼다! 라는 의미다.
한자로 보면 감모(感: 느낄 감, 冒: 무릅 쓸 모, 덥다)라고 표현한다.
무엇인가 눈까지 뒤집어쓰고 느끼라! 하는 것이다.
(이불을 눈까지 푹 뒤집어쓰고 자연의 변화를 느끼라는 의미다)

정리하면
1) 날씨가 추우면 몸의 열을 많이 빼앗기고 실내와 바깥의 온도차가 커서 몸의 저항력이 약해지기 때문이다.
2) 치료는 충분한 휴식을 취하고, 적절한 수분 섭취로 증상을 완화시켜 주면 된다.
   몸이 추워지면 면역력이 낮아진다! 라고 추측하는 것인데 반대로 몸을 따뜻하게 하면 면역력이 상승한다고 할 수 있겠다.
   일단은 면역력을 올려야 감기를 이길 수 있다는 점이다.

감기를 예방하고 치유하려면
어떻게 체온을 올리고, 면역력을 올리느냐가 문제겠네요.
어떤 방법으로 감기를 예방할 수 있나요?

외부적인 면으로는
   ① 따뜻한 곳에서 생활하라.
   ② 옷을 따뜻하게 입어라.
   ③ 마스크를 써라.

동의보감(東醫寶鑑)에 의하면 하월감한(夏月感寒)이란 말이 있다.
이 말은 **뱃속이 따뜻하면 병이 없다**는 의미다.

내부적인 면으로

뱃속을 따뜻하게 하려면 어찌하는가?

우선은 따뜻한 음식을 먹는 것이다.

따뜻한 음식+열을 내는 매운맛과 짠맛의 음식을 합성하면

뱃속이 따뜻해져서 병이 없다는 것이다.

평상시에 먹으면 예방음식이요

감기가 든 뒤에 먹으면 치유음식인 것이다.

이런 면역력을 올리는 음식이 어떤 음식이 있나요?

① 매콤하고 짭짤한 매운탕이다.

매운탕에도 여러 종류가 있다. 민물매운탕, 바다생선 매운탕, 서덜탕(생선뼈로 끓인 매운탕), 빠가사리매운탕, 메기매운탕 등이 있으니 골라 먹는 재미도 쏠쏠하다.

혹은 매운탕을 싫어하는 사람들은 두부버섯 전골이나 콩나물국밥,

콩나물에 신 김치 넣고 돼지고기 몇 점 넣은 얼큰한 콩나물국도 면역력을 올리는 좋은 음식들이다. 반면 쓴맛과 단맛의 음식들은 멀리해야 한다. 이런 음식을 자주 먹으면 면역력이 낮아지면서 감기에 자주 걸린다.

② 커피와 녹차류 같은 음식들이다.

맛에 의한 오장육부의 조화와 균형이 깨진 결과에서 발생하는 것이 감기다.

다시 한 번 말하지만, 예를 들면 감기가 걸려서 뱃속이 사근사근할 때

두 번째 말한 커피 두 스푼에 소금 1.5스푼을 타서 먹어보라.

짜고 쓴맛의 음식물을 목에 삼키는 순간에 뱃속의 사근사근함이 사라지는 것을 체험할 것이다.

이렇듯이 그 만병의 원인이 되는 감기를 음식으로 치유할 수 있도록 지혜를 준 자연에 또 한 번 놀랄 것이다. 어떤 분들은 이렇게 조치를 하면 무슨 약을 탔느냐고 하시는 분들도 있다. 즉효성을 나타내기 때문이다. 감기도 미연에 예방하는 것이 우선이다.

감기약에 관한 무서운 이야기를 정리한다.

우리는 아이들이 감기에 걸리면 무섭게 기침을 해대고 열나고, 울고불고하면 아이를 데리

고 내과나 소아과에 가서 아무 생각 없이 항생제 주사를 맞히고 딸기향이 나는 기침을 멎게 하는 시럽을 타서 가지고 온다.

시럽형 감기약 성분이 무엇인지 따져 보지도 않고 의사가 처방한 대로 시간 맞춰 먹이면 아이는 기침도 없이 잠을 잘 잔다. 칭얼거림도 없이 너무 잘 잔다. 신기하게도 그 딸기향이 나는 달콤한 시럽형 어린이 기침약이 신비스럽기까지 하다.

그 시럽형 기침약의 성분을 알면 엄마들은 놀라 자빠져 버릴 것이다.

성분은 디히드로코데인이다. 이 시럽형 기침약은 기침을 유발하는 중추신경을 마비시켜 기침을 억제시키기 때문이다.

유럽에서는 디히드로코데인 성분은 호흡을 얕게 하고, 동공을 축소시키고, 졸림이 발생하고, 환각 등의 부작용을 일으킨다 하여 주의를 요하는 약물로 취급한다.

우리 몸은 기침을 억제하면 몸 안에 이물질을 쌓아두는 꼴이 된다.

기침을 동양의학적으로 말하면 몸이 차가워지면서 기도에 있는 판막이 제 기능을 못하여 다양한 이물질이 누적된 것을 밖으로 배출하는 자연스러운 현상이라 본다. 그러니 기침은 하는 것이 좋다고 할 수 있다.

또한 재채기나 기침은 밖으로 뱉어 내는 것이니 음을 배출하여 몸은 양으로 만들려는 자연스러운 기혈의 순환작용이라 할 수 있다.

기침약의 종류는 두 가지다.

① 하나는 진해제(鎭咳劑)로서 기침을 하도록 하는 뇌를 마비시키는 효과를 가지는 약과 ② 또 다른 하나는 거담제(祛痰劑)로서 가래를 묽게 하여 기침을 줄이는 약이 있다.

문제는 진해제다. 중추신경을 마비시키는 디히드로코데인 성분을 함유하고 있기 때문이다.

기침을 억제시키면 몸속에 이물질이 누적되어 기관지나 폐에 염증이 발생하여 호흡기 질환이 발생한다. 그런데 기침을 억제시키는 약을 먹이는 것은 얻는 것보다 잃는 것이 더 많은 결과를 초래하는 것이다.

디히드로코데인이 문제가 되는 것은 복용 시 몸속에서 디히드로모르핀으로 바뀌기 때문이다. 그래서 식약청에서는 코데인이나 모르핀을 마약으로 분류하여 관리하는 품목이다.

문제는 이런 마약성분이 들어 있는 기침약을 12세 이하의 어린아이들이 주로 먹는다는 점이다. 정량 이상 복용 시 눈동자가 풀리고 호흡이 억제되어 호흡곤란이 발생한다.

장기 복용 시는 호흡기관의 발달을 저해하고, 장운동을 둔화시켜 변비를 발생하게 한다. 또한 몸속의 특정 효소인 CYP2D6에 의해 몸속에서 모르핀이 빨리 전환되는 사람은 약효/부작용이 강하게 나타난다.

코데인, 모르핀, 아편과 같이 아편 수용체에 결합해 체내에서 작용하기 때문이다.

모유 수유중인 엄마는 기침약을 복용하지 말아야 한다. 또한 임신중인 여성도 기침약을 복용하면 태반을 통해 디히드로코데인이 태아에게 전달되기 때문이다.

어린아이일수록 기침약을 먹이면 안 된다.

정리하면 딸기향이 나는 어린이 기침약을 먹은 아이들은 기침이 낫는 것이 아니라 마약성분에 취해서 비몽사몽한 상태라는 것을 알아야 한다. 아이가 잘 자는 것이 아니라 마약에 취해서 중추신경이 마비된 상태라는 점이다.

이래도 내 아이들에게 시럽형 기침약을 먹이겠는가?

엄마는 아이를 위해 지혜로운 선택을 하여야 한다.

이래서 **음식이 보약이다!**라고 강조하는 것이다.

72교시
소변 증상과 식이 처방

주변에 보면 많은 중년의 여성들이 요실금에 관해 이야기하는 것을 들을 수 있다. 삶의 질이 떨어진다고 호소하고 있다. 불편함이 이만저만이 아닌 것 같다. 요실금은 왜 생기는 것이며 치유법은 없는가?

하나씩 알아보기로 한다.

1. 서양의학적인 소견으로 보는 소변 이상증세에 대해 정리해 본다.

1) 요실금이란?

자신도 모르게 소변이 흐르는 매우 당혹스러운 증상을 말한다. 우리나라 여성의 약 40%가 경험하는 흔한 질환이다.

2) 요실금 발생의 원인은 다음과 같다.

골반 근육이 느슨해져 방광과 요도가 복압을 견뎌낼 수 없는 위치로 처지게 되거나 신경의 손상으로 요도괄약근의 기능이 저하되거나 폐경, 급/만성 방광염, 골반부 수술이나 방사선 치료 후, 당뇨의 합병증, 중추 및 말초신경질환, 방광수축력의 상실, 하부 요로의 폐색이 있는 경우 발생할 수 있다.

3) 요실금의 종류는 다음과 같다.

① 복압성 요실금: 기침이나 줄넘기할 때 복압이 올라갈 때 소변이 흐르는 증상
② 절박성 요실금: 소변을 참을 수 없어 가는 도중 소변이 흘러나오는 증상
③ 복합성 요실금: 위의 두 가지가 혼합된 경우
④ 일류성 요실금: 방광에 소변이 가득 차서 방광을 흘러넘치는 증상으로 소변 배출구가

막힌 사람

⑤ 심인성 요실금: 신경 질환이나 정신 질환이 있는 사람

⑥ 진성 요실금: 요관이나 방광의 구조적 이상으로 인한 소변이 흐르는 증상

서양의학적으로 보면 요실금의 종류가 너무도 다양하고 복잡하다. 쉽게 보는 요실금도 당사자가 아니면 잘 모른다. 그 생활의 질적 저하를 말이다.

2. 동양의학적인 소견으로 보는 소변 이상증세에 대하여 알아본다.

1) 요실금이란?

동양의학적으로 요실금은 방광은 수(水)로, 방광 근육은 목(木)으로 분류할 수 있다. 간단하게 정리하면 수(신장/ 방광)와 목(간장/담낭)의 기능이 저하되면 요실금이 발생한다.

요실금이 있다면 요실금이 발생할 수 있는 식습관이나 상황습관은 없었는지 돌아보는 것이 먼저일 것이다.

음식으로 말하면 쓴맛과 단맛을 과식하면 요실금이 발생한다. 짠맛과 신맛의 음식을 적게 먹어도 요실금이 발생한다.

구분	증상
야뇨증 (약한 현맥/ 간 기능 저하)	밤에 자신도 모르게 소변이 나오는 증상 괄약근이 주간에는 스스로 계폐를 하지만 밤에는 항상 열려 있기 때문이다.
찔끔찔끔하는 증세 (약한 구삼맥/ 면역력 저하)	전립선염이 있으면 소변을 찔끔찔끔한다. 불안초조 긴장으로 인해 자율신경계의 비정상적 작동으로 인해 개폐기능이 저하된 것이다.
소변을 자주 보는 증상 (약한 석맥/ 신장기능 저하)	야간에 1~5회 소변을 보는 증상 방광기능이 저하되어 저장기능 저하
소변을 지리는 증상 (모맥/ 폐 기능 저하)	소변을 본 후 몇 방울 흘리는 증상 15낙맥의 병이다.
소변불통증 (신장 기능 이상)	소변이 전혀 나오지 않는 증상 15낙맥의 병이다.

2) 소변 이상의 종류에 대하여 알아본다.

소변 이상을 발생시키는 음식과의 상관관계는 다음과 같다.

구분(오행구분)	발병 원인 음식들/ 잘못된 식습관	자주 먹어야 할 음식 (생식처방)
야뇨증 (목/간 기능 저하)	매운맛, 짠맛의 음식들/ 신맛을 적게 먹는 식습관	신맛의 음식들 목2+화+토+상화+표준
찔끔찔끔하는 증세 (상화/면역력저하)	단맛, 쓴맛의 음식들/ 떫은맛을 적게 먹는 식습관	떫은맛의 음식들 토+금+수+상화2+표준
소변을 지리는 증상 (금, 15낙맥)	쓴맛, 단맛의 음식들/ 매운맛을 적게 먹는 식습관	매운맛의 음식들 금2+수+목+상화+표준
소변을 자주 보는 증상 (소변 빈삭)(수)	단맛, 매운맛의 음식들/ 짠맛을 적게 먹는 식습관	짠맛의 음식들 수2+목+화+상화+표준
소변이 안 나오는 증상 (소변 불통)(수,15낙맥)		

① 간/담에 원인이 있는 야뇨증

　가) 증상

　　　- 현맥이 약하게 발현되며 다음과 같은 증상이 나타난다.

　　　- 간장/담낭에 병이 있으면 모든 근육이 긴장하기도 하지만 늘어지기도 한다. 방광근육이 느슨해지면 오줌을 담고 있는 방광근육이나 요관을 조이는 근육(괄약근)이 느슨해지면서 오줌이 새게 된다.

주간에는 움직임으로 인해 우리 몸은 신진대사 상태가 되어 오장육부가 정상적인 활동을 하게 되어 오줌이 새는 증상이 나타나지 않는다.

그러나 야간에는 기초대사라 하여 몸의 기능 중에서 1/3만 가동되기 때문에 주간에 조이는 근육도 야간에는 느슨해진다. 그래서 야간에 오줌을 싸게 되는 것이다.

그런데 야간이라 할지라도 밤 12시 이후 주로 새벽에 오줌을 많이 싼다. 그 이유는 동양의학적으로 새벽은 간 기능이 약해지는 시간대이기 때문이다.

그래서 간 기능이 약해지는(느슨해지는) 새벽에 방광근육이나 요도 괄약근이 느슨해지면서 새벽에 오줌을 싸게 되는 것을 야뇨증이라 부른다.

특히 스트레스를 받은 채로 잠을 자거나 단맛이나 매운맛의 음식들을 과식하고 자면 토극수, 금극목을 하여 야뇨증이 심해진다.

나) 발병 원인을 음양/오행상으로 설명한다.

    - 음양론상으로 설명한다.

간/담에 원인이 있는 야뇨증은 음의 병이다. 이러한 유형적인 음의 병발생의 원인은 양에서 찾으라는 것이다. 과도한 정신적인 스트레스의 오랜 시간 누적으로 인하여 근육 속에 혈액순환장애로 인해 근육의 수축과 이완의 기능 저하와 뇌 속에도 혈액 공급 장애로 인하여 산소와 영양소의 부족 현상이 발생하면서 신경계와 호르몬계의 기능 역시 저하된다. 이때 근육을 주관하는 신경계가 이상이 생겨 소변저장과 배출의 시기를 조절하지 못해서 새벽에 야뇨증 증상이 나타나게 된 것이다.

스트레스를 줄이면서 양기가 많은 음식이나 생활습관을 가지면 쉽게 개선 할 수 있다.

    - 오행상으로 설명한다.

선천적으로는 금형체질 중에서 금기능의 항진으로 인해 목기능이 저하되면서 발생하는 간장/담낭에 원인이 있는 야뇨증이다. (금20+, 목20-)

    • 후천적으로는 단맛이나 매운맛의 과식으로 목기능이 저하되어 간장 담낭의 기능에 원인이 있는 야뇨증이 발생하게 된다.(금20+, 목20-)

    • 수기능이 항진되어 수극화하면 화기능이 저하되어(수20+, 화20-) 화극금을 못하여 (화20-, 금20+) 금기능이 강화하는 결과를 초래하여 결국에는 금극목을 강하게 만들어 목기능의 저하를 가져온 것이다.

정리하면 어떤 이유든 간에 간/담낭이 차가워지거나 기능이 저하되면 요실금이나 야뇨증이 발생할 수 있다.

다) 식이 처방에 대하여 설명한다.

    - 발병 원인 음식들: 매운맛, 짠맛의 음식들

    • 매운맛의 음식을 과식하면 간장, 담낭의 기능이 저하되면서 간장/담낭에 원인이 있는 야뇨증이 발생하기 때문에 매운맛을 적게 먹어야 한다. (금20+, 목20-)

    • 짠맛의 음식을 과식하면 신장/ 방광 기능이 항진되어 수극화하면 심장/소장기능이 저하되어 (수20+, 화20-) 화극금을 못하여 (화20-, 금20+) 폐/대장 기능을 보강하여 항진시키는 결과를 초래하여 결국에는 폐/대장의 기능이 항진되어 간/담낭 기능을 강하게 억제하여 간/담에 원인이 있는 야뇨증이 발생하는 원인으로 작용하기에 적게 먹어야 한다.

- 잘못된 식습관: 신맛을 적게 먹는 식습관
- 자주 먹어야 할 음식: 신맛의 음식들

신맛은 간장 담낭의 기능을 보강하는 효과를 가지기에 간/담에 원인이 있는 야뇨증에 좋은 효과를 보게 된다.(목20+)
- 신맛의 대표곡물인 팥을 가루로 내어 한 끼에 3~4숟가락을 1일 3회 먹으면서 주식-부식-후식을 모두 신맛으로 먹으면 쉽게 치료된다.

이때 쓴맛을 병행한다면 화기운이 화극금하여(화 20+,금20-) 목기운을 억제하는 금기운을 억제하여 더 빠른 시간 내에 목기운을 보강하는 효과를 가진다. 빠른 시간 내에 좋은 효과를 얻을 수 있다.

간/담에 원인이 있는 야뇨증이 사라진 뒤에도 계속해서 신맛의 음식을 먹으면 목극토하여 비/위장 기능이 약해져(목20+,토20-) 비/위장 질환이 발생하게 되기 때문에 중단하고, 체질에 맞는 처방을 하여야 한다.

② 심포/삼초에 원인이 있는 찔끔찔끔하는 증세
가) 증상
- 구삼맥이 발현되며 다음과 같은 증상이 나타난다.
- 심포장 삼초부는 손, 어깨, 얼굴표정, 전립선과 관여되어 있다. 이 기능이 약하면 전립선의 기능에 이상이 생기면서 소변보는데 찔끔찔끔 거리는 증상이 나타난다.
나) 발병 원인을 음양/오행상으로 설명한다.
- 음양론상으로 설명한다.

심포/삼초에 원인이 있는 찔끔찔끔하는 증세는 양의 병이다. 서양의학적으로는 생식비뇨기계라고 하여 신장/ 방광과 연관이 있다고 보지만 동양의학적으로는 면역력이 저하되면 나타나는 증상으로 본다. 전립선 질환을 가지고 있는 사람들을 보면 대체적으로 장시간 스트레스 과다현상이 있었음을 알 수 있다. 그래서 소변을 찔끔찔끔하는 증상은 육체적인 기능상의 문제보다도 정신적인 스트레스를 줄이는 것이 우선되어야 하는 질환중의 하나이다.

스트레스로 인해 몸 안에 음이 가득한 상태라고 볼 수 있다. 그래서 이러한 음을 배출하는 생명활동중의 하나가 소변을 배출함으로써 몸 안의 양기를 보충하려는 것이다. 육체적인 음의 증상만을 고치려고 하지 말고 정신적인 스트레스 양(陽)의 부족을 보충하는 것이 우선이라 하겠다.

- 오행상으로 설명한다.

오행상 상생상극 관계가 조화와 균형이 모두 부조화를 이룰 때 나타나는 증상이다. 이러한 면역력 저하 시 나타나는 육체적 증상은 어느 한 장부의 기능 저하가 아니라 상극관계에 있어서 주로 목-화-토-금-수의 기능 저하로 인해 발생하는 증상이라 할 수 있다. 즉 목극토, 토극수, 수극화, 화극금, 금극목의 관계에서 서로 조화와 균형이 깨졌거나 때로는 역극관계가 발생하기 때문에 나타나는 현상이다.

심포장 삼초부는 우리 몸의 상초-중초-하초를 주관하면서 기혈의 순환과 체온에 관여하기에 체온이 저하되면 기와 혈이 막히면서 심포/삼초에 원인이 있는 소변을 찔끔찔끔하는 증세가 발생하게 된다.

정리하면 어떤 이유든 간에 심포/삼초가 차가워지거나 기능이 저하되면 찔끔찔끔하는 증세가 발생할 수 있다.

다) 식이 처방에 대하여 설명한다.
- 발병 원인 음식들: 단맛, 매운맛의 음식들
· 단맛을 적게 먹어야 하는 이유는 단맛을 과식하면 스트레스를 받아들이는 신장 기능을 저하시켜(토극수) 기혈의 순환 장애발생의 원인으로 작용하기에 단맛을 적게 먹어야 한다.(토20+, 수20-)
· 매운맛을 적게 먹어야 하는 이유는 매운맛을 과식하면 스트레스를 저장하는 간 기능의 저하를 가져와(금20+, 목20-) 결국에는 목극토를 못하여(목20-, 토20+) 토극수를 강하게 만드는 결과(토20+, 수20-)를 초래하게 된다. 이 결과 면역력이 저하되어 심포/삼초에 원인이 있는 소변을 찔끔찔끔하는 증세가 나타난다.
- 잘못된 식습관: 떫은맛을 적게 먹는 식습관
- 자주 먹어야 할 음식: 떫은맛의 음식들

떫은맛을 먹는 이유는 막혔던 상초-중초-하초의 순환을 위한 보강이다. 음식의 맛인 신맛, 쓴맛, 단맛, 매운맛, 짠맛의 혼합된 떫은맛을 먹는 이유다.

골고루 영양을 공급하여 오장육부의 기능을 보강해야 하기 때문이다. 단일 음식으로 보강을 하다 보면 역시 다른 극관계 장부의 불균형만 초래하기 때문이다.

· 떫은맛의 곡물인 노란옥수수를 가루로 내어 1일 3회 3~4숟가락을 생으로 먹고, 주식(옥수수가루)-부식(콩나물/양배추)-후식을 떫은맛으로 먹으면 좋다. 단 시간 내에 좋은 효과를 얻을 수 있다.

심포/삼초에 원인이 있는 소변을 찔끔찔끔하는 증세들이 사라진 뒤에는 체질에 관한 처방을 하여야 한다.

③ 폐/대장에 원인이 있는 오줌을 지리는 증상

가) 증상

이 증상은 15낙맥의 병으로 분류한다.

- 모맥이 발현되며 다음과 같은 증상이 나타난다.

- 소변을 정상적으로 본 후에 소변이 딱 끝나지 않고 몇 방울 흘려보내는 증상이 나타난다.

나) 발병 원인을 음양/오행상으로 설명한다.

- 음양론상으로 설명한다.

폐/대장에 원인이 있는 오줌을 지리는 증상은 양의 병이다. 원인을 음에서 찾아야 한다. 오줌을 지리는 증상을 가지고 있는 사람들은 손목이 차갑고, 어깨도 무거워 한다. 또한 발목 역시 차갑다는 것이다. 즉 수족 냉증을 같이 겪고 있다. 그래서 폐 경맥상의 손목 근처인 '열결'이라는 혈자리에 뜸을 계속 뜨면 오줌을 지리는 증상이 사라진다.

음에서 원인을 찾으라는 것은 신장기능이 저하되면서 폐 기능에 이상이 생겨 오줌을 지리는 증상이 나타난다. 신장기능이 저하되면서 혈액 내의 산소량이 부족해지면 폐 기능 역시 저하되는 상관관계가 있기 때문이다. 경락상으로 보면 신장 경락에서 가슴부분에 있는 욱중혈에서 폐 경락으로 분지하고 있기 때문에 신장기능이 저하되면 폐 기능도 저하되기 때문이다.

- 오행상으로 설명한다.

선천적으로 화형체질인 사람이 화기능이 항진되면서 금기운을 억누르면 나타날 수 있는 질

환이다.(금20-)

후천적으로 쓴맛을 과식하여 금기운을 약하게 만들면 폐/대장에 원인이 있는 오줌을 지리는 증상이 발생한다. 주원인은 화극금이 강해서 나타나는 이유다.(화20+, 금20-) 또한 수기능이 저하되면 수극화 할 때 화기능이 강화되면서 (수20-, 화20+) 화극금을 강하게 하여 오행상 폐/대장과 연관이 있는 폐/대장에 원인이 있는 오줌을 지리는 증상이 발생한 것이다.(화20+금20-)

신장 경락은 음경락으로 발 용천혈에서 시작하여 앞가슴 유부혈에서 마친다. 그러나 신장 기능이 저하되면 음기운이 상승하면서 신장의 음기운은 욱중에서 폐경락으로 분지(갈라짐)한 다. 그래서 신장의 찬기운이 폐기능을 저하시키는 원인으로 작용하기 때문에 신장기능이 저하 되면 역시 폐/대장에 원인이 있는 오줌을 지리는 증상이 발생하는 원인으로 작용하기도 한다.

정리하면 어떤 이유든 간에 폐/대장이 차가워지거나 기능이 저하되면 오줌을 지리는 증상 이 발생할 수 있다.

다) 식이 처방에 대하여 설명한다.
- 발병 원인 음식들: 쓴맛, 단맛의 음식들
· 쓴맛을 적게 먹어야 할 이유는 쓴맛이 과하면 폐/대장을 약하게 만들기 때문이 다.(화20+,금20-)
· 단맛을 적게 먹어야 할 이유는 토극수로 인해 수기능이 약해지면서(토20+, 수 20-) 수극화를 하지 못해 (수20-, 화20+)화의 항진으로 인해 수기능이 약해져 (화 20+, 금20-) 폐/대에 원인이 있는 오줌을 지리는 증상이 발생하는 원인으 로 작용되기 때문이다.
- 잘못된 식습관: 매운맛을 적게 먹는 식습관
- 자주 먹어야 할 음식: 매운맛의 음식들
매운맛을 먹어야 하는 이유는 매운맛이 폐/대장 기능을 보강하기 때문이다. (금 20+) 매운맛의 대표곡물인 현미를 가루로 내어 1일3회 한번에 3~4숟가락을 먹고 주식-부식(카레, 마늘, 고추장, 고춧가루)-후식(생강차)을 매운맛으로 먹으 면 단시간에 좋은 효과를 얻는다.

병행해서 짠맛의 음식을 먹으면 수극화하여(수20+, 화20-) 화기운을 억제하면서, 동시에 화극금을 하지 못하도록 (화20-,금20+)하여 금기운을 보강하는 결과를 얻어 폐/대에 원인이 있는 오줌을 지리는 증상이 치료된다.

짧은 시간 내에 좋은 효과를 얻을 수 있다.

폐/대에 원인이 있는 오줌을 지리는 증상이 좋아진 후에도 매운맛을 과식하면 금극목하여 (금20+목20-) 간장/담낭 질환이 발생하기 때문에 체질처방을 해야 한다.

④ 신장/방광에 원인이 있는 오줌을 자주 보는 증상(소변 빈삭)

　　가) 증상

　　　　- 석맥이 약하게 발현되며 다음과 같은 증상이 나타난다.

　　　　- 소변을 자주 보는 증상이다. 밤에 자다가 소변을 보지 않는 것이 정상인데 적게는 1회~ 많게는 5회 까지 소변을 보는 증상이다. 꼭 야간만이 아니다. 주간에도 1시간 단위로 소변을 보는 증상을 말한다.

　　나) 발병 원인을 음양/오행상으로 설명한다.

　　　　- 음양론상으로 설명한다.

신장/방광에 원인이 있는 오줌을 자주 보는 증상(소변 빈삭)은 음의 병이다. 원인을 양에서 찾아야 한다. 즉 스트레스가 누적되면 신장/방광에 원인이 있는 오줌을 자주 보는 증상(소변 빈삭)이 발생한다. 양기의 부족으로 인해 음양의 순환장애가 발생하기 때문이다.

몸이 차가워지는 음의 조건이 되면 신장에서는 빠르게 혈액순환을 하면서 체온을 유지하려고 하고 이런 과정에서 노폐물이 발생하면 방광으로 보내 저장을 하게 되는데 이때 방광도 평상시보다 근육이 수축되어 저장량이 줄어들게 되어 생산량은 증가하고 저장 공간은 줄어들게 되어 소변을 자주 보도록 하는 생명활동에서 나타나는 증상이다. 즉 음은 많고 양은 부족한 현상이라 하겠다.

소변은 음이다. 몸 안에 음이 가득하면 순환장애가 발생하므로 우리 몸은 소변을 배출함으로써 부족한 양기운을 보강하여 음양의 조화와 균형을 맞추려는 조치다.

　　　　- 오행상으로 설명한다.

선천적으로 토형체질이 토기능의 항진으로 인하여 수기능이 저하돼도 신장/방광에 원인이

있는 오줌을 자주 보는 증상(소변 빈삭)이 나타난다.(토20+ 수20-)

후천적으로는 단맛의 음식을 과식하여 토기능이 항진하면서(토20+, 수20-) 이로 인해 수기능 저하(20-)로 신장/방광에 원인이 있는 오줌을 자주 보는 증상(소변 빈삭)이다.

원인은 토극수가 강해서 나타나는 이유다.(토20+, 수20-) 또한 목기능이 저하되면 토기능이 강화되면서 (목20-, 토20+) 토극수를 강하게 하여 (토20+수20-) 오행상 신/방에 원인이 있는 오줌을 자주 보는 증상(소변 빈삭)이 발생한 것이다.

정리하면 어떤 이유든 간에 신장/방광이 차가워지거나 기능이 저하되면 오줌을 자주 보는 증상(소변 빈삭)이 발생할 수 있다.

다) 식이 처방에 대하여 설명한다.
- 발병 원인 음식들: 단맛, 매운맛의 음식들
· 단맛을 적게 먹어야 하는 이유는 단맛을 과식하면 토극수하여 수기능의 저하가(토20+, 수20-) 발생하여 신장/방광에 원인이 있는 오줌을 자주 보는 증상(소변 빈삭)을 발생시킨다.
· 매운맛을 적게 먹어야 하는 이유는 매운맛을 과식하면 스트레스를 저장하는 간 기능의 저하(방광 근육의 수축과 이완 기능 저하)를 가져와 (금20+, 목20-) 결국에는 목극토를 못하여(목20-, 토20+) 토극수를 강하게 만드는 결과(토20+, 수20-)를 초래하게 된다. 이 결과 수기능의 저하로 이어져 신장/방광에 원인이 있는 오줌을 자주 보는 증상(소변 빈삭)이 발생하게 된다.
- 잘못된 식습관: 싱겁게 먹는 식습관
- 자주 먹어야 할 음식: 짠맛의 음식들

짠맛을 먹는 이유는 약해진 짠맛이 신장/방광 기능을 보강하기 때문이다. (수20+) 짠맛의 대표곡물인 생 검은콩(살짝 비림)을 먹는 것이 좋고, 속이 불편하면 함초+죽염소금이나 다시마를 주식으로 해도 좋다. 주식-부식-후식을 모두 짠맛의 음식으로 먹으면 짧은 시간 내에 신장/방광에 원인이 있는 오줌을 자주 보는 증상(소변 빈삭)의 불편함이 사라질 것이다.

병행해서 신맛의 음식을 먹으면 목극토하여(목20+, 토20-) 토기운을 억제하면서, 동시에 강하게 토극수를 하지 못하도록 (토20-,수20+)하여 수기운을 보강하는 결과를 얻어 신장/방광에 원인이 있는 소변을 자주 보는 증상이 치료된다. 짧은 시간 내에 좋은 효과를 얻을 수 있다.

신장/방광에 원인이 있는 오줌을 자주 보는 증상(소변 빈삭)이 좋아진 후에도 짠맛을 과식하면 수극화하여 (수20+화20-) 심장/소장 질환이 발생하기 때문에 체질처방을 해야 한다.

⑤ 소변이 안 나오는 증상(소변 불통)

　　가) 증상

　　　- 이것은 15낙맥의 병으로서 신장경락의 '대종' 이라는 혈자리에 이상에 생기면 발생한다.

　　　- 대종혈은 발목의 내측 복숭아뼈 뒤쪽에 움푹 파인 곳으로서 이곳에 뜸을 떠야 한다.

　　나) 식이 처방에 대하여 설명한다.

　　　- 잘못된 식습관: 싱겁게 먹는 식습관

　　　- 자주 먹어야 할 음식: 짠맛의 음식들

짠맛을 먹는 이유는 약해진 짠맛이 신장/방광 기능을 보강하기 때문이다. (수20+) 짠맛의 대표곡물인 생 검은콩(살짝 비림)을 먹는 것이 좋고, 속이 불편하면 함초+죽염소금이나 다시마를 주식으로 해도 좋다. 주식-부식-후식을 모두 짠맛의 음식으로 먹으면 짧은 시간 내에 신장/방광에 원인이 있는 소변이 안 나오는 증상(소변 불능)의 불편함이 사라질 것이다.

병행해서 신맛의 음식을 먹으면 목극토하여(목20+, 토20-) 토기운을 억제하면서, 동시에 강하게 토극수를 하지 못하도록 (토20-,수20+)하여 수기운을 보강하는 결과를 얻어 신장/방광에 원인이 있는 소변이 안 나오는 증상이 치료된다.

신장/방광에 원인이 있는 소변이 안 나오는 증상이 좋아진 후에도 짠맛을 과식하면 수극화하여 (수20+화20-) 심장/소장 질환이 발생하기 때문에 체질처방을 해야 한다.

지금까지 많은 질환과 원인, 식이 처방을 알아보았다. 병 발생의 원인의 본인의 잘못된 식습관과 생활습관이라는 것을 알 수 있다.

질병이 있다면 과거의 식습관과 생활습관을 개선하는 것만으로도 50%는 치유한 것이라 할 수 있다.

그래서 병은 본인이 고치는 것이라고 강조하는 것이다.

#1. 오행요법으로 풀어본 음식분류표

오행 체질로 분류한 음식 분류도표

〈간장/담낭을 영양하는 식품(신맛의 음식)〉

식품(맛)	신맛, 고소한 맛, 누린내 나는 맛
곡식	팥, 밀, 귀리, 메밀, 보리, 동부, 강낭콩, 완두콩
과일	귤, 딸기, 포도, 모과, 사과, 앵두, 유자, 매실
야채	부추, 신 김치, 깻잎
육류	개, 닭고기, 계란, 메추리알, 동물의 간/쓸개
조미료	식초, 참기름, 들기름, 마가린
차	오미자차, 땅콩 차, 유자차, 들깨 차, 오렌지주스
근과류	땅콩, 들깨, 잣, 호두

〈심장/소장을 영양하는 식품(쓴맛의 음식)〉

식품(맛)	쓴맛, 단내/ 불내 나는 맛
곡식	수수
과일	살구, 은행, 해바라기 씨, 자몽
야채	풋고추, 냉이, 쑥갓, 상추, 샐러리, 취나물, 고들빼기
육류	염소, 참새, 칠면조, 메뚜기, 동물의 염통/곱창/피
조미료	술, 짜장, 면실류
차	홍차, 녹차, 커피, 영지 차, 쑥차
근과류	더덕, 도라지

〈비장/위장을 영양하는 식품(단맛의 음식)〉

식품(맛)	단맛, 향내 나는 맛, 곯은 내 나는 맛
곡식	기장, 피, 찹쌀
과일	참외, 호박, 대추, 감
야채	고구마 줄기, 미나리, 시금치
육류	소고기, 토끼, 동물의 비장/위장/췌장
조미료	엿기름, 꿀, 설탕, 잼, 우유, 버터, 포도당
차	인삼차, 칡차, 식혜, 두충차, 구기자차, 대추차
근과류	고구마, 칡, 연근

〈폐장/대장을 영양하는 식품(매운맛의 음식)〉

식품(맛)	매운맛, 비린내 나는 맛, 화한 맛
곡식	현미, 율무
과일	배, 복숭아
야채	파, 마늘, 고추, 달래, 무, 배추, 겨자추
육류	말, 고양이, 조개, 생선류, 동물의 허파/대장
조미료	고춧가루, 고추장, 후추, 박하, 생강, 겨자, 와사비
차	생강차, 율무차, 수정과
근과류	양파, 무릇

〈신장/방광을 영양하는 식품(짠맛의 음식)〉

식품(맛)	짠맛, 고린내 나는 맛, 지린내 나는 맛
곡식	콩, 서목태(쥐눈이콩)
과일	밤, 수박
야채	미역, 다시마, 김, 파래, 각종 해초류, 콩떡 잎
육류	돼지, 해삼, 개구리, 지렁이, 동물의 신장/방광/생식기, 굼벵이, 뱀, 새우젓, 명란젓, 조개젓, 기타 젓갈류
조미료	소금, 된장, 두부, 간장, 치즈, 젓갈류
차	두향차, 두유
근과류	마

〈심포장 / 삼초부를 영양하는 식품(떫은맛의 음식)〉

식품(맛)	떫은맛, 생내 나는 맛, 아린 맛
곡식	옥수수, 녹두, 조
과일	오이, 가지, 바나나, 토마토, 덜 익은 감, 생밤, 도토리
야채	콩나물, 고사리, 우엉, 버섯, 양배추, 우무, 아욱
육류	양고기, 오리/알, 꿩, 번데기
조미료	된장, 케첩, 마요네즈
차	요구르트, 코코아, 덩굴차, 로열젤리, 알로에, 이온음료
근과류	감자, 토란, 죽순, 당근

#2. 오행 유형분류표

〈체질과 음식과의 상관관계도표〉

구분		목형체질	화형체질	토형체질	금형체질	수형체질
		얼굴이 직사각형	이마가 넓고 턱이 좁은 사람	동그란 얼굴	정사각형 얼굴	이마보다 턱이 넓은 얼굴
자주 먹으면 좋은 음식	맛	단맛의 음식	매운맛의 음식	짠맛의 음식	신맛의 음식	쓴맛의 음식
	좋아지는 장부	비장/위장	폐/대장	신장/방광	간장/담낭	심장/소장
많이 먹으면 해로운 음식	맛	신맛의 음식	쓴맛의 음식	단맛의 음식	매운맛의 음식	짠맛의 음식
	나빠지는 장부	비장/위장	폐/대장	신장/방광	간장/담낭	심장/소장

1. 학생과 실습/토의를 통하여 자신감과 숙지사항을 강조하고, 상생 상극관계를 완전히 이해시킨다.

특정 학생을 지명하여 공통적으로 지금까지 배운 내용을 토의하면서 총 강평을 한다.

#3. 대체의학의 중요성을 강조하기 위한 Raport(교육 분위기) 형성 자료

음식(飮食)과 건강(健康)에 대하여

1. 살아가면서 가장 듣고 싶은 말이 무엇인가요?
너 뭐 먹고 젊어졌니 ! 넌 하나도 안 변했다.

네 잎 클로버: 행운을 가져다준다.
세 잎 클로버: 행복을 의미한다.

　　　　사람은 행운(幸運)을 찾느라고 행복(幸福)을 모르고 산다.

·독감예방주사는 맞았나요?
타미플루: FDA 권장량의 티메로살 첨가 240배
티메로살의 폐해를 아는가? 독감예방주사는 수은으로 만든 백신 방부제다.

·예방 백신 원료
수은: 신경세포 파괴 - 중독 시 자폐증, 학습장애원인 물질이다.

　　　치명적인 중금속: 신경조직과 운동조직 파괴하는 원인으로 작용한다.
알루미늄: 알츠하이머, 뇌손상, 마비증상, 알레르기 유발시킨다.
예) 간염백신 일일 허용치 125배 수은 함유(1일 허용량 2.4마이크로그람)
3차례 추가접종, 40배 넘는 수은 함유,
생후 2개월부터 18개월까지 4회와 DPT (디프테리아, 백일해, 파상풍혼합백신)
접종 시 허용치의 1,400배 수은을 투약하는 것과 같으며 혈관 투여 시 부작용 상승효과가
나타난다.

2. 천국(天國)이 어디인가요?
병 없이 건강하게 사는 지금이 천국이다.

· **인생 최고의 바람은 무엇인가?**

무질이종(無疾而終) 고종명(考終命): 아프지 않고 살다가 잠자는 듯이 죽는 것이다.

살다 보면 누구나 병들어 죽어간다(정도의 차이는 있지만).

· **왜 병(病)이 발생하는가?**

- 신체의 균형(均衡)이 깨진 것이다.(상하/좌우/ 앞뒤/안팎)
- 비교(比較)와 욕심(慾心)이 병(病)을 부른다.
- 진인사(盡人事) 대천명(待天命): 느긋함이 성인병(成人病)을 예방하는 지혜다.
- 모든 병에는 원인(原因)이 있다. - 원인을 찾아서 해결하라.

현대병의 원인은 잘못된 식습관(食習慣)과 생활습관이다.

· **인종(人種)에 따라 그 지역의 신토불이가 좋다.**

백인-흑인-황색인의 조직이 다르다.
- 백인 황색인보다 장 길이가 1m가 짧고, 흑인은 적혈구 수명과 섬유질 조직이 다르다.
- 1일 2식, 과식, 저녁과식, 감미품 위주 식사, 섬유질 부족, 일에 따라 식사량을 조절하라.
- 동양인은 동양인에 맞는 식사를 하라.

· **의사의 3종류**

상의(上醫): 치미병(治未病): 병이 오기 전에 예방(豫防)하는 것

중의(中醫): 병이 발생하면 즉시 고치는 의사

하의(下醫): 병이 무르익은 다음에 고치는 의사(현대의사들)

· **현대의료 시장**

① 진단의학 발달 ② 치료의학은 과거와 동일

- 암 치료, 감기치료 제자리

요양병원에 있는 암 환자들의 실체를 보라.

현대인들의 식생활과 생활습관으로 보면 병은 무섭게 증가한다.

예) 방송이나 의사들의 진실 왜곡도 한몫을 하고 있다.

맵지 않게 먹어라! **짜지 않게** 먹어라.

  - 가정의학과 전문의 박 모 씨의 김치 이야기는 아주 잘못된 이야기다.

    : 중풍-고혈압-소금-김치

고(故) 정주영 회장══ "해보긴 했어" "먹어 보긴 했어"

중풍(中風)의 원인-고혈압(高血壓) -소금- 김치라고 이런 어리석은 놈 같으니라구!

소박한 마음: 방송에 나오는 사람보다 더 잘하자, 진실해지자.

  - 천연소금과 나트륨(정제염)의 잘못된 구분

    게랑드 소금보다 좋은 우리나라 천일염의 비교

    갯벌(불순물 제거 효과)이 없으면 소금을 생산할 수 없다.

    (서해안 미네랄 풍부, 동해안 불순물 함유량 가득 식염 불가)

3. 건강하게 사는 방법이 어디 있는가?

  - 계절에 맞는 생활과 식습관을 가지자.

  - 자연과 함께 생활하라.

    진시황제의 불로초(不老草)--서귀포(西歸浦)이야기를 알자.

    불로초는 없다. 내 입맛에 맞게 먹는 것이 불로초다.

4. 자연(自然)은 알고 있다.

  - 노화 방지 근본: 풍자백병지장(風者百病之長)

                  - 사람은 혈관과 함께 늙어간다.

  - 젊게 생각하고 생활하는 것이 근본이다.(호기심과 호르몬 생성)

  - 안심입명(安心立命): 하찮은 일에 마음이 흔들리지 않도록 해야 한다.

    그러려니 하라.

노자(老子)의 건강 비결══거기해이이(去基害而已)

    : 해로운 짓만 하지 않으면 된다.

- 자신 있게 사는 것이 건강생활이다.

타고난 생명을 살다 가는 길══천수(天壽)를 사는 길(120세)

실제는 90세, 텔로미어 세포 분열은 90회만 한다.

· 잘 먹고, 잘 소화하고, 잘 싸라!(순환활동)

순환이 잘 안되는 경우===병 발생

(성인병 → 생활습관병, 만성병)

· 대사 / 순환장애==암, 고혈압, 당뇨병, 고지혈증, 비만, 신부전증, 심장병, 관절염, 골다공증 등이 전체 환자의 95% 차지

· 순환장애는 혈당이 높으면 발생한다.

혈당은 왜 높아지는가? 단맛의 액상과당, 아스파탐, 사카린, 스플렌다의 과식이다.

- 아스파탐/사카린: 뇌와 신경조직 파괴
- 아스파탐: 체내에서 1급 발암성 물질인 포름알데히드와 디케토피페라진으로 분해되어 지방층에 축적되어 우울증, 주의력 결핍증, 다발성경화증, 뇌 암을 발생시킨다.
- 스플렌다: 살균제로 쓰이는 염소와 에탄올, 그리고 중금속인 비소로 설탕을 화학처리해서 만든다. 이렇게 변한 스플렌다는 인체 내에서 "스크랄로스"라는 물질로 변해서 위장과 DNA를 파괴하고 성기능장애를 일으킨다.

- 1981년 FDA청장 아서 힐 헤이즈 주니어가 단독 승인

  "소금이 고혈압의 원인"이라 발표한 것이 지금까지 소금이 고혈압의 주범으로 낙인찍힘.

- 1988. 뉴욕 코넬 의대+알베르토 아인슈타인의대 공동 연구 결과

  소금을 적게 먹으면 심장마비 위험 증가 4배 높다.

- 2011. 스웨덴 잔스텐슨 교수(3,681명)

  저염식이 고혈압을 증가시키고, 심장마비 위험을 증가시킨다.

- 전 세계 52개국 실험 결과

  1일 14g이상 섭취가 1일 7.2g이하보다 평균 혈압이 낮다고 발표

프랑스 혈관 학회장 (디종 대 교수: 프란시스 앙드레 알라에르)

천일염섭취가 혈압을 낮춘다고 발표===미국 심장 학회

- 프랑스, 스페인, 포르투칼 등 52개국 의사 2000여명 참여한 자연치료 협회(BFD)

"천일염이 혈압 강하 효과" 인정

1일 6g 이하는 잘못, 1일 9g이상 섭취가 건강에 좋다.

예를 들면)

천연소금에 조화롭게 들어 있는 요오드는 갑상선 호르몬인 티록신 생성에 필요하고, 신진대사를 원활하게 해주는 성분

- **혈당이 오르지 않는 음식을 먹자**
  - 자연음식을 먹어라.
  - 자연 곡물을 먹어라.(음양오행 체질 생식)
  - 천일염을 먹어라.
  - 발효음식을 먹어라.

- **현대병이 잘 낫지 않는 이유는 무엇인가?**
  - 건강하게 사는 원칙을 무시했기 때문이다.
  - 원칙을 모르면 치료법도 알지 못한다.

- **건강하게 사는 원칙이란 무엇을 말하는가?**
  ① 자연이 주는 음식을 그대로 먹자. 어떻게 먹으란 말인가?
  - 계절에 맞게

봄	여름	삼복더위	가을	겨울
신맛	쓴맛	단맛	매운맛	짠맛
보혈/간기능 보강	혈액순환기능 활성화	비/위장기능 강화	폐/대장기능 강화	신장/방광기능 강화

- 체질에 맞게(얼굴 생김을 기준으로)

직사각형	역삼각형	동그란 형	정사각형	사다리형	계란형
단맛	매운맛	짠맛	신맛	쓴맛	떫은 맛
비/위장기능 강화	폐/대장기능 강화	신장/ 방광 기능 강화	간/ 담낭기능 강화	심/소장기능 강화	면역력 강화

- 입맛에 맞게

간/담낭질환	심/소장 질환	비/위장질환	폐/대장질환	신장/방광 질환	면역계질환
신맛	쓴맛	단맛	매운맛	짠맛	떫은 맛

- 저칼로리 고영양 음식

· **생식(生食)을 먹자.**

자연의 음식을 변화시키지 말고, 풍부한 영양소와 효소를 먹자.

=자연에서 채취한 전체 그대로 먹자.(일물전체식(一物全體食)

; 과일은 껍질 채로, 배추는 겉 부분, 뿌리까지 모두 먹자.

오메가-3와(새싹과 줄기) 오메가 -6(열매,씨앗)를 균형 있게 섭취하자.

  ① 주식+부식+후식을 고르게 먹자.

  ② 4계절 음식을 골고루 먹자.

  ③ 미생물 번식 여건 차단====수분을 8% 이하로 낮추라.

  ④ 곡식+과일+야채+근과를 36곡 이상 고르게 섭취하자.

  ⑤ 육류+조미+차/음료를 체질에 맞게 섭취하자.

  ⑥ 체질에 맞게 먹자.

  ⑦ 병증에 맞게 먹자.

  ⑧ 음양에 맞게 먹자.

  ⑨ 오장육부에 맞게 먹자.

  ①~⑨의 조건을 갖춘 음식은 없는가?

· 음양/오행 1:1 체질별/개인별 맞춤 생식===체질(오행)생식을 먹자.

· 자연에서 얻은 선물인 생식을 먹으면 무엇이 좋아지는가?

자연식으로서의 가장 바람직한 식사법 중에 하나인 생식(生食)이 우리 인간에게 이로운 점을 정리해 본다.

1. 생식은 건강식이라는 점이다.

저칼로리에 고영양을 고루 갖추고 만성피로나, 반 건강 상태
(질병은 없는데 몸은 아픈 상태)를 개선시켜준다.

생식을 하다보면 삶의 질이 높아지고 3개월 정도 실천 하다보면 식습관이 바뀌어 몸의 신진대사가 활발해 지면서 활력 있는 생활을 할 수 있다.

2. 생식은 암 예방식이라는 점이다.

생식을 하는 사람 중에서 암이 발생했다는 사람은 아직 보고되지 않고 있다.

현대인들에게 가장 무서워하는 발병인 암(癌)은 대사 장애의 결과 산물이다. 그런데 생식을 하는 사람들은 대사 장애가 발생하지 않기 때문에 암이 발생할 수 없는 신체의 조건을 가진다. 이런 이유로서 암 예방식으로 가장 적합한 식사라 할 수 있다. 또한 암 예방과 재발 방지, 암 환자의 식이요법이나 건강한 사람들의 건강 증진 식사로서 효과적인 식이요법이라 할 수 있다.

3. 생식은 치료/치유식이다.

대사 장애로 발생하는 생활습관병(성인병) 치료를 위한 가장 효과 적인 치료식중의 하나이다. 생식을 실천하다 보면 당뇨병, 암, 고혈압, 고지혈증, 위장병, 간염, 지방간, 비만, 변비, 치질 등 다양한 질환에 대해서도 약 3개월 정도 실천하면 반드시 개선의 효과를 볼 수 있다.

체질과 질병에 따라 다소 시간이 다르게 반응이 나타나는 것은 생식이 치료를 해주는 것이 아니라 자생력을 향상시킬 수 있는 체내의 여건을 만들어 주어 스스로가 면역력을 향상시켜 질병을 이겨낼 수 있도록 치유 환경을 만들어 주기 때문이다.

모든 치료(治療)와 치유(治癒)는 열매보다 뿌리에 초점을 맞추라는 것이다. 즉 동양의학 치

유의 근본인 원인요법에 중점을 둔 것이기 때문이다. 즉 개인의 질병의 차이에 따라 반응이 다르게 나타날 수 있다는 것이다.

4. 생식은 노폐물 배출에 가장 적합한 식이요법이다.

현대인들의 생활을 보면 일상 업무 자체가 스트레스가 누적되는 생활을 하고 이를 해소하기 위해서는 본의 아니게 과식(過食)을 하여 비만(肥滿)이라는 또 다른 질환이 발생하고 비만증(肥滿症)으로 시달리고 있다.

비만이라고 하면 무엇인가 순환이 안 된다고 하는 의미를 갖는다. 생식을 하면 칼로리가 낮고 대사활동이 활발해져서 몸 안의 노폐물을 분해/ 배출을 빠르게 하기 때문에 비만이 해소되는 결과를 가져온다.

5. 효과적인 식사 대용식으로 활용성이 높다.

현대를 사는 바쁜 일과 속에서 아침을 거르는 젊은이들이 많다. 이런 생활을 오랫동안 하다보면 곯는다고 표현을 하는 어딘가 모르게 몸이 축나게 된다. 또한 아침으로 거르는 학생들이나 직장인들의 업무 효율성을 보면 아침을 먹는 사람보다 훨씬 뒤떨어진다. 국가적으로 장기성을 본다면 굉장히 손해다. 이런 사람들에게 아침식사 대용으로 최고의 음식이다. 뇌의 기능이 활성도가 높아져 업무의 능률도 향상되는 좋은 식사대용품이다.

6. 생식은 체질식이며, 표준 건강식이다.

생식의 특징은 대사활동이 활발하게 되어 신체의 모든 기관이 정상적으로 활성화되기 때문에 오장육부가 서로 조화와 균형을 이루고 있다. 그러기에 오장육부 각자의 부분이 최상의 상태를 유지하게 된다. 예를 들면 성장기 어린이들은 정상적으로 성장을 할 수 있는 여건이 되고, 잔병치레를 하는 아이들은 자연스럽게 면역력이 보강되어 건강한 생활을 기초로 하여 정상적인 성장을 할 수 있고,

잘못된 생활습관으로 인한 호르몬의 불균형으로 인하여 키가 잘 자라지 않는 왜소증 아이들에게는 희망을 주는 성장식이라 할 수 있다.

학생들은 열심히 공부를 하다보면 에너지가 부족하여 지칠 때가 많다. 그래서 공부도 체력이 강해야 한다고 보약을 해 먹이곤 한다. 생식을 하면 대사활동이 활발해지고 고른 영양공급

을 할 수 있기에 머리가 맑아져서 학습효과가 향상된다.

7. 생식은 노년을 위한 건강식이다.

여성분들은 50세가 되면서 갱년기를 겪게 되면서 호르몬의 불균형으로 인하여 피부가 푸석 푸석해지고 건강도 내리막길을 달린다. 물론 치아도 부실해지면서 틀니를 하기 시작한다. 씹는 기능도 떨어지고 하다 보니 영양의 불균형을 인하여 또 다른 질환(설사)이 발생하기도 한다.

그래서 "너도 50만 넘어 봐라"하고 말을 하는 것이다. 이때부터 다양한 증상들이 나타나곤 한다. 머리도 멍해지고, 귀도 잘 안 들리기 시작하고, 치아도 흔들리고, 숫자도 계산이 안 되고, 말도 어눌해지는 현상들이 발생한다. 오랜 시간을 방치하다 보면 치매로 고생하시는 분들이 많다.

이런 노년에 고른 영양을 줄 수 있고, 운동부족으로 인한 대사 장애를 예방할 수 있는 가장 효과적인 식사라 할 수 있다.

생식을 하다 보면 대사활동이 활발해져서 안티-에이징이라 하는 노화를 느리게 할 수 있는 효과를 기대할 수 있다.

종합해서 정리해 보면
  1) 생식을 하면 건강을 증진할 수 있다.
  2) 생식을 하면 질병 발생을 예방할 수 있다.
  3) 생식을 하면 젊고 활력 있게 살아갈 수 있다.
  4) 생식을 하면 질병을 치유할 수 있다.
  5) 생식을 하면 "아프지 않게 살다가 아프지 않게 죽을 수 있다."

상기 내용이 가능한 것은 자연식으로서 혈당을 오르지 않게 하고, 정상 체온을 유지케 하며, 체액을 중성화하여 순환 활동을 원활하게 하기 때문이다.

  ① 자연의 모든 것에는 음양이 있다.
    남자-여자, 미녀-추녀, 낮과 밤…
  ② 인간도 선(善)과 악(惡)을 가지고 있다.

모든 음식은 약(藥)과 독(毒)의 성분을 가지고 있다. 독을 잘 활용하면 최고의 약이
되고, 약을 잘못 쓰면 독이 된다.

예) 홍삼: 파킨슨병의 원인

매실원액: 대머리 원인

치아구조에 맞게 먹어라.(치아 32개)

치아	앞니	송곳니	어금니
기능	자르고	찢고	분쇄하고
비율	8/32	4/32	20/32
음식	야채/과일	육류/ 생선	곡물
1주일 식사 비율	3~4회	1~2회	고유 식사

- 부드러운 음식(빵과 익힌 음식들)══치아기능 상실
- 부드러운 고기══ 연육제 첨가

1) 어떻게 하면 잘 소화할 수 있는가?

자연(自然)의 음식(飮食)을 먹자.

= 자연에서 채취한 전체 그대로 먹자.(일물전체식(一物全體食)

; 과일은 껍질 채로, 배추는 겉 부분, 뿌리까지 모두 먹자.

① 제철 음식을 먹자.

② 일물 전체식을 먹자.

③ 신토불이를 먹자.

④ 즉석에서 조리한 음식을 먹자.

⑤ 균형식을 먹자.

⑥ 주식, 부식, 후식을 고르게 먹자.

· **악이유식(樂而侑食)==얼굴을 찡그리면 위장도 찌푸린다.**

=위장 기능이 활성화되어 소화 장애를 예방한다.

건강의 근본은 위장이 튼튼해야 한다.

- 봄/여름: 오메가-3(새싹과 잎, 줄기)를 먹는 것이 좋다.
- 가을/겨울: 오메가-6(과일, 씨앗)═발효, 염장음식을 먹는 이유다.
- 사계절: 견과류나 야채, 과일 식사는 질병 발생의 원인이 된다.

· **입맛에 맞게 먹는다.**
- 염기농도를 맞춘다.(0.9%)
- 필요 영양분을 고르게 섭취한다.(36곡물 이상 제철 음식을 먹자)

· **매운맛을 먹어라.(36.5도 이상~ 37.2도)**
: 몸 안에서 열을 발생케 하여 연동운동을 활성화시킨다.
멕시코인들은 고추 섭취를 생활화하면서 스코빌 지수(매운 단계를 나타내는 지수)가
높은 음식을 선호한다. 청양고추: 4만, 트리니다드 120만 스코빌이나 된다.
- 멕시코 고추 시장 "몰레" 200여 종이 거래되며 멕시코인들은 아이스커피/크림, 과일,
음료수에도 고춧가루를 뿌려 먹는다. 칠띠핀을 갈아서 양념으로 활용하고, 하바네로 고
추, 치포틀레 고추, 할라피뇨 고추, 미체란다 등 모든 음식에 매운 고추를 뿌려 먹는
식습관을 가지고 있다.

· **짠맛을 먹어라.**
몸 안 체액과 염기농도를 조절한다.

· **저체온 면역력 저하**
일본: 사이토 마사시 교수 발표, 체온 면역학자 아보 도오루 교수는 우리 인체는
36.5도에서 1도 상승 시 면역력은 5~6배 증가하고, 1도 하강 시 30% 낮아진다.
병원: 영국 링거 박사(1882년 수분/전해질 보충) ➡ 링거액 주사
- 신장 기능을 향상시켜 호르몬과 체온을 조절한다.
- 구강건강과 치아건강을 유지한다.
※ **건강의 기본은 소화다.**
※ 소금으로 양치질을 하라. 구강질환 및 암을 예방할 수 있다.
= 아말감(수은 52%)과 금니의 폐해를 알자.

· **발효음식을 먹어라.**

풍부한 유산균과 효소를 섭취하자.

※ <u>우리 고유의 음식을 먹으면 동시에 해결된다.</u>

밥+김치+발효음식+된장찌개+숭늉

2) 어떻게 하는 것이 잘 싸는 것(배출/排出)인가.

① 위장(1 '3회)+십이지장(1' 15회)+대장(1 '3~15회)연동운동을 활성화시켜라.

가) 매운맛을 먹어라.(폐/대장기능 강화)

나) 짠맛을 먹어라.(신장 /방광기능 강화)

다) 발효음식을 먹어라.(오장육부 기능 활성화/ 풍부한 유산균)

라) 발바닥을 자극하라.(경침베개를 밟아라)

※ 두한족열(頭寒足熱): 자연의 변화를 이해하라.

- 에어컨과 온풍기의 설치 위치 비교

자연의 원리와 동일한 순환장애 해소

인간 복장과 비교설명═손/ 맨손, 발/ 양말을 신고 생활

한옥의 과학적 해석, 기(氣)보충═따스한 잠자리(구들장)

· 경침베개를 밟자. 1일 20분 이상

· 발목 펌프를 생활화하자.

1회 30회 이상(좌 발목부터 50회씩 좌우 교차)

※ 의사들이 할 수 있는 일

교통사고나 갑작스런 중풍, 심장마비 등의 응급상황에 대한 조치뿐이다.

· 만성적인 것이 원인이 된 질환은 **음식과 운동으로 고치라고 방법을 가르쳐 주는 것
이 진정한 의사다.**

어린 시절부터 식습관과 생활습관을 통해 원인을 찾고, 원인을 제거하는 방법을 가르쳐라.

· 만성병/생활습관병이 만연된 현대인 개인이 해야 할 일

1. 현대의학에서 벗어나 **올바른 식습관을 찾고, 전통의학으로 돌아가라.**

음식으로 병을 고치라는 말이다.

1) 올바른 식습관: 계절+체질+병증+소식+저칼로리 고영양식═체질생식을 먹자.

2) 전통의학: 원인요법으로 치유하라. 음식으로 치유하라.

그래서 서양의학의 거성 히포크라테스가 강조한 "음식으로 고치지 못하는 병은, 약으로도 못 고친다."라는 말의 깊은 의미를 알아야 한다.

2. 동양의 고전 "황제내경" #14 탕액요례론(湯液醪醴論)

사람이 병이 들면 다음과 같이 하라고 강조하고 있다.

1) 탕액(湯液): 곡식으로 만든 맛이 없고 농도가 약한 죽이나 미음

2) 료(醪: 막걸리 요): 막걸리 일종--크롬(누룩)-면역력 보강

3) 례(醴: 단술 례): 감주--단술

※ 알칼리성은 어느 술인가?

약의 원료가 모두 먹을거리들이고 음식에서 농도를 농축시키거나 함축시켜 만든 것이기 때문이다. 식약동원(食藥同源)이라고 말을 하는 것이다.

모든 자연은 약성(藥性)과 독성(毒性)을 가지고 균형을 이루고 있다.

약성만 발췌하면 독성은 몸 안에서 부작용으로 발생한다.

· **약과 음식과의 차이**

약은 반드시 부작용이 발생한다. (산성체질: 순환장애 발생 ═ 질환 발생)

몸에 유용한 성분만을 발췌하여 농축시킨 것이다.

· **몸에 좋은 약이라면 왜 부작용이 발생하는가?**

모든 동식물은 약(藥)과 독(毒)이 함께 공존하기 때문이다.

- 음식은 부작용이 없다.(알칼리체질═정상 순환)

· **결 론: 대체의학(代替醫學)의 중요성을 알고 실천하자.**

의학을 대신할 수 있는 것은 체질에 맞는 음식섭생과 운동뿐이다.

이 세상을 살아가는 과정을 보면 크게 두 가지다. 하나는 먹는 것이고 또 다른 하나는 움직이는 것이다.

이런 연속적인 생활을 하다 보면 하나의 결과로 집결된다. 그것이 바로 병이고 죽음이다.

살다 보면 사람은 누구나 정도의 차이는 있지만 병들어 죽어 간다. 가능한 아프지 않게 살다가 아프지 않게 죽어 갈 수 있다면 !!!!! 하는 것이 최고의 바램이다.

어찌하면 되는가? 바로 질문이 나온다.

답은 세 가지다.

1) 하나는 병들지 않는 음식을 먹는 것이고,

2) 다른 하나는 병들지 않게 움직이는 것이다.

3) 병들기 전에 예방하는 것이다.

1) 병들지 않게 먹는 음식은 어떤 것을 말하는가?

얼굴 생긴 대로 먹고, 입맛이 요구하는 대로 먹으면 된다.

자연이 인간에게 준 얼굴이 있다. 여섯 가지 형태가 있다. 목- 화- 토- 금-수상화(얼굴 형태 설명) 이렇게 생긴 얼굴에 따라 음식을 많이 먹어야 하고, 적게 먹어야 하는 음식이 있다.

자연은 인간에게 6가지 맛을 선사해 주었다.

- 신맛, 쓴맛, 단맛, 매운맛, 짠맛, 떫은맛이다.

얼굴과 맛의 조화로 보면 36가지가 다르게 형성됨을 알 수 있다. 그런데 우리는 한 밥상에서 오랜 시간을 동일한 음식을 먹다 보니 누구는 병이 발생하고 누구는 멀쩡하다.

왜 그런 현상이 발생하는가 말이다. 즉 사람은 얼굴생긴 대로, 입맛에 맞는 음식을 한다는 것이다.

예를 들면 다음과 같다.

구분	자주 먹으면 좋은 음식	적게 먹어야 할 음식	자주 발생 하는 질환
직사각형	단맛	신맛	비/위장질환
역삼각형	매운맛	쓴맛	폐/대장질환
동그란형	짠맛	단맛	신장/방광 질환
정사각형	신맛	매운맛	간장/담낭질환
사다리형	쓴맛	짠맛	심/소장 질환
공통형	떫은맛		면역관게질환

얼굴 생긴 대로 먹지 아니하면 어찌 되는 것인가? 바로 질병이 자주 발생한다.

2) 얼굴 생긴 대로 움직이자. 즉 운동을 하라는 것이다.

이것을 체질에 맞게 운동을 해야 한다는 것이다.

간장 담낭이 약하거나 질환이 있을 때	목운동, 눈 운동, 발 운동, 고관절운동	전신운동
심혈관질환이 있을 때	팔꿈치를 구부렸다 폈다 반복, 얼굴운동	전신운동
비/위장질환이 있을 때	앉았다 일어서기, 대퇴부와 슬관절 운동, 배통운동	전신운동
폐/대장질환이 있을 때	가슴을 오그렸다 폈다, 호흡운동과 손목관절운동	전신운동
신장/ 방광질환이 있을 때	허리운동, 정강이 운동, 발목운동	전신운동
면역력이 약한 사람	손을 쥐었다 폈다, 견관절 운동	전신운동

3) 예방이 최고의 치료라는 것이다. 예방(豫防)/ 무엇을 어떻게 하는 것인가?

무엇을 예방할 것인가? 아픔이 오기 전에 예방하자.

아픔과 건강의 차이는 백지장 한 장 차이다. 백지장 한자의 차이는 대단히 크다.
앞면에는 건강이라는 글자가 쓰여 있고, 뒷면에는 질병이라는 글자가 쓰여 있기 때문이다.

질병과 건강의 차이는 인생이 달라진다.
질병을 택하면 불편한 인생을 살아가고, 건강을 택하면 행복한 인생을 살아간다.

건강하고 행복한 인생을 살아가는 방법은 쉽다. 쉬운 만큼 어렵다.
하나는 먹는 것을 골라먹자는 것이고 어떻게 골라 먹는가 하는 점이다.
그것이 내 몸에 맞게 먹자는 것이다. 즉 사람은 얼굴생긴 대로 먹어야 한다는 것이다.

그럼 바로 고치면 될 것이다.

옛말에 병이 들어 올 때는, 빨리 들어오고 나갈 때는 느리다는 말이 있다.

서양의학의 거성 "음식으로 고치지 못하는 병은 약으로도 못 고친다."는 말의 깊은 의미를 알아야 한다. 모든병은 음식으로 인해 발생할 수 있기도 하지만 음식으로 병을 고칠 수 있다는 의미다.

• 체질(오행)생식이 왜 좋은가요?

나이를 먹어감에 따라 소망이 무엇이냐고 물어보면 "건강이 최고지" 뭐 있어! 라고 대답은 하면서도 건강을 위한 노력은 무엇을 어떻게 하는가? 하고 물어보면 "고기 적게 먹고 운동하지 뭐" 한다. 헬스장에 다닌다, 수영장에 다닌다, 등산 다닌다는 등등이다.

과연 이런 운동들이 건강을 얼마만큼 보강해 줄까 하는 생각이 든다.

보약 중에는 "식보(食補)가 최고"라고 하시던 선조들의 말씀은 잊은 채 저녁이면 연일 과식과 육류로 배를 불리고 있다.

언제부턴가 웰빙- 웰빙 하면서 나타난 먹을거리가 바로 생식이다. 생식이 무슨 만병통치인 것처럼 선전도 하고 시장을 넓혀가고 있다.

일부에서는 야채나 과일을 먹는 것을 생식이라고 생각하는 사람들도 있다. 그것은 생채식이다. 생식과 생채식은 근본이 다르다.

근본적으로 생식은 우리가 4계절 먹을 수 있는 먹을거리들인 곡식, 과일, 야채, 근과류, 해조류 등(약 36종 이상)을 자연풍으로 건조시켜 미생물이 서식할 수 없는 8%이하의 수분을 유지하면서 소화흡수율을 높이기 위해 가루로 만든 먹을거리를 말한다.

생식의 좋은 점들을 정리해본다.

1. 생식은 다양한 효소(酵素)를 포함하고 있는 가운데 항산화 효소인 슈퍼옥사이드 디스뮤타제 (superoxide dismutase), 카탈라제(catalase), 글루타치온 리두스타제(glutathione reductase) 를 포함하고 있다. 이 효소는 인체의 유해 활성산소를 제거하는 기능을 가지고 있다.

효소는 주요성분이 단백질이므로 열이나 강한 염분 등에 의해 손상을 받는다. 따라서 60도 이상으로 열처리된 식물을 먹을 때는 살아있는 식물효소들의 효과를 기대하기 어렵다. 생식은 열을 가하지 않은 식품이기에 효능의 주 역할을 효소가 담당하고 있다.??????

2. 생식에는 식물에 포함된 다양한 호르몬과 식물성 화학물질(파이토케미컬)이 들어 있다. 이러한 물질들은 항산화효과, 항암효과, 혈중 콜레스테롤 감소 효과를 나타낸다. 특히 곡물(穀物) 중에 많이 포함 되어 있는 니아신(niacin)은 항암작용을 하는 것으로 보고되고 있고, 베타글루칸은 콜레스테롤을 낮추는 역할을 한다.

3. 인체 5대영양소인 전분(탄수화물), 단백질, 지질, 무기질, 비타민을 골고루 함유하고 있어 균형 있는 영양소를 공급하여 준다. 생식에는 인공적인 물질을 배제하고 곡류, 채소류, 버섯류, 해조류, 과일류 등 다양한 원료로 구성되어 있다.

4. 생식에는 식이섬유가 풍부하게 함유 되어 있다. 식이섬유에는 셀룰로오스, 헤미 셀룰로오스, 펙틴 등의 성분이 있으며, 이러한 성분은 장내 세균을 증식시키는데 필요하다. 식이섬유는 또 장에서 유해성분을 흡착하는 기능, 내장운동을 증가시켜 유해성분을 배출하는 기능, 배변량을 증가시킴으로써 변비를 해소하는 기능을 한다. 또한 심혈관 질환의 원인이 되는 혈관 내의 이물질을 배출하고, 포도당의 흡수를 억제하는 작용을 하여 혈액순환을 원활하게 하므로 심혈관질환을 개선시킨다. 식이섬유가 대장암을 예방하는 효과도 병행한다.

5. 생식에는 식물이 미생물과 곤충들로부터 자신을 보호하려는 물질들을 가지고 있어 이러한 물질들이 인체의 면역력을 높여주는 것으로 밝혀지고 있다.

앞서도 말한 바 있지만 사람은 살다가 병들어 죽어간다. 정도의 차이는 있지만 말이다. 병이 왜 발생하는가? 는 과학적으로 순환장애라고 정리한다. 순환장애의 원인을 정리하면 다음과 같다.

서양의학적 소견	동양의학적 소견
- 혈액의 점성이 높아지면서 순환장애 - 몸이 차가워져 혈관이 좁아지면서 혈액순환 장애	- 오장육부의 조화와 균형이 깨짐 - 몸이 차서 수승화강이 안됨 - 두한족열의 원칙 미 준수 * 기혈의 순환장애 발생

무엇인지는 모르지만 혈액순환이 잘 안된 결과로 정리할 수 있다. 간단하게 정리하면 우리 몸을 순환하는 물질은 혈액이다. 혈액이 잘 순환하게끔 만드는 것이 질병을 예방하는 최선의 방법이다.

그렇다면 두 가지만 잘 하면 된다. 맑은 피를 잘 만들고 몸을 따뜻하게 만들면 된다. 좋은 먹을거리가 좋은 피를 만든다. 전문 의료인이 아닌 일반인이 피가 맑고 순환이 잘 된다는 것을 느낄 수 있는 것이 혈당수치다. 혈당수치가 높은 음식이면 순환장애가 발생할 수 있는 음식이라고 보면 된다.

생식을 먹고 실제 경험한 사례를 정리한다.

체질(오행)생식의 좋은 점들을 정리해본다.

자연은 1년 5계절을 변화시키면서 살아간다. 즉 봄-여름-삼복더위-가을-겨울을 말한다. 사람은 오장육부의 상호 조화와 균형을 이루면서 살아간다.

중요한 것은 사람이 혼자서 살아가는 것이 아니라 자연의 주기에 맞추어 살아가고 있는 것이다. 그래서 자연의 순리를 벗어나서는 살아가기 힘이 든다. 힘이 든다는 것은 건강한 삶을 살아가지 못하고 결국에는 병이 들어 살아간다는 것을 의미한다. 자연과 함께 건강하게 살아가기 위해서는 지켜야할 건강 원칙이 있다.

건강 원칙이란?

1. 자연이 인간에게 주는 먹을거리를 자연 그대로 먹는 것이다.

인위적으로 만드는 불을 사용한 굽거나, 찌거나, 삶거나 지지거나 하는 것과 인위적으로 맛을 내는 합성 화학첨가물을 첨가하는 등의 먹을거리들을 먹지 않는 것이다. 물론 여기에는 화학합성물의 하나인 액상과당이나 아스파탐, 사카린, 스테비오사이트, 스플렌다 등의 감미료 등도 가능한 먹지 말아야 한다.

그러면 무엇을 먹고 살란 말인가. 바로 자연의 맛인 6가지 천연의 맛(신맛, 쓴맛, 단맛, 매운맛, 짠맛, 떫은 맛)을 변화시키지 말고 그대로 먹는 것이다.

그러다 보면 계절에 따라 다르게 생산되는 것을 어떻게 모두 찾아 먹을 있는가? 모두 찾아 먹는 다는 것은 대단히 어려운 일이다. 이 어려운 일을 쉽게 해결할 수 있는 지혜를 주었던 것이다.

그것이 바로 자연에서 건조하여 온갖 영양소를 골고루 먹을 수 있도록 만든 음식을 먹는 것이다.

한 가지 예를 들면 자연의 음식을 먹으면 오장육부의 조화와 균형을 유지하면서 건강하게 살아간다. 이러한 균형을 깨는 것이 인위적으로 약물을 투약하거나 무엇인가 외부적으로 주입하는 것이다.

호르몬에 국한하여 설명한다.

인체 내에서 스스로 생성하는 천연 호르몬은 대부분 1ppt 단위(1조분의 1)의 극미량으로 작용하며, 자기 기능을 수행한 후에는 24시간 이내에 몸 밖으로 배출된다. 따라서 호르몬은 인체가 필요로 하는 양을 조금이라도 넘어서면 몸 안에서 치명적인 부작용을 일으키게 되어 위험해 질수 있다. 합성호르몬은 100년도 안 되는 짧은 기간에 우리 몸에 들어오기 시작했고, 이러한 외부 물질은 인체가 적응하지 못한 새로운 물질이므로 비정상적인 기능을 수행한 후에도 체외로 배출되지 않고 혈류를 타고 몸 전체를 흐르다가 지방층에 축적 된다.

쉽게 처방 받아서 먹는 약이나 가공식품 등에 들어 있는 합성물질은 현재 인류에게 가장 치명적인 환경호르몬의 한가지다. 일일섭취 허용량에 맞춰 복용했어도 체내에 축적되기 때문에 일정기간이 지나면 위험량을 초과하게 된다. 그리고 이러한 호르몬들은 극미량으로 작용하며 날씨, 기온 등에도 차이를 보이기 때문에 수치로 측정하는 것은 불가능 하다.

2. 자연과 함께하는 생활 습관을 가지라는 것이다.

즉 해 뜨면 일어나고 해 지면 잠자리에 드는 것이다. 예를 들면 봄과 여름에는 일찍 일어나고 가을과 겨울에는 늦게 일어나고 일찍 잠자리에 들으라는 것이다. 봄에는 외부기온이 오르기 시작하면 반대로 우리 인체의 내부 온도는 낮아진다.

저체온이 되면 각종 순환 장애가 발생하게 되는 것을 예방하기 위하여 생산되는 먹을거리들은 오메가-3가 풍부하여 활동성 있게 만들고, 밖으로 나가 활동을 하여 체온을 올리는 것이 병 안 걸리고 살아가는 지혜인 것이다.

이와는 반대로 가을과 겨울에는 외부기온이 차가워지는 만큼 몸 내부의 온도는 상승하게 되어 움직이지 않아도 체내에서 잘 순환활동을 하게 된다. 또한 가을과 겨울에 먹을거리인 열매나 씨앗류들에는 오메가-6가 풍부하여 저장하는 성질을 가진다. 즉 가임기 여성들이 자궁이 따뜻해야 임신이 잘되는 것과 같다. 그러기에 겨울에는 밤이 길이가 길다. 왜냐하면 양기를 보충하여 종족을 보존하는 기간으로 활용하라는 것이다.

음양/오행상으로 겨울은 수(水)로 분류하며 수는 신장과 방광, 생식 비뇨기계로 분류하는 이유다. 또 다른 발표 결과를 보면 겨울에 태어난 아이들은 다른 계절에 태어난 아이들보다 약 4년 정도 장수 하는 것으로 알려졌다. 겨울은 길게 잠을 잘 수 있는 여건이 되면서 등이 따뜻하게 잠을 잔다면 일석이조의 효과를 거둘 수 있다. 신체의 앞과 뒤를 음양으로 구분 시 뒤는 양(陽)으로 분류하며 등이 따뜻하면 양기가 가득해지기 때문이다.

양기가 가득하다는 것은 건강을 의미하기도 한다. 그래서 겨울에 태어난 아이들이 장수 한다는 데이터가 신뢰성을 가진다.

이렇듯이 생활습관을 자연과 같이 한다면 질병이 발생할 수 없게 된다. 그래서 장수하는 것이리라. 대개 장수 노인들을 보면 대도시에서 생활하시는 분들보다는 시골에서 농사를 지으시면서 항상 움직임을 가지시는 분들이 많은 이유다. 우리나라의 장수촌은 순창이다. 이곳은 순창고추장 생산지이기도 하지만 항상 농사를 지으시면서 생활하시기 때문에 자연과 함께 생활 할 수밖에 없고, 또한 우리 고유의 음식을 계절에 맞게 섭취하는 식습관을 가지고 생활하시기 때문에 건강할 수밖에 없는 것이다.

・개인별 1:1 맞춤식 체질(오행)생식이란?

우리나라에서 생산되는 먹을거리도 지역마다 기운과 성분이 약간씩 다르다.

예를 들면 옥수수의 경우 약간 건조하고 척박한 상태에서 생장하는 강원도 산간의 옥수수는 생명력이 강한 기운(서양의학적으로는 면역력이라고 표현)을 가지고 있는 반면, 생장여건이 비교적 부드러운 전라도 밭에서 자란 옥수수 동일 단위 면적당으로 볼 때 수확량은 많을지 모르나 생명력은 강원도 옥수수보다 뒤진다. 왜냐하면 어렵고 힘들고 악조건 하에서도 살아남는 힘이 바로 면역력이 강한 것이고, 이것이 바로 생명력이고 자연의 기운이라 할 수 있다. 이러한 자연의 기운이 많을수록 우리 몸에서도 좋은 기운을 많이 받을 수 있기 때문이다.

한 가지 예를 들면 산삼(山蔘) 한 뿌리와 재배 삼(蔘) 한 뿌리를 가지라면 어느 삼을 선택하겠는가?

대답은 산삼이다. 영양학적으로 보면 재배삼이 사포닌이나 영양성분이 훨씬 많다. 그런데 값도 비싸고, 영양분도 적은 산삼을 선택하는 이유는 바로 자연의 기운을 머금고 있는 것이기 때문이다.

체질(오행)생식은 이런 자연의 기운을 머금고 있고, 지역별 특성을 고려하여 양심적으로 계

약재배를 통하여 수확한 곡물들을 수거하여 만드는 제품이기에 타 제품과 비교 우위에 있다고 자신 있게 말할 수 있다.

또 다른 하나는 사람 개개인이 가지고 있는 특질(체질이라고 말함)에 맞게 1:1 맞춤식으로 먹을 수 있다는 장점이 있어 타제품과 비교우위에 있다고 말할 수 있다.

시중에 나와 있는 다양한 생식 제품들 가운데서도 자연의 기운을 머금고 개인별 특질에 맞게 먹을 수 있는 유일한 제품이 바로 오행 생식이기 때문이다.

나는 병원장이 부럽지 않다

(상)

고치지 못하는 사람은 있어도
고치지 못하는 병은 없다.

中醫學 博士

朴 壽 龍

1. 내 건강은 내가 지킨다.

사람이 살아오면서 주변의 여러 가지들을 보면서 살아간다. 산과 들, 동물과 식물, 사람, 건물, 자동차 등 수없이 많이 변화해 가는 것들을 보면서 살아간다. 그중에서 보면서 가장 가슴이 아픈 것이 사람이 죽는 것이다. 다른 것들이 변하는 것에 대해서는 마음이 아프지 않지만 사람이 죽는 것이나 병든 것을 보면 마음이 아프다.

나이가 들어서 자연사하는 것은 별로 눈물이 나지 않지만 젊은 나이에 죽거나 어린아이가 아프거나 할 때는 왠지 가슴이 짠해지고 먹먹해지고 눈물이 저절로 나온다.

아픔을 가지고 살아가는 아이들을 보면 어린아이가 무슨 죄가 있기에 수술을 몇 번씩하고 여러 개의 알지도 못하는 호스를 연결하고, 힘든 삶을 살아가는 모습을 볼 때마다 지금 이글을 쓰고 있는 것에 감사하다. 또한 건강하게 낳아주신 부모님께도 감사하는 마음을 가진다.

사람이 살면서 건강하게 살수는 없을 까? 하는 생각은 하면서도 어디 뾰족한 방법을 알려주는 사람도 없다.

기껏해야 고기 적게 먹고, 운동 많이 해라, 짜게 먹지 말라, 설탕 먹지 말라고 하지만 어느 것도 믿을 수가 없다. 짜게 먹지 말라고 하는데도 주변에 보면 짜게 먹는 사람은 병 없이 건강하게 잘 살아가는데 짜게 먹지 말라고 하여 그 말을 그대로 따라하는 사람들을 보면 고혈압이요, 당뇨병이요, 고지혈증이요 하는 성인병들을 하나 둘씩을 꼭 달고 사는 사람들이 많다.

누구 말을 들어야 할지 머리만 복잡하다. 그러다 보면 그냥 일상으로 돌아와 건강에 관한 관심이 흐지부지해진다. 어느 정도 시간이 흘러 몸 어딘가 찌뿌듯하여 병원에 가서 검사를 받으면 결과를 보고 놀란다. 암(癌)입니다, 고혈압(高血壓)이라서 오늘부터 약을 먹어야 겠네요!, 고지혈증이라서 약을 먹어야 겠네요!, 당뇨병(糖尿病)입니다 혈당수치가 높아서 오늘부터 당장 약을 먹도록 하세요하고 매몰차게 처방을 하면 겁이 덜컹 난다.

누구에게 말도 못하고 말없이 맥 빠진 손으로 의사에게서 처방받은 처방전을 들고 약국 앞에서 줄을 서서 기다리다 약봉지를 들고 집으로 돌아온다. 그나마도 암이 아니기를 천만다행으로 생각하면서 말이다.

암이라는 진단을 내리고 오늘부터 바로 입원해서 검사하시고 항암치료 바로 시작해야 합니다! 라고 하면 그야말로 머리를 망치로 맞은 듯 땅하다.

나는 평소에 죄 지은 것도 없는데 왜 나한테 이런 못된 병이 걸리나 하고 눈물 흘리면서 왜 내게 이런 가혹한 형벌을 주시나이까하고 마음속으로 원망도 해보고 빌기도 해본다. 아니다. 죄를 지었다. 부모님이 건강하게 낳아주셨거늘 관리를 잘못해서 병에 걸린 것이 죄를 지은 것이지 뭐야!

그러나 아무도 내 병과 아픔에 대하여 대신해 줄 수 있는 사람은 아무도 없다는 사실에 점점 더 깊은 나락으로 떨어지고 만다.

너무 깊은 나락으로 떨어지게 되면 아예 삶을 포기해버린다. 이런 모습을 볼 때마다 가슴이 너무 아프다. 평상시에 자신의 건강에 관하여 조금만 신경을 쓰면서 살았더라면 평생을 아픔 없이 살아갈 수 있을 텐데 하고 아쉬움만 남는다.

그래서 건강하게 살아가는 방법을 정리하게 된 것이다.

사람이 살아가는 생명활동은 크게 세 가지만 잘 되면 된다.

첫째는 좋은 먹을거리를 잘 먹는 것이고

둘째는 잘 먹은 것을 잘 소화시키는 것이고

셋째는 잘 소화하고 남은 노폐물을 잘 배출하는 것이다.

우리는 여기서 공통적으로 들어가는 말이 있다. '잘'이라는 말이다.

'잘'의 의미를 알아본다.

사전적 의미로는 '익숙하고 능란하게'라는 의미다.

또한 여러 가지 의미를 가진 글자다.

① 익숙하고 능란하게

② 좋고 훌륭하게

③ 자세하고 분명하게

④ 편하고 순조롭게

⑤ 어렵지 않게, 또는 많은 시간이 걸리지 않게

⑥ 분명하고 확실하게

⑦ 정도나 기준 또는 어떤 상황에 꼭 알맞게

⑧ 조심하여 바르게

⑨ 만족스러운 만큼 충분히

⑩ 버릇으로 자주

⑪ 친절하고 성의 있게

⑫ 어림잡은 수량에 대하여 '넉넉하게'라는 의미를 가지고 있다.

글자는 한 글자이지만 이렇게 다양한 의미를 가지고 쓰일 줄은 몰랐다.

여기서 가장 어울리는 의미는 '익숙하고 능란하게'라는 의미가 가장 어울릴 것이다.

1) 생명활동에 첫 번째인 "좋은 먹을거리를 잘 먹는 것"부터 알아본다.

'좋은 먹을거리를 잘 먹는다.'는 것은 어떻게 먹는 것인가?

사전적 의미대로 "익숙하고 능란하게" 먹는다는 의미는 맛있게 먹는 것도 아니고 외국산 수입품을 먹는 것도 아니고, 호텔가서 비싼 음식을 먹는 것도 아니다.

여기서 '잘 먹는다.'는 의미는 다음과 같다.

① 황인종, 백인종, 흑인종 등 각자 인종에 맞게 먹는 것을 말한다.

② 자연에 순응하면서 자신의 체질과 건강정도(병증)에 맞게 먹는 것을 말한다.

③ 치아의 기능과 역할에 맞게 먹는 것을 말한다.

세부 항목에 관하여 세부적으로 설명하면 다음과 같다.

① 황인종, 백인종, 흑인종 등 각자 인종에 맞게 먹는 것을 말한다.

황, 백, 흑색 인종들은 서로 다른 자연의 기운을 받으면서 살기에 서로 다른 특징을 가지고 살아간다.

구분	백인	흑인	황색인
땅의 기운	유럽 기운	아프리카기운	아시아기운
오행 분류	화 기운	토 기운	목 기운
자연의 오행기운 분류	발산(發散), 동적(動的)인 기운	모으고 굳게 하는 기운	따스하고 조용한 기운/정적(靜的)인 기운
인종별 특성	팀별 운동/ 축구	개인별운동/ 복싱/격투기	머리를 쓰는 운동 / 양궁, 바둑

생존 방식	평원에서 무리를 지어 군집생활	노출최소화 독립생활	소그룹 (부족/씨족)단위 생활
오행상극관계	화극금	토극수	목극토
자연의 변화	금기운의 먹을거리가 풍부	수기운의 먹을거리가 풍부	토기운의 먹을거리가 풍부
좋은 음식의 맛	매운맛	짠맛	단맛
음식 구분(주식)	육류	생선/과일/채소	곡물

먼저 우리나라 황인종에 국한시켜 동양의학적으로 알아본다.

목(木)기운의 억제를 받는 황인종의 경우를 알아본다.(목극토)

황인종이 황색을 가지고 있는 것은 무형의 목기운이(목극토) 강해서 토(土)를 억제하고 있기 때문이다. 이 목(木)기운은 어디서 오는 기운인가? 바로 아시아의 기운은 목기운이다.

그래서 아시아를 표현하는 말로 아시아는 동방의 떠오르는 태양과 같다고 말을 하는 것이다. 태양이 떠오르는 기운(오행상 동쪽의 기운)을 보면 힘차지만 조용하게 봄의 기운처럼 따스함과 역동의 기운을 가진 기운이기 때문이다. 그러므로 선천적으로 목기운에 눌려 토기운이 약한 채로 이 세상에 태어났다. 그래서 토기운이 약한 비/위장 질환을 가지고 살아가는 것이다.

색깔로 보면 오행상 누런색을 토로 분류한다. 그래서 비/위장 기능이 약하면 얼굴이 누런색을 나타낸다.

피부 색깔이 누런색을 띄는 토기운이 약한 사람들인 동양인들에 대하여 오행 상으로 해설하면 다음과 같다. (오장육부의 수치는 각 20씩 백분율 수치임)

가) 목기운이 강하여 목극토(목 20+, 토20-)를 하여 토가 약하여 황색을 띄는 현상이 나타나고 있다. 토기운을 보강하기 위해서는 목기운을 억제하는 기운인 금기운으로 분류하는 매운맛을 많이 먹어야 금극목 하여 목기운을 억제시킬 수 있다. (금20+, 목20-)

나) 목기운을 억제하는 금기운을 돕는 것은 토생금하기에 토기운을 보강하면 좋다. 그래서 단맛의 음식인 쌀을 주식으로 해야 하는 이유다.

다) 동양인들의 음식을 보면 대개가 소금에 절인 음식이거나 소금과 관련이 있는 장류

나 장아찌, 젓갈류의 음식들을 항상 곁에 두고 먹는다. 이유는 목기운을 조절하는 기운인 금기운이 억제 당하면 기본이 무너진다. 그런데 이런 금기운을 조절하는 기운이(화20+,금20-) 화기운 이다. 이 화기운을 조절하는 기운은 바로 수기운이다. 그래서 수기운을 보강함으로써(수20+, 화20-) 화기운이 금기운을 억제하지 못하도록 하는 처방인 것이다.(화20-,금20+)

그래서 한국인들은 토1(쌀밥), 금2(매운맛의 김장김치), 수1(짠맛의 장류나 장아찌로)의 비율로 먹으면 무병장수할 수 있을 것이다. 그래서 우리 선조들은 밥, 김, 장류나 된장찌개를 삼시 세끼 먹음으로서 무병장수를 할 수 있었던 것이다.

그러나 현대인들은 이런 선조들의 음식의 지혜를 무시한 채로 맛 위주로(육류나 식품첨가물이 함유된 정크 푸드) 먹다보니 젊어서부터 질병이 발생하여 오랜 기간을 병마와 싸워야 하는 인생을 살아가고 있는 것이다.

② 항인 자연에 순응하면서 자신의 체질과 건강정도(병증)에 맞게 먹는 것에 대하여는 뒤에 자세하게 설명한다.

③ 치아의 기능과 역할에 맞게 먹는 것에 대하여 설명한다.
치아구조에 맞게 먹어라.(치아는 상하 16개씩 총 32개)

구분	앞니	송곳니	어금니
기능	자르고	찢고	분쇄하고
비율	8/32	4/32	20/32
음식	야채/과일	육류/ 생선	곡물
1주일 식사 비율(21끼)	3~4회	1~2회	밥/반찬 고유식사

사람이 가지고 있는 치아는 도표에서처럼 각자의 기능과 역할이 있다. 특히 동양인은 곡물 위주의 식사를 하도록 되어 있기에 우리 고유의 밥과 국, 찌개, 반찬을 먹으면서 살아가야 하는데도 불구하고 저작기능이 퇴화되는 부드러운 음식이나 육류 또는 과일을 주로 먹는 식습관을 가진다면 혈액이 탁해지거나 고혈당으로 인해 혈액이 끈적끈적 해지면서 혈액순환장애

가 발생하여 몸이 차가워지면서 역시 혈전이 많이 발생하게 되어 다양한 성인병 발병의 원인이 된다.

2) 생명활동에 두 번째인 잘 먹은 것을 잘 소화시키는 것을 알아본다.

잘 먹으면 당연히 잘 소화되게 되어 있다. 잘 소화된다는 것은 음식물이 첫 번째로 맞닥트릴 입에서 침이 나와야 하고, 위장에서는 위액이 나와야 하고 적당한 산도를 유지해야 하고, 담낭에서는 담즙, 췌장에서는 먹는 음식의 종류에 따라 소화효소가 나와야 하고, 십이지장에서는 알칼리성을 유지해야 하고, 소장에서는 중성을 유지해야 하고, 수분은 소장에서 95%, 대장에서 4%, 대변자체에 1%를 유지해야 한다. 이런 일련의 소화와 관련된 기능들이 서로 조화롭게 말 그대로 잘 유지되는 것은 앞의 도표에서 보듯이 인종에 맞는 먹을거리들을 잘 먹을 때 순조롭게 진행된다.

이런 체액의 수분을 조절하는 것이 바로 신장이기 때문에 신장기능이 저하되면 혈액이 탁해지고 소화 활동에 장애가 발생하게 된다.

'잘 소화한다.'는 의미는 뱃속이 따뜻한가? 차가운가? 에 달렸다. 그래서 옛말에 하월감한(夏月感寒)이라 하여 '뱃속이 따뜻하면 병이 없다.'고 강조한 것이다.

또한 젊은이들은 먹는 것만큼 뛰고 달리고 하면서 몸이 항상 따스한 상태를 유지하기 때문에 혈관 내에 같은 혈전이나 어혈이 있다 하더라도 젊은이는 병이 없고, 나이 들면서 운동량이 부족하니 당연히 뱃속이 차가워지면서 혈전이 쌓이게 되고, 결국에는 혈액순환장애가 발생하여 다양한 성인병이 발생하게 되는 것이다.

뱃속을 따뜻하게 하는 대책을 두 가지다.

하나는 내적으로 열을 발산시키는 매운맛과 짠맛의 음식들이나 양기가 가득한 음식을 자주 먹는 것이고, 외적으로는 발을 따뜻하게 하거나 운동을 통하여 뱃속을 따뜻하게 만들어 주면 된다.

3) 생명활동에 세 번째인 "잘 소화하고 남은 노폐물을 잘 배출하는 것"에 대해 알아본다.

이렇게 소화활동이 이루어지는 것들이 혈관외측에서 이루어지는 것 중에 유형적인 것은 우리 몸의 진액으로 배출되게 된다. 즉 대변, 소변, 땀, 침 등으로 배출되고, 무형적인 것들은 코를 통한 호흡이나 피부호흡, 방귀 등을 통하여 배출하게 된다.

다른 하나는 혈관 내측에서도 산소와 영양소를 운반하고 나면 각 세포들이 에너지로 활용하고 남은 찌꺼기들이 생긴다. 이런 찌꺼기들이 바로 혈전(血栓)이라하고, 동양의학적으로 어혈(瘀血)이라 하는 것이다.
혈액순환이 일어나면 이러한 찌꺼기들이 안 생길 수는 없다.

혈액이 순환하는 한 누구나 생기는 노폐물이기 때문이다. 그런데 이런 노폐물이 남녀노소 생길 지라도 젊은이들은 병 없이 살아가는데 왜 나이 들면서 이런 찌꺼기들이 병 발생의 원인으로 작용하고 있는지 의문이 간다.

바로 체온 때문이다. 물이 온도가 높은 여름에는 액체형태인 물로 존재하여 잘 흐르지만 온도가 낮고 차가운 겨울에는 고체형태인 얼음으로 변하여 흐르지 않는 것과 같다.
즉 우리 몸은 차가우면 혈전이 더 많이 그리고 빨리 생기고, 또한 배출도 어려워 결국에는 혈관 내에 남아 혈액순환장애를 발생케 하는 원인이 된다.
젊은 시절에는 움직임이 많아 체내가 항상 따뜻하기 때문에 노폐물이 생성돼도 쉽게 배출되어 혈액순환 장애가 발생하지 않는다. 그러나 나이가 들면서 과도한 스트레스나 운동 부족으로 인해 몸이 차가워지면서 노폐물이 과다 누적되어 혈액순환장애가 발생하는 것이다.
몸을 따뜻하게 하거나 아니면 인위적으로 체내의 노폐물을 제거하는 것이 부항사혈요법이라 하겠다. 나이 들어 올바르지 않은 식습관이나 스트레스로 인한 저체온으로 인해 노폐물의 과다로 인한 혈액순환장애를 인위적으로 부항사혈을 실시하여 제거하는 것도 좋은 노폐물을 잘 배출하는 방법 중의 하나다.

위에서 알아본 것을 정리하면 해답을 쉽게 해답을 찾을 수 있다.
"내 건강을 내가 지키려면 다음의 세 가지를 지키면 된다."
① 혈관 안에 돌고 있는 어혈(瘀血)을 제거하는 것이 우선이다.
② 어혈이 적게 생성되도록 체질과 건강정도에 맞게 좋은 음식을 잘 먹는 것이다.
③ 잘 먹은 음식을 잘 소화하고 잘 배출하는 데는 체온이 따뜻해야 하니 정상 체온을 유지하는 것이다.

<u>위의 세 가지를 어떻게 실천하는지 알아본다.</u>

① 생성된 어혈 제거는 부항사혈로 한다.
② 어혈 생성을 최소화하는 좋은 음식은 체질에 맞는 1:1 맞춤식 체질(오행)생식으로 식습관을 바꾼다.
③ 두한족열의 건강 원칙을 지켜 항상 정상 체온을 유지한다.

・좋은 음식을 잘 먹고, 잘 소화하고, 잘 싸는 것이 무병장수의 비법이다.

이제부터는 위에서 말한 세 가지 실천방법을 구체적으로 천천히, 그리고 편하게 알아본다.

현 시대를 살아가는 사람들은 나이가 들면서 한번은 아프든지, 아프면 오랜 기간의 병원생활을 하던 아프면서 살아간다. 그 시간들을 보면 과거에는 60대가 넘어서 발생하던 질환들이 이제는 30~40대에 발생하고 있다는 것이다. 바로 암, 고혈압, 중풍 등 각종 성인병, 즉 식습관과 생활습관의 잘못으로 인해 발생하는 질환들이다.

나이가 먹어가는 것도 서러운데 질병까지 곁에 다가오니 더욱더 서럽기만 하다. 또한 고형화사회로 접어들면서 질병과의 전쟁은 피할 수 없는 필수전쟁이라서 더욱 가슴이 아프다.
건강하게 살면 얼마나 좋겠냐마는 세상은 그렇게 만만하지 않다.
나이를 먹을수록 건강수명과 평균수명과의 차이에 대한 아픔을 가지고 살아가야 하기에 더욱 가슴이 아프다.
- 2013년 정부 발표한 건강수명과 평균수명에 대한 자료에 의하면 남자는 약 9년, 여자는 12년의 차이를 가진다.
이 숫자는 아픔을 가지고 약을 먹던 병원신세를 지는 시간들이다. 병원에 가서 수술이나 치료, 입원을 하든지 아니면 약을 먹으면서 살아가야 하는 시간들이다.
그래서 아프지 않도록 지금부터라도 자신의 건강을 위하여 무엇을 준비하고 실천해야 하는지 알아보기로 한다.

2. 현대 질병에 관하여 몇 가지 정리해 본다.

1) 과거와 현대 질병의 차이점

과거에는 급성병(急性病)이라 하여 위생관념이 그리 좋지 못하여 세균의 침입으로 인한 질병이 대부분이었다. 그러나 현대는 세균으로 인한 질병은 거의 찾아보기 힘든 상황이다. 또한 위생관념이 향상되었다고 볼 수도 있겠다.

다른 한편으로 생각하면 과거에는 자연환경의 오염이 덜 되어 각종 세균이 살아갈 수 있었던 것이라고 볼 수도 있다. 그러나 현대사회는 전자파와 각종 사회 환경호르몬의 오염과 농약, 공기의 오염 등으로 인해 세균도 살아가기 어려운 사회 환경이 되었다.

예를 들면 시골의 1급수지역에서 살아가던 가재나 뚝지, 수수미꾸라지와 같은 물고기들이 요즘은 보기 어렵다. 아예 없다. 그 이유는 산등성이에서 등성이를 연결한 고압선로에서 발생하는 전자파 때문이다.

전자파로 인한 폐해는 이루 말할 수 없다.

충청도의 어느 마을은 온 동리 주민들의 80%가 다양한 암이 발생한 사례 등을 볼 때 시대가 발달하면 좋은 점도 있지만, 나쁜 점은 사람을 죽이거나 병들게 하는 원인이 된다는 점이다.

현대 질병은 각종 세균으로 인해 발생하는 질환이 별로 효과가 없다고 보는 것이 더 타당할 것이다. 그래서 과거에는 오염되지 않고 세균으로 인한 질병 발생이기에 항생제 한방이면 치료가 되었던 것이다.

그러나 현대의 질병은 항생제도 어떤 약물도 효과가 없다. 그런데도 병원을 찾으니 병원에서는 이런 약 저런 약을 모두 활용해서 질병을 고치려 하지만 아무런 효과가 없다. 실험대상이 될 뿐이다. 그러는 사이 환자의 몸 상태는 엉망진창이 되어 간다. 다양한 약물의 투약 으로 인해 몸 안의 해독기능이 저하되기 때문이다.

이제는 의료인들도 지쳐서 현대의 질병들은 치료하는 것이 아니라 더 나빠지지 않도록 하는 조치만 하면서 평생 관리하라고 처방하는 지경에 이른 것이 현실이다.

예를 들어 고혈압, 당뇨병, 암, 치매 등 성인병들에 대하여 어디 한번 시원하게 완치한 적이 있는가! 평생을 약을 먹으면서 조절해야 한다.

약(藥)이 몸에 좋은 것이라면 약을 주식(主食)으로 먹지 왜 안 먹겠는가? 약을 먹으면 몸에 좋은 효과 보다는 부작용이 더 심각한 폐해(弊害)를 가져온다. 그래서 의료인들은 웬만해서는 잘 약을 먹지 않는 이유일 것이다.

2) 과거와 현대의 질병 발생 원인의 차이점

과거의 질병은 바로 어떠한 현상이 나타난다하여 급성병(急性病)이라고 부르고, 현대의 질병은 오랜 시간이 경과한 다음에 증상이 나타나는 현상이 다른 점이다. 병을 부르는 이름도 만성병(慢性病)이요, 생활습관병이라 부른다.

과거의 질병 발생의 원인은 앞에서도 언급했지만 세균의 침입으로 인한 질병의 발생이고, 현대의 질병은 오염된 토양과 공기, 오염된 음식물을 먹는 식습관, 개인별로 타고난 체질을 무시한 채 마구잡이식으로 먹는 식습관과 잘못된 생활습관으로 인해 발생하는 질병이라는 점이 다르다.

그래서 현대의 질병은 과거의 급성병과는 근본적으로 원인과 성격이 다른 질환이고, 발생하는 시간 역시 다르고 질병이 발생한 후 나타 나는 시간이 오랜 시간 경과했다는 점이 다르다.

3) 현대 질병의 특징

앞서 설명했듯이 잘못된 식습관과 생활습관을 바로잡지 않고는 치료가 어렵다는 점이다. 과거의 질병은 세균이 주원인이었기 때문에 약이나 항생제를 처방하여 쉽게 치료가 되었으나, 현대의 질병원인은 잘못된 식습관과 생활습관을 바로 잡아야 고쳐진다는 점이다. 그것도 오랜 시간의 바로 잡아야 한다는 점이다.

또한 질병이라는 것은 원인을 알고, 그 병에 알맞은 처방을 해야 치료가 되는 것이지 원인과 처방이 다른데 어찌 병이 치료가 되겠는가?

과거의 동적(動的)인 생활과 곡물위주의 생활에서, 현대의 정적(靜的)이고 육류위주의 생활로 변한 사회여건상 과거로 돌아가기는 어렵다고 본다. 왜냐하면 사람은 한번 현대생활의 편리함에 젖어본 사람은 더 편리함을 추구하게 되기 때문에 과거로 회귀하기는 굉장히 어렵다고 본다. 그러나 건강한 인생을 살아가고자 원한다면 지금부터라도 과거의 생활로 돌아가려는 변화가 있어야 한다.

지금 변하지 않고는 절대로 건강한 인생을 살아갈 수 없기 때문이다.

4) 현대 질병 치료의 문제점

현대 질병의 치료는 약으로는 어렵다는 점이다. 왜냐하면 약으로 고칠 수 있는 질환들이 아니기 때문이다. 식습관과 생활습관을 바꾸지 않고는 고치기 어려운 질환이기 때문이다.

예를 들면 과거에는 급성병으로서 항생제를 사용하면 즉시 치료가 되는 성격이었으나 현대의 병은 항생제로 치료되는 성질의 병들이 아니다.

현대의학의 치료형태를 보면

병명(病名)만으로 치료하고, 통계적(統計的)으로 약물투약하고, 부분적(部分的)으로 치료하고, 증상(症狀)만을 보고 치료하는 형태다. 그래서 평균의학이라고도 부른다. 사람은 모두가 생김생김과 체질이 모두 다른데 이렇게 4가지 형태의 병명, 통계, 국소(부분), 증상위주로 일괄적으로 치료를 하니 잘 치료가 되지 않는 것이다.

그래서 아무리 좋은 신약이라 할지라도 약으로도 치료가 어렵다. 한번 발병하면 죽을 때까지 약을 먹으면서 관리하는 개념으로 바뀐 만성병 즉 생활습관병이라는 점이 과거의 병과 다른 점이다.

또 하나의 특징은 원인을 제거하지 않고 현재 외적으로 나타난 발열(發熱), 부종(浮腫), 통증(痛症)을 제거하는데 만 주력하고 있다는 점이 과거와 다른 점이다. 이것이 서양의학의 치료 방법인 대증요법이다.

현대 질병의 무서운 생활습관병이라면 암, 치매, 고혈압, 당뇨병, 고지혈증, 급성심근경색, 폐동맥혈전증, 정맥혈전증, 중풍, 관절염, 자가면역질환, 치매 등 너무도 다양하다. 또한 과거에는 보지도 듣지도 못하던 질병들이 증가하고 있다. 이뿐만이 아니다. 우리는 살면서 다양한 질병이 너무 많은 것에 놀란다.

- 모야모야병, 가와사키병, 항문중풍병, 식도중풍, 시각/실인증, 눈알중풍, 소안구증, 어느 날 갑자기 당뇨병 발생하더니 2년 뒤 췌장암선고 받는 등 그런데 왜 의료기술과 의학은 발달하는데 질병의 종류와 환자의 수는 점점 증가하고 있는 것은 어찌된 일인가?

이런 병들의 문제점들을 알아보면 서양의학적으로 혈액순환장애가 주요원인이라는 점이다.

또 하나는 면역력이 저하되었다고 하는 점이다.

동양의학적으로 어혈(瘀血)이라고 하고, 서양의학적으로 혈전(血栓) 이라고 말한다. 이런 증상 모두가 몸이 차가워지면서 발생하는 냉병 증상이라는 것이 공통점이다.

이제는 주변에서 다양한 질병으로 고통 받다가 하늘나라로 가는 모습을 너무 많이 보다보니 나이가 들면서 작은 소망을 매일매일 기도하면서 보낸다.

살면서 소망이 하나있 다면 무엇인가? 하고 질문을 하면

- 무질이종(無疾而終) 고종명(考終命)이죠! 대답한다.

  (병 없이 살다가 잠자듯이 천명을 다하는 것)

여기서 현대인의 만성병이요 생활습관병의 공통적인 특징으로는 어떤 것들이 있는지 알아본다.

① 수족(手足)냉증

② 저체온(低體溫)/ 저림증

③ 어혈(瘀血)/ 혈전(血栓)

④ 두통(頭痛)

⑤ 면역력(免疫力)저하

⑥ 발열(發熱), 부종(浮腫), 통증(痛症) 등 모두가 혈액순환장애(血液循環障碍)가 주원인 이라는 점이다.

문제는 이러한 혈액순환장애의 원인이 되는 혈전이나 어혈이 발생하는 원인과 해결방법을 하나하나 찾아보고 해결하면 될 것으로 본다.

3. 어혈 제거 및 치유 방법에는 어떤 것들이 있는지 알아본다.

(앞에서 언급된 내용임)

1) 생긴 어혈은 부항사혈로 즉시 제거한다.

발열(發熱), 부종(浮腫), 통증(痛症)을 제거하자.

2) 체질과 병증에 맞게 1:1 맞춤식 체질(오행)생식과 생채식으로 어혈 발생을 최소화하자.

혈액을 맑게 하여 혈액순환을 원활하게 만들자.

3) 두한족열(頭寒足熱)의 건강 원칙을 지킨다.

기혈(氣血)순환을 정상화하고 정상 체온을 유지하자.

※ 생긴 어혈을 즉시 제거하는 부항사혈부터 하나씩 알아본다.

부항사혈 또는 사혈부항이라고 하는 요법에 대하여 알아본다. 부항사혈요법에 대하여 정리하는 이유는 의료인이 아닌 일반인도 민중의술로서 사람의 생명을 살릴 수 있고, 비교적 효과가 빠르게 나타날 수 있기에 소개한다.

혈액순환장애로 인한 질병들에는 왜 부항사혈을 해야 하는지 이유부터 알아본다.

우리 몸은 어딘지 모르게 혈액의 흐름이랄까 혈액순환장애 또는 기혈(氣血)순환이 잘 안되어 막히거나 하여 어혈이 많아진 경우 다양한 성인병이 발생한다. 이런 상태가 되면 우리 몸은 세 가지 증상으로 내 몸에 관심을 가지라고 통보한다.

그것이 바로 발열(發熱), 부종(浮腫), 통증(痛症)이다. 다르게는 신경통이요, 결림이요, 저림 증상 등 다양하게 표현한다. 이러한 몸에 나타난 증상을 가장 빠르게 효과적으로 해소시키는 방법 중의 하나가 사혈 요법이다. 서양의학에서 소염진통제나 스테로이드제를 처방하기도 하지만 일시적일 뿐 근원을 제거하거나 오래도록 불편한 증상을 해소시키지는 못한다. 그래서 약은 반복해서 아니 죽을 때까지 약을 복용해야 하는 것이다.

이유는 이러한 불편한 증상이 발현된 원인을 제거하지 않고 증상만을 일시적으로 해소시켰기 때문이다. 이러한 증상의 원인도 제거하고 외부로 나타난 증상도 개선시켜 동시에 두 가지 효과를 거두는 일석이조의 효과를 얻을 수 있는 것이 부항사혈요법이다.

① 부항사혈요법이란?

몸에 불편한 증상이 나타난 곳에 부항기를 대고 인위적으로 공기를 흡착하여 진공상태를 만들어 일시적으로 혈액을 정지시켰다가 흐르게 하는 원리를 이용하여 혈액순환을 유도함과 동시에 혈액의 흐름을 둔하게 하는 원인인 혈관 내의 혈전(동양의학에서는 어혈(병든 피)이라 표현함)을 제거하는 효과를 병행하는 요법을 말한다.

사혈(瀉血)이란?

사혈이라 하면 일반적으로 죽은 피 즉 사혈(死血)을 의미하는데 여기서 말하는 사혈이란 사혈(瀉:쏟을 사, 血:피혈) 쏟을 사자로서 몸 안에 남는 것이나 활용하지 못하는 피 즉 병든 피 어혈(瘀:병 어, 血)을 몸 밖으로 쏟아내는 것을 의미한다.

물론 쏟아내고자 하는 부분에서 죽은피도 있을 수 있다.

② 어혈(병든 나쁜 피)이 생기는 이유에는 어떤 것들이 있나?

가) 스트레스를 받으면 호르몬의 불균형이 발생하면서 다양한 질환이 발생하면서 어혈이 생기게 된다. 이런 증상은 스트레스를 받으면 어깨가 뭉치는 현상이 바로 혈액이 탁하게 변하는 증상이다.

나) 지나친 흡연도 혈액을 탁하게 만든다.

다) 타박상이나 무리한 운동도 혈액을 탁하게 만든다.

라) 체질을 무시한 과음, 과식, 농도 짙은 식품(영양제)도 혈액을 탁하게 만든다.

마) 동물성(육류) 위주 식습관을 가지고 있으되, 소비량이 적을 경우도 혈액을 탁하게 만든다.(에너지 소비 부족)

바) 유전적으로 혈액이 탁한 사람도 있다.

사) 단맛과 쓴맛의 음식을 과식하는 식습관도 혈액을 탁하게 만든다.

아) 매운맛과 짠맛이 부족해도 혈액이 탁해진다.

자) 먹는 것보다 운동이 부족해도 혈액이 탁해진다.

차) 오염물질, 중금속, 화학물질, 방부제 등도 혈액을 탁하게 만든다.

카) 항생제, 진통제등 약을 남용하는 사람들도 혈액이 탁해진다.

타) 신장과 간 기능이 저하돼도 혈액이 탁해진다.

파) 교통사고나 각종 수술을 해도 혈액이 탁해진다.

하) 장시간 움직이지 않아도 혈액이 탁해진다.

거) 나이가 많아도 혈액이 탁해진다.

너) 암을 비롯한 성인병이 발생해도 혈액이 탁해진다.

더) 피임약을 복용해도 혈액이 탁해진다.

러) 비만자도 혈액이 탁해진다.

머) 오장육부 간의 상생상극이 부조화를 이룰 때도 혈액이 탁해진다.

그러면 우리 몸속에 어혈(瘀血)은 얼마나 있을까?

정상적이라면 나이± 정도 있다고 보면 된다. 예를 들면 50세라면 약 50cc정도라고 보면 될 것이다. 살면서 혈액이 순환하는 동안은 누구나 혈액순환장애가 발생하는 요인으로 작용하기 때문이다. 그러나 위의 나열한 사항 중에 해당하는 항목이 많을수록 어혈을 그 만큼 많아진다고 보면 된다.

③ **부항사혈요법을 필요로 하는 증상이나 질환은 어떤 것들이 있는지 알아본다.**

> 가) **서양의학적**으로는 말하면 혈액순환장애로 인해 발생하는 고혈압, 고지혈증, 협심증, 심근경색증/ 급성심근경색(심장마비), 정맥혈전증, 뇌경색, 중풍, 류머티즘 등 다양하게 적용할 수 있다.

> 나) **동양의학적**으로는 수족냉증, 손발 저림, 관절염/류마티스 관절염, 쥐가 잘 나는 사람, 비만증, 몸이 찌뿌듯한 사람, 머리가 맑지 못한 사람, 눈이 침침한 사람, 어깨 뭉침으로 통증이 있을 때, 종아리가 시리거나 퉁퉁 부으면서 아픈 증상이 있을 때 등 일반적으로 볼 때 무엇인지 몸의 상태가 무겁거나 처지는 느낌을 가지는 사람들이 활용하면 좋다.

동양의학적으로 본 자가면역 질환인 류마티스 관절염의 원인과 치유법에 대하여 간단하게 정리해 본다.

· 류마티스 관절염이란?

서양의학적으로 류마티스 질환이란? 몸의 면역세포에 이상이 생겨 관절, 뼈, 근육, 인대 등에 염증이 생기는 질환이다.

류머티즘 환자의 삶의 질은 0.68로서 암 환자 0.76, 뇌졸중 0.72보다 낮다. 그만큼 고통과 불편이 심하다는 의미다.

> - 동양의학적 소견을 정리하면, 다른 말로는 백호역절풍(白虎歷節風: 호랑이가 물었을 때 아픔 같은 통증이 있는 질환), 기비(肌痹), 척강(脊强)이라고도 부르는 질환이다.
> - 류머티즘의 발병 원인을 보면, 어혈(瘀血)이 주원인이라 할 수 있다. 여기서 어혈이란

순환장애로 인해 발생하는 병든 피를 말하고, 서양의학적으로 혈전(血栓:생물체의 피가 혈관 안에서 흐르다가 굳어서 된 작은 덩어리, thrombus)을 의미한다.

의학적으로는 혈액의 응고기전(즉 응고인자)이 활성화되어 혈소판 및 피브린이 모여 응집을 일으킨 암적색을 띄는 덩어리다. 외부에서 응고된 것을 혈병(血病)이라 하고, 체내에서 생성된 것을 혈전(血栓)이라 한다. 어혈이 관절을 감싸고 있는 얇은 활액막에 달라붙어 염증을 유발한다. 이러한 염증으로 인해 관절이 붓고, 관절뼈가 부식되면서 관절의 변형이나 다양한 형태의 통증을 유발한다고 본다.

- 류머티즘에서 류마란?

Rheuma의 의미는 '몸속 여기저기에 독소가 흐른다.'는 의미다. 이처럼 독소들이 몸속 여기저기 다니면서 관절의 활액막에 침착되어 염증과 통증을 일으키는 질환이다.

어혈이 관절을 감싸고 있는 얇은 활액막에 달라붙어 염증을 유발한다. 이러한 염증으로 인해 관절이 붓고, 관절뼈가 부식되면서 관절이 변형을 가져오고 통증이 생기게 되는 것이다.

음양론적으로 보면 어혈(혈전)은 음기운을 강하게 가지고 있어 우리 몸의 양기가 가득한 관절을 찾아서 달라붙게 된다. 이것이 바로 관절염이다.

주로 이런 어혈들은 관절 부위에 모이는 이유가 있다. 관절부분은 항상 가동하기 때문에 열이 발생할 수 있는 여건을 가지고 있는 신체부분이다. 어혈은 차가워서 발생하는 또 하나의 특징을 가지고 있다.

어혈이 차가움을 녹이려고 하는 노력의 하나로서 자연스럽게 관절주위에 모이게 되는 것이다. 추우면 불이 있는 곳으로 모여드는 것과 같다.

이런 관절 주변에는 항상 열(熱)이 발생하기에 모여드는 어혈을 녹이려다 보니 자연스럽게 수분이 부족해지는 현상이 발생하게 된다. 이런 현상의 반복 때문에 관절염에 가장 부족한 것은 바로 물의 부족이다.

동양의학적으로 보면 우리 몸은 상체는 열이 가득하고, 하체는 열이 부족해지는 상체와 하체가 서로 조화롭지 못하여 혈관 내 혈액의 흐름이 순조롭지 못해 관절가동이 어려워진다.

혈액이 수분을 모두 머금고 있고, 수분 공급은 안 되고, 움직임은 계속되고 하다 보니 관절

부분에 수분이 부족하여 관절 활액막에 수분이 부족해지면서 통증이 발생하게 된다. 이것이 관절염증이다.

관절염을 개선시키고자 한다면 물을 자주 먹는 것이 최선의 치유법 이다. 관절염을 좋은 물로 치유하는 외국의 사례를 인용한다.

사례 1) 찰리 라이져의 ≪물의 치유력≫에서 관절염은 몸의 탈수신호다. '관절염을 치유하려면 물을 충분히 먹어라.'라고 강조하고 있다. 그 구조를 피가 끈적끈적하면 혈관이 좁아지고, 이런 구조를 오랜 동안 유지하면 관절이 건조해지고 탈수현상이 발생하게 된다. 연골표면이 마르면서 움직이는 것이 고통스러워지는 데 이것이 바로 관절염 증상이다.

사례 2) 바트만 게리지 박사의 ≪자연이 주는 최상의 약, 물≫에서 무릎 통증이 심한 환자가 2주 정도 물을 마시자 무릎 통증이 처음에는 조금씩 사라지기 시작하더니 마침내 아예 사라졌다. 사실은 물을 섭취하면서 무릎관절의 부피가 증가했고, 이것 때문에 무릎에 가해지던 스트레스가 완화된 것이라고 설명하고 있다.

라시드 부타르 박사는 소아 류마티스 관절염을 연구하면서 호주의 한 연구진이 위/ 장관과 소아 류마티스 관절염과 강직성척추염이 관련이 있다고 밝힌 연구 결과를 찾아내게 된다.

영양과 위/장관의 건강이 전체 건강에 얼마나 큰 영향을 주는지 다시금 깨닫게 해주는 계기가 됐다고 밝힌다.

동양의학적으로 무릎관절은 비/위장 경락과 연관이 있기에 비/위장 기능을 향상시키면 무릎관절염을 개선시킬 수 있는 맥락과 같다.

건강하고 맑은 먹을거리가 건강을 지킨다하면서 여러 해 걸쳐 각기 다른 재배 철(계절)에 맞춰 성장하는 먹을거리들은 토양에서 필수 영양소를 빠짐없이 얻을 수 있고, 이런 건강하게 자란 농산물의 풍부한 무기질은 음식의 영양학적 특성 강화와 전반적인 자연 치유력의 향상을 위한 꼭 필요한 요소라고 강조한다.

영양섭취를 위해 기억해야 할 사항은 ① 방부제가 함유된 음식은 먹지 말라는 것이고, ②

고단백 저탄수화물 음식을 선택하는 것이 가장 순리에 맞는다고 말하고 있다. 그러면서 오늘날 우리가 섭취하는 탄수화물의 양은 실제로 인체에 필요한 것보다 지나치게 많다고 말하고 있다. 바로 '당'의 해악 때문이다. 혈액을 끈적끈적하게 만들어 혈액순환장애 발생의 주요 원인으로 작용하기 때문이다. ③ 과일은 통째로 섭취하고 과일이나 채소 주스를 만들 때는 과육을 최대한 많이 사용하라고, ④ 단백질은 인체의 기본 구성단위체를 형성하기 때문에 깨끗한 재료에서 얻은 알맞은 종류의 단백질을 섭취하여야 하며, 가능한 먹을거리들은 양식된 것보다는 자연산을 섭취하라고 말한다.

단 단백질을 섭취할 때는 적당량만을 먹어야 한다는 사실이다. 단백질을 너무 많이 먹으면 질소 불균형을 가져와 신장에 해가 될 가능성이 있기 때문이다.

그런 면에서 보면 콩(오행상 수(水)로 분류하며 신장/방광기능을 향상시키는 음식이다.)은 훌륭한 단백질원이다.

이때 현미밥(오행상 금(金)으로 분류하며 폐/대장 기능을 향상시키는 음식이다.)을 곁들여 먹는다면 건강 유지에 필요한 알맞은 아미노산을 모두 공급할 수 있다고 말하고 있다. 콩이나 현미밥은 동양인에게는 필수 먹을거리 중의 하나다.

정리해 보면 음식으로 인해 병이 발생할 수 있고, 음식으로 병을 고칠 수 있다고 강조하고 싶다.

동양의학에서도 어혈이 관절 활액막에 붙으면 류마티스 관절염이 되고, 척추인대에 붙으면 강직성척추염, 근육섬유에 붙으면 섬유근통이라 부른다. 이런 증상들을 통틀어 류마티스질환이라고 부른다.

치료 방법으로는 어혈을 제거하는 것이다. 어혈을 제거하여 몸속의 피를 맑게 함으로써 염증과 통증해소, 관절의 변형을 막으면 된다.

④ 어혈 생성을 최소화하는 방법을 알아본다.

어혈 생성을 가능한 적게 하자는 것이 바로 생식이나 생채식을 먹는 식습관으로 바꾸자는 것이다.

가) 맑은 혈액을 만드는 좋은 식습관을 가지자.

사계절 자연의 기운을 모두 머금고 있는 생식을 먹되 각자 타고난 체질과 증상에 맞는 개인별 1:1맞춤식 체질(오행)생식을 먹는 것이 가장 바람직한 식습관이라고 할 수 있다. 이런 식습관을 가지면 어혈 생성을 최소화할 수 있기 때문이다.

- 생식은 한 끼 기준으로 약 175~200㎉로서 급격하게 혈당을 상승시키지 않기 때문에 몸 안에 노폐물 생성을 최소화 시킬 수 있는 먹을거리다.
- 매운맛(금생식)과 짠맛(수생식)의 먹을거리들을 자주 먹는 식습관을 가짐으로서 몸 안을 항상 따스하게 만들어 정상 체온을 유지시켜주는 것이다.
- 바다에서 생산되는 먹을거리들을 자주 먹는 식습관이나 천일염을 주재료로 만든 간장, 된장, 고추장, 김장 김치,젓갈류, 장아찌류 등의 알칼리성 먹을거리들을 먹어 혈액순환을 원활하게 만드는 것이다.
- 발효음식을 먹어 체내의 유익균과 유해균의 적절한 비율을 맞추는 여건을 마련해 주는 것이 좋다. 소화를 빠르게 진행시켜 체내에서 음식물이 부패하여 발생하는 독소를 빠르게 배출하는 만들어 주는 것이 좋다.
- 소식하는 식습관을 가져 혈액순환을 활발하게 만들어 준다.
- 즐겁게 식사하는 식습관을 가지는 것이 좋다.
- 물론 제철 음식을 생식하는 것이 좋고 자연산을 먹는 것이 좋다.

위에 알아본 것만으로 혈액이 맑아지는 것은 아니다. 위에서 여러 가지 알아본 것들 중에서 개인별 1:1맞춤식 체질(오행)생식으로 기본으로 하여, 우리 몸의 오장육부가 서로 돕고 도와주는 상생상극관계가 정상적으로 조화와 균형을 유지할 때 우리 몸은 어혈 생성을 최소화할 것이다.

나) 주기적으로 부항사혈을 실시함으로써 체내 어혈을 제거하자.

주 1회 정도 부항사혈을 하여 어혈을 제거하는 것이 좋다. 또한 두한족열(頭寒足熱)의 건강원칙을 준수하는 생활습관을 가지는 것이다.

발을 따듯하게 하는 생활습관을 가지면 항상 정상 체온을 유지할 수 있어 혈액순환장애를 예방할 수 있고, 또한 혈전생성을 예방 및 치유할 수 있다. 발 관리, 경침베개 밟기, 발목펌프, 족욕 등 다양하게 자신의 생활 여건에 따라 꾸준하게 실천하는 것이 생성된 어혈을 제거하는 방법이다.

혈액은 우리 몸을 순환하면서 산소와 영양분을 공급함으로써 각 세포들에게 에너지를 생산하여 정상 체온을 유지할 수 있도록 하며, 면역력을 관장하기도 한다.

반대로 보면 혈액으로 인해 혈액순환장애가 발생하면서 어혈이 발생하고 면역력도 역시 저하될 수 있다.

정리하면 류마티스 관절염과 같은 치료가 어려운 자가면역 질환이라 할지라도 근본 원인이라 할 수 있는 어혈(瘀血) 또는 혈전(血栓)의 생성을 억제하거나 제거하는 대책을 강구한다면 류마티스 관절염도 자연스럽게 치유 시킬 수 있는 질환이라 하겠다.

다시 강조하지만 류마티스 관절염과 같은 난치성 질환이 발생한 다음에 치유하고자 대책을 강구할 것이 아니라 평상시에 개인별 1:1맞춤식 체질(오행)생식을 하는 식습관이나 부항사혈을 하는 생활습관을 가져 미연에 방지하는 것이 지혜로운 삶이라 하겠다. 이러한 것이 바로 예방이 최고의 치료라는 의미고, 고대의서에서 말하는 치미병(治未病: 병이 오기 전에 예방하라는 의미)이라 하겠다.

⑤ **부항사혈을 하는 순서와 위치에 대하여 알아본다.**
  - 준비물로는 부항기 셀, 사혈침, 깨끗한 휴지나 솜이 필요하다.

가) 부항사혈을 실시하는 순서에 알아본다.
① 부항 캡을 부항을 떠야 할 자리에 대고 흡착기로 공기를 흡착하여 그곳의 어혈이 얼마나 있는지를 확인한다. 건(乾)부항이라 한다.

어혈이 많은 상태라면 부항 캡 속의 피부가 검은자색의 피부색이 나타날 것이고 어혈이 적으면 붉은색을 띤다.

② 진공상태를 풀고 부항 캡을 벗긴 다음 사혈 침으로 동그란 원이 형성된 원안을 9회 찌르고 다시 부항 캡을 씌우고 흡착기로 진공상태를 만든다. (몸 상태가 아주 안 좋은 경우는 15회를 찔러도 좋다. 침을 찌를 때는 양기를 보강하기위해 홀수로 찌르는 것이 좋다.)

※ 사혈침은 반드시 1회 사용을 원칙으로 한다. 재사용을 금한다.
※ 사용한 부항기는 깨끗하게 세척하여 재활용해도 된다.

③ 부항캡 안에 어혈이 1/5~1/3 정도 나오면 진공상태를 풀고 휴지나 솜으로 닦아낸다. 세균침입을 생각하여 알코올로 닦으면 오히려 휘발성이 날아가면서 체온을 낮게 만드는 효과를 나타내기에 휴지나 솜으로 닦는 것이 좋다. 체온을 올리기 위해 부항사혈을 하는데 체온을 내리는 알코올로 닦는 것은 어리석은 일이다.

④ ②번과 같이 한 번 더 부항 캡을 씌우고 흡착기로 진공 상태를 만든다. 부항캡 안에 어혈이 1/5~1/3 정도 나오면 진공상태를 풀고 휴지나 솜으로 닦아낸다.

⑤ 마지막에는 ①번과 같이 건 부항을 실시하여 ②~④번을 실시할 때 몸 안에서 사혈 침 끝에 묻어 있는 세균과 피부가 손상되면서 세균의 외부침입을 방지하기 위해 싸웠던 면역물질인 백혈구 중에서 수명을 다한 백혈구를 외부로 뽑아내는 단계로서 건 부항을 실한다.

이렇게 네 번째는 건강한 사람이라면 약간 맑으면서 노란 물질들이 사혈침구멍에서 나온다. 이것은 세균과 싸웠던 백혈구의 사체라고 보면 된다.

그러나 건강하지 않은 사람들(일반적으로 면역력이 약한 사람)은 건 부항을 해도 이런 맑은 물질들이 나오지 않는다. 이런 사람은 5회 정도 경과하면서 건 부항을 하면 면역물질이 나오기 시작한다. 그만큼 몸이 면역력이 보강되었다고 보면 된다.

나) 부항사혈을 실시하는 위치에 알아본다.
① 마음을 편하게 하고 누워서 복부 부위에 중완과 단전부분을 먼저 사혈한다.(협심증이나 폐가 약하면 유방사이의 단중을 사혈해도 좋다.)
② 엎드린 상태에서 등에서는 엉덩이 부위의 골반 뼈가 만져지는 좌우측, 두 곳(요추 4번 극돌기를 중심으로 좌우로 3~5㎝ 지점)➡등허리 전체 길이의 1/2지점에서 위로 3~5㎝윗부분 좌우 두 곳(흉추 7번을 주임으로 좌우로 3~5㎝ 지점 또는 흉추 9번을 중심으로 좌우로 3~5㎝ 지점)➡어깨뼈를 좌우로 연하는 선 두 곳(경추 7번을 중심으로 좌우로3~5㎝ 지점)(아니면 견갑골 중앙부분 손으로 만지면 쏙들어가는 곳 좌우 두 곳)을 기본으로 사혈한다.

③ 엎드린 상태에서 등에서는 엉덩이 부위의 골반 뼈가 만져지는 좌우측 두 곳➡종아리 중앙 부분 좌우 두 곳 ➡ 발바닥 중앙 용천혈자리를 사혈한다.

※ ②번과 ③번은 번갈아 가면서 실시해야 한다.

※ 부항사혈을 실시하는 주기는 주 1회를 원칙으로 한다.

왜냐하면 부항사혈을 실시하는 이유는 어혈을 제거한 만큼의 혈액을 스스로 만들 수 있는 시간을 주기 위함이다.

주 2~3회를 실시하다 보면 우리 몸은 스스로 피를 만들려하지 않을 뿐만 아니라 어혈을 제거하려 하지 않는다.

어혈이 생기면 부항으로 어혈을 제거해주기 때문에 몸속의 세포들이 스스로 어혈을 제거하려는 자생력을 갖지 않기 때문에 자생력을 주기 위해서는 주 1회 실시하는 것이 좋다.

※ 부항사혈을 해서는 안 되는 사람
- 어린아이들이나 침을 무서워하는 사람은 사혈하면 안 된다.
- 생리중이나 임신 중에는 금한다.
- 당뇨병이나 노약자는 금한다.
- 목욕 직후나 음주 후, 식후에 사혈하면 안 된다.
- 각종 수술을 요하는 환자는 사혈하면 안 된다.
- 혈소판 감소증과 같은 혈액질환이나 쇼크 등의 위험이 있는 사람은 금한다.
- 사혈한 자리에 파스나 소염제를 바르면 안 된다.
- 사혈 후 바로 샤워를 금한다.
- 현재 병/의원에서 치료를 받고 있는 사람 역시 금한다.

건강은 건강할 때 지켜야 한다. 병들면 보험에 가입하고 싶어도 가입하지 못하듯이 건강하지 못하면 부항사혈을 하고 싶어도 못한다. 그래서 건강을 지키려는 것이다.

⑥ 부항사혈을 하면 어떤 효과가 나타나는가?
우선 머리가 맑아지는 것을 느끼고, 눈이 맑아지는 것을 느끼게 된다. 여기서 눈이 맑아진

다는 것은 눈에 분포되어 있는 모세혈관속의 노폐물들이 제거되어 혈액순환이 잘되고 있다는 증거다. 그렇다면 눈이 있는 모세혈관과 같은 크기의 모세혈관들이 분포되어 있는 곳도 눈이 맑아진 것과 같이 혈액순환이 잘되고 있다고 보면 된다.

모세혈관이 유사한 곳은 뇌혈관, 심장 혈관, 췌장 혈관, 신장 혈관, 생식/비뇨기계 혈관, 손발 끝의 모세혈관들이 유사하다. 그래서 부항사혈을 하면 눈이 맑아지는 것과 같이 뇌혈관, 심장 혈관, 췌장혈관, 신장 혈관, 생식/비뇨기계 혈관, 손발 끝의 모세혈관속의 어혈들이 제거되는 효과를 가질 수 있다.

이렇게 어혈이 제거되면 우리 몸속에서 예방할 수 있거나 치유할 수 있는 질환들로서는, **서양의학적**으로 말하면 혈액순환장애로 인해 발생하는 고혈압, 고지혈증, 협심증, 심근경색증/ 급성심근경색(심장마비), 정맥혈전증, 뇌경색, 뇌졸중(중풍), 류마티스 관절염 등을 개선시킬 수 있다.

동양의학적으로는 수족냉증, 손발 저림, 쥐가 잘 나는 증상, 비만증, 몸이 찌뿌듯한 증상, 머리가 맑지 못한 증상, 눈이 침침한 증상, 어깨 뭉침으로 통증이 있을 때, 종아리가 시리거나 퉁퉁 부으면서 아픈 증상이 있을 때 이런 증상들을 개선시킬 수 있다.

이런 부항사혈 요법을 평상시 잘 활용한다면 생명을 위협하는 질환인 급성 심근경색이나 정맥 혈전증, 폐동맥 혈전증 같은 시간을 다투는 질환을 예방할 수 있고 치유할 수 있을 것으로 본다.

물론 급한 경우는 병원을 찾아서 서양의학적으로 혈전 용해제를 투여 받거나 혈전을 제거하고, 때로는 막힌 혈관을 뚫는 시술을 받아 급한 생명을 구하는 것이 올바른 선택이다.

이렇게 효과를 볼 수 있는 부항사혈요법이라 할지라도 평생을 부항 뜨면서 살아갈 수는 없다. 부항을 뜨는 근본 원인은 몸속의 어혈을 제거함으로써 혈액순환을 원활하게 만드는 것이기에 어혈이 발생하는 원인을 제게 하는 노력도 병행해야 한다.

※ 혈액순환이 원활하지 않은 사람이 부항사혈을 하면 체온이 오르면서 혈관이 확장하고 혈관 내에 혈액량이 증가하면서 갑자기 감기몸살 증상이 나타날 수 있다. 이런 증상을 잘못하면 감기 몸살 증상인줄 알고 감기약을 먹든지 병원에 가서 항생제를 맞으면 안 된다. 이런 약을 먹거나 주사를 맞으면 혈관이 다시 축소되기 때문이다.

이때는 미역국이나 얼큰한 콩나물국을 먹고 따스한 방에서 푹 휴식을 가지면 2~3일이면 말끔하게 해소된다.

⑦ 체질과 병중에 맞게 1:1 맞춤식 생식과 생채식으로 어혈 발생을 최소화하자.

우리가 살아가면서 혈액순환으로 인해 살아가기 때문에 어혈 생성을 아예 차단 할 수는 없다. 누구나 어혈은 생긴다. 그렇다면 어혈 생성을 가능한 적게 만드는 것이 좋고, 다른 하나는 어혈이 생성됐다면 빠른 시간 내에 어혈을 제거하는 대책을 강구하는 것이 중요하다.

사람이 살아가면서 끊임없이 반복하는 두 가지를 개선시키면 될 것이다. 하나는 식습관을 개선하는 것이고, 다른 하나는 생활습관을 개선하면 될 것이다. 우선 식습관을 통하여 어혈 생성을 가능한 적게 하자는 것이 바로 생식이나 생채식을 먹는 식습관으로 바꾸자는 것이다.

가) 어혈 생성을 최소화하기 위한 식습관을 어떻게 개선하면 좋은가?

(앞에서 언급했지만 다시 언급한다.)

- 맑은 혈액을 만들 수 있는 체질에 맞는 좋은 식습관을 가지자.

  맑은 혈액을 만들 수 있는 좋은 먹을거리인 체질에 맞는 생식과 생채식을 먹는 식습관을 가지는 것이다.

  사계절 자연의 기운을 모두 머금고 있는 생식을 먹되 각자 타고난 체질과 증상에 맞는 (건강 상태에 따라) 1:1맞춤식 오행생식을 먹는것이 가장 바람직한 식습관이라고 할 수 있다. 이런 식습관을 가지면 어혈 생성을 최소화할 수 있기 때문이다.

- 생식은 한 끼 기준으로 약 175~200㎉로서 급격하게 혈당을 상승시키지 않기 때문에 몸 안에 노폐물 생성을 최소화 시킬 수 있는 먹을거리다.

- 황색인은 기본적으로 병중에 관계없이 매운맛과 짠맛의 먹을거리들을 자주 먹는 식습관을 가짐으로서 몸 안을 항상 따스하게 만들어 정상 체온을 유지시켜주는 것이 건강법이다.

- 바다에서 생성되는 먹을거리들을 자주 먹는 식습관이나 천일염을 주재료로 만든 간장, 된장, 고추장, 김장 김치,젓갈류, 장아찌류 등의 알칼리성 먹을거리들을 먹어 혈액순환을 원활하게 만드는 것이 좋다.

- 발효음식을 먹어 체내의 유익균과 유해균의 적절한 비율을 맞추는 여건을 마련해 주는

것이 좋다. 소화를 빠르게 진행시켜 체내에서 음식물이 부패하여 발생하는 독소를 빠르게 배출하게 만들어 주는 것이 좋다.

- 소식(小食)하는 식습관을 가져 혈액순환을 활발하게 만들어 준다.
- 즐겁게 식사하는 식습관을 가지는 것이 좋다.

  물론 제철 음식을 생식하는 것이 좋고 자연산을 먹는 것이 좋다.

  위에 알아본 것만으로 혈액이 맑아지는 것은 아니다. 우리 몸의 오장육부가 서로 돕고 도와주는 상생상극관계가 정상적으로 조화와 균형을 유지할 때 우리 몸은 어혈 생성을 최소화할 것이다.

- 자연속의 먹을거리들을 자연 그대로 먹는 것이다. 바로 생식과 생채식을 먹는 식습관을 가지는 것이다. 또한 가능한 조리를 최소화한 상태에서 껍질과 씨앗까지 모두 먹는 식습관을 가지는 것이다.

  이렇게 먹어야 하는 이유는 자연의 먹을거리들은 다양한 영양소의 배합비율이 알맞게 되어 있다. 이런 자연의 배합비율이 우리 몸속의 영양소의 배합비율과 유사하기에 더욱더 좋은 먹을거리라 할 수 있다. 그러나 일부 몇몇의 영양소를 집약한 건강식품들이나 영양제를 먹는 것은 아주 잘못된 식습관이고 이런 식습관은 어혈 생성(흡수하고 남는 잉여영양소의 축적이 바로 어혈의 원인)을 촉진하는 원인이 될 수 있기 때문이다. 자연의 좋은 먹을거리를 먹는 좋은 식습관을 가지면 고영양 저칼로리의 음식으로서 우리 몸에서 천천히 소화되는 여건이 되어 불순물이 적게 생성 할뿐만 아니라 서서히 생성되기 때문에 쉽게 체내의 찌꺼기들을 쉽게 배출 할 수 있다.

- 생식을 하면 맑은 피를 생산하여 공급함으로써 혈액순환이 원활해짐으로서 정상 체온을 유지할 수 있고, 물론 면역력도 보강되어 다양한 질환발생을 예방하고 치유할 수 있는 여건이 된다.
- 생식을 하면 음식조리 시에 발생하는 발암물질들을 줄일 수 있어 폐 건강에도 좋은 영향을 준다. 필요한 만큼만 덜어서 먹을 수 있어 잔반을 최소화하는 장점도 있어 유익하다. 또한 맛이 없어서 과식을 할 수 없어 다이어트나 비만을 예방하는 효과도 얻어 일석오조의 효과를 얻을 수 있다.

※ 개인별 체질과 병증에 맞게 1:1맞춤식 체질(오행)생식을 먹는다면 무병장수할 수 있는 최고의 건강식이요, 장수식의 여건이 될 것이다.

개인별 체질과 병증에 맞는 1:1 맞춤식 체질(오행)생식요법이란 무엇인지 요약, 정리하면 다음과 같다.

개인별 1:1 맞춤식 체질(오행)생식요법이란?

음양오행(陰陽五行)과 생식(生食)이 결합되어 생긴 오행생식요법은 사람의 체질에 따라 음식을 처방하여 생식하는 것을 말한다.

1. 생식(生食)이란?

몸을 건강하게 하여 자신의 육체 스스로가 질병을 이겨내도록 유도 하는 식사법이며, 동양의학의 경전이라고 하는 황제내경의 식사법을 체계화시킨 자연 건강 식사법이라고 할 수 있다.

여기서 생식이란 자연의 기운을 머금고 있는 상태의 먹을거리들을 가능한 조리를 최소화하여 사시사철 먹을 수 있도록 만든 먹을거리를 의미한다.

오행생식요법은 목(木), 화(火), 토(土), 금(金), 수(水), 상화(相火), 표준(標準)의 7가지 체질로 분류하여 각 체질에 맞는 음식물을 섭취하는 것을 말한다.

아울러 신체의 오장육부 중 건강하지 못한 장부를 찾아내어 이를 튼튼하게 해주는 음식을 먹음으로서 건강을 유지하고 체력을 증진시켜 여러 질병 등을 퇴치하는 데 효과 높은 식사방법이다.

2. 체질에 맞는 식사법이란?

본래 타고난 얼굴의 생김생김이 다름에 따라 즉 얼굴 생긴 것을 기준으로 하여 자주 먹으면 건강해지는 음식과 자주 먹으면 건강을 해지는 음식이 있어 주로 건강을 위한 음식을 찾아 먹도록 하는 식사법을 말한다. 자신의 체질을 잘 모르고 먹어 어떠한 질환이 발생하였다면 자신이 가지고 있는 증상을 개선시키기 위한 음식을 먹는 것 역시 오행생식요법이라 한다.

음식의 맛 역시 6가지 맛으로 구분하여 자신의 체질과 몸에 나타나는 증상을 개선시키기 위해 음식의 맛을 자신에 맞게 먹는 것 역시 체질(오행)생식요법이라 한다.

3. 체질별 (오행)생식요법이란?

아래 도표에서처럼 얼굴생김에 따라 자주 먹으면 좋은 음식이 있고, 적게 먹어야 할 음식이 있다. 여기서 주의할 것은 남이 좋다고 하여 나에게도 좋은 음식이 아니다. 자신의 체질을 모른 채 남이 좋다고 하여 자주 먹는다면 편식하는 결과를 초래하여 전혀 다른 질환을 발생시킨다. 자신의 음양오행체질에 맞게 먹는 것이 체질별 식이요법이다.

1) 식이 처방할 때는 상생으로 함을 원칙으로 한다.(전문가와 상담)

단 선천적으로 타고난 체질에 기경의 병(맥상이 4~5성)이 발생했다면 주식-부식-후식을 병증에 맞게 식이 처방하여야 한다.

(기경의 병이란 병 발생 후 5년 이상 경과된 병)

예) 직사각형 얼굴은 선천적으로 간장/담낭기능이 활성화되어 건강하지만 어떤 이유인지 모르지만 간장/담낭질환이 발생했다면(현맥 4~5성) 적게 먹어야 할 음식임에도 불구하고 신맛의 음식을 집중해서 처방하는 식이요법이다.

증상이 개선된 뒤에는 체질 처방을 해야 한다.

〈체질별 (오행)생식요법이란?〉

	체질	얼굴 생김	자주 먹어야 할 음식	적게 먹어야 할 음식
1	간장과 담낭의 기능이 좋은 체질	직사각형의 긴 얼굴	달고 매콤한 음식들 (토, 금생식)	신맛의 음식들 (목생식)
2	심장과 소장의 기능이 좋은 체질	이마는 넓고 턱이 좁은 얼굴	맵고 짭짤한 음식들 (금, 수생식)	쓴맛의 음식들 (화생식)
3	비장과 위장의 기능이 좋은 체질	동그란 느낌이 드는 얼굴	짜고 시큼한 음식들 (수, 목생식)	단맛의 음식들 (토생식)
4	폐장과 대장의 기능이 좋은 체질	정사각형의 느낌이 드는 얼굴	시고 쓴맛의 음식들 (목, 화생식)	매운맛의 음식들 (금생식)
5	신장과 방광의 기능이 좋은 체질	턱이 넓으며 사다리형의 얼굴	쓰고 달콤한 음식들 (화, 토생식)	짠맛의 음식들 (수생식)
6	면역력(심포장과 삼초부)의 기능이 좋은 체질	계란형의 미인/ 미남형 얼굴	골고루 /떫은 음식들	(상화생식)

예를 들면 도표의 1과 같이 직사각형의 얼굴을 가졌다면 식이 처방이 쉽지만 1+2가 합성된 얼굴이라면 어찌하는가 하는 의문이 생긴다.

이때는 해당하는 얼굴의 많이 차지하고 있는 비율(%)을 고려하여 배합비율을 맞추면 된다.

- 1번이(직사각형) 70% 정도이고, 2번(이마가 넓고 턱이 좁은 얼굴)이 30%라면 1번에 해당하는 음식을 70%먹고, 2번에 해당하는 음식을 30% 먹으면 된다. 물론 적게 먹어야 하는 비율도 같다. (오행체질 전문가에게 상담을 요함)

2) 생식이름은 예를 들어 설명하면 다음과 같다.

목생식	화생식	토생식	금생식	수생식	상화생식
신맛음식들	쓴맛음식들	단맛음식들	매운맛 음식들	짠맛음식들	떫은맛 음식들
간/담낭 기능보강	심/소장 기능보강	비/위장 기능보강	폐/대장 기능보강	신/방광 기능보강	면역력

① 목(木)생식은 신맛의 음식들을 주함유량으로 하여 간장/담낭의 기능을 보강하는 효과를 가지는 생식이다.

② 화(火)생식은 쓴맛의 음식들을 주함유량으로 하여 심장/소장의 기능을 보강하는 효과를 가지는 생식이다.

③ 토(土)생식은 단맛의 음식들을 주함유량으로 하여 비장/ 위장의 기능을 보강하는 효과를 가지는 생식이다.

④ 금(金)생식은 매운맛의 음식들을 주함유량으로 하여 폐/대장의 기능을 보강하는 효과를 가지는 생식이다.

⑤ 수(水)생식은 짠맛의 음식들을 주함유량으로 하여 신장/방광의 기능을 보강하는 효과를 가지는 생식이다.

⑥ 상화(相火)생식은 떫은맛의 음식들을 주함유량으로 하여 면역력을 보강하는 효과를 가지는 생식이다.

4. 증상별 식이요법이란?

선천적이거나 후천적으로 자신이 가지고 있는 어떠한 오장육부의 질환에 대하여 그 증상을 집중해서 개선시키고자 하는 식이요법을 말한다.

정경의 병에 해당하는 질환이라면 정상적으로 상생으로 처방하는 것이 좋다. 그러나 **기경의 병**에 해당하는 질환이라면 주식-부식-후식을 질병 개선을 위해 집중처방을 하는 식이요법을 말한다.

예 1) 정경의 병으로서 간장/담낭의 기능이 저하된 상태라면(현맥 1~3성) 신맛, 쓴맛, 단맛의 음식을 배합 비율에 맞게 처방한다.
(정경의 병이란 병 발생 후 5년 이내의 병을 의미함)

예 2) 기경의 병으로서 간장/담낭의 기능이 저하된 상태라면(현맥4~5성) 주식-부식-후식을 신맛의 음식으로 처방하는 것을 말한다. (병 발생 후 5년 이상의 병을 의미함)
- 증상이 개선된 뒤에는 체질처방을 해야 한다.

〈증상별 식이요법〉

	체질	적게 먹어야 할 음식	자주 먹어야 할 음식
1	간장과 담낭의 질환	매운맛, 짠맛 음식들 (금, 수생식)	신맛, 쓴맛, 단맛의 음식들 (목,화,토생식)
2	심장과 소장의 질환	짠맛, 신맛 음식들 (수, 목생식)	쓴맛, 단맛 매운맛의 음식들(화,토,금생식)
3	비장과 위장의 질환	신맛, 쓴맛 음식들 (목, 화생식)	단맛, 매운맛 짠맛의 음식들(토,금,수생식)
4	폐장과 대장의 질환	쓴맛, 단맛 음식들 (화, 목생식)	매운맛, 짠맛 신맛의 음식들(금,수,목생식)
5	신장과 방광의 질환	단맛, 매운맛 음식들 (토, 금생식)	짠맛, 신맛 쓴맛의 음식들(수,목,화생식)
6	면역력이 약한 질환		골고루 / 떫은 음식들 상화, 표준생식

도표에서 보는 것처럼 체질과 병증에 맞게 먹는다면 체질적으로 가지고 있는 질환이나 병

증을 개선시킬 수 있는 것이 오행생식요법의 특징이다.

일반적으로 자신의 오장육부 중에서 기능이 저하된 장부의 증상을 알고자 한다면 음양/오행체질을 연구한 전문가나 건강검진 기록결과, 의사들이 실시한 검진결과를 종합하여 크게 오장육부로 분류하여 가장 기능이 저하된 장부부터 우선적으로 기능을 보강하도록 처방하는 것이 좋다.

동양의학에서는 맥상(脈象)을 통하여 오장육부의 기능 저하를 식별 하는데 오장육부 중에서 기능이 가장 저하된 장부의 맥상이 가장 크게 식별된다. 그래서 맥상이 크게 촉지되는 대로 처방하면 결국에는 오장육부의 조화와 균형이 맞아지면서 건강을 회복하게 되는 것이다.

· 각 장부별 기능 저하에 대한 정신적/육체적 증상을 나열하면 다음과 같다.
  (앞에서 자세하게 언급된 내용임)

1. 간장/담낭의 기능 저하 시 나타나는 신체의 관련 부위와 정신적 · 육체적 증상은 다음과 같다.

1) 간장/담낭의 기능 저하 시 나타나는 정신적 증상

본래의 성격 (간, 담이 건강할 때)	병든 성격 (간, 담이 허약할 때)
-따뜻하다 -온화하다 -인자하다 -시적이다 -문학적이다 -교육적이다 -생육하고 발아한다 -색감분별력이 우수하다 -꾀가 많다 -행정적이다 -계획적이다 -문필가이다	-심술부린다. -약 올린다 -폭언한다 -욕한다 -노하기를 잘한다 -폭력적이다 -죽이고 싶다 -무시하고, 비꼰다 -부르짖는다 -한숨을 잘 쉰다 -쉽게 결단한다 -결벽증이 있다 -신 것, 고소한 것을 좋아한다 -바람을 싫어한다 -봄과 새벽에 심하다 -쉰내, 노린내가 난다

2) 간장/담낭의 기능 저하 시 나타나는 육체적 증상

간장/담낭의 기능이 저하됐을 때에는 간장, 담낭, 간장경락/담낭경락, 대맥, 고관절, 발, 목, 눈, 근육, 손발톱, 편도선 부위에 이상 증상이 나타난다.

① 경맥(간장, 담낭, 대맥이 흐르는 곳)주행상 통증이 있다.

② 팔과 다리에 근육 경련이나 쥐가 잘 나고 자주 저림 증상이 나타난다.

③ 아침이나 장시간 앉았다가 일어설 때 전후굴신(허리를 앞으로 굽혔다 폈다 하는 동작)이 힘든 요통이 생긴다.

④ 새벽녘에 야뇨증(오줌 싸는 증상)이 생기고, 뇨/변폐 증상이 나타나기도 한다.

⑤ 에어컨이나 선풍기 바람, 또는 차가운 겨울에 눈에서 눈물이 흐른다.

⑥ 눈이 시고, 버겁고, 따갑고(안구건조증) 또한 구토, 설사가 난다.

⑦ 담석증, 늑막염, 몽유병(꿈에 일어나서 돌아다니는 증상)이 생긴다.

⑧ 간 부위 통증으로서 우측 옆구리와 등 뒤쪽에 따끔거리거나 불편함이 있다.

⑨ 입이 쓰고 백태가 끼며, 환도 관절통이 생긴다.

　　(똑바로 섰을 때 엉덩이외측 쪽 들어가는 곳)

⑩ 발가락 제4지가 휘거나 오그라드는 등 이상이 생긴다.

⑪ 배꼽 좌측의 유동기(流動氣: 움직이는 것) 적취(積聚)가 생긴다.

　　(딱딱한 것(적(積))이나 물렁물렁한 것(취(聚))이 만져지는 것)

⑫ 손, 발톱에 줄이 가고, 부서지고, 깨지는 등 이상이 생긴다.

⑬ A/C형 간염에 걸리며, 간경화, 간암, 경기, 사시(부등 시)형의 눈이 생긴다.

⑭ 목에 가래가 자주 생기고, 콧잔등에 (비주(鼻柱)) 파란색이 나타난다.

⑮ 질이나 음경 부위에 가려움증이 생긴다.

　　(음부 소양증(陰部搔/긁을 소, 양(痒): 헐 양, 症)

⑯ 피부가 닭살이 되고, 얼굴이 푸른빛을 띠며(파랗게 질리고), 편두통이 생긴다.

⑰ 편도선이 붓기도 하고, 목이 자주 쉰다.

⑱ 새벽에 복통이 있고, 잠잘 때 잠꼬대를 하며, 이를 간다.

⑲ 탈장이 자주 생기고, 살이 야위며, 목이 굵어진다.

• 민중 의술로 보는 간장/담낭기능 저하 시 나타나는 육체적 증상을 알아본다.

- 양 손목을 굽혔을 때 잘 굽혀지지 않는다.

- 코가 좌측으로 휘면 중풍이 들어 있거나 중풍을 치료한 사람이다.

  반면에 코가 우측으로 휘면 신경섬유종이 있다.

  몸에 커피색 반점이 발생하는 가장 흔한 증상이다. 다양하게 나타난다.

  ※ 홍채 상에는 붉은곰팡이가 핀 것처럼 나타난다.

- 콧등 좌우측에 종기나 뾰루지가 생기면 담석이 생기고 있는 것이다.

- 손가락 인지(2지)에 푸른 핏줄이 보이면 경기를 하는 것이고, 간 기능이 저하된 것이다.

- 손 2지와 3지 사이의 볼록한 부분을 손으로 만졌을 때 속에 유리알 깨진 것 같은 느낌이 촉지 되면 암종(癌腫)을 의심해 본다.

- 손가락을 가지런히 하였을 때 손바닥에서 손가락이 시작되는 부분이 구멍이 숭숭 보인다면 몸이 냉한 것이다. 대책을 강구해야 한다.

- 손바닥에 나있는 굵은 손금 3개에 검푸른 색이나 자색의 빛이 울어 나오면 어딘가 암종이 생성되고 있다는 신호일수 있다.

- 인중에 점이나 뾰루지가 생기면 식도에 문제가 생기고 역류성 식도염이 있다.

- 아랫입술과 턱 끝과 중간 오목한곳에 점이나 뾰루지가 있으면 갑상선 질환이 발생하고 있는 것이다.

- 편도선 질환이 있으면 턱이 앞으로 돌출된다.(주걱턱)

- 뺨 부위에 거미줄 같은 붉은 모세혈관이 보이면 간경화가 진행된 것이다.

- 발 날이 아프면 간(肝)이 약한 것이다.

- 발바닥 엄지 부분의 두툼한 부분에 잘 갈라지는 것은 갑상선 질환이 진행되고 있는 것이다.

- 눈이 토끼 눈처럼 빨간 것(충혈)은 갑상선 질환이 있는 증거다.

- 손등을 위로 가게 하여 앞으로 나란히 자세를 취할 때 손끝이 떨리면 갑상선이 진행되고 있는 것이다.

- 손등을 위로 하여 앞으로 내밀어 2지 손가락에 얇은 티슈를(폭 2센티 정도 길이 10센티) 걸었을 때 떨리면 갑상선 기능 항진증이다.

2. 심장/소장의 기능 저하 시 나타나는 신체의 관련 부위와 정신적·육체적 증상은 다음과 같다.

1) 심장/소장의 기능 저하 시 나타나는 정신적 증상

본래의 성격 (심, 소장이 건강할 때)	병든 성격 (심, 소장이 허약할 때)
-명랑하다	-꿈이 많다
-밝다	-야하다
-환하다	-사치한다
-화려하다	-지나치게 웃는다
-아름답고 환상적이다	-깜짝깜짝 놀라고 가슴이 두근거린다
-뜨겁고 정열적이다	-신경질적이고 교만하다
-체육을 좋아한다	-화를 잘 낸다
-육감이 예민하다	-버릇이 없다
-예술적이다	-존칭을 잘 안하고, 반말한다
-예절이 바르다	-돌격적이다
-질서를 잘 지킨다	-폭발적이다
-탐구한다	-사생결단하며 급하다
-용감하다	-딸꾹질을 자주 한다
-희생한다	-오전과 여름에 발병한다
-산화하고 확신한다	-쓴내/단내가 난다

2) 심장/소장의 기능이 저하 시 나타나는 육체적 증상

심장/소장의 기능이 저하됐을 때에는 심장, 소장, 심장경락, 소장경락, 독맥, 상완, 허팔꿈치 관절, 얼굴, 피, 혈관, 땀에 이상이 생긴다.

① 경맥(심장, 소장, 독맥) 주행상 통증이 있다.

② 얼굴이 붓고, 땀이 많이 난다.

③ 심장에 통증, 즉 가슴이 아프고 답답하다.

④ 상완통(上腕痛)(알통이 생기는 부위)이 아프다.

⑤ 목이 자주 마르다.

⑥ 주(肘) 관절통(팔 뒤꿈치)이 아프다.

⑦ 견갑골(肩胛骨) 통증, 양 볼이 붉어진다.

⑧ 하혈을 자주 하며, 습관성 유산을 하게 되며, 딸꾹질을 하게 된다.

⑨ 새끼손가락이 부자유스럽거나 휘거나 짧아진다.

⑩ 배꼽 상단(명치 부분)에 유동기 적/취(딱딱하게 뭉친 것)가 생긴다.

⑪ 엉덩이 밑 부분에 좌골신경통(坐骨神經痛)이 생긴다.

⑫ 혀에 이상이 생겨 말을 더듬거나 혀 짧은 소리를 한다.

⑬ 여드름(면종(面腫))이 생긴다.

⑭ 얼굴이 붉어지고, 불임증(不姙症: 스트레스성이나 혈액순환 장애)이 생긴다.

⑮ 생리통이 생기고, 눈(흰자위)에 핏발이 생긴다.

⑯ 얼굴이 앞으로 붉어지면서 혈압이 오르는 심장성고혈압이 생긴다.

⑰ 명치뼈 바로 밑에 통증이 생긴다.

⑱ 심장판막증, 심근경색증, 동맥경화증이 생긴다.

⑲ 심장에 구멍이 있다.

⑳ 조금만 경사진 길을 걸어도 숨이 찬다.

※ 심포/삼초증 수반

· **민중 의술로 보는 심장/소장기능 저하 시 나타나는 육체적 증상을 알아본다.**
  - 혀끝에 돌기 같은 것이 느껴지면 뇌동맥류가 진행되고 있다.
  - 본인을 기준으로 혀끝의 좌측이 열꽃이 피면 뇌혈관장애가 발생하고 있는 것이고, 우측에 열꽃이 피면 심장질환이 발생하고 있다는 것이다.
  - 귓불이 빨갛게 부풀어 있는 사람은 혈액순환 장애를 겪고 있고, 남자는 발기부전과 고혈압을 병행 가지고 있다.
  - 귓불에 주름이 생기면 혈압이 상승하고 있다.
  - 귓불 부분 안쪽이 딱딱하게 굳어있거나 돌기부분이 두드러져 있다면 치매가 진행되고 있는 뇌혈관 장애가 진행되고 있다.
  - 목이 두꺼워져도 치매가 온다. 이유는 경동맥의 두께가 두꺼워지면서 혈액순환 장애가 발생하기 때문이다. 목뒤에 경침베개를 놓고 좌우로 움직이는 운동을 하면 좋다.
  - 눈 상안검 부분(윗눈꺼풀)이 튀어나와 있으면 고혈압이 있다.
  - 말을 할 때 발음이 부정확하다면 심장질환이 진행되고 있다.
  - 눈 흰자에 핏줄이 여러 갈래 보이는 것은 심장이 약해지고 있다는 것이고, 빨갛게 토끼눈과 같이 빨간 것은 갑상선이 진행되고 있는 것이다.
  - 가슴이 답답하고 얼굴에 식은땀이 흐르면 심장마비 증상이므로 지체 없이 119를 불러야 한다.

- 중풍이 발생하기 약 3개월 전에는 평소에 안하던 욕을 많이 하고 짜증을 굉장히 심하게 낸다.
- 어느 날 갑자기 앞이 안 보인다고 하면 뇌경색이 발생한 것이다.
- 치매는 단순한 빼기가 안 된다.

　11-7에 대한 답을 못 내거나 다른 답을 낸다.
- 뇌일혈이나 뇌동맥경화증이 있으면 아픈 쪽의 안구가 아래로 쳐져있다. 반대쪽 눈가에는 주름이 비대칭으로 생긴다.
- 눈동자가 안쪽으로 몰린 사람과 두 눈동자의 크기가 다른 사람은 뇌일혈(중풍)에 걸리기 쉽다.
- 눈동자가 밖으로 벌어진 외사시기가 있는 사람은 암을 주의해야 한다.
- 혀를 내밀어 안쪽이 검은색은 신장 기능이 극도로 저하된 상태이다.

　몸에 암이 생겼다는 자신만의 생각을 하면 혀 안쪽이 검게 변하는 증상이 나타난다.

　또한 신장 기능이 고갈되면 나타나기도 한다. (방치하면 죽음에 이른다.)

　검은색이 혀끝으로 나오면 죽음에 이르게 된다.

3. 비장/위장의 기능 저하 시 나타나는 신체의 관련 부위와 정신적 · 육체적 증상은 다음과 같다.

1) 비장/위장의 기능 저하 시 나타나는 정신적 증상

본래의 성격 (비/위장이 건강할 때)	병든 성격 (비/위장이 허약할 때)
-모든 일에 확실하다 -실 셈을 철저히 한다 -수치와 실제가 정확하고 틀림없다 -외골수이다 -하나밖에 모른다 -일편단심이다 -배운 대로만 한다 -명령대로 시행한다 -신용 있다 -직접 일하며 모든 것을 직접 확인한다 -화합하고 결합하여 통일한다 -단단하게 하고 굳건하게 한다	-공상하고 허황된 생각을 한다 -몸을 뒤로 젖히고 망상한다 -호언장담하여 실수를 하며 신용을 지키지 못한다 -거짓말한다 -쓸데없이 생각하여 에너지를 낭비한다 -생각이 깊다 -의심을 잘하며 의처증이나 의부증이 생긴다 -안 되는 일도 추진하는 미련함이 있다. -반복해서 말하고 행동한다(궁시렁거림) -확인하고 또 확인한다 -거추장스럽고 부담스럽다. -트림을 잘한다 -단 것을 좋아한다 -곯은 내 나는 음식을 좋아한다 -정오와 한여름에 심하다 -습기를 싫어한다

2) 비장/위장의 기능 저하 시 나타나는 육체적 증상

비장/위장의 기능이 저하됐을 때에는 비장, 위장, 췌장, 비경, 위경, 충맥, 무릎관절, 대퇴부, 배통, 입, 입술, 유방, 비계 등에 이상이 발생한다.

① 경맥(비장, 위장 경락, 충맥)주행상 통증이 생긴다.

② 무릎이 차고 통증(관절염, 주로 앞무릎)이 생긴다.

③ 앞이마가 차가워지면서 시리고 통증이 생긴다.

④ 발가락 제1, 2지가 휘거나(모지 외반증) 둘째 발가락이 꼬부라진다.

⑤ 배에서 출렁출렁하는 소리가 난다.

⑥ 입병, 즉 입과 입술이 자주 헐거나 염증이 생긴다.

⑦ 췌장암/비장암/위암이 생긴다.

⑧ 입맛을 모르고 무엇이나 잘 먹어 비만증이 된다.(맛을 모르는 대식가)

⑨ 백혈구 이상이 생긴다.

⑩ 밥을 먹어도 또는 먹지 않아도 더부룩한 증상이 있다.(도포증)

⑪ 위궤양/속쓰림이 있다.

⑫ 배꼽 바로 윗부분에 유동기 적/취가 있다.

⑬ 발뒤꿈치가 갈라진다.

⑭ 몸이 무겁고 게으르며 만사가 귀찮으며 눕기를 좋아한다.

⑮ 하치통(下齒痛)이 생긴다.

 -전두통(前頭痛: 앞이마가 아프다.)이 생긴다.

 -손이 와들와들 떨리는 수전증(手顫症)이 생긴다.

 -피부빛이 노랗고 개기름이 흐른다.

 -얼굴이 누렇게 뜬다.

 -이마가 검어진다.

 -대변이 흙처럼 풀어지고 물에 뜬다.

 -몸 전면에 열이 있다.

 -위무력, 위하수가 생긴다.

 -1형 당뇨병/저혈당이 생긴다.

 -구안와사, 코끝이 빨개(코주부)진다.

 -입에서 냄새(구취)가 심하다.

· 민중의술로 보는 비/위장이 약한 육체적 증상에 대해 알아본다.

- 양 코 옆에 팔자 주름이 생기면 위하수가 있고, 양 입가에서 턱으로 팔자 주름 심술턱
  이 생기면 위무력이 있다.
- 양눈의 크기가 다르면 유방의 크기가 다르다. 눈이 크면 유방이 크고, 눈이 작으면 유
  방이 작다.
- 손바닥 어제혈(엄지손가락부위) 부분이 푸른빛이 돌면 위장이 차갑다.
- 손가락 마디마디와 손 끝마디가 주름이 많으면 위장이 약하다. 이런 증상이 나타나면서
  손바닥의 굵은 손금 부분에 안에서 푸른빛이 비춰 오르면 암이 생성됨을 의심해야 한다.
- 손바닥에서 손가락 3지와 4지가 시작되는 사이에 볼록한 부분에 굵은 모래알 같은 것
  이 속으로 만져지면 역시 위암을 의심해야 한다.
- 손바닥에서 손가락 4지와 5지가 시작되는 사이에 볼록한 부분에 굵은 모래알 같은 것
  이 속으로 만져지면 유방암을 의심해야 한다.
- 엎드린 상태에서 허벅지 중앙 부위를 손으로 눌렀을 때 역시 모래알 같은 것이 만져지
  면 암종을 의심해야 한다.
- 손바닥이 노란색이면 위장 질환이다.
- 손바닥이 물에 불은 것 같이 잔주름이 쪼글쪼글하면 역시 위장 질환이다.
- 손목부터 손바닥 전체가 노란색을 띠면 이것은 위장 질환이 아니라 피임기구(미레나,
  팔에 심는 칩)로 인한 호르몬의 불균형으로 인해 발생하는 부작용이다.
- 콧등에 점이나 뾰루지가 생기는 것은 위장 내에 산도가 맞지 않아 조직이 변하고 있음
  을 나타낸다.
- 비익(콧망울)이 큰 것은 소화효소를 많이 분비하고 있음을 나타낸다. 즉 과식하고 있다
  는 증거다.
- 눈 밑에 퉁퉁하게 늘어진 주름은 과식을 하고 있다는 것이고, 위장이 늘어진 것이다.
  (후일 위하수가 진행된다.)
- 발등이 아프면 위장이 약한 것이다.
- 손이 떨리면(수전증) 비장이 약한 것이다.
- 눈 밑이 검은 빛이 반달형인 경우는 위장이 차가운 경우로서 냉한 음식을 과식하고 있
  고 설사를 자주 한다.
- 머리털이 나는 부위를 빙 둘러 사마귀나 종기 뾰루지가 나는 것은 위장 기능이 약할

때 나타난다.

- 혀가 갈라지는 것은 영양실조로서 보신을 하면(고단백 영양식) 좋아진다.
- 발뒤꿈치 외측에 각질이 생기는 것은 호르몬의 불균형이다.
- 발가락 2지가 굽는 것은 혈당이 상승되고 있는 것이다.
- 족삼리 혈을 눌렀을 때 압통이 심하면 선천성 당뇨를 가지고 있다.

지금은 당뇨증상이 안 나타나더라도 후일 당뇨병이 나타난다.

4. 폐장/대장 기능 저하 시 나타나는 신체의 관련 부위와 정신적·육체적 증상은 다음과 같다.

1) 폐장/대장의 기능 저하 시 나타나는 정신적 증상

본래의 성격 (폐/대장이 건강할 때)	병든 성격 (폐/대장이 허약할 때)
-의리가 있다 -자존심이 강하다 -준법정신이 있다 -획일적이다 -규칙적인 것을 좋아한다 -승부욕이 강하다 -지도력이 있다 -다스리기를 좋아한다 -상전/반장/우두머리가 되고자 하며 기상이 있다 -결실하고 정리하며 숙살한다	-동정심이 지나치다 -슬퍼한다 -눈물이 많다 -창백한 얼굴이고 표정이 차갑다 -염세적이고 비관하여 자살한다 -징징 우는 곡소리(哭)로 말한다 -독재한다 -죽여서 다른 것이 되도록 유도한다 -재채기를 잘한다 -가을과 저녁에 더한다 -건조한 것을 싫어한다 -비린내/매운 것을 좋아한다 -숨이 차서 헐떡거린다

2) 폐장/대장의 기능 저하 시 나타나는 육체적 증상

폐장/대장의 기능이 저하됐을 때에는 폐/대장, 폐경/대장경, 임맥, 손목관절, 하완(아래팔뚝), 가슴통, 코, 피부, 체모, 맹장, 항문 질환 등에 이상이 발생한다.

① 경맥(폐경락, 대장경락, 임맥) 주행상 통증이 있다.

② 손가락 1, 2지에 이상이 생긴다.

③ 손목관절이 시리고 아프며 굳어 있다.(손목터널 증후군이라고도 함)

④ 하완(아래팔뚝)통증, 견비통(肩臂痛: 어깨와 팔의 통증)이 있다.

⑤ 상치(윗 이빨)통증이 있다.

⑥ 코피가 자주 나며, 콧물이 나거나 코가 막혀 찍찍거린다.

⑦ 피부 알레르기나 비염, 축농증이 있다.

⑧ 각종 피부병이 있고, 몸에서 비린내가 난다.

⑨ 대변이 묽거나 설사를 자주 한다.

⑩ 배꼽 우측에 유동기 적/취가 있다.

⑪ 변비, 치질(痔漏,치핵)이 생긴다.

⑫ 체모가 적거나 없다.

⑬ 대장에서 꼬르륵 꼬르륵 소리가 납니다.

⑭ 폐병, 폐결핵, 폐암, 폐수축이 생긴다.

⑮ 대장무력, 대장암, 직장암, 피부암이 생긴다.

⑯ 기침이나 재채기를 한다.(해수/천식)

• **민중의술로 전하는 폐/대장이 약한 육체적 증상에 대해 알아본다.**

- 어제혈이 탄력이 없으면 폐기능이 저하된 것이다.

- 양손은 엇갈려 깍지를 끼고 안에서 밖으로 뒤집을 때 잘 뒤집어지지 않으면 폐기능이 약하다. 이런 사람은 숨겨진 치질이 있다.

- 항상 입을 굳게 다문 사람은 항상 항문이 긴장되어 있다.

- 항상 입을 헤 벌리고 있는 사람은 항문이 열려있고 항문근육이 느슨하다.

- 우측 관자놀이 부분에 핏줄이 구불구불하게 정맥류가 튀어나온 사람은 우측 아랫배부 근 맹장부위에 대변이 막혀있는 것이다.

  이렇게 대변이 막혀 있으면 남자는 우측손발이 마비가 오고, 여자는 좌측 손발이 마비가 온다.

- 발등에 회색빛이 돌며 모래알 같은 작은 점들이 나타나면 안 좋은 경우이므로 정밀 검사를 받아야 한다.

- 복통이 심하면서 움직이기 힘들 때 혀가 회색빛이면 장폐색(대장꼬임)이다.

- 아랫입술 좌측에 검은 점이 생기면 하행결장에 용종이 있는 것이고, 용종을 제거하면 검은 점이 사라진다.

- 좌우측 손등에 1,2지사이에 검버섯이나 쥐젖이 생기면 폐기능이 저하된 것이다.

- 어깨가 앞으로 굽어지면 폐가 차가워진 것이다.

- 엄지손가락이 있는 통통한 부분(어제혈부분)이 탄력이 없으면 역시 폐기능이 약하다.

- 엄지손가락이 뭉툭한 사람역시 폐기능이 약하다.

- 경추가 틀어진 사람은 흉추 1,2,3번이 틀어져 있고 폐기능이 약하다.

- 얼굴이 좌우가 비대칭인 사람은 경추가 틀어져 있다.

- 부정교합인 사람 역시 경추가 틀어져 있고, 근본적인 것은 골반~척추~경추가 틀어진 것이다.

- 하완(아랫팔뚝)에 검을 모래알 같은 점이 있으면 어릴 적에 폐렴을 앓은 것이다.

- 발등이 회색이며 모래알 같은 점들이 나타나면 폐기능이 극도로 저하된 상태니 정밀 검사를 받아야 한다.

- 몸에 비듬이 잘 생기거나 목욕 후에도 비듬이 생기는 것은 폐기능이 약하다.

- 추우면 두드러기가 돋는 것은 폐기능 저하다.

- 손등에 쥐젖이 돋아나는 것은 폐기능 저하다.

5. 신장/방광 기능 저하 시 나타나는 신체의 관련 부위와 정신적 · 육체적 증상은 다음과 같다.

1) 신장/방광 기능 저하 시 나타나는 정신적 증상

본래의 성격 (신장, 방광이 건강할 때)	병든 성격 (신장, 방광이 허약할 때)
-저장성이 있다 -동면한다 -지구력이 강하다 -참고 견딘다 -내성적이다 -한발 물러서서 기다린다 -양보한다 -지혜가 있다 -수학적이고 과학적이다 -정력이 강하다 -생식능력이 좋다 -발전적이다 -새로운 의견을 제시한다 -연구 개발한다	-부정적이다 -반대한다 -저항하고 반항한다 -개혁하고 혁명한다 -안 될 것을 된다고 생각하고 될 것은 안 된 다고 생각한다 -핑계 대며 감추며 뒤로 처진다 -책임을 전가한다 -공포증이 있다 -무서워한다 -겁이 많다 -밤과 겨울에 심하다 -짠 것을 좋아한다

2) 신장/방광 기능 저하 시 나타나는 육체적 증상

신장/방광 기능이 저하됐을 때에는 신장, 방광, 생식기, 신장경락, 방광경락, 음/양교맥, 발목관절, 허리, 정강이, 귀, 뼈, 골수, 힘줄, 치아, 음부, 머리털, 침 등에 이상이 나타난다.

① 경맥(신장경락, 방광경락, 음/양교맥) 주행상 통증이 생긴다.

② 얼굴이 검고 두 뺨에 검은색이 나타난다.

③ 하품을 잘하고, 식욕이 없다.

④ 신음소리로 말한다.

⑤ 뒷목이 뻣뻣하며 굳는 증상이 나타난다(후두통).

⑥ 오금(무릎 뒤쪽)과 종아리가 아픈 증상이 나타난다.

⑦ 소변빈삭(小便頻數: 소변을 자주 보는 증상) 증상이 나타난다.

⑧ 귀울림(이명(耳鳴)), 중이염(中耳炎) 등이 생긴다.

⑨ 골, 골수염, 힘줄 병이 생긴다.

⑩ 잠을 잘 때 침을 흘리며, 거리에서 침을 뱉는 증상이 있다.

⑪ 허리가 묵직한 요통(허리통증)이 있다.

⑫ 정신이 없고 날뛰며 미친 것같이 된다.

⑬ 적혈구 부족증으로 인한 빈혈 증상이 나타난다.

⑭ 발목관절통, 즉 자주 삐끗(발목이 바깥쪽으로)하거나 시큰거림 증상이 생긴다.

⑮ 눈알이 빠질 듯한 증상이 나타난다.

⑯ 화가 나거나 신경이 날카로울 때 목뒤가 뻣뻣해지는 증상이 나타난다.
   (신장성 고혈압)

⑰ 몸에서 썩은 내가 난다. (입 냄새/발냄새, 몸/겨드랑이)

⑱ 신석증(腎石症: 콩팥에 돌)이 생긴다.

⑲ 배꼽 아래(단전 부위)에 유동기 적/취가 생긴다.

⑳ 전신에 부종이 생기는 증상인 신부전증이 생긴다.

㉑ 신장암, 방광암, 부종, 부신 피질의 병(에디슨 병)이 생긴다.

㉒ 근시, 원시가 생긴다.

· **민중의술로 보는 신장/방광기능이 약한 육체적 증상을 알아본다.**

- 양쪽 손목 안쪽을 부딪쳐 볼 때 깨질듯이 아프면 자궁의 병이다.
- 눈꼬리가 푸른 기운이 돌면 역시 자궁의 병이다.
- 여자가 잔수염이 자라면 난소에 물혹이 생기고 있는 것이다.
- 손톱이 폭이 좁고 좁은 직사각형이면 결석이 잘 생긴다.
- 치아가 담배를 피우는 사람의 치아처럼 누렇고 회색을 띠면 신장 결석이 있다.
- 발뒤꿈치가 아프면 난소의 병이다.
- 발뒤꿈치 중앙에서 발가락 쪽으로 약 3센치 정도 앞쪽이 아프면 자궁의 병이다.
- 발바닥이 아프면 신장기능이 약한 것이다.
- 회색 머리카락은 갑상선 질환이 진행되고 있는 것이다.
- 붉은색 머리카락은 납에 중독됐을 때 나타나는 증상이다.
- 흰 머리카락이 갑자기 검은색으로 변하면 암을 의심하라.
- 머리카락이 별다른 이유 없이 수시로 빠지는 것은 아연이 부족한 증거다. 경동맥이 경
  화되고 있다는 증거다. 소라/ 굴을 먹으면 좋다.
- 남자가 앞이마 대머리는 신장병을 앓고 있다.
- 여자가 산발적으로 탈모진행은 신장 기능 저하다.
  정수리 부위 탈모는 결장염이나 담낭염이 있다.
- 전신에 탈모가 진행되는 것은 호르몬의 불균형이다.
- 손 5지가 짧거나 휘어져 있다.
- 발 5지가 안으로 굽어져 있다.
- 상안검(윗 눈꺼풀)이 쑥 들어가 있으면 신장 기능이 약하다.
- 상안검이 쑥 들어가 있고 마른체형이면 골다공증이 있다.
- 귀가 작으면 신장크기가 작다. 이때 신장 기능이 저하된 것은 아니다.
- 귀가 지저분하면 골수병이 있다.
- 생리할 때 입가에 뾰루지가 생기면 신장 기능이 저하된 상태다.
- 턱이 차가우면 신장기능 저하다.
- 귀가 아프면 신장기능 저하다.
- 발 4,5지사이에 무좀이 생기면 신장기능 저하다.
- 어금니만 충치가 생기면 신장기능 저하다.
- 근시/ 원시는 신장 기능 저하다.

- 어린아이들이 안경을 쓰는 것은 신장 기능 저하다.
- 여자가 수염이 나는 것은 난소에 물혹이 생기고 있다는 증거다.
  또한 검은 빛이 도는 것은 자궁이 차가워지고 있는 것이다.
- 눈 밑에 다크서클이 길게 종으로 검게 보이는 것은 신장기능 저하다.
- 코가 우측으로 휘면 우측 발에 섬유화증(꾸덕살)이 생기고 있다. 역시 우측 신장기능이
  저하되면서 정신 질환이 진행되고 있음을 암시한다.
- 유방 안쪽에 종기나 뽀루지, 점이 생기면 신장 기능 저하다.
- 눈알이 빠질 듯이 아픈 것은 방광이 약한 것이다.
- 귀에 점이 생기면 신장에 물혹이 생기고 있다.
- 귀가 우그러져 있으면 신장이 찬 것이다.
- 발바닥에 불이 나는 듯한 작열감이 있으면 신장 기능이 약하다.
- 새끼발가락이 4지 쪽으로 오그라들면 방광기능이 약하다.
- 콧구멍 크기가 다른 거나 좌우가 수평이 안 맞으면 골반이 틀어져 있다.
- 눈이 쑥 들어가 있고 마른 체형은 골다공증이 진행되고 있다.

6. 면역력 기능 저하 시 나타나는 신체의 관련 부위와 정신적·육체적 증상은 다음과 같다.

1) 면역력 저하 시 나타나는 정신적 증상

본래의 성격 (심포, 삼초가 건강할 때)	병든 성격 (심포, 삼초가 허약할 때)
-다재다능하다 -능수능란하다 -임기응변이 좋다 -중재하는 능력이 있다 -천재적이다 -팔방미인이고 차분하다 -생명력이 강하다 -저항력이 강하다 -순발력이 있다 -정력적이다 -초능력적이다 -한열에 대한 저항력이 강하다 -중노동에 대한 저항력이 강하다	-불안하고 초조하며 신경이 예민하다 -우울증이 있다 -울화가 치민다 -부끄럽고 수줍다 -아니꼽다 -창피하다 -요령을 피운다 -잔꾀를 쓴다 -잘난 척한다 -간신질을 한다 -이간질을 한다 -집중력이 없다 -부산하다 -각종 저항력이 없다 -피곤하고 무력하다 -변절기에 심하다 -흐느끼기를 잘한다

2) 면역력 저하 시 나타나는 육체적 증상

면역 기능이 저하됐을 때에는 심포장, 삼초부, 심포경락, 삼초경락, 음유맥, 양유맥, 견관절, 손, 임파액, 표정, 감정, 생명력, 저항력, 신진대사 등에 이상이 생긴다.

① 경맥(심포경락, 삼초경락, 음유맥, 양유맥,) 주행상 통증이 생긴다.
② 손바닥에 땀이 나고, 벗겨지고, 저리고, 붓고(주부습진), 갈라진다.
③ 심계항진, 즉 맥박이 빠르게 뛴다.
④ 몸 안과 밖의 체온의 불균형이 생긴다(한열왕래조절불가).
⑤ 흉통(잔중통)이 생긴다.
⑥ 목에 이물감이 있어 간질간질하다.(매핵)
⑦ 전립선염이 발생한다.
⑧ 혈소판 부족증과 백혈병이 생긴다.
⑨ 오줌소태가 생긴다.
⑩ 목과 편도선이 붓고, 갈증이 자주 난다.
⑪ 임파액이(쥐마담) 뭉친다.
　　(근육 속에 쌀이나 팥알같이 딱딱하게 만져지는 것)
⑫ 미룡골통, 요하통, 꼬리뼈통증이 생긴다.
⑬ 소변곤란 증상이 나타난다.
⑭ 생리곤란/불규칙해진다. (생리 양 과다/기간의 변화)
⑮ 신경성 소화불량이 생긴다.
⑯ 얼굴이 울그락 불그락거림 증상이 생긴다. (면홍면황)
⑰ 각종 다양한 신경성 질환이 생긴다.
⑱ 손가락 3, 4지가 휘거나 굽는다.
⑲ 어깨가 무겁고 손발 저린 증상이 나타난다.
⑳ 신진대사가 잘 이루어지지 않아 짜증이 심해진다.
㉑ 협심증(狹心症), 부정맥이 생긴다.
㉒ 전관절염, 견관절염(肩關節炎)이 생긴다.
㉓ 변을 보았는데도 잔변이 있는 것 같은 느낌이 있다(후중증).
㉔ 통증이 이동하고, 저린 증상이 여기저기 돌아다니며 나타난다.

- 민중의술로 보는 면역력 저하 시 육체적 증상을 알아본다.
  - 이마에 세로 주름이 생긴다.
  - 손톱을 입으로 물어뜯는다.
  - 신경질을 자주 낸다.
  - 좌우 손가락 3지가 4지쪽으로 휜다.
  - 몸에 붉은 점이 생긴다.
  - 온몸이 여기저기 아프다.
  - 성격의 기복이 심하다.(우울-명랑-우울-명랑)
  - 눈썹이 얼기설기하게 적다.
  - 눈 깜빡임이 심하다.
  - 겨드랑이쪽이 뻐근하고 아프다.
  - 여자들은 유방 밑 브라자와이어 있는 선을 따라 아프거나 겨드랑이 쪽으로 가며 통증이 생긴다.
  - 감기 증상이 한 달 이상 지속된다.
  - 감기약을 먹어도 낫지 않는다. (콧물이 나고 몸살 감기증상과 유사)
  - 목과 겨드랑이 사타구니등 주요 관절 부위에 근육 속에 콩알만 한 근육 뭉침이 만져진다. 때로는 등이나 팔에도 생긴다.
    양의학적으로는 피지라 하여 수술하면 노란 기름덩이리가 나온다.
  - 생리가 없는데도 임신이 된다.
  - 장기간 생리불순이 생긴다.(3개월, 6개월, 1년 동안 생리를 안 한다.)
  - 어깨 밑 팔뚝의 쏙들어간 부분에 통증이 생긴다.
  - 원형 탈모가 생긴다.
  - 대상포진이 생긴다.

체질별(오행)생식요법은 이와 같이 체질과 병중을 개선시키는 데 중점을 둔 것이 아니라 건강한 사람이 건강은 유지하는 데 중점을 둔 식이요법이라는 점을 먼저 알아야 한다.

평상시 체질과 병증을 개선시키는 생식을 하는 식습관을 가지면 건강을 지킬 수 있는 것이 장점이고 질병을 예방할 수 있다.

생식은 건강하고 맑은 혈액을 생산할 수 있는 원료라는 점이 다른 음식과의 큰 차이점이고, 어혈 발생을 최소화할 수 있는 기본이 된다.

추가해서 음식의 맛과 오장육부와는 어떠한 관계가 있는지 알아본다.

여기서 음식의 맛, 색깔과 오장육부와의 상관관계를 밝힌다.

· **오장육부와 음식의 맛과 색깔 관계**

구분	이로운 맛(음식/ 예)		이로운 색깔(예)
	진한 맛	순한 맛	
간장/담낭질환	신맛(식초)	고소한 맛 노린내 나는 맛	푸른색(부추)
심장/소장질환	쓴맛(커피)	단내 불내 나는 맛	붉은색(토마토)
비장/위장질환	단맛(꿀)	향내 흙내 나는 맛	노란색(호박)
폐장/대장질환	매운맛 (고추장/가루)	비린 맛 화한 맛	하얀색(무)
신장/방광질환	짠맛(소금)	고린내 지린내 나는 맛	검은색(검은 콩)
면역력 관련 질환	떫은맛	담백/ 생 내나는 맛	노란옥수수가루

※ 맛과 색깔이 상충될 시는 맛을 우선시한다.

예) 고추는 붉은색이나 맵다. 이럴 경우는 매운맛을 우선한다.

진한 맛은 효과가 빠르게 나타나고, 순한 맛은 효과가 느리게 나타남을 참고 바란다.

- 간장/담낭질환은 식초와 같은 신맛의 진한 맛을 먹으면 좋고, 병행하여 고소한 맛을 가진 참기름이나 호두 같은 음식이 좋으며, 색깔로는 부추와 같이 푸른색 부분은 간 기능을 보강하는 효과가 있어 좋다.

- 심장/소장질환은 커피와 같은 쓴맛이 진한 맛을 먹으면 좋고, 병행하여 단내나 불에 탄 냄새가 나는 근대나 쑥갓 같은 음식이 좋으며, 색깔로는 토마토와 같이 붉은색 부분은

심장기능을 보강하는 효과가 있어 좋다.

- 비장/위장질환은 꿀과 같은 단맛이 진한 맛을 먹으면 좋고, 병행하여 흙내나는 음식이 나 곯은 냄새가 나는 맛을 가진 고구마, 인삼같은 음식이 좋으며, 색깔로는 참외, 인삼, 고구마, 늙은 호박과 같이 누런색 부분은 비/위장기능을 보강하는 효과가 있어 좋다.

- 폐/대장질환은 고춧가루나 고추장 같은 매운맛의 진한 맛을 먹으면 좋고, 병행하여 비린 맛이나 화한 맛을 가진 바다생선이나 은단 같은 음식이 좋으며, 색깔로는 무마 파뿌리같이 하얀색 부분은 폐 기능을 보강하는 효과가 있어 좋다.

- 신장/방광질환은 천일염과 같은 짠맛이 진한 맛을 먹으면 좋고, 병행하여 지린내나 고린내 나는 맛을 가진 미역이나 다시마, 콩 같은 음식이 좋으며, 색깔로는 검은콩 같이 검은색 부분은 신장 기능을 보강하는 효과가 있어 좋다.

- 면역력이 약한 질환은 떫은맛이 진한 맛을 먹으면 좋고, 병행하여 담백하거나 생내 나는 맛을 옥수수, 양배추 같은 음식이 좋으며, 색깔 구분 없이 골고루 먹는 것이 면역력을 보강하는 효과가 있어 좋다.

체질별(오행)생식요법을 정리하면

자신의 질환에 대하여 동/서의학적으로 다양하게 진단하고, 그 결과에 따라 음양/오행론에 맞게 음식으로 질환을 개선시키고자 하는 식이 요법이다.

즉 자신의 선천적/ 후천적인 체질과 병증에 대하여 오장육부의 상호 상생상극관계에서 서로 조화와 균형을 이루도록 하여 건강을 유지하고 질병을 개선시키는 식이요법이 바로 체질(오행)생식요법이다.

개인별 1:1맞춤식 체질(오행)생식을 하면 어혈 생성을 최소화할 수 있는 장점을 가진 기초 음식이라 할 수 있다.

⑧ 어혈 생성을 최소화하기 위한 두한족열(頭寒足熱)의 건강 원칙을 지키자는 것은 어떻게 하라는 것인가?

두한족열(頭寒足熱)의 건강원칙을 준수하는 생활습관은 발을 따뜻하게 하는 운동이나 습관을 가지라는 것이다.

왜냐하면 발이 따듯하면 발에서 발생하는 따스한 기운을 타고 혈액이 위로 상승하는 효과를 가지기 때문이다. 위로 오른 혈액은 차가워지면 다시 아래로 흐르고 하는 순환활동을 할 수 있는 여건을 만들어 주면 자동적으로 혈액순환이 원활해지기 때문이다.

자동적으로 순환활동이 원활해지는 체온은 36.5~37.2℃다. 발을 따스하게 하는 운동은 경침베개 밟기나 발 관리, 발목펌프, 반신욕, 족욕, 지압발판 밟기 등 다양하게 상반신보다는 하반신을 움직이거나 자극을 줌으로서 발을 따스하게 만드는 생활습관을 가지면 된다.

가) 경침베개 밟기는 경침은 평편한 바닥에 놓고 양손은 넘어지지 않게 잡고 서서 흥겨운 음악에 맞춰 둥근 경침을 미끄러지듯이 발을 번갈아 교차해 가면서 걷는 것을 말한다. 이렇게 경침을 걷다보면 발바닥에 분포되어 있는 오장육부의 반사구가 자극되어 오장육부의 순환활동이 원활해진다.

오장육부의 순환활동이 원활해진다는 것은 혈액순환이 잘되고 또한 정상 체온을 유지할 수 있다는 점이다. 정상 체온을 유지할 수 있다면 우리 몸이 가지는 면역력 또한 튼튼해져 질환을 예방하거나 치유할 수 있게 된다.

매일 15분에서 20분 정도 경침베개 밟기를 실천하는 생활습관을 가진다면 면역력이 보강되어 각종 성인병으로부터 벗어날 수 있을 것이다.

나) 발 관리는 과거 발 마사지를 의미한다. 발 관리 역시 발에 분포되어 있는 반사구를 자극하여 오장육부의 순환 활동을 원활하게 하는 요법이다.

몸이 불편한 사람들은 발 관리를 전문으로 하는 곳을 찾아서 발 관리를 받는 것도 좋다. 발 관리를 받거나 발을 따뜻하게 하면 우리 몸은 어떤 효과를 얻을 수 있는지 정리해본다.

발 관리는 어떤 면에서 보면 건강을 지키기 위해서는 가장 먼저해야하고 꾸준히 해야 할 건강품목 중에서 으뜸이라 할 수 있다.

왜 발 관리를 잘해야 하고 발을 따뜻하게 해야 하는지 하나씩 알아본다.

· 모든 질병이 발에서 온다고 하는 또 다른 이유를 알아본다.

가장 큰 이유는 스트레스라고 할 수 있다.

스트레스(부정적 측면)를 받으면 먼저 신경이 자극되어 각 기관(6장6부= 5장6부+심포장)에 전달되고, 각 기관은 긴장을 하게 됨으로서 생체 에너지가 불규칙하게 과소비되며 산소량이 더 필요하게 된다.

더 많은 산소가 필요하게 됨으로써 호흡이 빨라지거나 고르지 못하게 되어 자동적으로 심장박동도 빨라지거나 불규칙하게 되어 혈액순환이 일정치 않게 되는 것이다.

혈액순환이 일정하지 못하면 모세혈관이 좁아지면서 발이 차가워지고 이어서 발부분에 노폐물이 제대로 배출되지 못하고 쌓이게 된다. 또한 만성적인 스트레스 경우(예: 하이힐 등 맞지 않는 구두착용)는 발의 구조상의 결함을 유발하게 된다.(엄지발가락 무지 외반증, 소지 압절, 굳은살, 티눈, 발가락이 굽는 현상 등) 즉 노폐물의 누적되고 발의 기능고장 등으로 인하여 각 기관에 생체 에너지를 원활하게 공급할 수 없게 되어 장애(질병)를 일으키게 되는 것이다.

사람의 몸은 좌우대칭이 정상이다. 그러나 사지의 작용이 어긋남으로 인하여 골격의 변화를 일으켜 비대칭 체형으로 바뀐다. 문제는 골격의 비 대칭화에 있다. 인간의 생명을 조정하는 신경은 척주와 골격에 의해 보호 유지되고 있기 때문에 "비대칭" 즉, 골격의 부정렬이 인체에 나쁜 결과를 미친다는 것은 당연하다.

우리 인체의 기초는 발이다. 발(아치 부위)이 잘못되면 우리의 인체의 구조 부분 즉 직립 관절부분이 수평을 잃게 되어 (비대칭화), 모든 관절부분에 고장이 발생하게 된다.

동양의학적으로는 다음과 같다.

상체	하체
양(陽)	음(陰)

우리 몸을 기준(배꼽을 기준)으로 보면 상체는 양(陽), 발은 몸의 하체에 위치해 있기에 음(陰)으로 분류한다. 동양의학에서는 음(陰)의 병은 원인이 양(陽)에 있고, 양(陽)의 병은 원인이 음(陰)에 있다고 하였다.

예를 들면 상체의 병 즉 시간을 타투는 급성심근경색, 머리에서 발생하는 두통, 뇌혈관질환, 뇌졸중, 뇌경색, 뇌출혈, 협심증 등의 원인은 발이 차가운 것에서 원인을 찾으라는 의미다.

그래서 살아가면서 앞서 언급한 심각한 질병을 예방하고 치유하려면 발을 따듯하게 하는 생활습관을 가지면 된다는 것이다. 실제로 발이 따듯한 사람은 시간을 다투는 심각한 질환이 발생하지 않는다. 발이 따듯한 사람이란 바로 젊은이들이다.

실제로 심각한 질환을 가지고 있는 사람들을 보면 발이 차가운 것이 공통점이다. 그래서 발이 따뜻해야 건강한 인생을 살아갈 수 있다고 강조하는 것이다.

발과 오장육부와는 어떤 상관관계를 있는지 알아보면 다음과 같다.

구분	발전체/발날	발등	발바닥
오행 구분	목(木)	토(土)	수(水)
관련 장부	간장과 담낭	비장과 위장	신장과 방광

발전체와 발날(발바닥과 발등의 경계부분)은 목(木)으로 분류하며 간장과 담낭과 상관관계가 있다. 발등은 토(土)로 분류하며 비장과 위장과 상관관계가 있고, 발바닥은 수(水)로 분류하며 신장과 방광과 상관관계가 있다.

여기서 상관관계라는 것은 관련 장부의 기능이 저하되면 관련 부위에 부종(浮腫)이나 통증(痛症)이나 발열(發熱)이 발생하며 피부 색깔의 변화함을 의미하다.

예를 들면 발바닥에 뜨겁게 열이 난다거나 아침에 일어나면 발바닥이 아파서 걷기가 힘들다(족저근막염/ 자궁이나 난소기능 저하)고 하시는 분들 있다. 이런 분들은 신장이나 방광의 기능이 저하되면서 나타나는 증상이라는 것이다.

발등이 아플 때는 위장 기능이 저하될 때나 유방의 기능 저하 시 나타나는 증상이고, 엄지발가락에 통풍이 발생할 때는 간장기능의 저하를 의미한다는 것이다.

하나 더 예를 들면

일반적으로 무지 외반증이라 하여 엄지발가락이 안쪽으로 심하게 휘어들어가는 증상은 하이힐을 신는 여성이라면 신발의 문제라고 말할 수 있겠지만 평생 편한 운동화나 편한 구두만 신고 사는 남자가 휘어지는 증상을 무어라고 설명할 수 있겠는가? 할 말이 없을 것이다.

이것을 동양의학적으로 설명하면 발은 신체의 하체 즉 음(陰)의 병이라 할 수 있다. 앞서 음(陰)의 병의 원인은 양(陽)에서 찾으라고 한말을 기억할 것이다. 양(陽)이란 상체 즉 머리 부분에 원인이 있다는 것이다. 바로 스트레스가 무지 외반증의 원인이다.

실례를 하나 소개하면 우리나라의 최고의 스타 유명한 남자 영화배우의(신--) 발을 소개한 신문자료를 보면 이해할 수 있다. 그 원로 배우분의 발이 아주 심한 무지외반증이시다. 얼마나 많은 스트레스를 받으시면서 그 스트레스를 이겨내시면서 평생을 살아오셨는지 존경스럽다.

이렇듯이 모든 질병은 원인을 찾고, 그 원인을 제거하는 것이 바로 건강을 지키는 일이다.

다시 경락상으로 돌아와 엄지발가락은 간(肝)경락이 흐른다.

또한 엄지발가락은 중심이동의 법칙을 적용받기에 엄지발가락이 손상을 받으면 뛰거나 달리는 행동을 하지 못한다.

우리 몸은 스트레스는 신장(腎臟)에서 받고, 저장은 간장(肝臟)에서 하고, 발산은 심장(心臟)에서 한다.

이렇듯이 오장육부(五臟六腑)가 모두 연관되어 있음을 알 수 있다.

발에 있는 경락을 보면 엄지발가락에 간장과 비장경락이 흐르고, 2지에는 위장경락이 흐르고, 4지에는 담낭 경락이 흐르고, 5지에는 방광 경락이 흐르고, 발바닥에는 신장 경락이 흐른다.

그러다 보니 발에는 오장육부 중에서 3개의 장부가 관여하고 있음을 알 수 있다. 오행상으로 보면 음장부인 3개의 장부가 시작됨을 알 수 있다.

경락흐름을 분류하면 다음과 같다.

엄지 외측	엄지 내측	2지	3지	4지	5지	발바닥
토(土)	목(木)	토(土)	제2토(土)	목(木)	수(水)	수(水)
음경락	음경락	양경락	양경락	양경락	양경락	음경락
비장	간장	위장	위장	담낭	방광	신장

전체적인 것부터 알아보면 목(木), 토(土), 수(水)는 음(陰)경락으로서 발에서 위로 오르는 기운을 가지기에 발부분이 따스해야 기화되면서 오를 수 있는 기운으로서 역할을 다하게 되는 것이다.

도표에서 보면 음경락도 있고, 양경락도 있고 한 것이 의문일 것이다. 이것은 음경락 중에서도 오르고 내리는 기운을 가지는 음양(陰陽)으로 구분되어 있기 때문이다. 즉 전체는 음(陰)이고 그중에서 음 중의 음이 있고, 음 중의 양이 있다는 것이다.

음(陰)은 오르는 성질이 있고, 양(陽)은 내리는 성질이 있다는 것을 알면 쉽게 이해할 것이다. 이세상의 모든 것은 단일 성질을 가지고 있지 아니하다.

반드시 상대성을 가진 것과 함께 짝을 이루어 형성되어 있는 것이 자연의 조화라는 것을 이해하면 된다.

예를 들면 밤이 있기에 낮이 있고, 여자와 남자, 왼발과 오른발, 물과 불 등 서로 필요하면서도 반대로 불필요한 존재가 있다는 것이다.

물이 없으면 불이 무슨 필요가 있는가, 좌측발이 없으면 우측발이 무슨 필요가 있겠는가?

엄지발가락에서 흐르는 경락을 보면

음경락인 목, 토, 수의 중요한 3개의 경락이 흐르고 있다. 반면 상체의 경락은 양경락인 화, 상화, 금 경락이 흐른다.

상체에서 흐르는 양경락에서 양기운(위에서 아래로 내리는 기운)이 잘 흐른다 하더라도 발에 있는 음경락이 음기운(밑에서 위로 오르는 기운)으로 받아들여 음기운을 상승시키지 못한다면 아무런 의미가 없다.

위의 도표에서 양경락이라고 하는 것은 상체에서 아래로 내려오는 기운을 가지고 있는 것을 의미하고, 음경락이라고 하는 것은 발에서 상체로 오르는 기운을 가진 경락을 의미한다.

우리 몸의 좋은 기운은 발에서 앞으로 복부를 타고 올라와서 얼굴과 정수리를 중심으로 머리 뒤로 흘러내리는 순환체계를 갖는다.

우리 몸에서 가장 중요한 곳은 양쪽 꼭짓점인 머리의 정수리와 발바닥 두 곳이다. 이 두 곳이 차가워지면서 막혀 혈액순환이 안 되면 갖가지 질병이 발생하기 시작한다.

음(陰)의 대표격인 발바닥에 있는(용천혈) 신장경락은 따스해야 즉 물이 끓어야 기화해서 위로 올라야 하고, 상체의 머리 맨 윗부분 정수리에 있는 부분(백회혈)은 차가워야 내려가는 조건이 되어 순환이 이루어지는 것이다.

자연도 이와 같이 이루어져 있다. 지표면의 더운 기운으로 인하여 수증기가 되어 하늘로 오르면 하늘에서는 차가워지면서 다시 여름에는 비가 되어 내리고 겨울에는 눈이 되어 내리는 것이 바로 자연의 순환체계다. 우리 인간도 자연의 순리대로라면 순환되어야한다.

이런 순환의 첫 번째 조건이 바로 발이 따뜻하여 열이 발생하면서 기화되어 올라야 머리 부분에서는 냉각시켜 내려보내는 순환관계를 형성하게 된다. 몸이 차가우면 이런 활동이 잘 이루어지지 않는다.

이런 관계를 서양의학에서는 혈액순환이라 표현하고, 동양의학에서는 기혈의 순환이라고 표현한다. 또한 건강하게 살아가는 조건을 말하기를 두한족열(頭寒足熱)이 되어야 건강하다고 표현한다. 이 말은 발은 따뜻해야 하고, 머리는 차가워야 한다는 의미다. 자연의 순환체계와 인간의 순환체계가 같은 순환체계다. 그래서 인간은 자연과 같다하여 자연을 대우주요 인간을 소우주라고 표현하는 것이다.

다시 우리 신체로 돌아와서

정수리에 있는 백회혈은 살면서 직립보행 즉 걸어 다니면 열이 발생하기에 정수리가 차가워지는 경우는 드물다. 왜냐하면 걸어 다니거나 움직이면 열이 위로 오르기 때문이다.

그러나 앉아서 생활하는 시간이 늘면서 발의 움직임이 적어지면서 발에서 열이 부족하여 기화의 조건을 만들어주지 못하여 수승화강(水昇火降:음기는 오르고, 양기는 내린다는 동양의학의 기의 흐름을 의미함)이 되지 못하여 순환이 이루어지지 않는다.

즉 지상에서 열이 발생하면서 수증기가 기화되어 오르는 곳에는 여름에 비가 많이 오고 겨울에는 눈이 내린다. 그러나 이런 기화현상이 발생하지 않는 사막에는 여름에도 비가오지 아니하고 겨울에도 눈이 내리지 않는 것과 같다. 그러다 보니 비가 오고 눈에 내리는 곳에서는 다양한 종류의 인종과 동식물이 살아가지만 사막에는 살아가는 생물이 적다.

우리 인간도 발이 따뜻하면 뼈, 근육, 혈액이나, 오장육부가 서로 돕고 도와가면서 건강하게 살아가는 것이고, 발이 따뜻하지 아니하면 사막과 같이 건강하지 않게 살아가는 것이다.

그래서 발을 따뜻하게 하는 다양한 대체요법이나 운동을 강조하는 것이다. 옛날에는 농사를 지어야만 먹고 살 수 있었기에 눈만 뜨면 논밭에 나가서 걷고 또 걸으면서 발을 자극하는 생활을 했기에 지금 보다 의료시설도 낙후되었지만 질병의 종류도 적었고 환자 수도 적었던 것이다.

그러나 현대는 모든 분야에서 발달하여 과거처럼 움직이지 않아도 리모컨으로 무엇이던지 조작할 수 있기에 발을 움직일 필요가 없다는 것이다. 생활이 편할수록 우리 몸은 혈액순환장애가 발생한다고 보면 된다.

그러다 보니 자연의 순환체계인 기화열이 오르지 못하고 눈비가 내리지 못하는 사막과 같은 불건강한 상태 즉 다양한 종류의 질환과 환자수가 증가하고 있는 것이다.

정리하면 자연의 순환체계처럼 인간도 순환할 수 있으려면 발이 따듯해야 한다는 것이다. 건강하게 살아가려면 내가 직접 걷고 또 걷는 것이 최고의 건강법이다. 그래서 히포크라테스도 사람에게 가장 좋은 건강법은 걷는 것이라고 강조한 것이다.

크게 두 번째로 왜 발을 자극해야 하는지 알아본다.
우리 몸은 앞서도 알아봤지만 60조개의 세포와 수많은 뼛조각과 관절, 혈관, 혈액이 서로 맞물려 어느 것 하나라도 자기의 역할을 하지 못하면 우리 몸은 질환이나 불편함을 나타내게 된다.

이러한 수많은 문제들이 발생하는 근원에는 오장육부가 시작점이다. 즉 신체의 모든 부분에는 오장육부와 상호 연관성을 가진다. 그러기에 오장육부가 서로 돕고 도울 수 있는 여건을 마련해 주면 우리 몸은 건강하게 살아갈 수 있을 것이다.

그렇다고 몸 안에 있는 오장육부의 상태를 꺼내 보아도 건강여부를 알 수 있는 것도 아니다. 우리 몸은 몸 안의 오장육부의 건강 상태를 밖으로 표출한다. 오장육부와 연관이 있는 색깔이나 부위별로 부종이나 통증, 발열을 통하여 이상신호를 알리게 된다.

발뿐만 아니라 손, 귀, 눈 등은 우리 몸의 축소판이라 하여 우리 몸의 모든 부분들이 축약되어 배치되어 있다. 그러기에 발을 따듯하게 하는 어떠한 조치를 취한다면 몸 안의 오장육부가 따스함을 가질 수 있을 것이다. 몸 안이 차가우면 수족냉증을 비롯한 다양한 혈액순환장애가 발생하는 구조로 볼 때 발을 따뜻하게 한다면 혈액순환장애로부터 발생하는 다양한 질환을 예방하거나 치유할 수 있다는 이론이다.

발을 따뜻하게 하는 방법은 어떤 것들이 있는가? 하고 질문을 할 것이다. 상황과 여건에 따라 다양한 방법을 적용할 수 있다. 시간과 여건에 여유가 있다면 따스하게 족욕이나 반신욕을 하는 것도 좋다.

그렇지 아니하다면 발 관리 전문하는 곳에서 각 부분에 대하여 자극을 통하여 따뜻하게 할 수 도 있다. 이마저도 여건이 아니 된다면 경침베개를 밟던가 아니면 발목펌프 운동을 통하여 발을 따듯하게 하면 된다. (발 반사구 도표 참조)

그러면 어떤 발관리가 좋은지 하나씩 알아보기로 한다.

개인이 질병을 가지고 있어 치료나 치유를 위한 발 관리는 전문가의 도움을 받아 경락을 따라 열을 발생케 하여 건강을 회복하는 것이 바람직하다 할 수 있다.

왜 그런가하면 발에도 오장육부의 반사구가 있어 발을 자극하면 오장육부를 자극하는 것과 같은 효과를 내기 때문이다.

여기서 효과를 본다는 것은 양기를 보충 한다는 것이다. 즉 열을 발생시키는 효과를 가질 수 있어 정상 체온을 유지할 수 있고, 또한 혈액순환 장애를 개선시킬 수 있어 건강을 지킬 수 있고, 질병을 치료할 수 있다는 이론이다.

어떠한 만성질환인 생활습관병인 암, 고혈압, 당뇨병, 고지혈증, 비만, 골다공증, 관절염 등 이 있는 사람들은 먼저 전문가의 도움을 받는 것이 좋다. 왜냐하면 발 관리 전문가의 도움을 받아 스스로가 자생력을 발휘할 수 있을 때까지 도움을 받는다는 것이다.

여기서 자생력을 갖는다는 의미는 ① 계절의 변화에도 스스로 정상 체온을 유지할 수 있어 야 하고, ② 정상적인 혈액순환이 이루어져야 하고, ③ 오장육부가 서로 상생 상극할 수 있는 능력을 갖추는 것을 의미한다.

이러한 조건을 갖추게 되면 피부에 광택이 나기 시작한다. 즉 어린아이들은 피부가 탱탱하 고 뽀드득 소리가 나고 광택이 난다. 그러나 나이를 먹고 병이 들면 피부가 칙칙하고 광택이 사라진다.

그래서 위의 세 가지 조건을 스스로 갖출 수 없다면 전문가의 도움을 받아 자생력을 갖추 는 것이 건강을 지키는 방법이다.

일반적으로 건강을 지키기 위한 방법으로서 발을 따뜻하게 만드는 방법을 알아본다.

- 족욕이나 반신욕을 한다.

발에는 축소된 반사구가 모두 분포되어 있어 손으로 자극하지 못하는 구석구석까지 열을 전달할 수 있는 장점이 있다. 반면에 우리 몸의 건강 상태의 좋고 나쁨에 따라 강약을 주어 열을 발생케 하도록 해야 할 경우에는 부족한 점이 있어 아쉽다.

물을 데워야 하고 일정시간이 지나면 물이 식는 단점이 있다.

물이라는 매개체에 의해서 열을 발생케 하는 간접적인 방법이다.

- 경침(硬枕)베개를 밟고 활용하자.

발바닥의 아치부분에는 비/위장, 대장, 신장/ 방광에 대한 반사구가 중점적으로 열을 발생케 된다. 반면 구석구석 열을 발생시키기 어려운 단점이 있다. 언제 어디서나 장소에 구애받지 아니하고 경침을 밟을 수 있는 장점도 있다. 직접 발을 경침에 대고 움직이면서 부분별로 다양하게 열을 발생케 할 수 있는 직접적인 방법이다.

- 운동방법: 경침을 평평한 바닥 놓고 양발을 경침에 올려놓고 양발을 교차해서 걷는 형태로 미끄러지듯이 밟으면 된다.
- 밟을 때 주변에 있는 지지대를 잡고 하면 좋다.

경침을 밟고 난 후에 경침을 허리에 대고 눕는다. 이렇게 하면 척추기 곧게 펴지는 효과를 얻을 수 있고, 목뒤에 놓고 목을 좌우로 돌리면 경추가 곧게 펴지는 효과도 얻고, 8개의 경락이 밀집한 목 부분이 자극되어 열을 발생케 하는 효과를 부가적으로 얻는다.

경동맥이 탄력성을 가질 수 있어 뇌로 가는 혈관이 튼튼해지면서 치매나 탈모를 예방하거나 치유할 수 있는 효과를 얻는다.

- 발목펌프를 하라.

발목 펌프 역시 개인 스스로가 행하는 직접적인 방법이다.

평지에 눕거나 앉아서 발목부분에 경침이나 둥근 홍두깨 같은 나무토막을 놓고 위로 30~50㎝정도 다리를 들었다가 자연스럽게 내려놓으면 된다.

내려놓을 때 발목부분 아킬레스건이 나무에 닿도록 하면 된다.

※ 운동방법

속도는 1초에 한 번 정도가 좋다.

오른발부터 25회, 왼발 25회씩 상호 교대하면서 실시한다.

한 발을 한동안 한 후에 다른 발을 하는 것은 피로감만 가중된다.

1회에 500~600회 정도 하면 적당하고 체력에 따라 수량을 더할 수 있다. 하루에 2~3회 정도가 적당하다.

발목 뒤의 아킬레스건을 자극하는 점도 있지만 직장, 치질, 생리불순, 좌골신경통에 관한 반사구가 있다. 중요한 것은 발목 펌프를 할 때 근육의 파동이 발생하면서 열을 발생시키는 상승효과를 얻을 수 있다.

- 기타 방법

침, 뜸, 부항사혈, 지압판 밟기 요법 등 다양한 방법들을 활용해서 열을 발생케 하면 된다. 각탕법, 발목 교대욕, 붕어운동, 합장합척(合掌合蹠)운동, 모관운동 등 다양한 방법을 자신의 신체조건에 맞게 행하면 된다.

우리 사람은 열이 나는 조건은 근육이 수축 할 때 열이 발생 합니다. 예를 들면 무거운 짐을 들고 있으면 무거워서 열이 나는 것이 아니라 근육이 수축하면서 열을 발생하기 때문이다. 사람이 36.5℃를 유지할 수 있는 것은 움직일 때 마다 근육이 수축과 이완을 하면서 열이 발생하기 때문이다. 그러나 발을 활용하지 않는 밤에는 근육의 수축과 이완이 없어 체온이 내려가는 저체온 현상이 발생하는 것이다.

우리 몸의 신체 중에서 가장 하중을 많이 받고 열을 많이 발생시키는 근육이 바로 발 근육이다. 발의 아치부분이다. 아치 부근에 배치되어 있는 반사구는 간장, 담낭, 심장, 신장, 수뇨관, 방광, 비장, 위장, 십이지장, 췌장, 소장, 상행결장, 횡행결장, 하행결장 등이다.

이렇게 배치된 이유는 음양오행 상으로 음장부로 분류하는 목(木: 간장과 담낭), 토(土:비장, 위장, 대장), 수(水:신장, 방광) 로서 항상 양(陽)을 필요로 하기 때문에 아치근육을 움직일 수 있도록 배치하였고, 다른 이유는 사람은 크게 분류할 때 움직이는 동물이기에 양(陽) 으로 분류하고(식물은 음(陰)으로 분류) 그중에서도 지상에서 움직이기에 양 중의 음으로 분류할 수 있다.

즉 사람은 음성 성질이 있기에 항상 양의 조건을 요구하고 있다. 항상 따스함을 요구하고 있다는 의미다. 사람은 음식을 먹고 살아간다. 대부분의 음식물은 식물이기에 음성 성질이 강하다. 또한 동물이 움직일 때는 양기운을 가지지만 체내에 들어가면 산성성질을 가지고 음성 기운으로 변한다.

결국 우리가 먹는 음식물들은 모두 음기운이 강하다고 보면 된다. 이러한 음식물들은 입으로 들어가 제일 먼저 위장을 거치고 소장을 통과하여 상행결장 황행결장 하행결장을 거쳐 항문으로 배출되는 구조로 있다.

공교롭게도 차가운 음성기운을 가진 것들이 지나가는 통로다. 이 부분들이 차가워지면 변비가 발생하게 된다. 변비는 만병의 원인이라 한 것처럼 이러한 차가운 통로를 따스함을 줄 수 있도록 발의 아치 부분에 배치되었던 것이다.

그래서 사람은 "걸으면 살고 누우면 죽는다."는 말이 나온 것이다. 발을 건드리거나 걷는 행동을 하면 아치가 수축과 이완작용을 하면서 차가운 것들이 지나가는 통로와 연결된 반사구의 장부들이 열이 발생하여 정상적인 활동을 하게 된다.

그래서 몸 안이 즉 음성기운이 있는 부분들에 대하여 인위적으로 열을 발생케 하여 정상체온을 유지하여 면역력이 강화되고 혈액순환이 원활해지면서 혈액순환장애로 인한 각종 생활습관병(성인병)을 예방하거나 치유할 수 있는 것이다.

발을 따뜻하게 유지할 수 있는 다양한 방법들을 강구하여 실천할 때 우리 몸은 무병장수의 길을 자연과 함께 걸어 갈수 있을 것이다. 지금 변해야 한다. 알고 있는 것은 아무런 소용이 없다
1톤의 아는 것보다 1g의 실천이 건강을 지킨다는 속담을 생각하면서 지금 당장 변해야 한다.

발을 관리하거나 경침베개를 밟아서 두한족열의 조건을 충족시킬 때 우리 몸에서는 어떤 효과를 얻을 수 있는지 알아본다.

발을 자극하면 발뿐만 아니라 몸 내부에 열이 발생하면 기화열의 특성으로 인해 위로 상승하는 수승화강의 순환이 이루어진다.
방바닥이 따뜻하면 열이 오르면서 방전체가 따뜻해지는 것과 같다. 그래서 발을 따뜻하게 하는 운동이나 습관이 건강을 지키는 으뜸이라 할 수 있다.
한가지 더 고주파에 대하여 예를 들면 알아본다.
대개 암 환자들이나 냉증, 혈액순환장애로 인한 질환, 또는 통증으로 고생하는 사람들이 병

원에서 치료받는 고주파 치료법이다.

이 세상에는 저주파와 고주파, 특정파장을 알아본다.

- 저주파란 10khz 이하의 주파수가 낮은 파동이나 전파를 말하며, 사람들이 잘 듣지 못하는 20hz 이하를 의미한다.
- 고주파란 50~60hz보다 높은 주파수를 의미한다.
- 특정주파수란 3~30mhz의 주파수를 의미한다.
- 먼저 저주파의 소음이 들리면 구토가 난다. 멀미나 귀가 멍하고 울렁증도 있고, 가슴이 벌렁거리는 증상이 나타나기도 하고 아드레날린이 분비된다.
  또한 저주파는 신경계를 자극하여 눈 깜빡임 증상과 혈압이 상승하고 두통이 발생하며, 피부와 뼈에 부작용이 발생하여 기억손상이나 혈압상승, 불면증이 발생한다.
- 고주파가 우리 몸에 미치는 영향을 보면 다음과 같다.
  우리 몸에 투여된 고주파는 생체에너지로 변환된 고주파 에너지는 조직의 온도를 상승시켜 세포의 기능을 증진시키고, 혈류량을 증가시키는 역할을 한다.
  근육이완, 세포의 활성화를 통한 세포간격의 연화로 유효성분의 흡수도를 높인다.
  우리 인체조직의 기능 회복 속도는 약 40~50℃가 좋다. 조직의 국소 온도가 40℃ 이상이면 직접효과에 의하여 동맥이나 모세혈관 확장이 일어나고 혈류량이 증가하여 신체 방어 기전이 향상되어 혈액순환 촉진 및 신진대사가 증가한다.

심부열 발생에 의한 모세혈관의 혈류량증가는 휴식시보다 4~5배 증가한다. 또한 산소, 영양물질, 항체, 백혈구 등의 공급이 증가한다. 그러므로 고주파치료는 혈관확장으로 모세혈관의 정수압이 증가되므로 림프순환이 촉진 된다.

※ 심부열이란?

고주파 전류는 인체 내에 통전되면 조직에서 열이 발생하는데 이를 심부열이라 한다. 우리 체내의 지방은 약 41℃에서 융해되기 시작한다. 이런 점으로 볼 때 비만자는 산소량이 부족하여 체내 열이 부족해서 발생한다.

일반적으로는 어혈로 인한 통증의 경우 열에 의한 국소 충혈로 통증이 완화되며, 또한 열 자극에 의한 반 자극으로 엔돌핀 분비를 촉진시킨다.

발이 차가우면 장수하지 못한다. 장수를 원한다면 스스로 발을 따뜻하게 하는 노력을 하라. 내 건강은 누구도 대신해 줄 수 없기 때문이다.

※ 발 관리(마사지) 효과
- 몸과 마음이 편안해진다.

  긴장된 근육을 이완시키고, 스트레스 해소에 도움을 준다.
- 면역력을 키워 질병을 예방한다.

  혈액순환을 원활하게 만들며, 정상 체온을 유지할 수 있다.
- 호르몬 분비를 정상화시킨다.

  각 부분별 반사구를 자극함으로써 신경을 지극하여 호르몬 분비를 왕성하게 한다.
- 근육을 이완시켜 체내의 노폐물을 배출함으로써 피로를 해소시켜 통증을 완화 시킨다.

  효과적인 혈액 공급으로 세포 재생 효과를 가진다.
- 뼈를 튼튼하게 하고 관절을 보호한다.

  뼈 206개를 보호하기 위한 얇은 보호막(골막)에 혈액순환을 원활하게 하여 골밀도를 보강하고, 신경통을 예방한다.

※ 발 마사지 할 때 유의사항
- 왼발에서 오른발 순으로 하고 기본 반사구부터 진행한다.

  좌측의 심장 반사구를 자극함으로써 혈액순환을 원활하게 하기 위함이다. 기본 반사구란: 신장-수뇨관-방광-요도 순으로 진행한다.
- 식후 1시간 이내는 마사지를 하지 않는다.

  발마사지가 소화활동을 위한 것에만 소비하지 않기 위함이다.
- 족욕이나 목욕을 한 뒤에 마사지하면 시너지 효과를 얻는다.

  목욕을 하면 발 근육이 이완되고 피부가 부드러워져 마사지 효과가 높아진다.
- 한곳을 5분 이상 누르지 않는다.
- 심한 상처나 고열이 있을 때, 수술 직후엔 마사지를 하지 않는다.

  마사지를 하면 체온이 올라 염증이 덧날 수 있기 때문이다.

  수술 후 회복 시는 많은 도움이 된다.
- 임신 초기에는 하지 않는다.
- 생리 중에는 하지 않는다.

  혈액순환이 활발해져서 생리량이 많아져 현기증이 발생한다.
- 편안한 옷을 입고 장신구는 착용하지 않는다.

혈액순환을 위해 느슨한 옷이 좋고, 장신구는 체온을 빼앗기 때문에 하지 않는 것이 좋다.

- 발 마사지 후 술이나 담배를 하지 않는다.

    마사지를 하면 노폐물을 배출하는 과정에서 흡연을 하거나 술을 마시면 독소배출에 방해가 되기 때문이다.

    청량음료나 커피 녹차류도 마시지 않는다.

- 발 마사지를 끝낸 뒤에는 30분 이내 따뜻한 물을 마시는 것이 좋다.

    혈액순환이 왕성할 때 물을 마시면 혈액의 농도가 엷어지고 혈액의 흐름이 빨라진다. 그러므로 신장에서 혈액을 정화시킬 때 노폐물이 잘 걸러진다. 마사지를 할 때 소실된 수분을 보충하는 효과다.

※ 결론적으로 **"내 건강은 내가 지키려면"** 다음과 같은 식습관과 생활습관의 꾸준한 실천뿐이다.

① 맑은 혈액을 생산할 수 있는 개인별 체질에 맞는 1:1 맞춤식 체질(오행)생식을 먹고, 발을 따스하게 만드는 두한족열의 건강 원칙을 준수하면서 1주에 한번 정도 부항사혈을 하여 어혈을 제거한다면 그야말로 무병장수를 위한 남보다 한발 앞서 가는 건강한 인생을 살아간다.

② 부항사혈에 대하여 나쁜 인식을 가지고 있어 멀리하거나 터부시 하는 것도 역시 어리석은 일이라 할 수 있다. 혈액순환장애로 인해 발생하는, 또는 어혈로 인해 고통을 받거나 생명을 잃을 수 있는 위험상황에 처하기 전에 스스로 건강한 삶을 위한 길을 개척하는 것 역시 지혜로운 삶을 살아가는 것이다. (급성심근경색, 정맥혈전증 등)

일부 서양의학을 맹신하는 사람이나 의료인들은 사혈 침으로 피부를 찌르면 세균이 침투할 것이라고 하는 의견을 내기도 한다.

아무 걱정할 필요가 없다.

사혈 침으로 찌르면 침을 찌른 자리는 순식간에 백혈구가 모여들어 세균을 사멸하고, 부항 캡을 씌운 상태에서는 부항캡 안이 진공 상태가 되기 때문에 몸 안에 있던 세균도 진공상태가 된 곳으로 빨려 나오게 된다. 그래서 부항사혈을 해도 덧나지도 않고, 세균 감염도 없는 것이다. 그래서 걱정할 필요가 없다고 본다.

또 어떤 이는 임의적으로 혈관을 파괴하는 행위라고 하는 의견을 갖기도 한다. 이것역시 걱정할 필요는 없다. 우리 몸은 파괴되거나 손상을 당하면 바로 복원하거나 재생하는 기능을 가지고 있기 때문에 혈관이 파괴되었다면 더욱더 빠르게 복원하려는 노력을 할 것이다.

이런 속에서 복원하기 위해서는 다양한 영양소와 복구하는데 필요한 장비와 재료들을 수송해 와야 할 것이다. 이런 수송의 책임을 가지고 있는 것이 바로 혈액이다.

그래서 혈액순환이 더 빠르고 활발하게 움직이게 된다. 이렇게 혈액이 빠르게 움직이다보면 바로 체온이 상승하게 되고, 체온이 상승하게 되면 혈관 내의 노폐물이었던 혈전이 분해되어 땀과 소변으로 배출되어 건강을 되찾게 되는 결과를 얻게 된다.

앞에서 알아본 다양한 증상으로 인하여 생명의 위협을 당하지 말고 평상시 지켜야 할 건강법을 스스로 지킨다면 삶의 질이 향상될 것으로 전망해 본다.

③ 일상 속에서 두한족열(頭寒足熱)의 건강 원칙을 준수하는 것이다.
발이 따뜻하면 질병이 발생하지 않는다.

'내 건강은 내가 지킨다.'는 마음으로 위에서 알아본 세 가지를 실천한다면 건강하고 멋있는 인생을 살아갈 수 있다.

① 체질과 병중에 맞는 1:1맞춤식 체질(오행)생식을 먹자.
② 주기적인 부항사혈로 불필요한 노폐물(어혈)을 제거하자.
③ 두한족열(頭寒足熱)의 건강 원칙을 준수하자.

내 몸 안의 의사 100명을 움직이는 지금
나는 병원장이 부럽지 않다

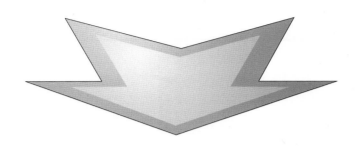

개인별 1:1 맞춤식 체질(오행)생식과 부항사혈로 건강한 인생을 살아갑시다.
파이팅!!!!!!!!

<u>**1톤의 아는 것보다, 1g의 실천(實踐)이 더 중요**</u>하고, 생명을 살리는 일이라는 것을 명심해야 한다.

이 짧은 글이 아픔을 가지고 살아가는 분들께 작으나마 밝은 희망의 길을 밝혀주는 환한 촛불이 되었으면 하는 바람이다.

· 상담 주요 내용
 - 개인별 체질에 맞는 1:1 맞춤식 체질(오행)생식요법
 - 홍채분석을 통한 오장육부의 상생/상극관계 해설
 - 발 위주 운동과 기타 체질에 맞는 운동법
 - 기타 개인별 대체요법 지도

☎ 010--9430--0393. 02) 3476-2911
 이메일: ossm7115@ hanmail.net
 서울시 동작구 동작대로 25길 (52-4) 1층

체질별 식이요법, 자연치유연구가
중의학 박사 박 수 용

#4-1

자연 치유를 위한 상담진행

어린 시절부터 상담===식습관 / 생활습관 / 성장과정

현재의 치료 및 치유과정 토의=====식습관/ 생활습관을 중심으로
(건강검진 결과표 참고)

음양오행 체질 상담 및 홍채분석 결과 토의
(정신과 육체 분야)

개인별 1:1맞춤식 식이요법 / 운동 토의/ 실천

3개월 단위====진행과정 분석 / 토의

변화하는 개인별 1:1 맞춤식
식이요법(食餌療法)/ 운동방법 결정/ 실천

#4-2

〈체질과 음식과의 상관관계도표〉

구분		목형체질	화형체질	토형체질	금형체질	수형체질
		얼굴이 긴사람	이마가 넓고 턱이 좁은 사람	동그란 얼굴	정사각형 얼굴	이마보다 턱이 넓은 얼굴
자주 먹으면 좋은 음식	맛	단맛의 음식	매운맛의 음식	짠맛의 음식	신맛의 음식	쓴맛의 음식
	좋아지는 장부	비장/위장	폐/대장	신장/방광	간장/담낭	심장/소장
많이 먹으면 해로운 음식	맛	신맛의 음식	쓴맛의 음식	단맛의 음식	매운맛의 음식	짠맛의 음식
	나빠지는 장부	비장/위장	폐/대장	신장/방광	간장/담낭	심장/소장

음식의 세부적인 종류와 이름은 #4-3 체질별 음식 분류표를 참고바람.

* 음식처방에 관한 세부 내용은 필자에게 상담바람.

〈오행 체질로 분류한 음식 분류도표〉

〈간장/담낭을 영양하는 식품(신맛의 음식)〉

식품(맛)	신맛, 고소한 맛, 누린내 나는 맛
곡식	팥, 밀, 귀리, 메밀, 보리, 동부, 강낭콩, 완두콩
과일	귤, 딸기, 포도, 모과, 사과, 앵두, 유자, 매실
야채	부추, 신 김치, 깻잎
육류	개, 닭고기, 계란, 메추리알, 동물의 간/쓸개
조미료	식초, 참기름, 들기름, 마가린
차	오미자차, 땅콩 차, 유자차, 들깨 차, 오렌지주스
근과류	땅콩, 들깨, 잣, 호두

〈심장/소장을 영양하는 식품(쓴맛의 음식)〉

식품(맛)	쓴맛, 단내/ 불내 나는 맛
곡식	수수
과일	살구, 은행, 해바라기 씨, 자몽
야채	풋고추, 냉이, 쑥갓, 상추, 샐러리, 취나물, 고들빼기
육류	염소, 참새, 칠면조, 메뚜기, 동물의 염통/곱창/피
조미료	술, 짜장, 면실류
차	홍차, 녹차, 커피, 영지 차, 쑥차
근과류	더덕, 도라지

〈비장/위장을 영양하는 식품(단맛의 음식)〉

식품(맛)	단맛, 향내 나는 맛, 끓은 내 나는 맛
곡식	기장, 피, 찹쌀
과일	참외, 호박, 대추, 감
야채	고구마 줄기, 미나리, 시금치
육류	소고기, 토끼, 동물의 비장/ 위장/ 췌장
조미료	엿기름,꿀,설탕,잼,우유,버터,포도당
차	인삼차,칡차,식혜,두충차,구기자차,대추차
근과류	고구마, 칡, 연근

〈폐장/대장을 영양하는 식품(매운맛의 음식)〉

식품(맛)	매운맛, 비린내 나는 맛, 화한 맛
곡식	현미, 율무
과일	배, 복숭아
야채	파, 마늘, 고추, 달래, 무, 배추, 겨자추
육류	말, 고양이, 조개, 생선류, 동물의 허파/대장
조미료	고춧가루,고추장,후추,박하,생강,겨자,와사비
차	생강차, 율무차, 수정과
근과류	양파, 무릇

신장/방광을 영양하는 식품(짠맛의 음식)

식품(맛)	짠맛, 고린내 나는 맛, 지린내 나는 맛
곡식	콩, 서목태(쥐눈이콩)
과일	밤, 수박
야채	미역, 다시마, 김, 파래, 각종 해초류, 콩떡 잎
육류	돼지, 해삼, 개구리, 지렁이, 동물의 신장/방광/생식기, 굼벵이, 뱀, 새우젓, 명란젓, 조개젓, 기타젓갈류
조미료	소금, 된장, 두부, 간장, 치즈, 젓갈류
차	두향 차, 두유
근과류	마

〈심포장 / 삼초부를 영양하는 식품(떫은맛의 음식)〉

식품(맛)	떫은맛, 생내 나는 맛, 아린 맛
곡식	옥수수, 녹두, 조
과일	오이, 가지, 바나나, 토마토, 덜 익은 감, 생밤, 도토리
야채	콩나물,고사리,우엉,버섯,양배추,우무,아욱
육류	양고기, 오리/알, 꿩, 번데기
조미료	된장, 케첩, 마요네즈
차	요구르트,코코아,덩굴차,로열젤리,알로에,이온음료
근 과 류	감자, 토란, 죽순, 당근

오곡에 대한 음양/오행적 해설

고혈압 환자에 잡곡은 무조건 좋은 줄 알았더니?

수수 → 혈당 조절에 좋고, 기장 → 암 억제에 좋다고 하니 잡곡밥 먹으면 건강이 저절로 좋아진다네!

몸에 좋은 잡곡, 우리 몸에서 어떤 역할을 하기에 하나씩 알아본다.

최근 잡곡이 비만, 만성질환 등 다양한 병을 예방할 수 있는 것으로 확인되고 있다. 농촌진흥청은 2008년 기능성 잡곡과를 신설하며 잡곡의 효과를 증명하고 있다.

서울대병원 가정의학과 조 비룡 교수는 "흰쌀과 잡곡을 적절히 섞어 먹으면 만성질환과 대사증후군을 예방하는 데 도움이 된다."라고 말했다.

1. <u>주요 잡곡의 건강상 이점에 대해 알아본다.</u>

김규동(68·남·강원도 원주) 씨는 30년 동안 기장, 현미, 보리, 조, 콩 등을 섞은 잡곡밥을 먹고 있다. 위암(胃癌)과 고혈압(高血壓)으로 돌아가신 부모님을 보며 김씨는 잡곡밥으로 건강을 챙기기로 했다. 김씨는 "초기 고혈압이지만 수년째 악화되지 않고 있다. 잡곡 덕분인 것 같다"고 말했다.

흰쌀에 수수, 콩, 팥, 조, 기장 등을 넣은 오곡밥은 건강식으로 알려졌다. 주식인 쌀에 부족한 철분 같은 무기질과 다양한 비타민을 함유하고 있기 때문이다.

오행상으로 보는 주요 곡물의 분류는 다음과 같다.

구분	목	화	토	금	수	상화
곡물	팥, 보리, 밀	수수	기장, 쌀	현미	콩/쥐눈이콩	옥수수, 조

1) 음양오행상으로 하나씩 알아본다.

먼저 팥은 오행상 목(木)으로 분류하며 간장/담낭을 이롭게 하는 곡물로서 맛으로는 신맛이 있는 먹을거리로 분류한다.

① 오행상 목(木)으로 분류하는 팥, 메밀, 보리

　　가) 팥

다른 곡물보다 칼륨이 많아 혈압 조절에 좋다. 우리 몸속에 있는 잉여나트륨을 배출하는 길항작용으로 체액을 정상화시키고, 축적된 독소나 노폐물을 흡착 배출하는 효과를 가진다.

쌀밥을 주식으로 하는 우리나라 사람은 비타민-B1이 부족할 수 있다. 비타민-B1은 당질이 체내에서 연소될 때 꼭 필요한 성분이다.

부족하면 식욕부진, 피로, 수면장애, 기억력 감퇴 등을 겪는다.

백미에 부족한 비타민-B1은 팥으로 채울 수 있다. 팥에는 단백질, 지방, 탄수화물, 미네랄, 사포닌 이외에 비타민-B1이 풍부하다. 비타민-B1은 지방의 축적을 막아 다이어트에 도움이 된다.

팥은 고혈압 같은 만성병에도 좋다. 특히 다른 곡물보다 칼륨이 10배 이상 많아 나트륨을 몸 밖으로 배출시켜 혈압을 조절한다. 이것은 나트륨과 칼륨의 길항작용 때문이다.

이와 같은 팥의 이뇨작용은 만성신장염에도 도움을 준다. 농촌진흥청이 최근 개발한 살구색의 금실 팥은 기존 팥보다 항고혈압 효과가 높다. 팥에 많이 든 폴리페놀은 항산화물질이다. 노화·암과 관련 있는 활성산소를 제거한다.

또한 팥은 붉은색을 띠기 때문에 제사떡, 동지팥죽 등 악귀를 물리치는 상서로운 식품으로 대접을 받아 왔다. 각기병, 수기병 등 부종관련 질환에 효과가 있으며 한방에서는 배변촉진, 숙취해소, 해독 및 이뇨작용 등을 촉진시키는 곡물로 알려져 있다.

　　나) 메밀

　　　메밀은 병충해가 적으며 화학비료와 농약이 필요 없는 무공해 작물이며, 조단백질을 다량 함유하고 있고 비타민과 필수아미노산도 풍부하다.

　　다) 보리

　　　보리는 가을에 파종하여 단오에 수확을 한다.

　　　벼과에 속하는 작물로서 한자로는 대맥(大麥)이라 부른다. 7000년전 야생종이 재배되었으며 세계에 광범위하게 분포되어 있다.

보리 발생지는 중동지방에 집중되어 있는데 주변국으로 다양하게 확산되어 재배되고 있다.

우리나라에서는 4월말에서 5월 상순에 꽃이 피고 30~40일 후에 수확한다. 보리를 수확하고 난 다음에 콩을 심어 수확한다. 우리나라는 삼국사기에 보리에 관한 기록이 전한다.

- 영양 성분은 다음과 같다.

100g당 334칼로리, 탄수화물이 70%, 대부분이 전분이다. 리신, 메티오닌, 트립토판 등의 필수 아미노산이 낮아 단백질의 질은 좋지 않다.

비타민a,c는 거의 없고 비타민b1,2, 나이아신은 비교적 많다. 타닌 성분을 함유하고 있어 약간의 떫은맛이 난다.

보리쌀의 효능은 보면 다음과 같다.

- 변비 예방(풍부한 식이섬유)
- 비만 예방(타닌성분이 영양성분 흡수 방해)
- 피부 미용(이뇨작용, 노폐물 배출)
- 콜레스테롤을 낮춘다.(뇌출혈 예방효과)

체내의 독성물질이나 노폐물을 분해/배출하는 효과를 가진다.

② 오행상 화(火)로 분류하는 수수

음양오행상으로 화(火)로 분류하며 심/소장을 이롭게 하는 곡물로 분류하며 실험 결과 고지혈증을 예방 및 치유하는 것을 쥐 실험으로 밝혀졌다. 맛으로는 쓴맛의 먹을거리로 분류한다.

오행상 붉은색은 심/소장의 기능을 보강한다.

수수는 영양 덩어리다. 과거부터 위장기능이 약하고 식은땀이 날 때 죽을 쑤어 먹은 이유다. 수수에는 단백질, 지질, 식이섬유, 칼슘, 비타민B2, 철분, 마그네슘이 백미보다 많다.

특히 수수는 곡류 중에서 유일하게 타닌 성분을 함유하고 있다.

타닌은 단백질, 탄수화물, 다당체 등과 결합해 장의 소화흡수율을 떨어뜨린다.

해외에서는 당뇨병 환자의 혈당을 조절하는 데 타닌이 이용되기도 한다. 단당류가 천천히 배출돼 혈당을 조절할 수 있기 때문이다. 섭취한 음식의 영양성분 흡수를 방해하기 때문에 비만인 사람에게도 추천된다.

최근 수수가 고지혈증을 예방한다는 연구 결과가 나왔다. 농촌진흥청은 수수 추출물을 시간당 30㎎ 투여한 쥐의 LDL-콜레스테롤 흡수율을 관찰했다. LDL-콜레스테롤은 고지혈증의 원인이다. 그 결과 LDL-콜레스테롤 흡수율이 19%에 그쳤다. 수수 추출물을 투여하지 않은 쥐는 약 40%였다.

수수의 혈전(피떡) 예방 효과도 관찰됐다. 쥐에게 수수 추출물을 투여한 결과 혈액 응고시간이 4.5배 늦춰졌다. 혈전치료제인 아스피린과 비슷한 수준이다.

수수는 오행상 혈액순환과 혈관건강을 보강해주는 효과를 가진다.

또한 수수는 문배주의 원료로도 사용된다. 오곡밥에는 타닌 함량이 적은 찰수수를 주로 넣는데, 수수전병이나 수수떡으로도 만들어 먹는다. 면역 증진, 항균 및 항바이러스 효과로 감기와 같은 각종 질병 예방에 도움이 된다.

③ 오행상 토(土)로 분류하는 기장, 찹쌀
가) 기장
음양오행상으로 토(土)로 분류하며 비/위장을 이롭게 하는 곡물로 분류하며, 식이섬유는 백미 3배, 비타민-B는 2배정도 풍부하게 함유하고 있다. 맛으로는 단맛의 먹을거리로 분류한다.

기장의 주요 성분은 탄수화물, 단백질, 지질이다. 이외에 칼슘, 칼륨, 마그네슘 같은 미네랄이 풍부하다.
식이섬유는 백미보다 3배, 비타민B군은 2배 많다.
기장이 건강 곡물로 주목받는 것은 암세포를 억제하는 효과 때문이다.

농촌진흥청은 조, 기장, 수수, 팥에서 각각 추출한 물질을 혈액 암인 백혈병 세포에 투여했다. 그 결과 기장 추출물을 투여한 암세포는 약 77%가 사멸돼 암세포 억제 효과가 가장 좋았다. 이어 수수는 64%, 조·팥 20% 순이었다.

기장은 염증 완화에도 좋다. 농촌진흥청의 연구 결과 염증을 유발하는 세균의 지질다당류를 97.3% 억제했다.

또한 기장의 주성분은 조와 비슷하나 조에 비해 알곡이 굵다. 비타민A와 비타민B가 풍부하고 단백질과 지질도 들어 있다. 당도가 높은 찰기장은 오곡밥이나 떡을 만들어 먹으면 별미다.

나) 찹쌀

찹쌀은 위장 기능을 보강해 주는 효과가 있어 소화기가 약한 사람들에게 좋다. 평소 위장 기능이 좋지 않아 속이 답답하고 설사를 자주 하게 되면 찹쌀로 죽을 쑤어 먹는 이유다.

④ 오행상 금(金)으로 분류하는 현미

음양오행상으로 금(金)으로 부류하며 폐/대장 기능을 이롭게 하는 곡물로 분류한다. 맛으로는 매운맛의 먹을거리로 분류한다.

현미의 성분/ 효능에 대해 알아본다.

현미는 탄수화물, 단백질, 지방질, 무기질, 식이섬유질이 다른 어떤 곡물보다 풍부한, 회분, 칼슘, 인, 철분, 마그네슘, 비타민 B1, 비타민 B2, 비타민 B3, 니코틴산(나이아신), 판토텐산, 피오친, 엽산, 비타민 B6, 이노시톨, 베타시스테롤, 아라비녹실란, 코린, 비타민 K, 비타민 E, 비타민 L, 비타민 F, 옥타코사놀, P-아미노 안식향산, 휘친산 등의 성분이 들어 있는 식품으로 과학적, 영양학적으로 볼 때 완벽한 식품이라고 할 수 있다.

현미배아와 외피에 유효영양소가 집중되어 있다.

현미배아에는 병과 노화의 원인이 되는 활성산소를 제거할 수 있는 항산화물질(비타민 E, 감마 오리자놀, 감마 아미노부티릭산 (gamma-amino butyric acid, 약칭 GABA) 등을 포함하고 있으며, 외피에는 인체 내에 들어있는 독물과 노폐물을 흡착하여 체외에 배출하는 작용이 탁월하므로 현대인에게 반드시 필요한 아주 중요한 영양소이다.

현미의 효능은 다음과 같다.

혈중 콜레스테롤을 감소시킨다.

현미배아와 외피 속의 지방은 양질의 불포화 지방산으로 이것은 상온에서 굳어지지 않는 좋은 지방이며, 육식으로 인해 생기는 악성 콜레스테롤을 제거하는 힘을 가지고 있다. 더욱이 비타민 E와 함께 이루어져 있기 때문에 체내에 에너지원으로 흡수한 좋은 지방을 산화시키지 않는다. 혈액이 확실하게 건강해지며 순환이 활발해진다. 예부터 모든 병은 혈액에서 오는 것이라고 알려져 왔다. 혈액의 질과 순환이 바르면 심신의 건강이 약속되는 것이다.

위장운동을 정상화시키고 변이 순조롭게 배설된다.

현미는 몸에 좋은 작용을 하는 박테리아를 증가시켜서 장내 세균의 활동이 활발해져서 변의 체내 정체시간이 짧아지기 때문에 노폐물을 빨리 내보내고 소화기관을 빠르게 청소하므로 대장암, 결장암, 당뇨병, 정맥류, 혈종증, 비만, 만성변비, 치질 등을 예방하고 치료를 촉진한다. 숙변이 많아지면 소화기관에 유독물질이 증가해서 독소는 간장을 거쳐서 전신으로 돌며 만병의 근원이 되는 것이다.

중금속 등 유해물질의 배설을 촉진하고 해독작용을 한다.

현미 외피에 있는 Phytic acid 섬유소는 인체 내에 들어있는 독물(화학물질, 방사성물질, 중금속 등)과 노폐물을 흡착하여 체외에 배출하는 작용이 탁월하다. 지구력을 향상시키고 스테미너를 향상시킨다.

체내의 에너지원 중 가장 중요한 것이 근육과 간장에 저장되어 있는 글리코겐이며 사람이 많은 일을 하거나 운동할 때 저장되어진 글리코겐이 소비되고, 그것이 바닥난 상태가 스테미너가 부족한 상태이다. 현미를 섭취하면 그 배아유에 있는 옥타코사놀과 각종 비타민, 미네랄 등으로 글리코겐의 축적량이 증가하게 되어 지구력과 체력이 향상되므로 언제나 건강한 정신과 건강한 육체를 소유할 수 있게 된다. 피부 미용에 좋다.

현미에는 성장촉진인자로서 발육에 없어서는 안 되는 비타민 B2가 풍부하고, 이것은 피부를 튼튼하고 아름답게 하고 체액의 산화를 막고 피를 맑게 한다. 또 배아 속에는 노화방지 비타민이라고 알려진 비타민 E와 피부를 아름답게 하는 비타민 F도 들어 있다.

강력한 면역증강작용을 하며 자연치유력을 높여준다.

현미에는 면역력을 향상시켜 간접적으로 병을 예방 치료하는 물질(BRM - 생체응답조절물질)인 '아라비녹실란'이란 성분이 미량 함유되어 있음이 밝혀졌다. 아라비녹실란은 5탄당의 일종으로 미국 UCLA대 M.고남 박사와 일본의 내과의사인 츠루미 다카후미 박사 등에 의해 강력한 면역증강 작용이 증명되었다.

고남 박사에 따르면 아라비녹실란은 인터페론 감마의 분비량을 늘리고 NK세포를 활성화시키는 등 지금까지 개발된 BRM중 가장 강력하고 독성이 전혀 없는 물질로 평가받고 있으며, 우리 몸을 지키는 군대인 면역력을 증강시켜 자연치유력을 높여주므로 암과 같은 고질병,

심장병, 동맥경화, 고혈압, 담석 등의 예방과 치료에 효과가 있다

비타민-E와 현미에 대하여 알아본다.

요즘 비타민 E에 대하여 건강 이슈로 대두되고 있다. 한 때의 열풍처럼 비타민의 바람이 불고 있다고 해도 과언이 아니다. 시대의 조류(웰빙)에 맞춰 좀 더 건강하게 살려는 것이다.

그러나 우리는 식이요법을 통해서도 쉽게 건강해 질 수가 있다.

흔히 식이요법은 환자에게만 통하는 걸로 알고 있는데, 정상인이 좋은 식습관을 계속해서 유지할 수 있다면, 웬만한 병은 걸리지도 않을 뿐만 아니라, 혹시 걸렸다 하더라도 쉽게 치료가 될 수 있을 것이다.

그래서 적극 현미식을 권장하는 것이다.

현미의 쌀눈에는 비타민 E가 풍부하여, 우리가 현미식만 꾸준히 한다면 건강한 체질을 유지할 수 있을 것이다.

우리가 알고 있는 바와 같이 비타민 E는 노화방지에 효과가 있는 것으로 알려져 있다.

비타민 E는 소맥배아유, 소맥배아, 쌀겨, 알팔파, 참깨, 콩, 옥수수배아, 해바라기씨, 호박씨, 견과류(땅콩, 호두, 헤이즐넛, 아몬드), 올리브유, 옥수수유, 홍화유, 대두유, 일부 야채 등에 많이 들어 있다. 위에서 열거한 것이 대부분이 식물의 씨앗이라고 볼 수 있다.

식물의 씨앗은 그 식물이 성장할 때 필요한 모든 부분이 다 들어 있다고 볼 수 있다.

비타민 E가 노년층의 지적능력 감퇴속도를 저하시킨다는 연구 결과가 나왔다.

미국 시카고 소재 러쉬 장로교 성누가병원의 내과 전문의 마사 클레어 모리스박사 연구팀은 미의학협회(AMA)가 발행하는 '아카이브스 오브 뉴롤로지' 7월호에서 "음식물 속의 비타민E를 다량 섭취할 경우 지적능력 감퇴를 막는 효과를 볼 수 있다"고 밝혔다.

연구팀이 65~102세 미국인 노인 2천800명을 대상으로 3년간 연구 조사한 결과 참가자의 61%가 지적능력이 감퇴했지만 39%는 감퇴하지 않거나 오히려 향상됐으며 비타민 E 섭취량이 많았던 사람들이 그렇지 않은 사람들에 비해 지적능력 감퇴속도가 더딘 것으로 나타났다.

모리스 박사는 "(식이요법이나 보조 식품을 통한) 비타민 E 섭취량 상위 5분의 1에 해당하는 실험대상이 하위 5분의 1보다 지능이 36% 덜 감퇴했다"고 밝혔다.

또 비타민E 보조제를 복용하는 사람들은 식사를 통한 비타민E 섭취량을 제한해야만 뇌기

능 향상효과를 나타내 비타민E의 섭취량이 일정 한도를 넘을 경우 별 효과가 없는 것으로 드러났다.

연구팀은 비타민E가 유리기(遊離基·free radical)의 뇌세포 파괴를 방지하는 효과를 발휘한다고 설명했다.

유리기란 뇌 조직을 손상시키고 질병을 유발시킬 수 있는 일반적인 신진대사의 부산물이며, 이는 비타민E를 많이 섭취하는 사람은 그렇지 않은 사람보다 지적능력을 유지하고 알츠하이머병에 걸릴 확률이 적다는 기존의 연구 결과를 뒷받침하는 것이다.

이와는 대조적으로 비타민C가 지적능력에 미치는 영향은 제한적인 것으로 조사됐다.

모리스 박사는 "비타민C에 관한 수치와 실험 결과가 일관되지 않아 그리 신뢰할만하다고 생각지 않는다."고 말했다.

모리스 박사팀은 최근 비타민E를 다량 섭취할 경우 알츠하이머병의 발병률을 70%까지 감소시킬 수 있다는 연구 결과를 내놓기도 했으며 비타민E가 뇌를 보호하는 기능을 한다는 사실을 밝힌 바 있다. (연합뉴스)2002-7-19 의학

⑤ 오행상 수(水)로 분류하는 콩

음양오행상으로 수(水)로 분류하며 신장/방광을 이롭게 하는 곡물로 분류하며 유방암 발병률 낮추고 폐경 증상을 완화시킨다. 맛으로는 짠맛의 먹을거리로 분류한다.

콩에는 이소플라본, 사포닌, 레시틴, 피틴산 등 건강에 이로운 성분이 많다. 식물성 여성호르몬(에스트로겐)인 이소플라본은 유방암 발병률을 낮추고 폐경기 증상을 완화시키는 것으로 알려졌다.

레시틴은 HDL-콜레스테롤과 LDL-콜레스테롤의 균형을 조절한다. 두뇌에는 영양을 공급한다.

콩에는 눈 건강에 도움을 주는 비타민A의 전구물질인 루테인이 다량 함유돼 있다. 콩의 올리고당은 장내 유산균을 활성화시켜 장운동을 돕는다. 약콩으로 많이 쓰인 검정콩에는 항산

화 기능이 있는 안토시아닌이 9종이나 포함돼 있다.

또한 검정콩은 식물성 단백질 가운데는 효능이 가장 좋은 작물로 꼽힌다. 위장 기능과 대/소변을 원활하게 하고 당뇨와 신장병에도 좋은 효과를 가진다. 해독 및 해열 작용도 한다.

⑥ 오행상 상화(相火)로 분류하는 조, 옥수수, 녹두

음양오행상으로는 상화(相火)로 분류하며 심포/삼초를 이롭게 하는 곡물로 분류한다. 맛으로는 떫은맛의 먹을거리로 분류한다.

가) 조

조에는 단백질, 지질, 무기질, 비타민이 풍부하다. 칼슘과 비타민B1, B2는 백미보다 3배 많다. 식이섬유는 7배 이상 있다. 소화흡수율 93%정도이며 단백질과 지질이 풍부하다.

특히 조의 단백질은 혈관건강에 도움을 준다. 좋은 콜레스테롤인 HDL-콜레스테롤의 혈중 농도를 높인다. 결국 혈전을 막고, 혈관이 녹슨 수도관처럼 병드는 동맥경화를 예방한다.

조는 다른 잡곡과 달리 소화흡수율도 93%로 높다. 하지만 조는 아미노산 중 라이신 함량이 백미보다 적다. 라이신이 부족하면 근육이 잘 손상되고, 빈혈이 생길 수 있다. 라이신 보충을 위해 쌀과 혼합해 섭취하는 게 좋다.

조 중에서 차조는 서숙, 메조는 좁쌀이라고 한다. 조는 무기물과 비타민 등 쌀에 부족한 영양분을 고루 가지고 있어 임산부나 허약자, 환자들의 건강회복용 식품으로도 애용되고 있다. 식이섬유 함량이 높아 움직임이 적은 겨울철 정장 작용을 도와준다.

나) 옥수수

옥수수는 단백질과 당질, 섬유질이 고루 들어 있으며, 씨눈에는 양질의 지방이 함유돼 있다. 옥수수 속의 비타민E는 피부 건조와 노화를 예방하고 수염은 이뇨 작용이 매우 강해 비뇨기 계통의 염증을 치료한다.

다) 녹두

녹두는 주성분은 당질과 단백질이며, 떡고물, 죽, 빈대떡, 숙주나물 등 다양한 용도로 이용된다. 아밀라아제와 우레아제 등 소화효소가 들어 있고 혈압강하, 소염, 해열 등에도 좋다.

이와 같이 위에서 알아본 동양인들이 먹는 주 곡물들의 주요성분과 기능 효과를 알고 내 체질과 현재 나의 건강 상태(질병증상에 맞게)를 고려하여 부족한 부분을 보강하는 음식으로 활용하는 것이 체질식사법이다. 자신의 체질과 건강 상태를 고려하지 않고 성분위주로 활용한다면 역시 오장육부의 또 다른 불균형을 초래하여 다른 질환이 발생하게 된다.

그러면 체질과 병증에 따라 주 곡물을 어떻게 먹어야 하는지 알아본다.

2. 체질에 맞는 식이요법이란?

본래 타고난 얼굴의 생김생김이 다름에 따라 즉 얼굴 생긴 것을 기준으로 하여 자주 먹으면 건강해지는 음식과 자주 먹으면 건강을 해지는 음식이 있어 주로 건강을 위한 음식을 찾아 먹도록 하는 식사법을 말한다.

자신의 체질을 잘 모르고 먹어 어떠한 질환이 발생하였다면 자신이 가지고 있는 증상을 개선시키기 위한 음식을 먹는 것 역시 체질별 식이요법이라 한다.

음식의 맛 역시 6가지 맛으로 구분하여 자신의 체질과 몸에 나타나는 증상을 개선시키기 위해 음식의 맛을 자신에 맞게 먹는 것 역시 체질별 식이요법이라 한다.

체질	얼 굴생 김	자주 먹어야 할 음식	적게 먹어야 할 음식
간장과 담낭의 기능이 좋은 체질	직사각형의 긴 얼굴	달고 매콤한 음식들	신맛의 음식들 (팥, 보리, 밀)
심장과 소장의 기능이 좋은 체질	이마는 넓고 턱이 좁은 얼굴	맵고 짭짤한 음식들	쓴맛의 음식들 (수수)
비장과 위장의 기능이 좋은 체질	동그란 느낌이 드는 얼굴	짜고 시큼한 음식들	단맛의 음식들 (기장,쌀)
폐장과 대장의 기능이 좋은 체질	정사각형의 느낌이 드는 얼굴	시고 쓴맛의 음식들	매운맛의 음식들 (현미)
신장과 방광의 기능이 좋은 체질	턱이 넓으며 사다리형의 얼굴	쓰고 달콤한 음식들	짠맛의 음식들 (콩)
면역력(심포장과 삼초부)의 기능이 좋은 체질	계란형의 미인/ 미남형 얼굴	골고루 /떫은 음식들	

1) 체질별 식이요법이란?

위의 도표에서처럼 얼굴생김에 따라 자주 먹으면 좋은 음식이 있고, 적게 먹어야 할 음식이 있다. 여기서 주의할 것은 남이 좋다고 하여 나에게도 좋은 음식이 아니다.

자신의 체질을 모른 채 남이 좋다고 하여 자주 먹는다면 편식하는 결과를 초래하여 전혀 다른 질환을 발생시킨다. 자신의 음양오행체질에 맞게 먹는 것이 체질별 식이요법이다. - 식이 처방할 때는 상생으로 함을 원칙으로 한다.

단 선천적으로 타고난 체질에 기경팔맥의 병(맥상이 4~5성)이 발생했다면 주식-부식-후식을 병증에 맞게 식이 처방하여야 한다.

예) 목형체질은 선천적으로 간장/담낭 기능 활성화되어 건강하지만 어떤 이유인지 모르지만 간장/담낭질환이 발생했다면(현맥 4~5성) 적게 먹어야 할 음식임에도 불구하고 신맛의 음식을 집중해서 처방하는 식이요법이다.

증상이 개선된 뒤에는 체질 처방을 해야 한다.

2) 증상별 식이요법이란?

선천적이거나 후천적으로 자신이 가지고 있는 어떠한 오장육부의 질환에 대하여 그 증상을 집중해서 개선시키고자 하는 식이요법을 말한다.

정경의 병에 해당하는 질환이라면 정상적으로 상생으로 처방하는 것이 좋다. 그러나 기경의 병에 해당하는 질환이라면 주식-부식-후식을 질병 개선을 위해 집중처방을 하는 식이요법을 말한다.

예 1) 정경의 병으로서 현맥 1~3성이라면 신맛, 쓴맛, 단맛의 음식을 배합 비율에 맞게 처방한다. (신맛2, 쓴맛1, 단맛1 또는 신맛1, 쓴맛 2, 단맛1)

예 2) 기경의 병으로서 현맥4~5성이라면 주식-부식-후식을 신맛의 음식으로 처방하는 것을 말한다. (혹은 신맛 2, 쓴맛1, 단맛1)

증상이 개선된 뒤에는 체질 처방을 해야 한다.

〈증상별 식이요법이란?〉

체질	적게 먹어야 할 음식	자주 먹어야 할 음식
간장과 담낭의 질환	매운맛, 짠맛 음식들	신맛, 쓴맛, 단맛의 음식들
심장과 소장의 질환	짠맛, 신맛 음식들	쓴맛, 단맛 매운맛의 음식들
비장과 위장의 질환	신맛, 쓴맛 음식들	단맛, 매운맛 짠맛의 음식들
폐장과 대장의 질환	쓴맛, 단맛 음식들	매운맛, 짠맛 신맛의 음식들
신장과 방광의 질환	단맛, 매운맛 음식들	짠맛, 신맛 쓴맛의 음식들
면역력이 약한 질환	―	골고루 / 떫은 음식들

도표에서 보는 것처럼 체질과 병중에 맞게 먹는다면 체질적으로 가지고 있는 질환이나 병중을 개선시킬 수 있는 것이 체질별식이요법의 특징이다.

간혹 우리는 의사들이나 방송에서 일부 몰지각한 사람들이 개인적인 생각으로 가지고 어떤 음식이 어디에 좋다고 하는 것을 볼 때 한심한 생각이 든다. 그것도 양의사요 한의사라는 작자들이 또는 식품영양학을 가르치는 교수라는 사람들이 방송에서 이런 음식을 먹으면 모든 병이 모두 고쳐지는 것처럼 말하는 것을 보면 잘못돼도 한참 잘못된 것이라 본다.

왜냐하면 음식에 중점을 두는 것이 중요한 것이 아니라 사람 각자가 가지고 있는 체질과 건강 상태에 따라 다르게 음식을 먹어야 하는 것이 타당한 것인데 체질과 건강 상태는 말하지 않고 '이게 좋다 저게 좋다'고 말을 하는 것을 보면 한심할 뿐이다.

그것도 본인들이 직접 먹어보지도 않고 남들이 써놓은 자료들을 눈으로 훑어보고 나와서 떠들어 대는 것을 보면 가소롭기까지 하다.

전문가도 아니고 아주 초보적인 수준이다. 음식은 먹어보고 말을 해야 한다. 음식은 눈으로 먹는 것이 아니다.

그래서 우리나라 최고의 의녀라고 하는 장금이 의녀는 음식의 효능을 직접 알아보기 위해 모든 음식을 먹어보고 맛을 분별하고 어떤 맛이 어느 장부를 이롭게 하는지를 밝혀낸 것이다. 한때는 음식의 독에 의해서 혀가 마비되기까지 하는 체험을 하기도 하였다.

남존여비의 봉건적인 문화 속에서도 장금이는 의녀로서 최고의 궁중 요리사가 되고, 내의원의 수많은 남자들을 물리치고 조선의 유일한 임금 주치의가 되었던 역사상 실존 인물이다.

조선조 중종 '대장금'이라는 대단한 칭호까지 받을 수 있었던 것은 저변에 있는 먹을거리들을 직접 먹어보고 효능을 점검하여 익히고 사람에게 이롭게 하였던 참 의료인의 본 모습을 보여준 것이다.

그러나 현대 일부 의료인들은 먹어보지도 않고 타인의 말을 연구적용해 보지도 않고 전달하는 원숭이와 무엇이 다르겠는가!

추가해서 음식의 맛과 오장육부와는 어떠한 관계가 있는지 알아본다.

3) 음식의 맛과 색깔 구분에 대해 알아본다.

여기서 음식의 맛, 색깔과 오장육부와의 상관관계를 밝힌다.

구분	이로운 맛(음식/ 예)		이로운 색깔
	진한 맛	순한 맛	
간장 / 담낭질환	신맛(식초)	고소한 맛 노린내 나는 맛	푸른색(부추)
심장 / 소장질환	쓴맛(커피)	단내 불내 나는 맛	붉은색(토마토)
비장 / 위장질환	단맛(꿀)	향내 흙내 나는 맛	노란색(호박)
폐장 / 대장질환	매운맛 (고추장/가루)	비린 맛 화한 맛	하얀색(무)
신장 / 방광질환	짠맛(소금)	고린내 지린내 나는 맛	검은색(검은 콩)
면역력 관련 질환	떫은맛	담백, 생 내나는 맛	옥수수가루

※ 맛과 색깔이 상충될 시는 맛을 우선시한다.

예) 고추는 붉은색이나 맵다. 이럴 경우는 매운맛을 우선한다.

　　진한 맛은 효과가 빠르게 나타나고,

　　순한 맛은 효과가 느리게 나타난다.

체질별 식이요법을 정리하면

　자신의 체질과 건강 정도에 대하여 동/서의학적으로 다양하게 진단하고, 그 결과에 따라 음식으로 건강을 유지시키며, 질환을 개선시키고자 하는 식이요법이다.

　즉 자신의 선천적/ 후천적인 체질과 병증에 대하여 오장육부의 상호 상생상극관계에서 서로 조화와 균형을 이루도록 하여 건강을 유지하고 질병을 개선시키는 식이요법이 바로 체질별식이요법이라 하겠다.

#6

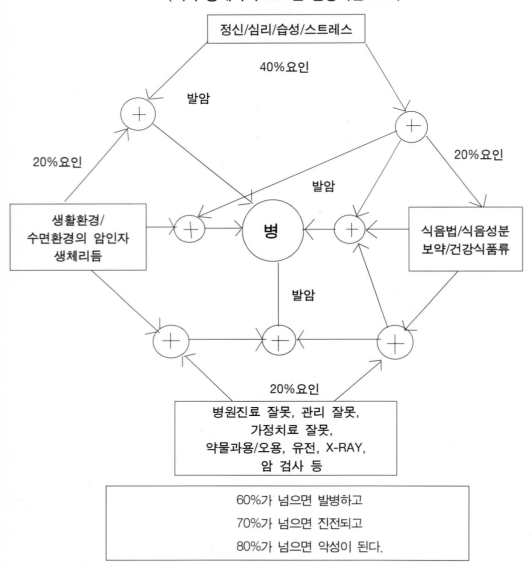

병 이런 경우에 발생한다

(의학 통계학적으로 본 발병기전 도표)

(세계 암 과학자 소사이어티 작성)

세계의 의학자들이 보는 병발생의 원인을 알아본다. 우리는 크게 잘못된 식습관이나 생활 습관이라고 말하고 있다. 세계의 사람들이 말하는 내용을 보면 다음과 같다.

크게 보면 네 가지로 구분한다.(백분율 기준)
① 정신(精神)/ 심리(心理)/ 습성(習性)/ 스트레스(40%)
② 식음법(食飲法)/식음성분(食飲成分). 보약(補藥)/ 건강식품(健康食品)류(20%)
③ 생활환경/ 수면환경, 암 인자, 생체리듬 (20%)
④ 병원진료 잘못, 관리 잘못, 가정치료 잘못, 약물과용/오용, 유전, X-RAY, 암 검사 (20%) 등이 발병의 원인이라고 지적하고 있다.

위의 도표에서 보는 것처럼 예를 들면 ①+②, ①+③+④ 등 하나 이상의 복합적인 사항들이 어우러지면 병이 발생한다는 것이다. 숫자로 표현한다면 60%가 넘으면 발병하고, 70%가 넘으면 진전되고, 80%가 넘으면 악성이 된다.

즉 ①+②라면 ① 정신(精神)/ 심리(心理)/ 습성(習性)/ 스트레스(40%) +② 식음법(食飲法)/ 식음성분(食飲成分), 보약(補藥)/ 건강식품(健康食品)류(20%)를 합하면 60%를 넘는다. 이렇게 60%를 넘는 상황이 되면 우리 몸에서는 질병이 발생한다는 것이다. 그리고 70%가 넘으면 병이 활성화되기 시작하고, 80%가 넘으면 악성(惡性)이 되든가 아니면 불치의 병 단계로 넘어가는 상태가 되든가 아니면 암이 확산된다고 정리하는 것이다.

이와 병행해서 추가한다면 우리 몸은 체온을 가지고 있다. 몸이 혈액순환장애가 발생하여 저 체온이 된다면 암을 비롯한 대사 장애가 발생하여 질환이 발생한다는 것도 염두에 두고자 한다.

어떻게 보면 "원인 없는 병은 없다."라고 말할 수 있겠다. 현대의 질병은 단순히 인체에 세균의 침입에 의해서만 생기는 것이 아니다. 게다가 "원인 없는 병은 없다"는 사실을 의사나 환자, 일반인까지도 분명히 알고 있으면서도 그 원인을 제거하지 않은 채 병을 치료하고 있다는 것은 비극적인 일이라 할 수 있다.

현대병은 여러 가지 병의 원인으로 설명할 수 있다. 다만 그 병의 원인을 파악하지 못하고 있기에 적절한 맞춤식 대처방안을 찾지 못하고 있거나, 다른 대처방안을 고려하는 것도 하나의 원인이라 할 수 있다.

이 세상에는 서구의학자나 병리학자, 영양학자들이 말하는 것과는 다른 곳에 발병의 원인이 있을 수 있다는 것이다.

그것이 앞서 말한 크게 네 가지로 나눌 수 있다.

다시 한 번 정리하면 ① 정신 /심리적인 요인 ② 환경적 요인 ③ 대중요법의 오용요인 ④ 식음적(食飮的) 요인이라고 정리할 수 있다. 이러한 네 가지가 때로는 한두 가지, 때로는 두개 이상의 요인이 복합적으로 얽혀서 병을 발생시킬 수도 있다는 것이다.

하나씩 정리해 본다.

① 정신 /심리적인 요인: "마음의 병"이라고 하는 말이 있다. 마음먹기에 따라 병이 발생하기도 하고 병이 발생하지 않을 수도 있다는 것이다. 이것은 우리가 마음먹기에 따라서 주변의 모든 것들이 달라질 수 있다는 것이다. "말 한마디로 천 냥 빚을 갚는다."라는 말이 있듯이 말이다.

현대사회에서는 질병의 원인을 잘 알지 못할 것 같으면 신경성이네요, 스트레스가 많네요! 하고 뭉뚱그려서 진단하는 경향이 많다.

병의 원인을 잘 모른다는 것이다.

칸델과 슈바르츠는 "격노(激怒)함이 생체(生體)의 모든 생리작용을 2시간 동안 착오시키고, 2시간 동안 온화시켜, 2시간 동안 잉여 산소를 만드는데 이것은 면역능력을 약화시키고, 호르몬 체계에 이상을 초래 한다"고 말하고 있다.

증오심(憎惡心)과 공포심(恐怖心)은 면역능력과 호르몬 체계에 대혼란을 초래한다. 기(氣) 막힘(동양의학에서 말하는 따스한 기운이 돌아야 상하순환작용을 하는데 그런 순환 활동이 이루어지지 않는 상태를 의미하고, 현대에서 말하는 대사 장애라고 하는 암, 고혈압, 당뇨병, 고지혈증, 비만이 발생하는 원인으로 작용할 수 있다.)과 울화(鬱火: 무엇인가 소통이 안 되고 안에서 막히는 것을 의미)는 생체전자기 체계에 대 혼란을 초래하여 돌연변이적인 체내 화학 작용을 유발하기도 한다.

또 미국의 슬론 메모리얼 병원의 의사인 사이몬은 인간관계에서의 스트레스는 갑상선암,

간암, 장암, 위암과 관계가 있음을 밝혔다. 업무에 의한 스트레스는 비타민 체계에 대혼란을 가져오기도 한다.

이와 반대로 사람과 따스한 열성은 면역능력을 높이고, 효소작용체계와 호르몬 신호체계의 정상화를 가져온다. 또한 종교적인 신앙심과 신념도 면역력을 높이고 호르몬 체계를 안정시켜 항암능력을 배가하여 치료의 성공률을 높이는 것으로 밝혀졌다.

그러므로 정신을 평안하고 차분하게 하면서 부드러운 마음을 가져야만 암에 대한 공포로부터 벗어날 수 있고 그래야만 치유가 가능해지는 것이다.

② 환경적 요인: 현대사회는 역사 이래로 열악한 환경 속에서 살아가고 있다. 시멘트 건물, 정제소금, 각종첨가물, 화학 합성물, 전자 장비, 자동차, 각종 기름과 튀김류 음식들, 의약품, 방사선 노출, 등 모든 것이 인간의 생존을 열악하게 만드는 요인이다.

예를 들면 자동차가 정지 할 때 발생하는 석면 가루가 인체에 들어가면 폐에 엄청난 문제를 발생시킨다. 벽지나 장판, 또는 바닥재 부착 시 활용하는 포름알데히드 같은 발암 물질은 기관지나 신장 및 간장을 기능을 저하시키는 요인으로 작용할 수 있다. 그 뒤에 숨어 있는 곰팡이류는 천식, 해소, 두통, 폐 질환 및 폐암을 유발시킬 수도 있다.

환경인자 중에서 발암성이 높은 것으로는 대체적으로 다음과 같은 것들이 있다.
　　가) 전기담요, 전기요, 전기온돌, 휴대폰, 전화기, 가습기 같은 인체와 아주 가까운 거리
　　　　에서 사용하는 전자파 발생원이다.
　　나) 전자레인지, LNG오븐 같은 조리장치
　　다) LNG보일러, 시멘트 같은 다량의 라돈가스와 방사선의 발생원
　　라) 의료기기와 실험기기에 쓰여 지고 아무렇게나 버려지는 코발트 같은 방사선물질
　　마) 송신소의 고압 이온과 전자레인지의 전자기파 발생
　　바) 머릿속의 온도를 높이는 고주파 발생원과 할로겐 전등
　　사) 혈액순환에 이상을 초래하는3.5헤르츠파
　　아) 췌장에 타격을 주는 15헤르츠파
　　자) 연수, 심장, 신장, 대장에 이상을 주는 정전기
　　차) 안구건조증이나 피부 건조증을 유발하는 실내 전자기파

카) 인체면역능력에 손상을 주는 전자기

타) 위벽을 파괴시키는 60데시벨 이상의 소음과 많은 전자기파

파) 폐암과 천식을 유도하는 곰팡이

하) 폐암을 일으키는 석면 가루를 뿜어내는 자동차 브레이크 라이닝

거) 방광암을 유발하는 석유화학가스(벤지딘) 등

이러한 우리가 잘 알지 못하는 모든 것들이 모두 발암 물질이라는 것이다. 이러한 생물학적, 화학적, 전자기적 또는 물리적인 것들이 주변에 있다고 하여 모두가 병이 발생하는 것은 아니다. 다만 그 농도가 더 짙어 갈 때 우리 인간은 병이 발생하는 것이다.

인간이 만든 즉 인위적인 것에서부터 발생하는 것들과 다른 인생을 살아가는 산간벽지나 오지에서 생활하는 소수민족들은 현대화된 사람들과는 다른 질병체계를 가지고 있고, 그들은 어떠한 자연의 약을 가지고도 병을 얼마든지 치유시키면서 건강하게 잘 살아가고 있다.

인간이 살아가면서 원시적인 생활을 하지 않고는 앞서 말한 주변의 발암 물질들로부터 자유로워 질수가 없다. 그러나 밖으로는 가능한 인체에 생리적으로 또는 인간중심의 생활환경을 만들고, 안으로는 축적된 발암물질의 독성을 제때에 배출하거나 제거하는 것이 중요하다 하겠다. 인간이 할 수 있는 제거활동으로는 대소변으로 배출하는 것이고, 땀, 호흡조절, 수혈, 각종 요법들(마사지, 대체적으로 민간요법위주의 클리닝이나 약물에 의한 클리닝)이 있지만 가장 효과적이고 부작용이 적고 안전한 것은 인간의 본래 가지고 태어나 생리적 제독의 활용이라 할 수 있다.

③ 대중요법의 오용요인: 현대 의학은 나날이 발전에 발전을 거듭하고 있다. 불과 40~50 전부터 현재에 이르기까지 발전한 것이 과거 수 백 년에 걸쳐 발전한 것보다 더 발전한 것 같다. 현대는 매일매일이 발전된다고 보면 될 것이다. 아니 오늘의 최고라고 하던 것이 내일이 되면 폐기되고 새로운 치료 방법이 나오고, 매일매일 나오는 치료 방법들은 마지막 완성 단계에 있는 것이 아니라 더 보다 나은 치료 방법을 위한 발전하고 있는 단계라고 보면 될 것이다.

즉 병의 근본 원인과는 관계없이 겉으로 나타나는 증세만 치료하는 대중요법에 대한 생각들은 시간이 지남에 따라 다양하게 변화 할 수 있다는 것이다.

다만 아쉬움이 있다면 전문가로 공인받은 의사나 약사 등 의료계 종사자조차 짧은 시간동안에 습득된 의학지식이 빠르게 변화하는 현대사회에 속에서 사람보다는 쥐 같은 동물을 대상으로 학습을 경험했다는 것이다.

그래도 다행인 것은 2012년 5월에 스웨덴의 잔 스탠슨 교수팀이 발표한 인간 3,681명을 대상으로 소금이 인체에 미치는 영향에 대한 8년간의 추적 관찰 결과들이 지금까지 인간이 아닌 쥐나 동물을 대상으로 한 결과들이 얼마나 잘못된 것인가를 밝혀주어 의료계에 충격을 주었다.

그런데 이 보편화 되고 획일적으로 믿고 있는 의학 상식의 출발은 서양의학에 한정되고 있다는 것이 문제다. 전 세계 60억 인구가 각기 다른 곳에서 각기 다른 먹을거리들을 먹으면서 생명을 유지해오고 있으니 약 처방 또한 모두 각 개인에 맞게 처방하는 것이 가장 효과적인 처방임을 어린아이도 알 것이다. 그러나 요즘은 어느 한곳에서 실험용 쥐나 동물의 실험 결과를 대상으로 발견해낸 치료 방법이 인정되면 거의 동시에 전 세계에 전파되고 전 세계적인 지배 학설로 전파되고 각 개인의 특질인 체질은 무시한 채로 획일적으로 치료하고 있다.

동물을 대상으로 연구했다면 그것은 수의사들이 동물들을 치료할 때 적용되어야 할 사항인 것들을 사람에 적용하다 보니 부작용 발생하는 것이다.

치료 방법도 이러한 동물 치료한 결과로 사람을 치료하다보니 수많은 시행착오를 겪으면서 의료사고가 발생하고 있음에도 의학상식이 없는 일반인들은 속수무책일 뿐이다. 그러다 보니 공공연하게 임상실험을 하는 사례들이 암암리에 진행 되고 있는 것이다.

처방하는 약도 쥐나 동물을 실험한 결과를 가지고 인간에게 처방을 하고 있다. 인간 개개인이 모두 다른데도 불구하고 일괄적으로 처방을 하다 보니 다양한 부작용이 발생할 수밖에 없는 것이다.

그러다 보니 약의 효과와 복용 시 주의사항을 보면 (의학 첨부문서라고 함) 무슨 부작용이 그렇게 많은 것인가. 이렇게 많은 부작용이 발생할 수 있는 것을 어찌 사람이 먹어서 병을 고칠 수 있겠는가 하는 생각이 든다. 예를 들면 한가지 병을 고치려다 부작용으로 인한 수만 가지 질병을 얻을 수 있는 내용이다.

현대 의학은 국소적인 치료 방법주의 하나인 화학적인 방법(약물요법), 외과적인 방법(수술, 방사선 치료)을 주로 시행하는 것에서 시작하여 지금까지 진행되고 있는 치료형태이다. 아쉬운 점은 생물학적이라고 말하는 시간적인 여유와 자연 치유력을 고려하지 않고 있다는 것이 아쉽다.

거의 모든 약물은 부작용을 수반하는데 특히 스테로이드 계와 호르몬계통의 것들은 암과 연결되기 쉽다.

예를 들면 당뇨병에 걸려 장기간 치료약을 복용한 사람은 간암으로 진단되기 쉬운데 복용을 중단하고 6개월 후에 검사를 하면 간암이 완쾌되었다는 사례를 종종 볼 수가 있다고 한다.

한약도 마찬가지다. 운반과정, 보관과정에서 각종 화학물질에 오염되어서 순수 약성이 양약에 비해 다소 떨어진다고 볼 수 있다. 이러한 오염된 약은 간장과 신장에 크나큰 문제를 발생케 하는 원인으로 작용된다.

④ 먹을거리 요인: 먹을거리가 병 발생의 원인으로 작용한다는 것은 이제는 모든 이들이 알고 있다. 기후조건이나 토양이나 체질이 모두가 다르다. 크게는 백인, 흑인, 황색인으로 구분될 수 있고, 적도와 극지방 등 모두가 다른 각 지역마다 특색을 가지고 살아가고 있다. 기존에는 각 지역과 그 민족들에 맞게 구성되고, 지켜오는 음식문화가 유지되어 왔다. 현대사회가 세계일일 생활권이네 뭐네 하면서 각 민족 고유의 음식 문화가 변질되어 가는 것이 문제라는 것이다.

선진국에서는 간편성과 편리성, 그리고 식품첨가물로 만든 맛 위주의 음식들이 병 발생의 원인으로 작용되고 있음을 알게 되면서, 먹을거리의 잘못된 선택이라는 점을 인식하고 과거로의 회귀를 시도하고 있는데, 후진국이나 개발도상국에서는 선진국의 과거 간편성과 편리성, 그리고 식품첨가물로 만든 맛 위주의 음식문화를 편의성이나 영양학적 측면 등 또는 새롭다는 이유 등으로 선호하고 있다. 또한 이런 선진국형 음식문화를 즐기는 것이 현대적인 삶을 영위하는 가치와 삶의 질을 높이 평가받는다는 생각과 척도로 까지 여기고 있는데 이제는 우리 고유의 신토불이 먹을거리가 우리 몸을 건강하게 하는 유일한 것이라는 인식을 해야 할 때가 된 것이다.

나날이 복잡해져 가는 생활과 여유 없는 마음, 누적되는 피로와 스트레스가 가득한 생활을 하는 가운데 어떤 특수한 약물이나 보조 식품으로 인해서 살아가는 것이 아니라 매일매일 섭취하는 음식에 의해서 살아가는 것이다. 먹고사는 것은 세계 사람들이 다 비슷하지만 그 먹는 것의 재료와 가짓수, 조리방법, 먹는 방식, 계절별 차이나 풍토와 습관들, 그리고 각각의 체질의 차이처럼 모두가 다르다.

전해 내려오는 음식 문화는 시대가 변함에 따라 변화를 가져야 한다. 그러나 근본이 변화해서는 아니 된다는 것이다. 우리나라의 경우를 보면 불과 30년도 안 되는 시간동안에 과거 백년 동안 서서히 변화한 것보다 더 많은 변화를 가져왔다. 이런 변화 중에서 가장 큰 변화는 주식이 서구화 되어 가고 있다는 점이다. 즉 곡물에서 육류로 변화하는 것에 따라서 수많은 다양한 질병의 변화도 함께 발생하고 있다는 점이다.

예를 들면 한식은 한국에서 보다 일본을 비롯한 외국에서 더 많은 연구와 발표를 하고 있다. 한식이 인체의 생리 보존을 위해 가장 효과 적이고 잘 가꾸어져 있고, 또한 합리적인 조리법과 구조를 가지고 있다는 것이 입증되고 있다. 고기류의 조리법, 물고기 조리법, 채소조리법, 산채조리법, 효소식품 만드는 법, 음식들끼리의 어울림(조화(調和)와 균형(均衡))에 이르기 까지 한식은 생리방재학적(生理防災學的)으로 세계최고의 요리법임이 확인되고 있다.

병을 발생시키는 요인을 분석해 볼 때 양의학적이나 식품영양학적으로 보는 관점을 정리하면 다음과 같다.

    가) 먹을거리가 세균에 오염(汚染)되었을 때

    나) 인공 호르몬이 들어 있을 때

    다) 항생제 같은 화학물질이 있는 경우

    라) 태우거나 튀기거나 연기에 쐬어 생기는 벤조피렌이 있는 경우

    마) 조리과정에서 생기는 과산화 지질

    바) 곡물 보관 및 운송방법상 생기는 방사선 조사법에 의한 죽은 씨눈

    사) 농약이나 식품첨가제의 양이 기준치를 초과 시

    아) 식품을 상품화하기 위한 방부제가 함유된 경우

    자) 착색료나 조미료가 과한 경우

    차) 카페인의 함유도가 높은 경우

    카) 튀김이나 베이컨처럼 식용유에 열을 가해 먹는 음식

타) 맛을 내는 글루탐산나트륨의 양이 많은 국물음식

파) 독성이나 곰팡이가 있는 음식들

하) 생선과 김치, 생선과 햄, 소시지, 커피와 주스 등과 같이 함께 먹어 니트로소아민 같은 발암 물질을 생성시키는 음식

거) 위장에서 부패를 유발하는 잡식이나 과식

너) 가스가 다량 발생케 하는 다종복합 식음법

더) 급하고 빠른 식사

러) 칼륨이 없는 소금과량 식사법 등

동양의학적인 관점에서 보는 먹을거리의 문제점을 정리해 본다.

- 황제내경에 기초한 기미론(氣味論)을 무시한 마구잡이식으로 먹는다는 것이다.

사람뿐만 아니라 이 세상의 모든 존재는 같은 것은 하나도 없다. 아무리 작은 존재물이라 할지라도 각자의 특성은 이 세상에서 필요했기에 존재가치를 가지고 살아가는 것이리라.

이 세상에 존재하는 모든 것들은 서로 돕고, 도우며 살아가면서 존재한다.

예를 들면 움직이지 못하는 식물들은 움직이는 동물의 먹이가 되고, 같은 동물들이라 할지라도 강자가 약자를 잡아먹고 살아간다. 이런 속에서 동물들이 먹고 배출하는 씨앗들이 식물들의 종족을 번식시킨다. 그렇게 자연의 서로 돕고 도우며 살아가고 존재한다.

동물들은 자기가 먹어야 할 만큼만 먹고 필요한 만큼만 먹는다. 그러나 만물의 영장이라고 하는 인간은 자기 몸이 불필요한 것도 먹어치우고, 필요이상으로 과식을 하는 생활습관을 가지다 보니 어딘가 모르게 순환장애를 발생하는 결과를 가지게 된다.

인간은 각자가 가지고 태어난 대로 필요 양 만큼만 먹고 살아간다면 무병(無病)하게 살아갈 것이다. 본시 인간이 먹고 살아갈 수 있도록 자연은 6가지 맛의 음식들은 주었다. 그리고 이런 음식들은 한꺼번에 주지 않았다.

과식하지 않도록 세 가지 조치를 해두었다.

첫째는 사계절에 나누어 먹을 수 있도록 계절을 나누어 주었고,

둘째는 맛이 없도록 하여 과식을 예방토록 하였고,

셋째는 각자가 먹어야 할 먹을거리를 맛으로 구분할 수 있도록 미각기능을 주었다. 자연이

인간에게 준 맛이란 바로 신맛, 쓴맛, 단맛, 매운맛, 짠맛, 떫은 맛 등 이렇게 여섯 가지 맛을 주었다.

이런 것은 동양에서는 각자의 다른 특질을 체질이라고 말한다. 건강하게 살아가려면 계절 생산되는 먹을거리들을 먹되, 자연의 음식들은 맛이 없기에 과식하려 해도 할 수가 없다. 또한 몸에서 필요한 맛을 골라먹으면 되는 것이다.

다시 정리하면 계절에 생산되는 먹을거리를 입맛에 맞게 소식하면 되는 것이다. 남이 맛있다고 마구잡이식으로 과식을 하면 순환장애가 발생하여 결국에는 병이 발생하는 결과를 초래하게 된다. 남이 맛있다고 하는 먹을거리들이 내게는 맞지 않는 먹을거리들이기에 순환장애를 발생하게 하는 원인으로 작용하는 것이다.

먹을거리가 6가지 맛으로 구분되어 있다면 그것을 필요로 하는 곳도 여섯 가지로 볼 수 있다. 그것이 우리 몸의 오장육부가 음식의 맛과 일치한다. 오장육부는 몸 안에서 하는 임무가 서로 다르지만 서로 돕고 돕지 않으면 기능을 제대로 발휘하지 못한다. 즉 순환장애가 발생한다.
인간들이 잘못을 하고 있는 점이 있다. 그것은 자연의 맛을 인위적으로 훼손시키고 인간들이 인위적으로 만들어 낸 인공화학합성물을 자주 먹는다는 것이다. 화학 합성물은 자연의 맛보다 혀의 미각을 망각시켜 맛을 모르고 과식(過食)을 하게 되는 것이다.
그래서 인공화학 합성물이 들어간 음식을 자주 먹으면 결국에는 병(病)이 발생하게 되는 것이다. 이렇게 인공화학합성물이 들어있는 음식들을 어려서부터 먹어온 어린이들이 어른도 되기 전에 다양한 성인 질환이 발생하는 것이다.

어찌 보면 가장 합리적이고영양학적으로 고르게 먹을 수 있는 음식이 우리나라 사계절에 생산되는 한식음식일라고 말하고 싶다.
계절별로 생산되는 먹을거리들의 재료나 조리방법, 보관방법들이 과학적이고 위생적으로 되어 있음을 알 수 있다. 세계 어느 곳에서도 보기 힘든 우리나라의 발효음식은 우리 몸속에서 필요로 하는 유산균의 보고(寶庫)일 뿐 아니라 효소를 보충하는 보고의 역할을 한다.

예를 들면 우리나라의 고택들의 전통 음식들을 보면 모두가 장수음식으로 손색이 없다. 몇 가지 예를 들면 다음과 같다.

① 청송 심씨 심부자댁 송이+무+전골, 된장에 짭짤하게 버무린 돼지고기 맥적, 고추 장아찌, 2년 묵은 김장김치 ② 입암종부 양진당의 안동 자반고등어 조림, 대추 죽과 대주 과편 ③ 박세당 반남 박 씨 종갓집의 김치 되비지탕, 개성식 보쌈김치, 집장, ④ 석계고택의 가보 340년 전에 기록된 음식디미방(우리나라 최초 한국음식 요리서)에서 전해내려 온 석류탕(석류모양을 한 만두)과 잡과편 등 우리나라에서 겨울에 먹는 영양식이고 장수 식품으로 평가되는 음식들이다.

이런 겨울철 장수식품들을 보면 겨울철은 운동부족으로 인한 혈액순환 장애를 예방하고 치유할 수 있도록 체내의 노폐물을 분해/배출하는 효과를 가지는 것이 특징이다. 이렇듯이 우리나라 계절 음식은 우리 신체의 변화에 맞추어 먹으면 무병하게 살아갈 수 있는 과학적이고 합리적인 음식이라고 자랑 할 수 있다.

현대인들은 우리나라 고유의 음식을 멀리하고 인공화학 합성물이 가득한 서구식 식습관을 즐기고 있어 어느 것이 병을 발생케 한 원인인지도 모르는 질병에 시달리며 살아간다.

이처럼 현대의병은 원인이 다원적이고 복잡하고 미묘하다. 그러나 일단 병에 걸렸다 하면 효과적인 치료를 위해 환자나 의사나 약학자들이 너나 할 것 없이 한 덩어리가 되어 병이 발생하게 된 근본적인 이유를 찾아야 할 것이다.

예를 들면 성병을 치료할 때 긴 시간을 투자하여 성병 균을 개별적으로 채취하여 임상 배양하여 그 균이 어떤 항생제에 죽는가를 알아내어 치료에 들어가는 것처럼 아무리 어렵고 막연한 것 같아도 발병 원인을 꼭 찾아내야 효과적인 치료에 의한 완쾌를 기대할 수 있을 것이다.

이제는 의학자나 환자나 생각을 바꿔야 한다고 생각한다. 살아오면서 발생한 질병이기에 질병의 원인의 살아온 과정을 역(逆)으로 추적하면서 원인을 찾아가야 할 것이다. 그 중심에 있는 것이 바로 하나는 식습관이고 또 다른 하나는 생활습관에서 찾아야 한다는 것을 환자나 의사나 생각을 바꿔야 한다는 것이다. 이런 변화를 가지지 않고는 앞으로 닥쳐올 창궐하는 질병을 이겨내지 못한다는 것이다.

#6-1. 음식과 암 발생과의 관계

요즘 매스컴에 오르내리는 이야기에 건강에 관한 뉴스가 많아졌다. 그만큼 건강에 관한 관심이 많아지고 있다는 증거이기도 하고 관심이 많다고 하는 것은 실제 건강이 많이 나빠지고 있다는 것이다.

평균수명이 길어져서 노인들의 복지 문제가 큰 문제가 되기도 하지만 그리 문제될 것이 없다. 건강만 하다면야 무엇이 문제가 되겠는가!

문제는 살아가면서 병이 들어 병원신세를 져야 하는 것 중에 가장 무서워하는 것이 암(癌)이다.

일반적인 사람들의 마음을 보면 암이 발생하면 "나는 그냥 죽는구나!" 하는 생각이 지배적이기에 암을 이겨내지 못하는 것이다.

그런 생각을 가지는 것도 이해가 간다. 신문지상에 발표된 자료를 보면 매년 사망자 중에서 암으로 인한 사망자가 가장 많기 때문이다.

> - 암 발생의 원인을 보면 음식, 호흡, 운동, 자연환경, 마음 등 여러 가지가 있으나 이중에서 음식과 암 발생과의 관계를 국한시켜 알아본다.
> - 잘못 이해하면 암은 음식과의 관계에서만 발생한다는 오해의 소지가 있을 수 있어 미리 밝혀둔다.

지금부터 알아볼 내용은 ① 암이 어떻게 발생하는지 ② 암이 잘 발생하는 사람은 어떤 사람들인가 하는 이야기를 하고자 한다.

1. 우리 몸속의 세포가 어떻게 하여 암세포로 변하는 가를 알아본다.

우리는 태어나면서 암세포를 가지고 태어나는 것은 아니다. 그래서 어려서는 유방암이나 간암 같은 암이 발생하지 않는 것이다. 그러다 보니 암세포는 살아가면서 식습관이나 생활습관의 잘못으로 인하여 발생한다는 것을 어렴풋이 알 수 있다.

우선 일반 건강한 세포가 암으로 변하는 단계를 크게 세단계로 나누어 알아본다.

1) 제1단계: 건강한 세포를 공격하는 나쁜 물질들이 쌓이는 단계

우리가 하루 세끼 먹는 음식물에 한해서 설명한다. 육류, 불에 너무 탄 음식, 과음과 과식, 흡연을 하면 발암물질을 자극하여 잠에서 깨운다. 이런 음식을 자주 많이 먹으면 간(肝)에서는 "1상 효소"라는 물질이 활발하게 작용을 시작한다.

이것은 발암물질의 전구물질들이 실제 발암물질로 변화하는 것을 촉진하는 역할을 한다. 이때 우리 몸은 이러한 물질들이 생기는 것을 그냥 놔두지 않는다.

간에서는 "2상 효소"라는 물질을 활성화시켜 "1상 효소" 작용을 억제하는 음식을 자주 섭취하면 암 물질 활성화를 억제 할 수 있다.

· 2상 효소란?

발암물질을 해독하거나 저해, 억제, 분해하는 효소다. 2상효소의 활성화를 위한 음식들로는 마늘의 유황화합물, 엘라직산, 녹차의 카테킨 등이며 이들은 십자화과 식물(양배추, 케일, 브로컬리)이나 비타민-C, 식이섬유에 많이 들어있다.

정리하면 암을 발생시키는 물질들을 억제하려면 육류, 불에 너무 탄 음식, 과음과 과식, 흡연을 하지 않는 식습관과 생활습관을 갖는 것이 제일 좋다. 그러나 어쩔 수 없는 상황이라면 2상효소의 활성화를 위한 음식을 자주 먹는 것이 암 발생을 예방하는 방법일 것이다.

2) 제2단계: 암세포가 본격적으로 발생하는 단계

몸에 나쁜 영향을 미치는 음식들을 과식함으로써 발암물질이 좋은 세포를 공격하여 견디다 못해 암세포로 변화된 상태를 말한다. 말 그대로 암세포가 생긴 것을 의미한다. 이러한 암세포는 세포분열을 활발하게 하여 자신들의 세력을 늘리려고 하고, 덩치를 키우려고 한다. 이러한 암세포의 증식과 분열에 기름을 붓는 것이 바로 활성산소라는 존재다. 이러한 활성산소는 과로나 스트레스 누적 시, 그리고 몸에 해로운 물질을 섭취 시에 더욱더 발생하여 암세포의 분열을 조장시킨다. 그러나 세상은 그리 호락호락하지 않다. 이런 활성산소를 제거하는 물질도 주었다.

활성산소를 제거하는 데 효과적인 성분들은 다음과 같다.

구분	많이 들어 있는 음식들	비고
유황화합물	양배추, 마늘, 양파, 무	체내에서 발효라는 과정을 거치면서 유용한 물질로 변화
카로틴	시금치, 당근, 부추, 호박	
비타민-C	딸기, 파슬리, 귤	
비타민-E	참기름, 들기름, 올리브, 현미, 아몬드	
폴리페놀	최근 밝혀진 강력한 항산화제: 적포도주, 생강, 녹차, 참깨	
라이코펜	토마토, 붉은색소가 든 과일류	

3) 제3단계: 암세포가 본격적으로 진행하는 단계

체내에서 발생한 암세포는 지속적인 분열을 하면서 생존하기 위해 안간힘을 쓴다. 이러한 암세포도 우리가 먹는 음식물속의 영양분을 섭취하면서 세력을 늘려간다. 이러한 암세포를 줄이는 방법은 2단계에서 알아본 것처럼 암을 공격하는 음식을 자주 먹어 암세포를 죽이는 방법을 강구하자는 것이다.

그러다 보면 암세포가 견디지 못하고 스스로 고사하든지 아니면 자살을 하는 경우가 발생할 수밖에 없을 것이다. 서양의학 용어로 암세포가 자살하는 것을 '아폽토시스'라고 한다.

암세포가 자살을 하도록 돕는 음식이 또 있다. 이런 것을 보면 암이 발생했다 하더라도 살아날 구멍은 있다는 것이다. 희망을 가지자.

도표를 통해 정리한다.

구분	효과 성분
콩, 된장, 청국장	제니스테인
포도주	라스베라트롤
배추	베타시토스테롤

중요한 것은 암이 발생하기까지 약 20여 년이 걸리듯이 암을 고치려 할 때도 이와 같이 꾸준한 음식의 섭생을 통하여 암세포를 사멸시켜야 한다. 일시적인 건강식품이나 보약을 먹고 암을 이기려 하지 말아야 한다.

그러나 상식 밖의 일들이 발생하고 있다.

① 술/담배를 일체 하지 않고 채식만 하는 스님들이 육류를 먹어서 발생한다는 대장암이 발생하는 것은 무슨 조화란 말인가? 이 뿐인가!

② 육류를 즐기고 음주/흡연을 일삼는 생활을 했는데도 60~70이 될 때 까지 대장이 깨끗한 사람은 무슨 조화란 말인가?

③ 또 항상 같은 량의 음주와 담배를 즐겨도 암이 발생하는 시기가 다른 이유는 무슨 일이란 말인가?

왜 이런 희한한 일이 발생하는가? 하는 의문을 가져 본다. 가천의대 함 교수는 부모 양쪽으로부터 물려받은 유전자 때문이라고 의견을 제시하고 있다.

함 교수가 제시하고 있는 암 발생 관련 세 가지 부류의 사람들에 대하여 정리해 본다.

① 암에 걸릴 확률이 상당히 높은 사람들

사람은 암 관련 유전자를 약 150개 정도 가지고 있다고 한다. 이 중에는 암 유발인자가 100여개, 암 억제 유전자가 50여개로 구성되어 있다고 한다. 그런데 엄마와 아빠의 암 유전자가 한 쌍을 이룰 때 암이 발생할 수 있다는 것이다.

즉 양쪽 부모가 모두 암 유전인자를 가지고 있다면 자식들은 암이 걸릴 확률이 상당히 높다.

② 암에 걸릴 수도 알 걸릴 수도 있는 사람들

이것은 부모 양쪽 중에 어느 한 사람이 암 유전자를 가지고 있으면 50%의 암 발생 확률이 있다는 것이다.

이때 암 발생의 촉매 역할을 하는 술(과음)이나, 담배, 고지방식, 또는 화학물질(인스턴트음식이나 인공합성물질/ 화학합성물질)의 과다 섭취 시 암이 발현할 수 있다.

③ 암에 걸릴 가능성이 낮은 사람들

부모 모두가 암 인자를 가지고 있지 않은 후손들이다. 그러나 암세포를 자극하여 암세포를 발생하게 하는 나쁜 식습관을 지속적으로 가진다면 역시 암이 발생할 수 있다.

이런 유전자의 차이로 인하여 위에서 본 세 가지 유형의 사람들이 똑같은 식습관을 가져도 암 발생시기가 모두 다르게 나타날 수 있다.

서울대 병원 암연구소 송 용상 교수는 어떤 유전자를 갖든 염색체를 공격하는 나쁜 식습관을 가지면 누구나 암이 발생할 수 있다. 다만 발생 시기가 차이가 있을 뿐이라고 말하고 있다.

암유전자는 조금씩 변화를 한다. 일반 유전자가 암 유전자로 발현되기까지는 약 20년이 소요된다.

① 부모 모두가 암 유전인자를 가지고 있다 하여도 올바른 식습관을 가지면 발현시기를 늦출 수 있다.
② 부모 모두가 암 유전인자가 있는 상태에서 일반적인 식사를 한다면 40~50대가 되면 암이 발생한다.
③ 부모 모두가 암 유전인자를 가지고 있지 않다면 음식을 골고루 잘 먹으면 암 발생 없이 건강하게 살 수 있다.

※ 도대체 암유전자는 얼마나 가지고 있는 것일까?
① 양쪽 부모 모두 3대 조상까지 살펴보고, ② 같은 항렬 친척 중에서 암 환자가 얼마나 있는가를 보고 암 환자가 1명 증가 시마다 암 발생 위험성은 몇 배로 증가한다는 것을 알면 된다.

· <u>누구는 20대, 누구는 50대에 암이 발생하는가?</u>

우리 몸의 세포는 24세까지 성장을 왕성하게 하여 특별한 경우를 제외하고는 큰 질병이 발생하지 않는다. 왜냐하면 세포가 증식하려면 에너지의 사용도 필요하고 하면서 몸은 항상 열기가 가득한 상태이기 때문에 우리의 정상 체온인 36.5℃를 항상 유지할 수 있다.

그러나 24세를 넘기면서 세포가 증식을 마치고 서서히 사멸을 시작한다. 이 시점부터 몸은 서서히 차가워지기 시작한다고 보면 된다. 이때부터 건강관리를 해야 한다. 아니 건강관리는 어려서부터 즉 24세 이전부터 해야 하는 것이 옳을 것이다.

그러나 우리는 이 나이에는 공부하랴 직장 다니랴 개인의 능력 향상하랴 하는데 정신없이 생활을 하다 보니 건강관리를 소홀히 한 것이다.

그러나 이런 시간들이 약 20년이 지나 40~50대가 되면 여기저기 다양한 질환들이 발생하는 것이다.

암세포는 겉으로 발현되기까지는 약 20여년이 소요된다고 한다. 여기에는 또 다른 이유가 있다.

20세 중간 정도의 나이가 되면 부모로부터 먹던 식습관을 벗어나서 새로운 식습관을 가지게 된다. 내게 맞는지 안 맞는지도 모른 채 밖에서 외식을 하는 경우가 발생하는 것이다.

더 무서운 것은 얼마 전부터 학교급식을 일률적으로 한다는 것이다. 각자의 체질이 모두 다른데 학교급식을 일률적으로 급식을 하다 보니 앞으로 약 10년이 흐르면 더 많은 암 환자들이 발생할 것은 자명한일이다.

또 다른 것은 결혼을 한다는 것이다. 결혼 후 주로 신랑의 입맛에 맞게 음식을 준비하는 경향이 많지요. 지나온 시간의 음식이 결혼함과 동시에 신랑의 입맛의 음식으로 바뀌면서 여자들의 음식이 주로 바뀌어 진다는 것이지요.

이러한 생활의 변화를 겪는 동안에 우리는 다양한 변화를 겪으면서 살아가고 있습니다. 이런 변화를 누구나가 겪는 현상인데도 암 발생의 시기가 왜 다르게 나타나느냐 하는 것을 알아본다.

- 20~30대에 암이 발생하는 사람들
 ・부모가 모두 유전인자를 가지고 있으면서 잘못된 식습관을 한 경우
 ・부모 한쪽이 유전자를 가지고 있으면서 잘못된 식습관을 가진 경우

- 30~40대에 암이 발생하는 사람들
 ・부모가 모두 유전인자를 가지고 있으면서 잘못된 식습관을 한 경우
 ・부모 한쪽이 유전인자를 가지고 있으면서 잘못된 식습관을 가진 경우
 ・유전인자가 없어도 잘못된 식습관을 한 경우

- 40~50대에 암이 발생하는 사람들
 ・부모 한쪽이 유전인자를 가지고 있으면서 잘못된 식습관을 가진 경우
 ・유전인자가 없어도 잘못된 식습관을 가진 경우
 ・스트레스누적이나 과로, 과식을 한 경우

- <u>50대 이후 암이 발생하는 사람들</u>

- ·부모 한쪽이 유전인자를 가지고 있으면서 잘못된 식습관을 가진 경우
- ·유전인자가 없어도 잘못된 식습관을 가진 경우
- ·스트레스누적이나 과로, 과식을 한 경우
- ·갑작스러운 생활환경의 변화와 심리적인 변화로 인한 호르몬의 변화

위에서 보듯이 암이 연령대별로 발생하는 것 중에서 가장 크게 영향을 미치는 것은 바로 식습관의 잘못에서 오는 것을 알 수 있다.

내 체질을 알고 체질에 맞는 식습관을 가진다면 혈액순환장애로 인해 발생한다는 암을 비롯한 다양한 성인 질환들을 예방하거나 치유할 수 있 희망이 보인다.

이제 남은 것은 꾸준한 실천만이 예방과 치유의 선물을 안겨줄 것이다.

식습관으로 인해 어느 사람은 젊은 나이에 누구는 중년이후에 암이 발생한다니 슬픈 일이다.

평생을 먹고 살아야 하는 음식을 너무나 쉽게 생각한 결과다. 지금까지 내가 어떤 체질이고 어떤 음식을 먹어야 하는지를 소홀하게 생각 아니 무심코 넘겼던 것을 병이 발생하고 난 뒤에 찾으려 하고 있으니 무슨 소용이 있겠는가!

예방의 중요함은 이제야 알다니 무지함을 탓해야 할 것이다.

그러나 지금부터라도 시작해보라!

자신의 건강에 대하여 생각하고 실천한다면 밝은 희망이 보일 것이다.

#6-2. 암을 예방하고, 이겨내는 방법에 대하여

연일 암 환자들이 점점 증가하고 있다는 방송내용은 있어도 암 환자들이 줄어들고 있다는 내용이 없어 가슴 아프다.

얼마 전 KBS <생로병사의 비밀>이라는 방송에서 등록된 암 환자가 100만 명이라고 한다. 등록되지 않은 환자를 합하면 더 많은 수의 암 환자가 있을 것이라 추정하고 있다.

주변에 보면 돌아보기가 무섭게 암 환자가 많다. 특히 요양병원에 가보면 너무 가슴이 아파 온다. 대학병원에 가 봐도 암 환자는 넘쳐난다.
어찌된 일인가?
이상한 점이 있다. 현대 의학이 그렇게 발달 했는데도 왜 암 환자는 점점 더 많아지는 것은 이해가 가질 않는다. 도대체 무엇이 문제이기에 과거보다 잘 먹고 잘 사는 것은 확실한데 암 환자는 증가하고 있다니?

가끔은 희망의 메시지를 전달하는 사람들이 있어 다행이다.
"암을 이겨낸 사람들의 이야기다." 이들은 어떻게 암(癌)을 이겨낼 수 있었는가?

암을 이겨낸 사람들을 보면 무엇이 특별한 것이 있는 줄 알지만 아니다. 그냥 자연과 함께 하는 평범한 일상이라는 것이다.

암을 이겨낸 사람들의 공통적인 내용을 정리해 본다.

1. 항암치료, 방사선 치료, 수술요법으로 치료를 했었다는 사실이다.
2. 서양의학적인 치료를 1~2년 했는데도 결과는 완치를 하지 못하고 이제는 병원에서 더 이상 할 것이 없으니 집에서 잘 휴식하시라는 이야기를 들었던 사람들이다.
3. 부부가 모두 함께 이겨냈다는 것이다.
4. 대도시를 떠나 시골에서 생활을 하면서 암을 이겨 냈다는 점이다.
5. 햇빛, 공기, 물이 좋은 곳을 찾아서 그곳에 왔다는 점이다.

6. 음식은 우리 고유의 토속 음식을 먹고 있다는 점이다.

7. 산야초든 뭐든 발효음식을 만들어 먹고 있다는 점이다.

8. 자연과 함께하면서 항암, 방사선, 수술을 멀리하면서 부터 서서히 암을 이겨 내고 건강하게 잘 살고 있다는 것이다.

9. 자연과 함께 생활하면서 자연과 대화를 하면서 살아가고 자연의 모든 것에 감사하는 마음을 가지고 살아간다는 것이다.

이들 암 환자들의 이야기를 들어 보면 병원치료를 시작 할 때는 금방이라도 완치되어 모두 털고 일어설 것만 같았다고 한다. 어느 누구도 암이 발생한 것에 대한 원인을 이야기 하는 사람은 없고 치료 방법에 초점을 맞추어 시작했다는 점이다.

원인을 덮어두고 외향적인 치료만 했으니 정신도 육체도 힘든 상태에서 인위적인 것은 아무 도움이 되지 못한다는 것을 깊이 깨달은 후에 나는 "자연치유의 길을 선택했노라"고 말하고 "결국에는 이겨냈노라"고 자연의 위대함에 감사하며 살아간다고 말하고 있다.

자연과 거리가 멀면 멀수록 우리는 병들어 고생한다는 사실을 알아야 한다. 그것이 바로 과학 문명의 혜택을 많이 누릴수록 다양한 질환에 시달리면서 살아갈 수밖에 없다는 것이다.

다시 뒤집어 알아보면

암을 이겨낸 사람들의 이야기를 주의 깊게 살펴보면 쉽게 답을 얻을 수 있다. **<u>암을 이겨낸 것들이, 암을 예방하는 방법도 된다</u>**는 것이다.

1. 항암치료, 방사선 치료, 수술요법으로 치료를 했었다는 사실이다.

서양의학적인 치료나 검사를 받지 않는 것이 암을 예방(豫防)하는 길이다. 조기검진 조기치료하면 무슨 생명 연장이 된다는 것인가? 자연적으로 생겼으니 자연적으로 사라질 수 있도록 내버려 두는 것이 최선의 방법이다. 그래서 자연과 함께 생활한 환우들이 웃음을 얻은 것이다.

2. 서양의학적인 치료를 1~2년 했는데도 결과는 완치를 하지 못하고 이제는 병원에서 더 이상 할 것이 없으니 집에서 잘 휴식하시라는 이야기를 들었던 사람들이다.

이런 이야기를 들으면 가슴이 탁 막힌다는 것이다. 병원에서 치료하면 모두 고치는 줄 알았는데 더 이상 해줄 것이 없으니 나가서 죽으라고 통보를 받으니 오히려 독기(毒氣)가 생기더라는 것이다. 나는 살아야 한다고! 더 겁이 나는 것은 주변에 같이 치료를 하던 환우가 어느 날 갑자기 하늘나라로 떠나는 모습을 보면 더 겁이 난다.

1) 잘 휴식하라는 것과 편안한 휴식을 어떻게 하란 말인가?

① 마음의 편안한 휴식이란?

비교하지 말고 화내지 말자. 자연은 비교하거나 화내지 않는다는 것을 자연과 함께 생활하면서 자연에게서 배우는 시간을 가지라는 것이다. 사람은 타인의 것과 내 것을 비교하면서 불만과 불평, 스트레스가 발생하기 시작한다. 자기에게 주어진 것에 만족하며 살아가는 자연과 대화하고 스트레스 없이 살아가는 방법을 배우는 마음의 휴식을 가지라는 것이다.

② 눈에 관한 휴식이란?

자연은 과시하거나 뽐내거나 하는 과식의 모습을 보여주지 않는다. 각자의 특성을 가지고 있는 그대로의 모습을 보여주고 있다. 자연의 아름다움을 많이 보고 느끼며 살자. 각자의 것에 대해 시기하거나 질투하지 아니하고 작은 햇빛 하나에도 감사하며 살아가는 아름다운 자연의 모습을 눈에 가득 담으면서 생활 하라는 것이다.

③ 입에 관한 휴식이란?

자연은 맛은 입을 현혹시키지도 않으면 있는 그대로의 맛을 주면서 깊은 맛을 느끼고 과식하지 않게 하는 힘이 있다. 건강을 지켜주는 자연의 맛을 느끼며 감사하게 먹자.

자연이 인간에게 준 자연의 맛을 그대로 느끼면서 거친 음식을 먹으면서 맛을 음미하고 자연과 함께하라는 것이다.

인위적으로 만들어진 식품 첨가물에 찌들지 아니하고 자연의 순순함에 감사하며 먹자는 것이다.

④ 코에 관한 휴식이란?

대도시의 공해에 찌든 공기보다는 자연이 주는 숲속의 싱그러운 좋은 공기마시고 자연의 냄새를 마시자. 대도시 수많은 공기의 오염에서 벗어나 자연의 향기가 가득한 시골에서 식물의 내놓는 싱그러움을 마시면서 심신 수양을 하면서 몸과 마음을 정화시켜 면역력을 향상시켜 건강을 되찾자는 것이다.

⑤ 귀에 관한 휴식이란?

자연이 내는 소리는 인간의 뇌를 자극하지 않는다. 즉 스트레스를 주지 않는다는 것이다. 자연이 부르는 바람소리, 새소리, 시냇물 소리 등의 노래 소리를 들으면서 마음속의 스트레스를 날려버리고 나 자신도 하나의 자연이 되어 자연의 소리를 듣고 대화하며 살자.

위에서 알아본 다섯 가지 휴식을 통해서 얻은 것이 바로 "질병을 이겨내는 것은 자연과 함께하는 일뿐"이라고 잘라 말한다.

3. 부부(夫婦)가 모두 함께 이겨냈다는 것이다.

남편은 남편대로, 아내는 아내대로 살아오면서 서로 소통(疏通)이 되지 않는 생활을 해 왔었다는 점이다. 소통이 되면 아픔이 사라지고, 소통이 안 되면 아픔이 온다는 것이 진리다.

이제부터라도 서로를 존중하고 대화를 하면서 서로를 이해하고, 아끼고, 사랑하는 마음을 가지고 소통한다면 암을 예방할 수 있을 것이다.

예를 들면, 밥을 먹고 소통이 안 되면 변비가 걸리고, 그 변비로 인해서 만병이 발생하는 것을 어린아이들도 다 안다.

그런데 어른이 되면서 서로 미워하고 바쁘다는 핑계로 대화시간도 적어지고 결국에는 별거를 하고 이혼을 하는 사태까지 발생한다.

마음의 소통이 되지 않고 막혀 있으니 육체의 소통인들 제대로 될 수 가 있겠는가!

소통 될 리가 없다. 그러니 "흐르지 않는 물은 썩기 마련인 것을 마음도 막혀 썩고 육체도 막혀 썩으니 어찌 암이 발생하지 않겠소!

건강할 때 소통하면서 산다면 암 발생을 예방하는 방법이라 말하고 있다.

4. 대도시를 떠나 시골에서 생활을 하면서 암을 이겨 냈다는 점이다.

대도시에는 기본적으로 살아가기에는 편리할지 모르지만 그만큼 보이지 않는 환경 공해 독에 찌들어 살고 있다는 것이다. 전자파, 환경호르몬, 화학첨가물이 가득한 유해음식물 덩어리들, 소음공해 삶의 모든 것들이 암을 발생시킬 수 있는 원인들이라는 점이다.

그렇다면 대도시를 떠나서 생활하는 것이다.

대도시를 떠날 수 없다면 일주일에 한 번 씩이라도 가까운 산행을 하는 것만으로도 암 발생을 줄일 수 있다는 것이다.

우리나라처럼 차를 타고 30분 정도 나가면 어느 곳이든지 산행을 할 수 있는 좋은 조건이 있다는 것은 크나큰 행복이다. 그런데도 밖으로 나가지 않고 집에서 뒹굴고 있다는 것은 게으름의 결과다.

게으른 것은 본인의 잘못이다. 그 결과 나쁜 악성이 다가오는 것이다.

서울대공원이나 학교, 한강변, 국립 현충원, 고궁 등은 내 생활 주변에 널려있는 자연치유를 위한 보약들인 셈이다. **보약이 꼭 입으로 먹어야만 보약이라는 생각을 버리자.**

시골에서 생활을 하다 보면 논과 밭에서 나물도 뜯고 산과 들로 다니면서 자연스럽게 흙과 접촉하게 된다.

흙에는 우리가 모르는 비밀이 숨겨져 있다. 영국 요크대학의 연구팀의 연구 결과에 의하면 토양에 있는 다량의 "클로스트리디아"라는 박테리아는 인체에 무해하며 암세포만을 골라 처리 한다는 사실을 확인했다. 이 클로스트리디아는 산소가 부족한 상태에서 살아남은 미생물로서 산소가 부족한 상태에서도 암세포를 파괴한다는 것을 밝혀냈다. 그래서 우리가 알지 못하고 암이 발생하면 시골로 내려가서 산골 생활을 하면서 암을 치유한 사람들이 나타나게 되는 이유일 것이다.

대도시에서는 흙속의 박테리아를 접할 기회가 없으니 어떻게 암을 이겨낼 수가 있단 말인가! 아니 고칠 수가 없다고 보면 된다.

암을 이기려면 시골로 가라고 말하고 있다.

5. 햇빛, 공기, 물이 좋은 곳을 찾아서 시골로 왔다는 점이다.

대도시는 수많은 건물들로 인하여 햇빛을 보는 시간이 시골 생활보다 적다. 햇빛을 1일 15분 이상 쬐어야 골밀도에 관여하는 비타민-D가 형성되는데 대도시에서의 생활은 그렇지 못하다.

그러다 보니 골밀도가 낮아지면서 뼛속 골수에서 하는 조혈기능이 저하되어 혈액생산량이 줄어들게 되고 이로 인해 혈액순환 장애로 말미 아마 저체온증이 발생하면서 면역력저하로 이어지게 되어 암이 발생하게 되는 것이다.

그러니 시골 생활은 집 밖을 나가면 하루 종일 햇빛에 노출되어 비타민-D의 생성여건이 마련되고 걷지 않으면 안 되기에 충분한 운동도 되고 자연스럽게 몸에서 필요한 에너지를 공급하고 발생케 하는 여건이 된다.

두 번째는 맑은 공기는 폐 기능을 좋게 하여 몸 안의 산소량이 풍부하게 하여 몸을 따뜻하게 만들어 주니 면역력이 향상되어 건강할 수밖에 없다. 또한 맑은 물을 먹음으로서 물속에 녹이 있는 용존 산소를 보충함으로써 몸은 자연스럽게 따뜻해지면서 면역력이 오르니 암이 사라져 가는 구조다. 아니 시골 생활을 한다면 암 자체가 발생할 수가 없다.

6. 음식은 우리 고유의 토속 음식을 먹고 있다는 점이다.

우리 몸의 암 세포라고 하면 이상세포 또는 정상세포가 변형된 세포라고 표현한다. 이상세포가 왜 발생하느냐를 분석해 보면 된다. 아니 이것보다는 암 환자와 정상인을 놓고 비교해 보면 쉽다.

체질을 보면 암 환자는 산성도가 높고 정상인은 알칼리성이 높다. 우리가 산성과 알칼리를 구분하는 기준치는 ph 7.35~7.45를 놓고 이보다 낮으면 즉 예를 들면 ph가 6.3이면 산성체질, 반대로 높은 ph가 8.3이면 알칼리성체질이라고 표현한다.

건강한 사람들의 체액을 보면 약 알칼리성이 많고, 암 환자들의 체액을 보면 산성이 많다고 한다면 암 환자들의 체액을 약 알칼리성으로 만들어 주면 된다는 답이 나온다.

그렇다면 음식으로 정리해 본다.
산성을 띠는 음식을 적게 먹고, 알칼리성 음식을 많이 먹으면 된다는 쉬운 결론이다.

산성 음식	알칼리성 음식
유제품, 우유, 육류, 가공식품, 화학합성 첨가물, 청량음료 스포츠 음료, 백색설탕/아스파탐이 첨가된 식품 등	야채, 과일, 해조류, 천일염, 발효식품, 염장식품, 장류, 젓갈류

가공식품은 가공식품 정제 과정에서 25가지의 영양소를 제거하고 합성화학물질로 된 비타민, 섬유소, 미네랄, 인터페론 등 5가지를 다시 보충한다. 이 첨가되는 것들은 영양소가 아니라 합성화학 물질로서 방부제 역할을 한다.

예를 들어 아스파탐은 사카린과 함께 가장 논란이 심한 식품 첨가제다. 사실 1980년대 들어서면서 급증하고 있는 주의력 결핍증, 다발성 경화증, 뇌암 등은 아스파탐과 깊은 연관이 있다. 아스파탐은 분명히 체내에서 1급 발암성 물질인 포름알데히드와 디케토피페라진으로 분해되어 지방층에 축적되기 때문이다. 이런 아스파탐이 우리가 먹고 있는 가공 식품들에는 거의 모두 들어가 있다는 사실에 놀라울 뿐이다.

반면 우리 일상생활에서 얻을 수 있는 마늘은 고혈압뿐만 아니라 피로회복, 항암효과, 당뇨병치료, 노화지연 등에도 탁월한 효능이 있다. 게다가 마늘 속에 들어 있는 알리신은 혈액 내 혈소판이 서로 달라붙지 않게 하여 혈전이 생기는 것을 막아주기 때문에 심장 질환 예방에 큰 효과가 잇고, 또한 페니실린보다 강력한 살균작용과 항균작용을 하기 때문에 감염성 질병이나 상처에도 효능이 우수하다. 고혈압을 예방하기 위해서는 채식을 통해 칼륨과 칼슘, 마그네슘, 섬유소를 충분히 섭취하고 적절히 운동을 유지하는 것이 좋다. 이렇게 마늘과 같은 자연 물질들이 우수한 까닭은 면역체계를 강화시켜주면서도 부적용이 거의 없기 때문이다.

이것이 바로 자연이 인간에게 준 최고의 선물이다. 암과 같은 질병을 예방하는 것은 바로 자연과 함께하는 것이고, 자연이 인간에게 준 선물을 고맙게 받고 자연에 감사하는 마음으로 살아가면 되는 것이다.

7. 산야초든 뭐든 발효음식을 만들어 먹고 있다는 점이다.

암을 이겨낸 사람들의 공통사항 중에 하나는 무엇인지는 모르지만 자연에서 돋아난 식물들을(약초라고 하는 이름 모를 산야초들) 발효시켜 상복(항상 먹고 있다)하고 있다는 점이다.

1) 발효(醱酵)음식이란?

발효는 넓은 의미로는 미생물이나 균류 등을 이용해 인간에게 유용한 물질을 얻어내는 과정을 말하고, 좁은 의미로는 산소를 이용하지 않고 에너지를 얻는 당 분해과정을 말한다.

부패란 미생물이 유기물을 분해 할 때 악취를 내거나 유독물질을 생성하는 경우를 말한다. 이는 부패균에 의해 일어나는데 발효(醱酵)와 부패(腐敗)는 모두 미생물에 의한 유기물의 분해 현상이지만 발효와 부패의 차이는 인간에게 있어 유용한 경우는 발효라고 부르고, 유용하지 못한 경우에 한하여 부패라고 부르지만, 발효도 넓은 의미에서는 부패에 포함된다.

2) 발효의 종류

① 젖산 발효(젖산균)
② 알코올발효(효모)
③ 프로피온산 발효(프로피온산 균)
④ 메탄 발효(메탄세균)
⑤ 수소발효
⑥ 글리세르 발효
⑦ 유산균 발효(유산균)

3) 발효식품이란?

인간의 조리 음식 방법으로 널리 활용되는 기술이며, 인간이 먹는 음식의1/3은 발효음식이다. 김치, 장류, 청주, 포도주 등의 각종 주류, 식초, 빵, 치즈, 요구르트, 젓갈류 등이다.

4) 발효음식이 인간에게 어떤 점이 이로운가?

발효음식이란 상한 음식이다. 우리는 상한 음식을 먹으면 바로 반사반응을 한다. 하나는 구토하는 것이고, 다른 하나는 설사를 통해 밖으로 배출하고자 한다. 이런 과정을 하는 과정에서 우리 몸 내부는 열을 발생하게 된다. 열을 발생케 하는 이유는 세균 번식을 하지 못하도록 하는 치유 반응이고, 이와 함께 혈액순환을 빠르게 진행시켜 정상 체온을 유지시킨다. 이렇게 하면 몸에 저항력이 높아지면서 건강해 지는 구조다. 술도 사실은 썩은 음식이다. 이런 술을 먹으면 몸 안이 열이 발생하는 것과 같다. 그래서 발효음식을 먹으면 면역력이 올라 질병을 치유한다고 말하는 것이다. 이러한 발효음식은 효소 뿐 만 아니라 우리 고유의 간장 된장 고추장 김치 젓갈류 등이다. 우리고유의 토속음식들이 모두 최고의 항암 효과를 가졌기에 암을 이겨내는 역할을 톡톡히 한 것이라 하겠다.

8. 자연과 함께하면서 항암, 방사선, 수술을 멀리하면서 부터 서서히 암을 이겨 내고 건강하게 잘 살고 있다는 것이다.

세계적인 일본의 면역학자인 아보 도오루 교수는 암 치료를 중단해야 오래 산다고 강조하고 있다. 왜 그런가 하면 약물, 방사선, 수술요법의 부작용을 누구보다 잘 알고 있기 때문이다. 그런데도 우리 나라의사들은 항암치료를 하는 것이 무슨 의사들의 실력을 자랑이나 하듯이 그리고 나라에서는 조기 검진을 부추기고 있는 것도 한심한 노릇이다.

식자우환(識字憂患)이라는 말처럼 때로는 모르는 것이 좋을 때도 있다. 이런 것 중에 하나가 암에 관한 상식이다. 모르면 그냥 사는데 까지 살다가 죽는데 미리 찾아내어 돈은 돈대로 버리고 고생 고생하다가 죽는 결과를 초래하는 것이 오늘날의 의료현실이다.

우리 몸은 두 가지에 의해서 병이 들고, 병을 치유할 수 있고, 병을 예방할 수 있다.

하나는 내 몸에, 내 체질에 맞게 먹는 식습관을 올바르게 하는 것이고, 다른 하나는 내 몸에 맞게 운동을 하는 것이다.

앞서도 말한 바 있지만 방송이나 신문 병원을 드나들면서 또는 오며가며 살면서 들은 병원 치료나 대체요법들에 대해서 알고 있는 사항들이 많다. 그러다 보니 어떤 것이 내게 맞고 어떤 것이 맞지 않는 것인지를 선택하기가 어렵다. 그래서 어떠한 뚜렷한 결정을 내리지 못하고 우왕좌왕하는 사이에 병은 깊어만 가는 것이다.

자연과 함께하며 아픔을 이겨내도록 도움을 주는 것 중에 하나가 식이요법이다.

자연과 함께하는 마음으로 음양오행 체질 분류에 의한 1: 1 개인별 맞춤식 식이요법은 1년 4계절의 정기(精氣)를 모두 담고 있는 먹을거리를 즉 36가지 이상의 먹을거리(곡식+과일+야채+근과류 포함)를 식사대용으로 만들어 섭생하는 방법이다.

그것이 바로 체질(오행)생식요법이다.

체질(오행)생식 요법을 요약, 정리해 본다.
　① 자연의 사계절의 정기를 담고 있는 제철 음식이다.
　② 타고난 얼굴 즉 체질에 맞는 음식을 먹는 것이다.
　③ 개인이 가지고 있는 아픔에 대하여
　　　하나는 예방(豫防)을 위해 먹고,
　　　다른 하나는 치유(治癒)를 위해서 먹을 수 있는 음식이다.
　④ 과식을 예방하고 소식을 할 수 있는 식사법이다.
　⑤ 몸에서 필요로 하는 고른 영양을 섭취할 수 있는 식사법이다.

즉 ①~⑤까지 모두 통합한 식이 요법이 바로 체질(오행)생식 요법이다.

실천한 만큼만 좋아진다고 하는 진실을 체험해야 건강해 진다.

1톤의 아는 것보다 1g의 실천이 건강을 지킨다는 진리를 알아야 한다. 작은 것 하나라도 실천하지 않고는 어느 것도 변화되지 않는 다는 점이다.

가까운 체질연구소나 체질(오행)생식원을 찾아서 내 체질이 무엇인지 자세하게 상담한 후에 개인별 1:1 맞춤식으로 생식을 시작하면 좋은 결과를 얻을 수 있을 것이다.

9. 자연과 함께 생활하면서 자연과 대화를 하면서 살아가고 자연의 모든 것에 감사하는 마음을 가지고 살아간다는 것이다.

우리는 살아오면서 감사하는 마음의 표현을 잘 하지 못하는 편이다. 그러니 이제부터라도 모든 것에 감사하는 마음을 가졌으면 하는 마음이다.

<u>**미안해요, 고마워요, 사랑해요! 라는 말 12글자임에도 뭐가 그리도 하기 힘이 드는지!**</u>

수많은 날들을 살면서 모든 것에 감사해야 함에도 이제야 깨달았다는 우둔함에 부끄럽기만 하다.

아침에 눈을 뜨는 것도 감사해야 하고, 숨을 쉬는 것에도 감사해야 하고, 밥을 먹는 것에도 감사해야 하고 등 일상에서 일어나는 모든 것들에 대해서 감사하는 마음을 갖는다면 암이라는 고통은 오지도 않지만 있다손 치더라도 금방 사라 질것이라 확신한다.

왜냐하면 모든 병의 시작은 "마음에서부터 시작되고, 마무리하기 때문이다."

어떤 사람은 암이 완치 되었다가 13년 만에 다시 재발되어 아픔을 겪고 있는 사람이 있다. 이것은 과거의 마음으로 돌아갔기 때문이다.

그래서 암이 발생하지 않으려면, 또한 암이 발생했다하더라도 변(變)하면 암을 이길 수 있다.

부디 암을 이겨내고 건강한 인생을 위한 첫발걸음이 되었으면 한다.

#7. 소금 섭취량을 줄인다고 혈압이 낮아지지 않는다.

고혈압 분야 세계적인 석학인 마이클H. 앨더만 교수(미국 앨버트 아인슈타인 의대 교수)와의 대담내용을 요약 인용한다. (2015.8.26 소금박람회 천일염심포지엄)

주제: 소금 섭취량을 줄인다고 혈압이 낮아지지 않는다.

① 소금은 사람이 살아가는데 필수 영양소다. 전 세계 90% 사람들이 하루에 5~12.5g 의 소금을 섭취하고 있다. 이것은 하루 소금 섭취량 5~12.5g은 사람들이 건강을 유지하는 데 적당하다는 증거다. 우리가 지금 까지 나트륨을 적게 섭취했다면 아마 살아남지 못했을 것이다. 비타민, 미네랄, 나트륨 등 인체를 유지하는 데에 필요한 영양소는 많지만 그중 가장 중요한 것이 나트륨이다.

② 너무 적은 양의 소금 섭취는 교감신경에 작용하는 교감신경에 작용하는 호르몬 증가를 유발시켜 심혈관 건강을 위협한다. 이것은 신장에서 만들어지는 혈장 레닌이라는 효소가 호르몬을 활성화시켜 심혈관질환을 유발하는 것이다. 이것은 혈장의 여과율을 상승시키고 인슐린의 저항성을 높인다.
이렇듯이 나트륨을 적게 섭취하거나 지나치게 과도하게 섭취하면 질병에 걸린다. 혈압은 심혈관의 건강을 예상할 수 있는 여러 가지 항목 중의 하나일 뿐이다.

③ 나트륨은 필수 영양소이다. 전 세계 대부분의 사람들이 적당량의 나트륨을 섭취하고 있으며 이것을 바꿔서는 안된다. 설령 바꾼다 해도 이로 인한 혜택은 전혀 없다.

전 세계 인구의 90%에 달하는 사람이 현재 나트륨을 제대로 섭취하고 있다. 고혈압은 질병을 유발하는 원인일수 있지만 질병은 아니다.

나트륨을 과다 섭취하고 있는 사람들에 대해서는 소금의 양을 줄이라고 할 수 있겠지만 한국인 전체에 저염식을 강요한다면 큰 실수를 하는 것이다. 왜냐하면 대부분의 사람들이 정상적으로 살아가고 있기 때문이다.

전체 사람들에게 저염식을 강요한다면 일부 사람들의 건강을 해칠 수 있다. 나트륨 섭취를 줄이는 것이 무조건 몸에 좋다는 근거도 없다. 이를 바꾸려 했을 때 어떤 부작용이 일어날지는 누구도 모를 일이다.

④ 나트륨은 혈압이 올라가고 내려가는데 영향을 주는 하나의 요소이지 직접적인 연관이 있는 것은 아니다. 또한 하루 5g이하로 소금 섭취량을 줄인다고 해서 혈압이 낮아지진 않는다.

만약 사람들에게 혈압을 낮추기 위해 나트륨 섭취량을 줄이라고 하면 혈장 레닌 수치가 올라가 교감신경계를 활성화 시킬 것이다. 이것은 심혈관질환을 야기하게 된다. 또한 신장에서 나트륨과 수분의 재흡수, 배설과 같은 생리적인 현상들을 조절하는 알도스테론을 증가시키고, 인슐린저항성을 높인다. 나트륨 줄이기 정책은 대단히 위험할 수 있다.

⑤ 한국인이든 미국인이든 아프리카인이든 실제로 소금 섭취량을 분석해 보면 비슷하다. 또한 1950~1960년대나 지금이나 소금의 섭취량은 비슷하다. 식습관이 달라졌는데도 말이다. 여기에는 신체의 생리적인 이유가 있을 것이다. 소금의 섭취량은 몸 안에서 생리적으로 조절하는 것이지 국가에서 정책적으로 조절 되는 게 아니다.

⑥ 소금은 인류에게 꼭 필요한 영양소다. 우리가 지금까지 나트륨을 적게 섭취했다면 아마 살아남지 못했을 것이다. 건강을 유지하는 데 필요한 것은 너무 많은 양도 아닌 너무 적을 양도 아닌 적당량을 섭취하는 것이다. 적당량이라고 하는 것인 개인의 입맛에 맞게 먹는 것이다. 인체가 필요로 하는 영양소는 많지만 그 중 가장 중요한 것은 나트륨이다. 만약에 전 세계 95%의 인구가 잘못된 양의 나트륨을 섭취하고 있다면 나트륨을 구할 수 없는 소수 인원을 제외하고는 모두 변화(사망) 했을 것이다.

나트륨 섭취량을 줄이면 좋은 면보다 안 좋은 면이 많을 것이다. 심혈관계 질환(뇌졸중, 뇌경색, 동맥경화, 심근경색 등)을 앓고 있는 사람들에게 저염식을 권한다면 그들의 수명은 짧아질 것이다 몸 안에서 오히려 염기가 부족하면 염증, 부종, 세포 재생속도가 느려지고, 고혈압, 당뇨병, 발기부전, 탈모 등 만성병이 발생하며 피부노화현상도 빠르게 진행된다.

위의 내용에서 보면 방송이나 일부 몰지각한 의사들의 자기 전공분야도 아니면서 짜게 먹는 것이 고혈압을 올린다거나 고혈압의 원인이라고 떠들어대는 꼴을 보면 웃음만 퍼진다.

고혈압 분야의 세계적인 석학인 미국의 앨버트 아인슈타인 의과대학의 마이클H. 앨더만 교수의 이론에 귀를 기울여야 할 것이다. 그리고 짜게 먹으면 고혈압의 원인이라고 떠들어 댄 자신들이 얼마나 무식했던가를 깨닫고 깊이 반성하는 계기로 삼아야 할 것이다.

참고문헌

• 기적의 발마사지, 김교숙, 삼성출판사, 2009.
• 놀라운 자연 건강법, 배 성권 감수, 이 근영 엮음, 한국자연건강회, 2008.
• 다음"백과사전", 다음 인터넷 자료.
• 동양사상과 서양의학의 접목과 응용, 장 동순, 청홍출판사, 1999.
• 망진, 팽 청화 지음, 이상용/김종석 옮김, 청홍출판사, 2007.
• 병원에 가지 말아야 할 81가지 이유, 허현회, 맛있는책, 2012.
• 병을 치료하는 영양성분 가이드 북, 나가카와 유우조 지음, 정인영 옮김, 아카데미 북, 2005.
• 병이 악화되기 전에 반드시 나타나는 증상만 알아도 병을 고칠 수 있다. 이시하라 유미지음, 이동의 옮김, 전나무숲 출판사. 2009.
• 식품 동의보감, 유태종, 아카데미북, 2009.
• 오행생식요법, 김 춘식, 청홍출판사, 2012.
• 의사를 믿지 말아야 할 72가지 이유, 허현회, 맛있는책, 2013.
• 의사에게 살해당하지 않는 47가지 방법, 고도 마고토 지음, 이근아 옮김, 더난 출판사, 2015.
• 인산의학(월간지) 인산 죽염.
• 자연부항 사혈기법2, 김경배 지음, 상아기획, 2005.
• 중국의학과 철학, 가노우 요시미츠 지음, 여강 출판사.
• 중앙일보 매주 월요일 발행 "건강한 당신".
• 쪼개본 건강 상식, 리규하, 대원 미디어, 1996.
• 체온 면역력, 아보도오루, 중앙생활사, 2008.
• 침구의학 개론, 김동욱/류종훈 공저, 교육 문화원, 2003.
• 한의학 개설, 원광대학교 부설 한국전통의학 연구소, 열림사, 2002.
• 항암제로 살해당하다 1,2,3, 후나세 슌스께, 중앙생활사, 2008.
• 허준의 동의보감, 홍문화, 둥지 출판사. 1991.

지은이 소개

 박수용 박사는 고려대학원을 졸업(정치학 석사)하고, 중국 랴오닝성 중의약대학 (中醫藥大學)/ 중의연구원(中醫硏究院)을 졸업(중의학 박사)하였다. 中國 鐵路衛生學 校 韓國分校와 경기대학교 사회교육원 대체의학 교수를 지냈다.

100세 시대는 돌아오지만 아픔을 이겨낼 방법은 식습관과 생활습관을 바꾸지 않고는 어렵다는 점에 관심을 가지기 시작하여 생활습관병(성인병)을 예방하고 치유할 수 있는 방법 중의 하나인 체질별 식이요법을 집중해서 연구하고 있다.

오랜 경험을 바탕으로 체질별 식이요법(음식으로 못 고치는 병은, 약으로도 못 고친다)을 출간하게 되었고, 무엇보다도 전문 의료인이 아니더라도 일상생활 속에서 내 몸에 나타나는 전조증상을 안다면 병이 깊어지기 전에 예방하거나 치유 할 수 있도록 질병별 전조증상과 자연치유(음식(飲食)을 약(藥)처럼 먹어라)는 책을 출간하게 되었다. 또한 KBS 라디오에 출연하여 (FM 104.9) "박수용의 음식이 보약이다"라는 주제로 3년간 방송을 하였다. (출간 예정1~6권)

MBN TV "활기찬 주말 해피 라이프" 36회 "손쉬운 갱년기 예방, 발바닥의 혈점을 공략하라."에 출연하는 등 다양한 분야에서 활동하고 있다. 유튜브 "박수용의 건강교실"을 통해 건강을 전파하고 있다.

대학 출강과 LG전자 연구소 등 기업체 강의와 국제 로터리 클럽, 관공서, 농촌진흥청 등에서 "체질에 맞는 식이요법(음식)이 보약이다." 라는 주제로 모든 질병은 잘못된 식습관과 생활습관에서 발생하므로 체질에 맞는 식생활을 개선하는 것이 무병장수를 위한 첫발걸음이라고 널리 전파하고자 노력하고 있다.

또한 "음식으로 못 고치는 병은, 약으로도 못 고친다."는 확신을 가지고 질병 예방을 위해 힘쓰는 야인(野人)의 한사람으로 활동하고 있다.

끝으로 늦은 저녁에 귀가해도 건강이 최고라고 하면서 계란 프라이와 번데기를 끓여주던 사랑하는 아내와 딸 지선이에게 고맙다는 말을 전하며, 저는 딸아이 하나 키우기도 힘든데 어려움 속에서 5남매를 키우시면서 힘든 내색 한 번도 안보이신 어머님께도 감사의 말씀을 올립니다. 언젠가 저희들 키우신 이야기를 들으면서 어머님이야 말로 마음속에 깊게 자리 잡고 있는 진정한 하느님이요, 고귀한 부처님이시라는 것을 느꼈고, 살아계신 아름다운 부처의 모습을 보았습니다. 겉으로는 예수님을 찾고 부처님을 찾는 허식에 맛들인 사람들과는 달리 아름답고 값진 인생을 사신 어머님께 진정으로 무릎 꿇고 감사의 마음을 올립니다.

어머님 사랑합니다. 그리고 존경합니다.

우리 몸의 모든 병도 내상정신(內傷精神)이란 말처럼 "마음이 병들면 육체도 병이 든다."는 것을 느끼는 소중한 시간이 되었다. 모든 것은 마음에 따라 나타난다는 것이다. 육체에 병이 든 사람들은 마음의 병이 깊다는 것을 의미하니 마음의 병을 고치는것이 우선시 되어야 한다는 것이다. 육체의 병을 아무리 잘 치료한다 한들 재발하는 이유는 마음의 병을 고치지 못했기 때문이다. 의료 산업이 발달했음에도 질병의 수와 환자수가 증가하고 생활습관병(성인병) 환자가 점점 증가하는 이유일 것이다.

병을 고치려면 자신의 생활을 되돌아보는 시간을 갖는 것이 우선되어야 하고 모든 것이 "내 탓이로소이다." 하는 마음을 가질 때 건강을 되찾을 수 있을 것이다.

동무 이제마 선생이 말씀하신 깊은 중병일수록 "마음부터 고쳐야 하느니라!" 하신 깊은 충고를 되새겨보면서 오늘도 거울을 본다.

거울은 마음의 창이기 때문이다.